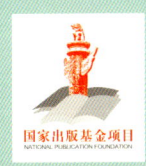

中国畲药植物图鉴

沈晓霞 梅旭东 王志安 江建铭 编著

· 下 卷

浙江科学技术出版社

图书在版编目(CIP)数据

中国畲药植物图鉴.下卷/沈晓霞等编著.—杭州:浙江科学技术出版社,2019.6
ISBN 978-7-5341-8691-2

Ⅰ.①中… Ⅱ.①沈… Ⅲ.①畲族—民族医药—药用植物—图谱 Ⅳ.①R298.3-64

中国版本图书馆CIP数据核字(2019)第099247号

书　　名	中国畲药植物图鉴·下卷	
编　　著	沈晓霞　梅旭东　王志安　江建铭	
出版发行	浙江科学技术出版社 网址:www.zkpress.com 杭州市体育场路347号　邮政编码:310006 编辑部电话:0571-85152719 销售部电话:0571-85171220 E-mail:zkpress@zkpress.com	
排　　版	杭州大漠照排印刷有限公司	
印　　刷	浙江海虹彩色印务有限公司	
经　　销	全国各地新华书店	
开　　本	889×1194　1/16	印　张　30
字　　数	730 000	
版　　次	2019年6月第1版	印　次　2019年6月第1次印刷
书　　号	ISBN 978-7-5341-8691-2	定　价　300.00元

版权所有　翻印必究
(图书出现倒装、缺页等印装质量问题,本社负责调换)

责任编辑　詹　喜　　**责任美编**　金　晖
责任校对　赵　艳　　**责任印务**　叶文炀

《中国畲药植物图鉴·下卷》编委会

主　　任　王志安

副 主 任　梅旭东　沈晓霞　江建铭

常务编委　沈宇峰　孙乙铭　孙　健　吴东浩　毛昌会　倪海鹏

编　　委　（按姓氏笔画排序）

　　　　　　王旭伟　王军峰　王宗琪　叶加贵　叶思雨　印腾达　任孟春

　　　　　　刘　西　刘日林　刘桂菜　许元科　孙旭鸾　严邦祥　李　桥

　　　　　　吴清华　何海荣　应松言　陈加红　陈旭波　林　坚　林　娜

　　　　　　罗页思　宗　琮　胡莺莺　钟建平　俞春英　夏美琴　徐洪峰

　　　　　　徐端妙　桑雅清　桑景芳　梅国玉　谢余森　谢建军　赖登发

编　　著　沈晓霞　梅旭东　王志安　江建铭

序一

畲族医药是祖国传统民族医药的重要组成部分，是畲族人民长期同疾病作斗争的经验总结，其独特的疾病观和疾病分类法，是人们认识自然并与自然和谐相处的智慧结晶。

景宁畲族自治县地处浙南山区，是畲族的主要聚居地之一。县域内地形复杂，水系丰富，自然生态保存较好，是天然的药用种质资源库，记载有植物2700余种，包括药用植物300余种，其中不乏短萼黄连、凹叶厚朴等国家重点保护植物。景宁县域内高山湿地资源独具特色，大仰湖和望东垟高山湿地保护区共存有江西马先蒿、细茎石斛、尖叶火烧兰等珍稀濒危植物127种，丰富的植物资源为畲药的应用和发展奠定了物质基础。

为了详细摸底调查我国中药资源，进而制定中药资源和环境保护措施，2013年年底国家启动了第四次全国中药资源普查试点工作。2014年6月，浙江省中药研究所等单位的科研人员在景宁畲族自治县科技局等单位的协助下，历时两年完成了景宁县域内的中药资源普查试点工作，收集药用资源1226种，涵盖了畲族医药常用的300余种草药。

为增进人们对畲族药用植物的认知，普及畲族医药常识，奠定畲族医药开发利用的基础，基于第四次全国中药资源普查试点成果，结合畲族医药的应用，浙江省中药研究所、景宁畲族自治县科技局、浙江省景宁畲药产业科技创新服务平台联合编撰了《中国畲药植物图鉴》。该书用文字和照片重点展示了畲药植物的分类特征，并列出常见近似种进行对比区分。同时，详细描述了每种植物对应的畲医应用、中医应用以及现代药理研究进展，是一本学习畲族医药的重要工具书，填补了畲族中草药溯源工作的空白。

在该书出版之际，谨作此序向各位读者推荐，并向作者们致贺！

中国工程院院士
中国中医科学院院长

序二

浙江是全国中药材重点产区之一，道地药材资源丰富，中药文化历史悠久，历代名医辈出。全省药用资源总量和道地药材种数均列全国第3名，有中国的"东南药用植物宝库"之美誉。

景宁畲族自治县地处浙江南端，面积1949.98平方千米，是全国唯一的畲族自治县。其地域为洞宫山脉中段，地貌以深切割山地为主，全县有海拔超1000米以上的山峰779座，瓯江最大支流——小溪横贯全县，构成了景宁"两山夹一水，众壑闹飞流"的地貌格局。景宁地区四季分明，雨量充沛，热量丰富，冬夏长，春秋短。县内具有独特的高山湿地地貌，其中大仰湖高山湿地是浙江省最高的高山湿地，望东垟高山湿地是华东地区最大的高山湿地，丰富多样的生态环境为各种植物的生长提供了理想栖息地，也蕴藏着巨大的药用植物资源。畲族医药是畲族人民为适应生存环境，在与疾病作顽强斗争过程中形成的一套独特的医疗体系，为畲族人民的保健和繁衍做出了积极贡献，是我国传统医药的重要组成部分。

浙江省中药研究所的科研人员于2016年完成了景宁县域内的第四次全国中药资源普查工作，摸清了该地区资源种类、分布和蕴藏量，在此基础上，他们与景宁畲族自治县科技局、浙江省景宁畲药产业科技创新服务平台合作，共同编著了《中国畲药植物图鉴》。本书分上、下卷，共收录常见畲药植物和易混淆的相似种近900种，并附有精美的基源彩图3000余幅，图文并茂，内容翔实，是畲族中草药鉴定与应用的一部权威性著作。该书的出版，对促进浙江尤其是景宁畲族自治县的中药材产业发展有着积极的作用，有利于民族医药资源的保护与开发，有利于浙江中药材产业发展，是惠及民生健康及产业发展之力作。对于这样一本兼顾科研与应用的民族药用植物图鉴的出版，我深以为是，深以为幸，乐而为之序！

浙江省中医药管理局局长 徐伟伟

序三

畲族医药是畲族人民在长期与疾病斗争中，经过不断探索、实践、积累、总结并代代传承，同时吸纳了汉、苗、瑶、壮等民族的医药理论精华，逐步形成的自成一体、独具民族特色的畲族医药理论体系。2008年畲族医药被列入第二批国家级非物质文化遗产名录。

景宁畲族起源于唐永泰二年（766年），畲族先人从闽迁居浙西南时落户景宁，距今已有1200多年的历史。1984年国务院宣布成立景宁畲族自治县，自此，景宁作为全国唯一的畲族自治县，承载着弘扬畲族医药文化、振兴畲族医药事业的重任。由于畲族只有语言，没有文字，且许多民间畲医年事已高，个别名畲医已仙逝，再加上传男不传女、传内不传外等习俗影响，畲族医药的传承与创新面临着巨大挑战。

景宁畲族自治县历届党委、政府高度重视畲族传统医药文化的传承、创新和发展，进入21世纪以来，景宁畲族自治县组织专门力量，着手抢救濒临失传的畲族医药，深入20多个畲族集聚村，调查走访了100多名畲族名医和传人，收集畲医验方及畲药近千余种，建立了畲医畲药数据库。2007年10月，由景宁畲族自治县和中南民族大学共同组建的畲医药联合研发中心在畲乡景宁成立；2014年4月，景宁作为全省21个试点县之一，启动了第四次全国中药资源普查工作；2016年5月，浙江省景宁畲药产业科技创新服务平台正式成立并投入运行。上述工作为畲族医药创新人才培养和文化价值提升、畲药资源保护和产业化利用、畲族医药规范化管理和信息化服务起到了积极的推动作用，促进了景宁畲族医药文化的传承、弘扬以及畲族医药产业的健康发展。

作为长期生活在景宁的畲族一员，我深切体会到畲族医药的独特魅力和对畲民健康保障的重要性，也深感畲族医药文化的传承和弘扬与大健康产业融合发展面临着诸多机遇和挑战。《中国畲药植物图鉴》立足景宁县域内开展的第四次全国中药资源普查结果，结合《中国畲族医药学》收载的畲药名录，翔实地记录了各畲药的基源植物名称和特征、畲医独特药用价值以及与中医的相同性、现代药理最新研究结果等，图文并茂，不仅对普及畲族医药知识大有益处，更为全面保护与合理开发畲药资源提供了基础性资料，尤其是相似种的收录，对畲药的正本清源，防止误用伤人意义重大。

景宁，以山为衣，以水为裙，以畲为魂。畲乡人对于传承和弘扬民族文化始终投以极大的热忱和努力。相信，畲族医药必将在中华医药宝库中绽放异彩，造福人类。

原景宁畲族自治县人大常委会主任 蓝良尝

前言

畲族聚居在景宁畲族自治县繁衍至今已有1200多年的历史，畲族医药是畲族人民长期与疾病斗争过程中积淀的瑰宝。畲族医药治疗范围广，包括内科、外科、妇产科、儿科等，对诸多疾病的诊治尤其是骨伤病症有显著疗效。然而，由于畲族只有语言没有文字，畲族医药学多为祖传口授、单线传承，传男不传女，不收外姓徒弟，随着社会的发展，传统的畲族文化包括畲族医药也正在逐渐消逝，许多畲药的应用也慢慢的不为人知。

近年来国家对促进民族医药的传承和发展十分重视，已将民族医药宝库的保护和开发提上议程。2014—2016年，我们完成了景宁畲族自治县县域内的全国第四次中药资源普查试点工作，共采集、整理药用资源1226种，分属168科的619个属。在资源普查工作基础上，浙江省中药研究所、景宁畲族自治县科技局、浙江省景宁畲药产业科技创新服务平台组成工作团队，对常用的畲药进行了溯源、整理，组织编著了《中国畲药植物图鉴》，希望以书为媒，继承、发扬和促进畲药资源的保护和开发，惠及社会，造福百姓。

本书分上、下两卷，共列举了常用畲药植物和易混淆的相似种近900种。畲药植物各科按不同系统排列，蕨类植物按秦仁昌系统排列，裸子植物按郑万钧系统排列，被子植物按恩格勒系统排列，相似种则不受排列系统的限制。每种植物均列出中文名、学名，畲药植物注明畲族名，对于有土名的植物，也加以注明。每种植物附以能表现植物形态特征的图片，其分类特征的描述参考了《中国植物志》和《浙江植物志》。与药用植物对应的畲族医药应用主治病症的介绍参考了《中国畲族医药学》。与药用植物对应的中医药应用主治病症的介绍参考了《中华人民共和国药典》（2015年版）、《中药大辞典》和《全国中草药汇编》。药用价值中的应用主治病症为畲族医药主治病症，如果畲族医药与中医药应用相同，所治疗的病症标注为红色。在景宁畲族自治县植物分布方面，对一些少见种特别注明分布乡镇（街道）、保护区，未注明的均为广布种，各乡镇（街道）均有分布。

古人云："是药三分毒。"部分畲药如博落回、红毒茴等有剧毒，要注意合理用药，并遵医嘱。在野外采集畲药，要处理好利用和保护的关系，要注重保护畲药的再生能力和资源的良性循环。

在野外药用植物的调查及本书的编写过程中，我们得到了浙江省森林资源监测中心副主任、教授级高级工程师陈征海，浙江农林大学高级工程师叶喜阳的大力支持、帮助和指正，在此表示衷心的感谢！由于我们编写水平有限，书中难免存在不足之处，欢迎同行、专家及热心于中药材事业的读者批评指正。

编著者
2018年5月

目录

1	暖地大叶藓 …………… 001
2	柳杉叶马尾杉 ………… 002
	相似种　福氏马尾杉 …… 003
	相似种　闽浙马尾杉 …… 004
3	兖州卷柏 …………… 005
4	江南卷柏 …………… 006
	相似种　布朗卷柏 …… 007
	相似种　薄叶卷柏 …… 008
5	卷柏 ……………… 009
6	翠云草 …………… 010
	相似种　深绿卷柏 …… 011
	相似种　疏叶卷柏 …… 012
7	节节草 …………… 013
8	笔管草 …………… 014
9	阴地蕨 …………… 015
	相似种　薄叶阴地蕨 …… 016
10	蕨 ………………… 017
	相似种　姬蕨 ………… 018
	相似种　毛轴蕨 ……… 019
11	剑叶凤尾蕨 ………… 020
12	井栏边草 …………… 021
	相似种　凤尾蕨 ……… 022
	相似种　刺齿半边旗 …… 023
	相似种　半边旗 ……… 024
13	书带蕨 …………… 025
14	华中蹄盖蕨 ………… 026
	相似种　湿生蹄盖蕨 …… 027
	相似种　光蹄盖蕨 …… 028
15	贯众 ……………… 029
	相似种　镰羽贯众 …… 030
16	肾蕨 ……………… 031
17	日本水龙骨 ………… 032
18	南方红豆杉 ………… 033
19	榔榆 ……………… 034
	相似种　多脉榆 ……… 035
	相似种　杭州榆 ……… 036
20	薜荔 ……………… 037
21	葎草 ……………… 038
22	桑 ………………… 039
23	鸡桑 ……………… 040
24	华桑 ……………… 041
25	糯米团 …………… 042
	相似种　微柱麻 ……… 043
26	珠芽艾麻 …………… 044

27	赤车	045
	相似种　锐齿楼梯草	046
	相似种　深绿楼梯草	047
	相似种　光茎钝叶楼梯草	048
	相似种　小赤车	049
	相似种　曲毛赤车	050
	相似种　蔓赤车	051
28	槲寄生	052
29	枫香槲寄生	053
	相似种　棱枝槲寄生	054
30	杯茎蛇菰	055
31	水蓼	056
	相似种　火炭母	057
	相似种　大箭叶蓼	058
	相似种　稀花蓼	059
	相似种　长箭叶蓼	060
	相似种　小花蓼	061
	相似种　尼泊尔蓼	062
	相似种　丛枝蓼	063
	相似种　伏毛蓼	064
	相似种　箭叶蓼	065
	相似种　中华蓼	066
	相似种　戟叶蓼	067
	相似种　荞叶蓼	068
32	酸模	069
33	羊蹄	070
34	钝叶酸模	071
	相似种　齿果酸模	072
	相似种　长刺酸模	073
35	土牛膝	074
36	牛膝	075
37	柳叶牛膝	076
38	红柳叶牛膝	077
39	刺苋	078
	相似种　凹头苋	079
	相似种　苋	080
40	鸡冠花	081
	相似种　青葙	082
41	垂序商陆	083
	相似种　日本商陆	084
42	马齿苋	085
43	瞿麦	086
44	繁缕	087
	相似种　鹅肠菜	088
	相似种　无瓣繁缕	089
	相似种　鸡肠繁缕	090
	相似种　箐姑草	091
45	浙江樟（浙江桂）	092
46	香桂	093
47	山胡椒	094
	相似种　木姜子	095
48	紫楠	096
	相似种　黑壳楠	097
	相似种　黄绒润楠	098
	相似种　凤凰润楠	099
	相似种　红楠	100
	相似种　绒毛润楠	101
	相似种　黄枝润楠	102
49	女萎	103
50	威灵仙	104
	相似种　舟柄铁线莲	105
	相似种　山木通	106

相似种 圆锥铁线莲 ……… 107	68 小连翘 …………………… 138
相似种 柱果铁线莲 ……… 108	相似种 扬子小连翘 ……… 139
51 毛茛 …………………… 109	相似种 元宝草 …………… 140
相似种 禺毛茛 …………… 110	相似种 密腺小连翘 ……… 141
相似种 石龙芮 …………… 111	69 金丝桃 ………………… 142
相似种 扬子毛茛 ………… 112	70 金丝梅 ………………… 143
相似种 猫爪草 …………… 113	71 芸苔 …………………… 144
52 天台小檗 ……………… 114	72 芥菜 …………………… 145
53 庐山小檗 ……………… 115	73 费菜 …………………… 146
54 黔岭淫羊藿 …………… 116	相似种 四芒景天 ………… 147
55 三枝九叶草(箭叶淫羊藿)… 117	74 冠盖藤 ………………… 148
56 阔叶十大功劳 ………… 118	75 缺萼枫香树 …………… 149
相似种 小果十大功劳 …… 119	76 枫香树 ………………… 150
57 十大功劳 ……………… 120	77 梅 ……………………… 151
58 木通 …………………… 121	78 蛇莓 …………………… 152
59 三叶木通 ……………… 122	相似种 皱果蛇莓 ………… 153
相似种 显脉野木瓜 ……… 123	79 翻白草 ………………… 154
60 大血藤 ………………… 124	80 三叶委陵菜 …………… 155
61 风龙 …………………… 125	相似种 中华三叶委陵菜 …… 156
相似种 秤钩风 …………… 126	81 蛇含委陵菜 …………… 157
62 三白草 ………………… 127	82 硕苞蔷薇 ……………… 158
63 山蒟 …………………… 128	83 月季花 ………………… 159
64 黑蕊猕猴桃 …………… 129	相似种 缫丝花 …………… 160
65 毛花连蕊茶 …………… 130	84 野蔷薇 ………………… 161
相似种 浙江尖连蕊茶 …… 131	相似种 小果蔷薇 ………… 162
相似种 尖连蕊茶 ………… 132	相似种 软条七蔷薇 ……… 163
相似种 细叶短柱茶 ……… 133	相似种 粉团蔷薇 ………… 164
相似种 白花细叶茶 ……… 134	85 寒莓 …………………… 165
66 茶 ……………………… 135	相似种 灰毛泡 …………… 166
相似种 油茶 ……………… 136	相似种 太平莓 …………… 167
67 黄海棠 ………………… 137	相似种 盾叶莓 …………… 168

003

	相似种　锈毛莓 ……………	169
	相似种　东南悬钩子 ………	170
86	白叶莓 ……………………	171
	相似种　弓茎悬钩子 ………	172
87	地榆 ………………………	173
88	合萌 ………………………	174
89	土圞儿 ……………………	175
90	龙须藤 ……………………	176
91	云实 ………………………	177
92	春云实 ……………………	178
93	锦鸡儿 ……………………	179
94	藤黄檀 ……………………	180
95	中南鱼藤 …………………	181
96	小槐花 ……………………	182
97	千斤拔 ……………………	183
98	大叶胡枝子 ………………	184
99	美丽胡枝子 ………………	185
100	白花美丽胡枝子 …………	186
	相似种　杭子梢 ……………	187
	相似种　胡枝子 ……………	188
	相似种　春花胡枝子 ………	189
	相似种　绒毛胡枝子 ………	190
101	花榈木 ……………………	191
	相似种　红豆树 ……………	192
102	荷包豆 ……………………	193
103	宽卵叶长柄山蚂蝗 ………	194
	相似种　细长柄山蚂蝗 ……	195
	相似种　饿蚂蝗 ……………	196
	相似种　羽叶山蚂蝗 ………	197
	相似种　长柄山蚂蝗 ………	198
	相似种　尖叶长柄山蚂蝗 …	199
104	绿豆 ………………………	200
105	野豇豆 ……………………	201
	相似种　贼小豆 ……………	202
	相似种　赤小豆 ……………	203
106	酢浆草 ……………………	204
107	直酢浆草 …………………	205
	相似种　山酢浆草 …………	206
	相似种　红花酢浆草 ………	207
108	山橘 ………………………	208
109	椿叶花椒 …………………	209
	相似种　大叶臭花椒 ………	210
110	竹叶花椒 …………………	211
111	花椒簕 ……………………	212
	相似种　青花椒 ……………	213
	相似种　梗花椒 ……………	214
112	臭椿 ………………………	215
	相似种　香椿 ………………	216
113	楝 …………………………	217
	相似种　川楝 ………………	218
114	瓜子金 ……………………	219
	相似种　大叶金牛 …………	220
	相似种　香港远志 …………	221
	相似种　狭叶香港远志 ……	222
115	地锦 ………………………	223
116	斑地锦 ……………………	224
	相似种　细齿大戟 …………	225
	相似种　飞扬草 ……………	226
	相似种　千根草 ……………	227
117	紫果槭 ……………………	228
	相似种　三角槭 ……………	229
	相似种　青榨槭 ……………	230

　　　　相似种　秀丽槭 ……………… 231
　　　　相似种　毛脉槭 ……………… 232
118　匙叶黄杨 ……………………… 233
　　　　相似种　黄杨 …………………… 234
　　　　相似种　尖叶黄杨 ……………… 235
119　过山枫 ………………………… 236
120　短梗南蛇藤 …………………… 237
　　　　相似种　窄叶南蛇藤 …………… 238
121　卫矛 …………………………… 239
　　　　相似种　百齿卫矛 ……………… 240
　　　　相似种　鸦椿卫矛 ……………… 241
　　　　相似种　大果卫矛 ……………… 242
　　　　相似种　矩叶卫矛 ……………… 243
122　枳椇 …………………………… 244
　　　　相似种　光叶毛果枳椇 ………… 245
123　雀梅藤 ………………………… 246
124　爬山虎 ………………………… 247
　　　　相似种　异叶爬山虎 …………… 248
　　　　相似种　绿爬山虎 ……………… 249
　　　　相似种　俞藤 …………………… 250
125　木槿 …………………………… 251
126　白花单瓣木槿 ………………… 252
127　野葵 …………………………… 253
128　地桃花 ………………………… 254
129　七星莲 ………………………… 255
130　紫花地丁 ……………………… 256
　　　　相似种　戟叶堇菜 ……………… 257
　　　　相似种　深圆齿堇菜 …………… 258
　　　　相似种　福建堇菜 ……………… 259
　　　　相似种　紫花堇菜 ……………… 260
　　　　相似种　日本堇菜 ……………… 261

　　　　相似种　亮毛堇菜 ……………… 262
　　　　相似种　柔毛堇菜 ……………… 263
　　　　相似种　辽宁堇菜 ……………… 264
　　　　相似种　庐山堇菜 ……………… 265
　　　　相似种　三角叶堇菜 …………… 266
　　　　相似种　紫背堇菜 ……………… 267
131　堇菜 …………………………… 268
132　山桐子 ………………………… 269
133　蔓胡颓子 ……………………… 270
134　木半夏 ………………………… 271
　　　　相似种　毛木半夏 ……………… 272
135　胡颓子 ………………………… 273
136　南瓜 …………………………… 274
137　赤楠 …………………………… 275
　　　　相似种　轮叶蒲桃 ……………… 276
138　朝天罐 ………………………… 277
　　　　相似种　巴西野牡丹 …………… 278
139　五加 …………………………… 279
140　白簕 …………………………… 280
　　　　相似种　吴茱萸五加 …………… 281
141　树参 …………………………… 282
142　中华常春藤 …………………… 283
143　通脱木 ………………………… 284
　　　　相似种　八角金盘 ……………… 285
144　鸭儿芹 ………………………… 286
145　藁本 …………………………… 287
　　　　相似种　湘桂羊角芹 …………… 288
146　水芹 …………………………… 289
　　　　相似种　细叶旱芹 ……………… 290
　　　　相似种　西南水芹 ……………… 291
147　大齿山芹 ……………………… 292

| 148 异叶茴芹 | 293
| 149 羊踯躅 | 294
| 150 马银花 | 295
| 　　相似种　刺毛杜鹃 | 296
| 　　相似种　鹿角杜鹃 | 297
| 　　相似种　猴头杜鹃 | 298
| 151 杜鹃 | 299
| 　　相似种　白花满山红 | 300
| 152 乌饭树 | 301
| 　　相似种　有梗越桔 | 302
| 　　相似种　江南越桔 | 303
| 153 扁枝越桔 | 304
| 154 硃砂根 | 305
| 　　相似种　少年红 | 306
| 　　相似种　百两金 | 307
| 　　相似种　大罗伞树 | 308
| 　　相似种　山血丹 | 309
| 155 紫金牛 | 310
| 　　相似种　九管血 | 311
| 　　相似种　九节龙 | 312
| 156 过路黄 | 313
| 157 点腺过路黄 | 314
| 158 巴东过路黄 | 315
| 　　相似种　浙江过路黄 | 316
| 　　相似种　临时救 | 317
| 　　相似种　五岭管茎过路黄 | 318
| 　　相似种　红毛过路黄 | 319
| 159 老鸦柿 | 320
| 　　相似种　粉叶柿 | 321
| 　　相似种　野柿 | 322
| 　　相似种　罗浮柿 | 323

| 160 华山矾 | 324
| 161 徐长卿 | 325
| 162 柳叶白前 | 326
| 163 黑鳗藤 | 327
| 　　相似种　牛奶菜 | 328
| 164 虎刺 | 329
| 　　相似种　短刺虎刺 | 330
| 165 猪殃殃 | 331
| 　　相似种　小叶猪殃殃 | 332
| 166 六月雪 | 333
| 167 白马骨 | 334
| 168 番薯 | 335
| 169 粗糠树 | 336
| 　　相似种　厚壳树 | 337
| 170 华紫珠 | 338
| 　　相似种　钝齿红紫珠 | 339
| 　　相似种　藤紫珠 | 340
| 　　相似种　红紫珠 | 341
| 171 臭牡丹 | 342
| 　　相似种　尖齿臭茉莉 | 343
| 172 豆腐柴 | 344
| 173 牡荆 | 345
| 174 金疮小草 | 346
| 175 紫背金盘 | 347
| 176 香薷 | 348
| 177 凉粉草 | 349
| 178 南丹参 | 350
| 179 华鼠尾草 | 351
| 　　相似种　鼠尾草 | 352
| 　　相似种　浙江琴柱草 | 353
| 180 丹参 | 354

181	挂金灯	355
182	白花泡桐	356
183	毛泡桐	357
	相似种　台湾泡桐	358
184	腺毛阴行草	359
	相似种　松蒿	360
185	铁钓竿	361
	相似种　毛叶腹水草刚毛变种	362
186	凌霄	363
	相似种　厚萼凌霄	364
	相似种　硬骨凌霄	365
187	菰腺忍冬	366
	相似种　灰毡毛忍冬	367
188	忍冬	368
	相似种　红白忍冬	369
	相似种　无毛淡红忍冬	370
189	接骨草	371
190	攀倒甑	372
	相似种　斑花败酱	373
191	杏香兔儿风	374
	相似种　灯台兔儿风	375
192	翅茎香青	376
193	牡蒿	377
194	白苞蒿	378
195	野艾蒿	379
196	鬼针草	380
	相似种　大狼杷草	381
	相似种　狼杷草	382
197	长圆叶艾纳香	383
198	天名精	384
	相似种　烟管头草	385
	相似种　金挖耳	386
199	石胡荽	387
200	蓟	388
	相似种　线叶蓟	389
	相似种　华麻花头	390
201	刺儿菜	391
202	野菊	392
203	东风菜	393
204	地胆草	394
205	佩兰	395
206	泽兰	396
207	毛大丁草	397
208	鼠麴草	398
209	细叶鼠麴草	399
210	红凤菜	400
	相似种　白子菜	401
211	菊三七	402
212	苦荬菜	403
213	六棱菊	404
214	狗舌草	405
215	千里光	406
216	豨莶	407
217	鸡冠眼子菜	408
218	蜘蛛抱蛋	409
219	黄花菜	410
	相似种　萱草	411
220	野百合	412
	相似种　百合	413
	相似种　卷丹	414
221	禾叶山麦冬	415
222	山麦冬	416

相似种　阔叶山麦冬 …… 417	237　毛竹 …… 435
223　麦冬 …… 418	238　苦竹 …… 436
224　菝葜 …… 419	239　玉蜀黍 …… 437
相似种　小果菝葜 …… 420	240　菰 …… 438
225　牛尾菜 …… 421	241　水蜈蚣 …… 439
相似种　白背牛尾菜 …… 422	242　天南星 …… 440
226　参薯 …… 423	相似种　一把伞南星 …… 441
227　黄独 …… 424	相似种　云台南星 …… 442
228　粉萆薢 …… 425	相似种　灯台莲 …… 443
229　单苞鸢尾 …… 426	243　姜 …… 444
相似种　小花鸢尾 …… 427	244　蕉芋 …… 445
230　谷精草 …… 428	245　美人蕉 …… 446
231　光稃野燕麦 …… 429	246　细茎石斛 …… 447
232　雀麦 …… 430	相似种　铁皮石斛 …… 448
233　牛筋草 …… 431	247　小花蜻蜓兰 …… 449
234　假俭草 …… 432	相似种　小舌唇兰 …… 450
235　白茅 …… 433	
236　淡竹叶 …… 434	**参考文献** …… 451

1 暖地大叶藓

| 学 名 | *Rhodobryum giganteum* (Schwaegr.) Par. | 科 名 | 真藓科 |
| 畲族名 | 铜丝草 | 土 名 | 钢丝草 |

形态特征

多年生苔藓植物。根茎横走，暗红褐色，有多数毛状根。茎直立，红褐色，具明显的假生根茎。茎下部的叶较小，膜质，呈鳞片状贴生；茎顶的叶较大，具短尖，多数簇生如花苞状，叶片长倒卵形，边缘下部全缘，内卷，上部有锯齿，叶中肋单一。蒴柄细，长3～5厘米。孢蒴圆柱状长卵形，长7～8毫米，红黄色，下垂。孢子期是夏、秋季，孢子球形，黄棕色。

分布与生境

分布于安徽、福建、甘肃、广东、贵州、广西、湖北、湖南、江西、陕西、四川、台湾、云南、西藏、浙江、山东等地。生于潮湿山坡林地或溪边碎石缝中。

药用价值

主治心悸怔忡、神经衰弱、目赤肿痛、冠心病、高血压。现代药理研究表明其对心血管疾病具有很好的疗效。

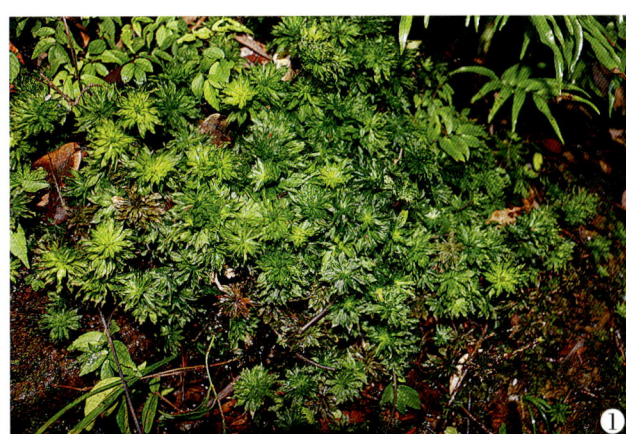

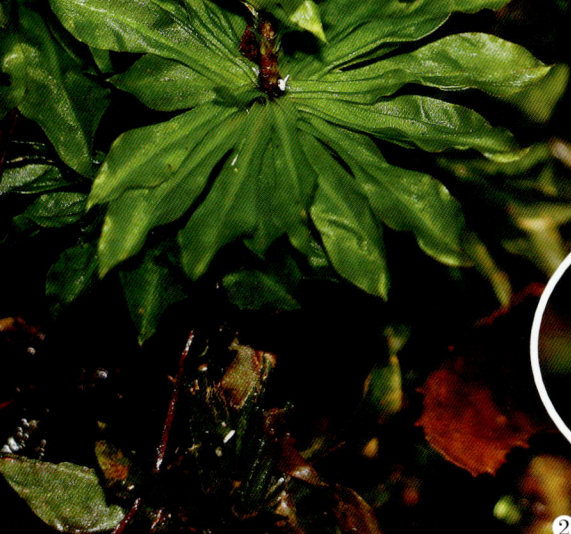

❶ 居群
❷ 植株
❸ 叶

2 柳杉叶马尾杉

学　名	*Phlegmariurus cryptomerianus* (Maxim.) Ching ex L.B. Zhang et H.S. Kung
科　名	石杉科
畲族名	坛头松
土　名	岩松

形态特征

中型附生蕨类。茎簇生，上部倾斜至下垂，1~4回二叉分枝。叶螺旋状排列，披针形，先端锐尖，基部缩狭下延，无柄，革质，有光泽。孢子叶与营养叶同形同大。孢子囊生在孢子叶腋，圆肾形，两侧突出叶缘外，黄色。

分布与生境

分布于浙江、台湾等地。生于海拔400~800米的山地林下阴湿岩石上或苔藓丛中。景宁畲族自治县东坑、景南等乡镇有分布。

药用价值

主治无名肿痛。中医另用于治疗风湿痹痛、跌打损伤。现代药理研究表明还具有抑制肝癌细胞增殖和治疗重症肌无力、阿尔茨海默病等作用。

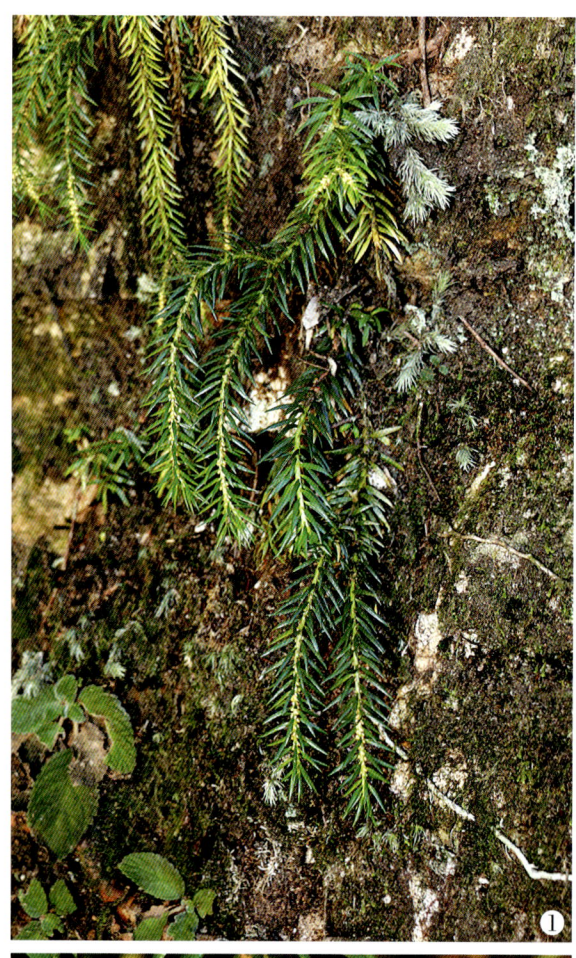

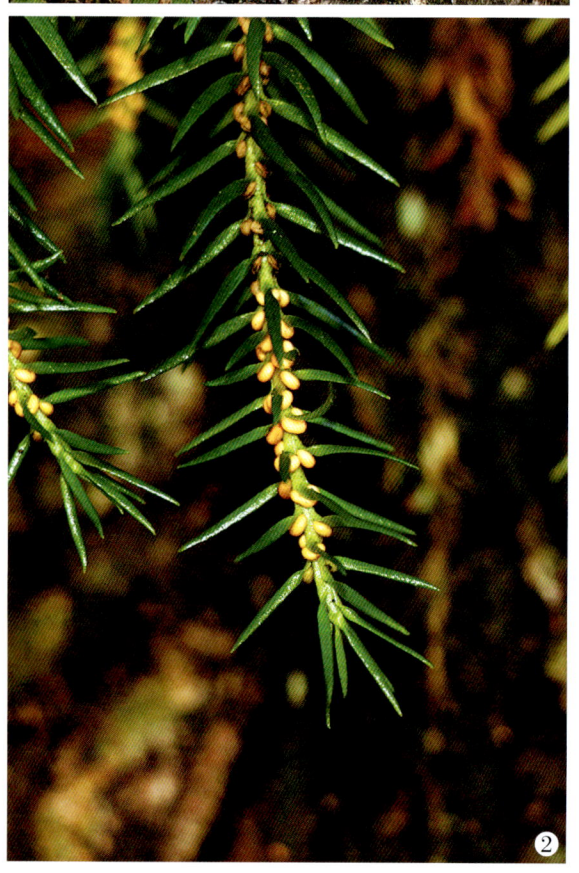

❶ 植株　　❷ 孢子囊

相似种 福氏马尾杉

Phlegmariurus fordii (Baker) Ching

　　茎簇生。叶螺旋状排列；营养叶抱茎，椭圆披针形，基部圆楔形，无柄，先端渐尖，中脉明显，革质，全缘；孢子叶披针形或椭圆形；孢子叶穗比不育部分细瘦。分布于浙江、江西、福建、台湾、广东、香港、广西、海南、贵州、云南等地。生于海拔100～1700米的竹林下阴处、山沟阴岩壁、灌木林下岩石上。景宁畲族自治县鹤溪、红星、东坑等乡镇（街道）有分布。

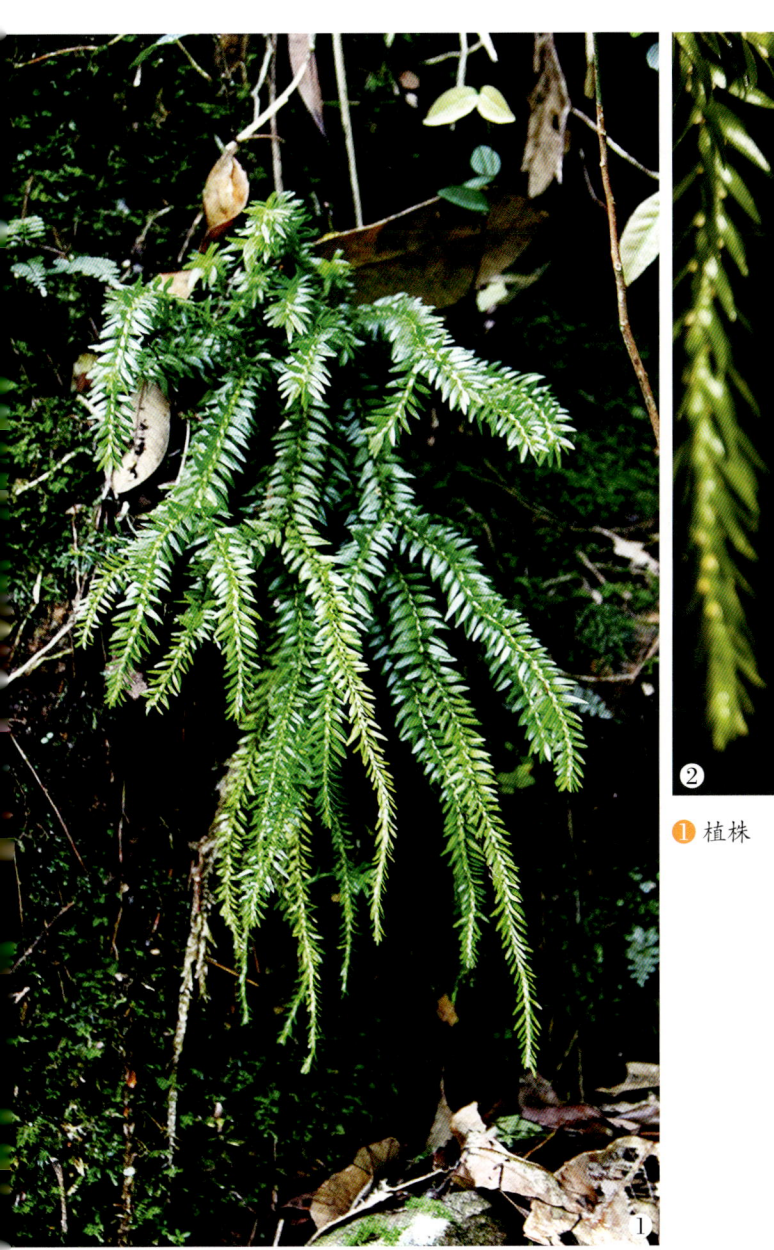
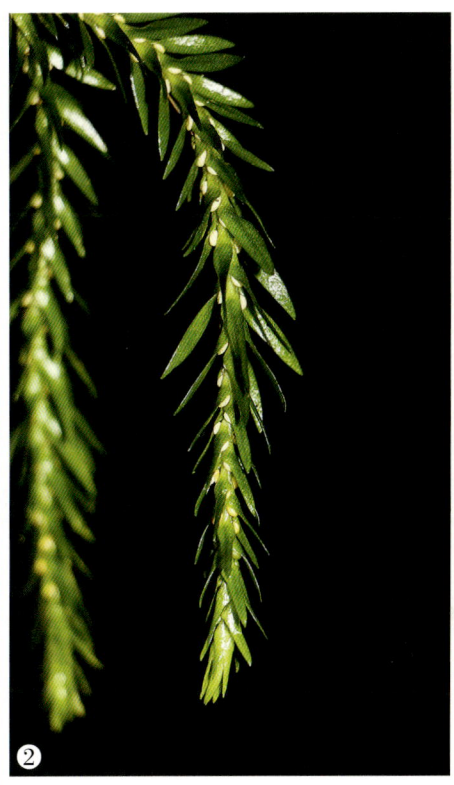
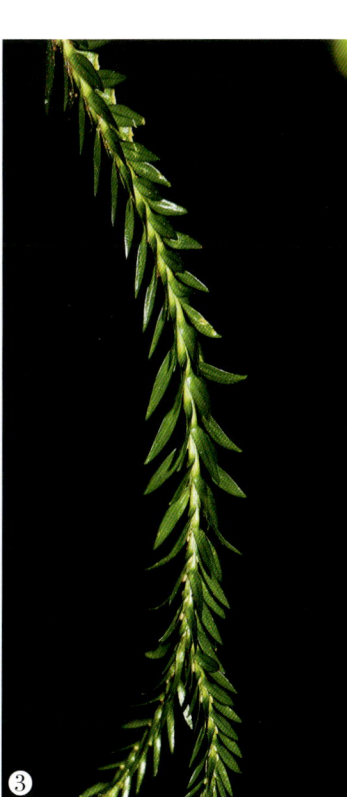

❶ 植株　　❷ 孢子囊　　❸ 茎叶

相似种 闽浙马尾杉

Phlegmariurus minchegensis (Ching) L.B. Zhang

茎簇生，成熟枝直立或略下垂，一至多回二叉分枝。叶螺旋状排列，披针形，顶端尖锐，中脉不显，全缘，基部楔形，无柄，有光泽。孢子叶穗比不育部分细瘦。我国特有种，分布于安徽、浙江、江西、福建、湖南、广东、广西、海南、四川、重庆等地。生于海拔 700~1600 米的林下岩石、树干上或土壤中。景宁畲族自治县东坑、景南、大均等乡镇有分布。

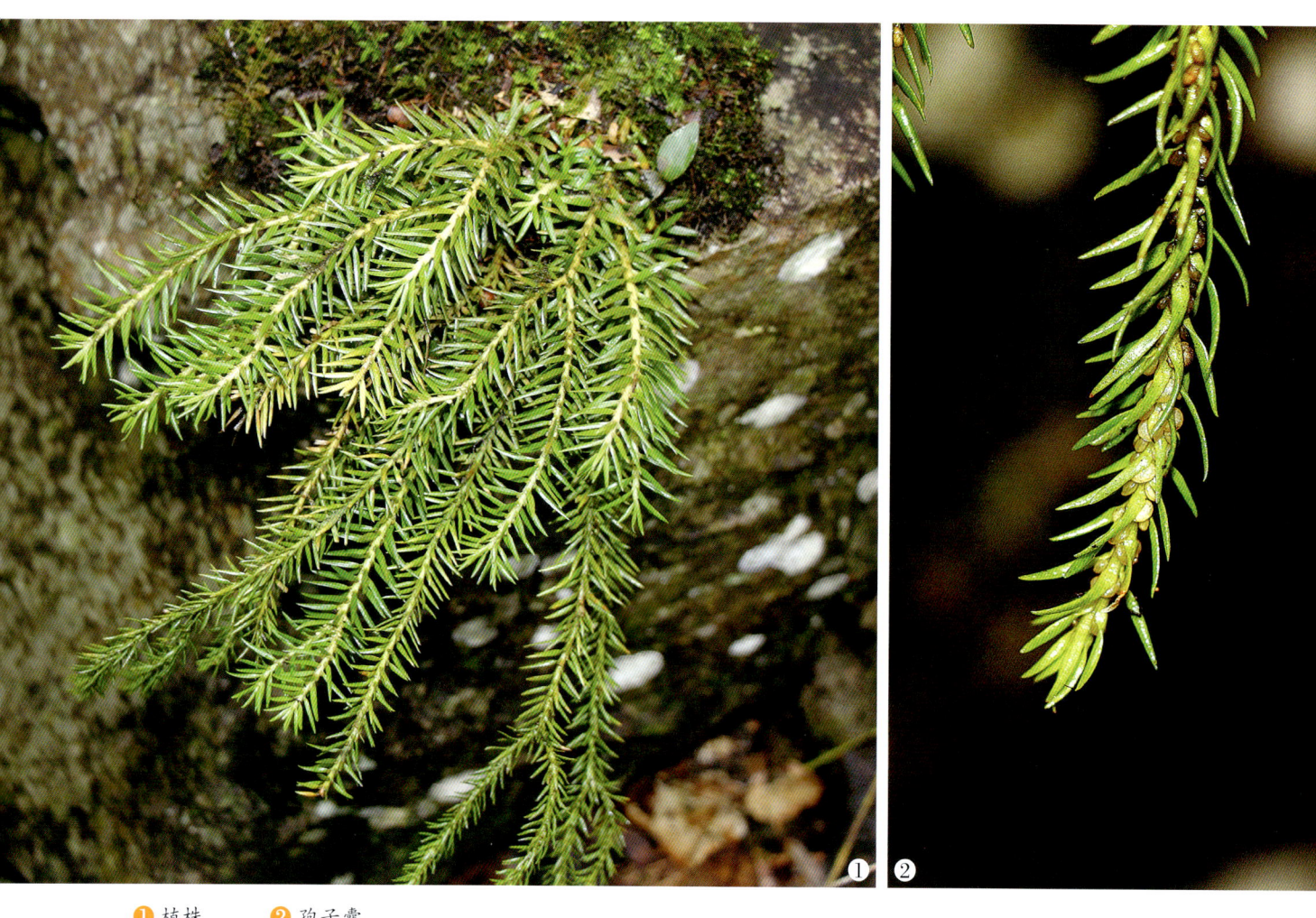

❶ 植株　　❷ 孢子囊

3 兖州卷柏

学　名	*Selaginella involvens* (Sw.) Spring
科　名	卷柏科
畲族名	岩柏

形态特征

主茎禾秆色，下部不分枝，圆柱状，上部2~3回羽状分枝。茎上叶一型，卵形，先端尖，排列紧密；枝上叶二型，侧叶斜展，中叶指向上；孢子叶穗单生于小枝枝顶，四棱柱形，长约1厘米。

分布与生境

分布于湖南、香港、安徽、重庆、福建、甘肃、广东、广西、贵州、海南、河南、湖北、江西、陕西、四川、台湾、西藏、云南、浙江等地。生于海拔450~3100米的岩石上或偶在林中附生树干上。景宁畲族自治县东坑、景南、大均等乡镇有分布。

药用价值

主治肝硬化腹水。中医另用于治疗湿热黄疸、痢疾、水肿、淋证、痰湿咳嗽、咯血、吐血、便血、崩漏、外伤出血、痔疮、烫伤。现代药理研究表明还具有抗肿瘤、抗炎、抗病毒、镇痛、降血糖、增强人体免疫力等作用。

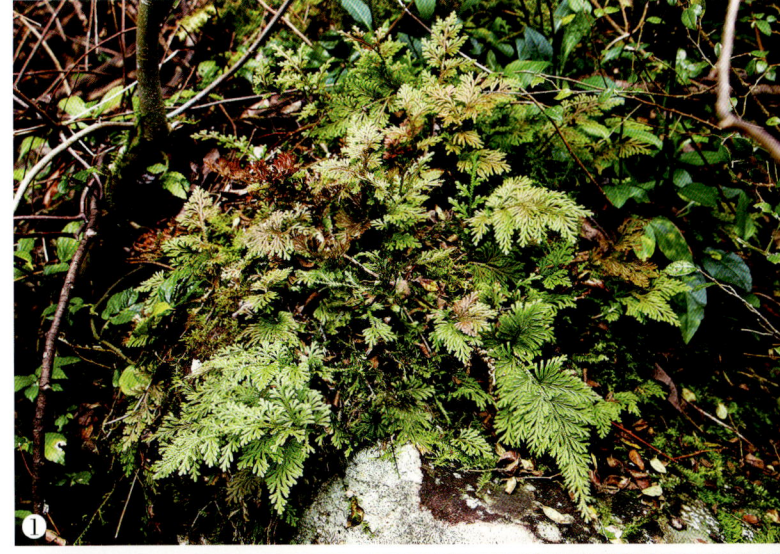
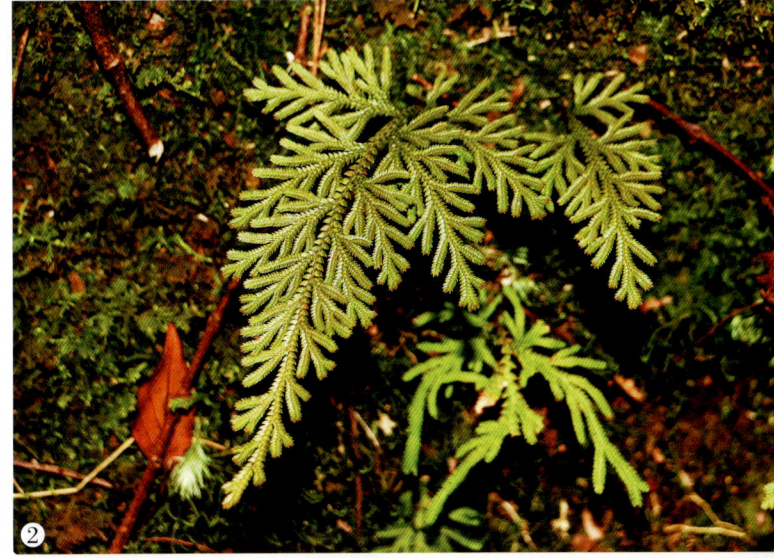
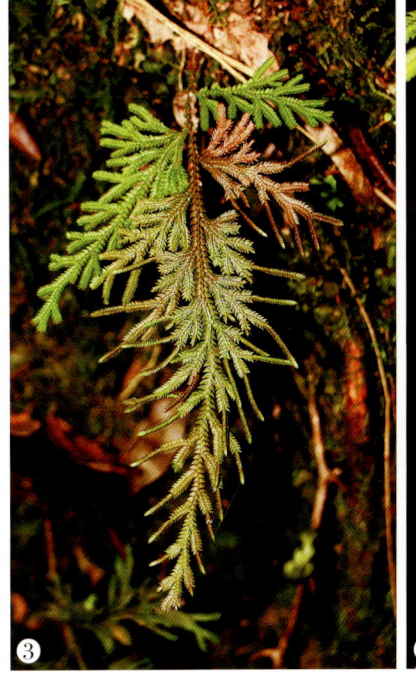
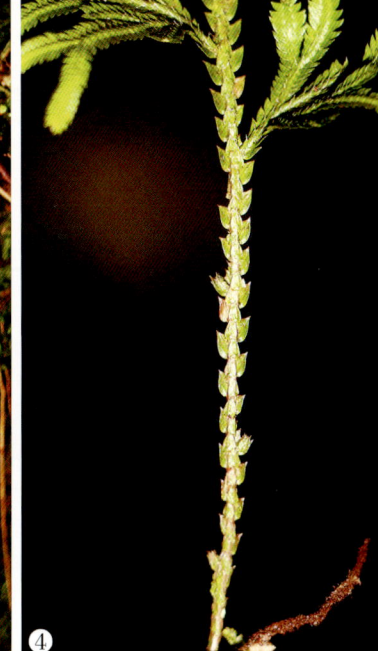

❶ 居群
❷ 植株
❸ 孢子期植株
❹ 叶柄

4 江南卷柏

| 学　名 | *Selaginella moellendorffii* Hieron. | 科　名 | 卷柏科 |
| 畲族名 | 石壁松、鸡方尾 | 土　名 | 岩柏儿 |

形态特征

主茎禾秆色或红色，圆柱状，2~3回羽状分枝。茎上叶一型，卵形至卵状三角形，螺旋状疏生；枝上叶二型，侧叶斜展，卵形至卵状三角形，中叶斜卵形，锐尖头；孢子叶穗单生枝顶，四棱柱形，长4~8毫米。

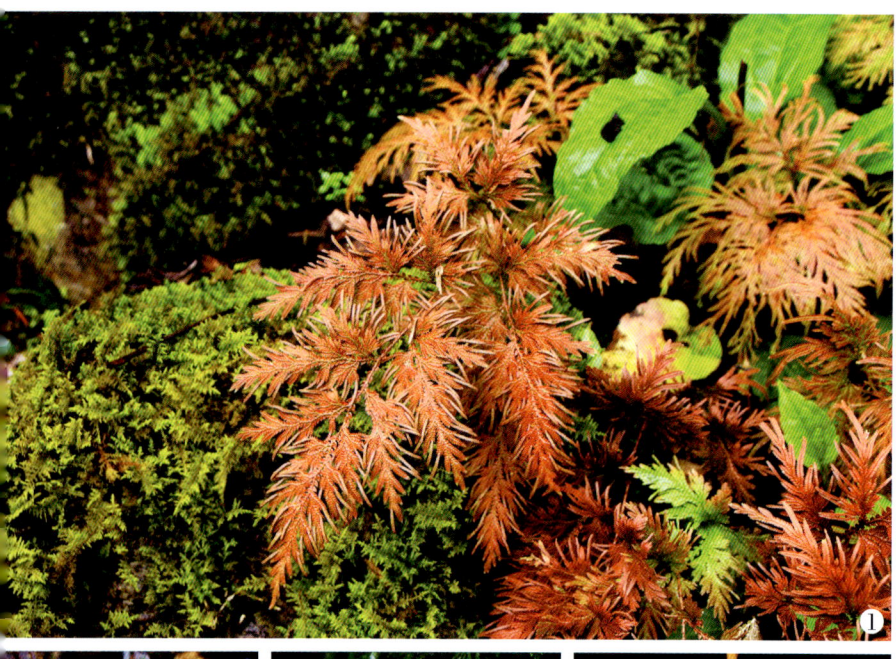

分布与生境

分布于云南、安徽、重庆、福建、甘肃、广东、广西、贵州、海南、湖北、河南、湖南、江苏、江西、陕西、四川、台湾、香港、浙江等地。生于海拔100~1500米的林下、林缘、农田边、岩石缝中。

药用价值

主治肺热咯血、吐血、痔疮出血、水肿。中医另用于治疗衄血、便血、发热、小儿惊风、湿热黄疸、淋病、水火烫伤、湿热腹满、菌痢、疮疖肿毒、咽喉炎、目赤肿痛、血小板减少症、急性或迁延性肝炎、肝硬化腹水、肠炎、尿路感染、全身水肿。现代药理研究表明还具有抗炎、免疫调节、抗肿瘤、抗氧化、抗菌、抗病毒等作用。

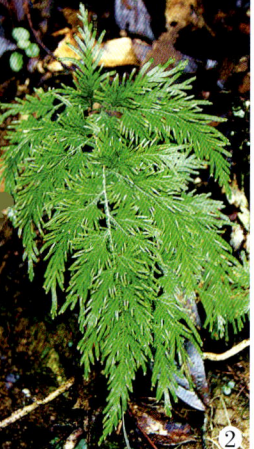 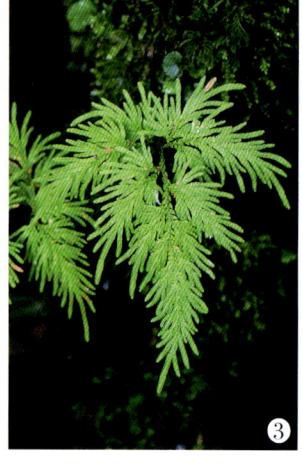 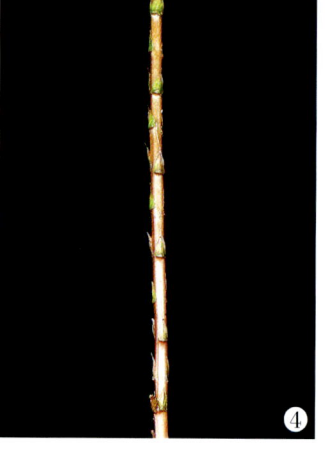

❶ 冬季植株　❷ 孢子期植株　❸ 植株　❹ 叶柄

相似种 布朗卷柏

Selaginella braunii Baker

　　主茎禾秆色，近基部略呈方形，下部不分枝，上部二至多回分枝，被细毛。茎上叶一型，极稀疏；枝上叶二型，侧叶近斜展，矩圆形，中叶排列疏离，卵状披针形，中脉明显。孢子叶穗着生于小枝顶端，四棱柱形，长6～8毫米。分布于安徽、重庆、贵州、湖北、海南、湖南、四川、云南、浙江等地。生于海拔50～1800米的石灰岩石缝中。

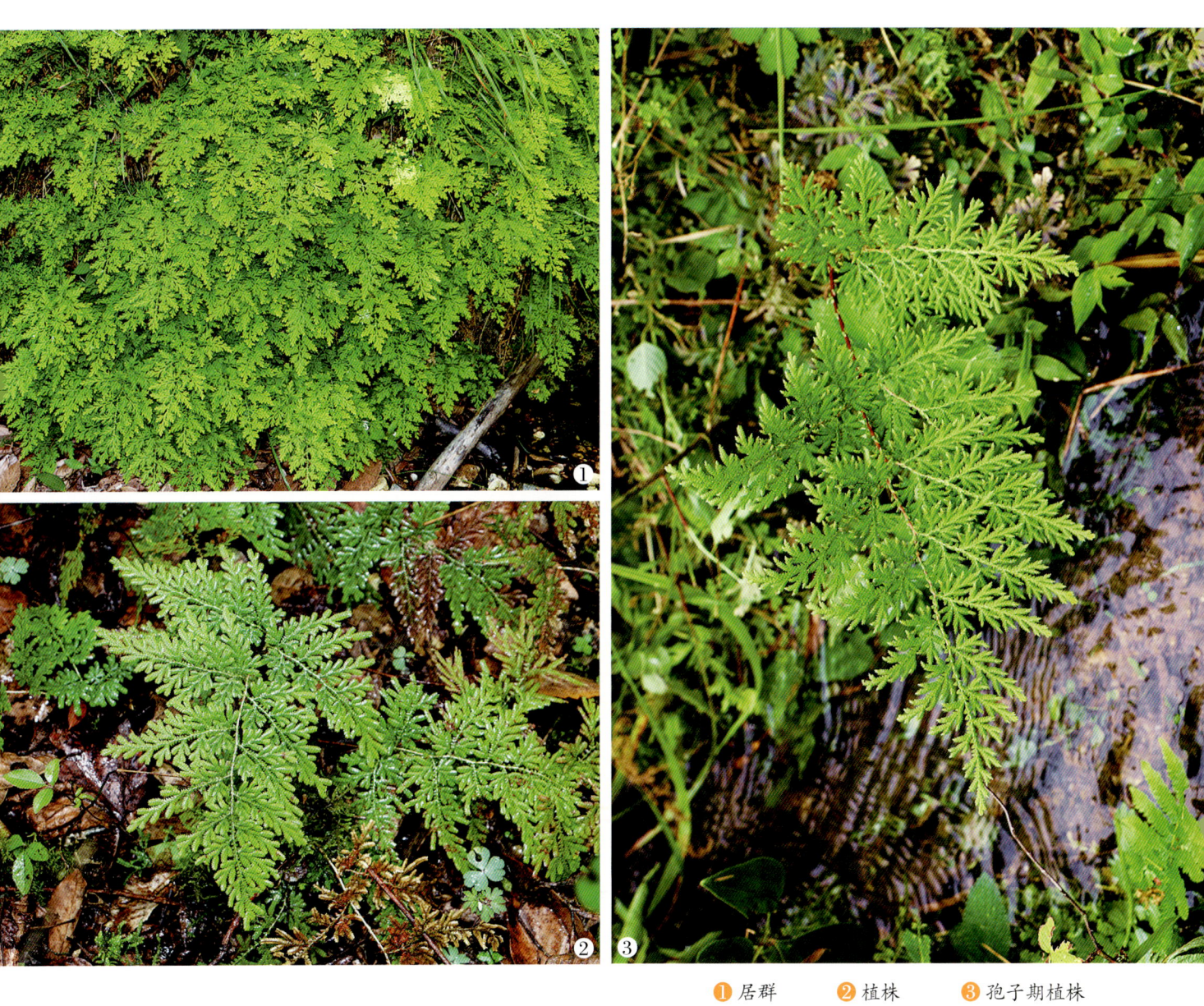

❶ 居群　　❷ 植株　　❸ 孢子期植株

相似种 薄叶卷柏

Selaginella delicatula (Desv.) Alston

主茎禾秆色，有棱，分枝 2～3 回分叉。茎下部叶排列极稀疏，卵形或长圆形；分枝上的叶二型，侧叶斜展，卵状长圆形，中叶指向上，长卵形，明显内弯。孢子叶穗四棱柱形，单生枝顶，长约 1 厘米。分布于澳门、安徽、重庆、福建、广东、贵州、海南、湖北、湖南、江西、四川、台湾、香港、云南、浙江等地。生于海拔 100～1000 米的林下阴处岩石上或土壤中。

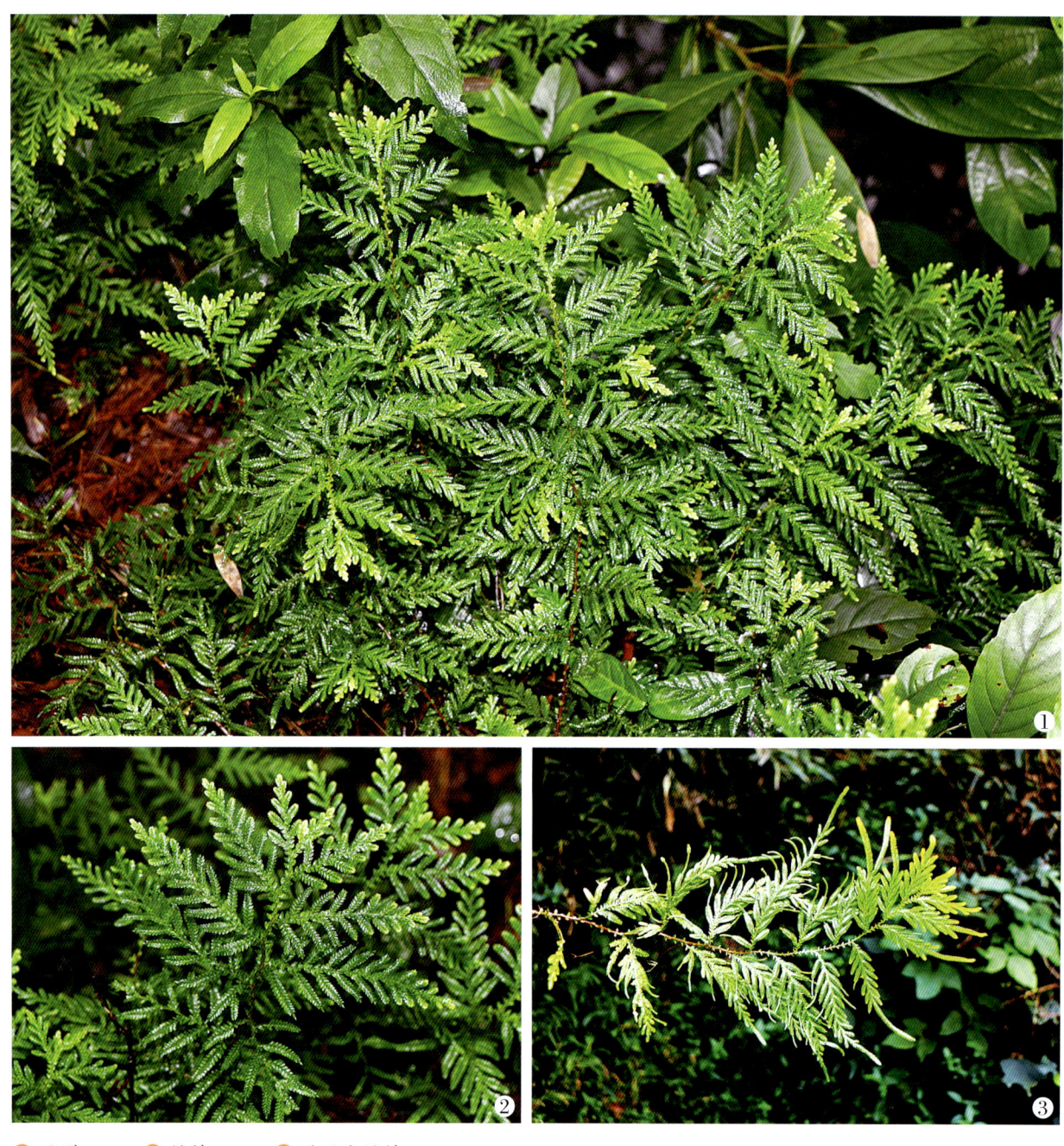

❶ 居群　❷ 植株　❸ 孢子期植株

5 卷柏

学　名	*Selaginella tamariscina* (P. Beauv.) Spring
科　名	卷柏科
畲族名	还魂草、九死还魂草
土　名	铁拳头

形态特征

土生或石生，呈垫状。主茎自中部开始羽状分枝或不等二叉分枝，禾秆色或棕色，卵圆柱状，不具沟槽，光滑；侧枝2~5对，2~3回羽状分枝，小枝稀疏，规则，分枝无毛，背腹压扁。叶全部交互排列，二型，叶质厚，表面光滑，边缘不为全缘，具白边，覆瓦状排列，绿色或棕色，边缘有细齿。腋叶对称，卵形、卵状三角形或椭圆形，边缘有细齿，黑褐色。孢子叶穗四棱柱形，单一，着生于小枝顶端，长约1厘米。

分布与生境

分布于安徽、北京、重庆、福建、贵州、广西、广东、海南、湖北、湖南、河北、河南、江苏、江西、吉林、辽宁、内蒙古、青海、陕西、山东、四川、台湾、香港、云南、浙江等地。生于海拔60~2100米的石灰岩上。

药用价值

（1）生用：主治小儿高热惊风、小儿咳嗽、风湿痛、劳伤出血、肺痈吐脓血。中医另用于治疗闭经、痛经、跌打损伤、腹痛、哮喘。

（2）炒用：主治便血、尿血、脱肛、子宫出血。中医另用于治疗吐血、崩漏、胃痛、哮喘、癫痫、烫火伤。

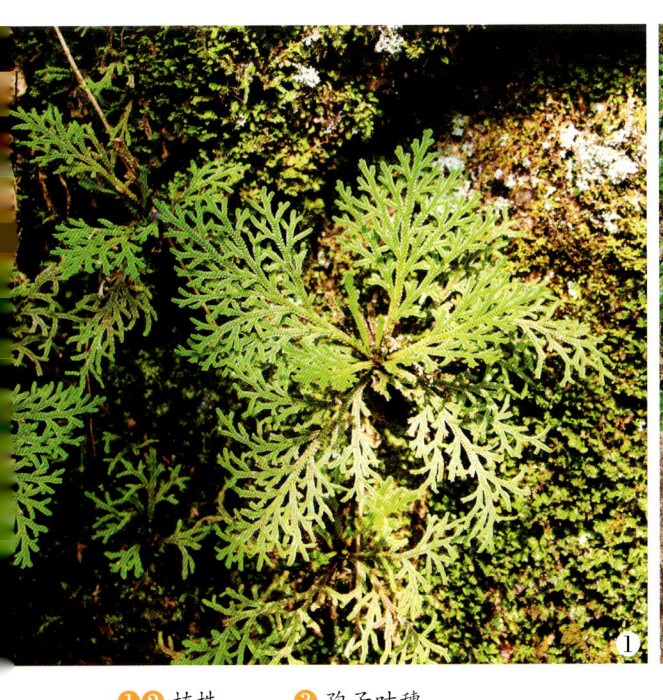
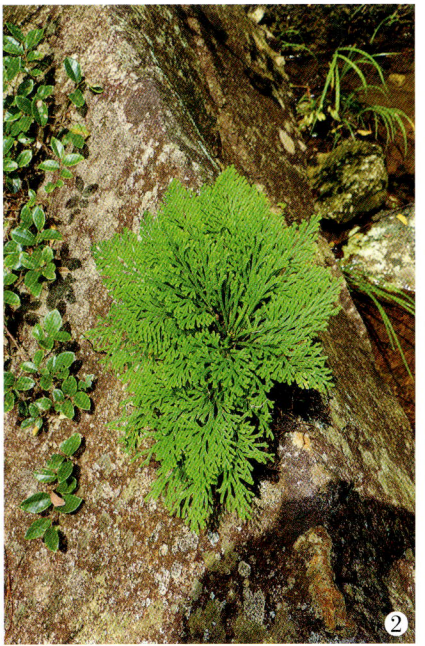
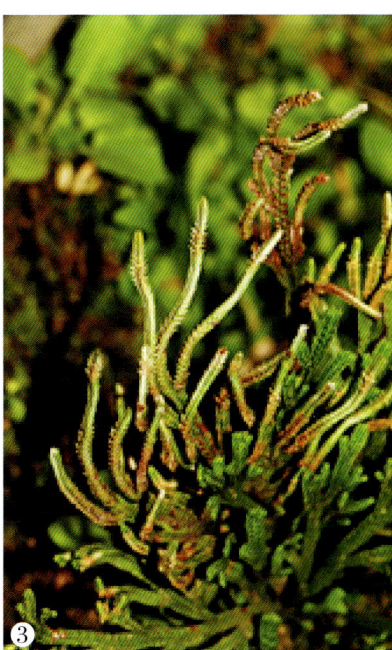

❶❷ 植株　　❸ 孢子叶穗

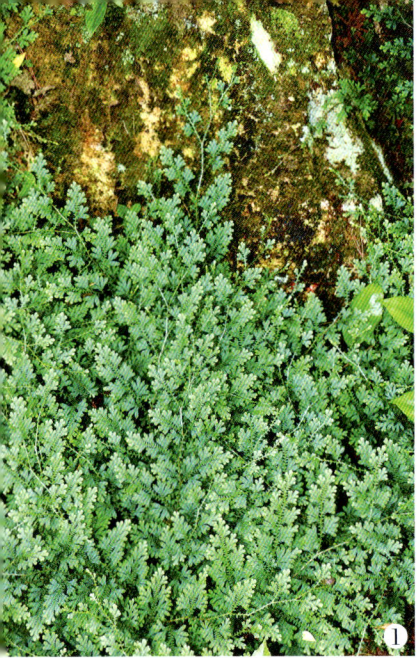
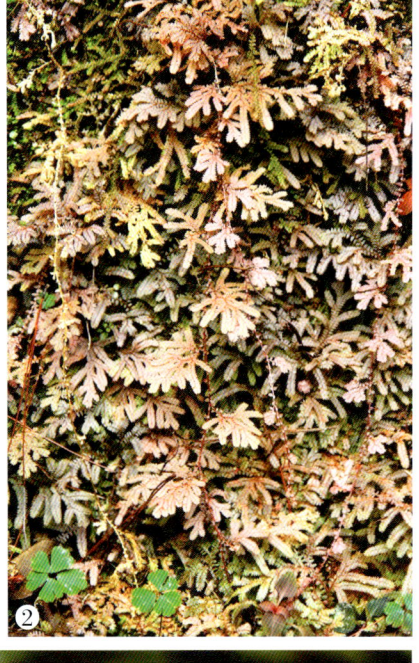

6 翠云草

学　　名	*Selaginella uncinata* (Desv.) Spring
科　　名	卷柏科
畲族名	地塌蓬
土　　名	穿龙岩柏

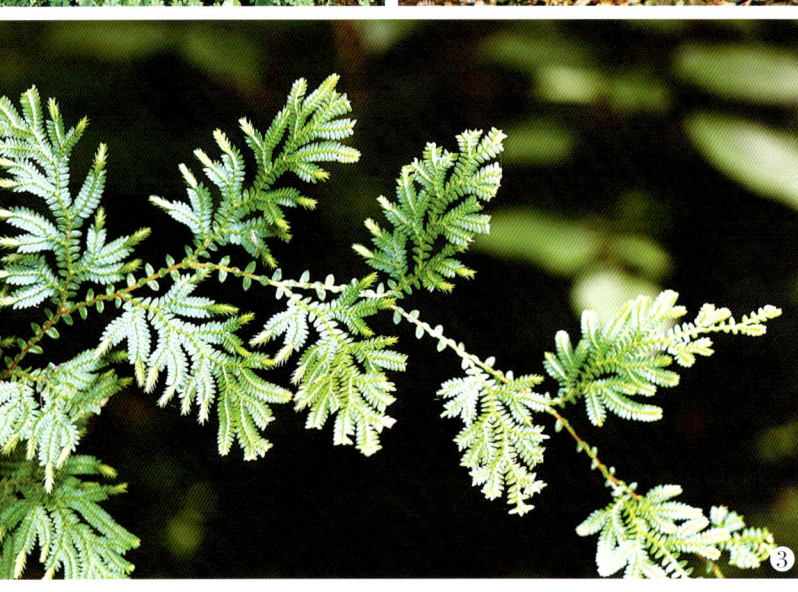
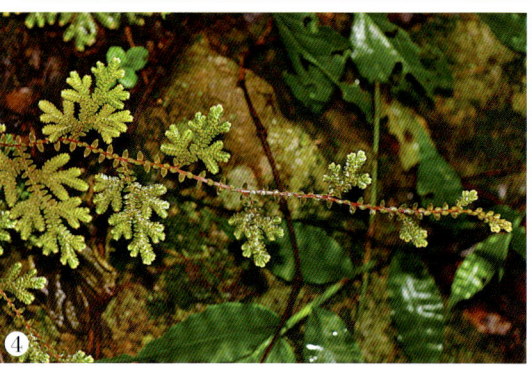

❶ 居群
❷ 冬季植株
❸ 茎叶
❹ 嫩茎叶

形态特征

土生，主茎先直立而后攀缘状，无横走地下茎。主茎禾秆色，圆柱状，具沟槽，无毛，先端鞭形。侧枝 2～5 对，二回羽状分枝，分枝无毛，背腹压扁。叶全部交互排列，二型，草质，表面光滑，具虹彩，边缘全缘，明显具白边。孢子叶穗紧密，四棱柱形，单生，长 6～12 毫米。

分布与生境

我国特有种，其他国家有栽培。分布于安徽、重庆、福建、广东、广西、贵州、湖北、湖南、江西、陕西、四川、香港、云南、浙江等地。生于海拔 50～1200 米的林下、农田四周或田间小路上。

药用价值

主治黄疸肝炎、外伤出血、肾炎水肿。中医另用于治疗肺热咳嗽、黄疸、痢疾、咽喉肿痛、跌打损伤、胆囊炎、肠炎、痢疾、泌尿系感染、风湿关节痛、肺结核咯血。

相似种 深绿卷柏

Selaginella doederleinii Hieron.

主茎直立或斜升,禾秆色,近基部即分枝,2~4回分枝。叶全部交互排列,二型,纸质,无虹彩,边缘不为全缘,不具白边;侧叶密接,斜展,矩圆状披针形;中叶指向上,卵状长圆形至长圆形,先端具短芒刺。孢子叶穗着生于小枝顶端,四棱柱形,细长,长1.5~1.8厘米。分布于安徽、重庆、福建、广东、贵州、广西、湖南、海南、江西、四川、台湾、香港、云南、浙江等地。生于海拔200~1350米的林下。

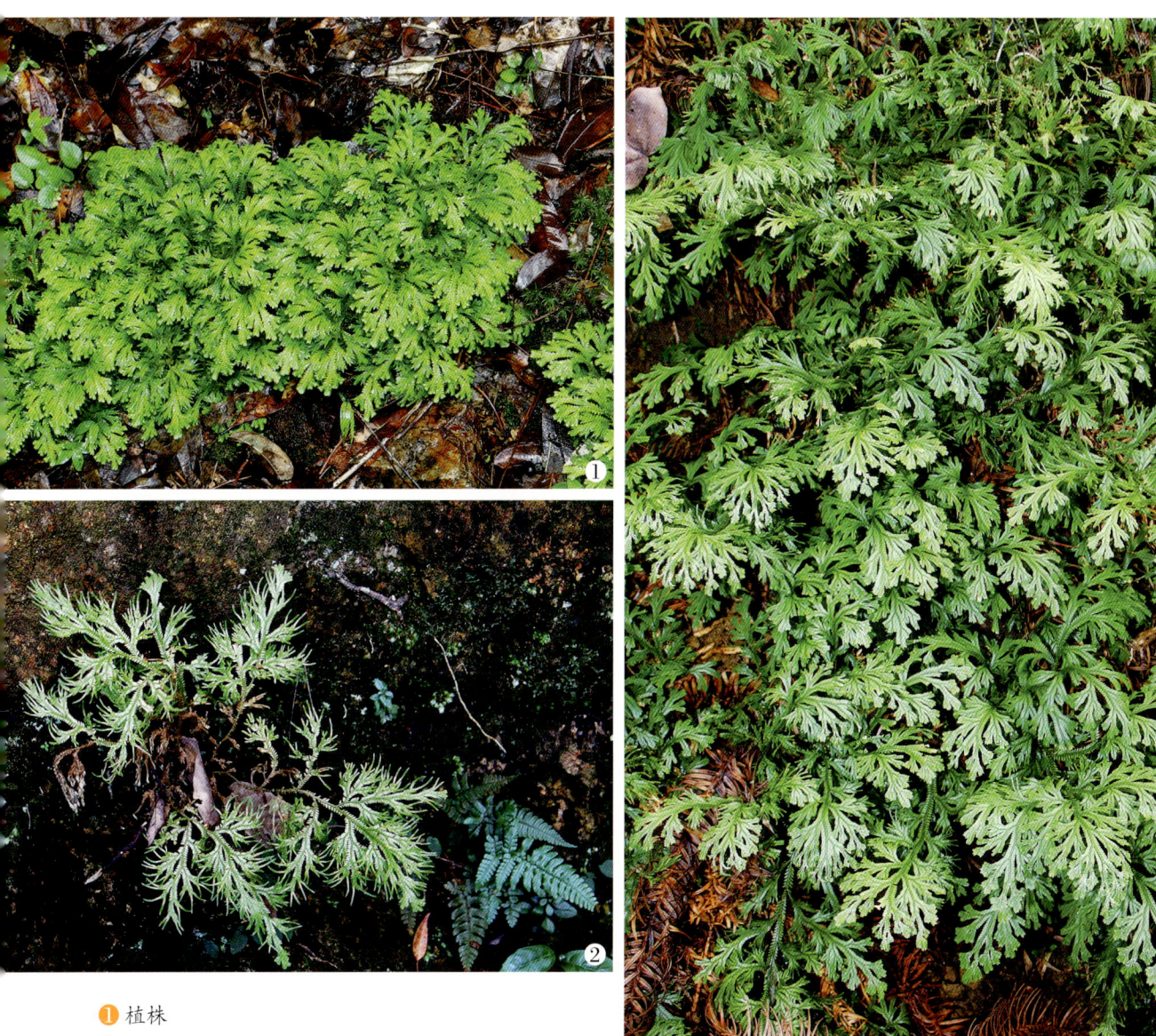

❶ 植株
❷ 孢子期植株
❸ 居群

相似种 疏叶卷柏

Selaginella remotifolia Spring

主茎匍匐或斜升，禾秆色，多回分枝。叶二型，在主茎上排列疏远，至分枝上渐趋紧密；侧叶近平展，指向外，卵形或卵状披针形；中叶指向枝顶，长卵形或斜卵形。孢子叶穗单生于小枝顶端，四棱柱形，长8～16毫米。分布于重庆、福建、广东、广西、贵州、湖北、湖南、江苏、江西、四川、台湾、云南、浙江等地。生于海拔150～3000米的林下。

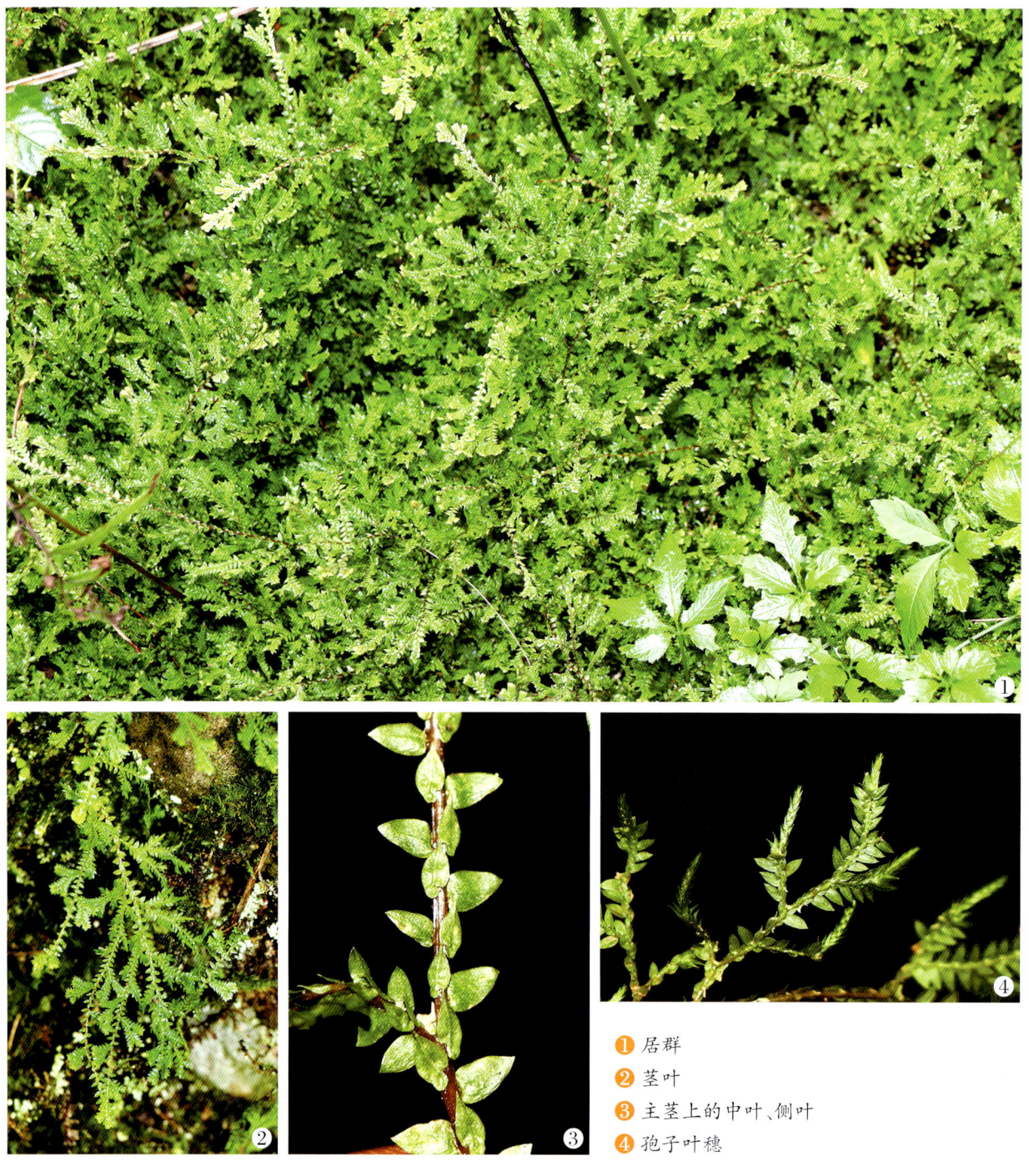

❶ 居群
❷ 茎叶
❸ 主茎上的中叶、侧叶
❹ 孢子叶穗

7 节节草

学　　名	*Hippochaete ramosissima* (Desf.) Boerner
科　　名	木贼科
畲族名	洗桌菜、接骨草
土　　名	擦草

形态特征

根状茎横走，节和根上疏生黄棕色长毛。地上茎多年生，一型。主枝有脊8～16条，沟中有气孔线1～4行。叶退化，鞘筒狭长，略呈漏斗状；鞘齿三角形，边缘薄膜质，背部隆起，部分宿存。孢子囊穗生于枝顶端，椭圆形，顶端有小尖突。

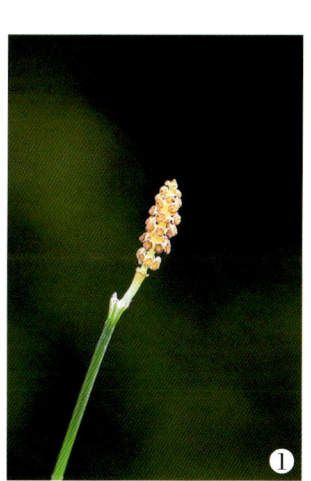

❶ 孢子囊穗
❷ 植株

分布与生境

分布于黑龙江、吉林、辽宁、内蒙古、北京、天津、河北、山西、陕西、宁夏、甘肃、青海、新疆、山东、江苏、上海、安徽、浙江、江西、福建、台湾、河南、湖北、湖南、广东、广西、海南、四川、重庆、贵州、云南、西藏等地。生于海拔100～3300米的山涧、溪边沙滩上或石堆中。

药用价值

主治骨折。中医另用于治疗风热感冒、咳嗽、目赤肿痛、云翳、尿血、淋证、黄疸、肝炎、支气管炎、泌尿系感染。现代药理研究表明还具有保护肝脏、降血脂、抗氧化、抑菌、利尿、止血等作用。

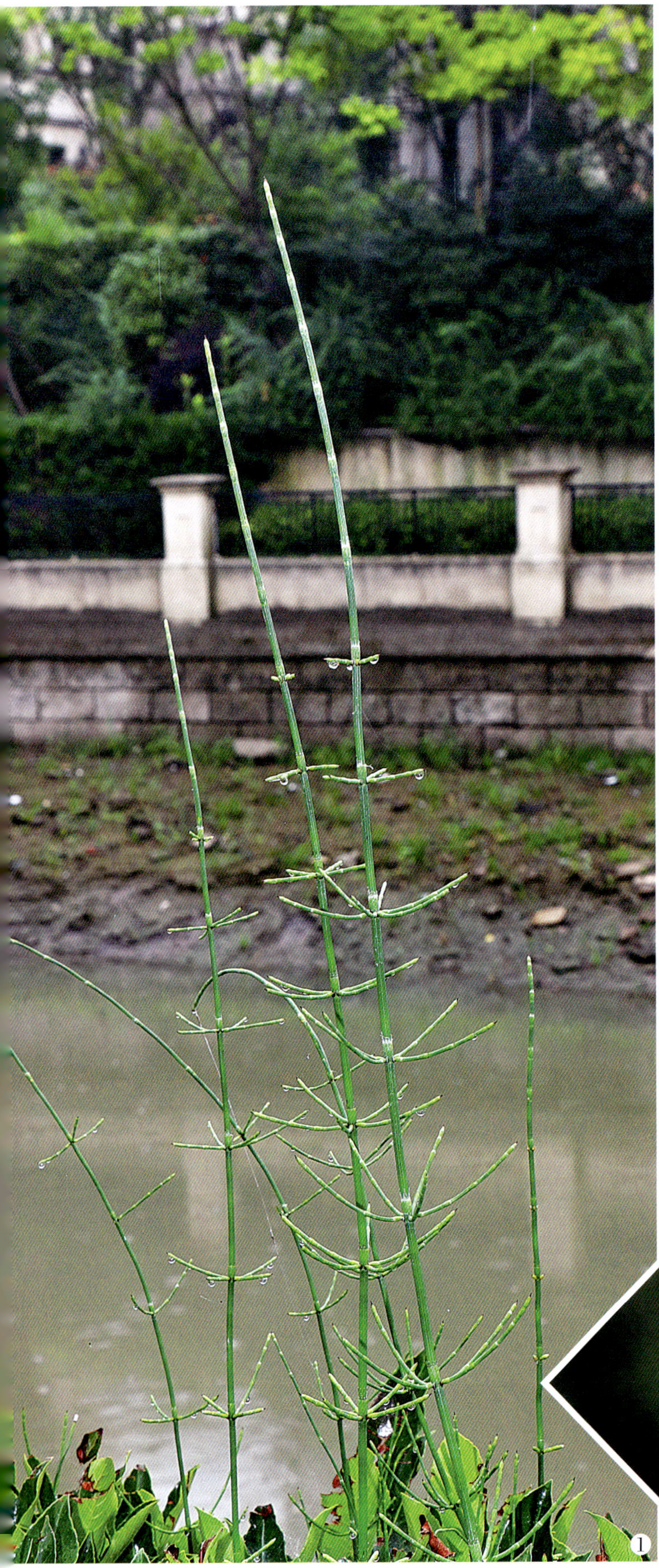

8 笔管草

学　名	*Hippochaete debilis* (Roxb.) Ching
科　名	木贼科
畲族名	笔管草

形态特征

根状茎横走，在节和根上疏生黄棕色长毛。地上茎多年生，一型，分枝少。主茎有脊16～24条，沟中有气孔线2行。叶退化，下部联合成鞘。鞘圆筒形，紧贴于茎，较短，顶部常为棕色；鞘齿狭三角形，上部膜质，浅棕色，早落，下部革质，背部扁平，两侧有明显的棱；侧枝鞘齿较短，有时宿存。孢子囊穗生于枝顶端，椭圆形，顶端有小尖突。无柄。

分布与生境

分布于陕西、甘肃、山东、江苏、上海、安徽、浙江、江西、福建、台湾、河南、湖北、湖南、广东、香港、广西、海南、四川、重庆、贵州、云南、西藏等地。生于海拔3200米以下的水边沙滩、林缘灌木丛中或草地上。

药用价值

主治高血压。

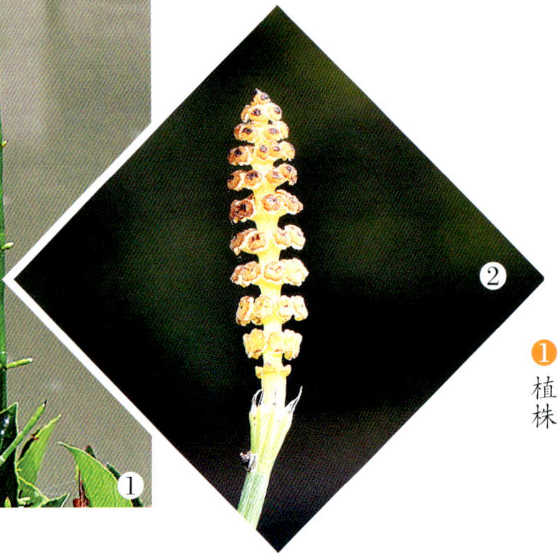

❶ 植株　❷ 孢子囊穗

9 阴地蕨

| 学 名 | *Botrychium ternatum* (Thunb.) Sw. | 科 名 | 阴地蕨科 |
| 畲族名 | 独角郎衣 | 土 名 | 蛇不见 |

形态特征

根状茎短而直立。叶片阔三角形，短尖头，三回羽状分裂；羽片几对生或近互生，有柄；裂片边缘有不整齐的细而尖的锯齿密生；叶厚草质，遍体无毛，表面皱突不平，叶脉不见；孢子叶有长柄。孢子囊穗为圆锥状，2～3回羽状，小穗疏松，略张开，无毛。

分布与生境

分布于浙江、江苏、安徽、江西、福建、湖南、湖北、贵州、四川、台湾等地。生于海拔400～1000米的灌丛阴处。景宁畲族自治县鹤溪、红星、东坑、梧桐、雁溪等乡镇（街道）有分布。

药用价值

主治疮毒、肿毒、小儿高热惊搐、肺热咳嗽、肺炎咳血、惊痫。中医另用于治疗百日咳、癫狂、痢疾、毒蛇咬伤、目赤火热、目生翳障、羊痫风、咽炎、扁桃体炎、腮腺炎、下颌淋巴结炎。现代药理研究表明还具有利尿、抗菌、祛痰、抑制肿瘤细胞增殖、治疗高尿酸血症、增强免疫力等作用。

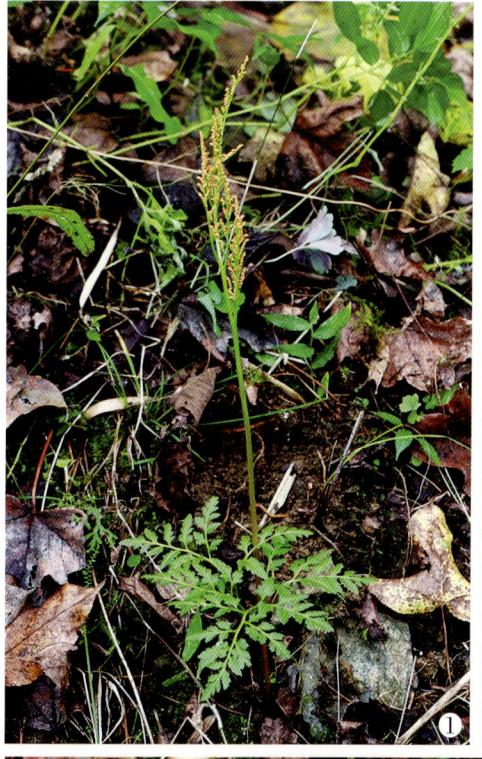
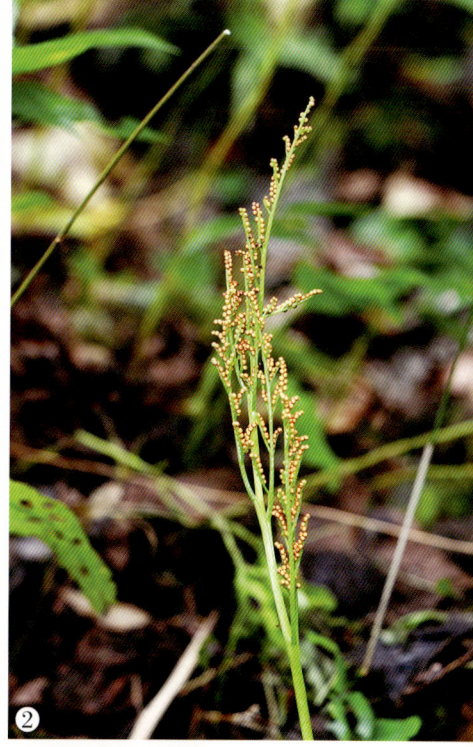
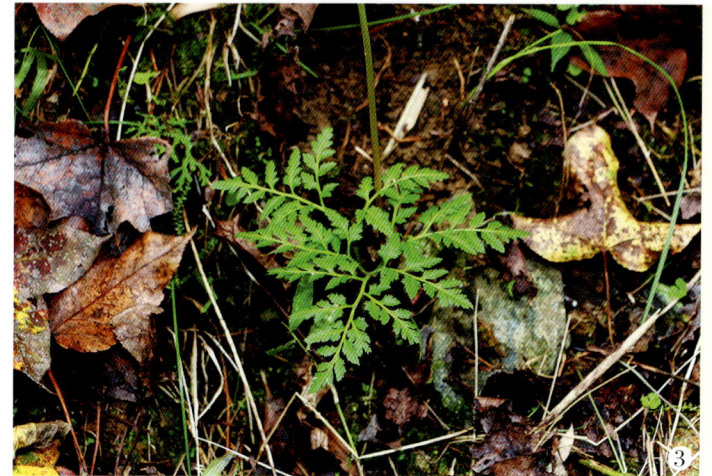

❶ 植株　❷ 孢子囊穗　❸ 茎叶

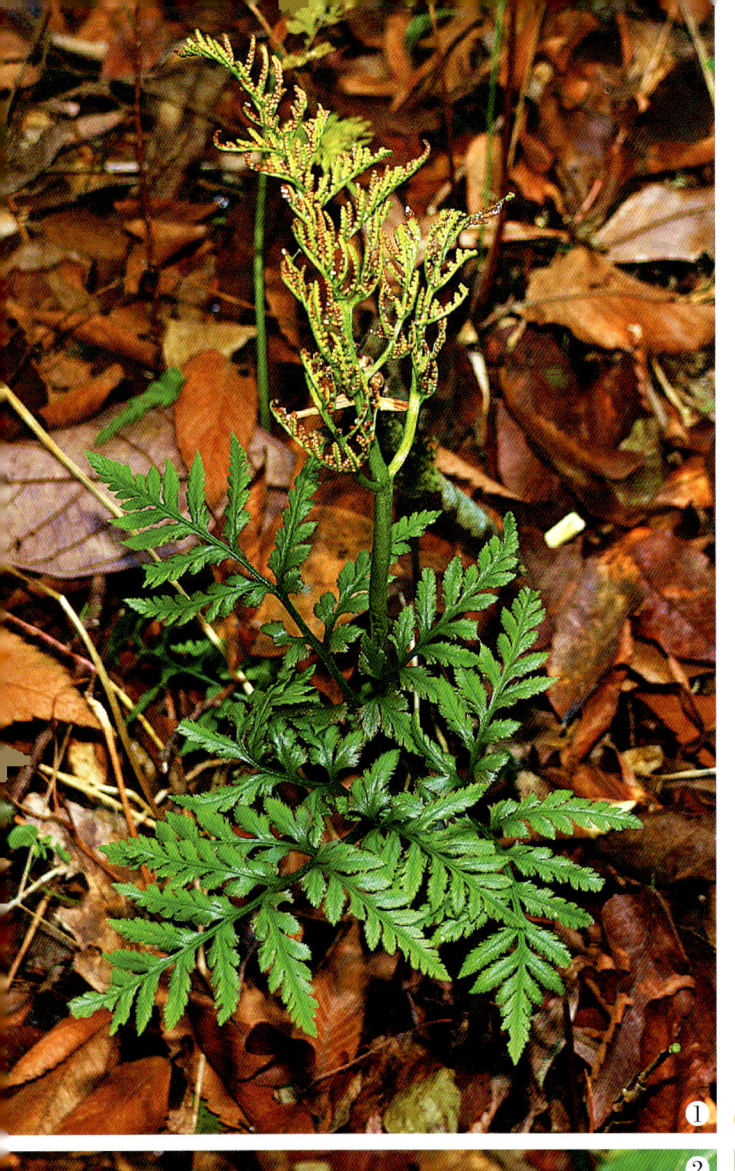

相似种 薄叶阴地蕨

Botrychium daucifolium Wall.

根状茎粗短而直立。叶片五角形，短渐尖头，下部三回羽状，中部二回羽状；叶薄草质，表面平滑，叶轴上有长毛疏生，叶脉明显；孢子叶自总叶柄中部以上生出。孢子囊穗圆锥状，2~3回羽状，散开，无毛。分布于云南、贵州、广西、广东、浙江。生于海拔400~1000米的山地林下阴处。景宁畲族自治县红星、东坑、大均等乡镇（街道）有分布，少见。

❶ 植株　　❷ 茎叶　　❸ 孢子囊穗

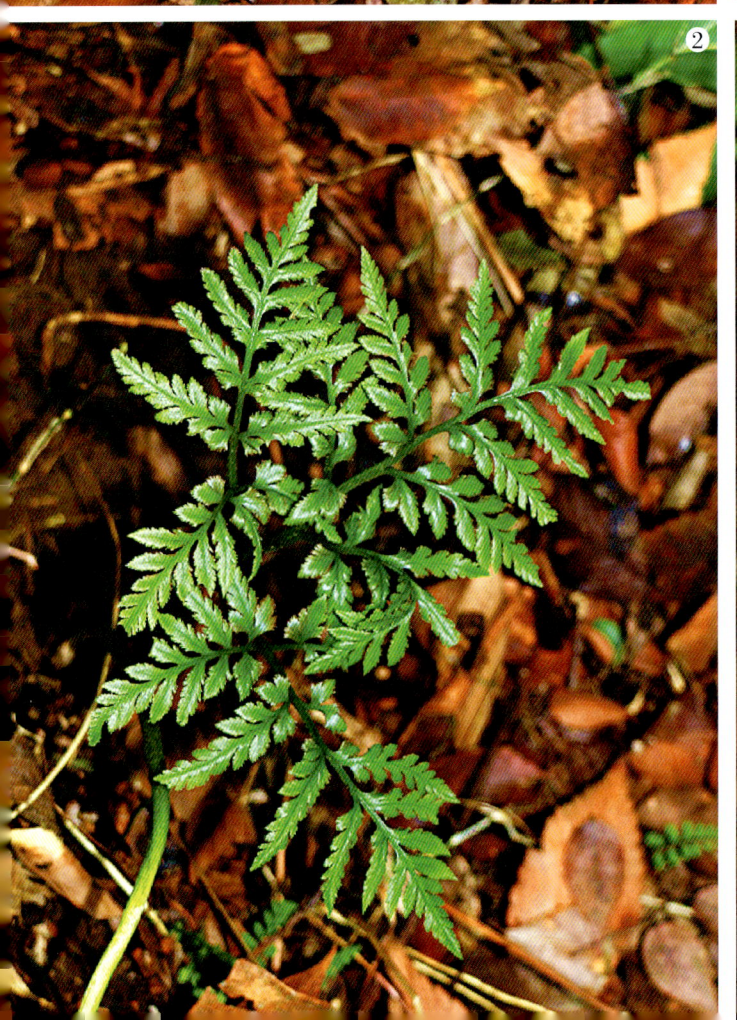

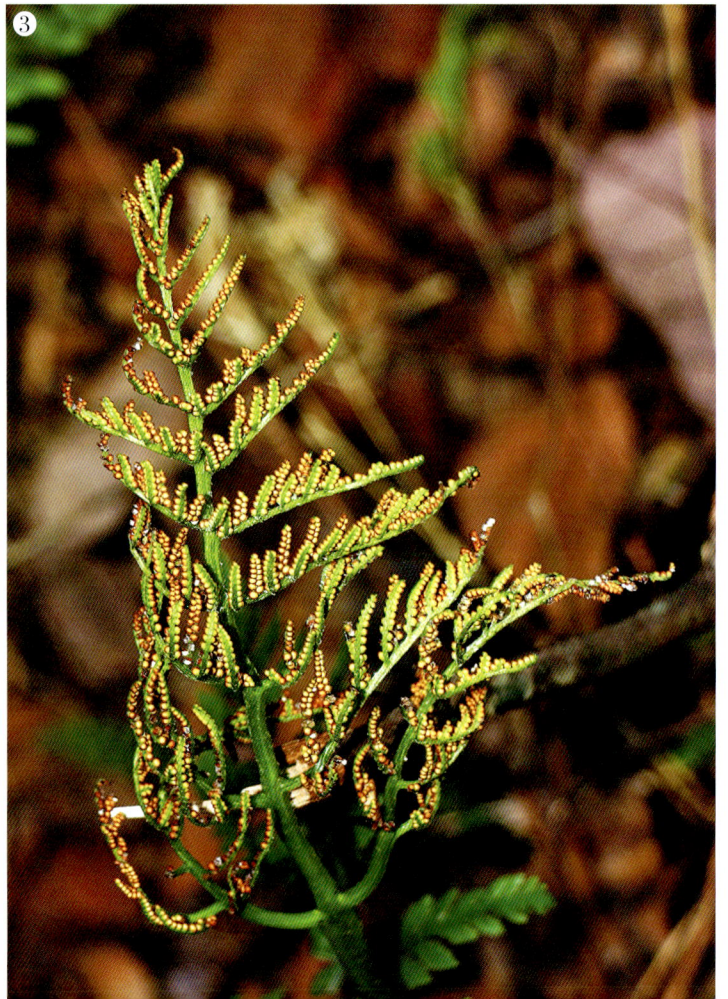

10 蕨

学 名	*Pteridium aquilinum* (L.) Kuhn var. *latiusculum* (Desv.) Underw. ex Heller
科 名	蕨科　　畲族名 蕨丝　　土 名 蕨儿

形态特征

根状茎长而横走，密被锈黄色柔毛，后逐渐脱落。叶远生，阔三角形或长圆三角形，先端渐尖，基部圆楔形，三回羽状；羽片斜展，对生或斜对生叶脉稠密；叶干后近革质或革质，暗绿色；叶柄褐棕色或棕禾秆色，光滑；叶轴及羽轴均光滑，各回羽轴上面有深纵沟 1 条，沟内无毛。孢子囊沿羽片边缘着生在边脉上；囊群盖线形，二层，外盖厚膜质，近全缘，内盖薄膜质，边缘不整齐。

分布与生境

分布于全国各地。生于海拔 200～1900 米的山地阳坡及森林边缘阳光充足的地方。

药用价值

主治跌打损伤。中医另用于治疗食噎、气噎、肠风热毒、感冒发热、黄疸、痢疾、带下、噎嗝、肺结核咯血、肠风便血、风湿痹痛。现代药理研究表明还具有抑制肿瘤及抗突变、抗氧化、增强机体免疫力等作用。

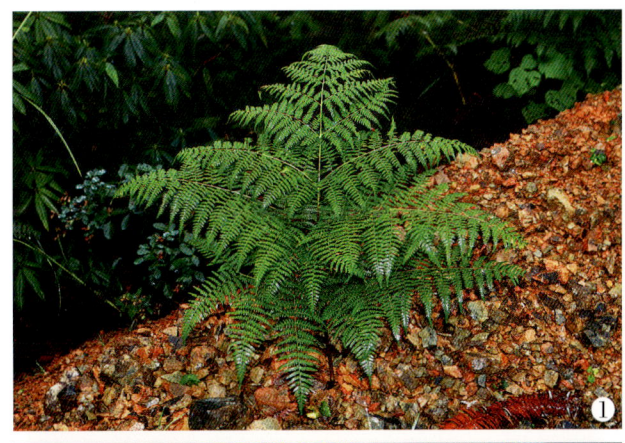
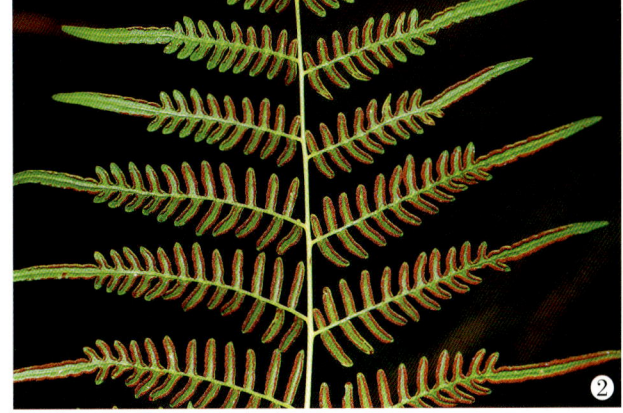
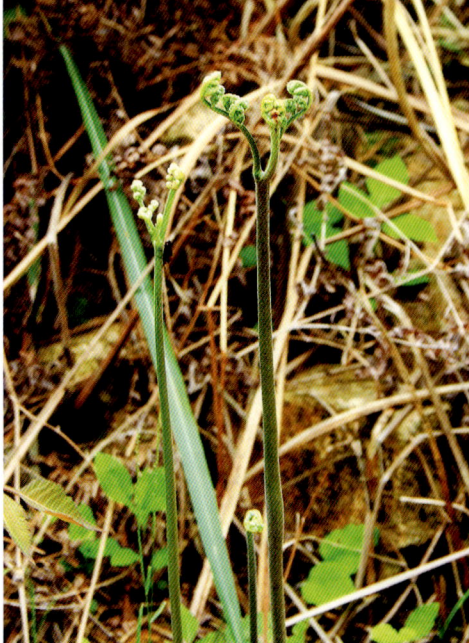

❶ 植株　　❷ 孢子囊群　　❸ 幼苗

相似种 姬蕨

Hypolepis punctata (Thunb.) Mett.

根状茎密被棕色节状长毛。叶柄暗褐色，向上为棕禾秆色，粗糙有毛。叶片长卵状三角形，3～4回羽状深裂；羽片先端渐尖，密生灰色腺毛，尤以腋间为多，近互生，斜向上；叶坚草质或纸质。孢子囊群圆形，生于小裂片基部两侧或上侧近缺刻处，无盖，常被略反折的裂片边缘覆盖。分布于福建、台湾、广东、贵州、云南、四川、江西、浙江、安徽等地。生于海拔100～2300米的溪边阴湿处。

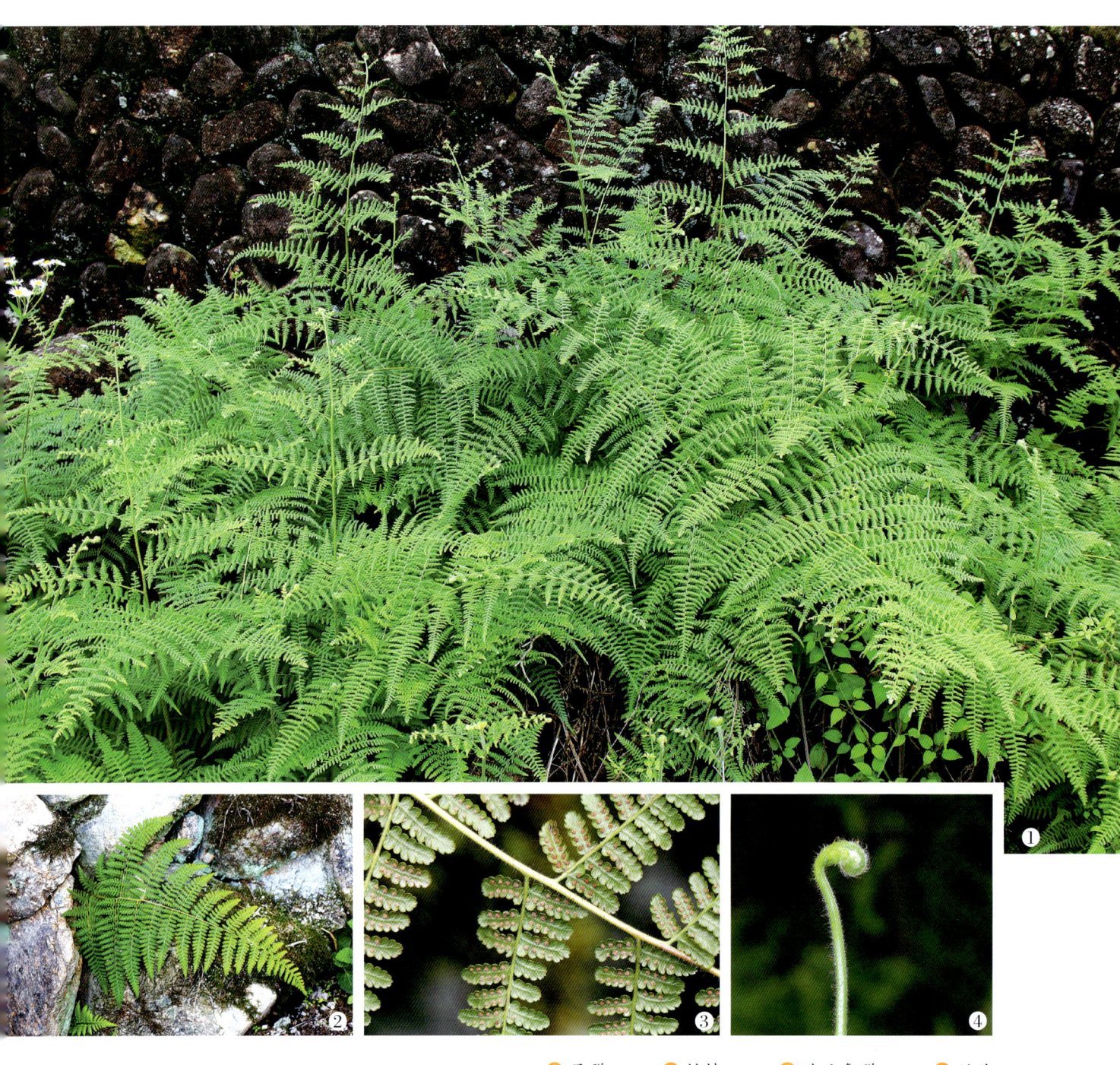

❶ 居群　　❷ 植株　　❸ 孢子囊群　　❹ 幼苗

相似种 毛轴蕨

Pteridium revolutum (Bl.) Nakai

根状茎横走。叶远生；叶柄禾秆色或棕禾秆色，幼时密被灰白色柔毛，老则脱落而渐变光滑；叶片阔三角形或卵状三角形，渐尖头，三回羽状，叶脉上面凹陷，下面隆起；羽片对生；裂片、叶轴、羽轴及小羽轴的下面和下面的纵沟内均密被灰白色或浅棕色柔毛，老时渐稀疏。分布于浙江、江西、台湾、广东、广西、湖南、湖北、陕西、甘肃、四川、贵州、云南、西藏等地。生于海拔570～3000米的山坡阳处或山谷疏林中。景宁畲族自治县红星街道有分布，较少见。

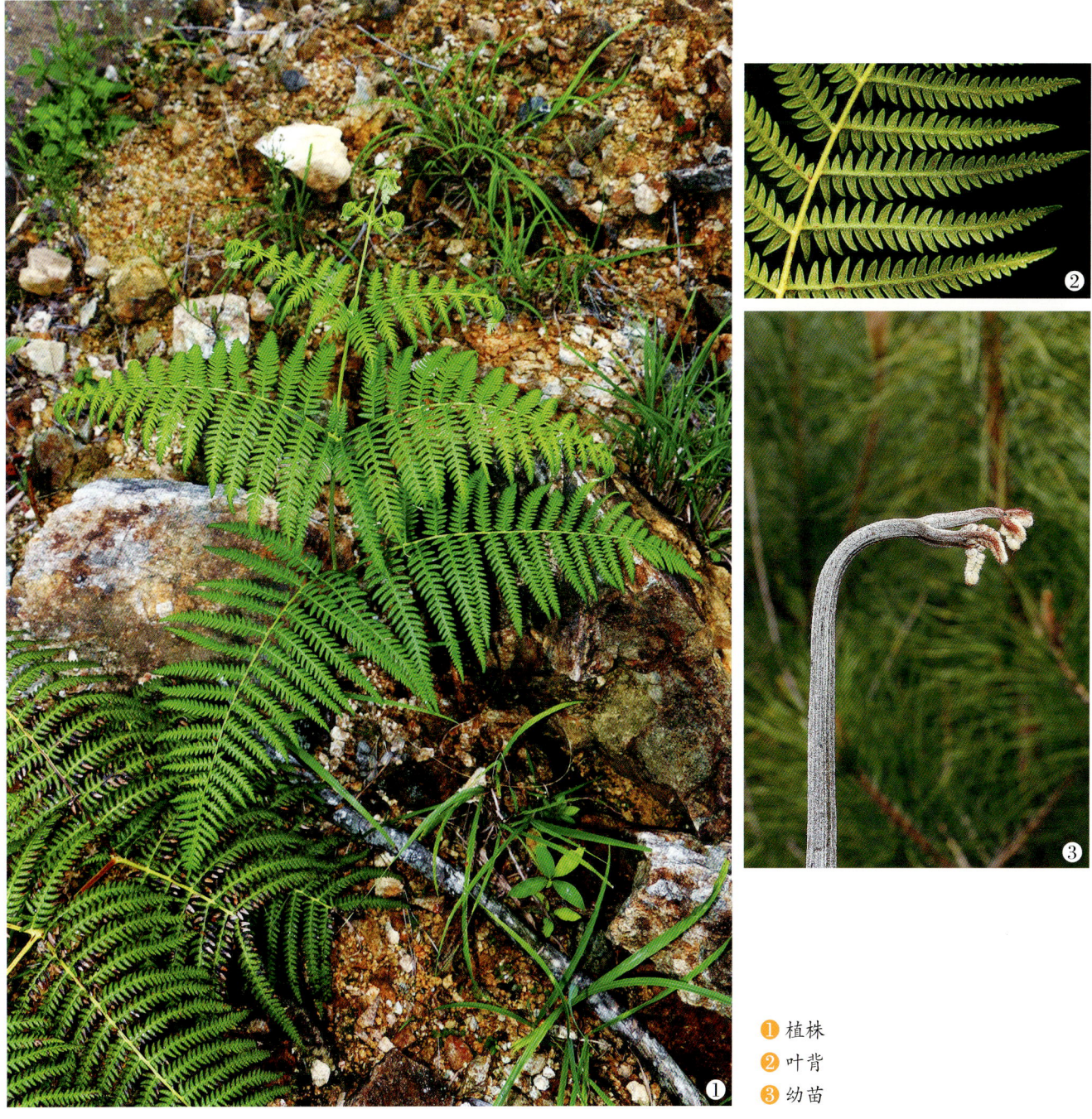

❶ 植株
❷ 叶背
❸ 幼苗

11 剑叶凤尾蕨

学　名	*Pteris ensiformis* Burm.	科　名	凤尾蕨科
畲族名	白脚鸡	土　名	白脚鸡

形态特征

根状茎斜升，细长，被黑褐色鳞片。叶簇生，二型；叶片长圆状卵形，不育叶远比能育叶短，羽片对生；不育叶卵状长圆形，基部心形，二回羽状；能育叶与不育叶同形，但较大。孢子囊群线形，沿能育小羽片的叶缘着生；囊群盖线形，膜质，全缘。

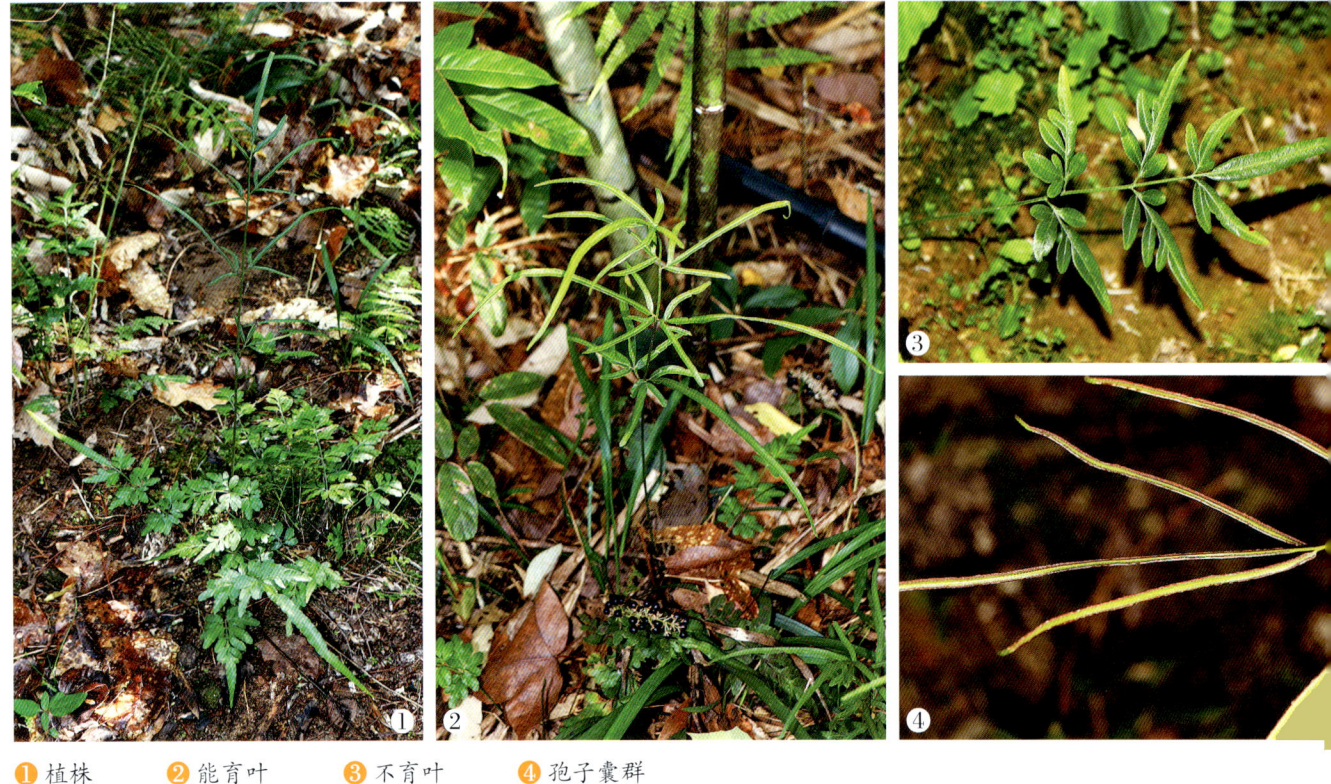

❶ 植株　　❷ 能育叶　　❸ 不育叶　　❹ 孢子囊群

分布与生境

为我国热带及亚热带气候区的酸性土指示植物。分布于浙江、江西、福建、台湾、广东、广西、贵州、四川、云南等地。生于海拔150～1000米的林下或溪边潮湿的酸性土壤中。

药用价值

主治尿路感染、小便淋浊、肾炎水肿、泌尿结石、小儿腹泻。

12 井栏边草

学　　名	*Pteris multifida* Poir.
科　　名	凤尾蕨科
畲 族 名	乌脚鸡
土　　名	乌脚金鸡

形态特征

根状茎短而直立。叶簇生，二型；不育叶叶柄短，叶片卵状长圆形，一回羽状，羽片对生，斜向上，无柄，线状披针形，叶缘具不整齐的尖锯齿；能育叶叶柄长，有侧生羽片4～6对，羽片线形；叶轴禾秆色，两侧有由羽片的基部下延而成的翅。孢子囊群线形，膜质，全缘。

分布与生境

分布于河北、山东、河南、陕西、四川、贵州、广西、广东、福建、台湾、浙江、江苏、安徽、江西、湖南、湖北等地。生于海拔1000米以下的墙壁、井边、石灰岩缝隙或灌丛中。

药用价值

主治腹泻、肝炎、肝大、尿路感染、厌食（消化不良）。

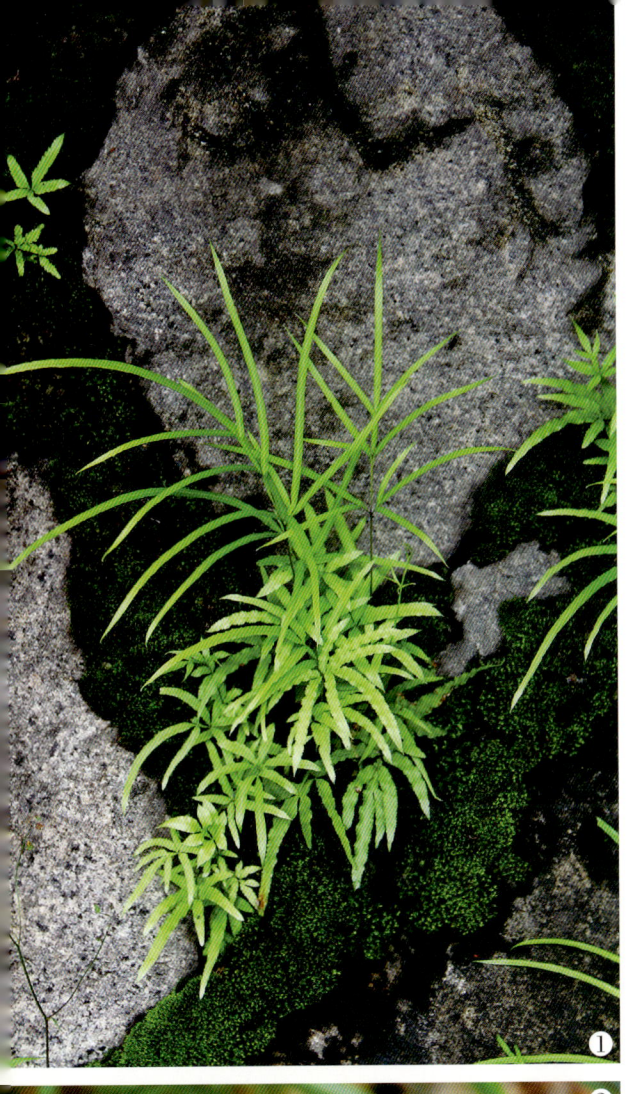

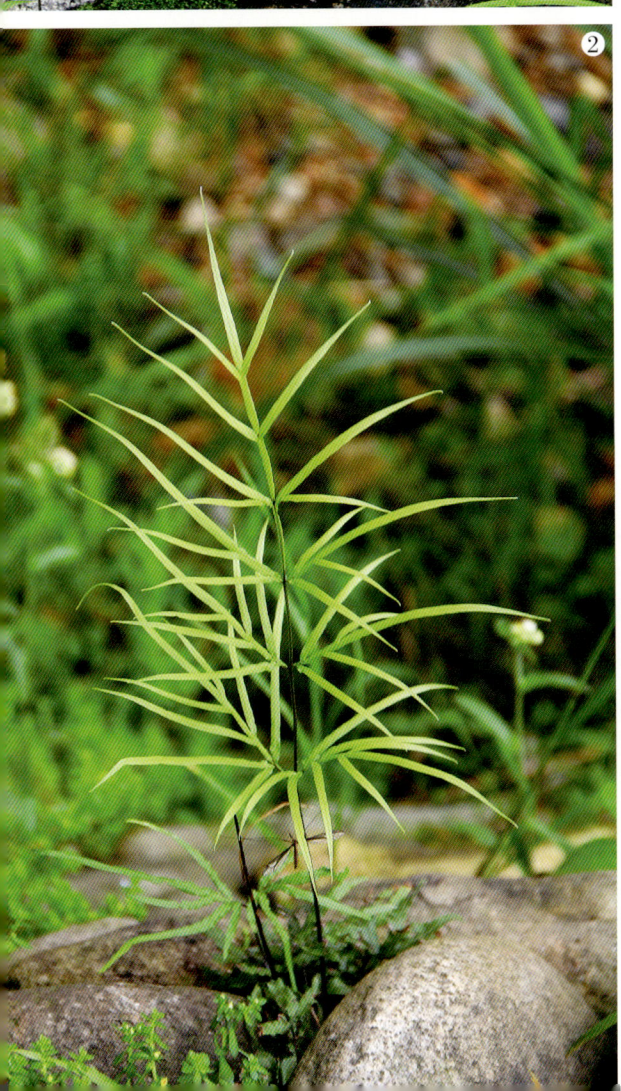

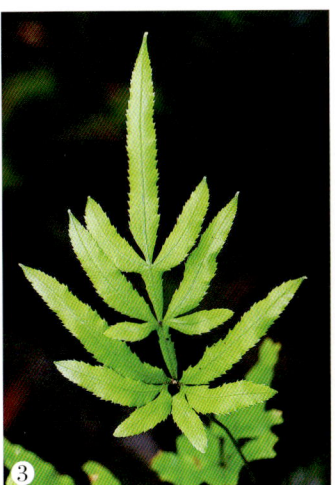

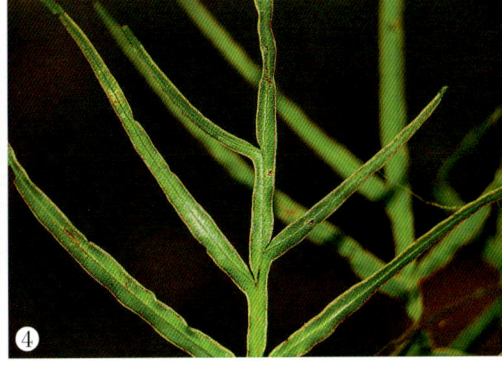

❶植株　❷能育叶　❸不育叶　❹孢子囊群

相似种 凤尾蕨

Pteris cretica Linn. var. *nervosa* (Thunb.) Ching et S.H. Wu

叶簇生，二型或近二型；不育叶叶柄短，叶片卵形或卵状长圆形，一回羽状；能育叶叶柄长，叶片与不育叶同形，但较狭，羽片或小羽片线形，顶端渐尖，基部楔形而不下延。孢子囊群线形，沿能育羽片的叶缘延伸，顶部不育。分布于河南、陕西、湖北、江西、福建、浙江、湖南、广东、广西、贵州、四川、云南、西藏等地。生于海拔400～3200米的石灰岩地区的岩隙间或林下灌丛中。

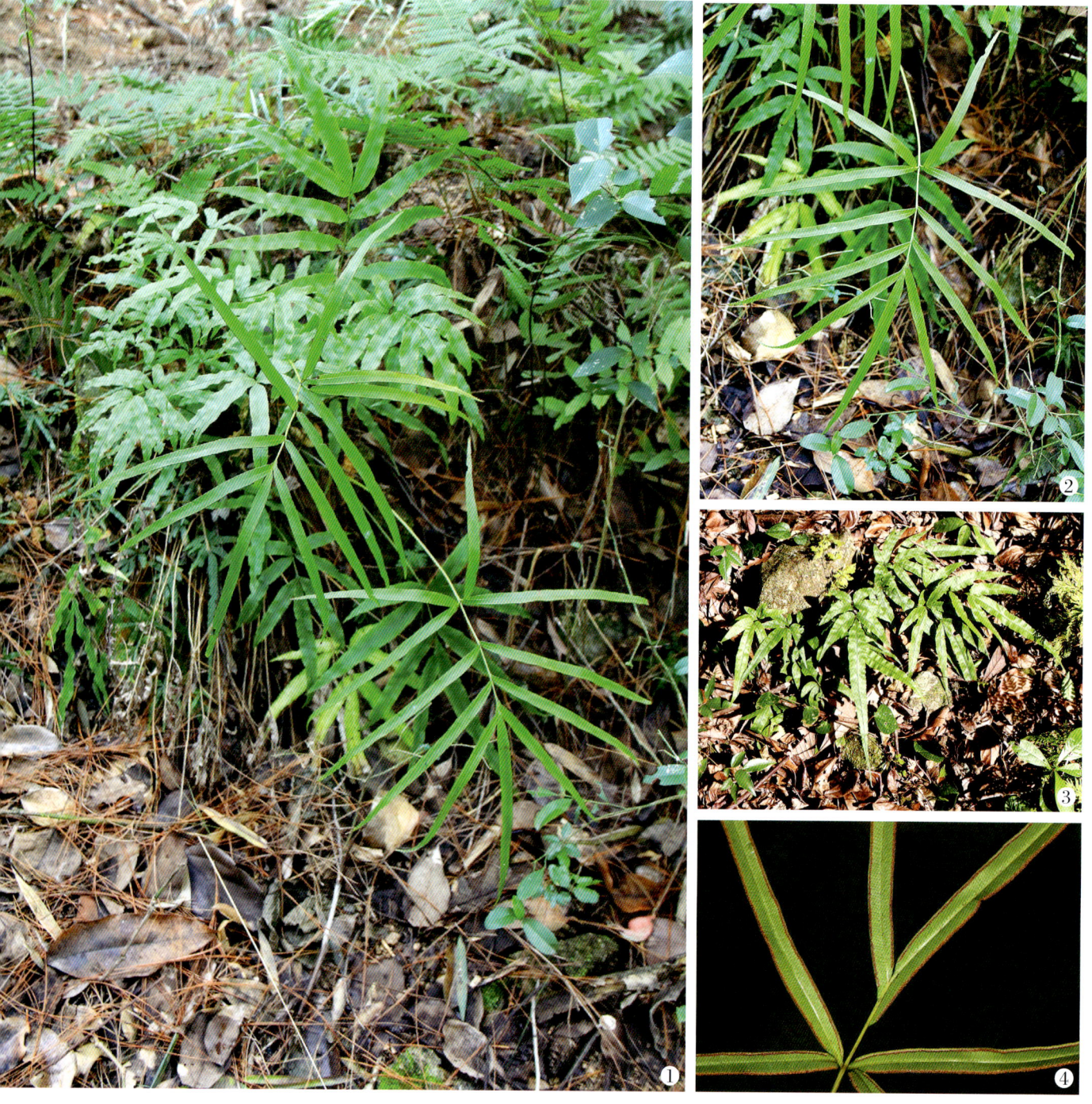

❶ 植株　❷ 能育叶　❸ 不育叶　❹ 孢子囊群

相似种 刺齿半边旗

Pteris dispar Kze.

叶簇生，近二型；叶柄、叶轴均为栗色，有光泽；叶片卵状长圆形，二回深裂或二回半边深羽裂；顶生羽片披针形，先端渐尖，基部圆形；裂片对生，阔披针形或线披针形，略呈镰刀状，不育叶叶缘有长尖刺状的锯齿；侧生羽片与顶生羽片同形，基部偏斜，且基部下侧一片最长，斜向下。羽轴下面隆起，基部栗色，上部禾秆色，上面有浅栗色的纵沟，侧脉明显，斜向上，二叉，小脉直达锯齿的软骨质刺尖头。孢子囊群线形，沿能育羽片的叶缘着生。分布于江苏、安徽、浙江、江西、福建、台湾、广东、广西、湖南、贵州、四川、重庆等地。生于海拔200～950米的山谷疏林下。

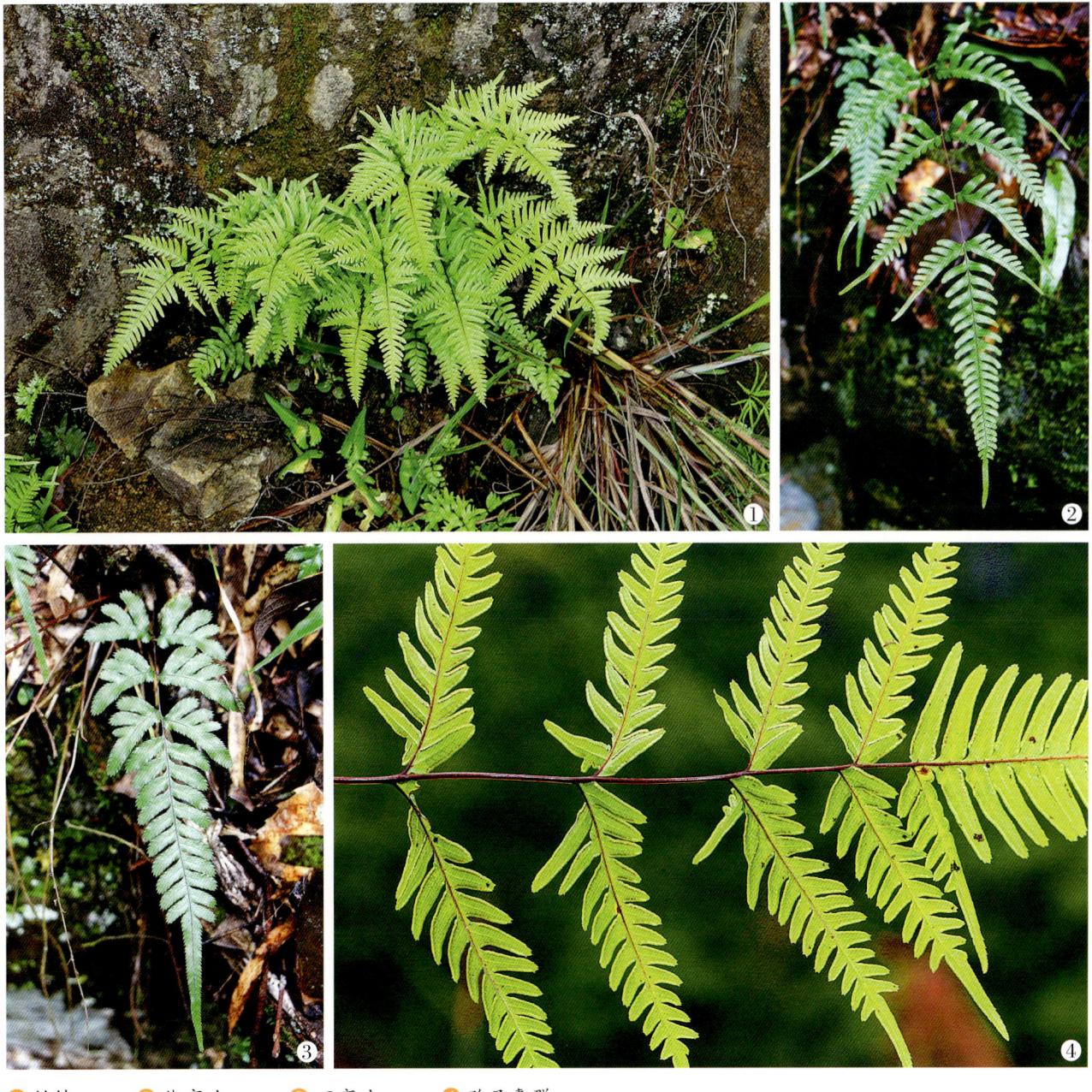

❶ 植株　　❷ 能育叶　　❸ 不育叶　　❹ 孢子囊群

相似种 半边旗

Pteris semipinnata Linn.

叶簇生，近一型；叶柄、叶轴均为栗红色，有光泽，光滑；叶片长圆披针形，二回半边深裂；先端尾状、篦齿状，对生。羽轴下面隆起，下部栗色，向上禾秆色，上面有纵沟，纵沟两旁有浅灰色狭翅状的边，侧脉明显，斜上，二叉或单一。孢子囊群线形，沿能育羽片叶缘着生。分布于台湾、浙江、福建、江西、广东、广西、湖南、贵州、四川、云南等地。生于海拔850米以下的疏林下阴处、溪边或岩石旁酸性土壤中。景宁畲族自治县仅见于县城周边低山疏林下，较少见。

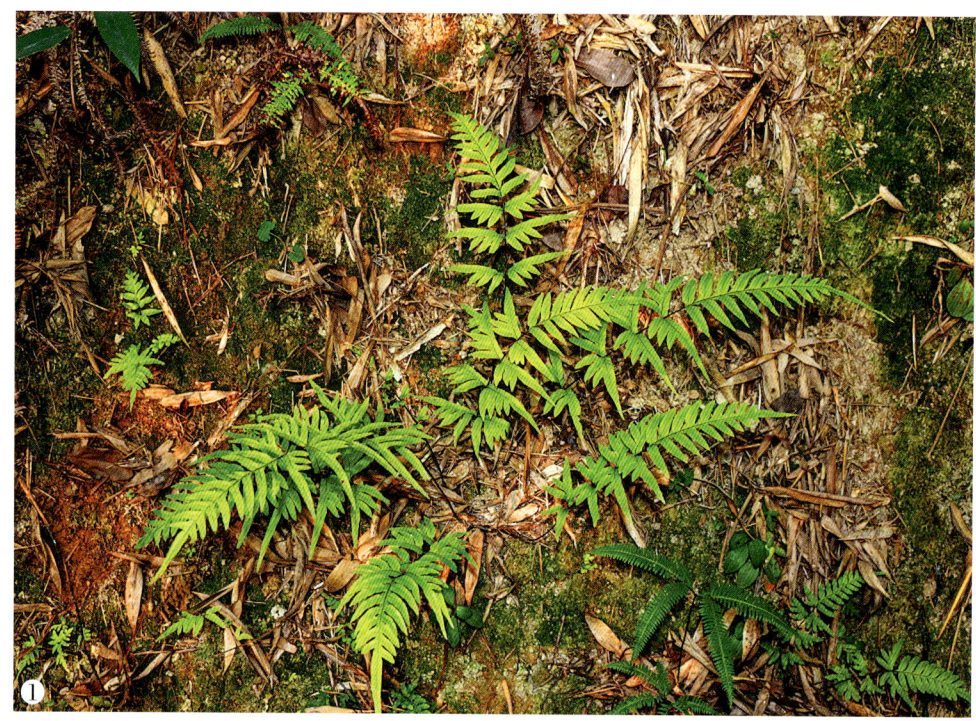

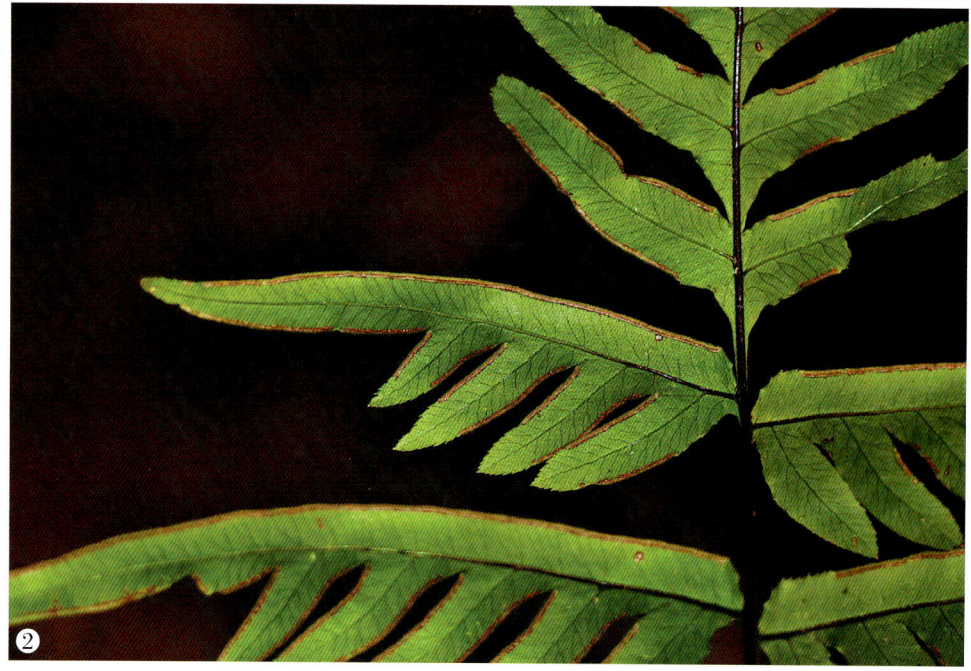

❶ 植株
❷ 孢子囊群

13 书带蕨

学 名	Vittaria flexuosa Fee	科 名	书带蕨科
畲族名	树上草蒲	土 名	岩山菖蒲

形态特征

根状茎横走，密被鳞片；鳞片黄褐色，钻状披针形，边缘具睫毛状齿，网眼壁较厚，深褐色。叶近生，密集成丛；叶柄短，纤细，下部浅褐色，基部被纤细的小鳞片；叶片线形，薄草质，叶边反卷，遮盖孢子囊群。孢子囊群线形，生于叶缘内侧，位于浅沟槽中，沟槽内侧略隆起；隔丝多数，先端倒圆锥形，长宽近相等，亮褐色。孢子长椭圆形，无色透明，单裂缝，表面具模糊的颗粒状纹饰。

分布与生境

分布于江苏、安徽、浙江、江西、福建、台湾、湖北、湖南、广东、广西、海南、四川、贵州、云南、西藏等地。生于海拔100～3200米的林中树干或岩石上。

药用价值

主治小儿惊风。中医另用于治疗目翳、跌打损伤、风湿痹痛、小儿疳积、咯血、吐血。

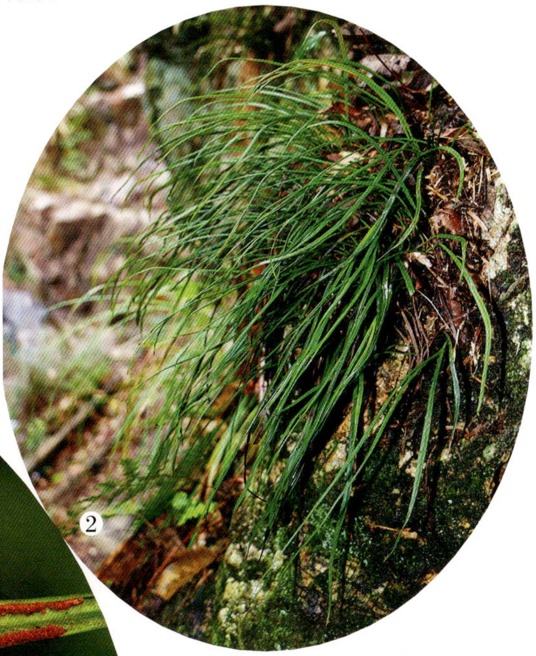

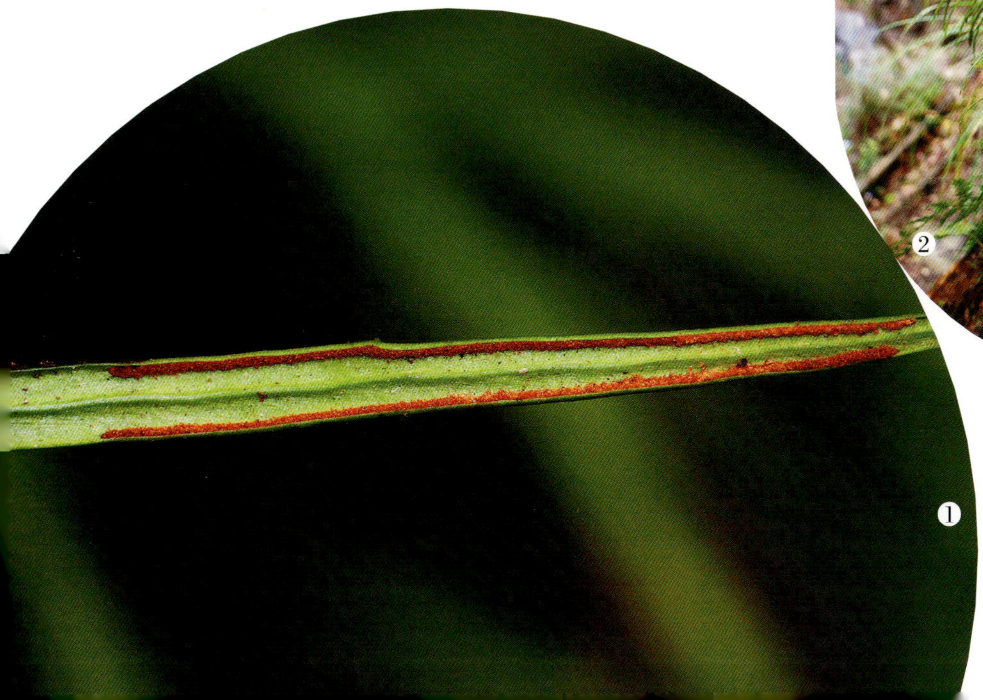

❶ 孢子囊群
❷ 植株

14 华中蹄盖蕨

学　名　Athyrium wardii (Hook.) Makino　　**科　名**　蹄盖蕨科
畲族名　鸡尾巴

形态特征

根状茎先端被深褐色、线状披针形鳞片。叶簇生；叶柄基部黑褐色，上部淡禾秆色，近光滑；叶片三角状卵形或卵状长圆形，顶部急狭缩，长渐尖，上部羽状深裂，下部一回羽状，羽片羽裂至二回羽状；叶轴禾秆色，羽轴和主脉下面淡紫色，密被褐色的短腺毛。孢子囊群长圆形或短线形，囊群盖同形，浅褐色，膜质，全缘，宿存。

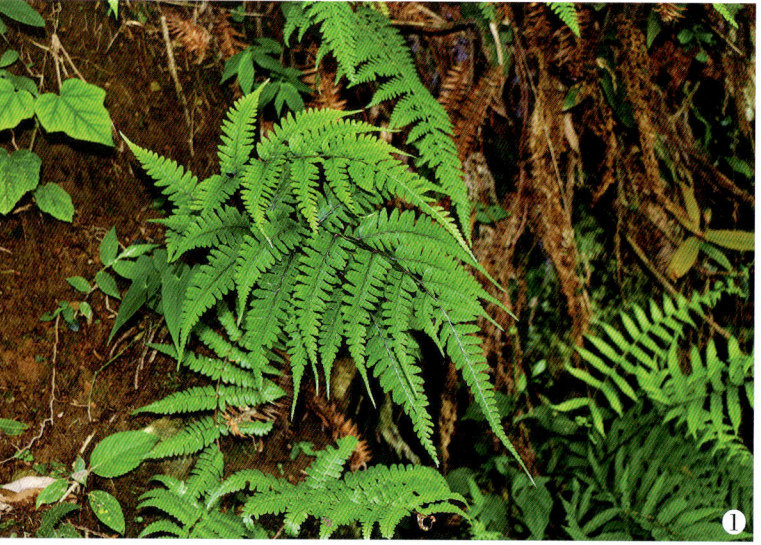
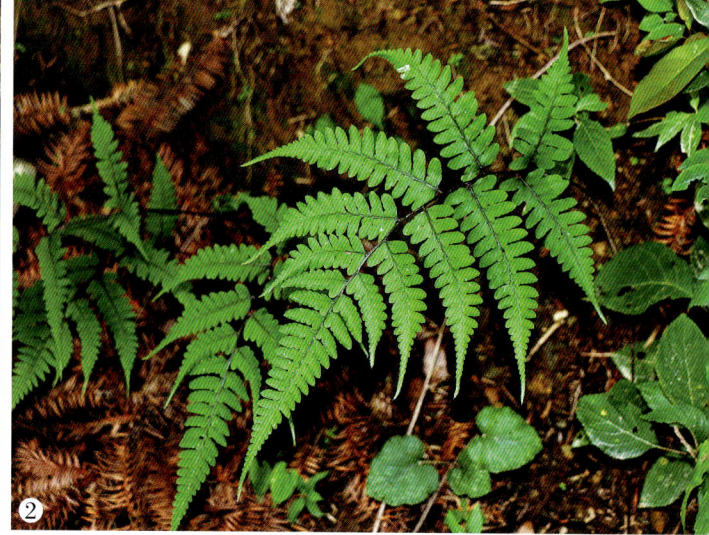
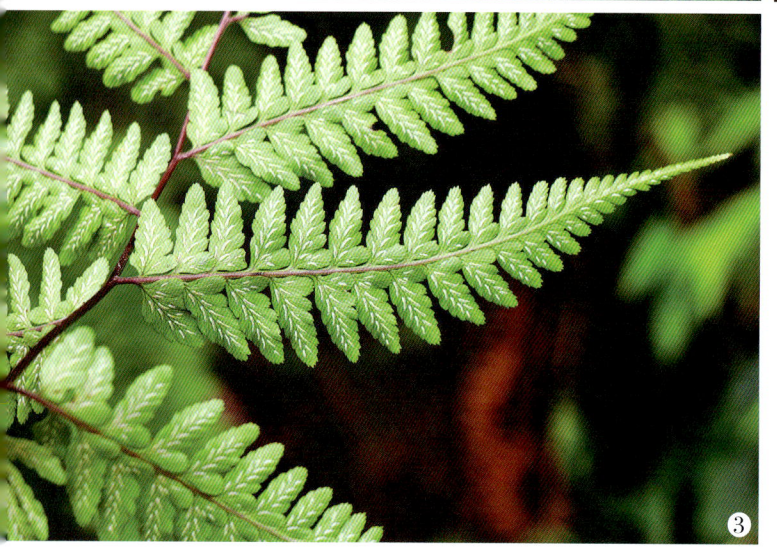

❶ 植株　❷ 茎叶　❸ 孢子囊群

分布与生境

分布于安徽、浙江、江西、福建、湖北、湖南、广西、重庆、贵州、云南等地。生于海拔700～1550米的山谷林下或溪边阴湿处。景宁畲族自治县鹤溪、东坑等乡镇（街道）有分布。

药用价值

主治无名肿毒、毒蛇咬伤。现代药理研究表明还具有抗菌、抗氧化、抗肿瘤、抗病毒等作用。

相似种 湿生蹄盖蕨

Athyrium devolii Ching

根状茎短，近直立，先端被浅褐色、卵状披针形鳞片。叶簇生；叶柄基部黑褐色，向上禾秆色，光滑；叶片狭长圆形，先端渐尖，三回深羽裂，羽片12~15对，近对生，有极短的柄；小羽片互生，羽裂深达小羽轴两侧的阔翅；裂片边缘有不整齐的尖锯齿；叶脉下面明显，单一，伸达于锯齿顶。孢子囊群近圆形或马蹄形，囊群盖马蹄形，棕色，厚膜质。分布于浙江、福建、江西、广西、重庆、贵州、云南、西藏等地。生于海拔500~2050米的疏林下、溪边、草丛和湿地中。

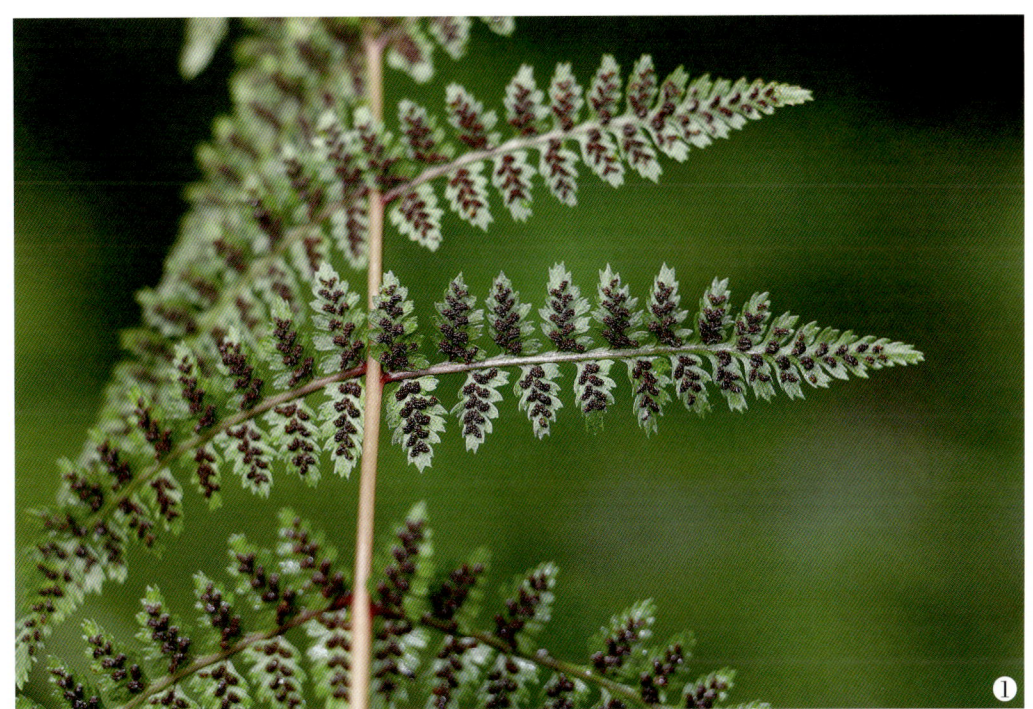

❶ 成熟孢子囊群
❷ 孢子囊群
❸ 茎叶
❹ 植株

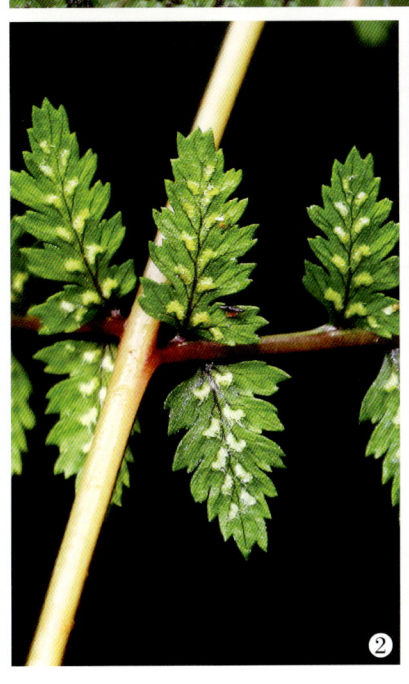
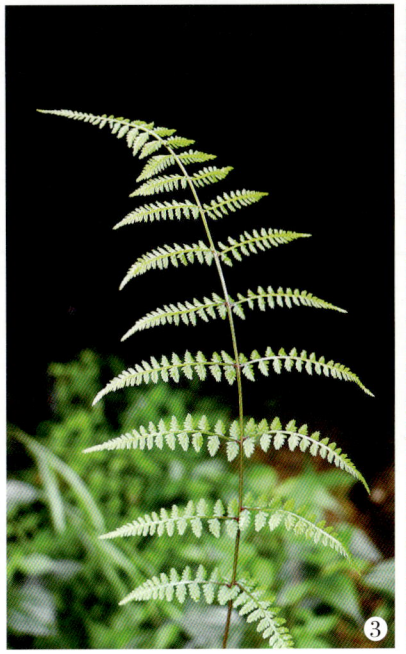
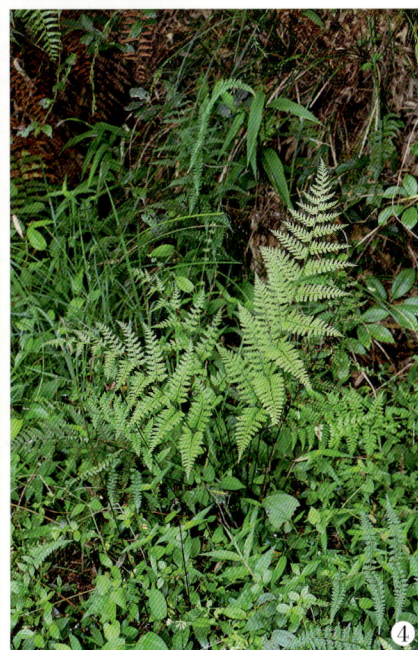

相似种 光蹄盖蕨

Athyrium otophorum (Miq.) Koidz.

根状茎短，先端斜升，密被深褐色或黑褐色、先端纤维状的鳞片。叶簇生；叶柄基部黑褐色，向上略带淡紫红色，光滑；叶片长卵形或三角状卵形，二回羽状；羽片约15对，基部的对生，向上的互生；小羽片14～17对，互生，近三角形，并有耳状突起，近全缘或上侧边缘疏生不明显小锯齿；叶轴和羽轴下面淡紫红色，光滑，上面沿沟两侧边上有钻状短硬刺。孢子囊群长圆形或短线形，生于叶边与主脉中间，稍近主脉；囊群盖同形，浅褐色，膜质，全缘，宿存。分布于安徽、浙江、福建、台湾、湖北、湖南、广东、广西、四川、重庆、贵州、云南等地。生于海拔400～2100米的常绿阔叶林或竹林下阴湿处。景宁畲族自治县东坑等乡镇有分布。

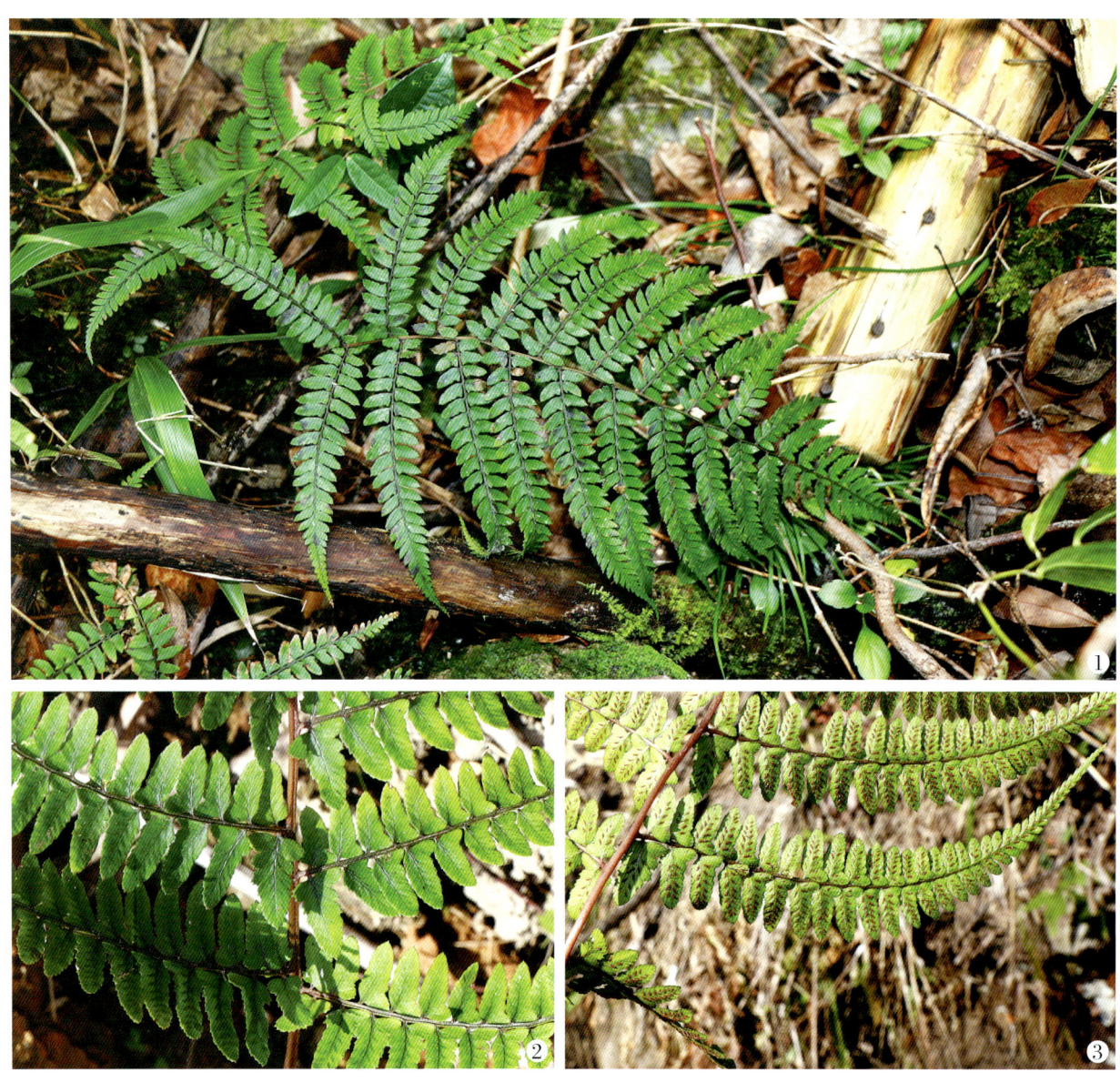

❶ 植株　❷ 茎叶　❸ 孢子囊群

15 贯众

学　名	*Cyrtomium fortunei* J. Sm.
科　名	鳞毛蕨科
畲族名	墙蕨
土　名	鸡公吊

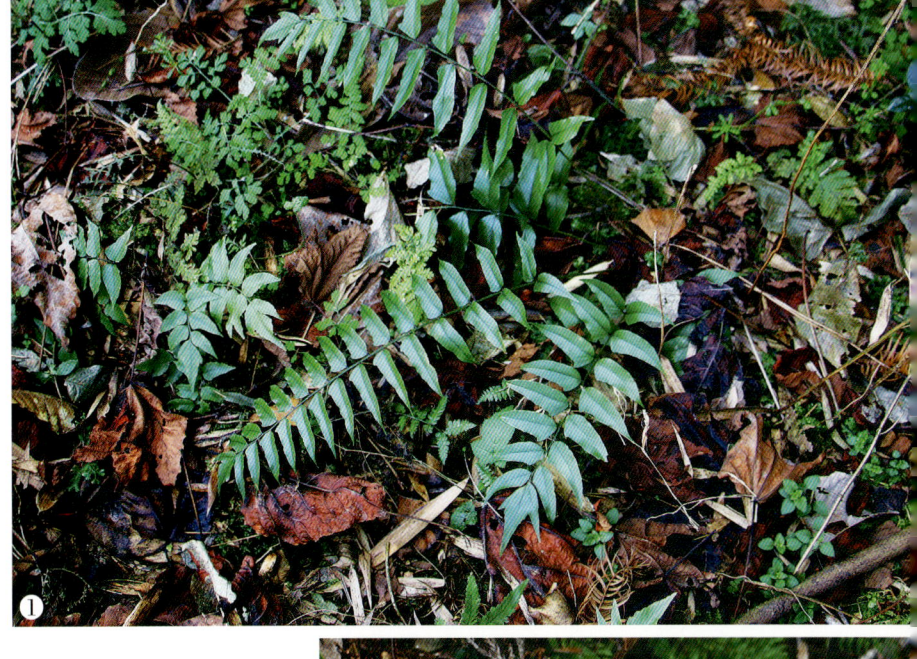

形态特征

根茎密被棕色鳞片。叶簇生；叶柄禾秆色，有浅纵沟，密生大鳞片，鳞片边缘有齿；叶片长圆状披针形或披针形，奇数一回羽状；侧生羽片互生，近平伸，柄极短，披针形；顶生羽片和侧生羽片分离，同形或有时为2~3叉；叶纸质，两面光滑；叶轴腹面有浅纵沟，疏生披针形及线形棕色鳞片。孢子囊群遍布羽片背面；囊群盖圆形，盾状，全缘。

分布与生境

分布于河北、山西、陕西、甘肃、山东、江苏、安徽、浙江、江西、福建、台湾、河南、湖北、湖南、广东、广西、四川、贵州、云南等地。生于海拔2400米以下的空旷地岩缝间或林下。

药用价值

主治毒蛇咬伤、小儿疳积。中医另用于治疗风热感冒、吐血、咯血、衄血、肠风便血、血痢、血崩、带下、疮疡、尿血、月经过多、刀伤出血、蛔虫病、蛲虫病、绦虫病、人工流产、产后出血、鼻大衄、流行性感冒、流行性脑脊髓膜炎及预防麻疹。现代药理研究表明还具有驱虫、抗病毒、抗艾滋病毒、兴奋子宫平滑肌、止血、抗白血病等作用。

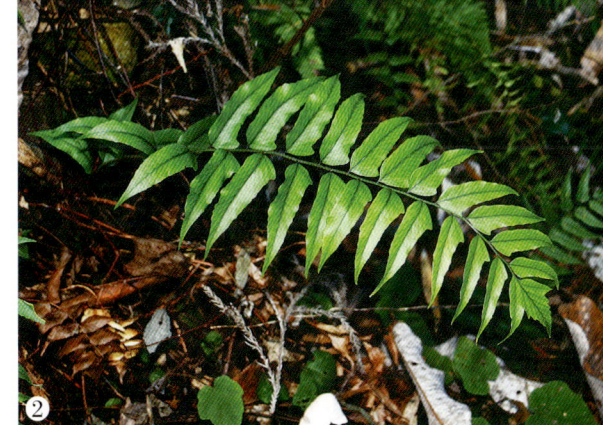

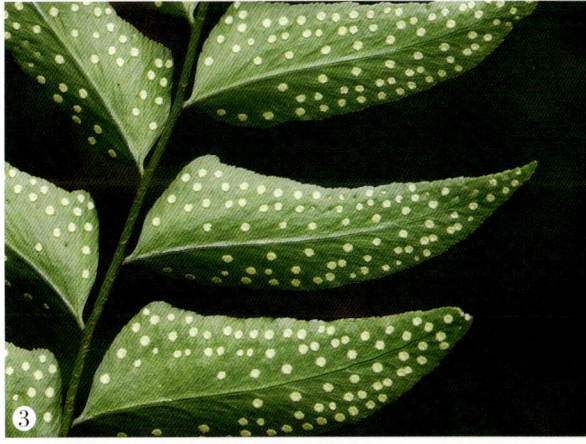

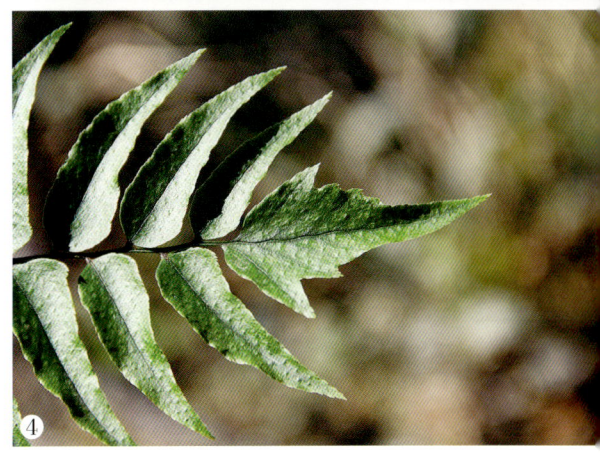

❶ 植株
❷ 茎叶
❸ 孢子囊群
❹ 顶生羽片

相似种 镰羽贯众

Cyrtomium balansae (Christ) C. Chr. f. *balansae*

根茎直立，密被披针形棕色鳞片。叶簇生；叶柄禾秆色，有浅纵沟，生狭卵形及披针形棕色鳞片，鳞片边缘有小齿；叶片披针形或宽披针形，先端渐尖，基部略狭，一回羽状；羽片12～18对，互生，柄极短，镰状披针形，基部偏斜，边缘有前倾的钝齿或罕为尖齿；叶纸质，腹面光滑，下面疏生披针形棕色小鳞片或秃净。孢子囊位于中脉两侧；囊群盖圆形，盾状，边缘全缘。分布于安徽、浙江、江西、福建、湖南、广东、广西、海南、贵州等地。生于海拔80～1600米的林下。

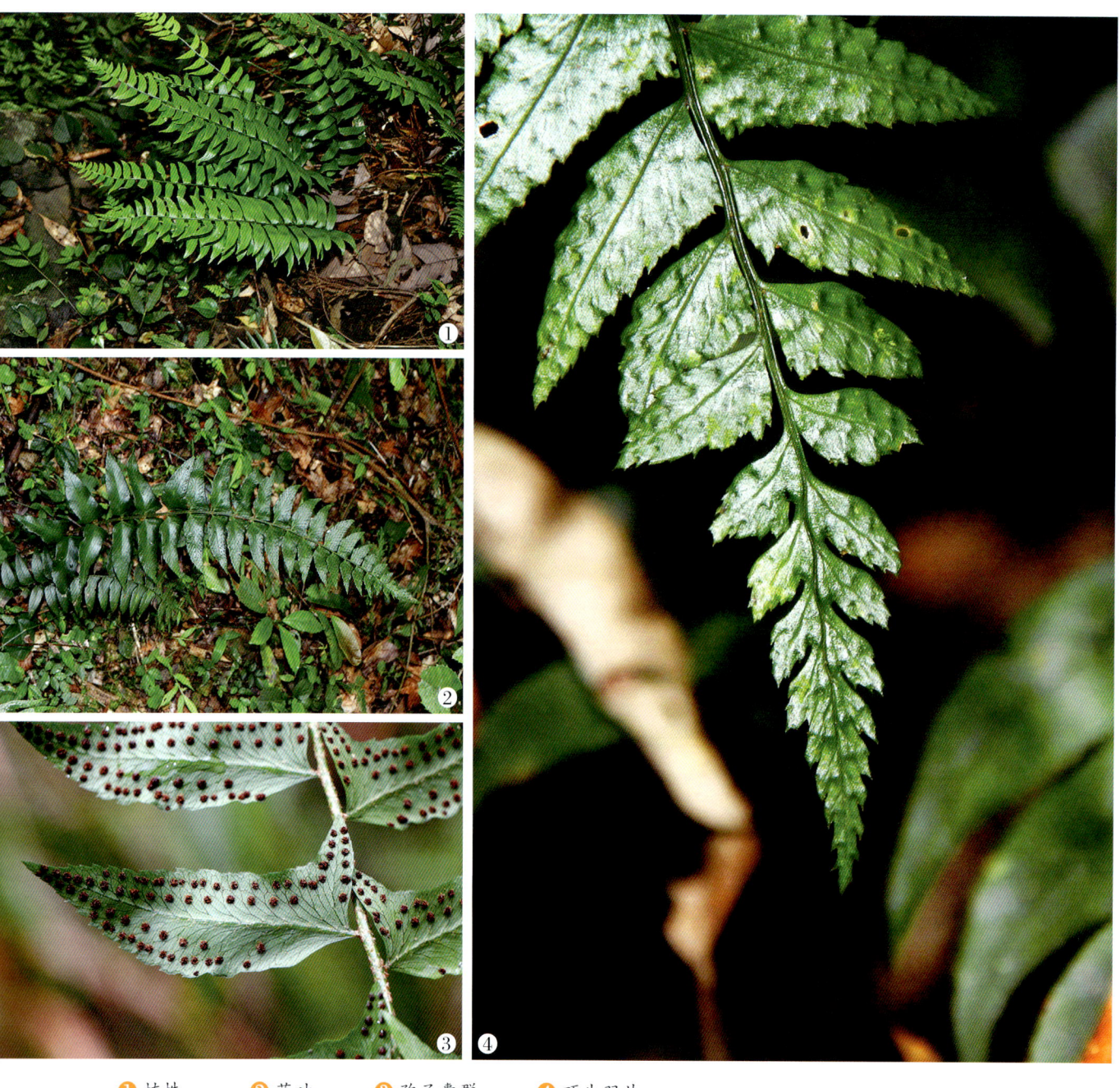

❶ 植株　　❷ 茎叶　　❸ 孢子囊群　　❹ 顶生羽片

16 肾蕨

| 学　名 | *Nephrolepis auriculata* (Linn.) Trimen | 科　名 | 肾蕨科 |
| 畲族名 | 凤凰卵 | 土　名 | 带脚郎衣 |

形态特征

附生或土生。根状茎被长钻形鳞片，匍匐茎棕褐色，不分枝，疏被鳞片，有须根，有块茎。叶簇生；叶柄暗褐色，略有光泽，密被淡棕色线形鳞片；叶片线状披针形或狭披针形，先端短尖，一回羽状；羽片互生，叶缘有疏浅的钝锯齿；叶脉明显，小脉直达叶缘附近，顶端具纺锤形水囊；叶坚草质或草质，光滑。孢子囊群沿中脉两侧各排成1行；囊群盖肾形，褐棕色，边缘色较淡，无毛。

分布与生境

分布于浙江、福建、台湾、湖南、广东、海南、广西、贵州、云南、西藏等地。生于海拔30～1500米的林下或岩石上。景宁畲族自治县鹤溪、东坑等乡镇（街道）有分布，较少见。

药用价值

主治黄疸、小儿疝气、腹泻、睾丸炎、中耳炎、痈疮、暑热、无名肿毒。中医另用于治疗淋浊、小便涩痛、痢疾、疝气、乳痈、瘰疬、烫伤、刀伤、感冒发热、咳嗽、肺结核咯血、痢疾、急性肠炎、小儿疳积、中毒性消化不良、泄泻、带下、泌尿系感染、乳腺炎、淋巴结炎。现代药理研究表明还具有抗菌、抗衰老、降血糖等作用。

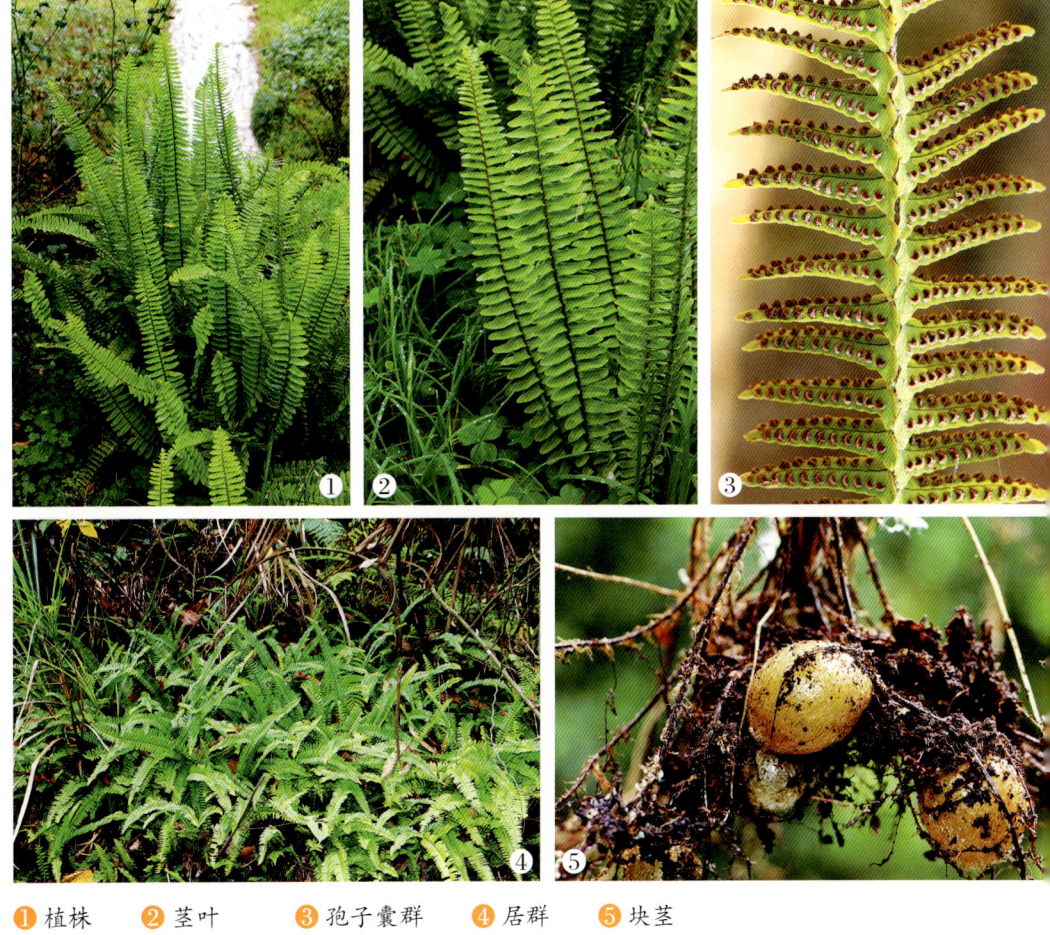

❶ 植株　❷ 茎叶　❸ 孢子囊群　❹ 居群　❺ 块茎

17 日本水龙骨

学　名	*Polypodiodes niponica* (Mett.) Ching	**科　名**	水龙骨科
畲族名	石缸头	**土　名**	石蚕

形态特征

附生植物。根状茎长，横长，灰绿色，疏被鳞片。叶远生；叶柄禾秆色；叶片卵状披针形至长椭圆状披针形，羽状深裂，基部心形，顶端羽裂渐尖；裂片边缘全缘；叶脉网状，裂片的侧脉和小脉不明显；叶草质，两面密生灰白色钩状柔毛。孢子囊群圆形，着生于内藏小脉顶端，沿中脉两侧各有1行，靠近裂片中脉。

分布与生境

分布于福建、浙江、江苏、安徽、江西、湖北、湖南、广东、广西、云南、贵州、四川、西藏、甘肃、山西、台湾等地。生于海拔400～1600米的树干或岩石上。

药用价值

主治小便淋浊、泄泻、痢疾、风湿痹痛、跌打损伤、牙痛。中医另用于治疗小儿高热、牙龈肿痛、肩周炎、颈椎病。

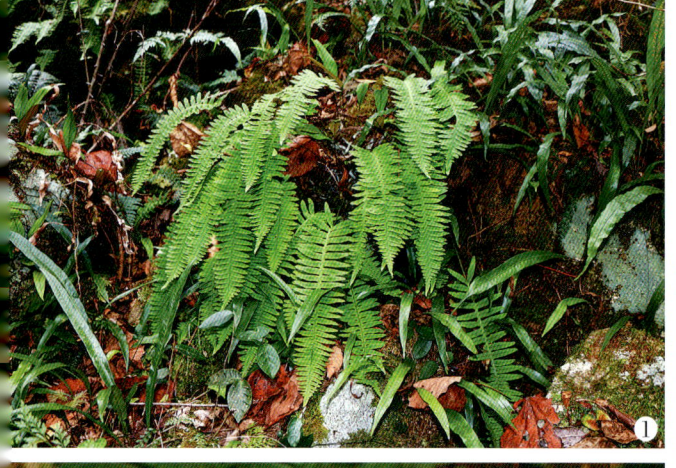
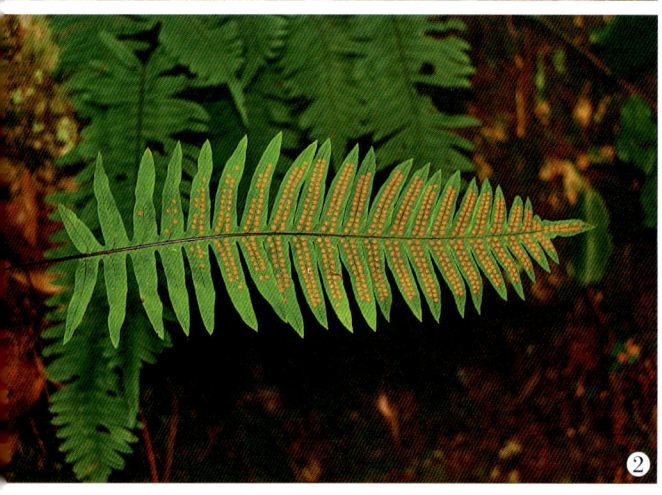
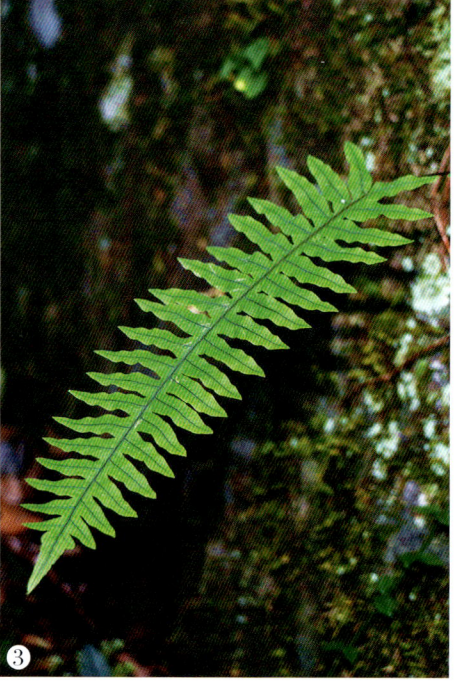

❶ 居群　❷ 孢子囊群　❸ 茎叶

18 南方红豆杉

学　名	*Taxus chinensis* (Pilger) Rehd. var. *mairei* (Lemee et Levl.) Cheng et L.K. Fu
科　名	红豆杉科
畲族名	榧树
土　名	榧树

形态特征

乔木，树皮灰褐色、红褐色或暗褐色；一年生枝绿色或淡黄绿色，秋季变成绿黄色或淡红褐色，二、三年生枝黄褐色、淡红褐色或灰褐色。叶片弯镰形，上部渐窄，先端渐尖，中脉两边有一至数条角质乳头状突起点，中脉带明晰可见，呈淡黄绿色或绿色，绿色边带亦较宽而明显。雄球花淡黄色。种子生于杯状红色肉质的假种皮中，微扁，呈倒卵圆形，上部较宽，稀柱状矩圆形，种脐椭圆形。花期3～4月，种子11月成熟。

分布与生境

我国特有树种。分布于安徽、浙江、台湾、福建、江西、广东、广西、湖南、湖北、河南、陕西、甘肃、四川、贵州、云南等地。生于海拔450～1500米的常绿阔叶林或混交林内。

药用价值

（1）枝叶：主治水肿。中医另用于利尿、通经、止痛、降血糖。现代药理研究表明还具有治疗肾脏病、糖尿病以及降血糖、抗肿瘤、提高免疫力、保护肝脏等作用。

（2）种子：中医用于消食、驱虫。

❶ 种子　　❷ 花序　　❸ 枝叶　　❹ 叶
❺ 叶背　　❻ 去假种皮的种子　　❼ 树干

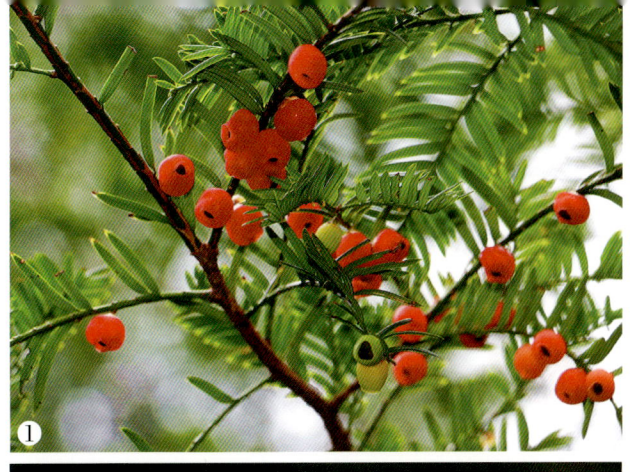
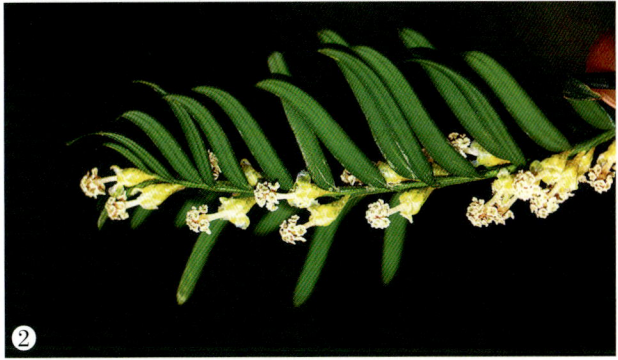
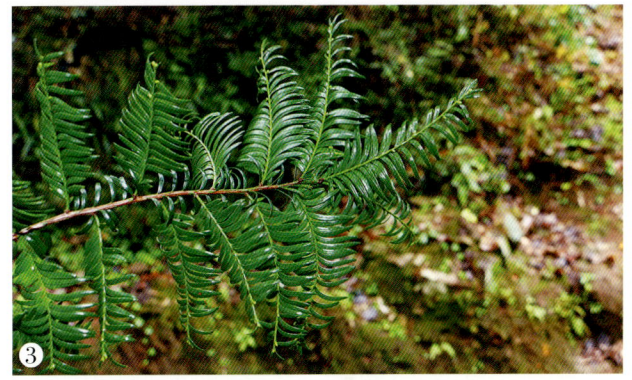
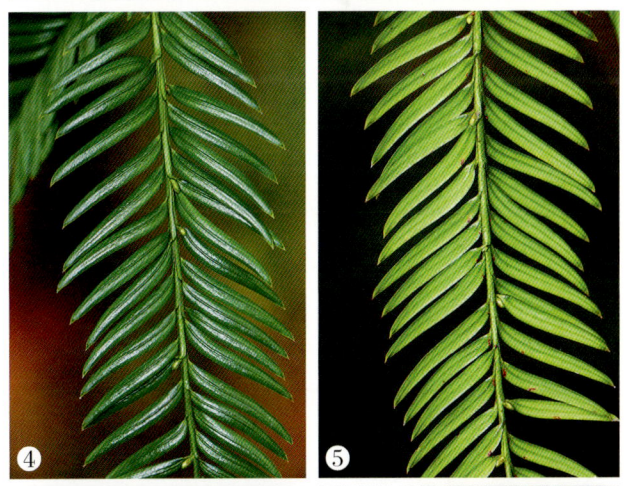
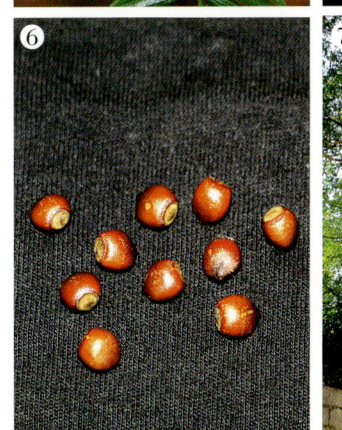
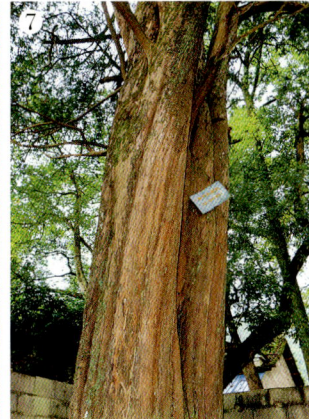

19 榔榆

学　名	*Ulmus parvifolia* Jacq.	科　名	榆科
畲族名	伤药、伤树皮	土　名	榔皮树

形态特征

落叶乔木，树冠广圆形，树皮灰色或灰褐色，不规则鳞状剥落，露出红褐色内皮；当年生枝密被短柔毛，深褐色；冬芽卵圆形，红褐色，无毛。叶质地厚，披针状卵形或窄椭圆形，先端尖或钝，基部偏斜，边缘有单锯齿，稀重锯齿，仅叶柄上有毛。聚伞花序。翅果椭圆形或卵状椭圆形。花果期8～10月。

分布与生境

分布于河北、山东、江苏、安徽、浙江、福建、台湾、江西、广东、广西、湖南、湖北、贵州、四川、陕西、河南等地。生于平原、丘陵、路边、溪边、谷地或山坡疏林中。目前景宁畲族自治县境内尚未发现该种有野生分布，仅见于栽培。

药用价值

（1）树皮或根皮（榔榆根）：主治腰痛、疔疮。中医另用于治疗热淋、小便不利、疮疡肿毒、乳痈、水火烫伤、痢疾、胃肠出血、尿血、痔血、外伤出血。

（2）叶：主治疔疮。中医另用于治疗热毒疮疡、牙痛。

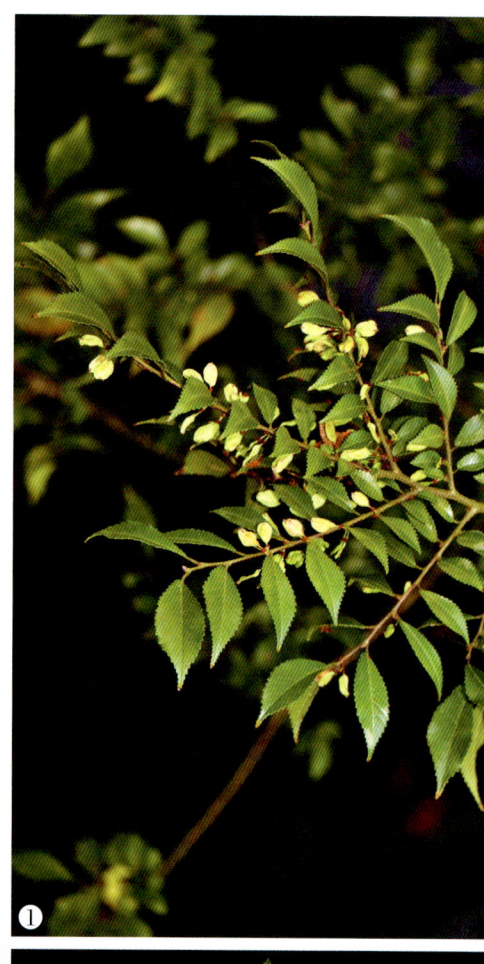
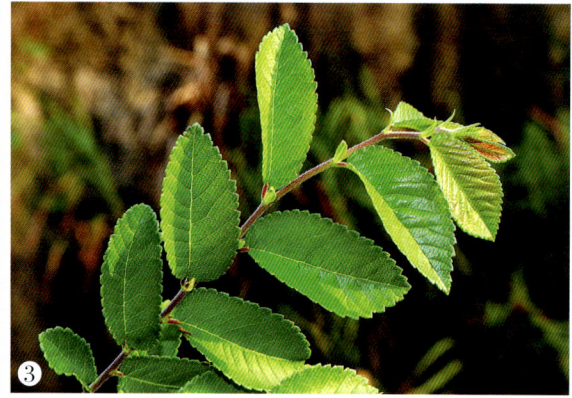
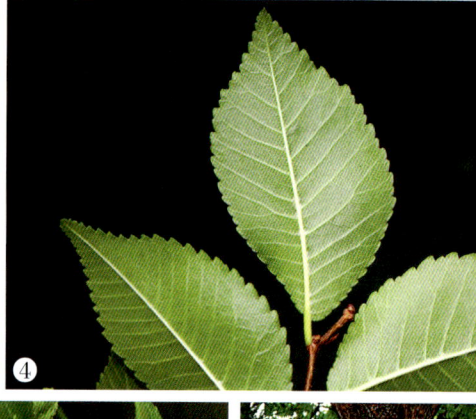
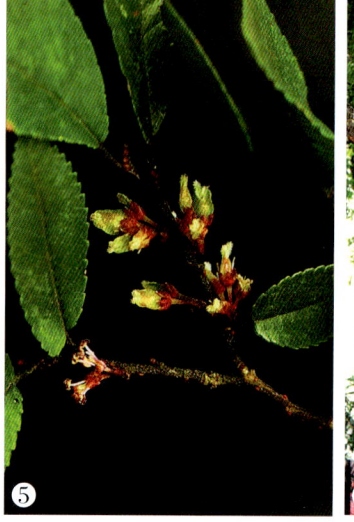
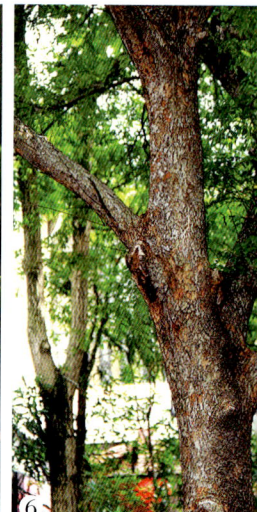

❶ 果枝　❷ 果序　❸ 枝叶　❹ 叶背　❺ 花序　❻ 树干

相似种 多脉榆

Ulmus castaneifolia Hemsl.

　　落叶乔木，木栓层淡灰色至黑褐色，小枝被锈褐色毛；冬芽卵圆形，稍扁，有密毛。叶片椭圆形、长椭圆形或长圆状卵形，稀长圆状倒卵形，下面密被长柔毛，脉腋有簇生毛，叶柄密被柔毛。聚伞花序。翅果长圆状倒卵形、椭圆状或倒卵形。花果期3～4月。分布于湖北、四川、云南、贵州、湖南、广西、广东、江西、安徽、福建、浙江等地。生于海拔500～1600米的山坡及山谷的阔叶林中。

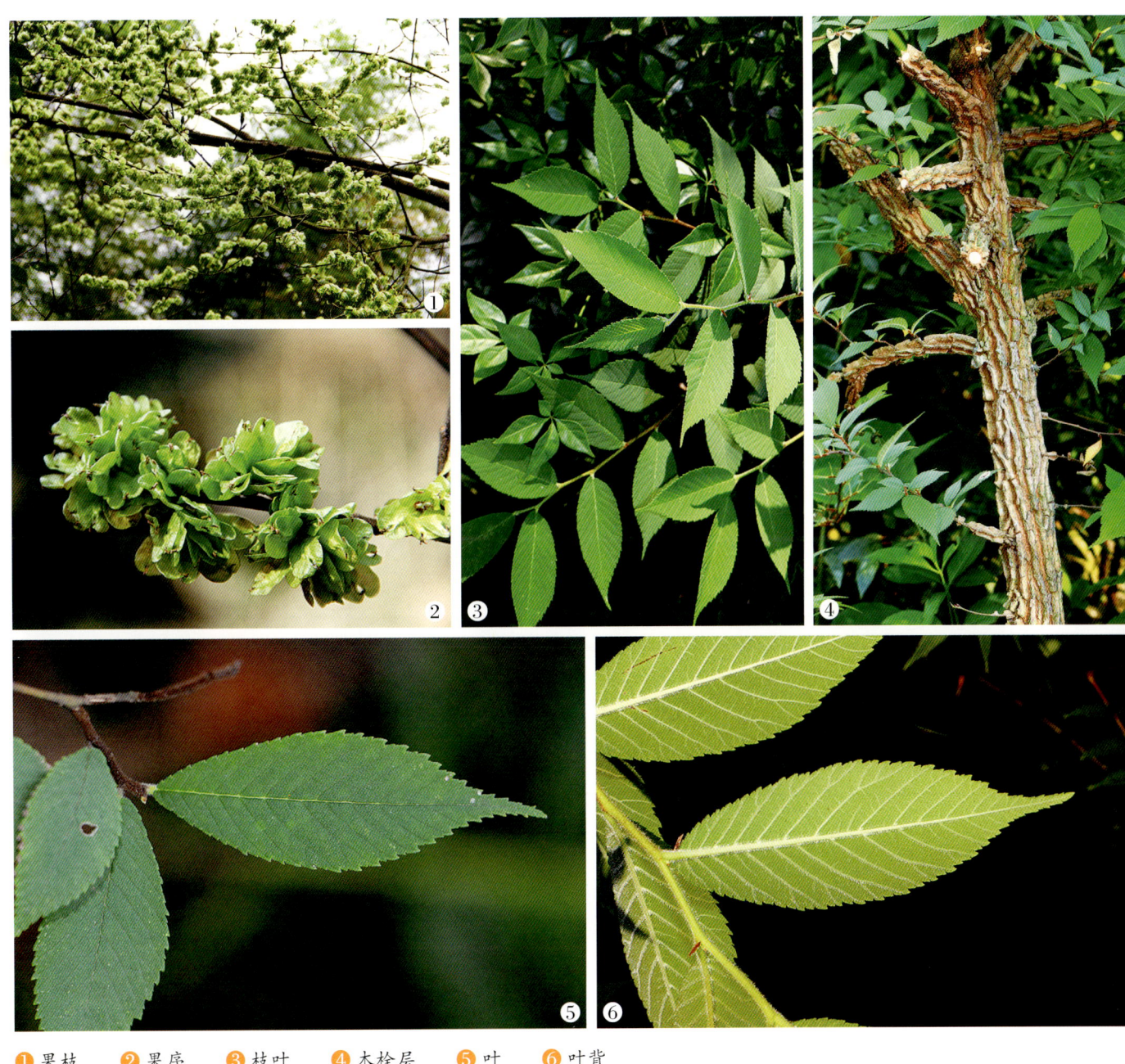

❶ 果枝　　❷ 果序　　❸ 枝叶　　❹ 木栓层　　❺ 叶　　❻ 叶背

相似种 杭州榆

Ulmus changii Cheng

落叶乔木，树皮暗灰色、灰褐色或灰黑色，微粗糙；幼枝被密毛，淡红褐色或栗褐色；冬芽卵圆形或近球形，无毛。叶片卵形或卵状椭圆形，稀宽披针形或长圆状倒卵形，先端渐尖或短尖，基部偏斜，主脉凹陷处常有短毛，边缘具单锯齿，稀兼具或全为重锯齿，叶柄上有毛。簇状聚伞花序。翅果长圆形或椭圆状长圆形，稀近圆形，全被短毛。花果期3～4月。分布于江苏、浙江、安徽、福建、江西、湖南、湖北、四川等地。生于海拔200～800米的山坡、谷地及溪旁阔叶林中。

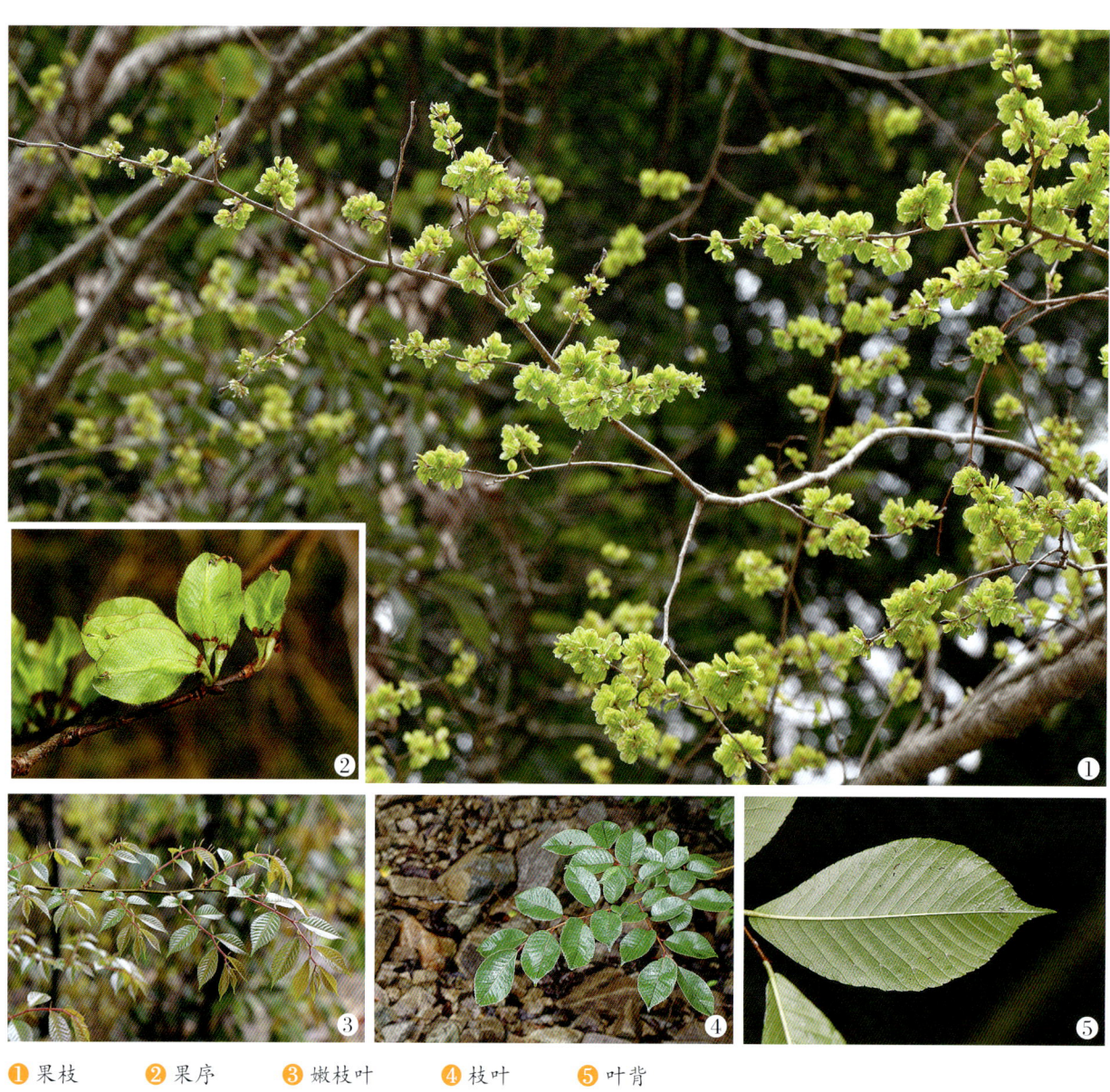

❶果枝　❷果序　❸嫩枝叶　❹枝叶　❺叶背

20 薜荔

学　　名	*Ficus pumila* Linn.
科　　名	桑科
畲族名	攀藤、墙络藤
土　　名	攀爬藤

形态特征

攀缘或匍匐灌木。叶二型，营养枝上的叶片小而薄，心状卵形，果枝上的叶片较大，卵状椭圆形；革质，尖端急尖至钝，全缘，上面无毛，网脉甚明显，呈蜂窝状；叶柄粗短，被黄褐色丝状毛。榕果单生叶腋，瘿花果梨形，雌花果近球形。瘦果近球形，有黏液。花果期5～8月。

分布与生境

分布于福建、江西、浙江、安徽、江苏、台湾、湖南、广东、广西、贵州、云南、四川、陕西等地。常攀缘于墙上、树上或溪沟边岩石上。

药用价值

（1）茎叶（络石藤）：中医用于治疗风湿痹痛、坐骨神经痛、咽喉肿痛、跌打损伤。

（2）果实（薜荔果）：主治乳汁不通。中医另用于治疗遗精、阳痿、闭经、乳糜。

（3）根：中医用于治疗坐骨神经痛、水肿、慢性肾炎、头痛眩晕、关节风湿痛、腰肌劳损、疟疾、闭经、产后瘀血腹痛、慢性肠炎、跌打损伤。

现代药理研究表明还具有抗炎、镇痛、抗菌、抗氧化、抗肿瘤、降血糖、降血脂等作用。

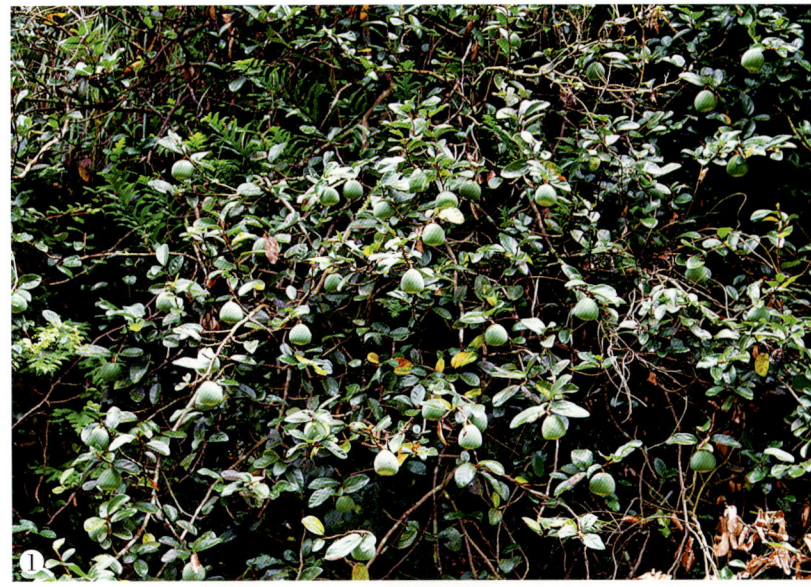
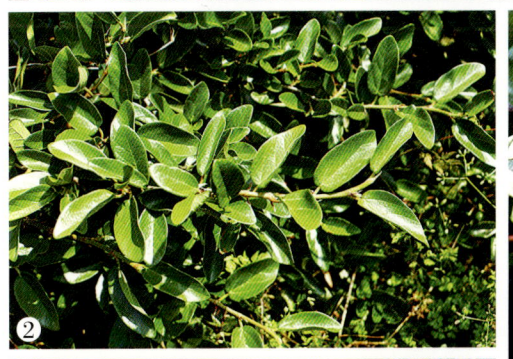
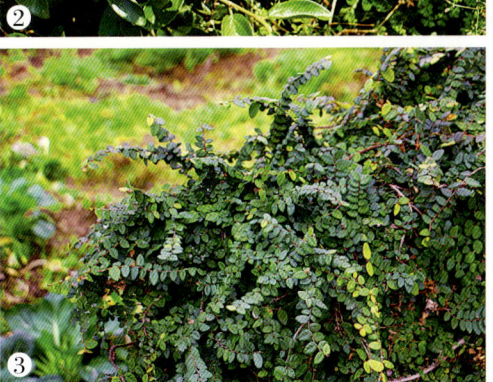
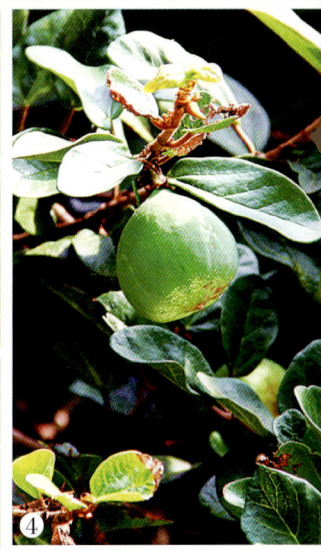
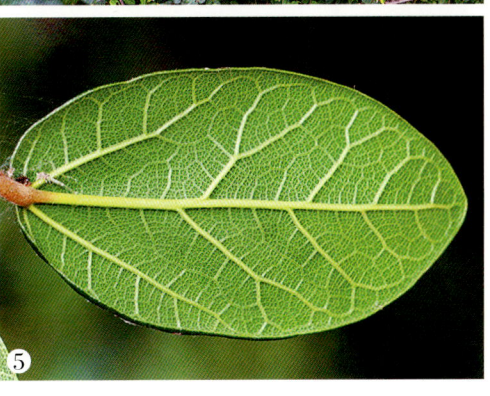

❶ 果枝
❷ 结果枝叶
❸ 不结果枝叶
❹ 榕果
❺ 叶背

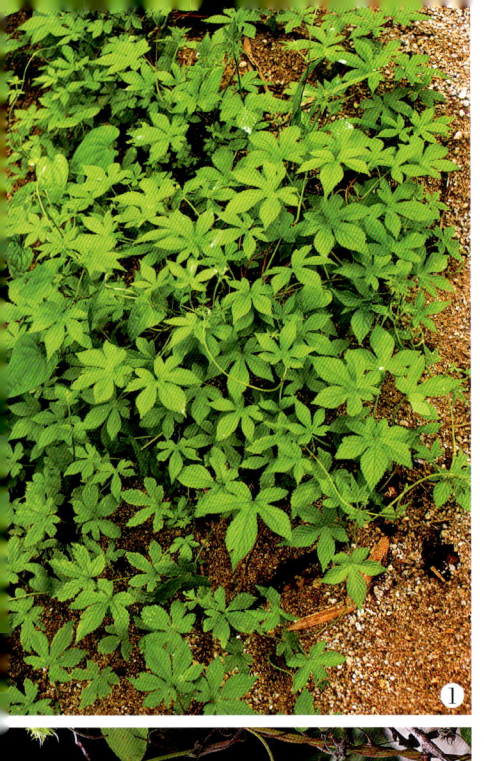

21 葎草

| 学　名 | *Humulus scandens* (Lour.) Merr. | 科　名 | 桑科 |
| 畲族名 | 五爪金龙 | 土　名 | 拉拉藤 |

形态特征

缠绕草本，茎、枝、叶柄均具倒钩刺。叶纸质，肾状五角形，基部心脏形，下面有柔毛和黄色腺体，裂片边缘具锯齿。雄花黄绿色，圆锥花序；雌花序球果状，苞片纸质，三角形，顶端渐尖，具白色绒毛；子房为苞片包围。花期春、夏季，果期秋季。

分布与生境

除新疆、青海外，我国南北各地均有分布。常生于沟边、荒地、废墟、林缘边。

药用价值

主治膀胱结石。中医另用于治疗肺热咳嗽、肺痈、虚热烦渴、热淋、水肿、小便不利、湿热泻痢、热毒疮疡、皮肤瘙痒。现代药理研究表明还具有抗菌、抗炎、抗结核、抗氧化、止泻、止痒等作用。

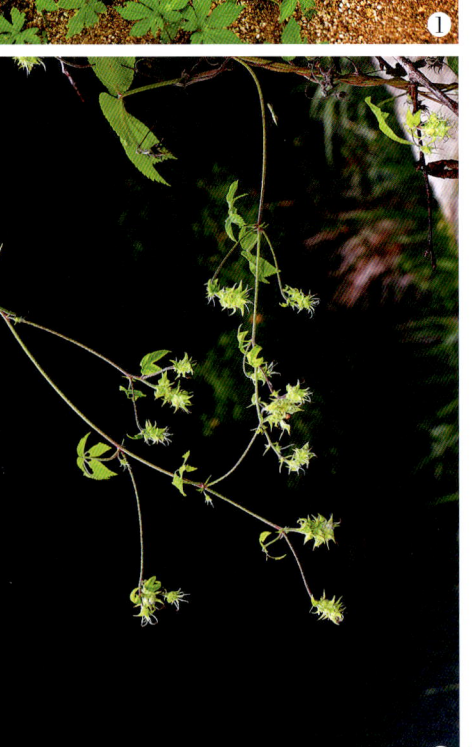

❶ 枝叶　　❷ 果枝　　❸ 雄花序　　❹ 雌花序

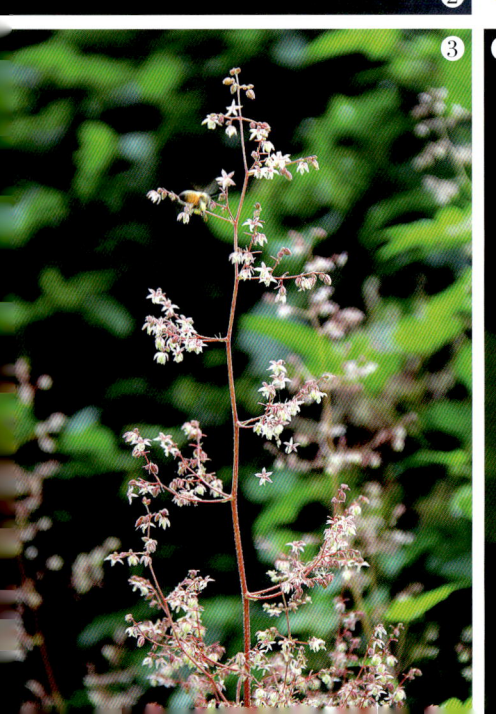

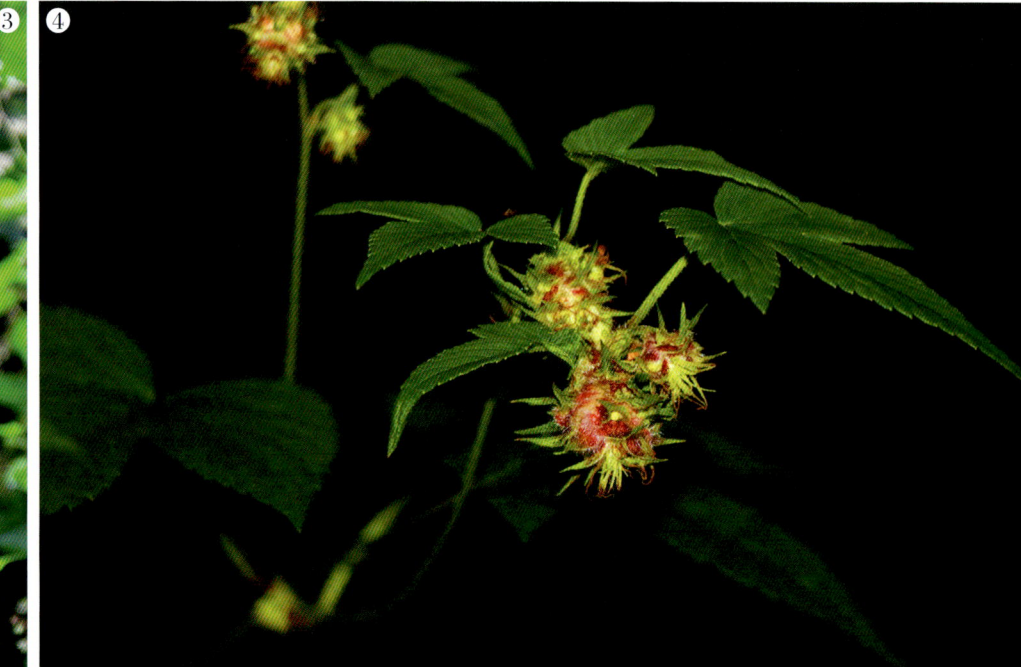

22 桑

学　名	*Morus alba* Linn.	**科　名**	桑科
畲族名	蚕树、桑叶树	**土　名**	桑树

形态特征

乔木或灌木，树皮厚，灰色，具不规则浅纵裂；冬芽红褐色，卵形。叶片卵形或广卵形，先端急尖、渐尖或圆钝，基部圆形至浅心形，边缘锯齿粗钝，脉腋有簇毛，叶柄具柔毛。花单性，密被白色柔毛；雄花序下垂，花被片宽椭圆形，淡绿色。聚花果卵状椭圆形，成熟时红色或暗紫色。花期4~5月，果期5~6月。

分布与生境

原产我国中部和北部，现东北至西南各地，西北至新疆均有栽培。栽于村旁、田间、地边、滩地或山坡上。

药用价值

（1）桑白皮：主治无名低热。中医另用于治疗肺热喘咳、水肿胀、面目肌肤水肿、吐血、脚气、小便不利。现代药理研究表明还具有镇咳、平喘、祛痰、利尿、降血糖、降血脂、降血压、镇痛、抗炎等作用。

（2）桑枝：中医用于治疗糖尿病、高血压、风寒湿痹、四肢拘挛、脚气水肿、肌体风痒。现代药理研究表明还具有降血脂、降血糖、抗菌消炎、抗病毒等作用。

（3）桑叶：主治口腔炎。中医另用于治疗眼疾、凉血、口腔炎、风温发热、头痛、目赤、口渴、肺热咳嗽、风痹、瘾疹、下肢象皮肿。现代药理研究表明还具有抗炎、抗氧化、抗肿瘤、降血糖、抗高血脂、保护肝脏等作用。

（4）桑葚：中医用于治疗高血压、头晕耳鸣、胃溃疡、肝肾阴亏、消渴、便秘、目暗、瘰疬、关节不利，还可酿酒。现代药理研究表明还具有降血脂、降血糖、护肝、抗肿瘤、抗突变、抗诱变、抗衰老、预防心血管疾病等作用。

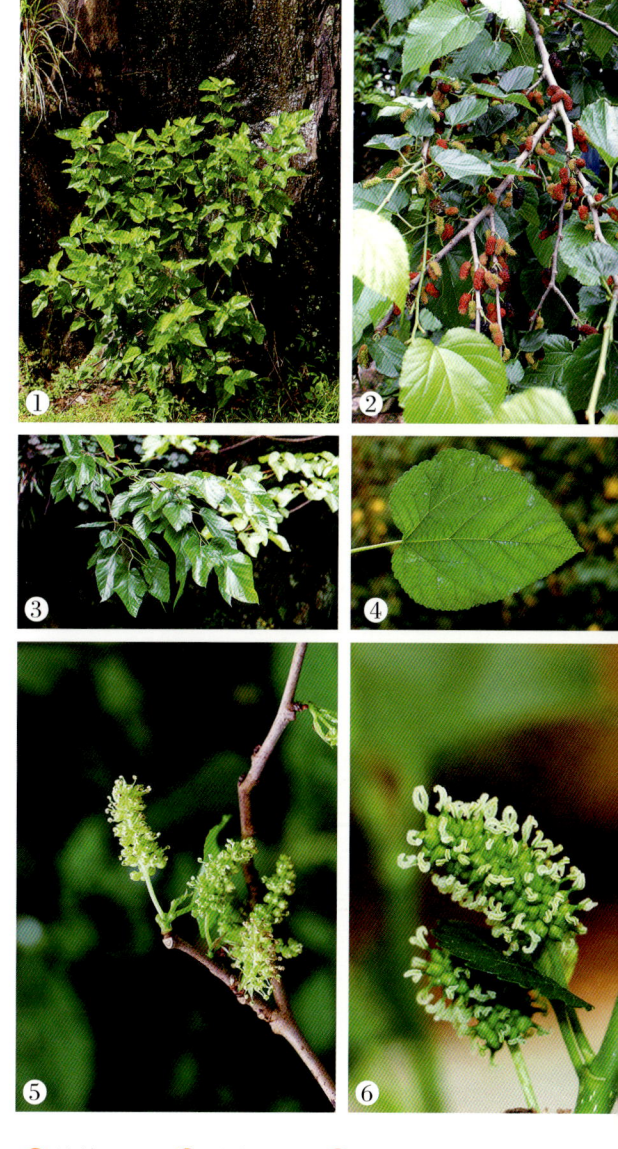

❶ 植株　❷ 果枝　❸ 枝叶
❹ 叶　　❺ 雄花序　❻ 雌花序

23 鸡桑

学　　名	*Morus australis* Poir.
科　　名	桑科
畲 族 名	山桑
土　　名	野桑

形态特征

灌木或小乔木，树皮灰褐色，冬芽圆锥状卵圆形。叶片卵形，先端急尖或尾状，基部楔形或心形，边缘具粗锯齿，有时3～5裂，表面粗糙，密生短刺毛；叶柄被毛。雄花绿色，具短梗，花药黄色；雌花花柱长，宿存。聚花果短椭圆形，成熟时红色或暗紫色。花期3～4月，果期4～5月。

分布与生境

分布于辽宁、河北、陕西、甘肃、山东、安徽、浙江、江西、福建、台湾、河南、湖北、湖南、广东、广西、四川、贵州、云南、西藏等地。生于海拔500～1000米的山地、林缘及荒地。

药用价值

（1）根或根皮（桑白皮）：主治风疹。中医另用于治疗肺热咳嗽、鼻衄、水肿、腹泻、黄疸。

（2）叶：中医用于治疗风热感冒、肺热咳嗽、头痛、咽痛。

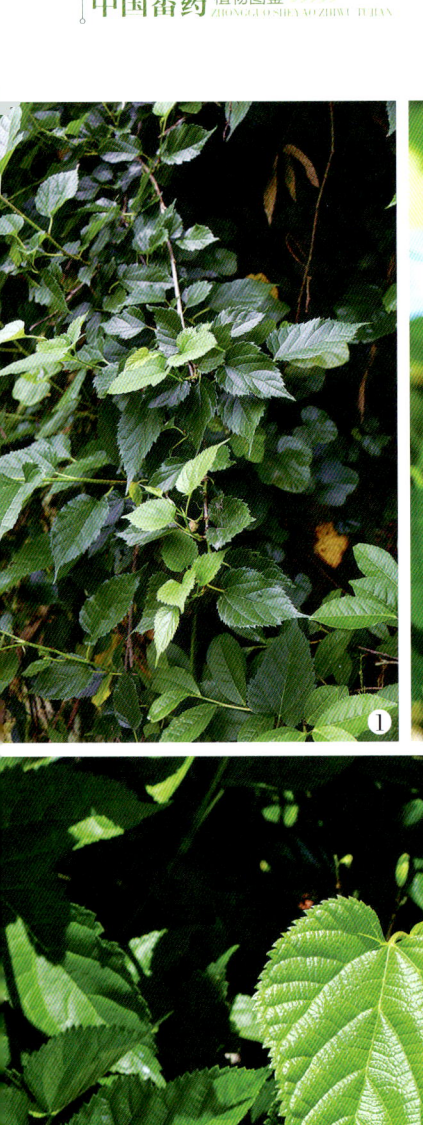
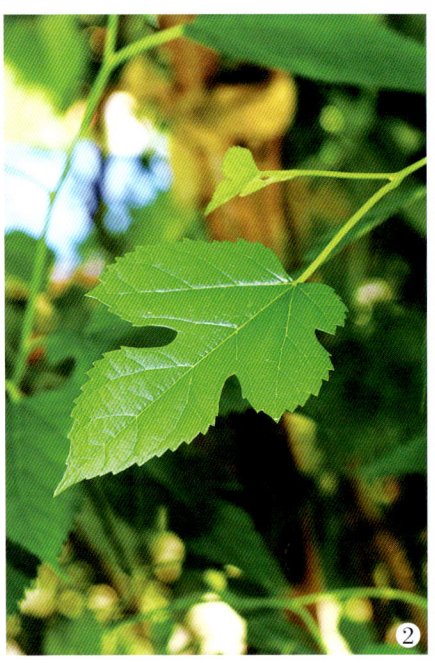
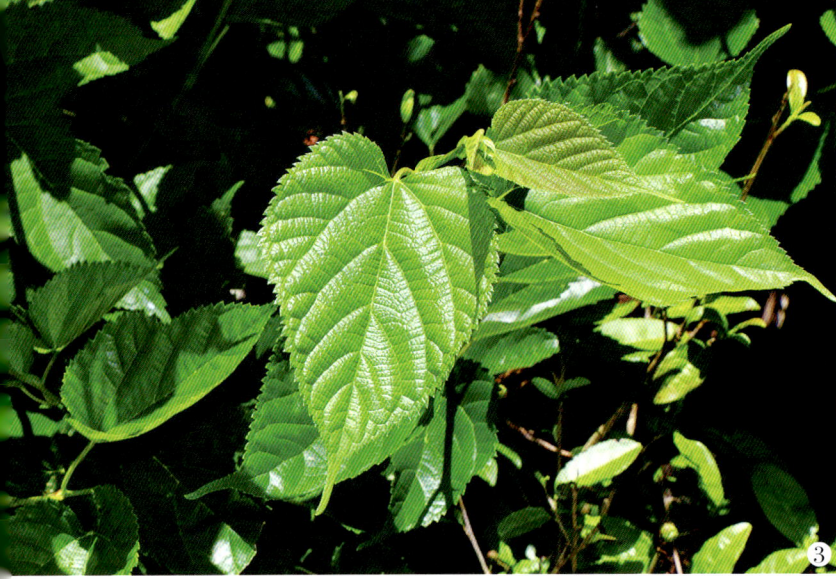
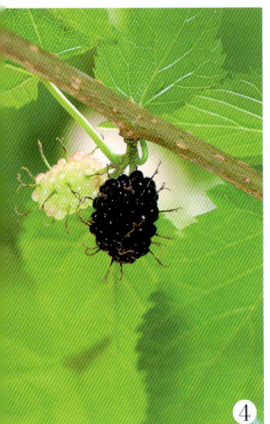
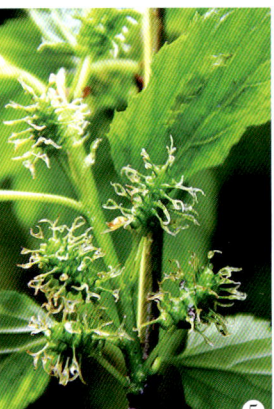
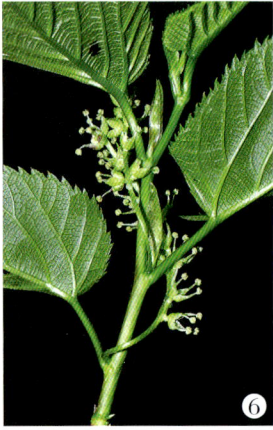

❶ 枝叶　❷❸ 叶型　❹ 聚花果　❺ 雌花序　❻ 雄花序

24 华桑

学　名	*Morus cathayana* Hemsl.
科　名	桑科
畲族名	水桑、水松
土　名	水桑

形态特征

小乔木或为灌木状，树皮灰白色，平滑。叶厚纸质，广卵形或近圆形，先端渐尖或短尖，基部心形或截形，略偏斜，边缘具疏浅锯齿或钝锯齿，有时分裂，表面粗糙，下面密被柔毛。花雌雄同株异序。聚花果圆筒形，成熟时白色、红色或紫黑色。花期4~5月，果期5~6月。

分布与生境

分布于河北、山东、河南、江苏、陕西、湖北、安徽、浙江、湖南、四川等地。生于海拔200~1300米的向阳山坡或沟谷。

药用价值

主治痢疾、扭伤、外伤出血、糖尿病。

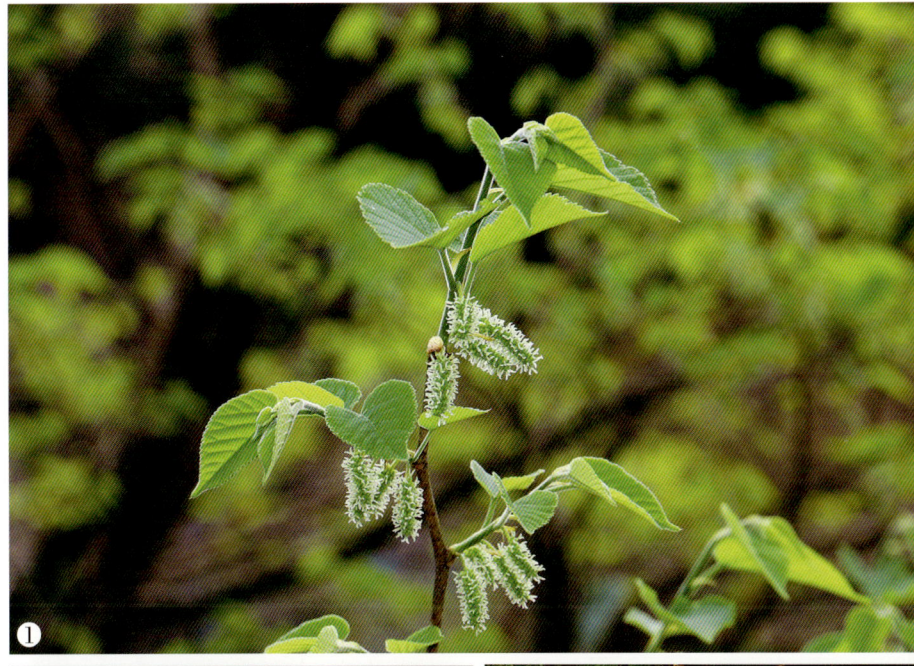
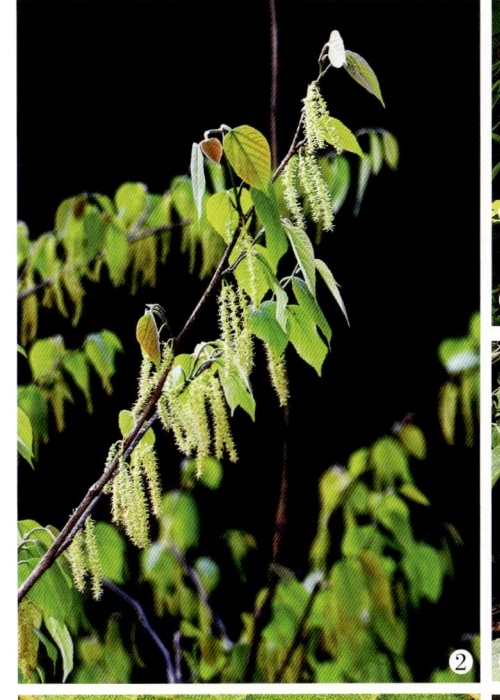
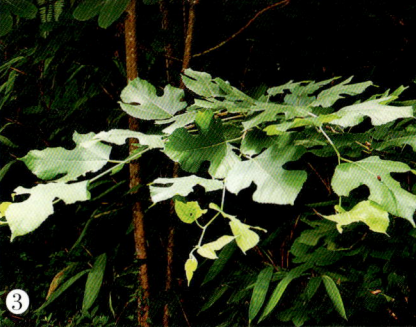
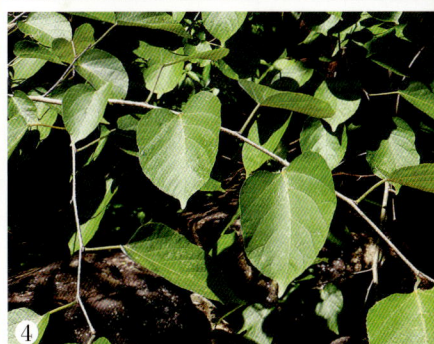
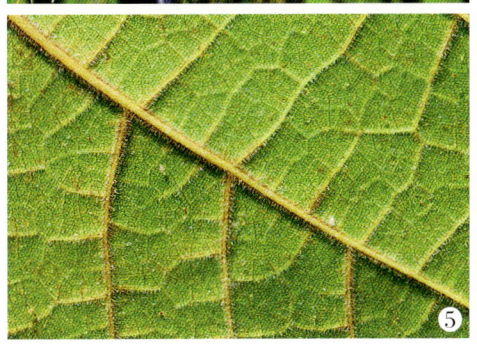
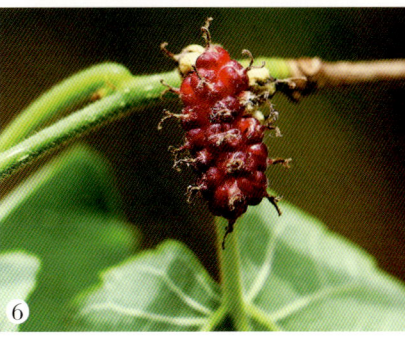

❶ 雌花序　❷ 雄花序　❸❹ 叶型　❺ 叶背　❻ 聚花果

25 糯米团

学　名	*Gonostegia hirta* (Bl.) Miq.	科　名	荨麻科
畲族名	官做媒、冷饭团	土　名	猪儿菜

形态特征

多年生草本。茎匍匐或斜生，通常具分枝，生白色短柔毛。叶对生，卵形或卵状披针形，先端渐尖，基部圆形或浅心形，全缘，表面密生点状钟乳体和散生细柔毛，下面沿叶脉生柔毛，基出脉3条，侧生两脉不分枝，直达叶尖；叶柄短或近无柄。花绿色，单性同株，雄花簇生于上部的叶脉，雌花簇生于稍下部的叶腋。瘦果三角状卵形，黑色，有纵肋，完全被花被筒所包。花期5～9月。

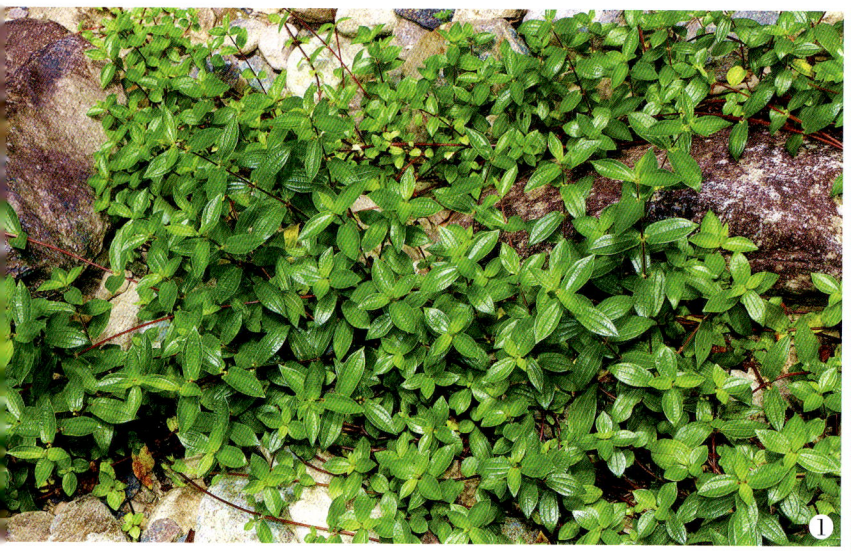

分布与生境

分布于长江以南各地。生于海拔100～2700米的山坡、溪边或林下阴湿处。

药用价值

主治疳积。中医另用于治疗疔疮、痢疾、急性黄疸型肝炎、乳腺炎、脾虚腹泻、小儿疳积、吐血、跌打损伤、消化不良、食积胃痛；外用治血管神经性水肿、外伤出血。现代药理研究表明还具有抗病毒、抗辐射、延缓衰老等作用。

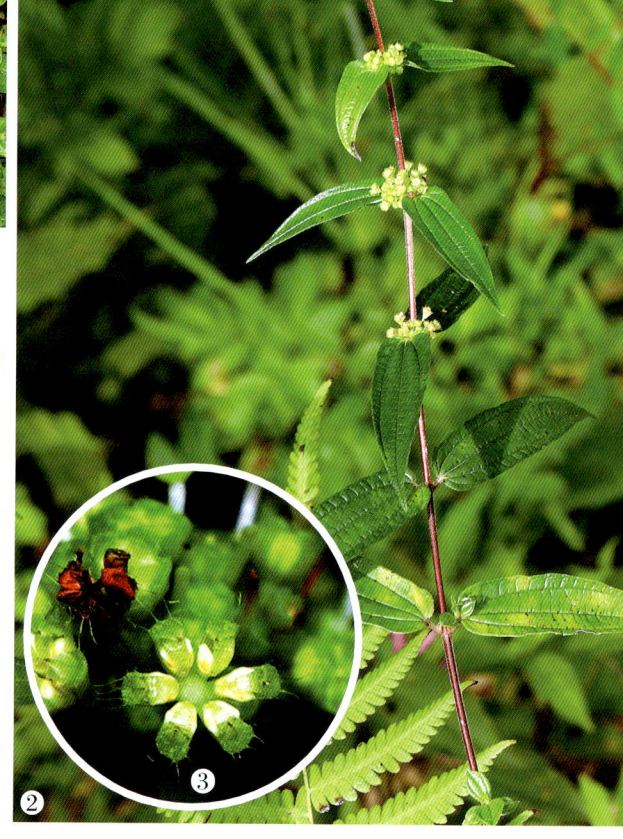

❶ 居群
❷ 花果期植株
❸ 花序

相似种 微柱麻

Chamabainia cuspidata Wight

多年生草本。茎直立或渐升，有短曲柔毛，上部毛较密。叶对生，草质，菱状卵形或卵形，稀狭卵形，边缘在下部全缘，每侧有3～10个小牙齿。团伞花序单性，雌雄同株，茎顶部的为雄性，其下的为雌性；雄花狭椭圆形，顶端之下有短角状突起；雌花椭圆形或倒卵形，果期菱状宽倒卵形或倒卵形，周围有狭翅。瘦果近椭圆球形，暗褐色，稍带光泽。花期6～8月。分布于西藏、云南、广西、贵州、四川、湖北、湖南、江西、福建、台湾等地。生于海拔1000～2900米的山地林中、灌丛中和沟边。2017年在景宁畲族自治县东坑、大际等乡镇发现有该种分布，为浙江省首次发现。

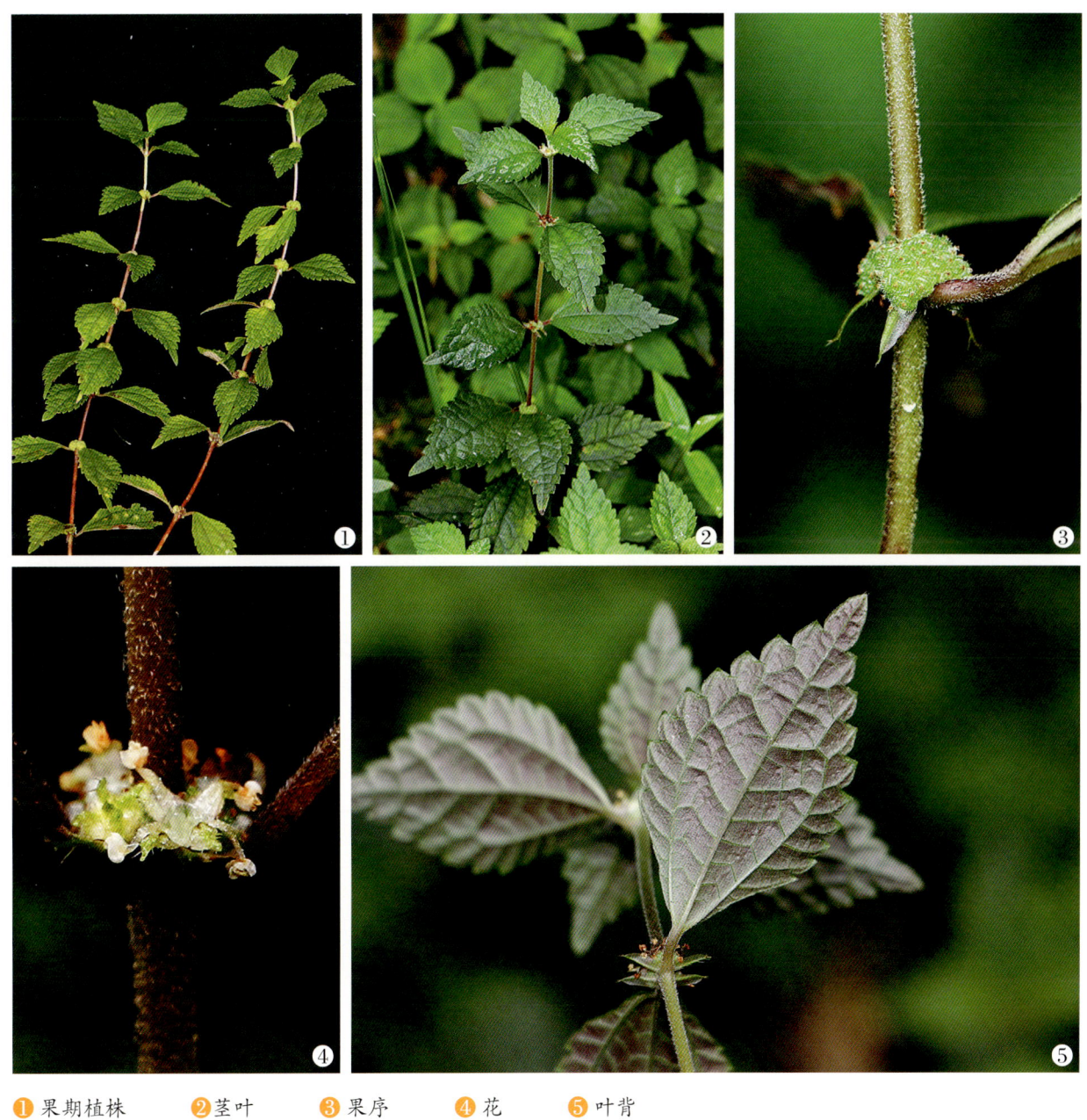

❶ 果期植株　❷ 茎叶　❸ 果序　❹ 花　❺ 叶背

26 珠芽艾麻

学　　名	*Laportea bulbifera* (Sieb. et Zucc.) Wedd.
科　　名	荨麻科
畲族名	山麻
土　　名	野麻

形态特征

多年生草本。根丛生，纺锤状，红褐色。茎直立，具条棱，有螫毛或近无毛。叶片卵形至披针形，先端渐尖，基部楔形至钝圆形，稀浅心形，边缘有牙齿或锯齿，两面脉上疏生螫毛或短伏毛，密生点状钟乳体，基出脉3条，侧脉3~4对；叶柄疏生螫毛。花雌雄同株或异株；雄花序生于茎顶部以下的叶腋，分枝多，开展；雌花序圆锥状，顶生。瘦果圆状倒卵形或近半圆形，有紫褐色细斑点。花期6~8月，果期8~12月。

分布与生境

分布于黑龙江、吉林、辽宁、山东、河北、山西、河南、安徽、陕西、甘肃、四川、西藏、云南、贵州、广西、广东、湖南、湖北、江西、浙江、福建等地。生于海拔1000~2400米的山坡林下、林缘或半阴坡湿润处。景宁畲族自治县红星、东坑、大际等乡镇（街道）有分布。

药用价值

主治小儿疳积。中医另用于治疗风湿麻木、跌打损伤、骨折、脾虚、消化不良。现代药理研究表明还具有镇痛作用。

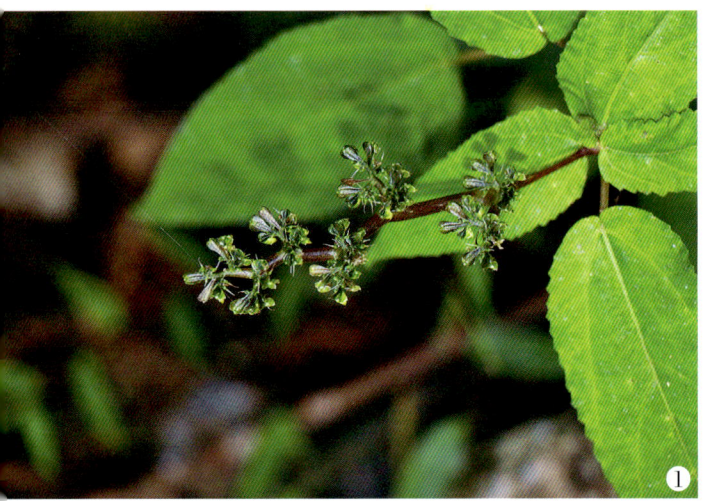
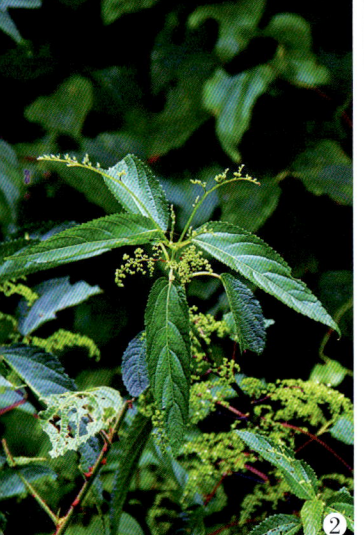
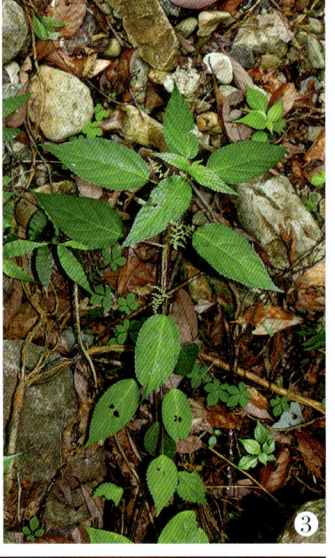
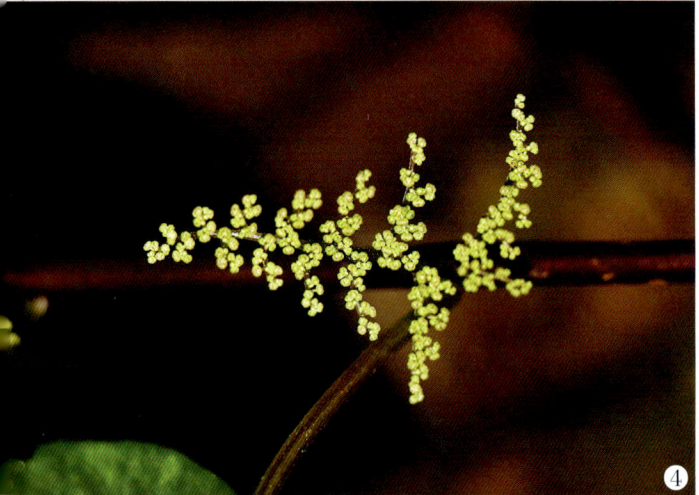

❶ 果序　　❷❸ 花期植株　　❹ 花序

27 赤车

| 学　名 | *Pellionia radicans* (Sieb. et Zucc.) Wedd. |
| 科　名 | 荨麻科　　**畲族名** 冷水草　　**土　名** 坑兰 |

形态特征

多年生肉质草本。茎分枝，生不定根。叶互生，草质，斜狭菱状卵形或披针形，顶端短渐尖至长渐尖，边缘具浅锯齿。花序雌雄异株。雄花序聚伞状，雌花序为团伞花序。瘦果近椭圆球形，有小瘤状突起。花期10月至翌年3月，果期3～5月。

分布与生境

分布于云南、广西、广东、福建、台湾、浙江、江西、湖南、贵州、四川、湖北、安徽。生于海拔200～1500米的山地、山谷林下以及灌丛阴湿处或溪边。

药用价值

主治风湿痹痛、甲沟炎。中医另用于治疗挫伤肿痛、牙痛、疖子、毒蛇咬伤。

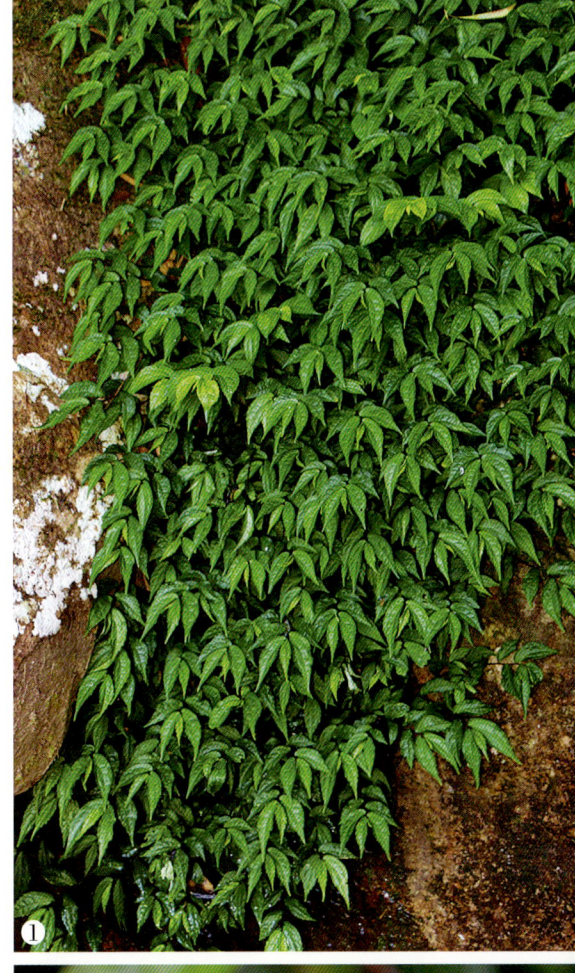
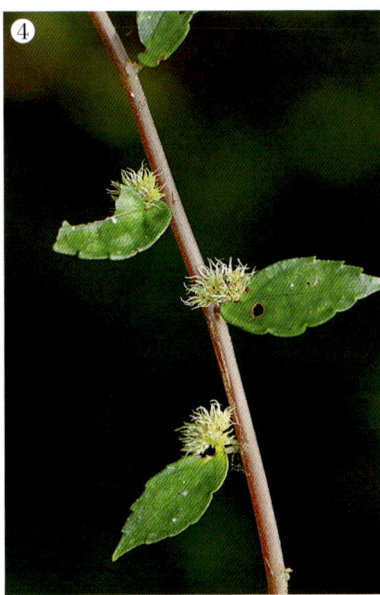
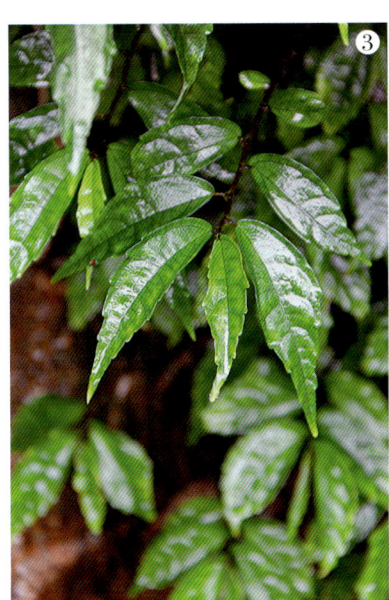
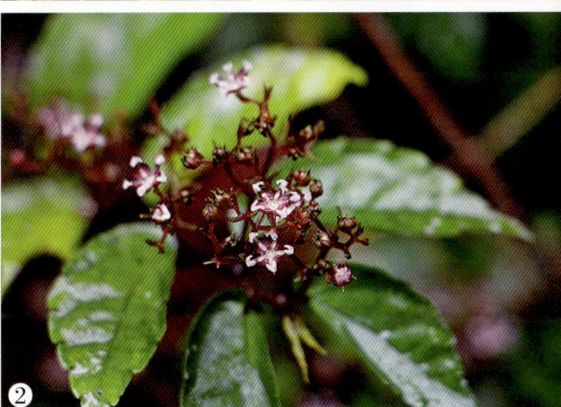
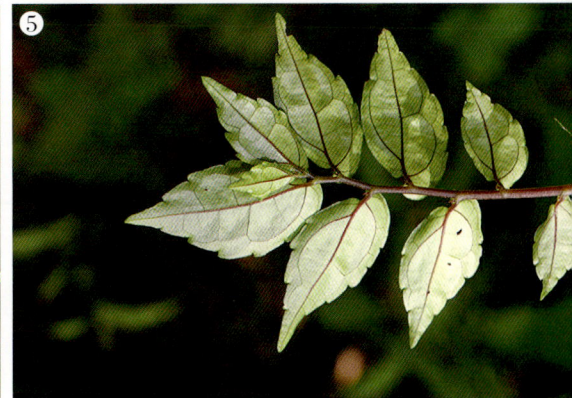

❶ 居群
❷ 雄花
❸ 茎叶
❹ 果序
❺ 叶背

相似种 锐齿楼梯草

Elatostema cyrtandrifolium (Zoll. et Mor.) Miq.

多年生草本。叶顶端长渐尖或渐尖（渐尖头全缘），基部在狭侧呈楔形，边缘在基部之上有牙齿，钟乳体稍明显，具半离基出脉3条或基出脉3条。花序雌雄异株。瘦果褐色，卵球形，有6条或更多的纵肋。花期4～9月。分布于云南、广西、广东、台湾、福建、浙江、江西、湖南、贵州、湖北、四川、甘肃等地。生于海拔300～1400米的山谷、溪边或林中。

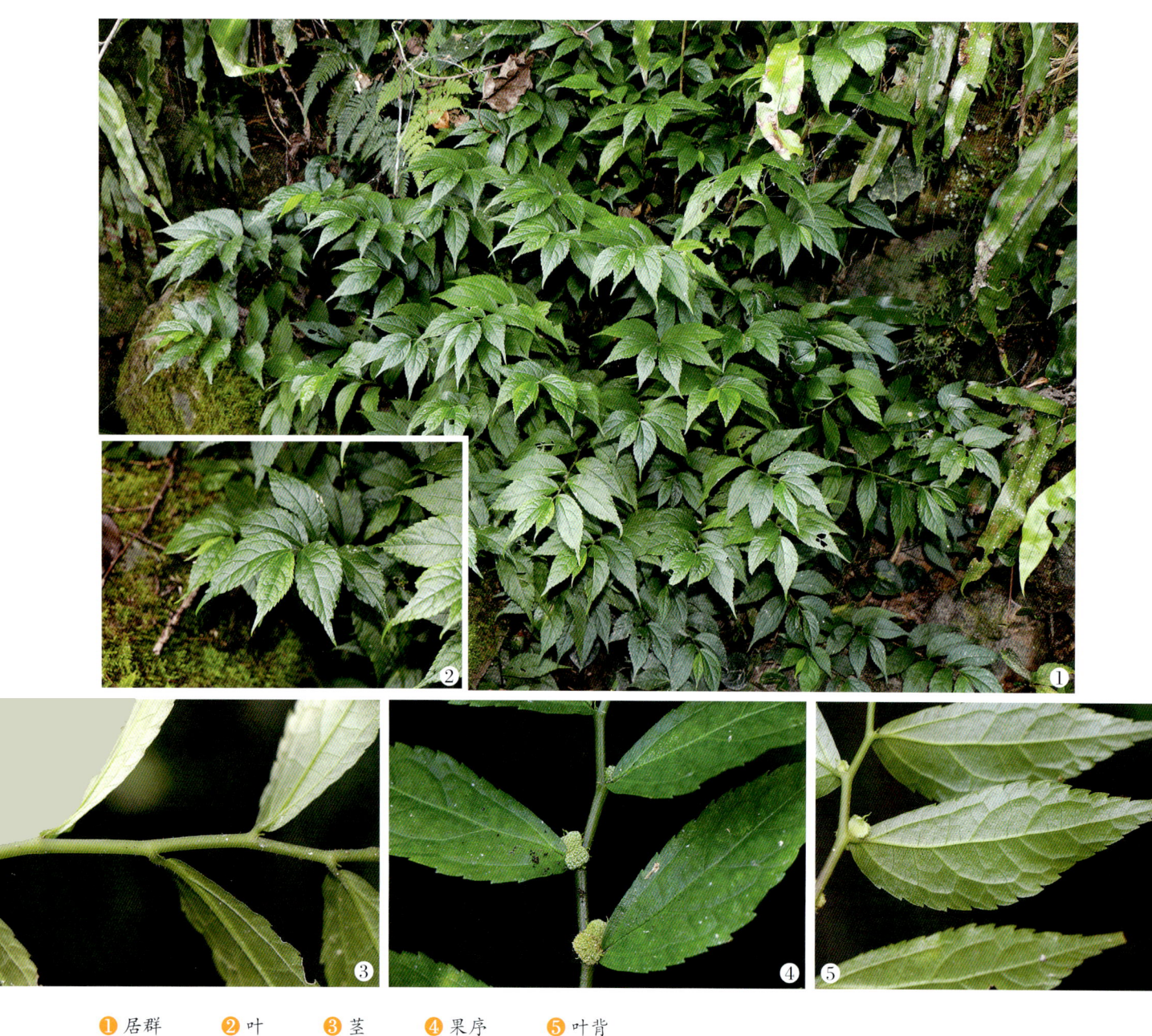

❶居群　❷叶　❸茎　❹果序　❺叶背

相似种 深绿楼梯草

Elatostema atroviride W.T. Wang

多年生草本。茎有分枝，顶部疏被开展短柔毛。叶草质，斜狭倒卵形或斜椭圆形，边缘在狭侧下部全缘，钟乳体明显，半离基出脉3条。花序雌雄同株或异株。雄花花序苞片不存在；花被有短角状突起，被疏柔毛；雌花苞片多数，扁三角形，顶端绿色，有细角状突起，被短柔毛；子房椭圆形，柱头小。瘦果椭圆球形，有3～6条纵肋和小瘤状突起。花期8～10月。分布于广西、浙江。生于海拔200～800米的山林中。

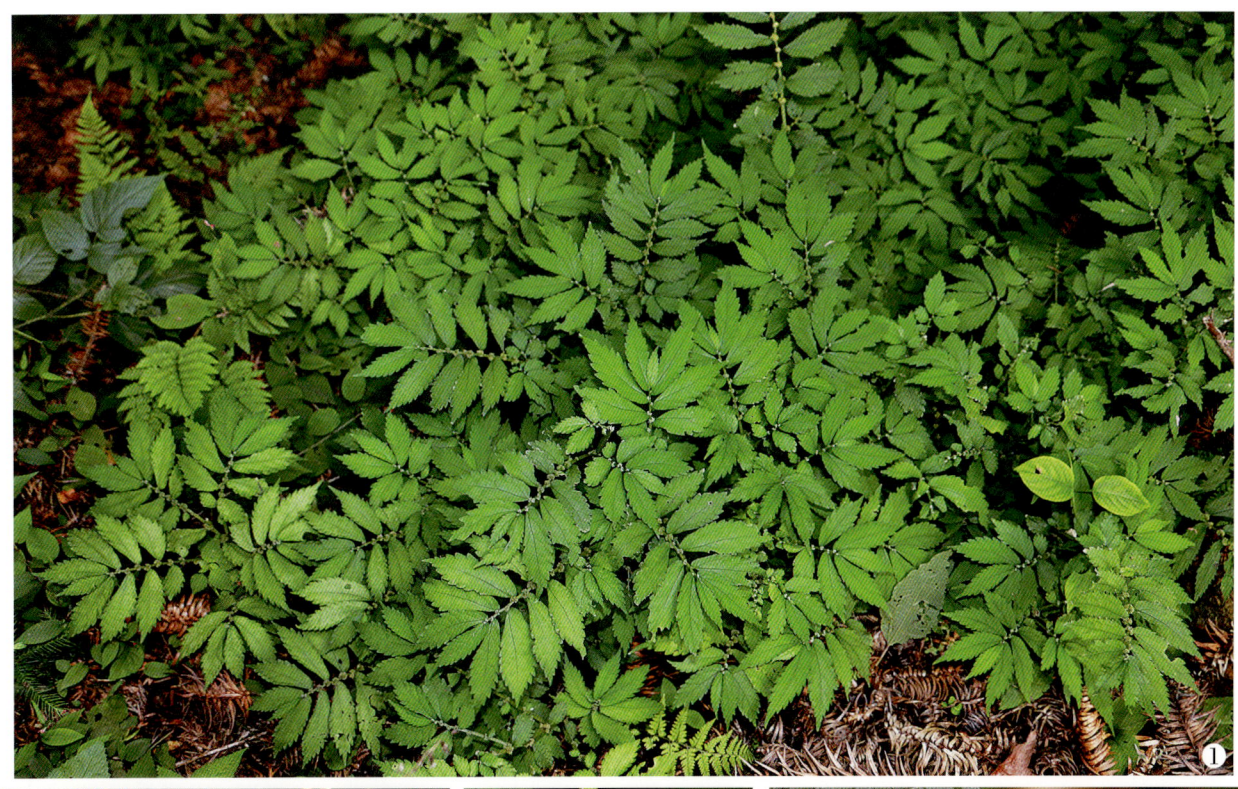

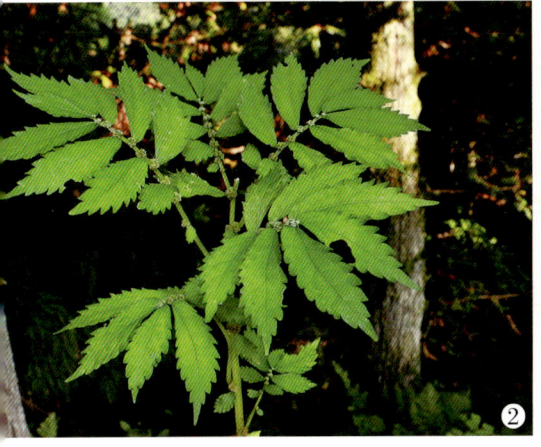
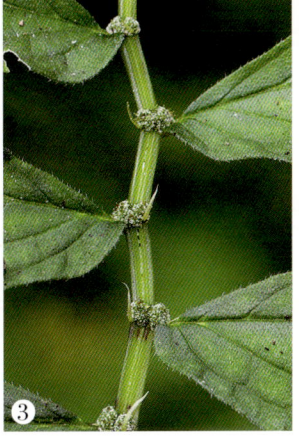
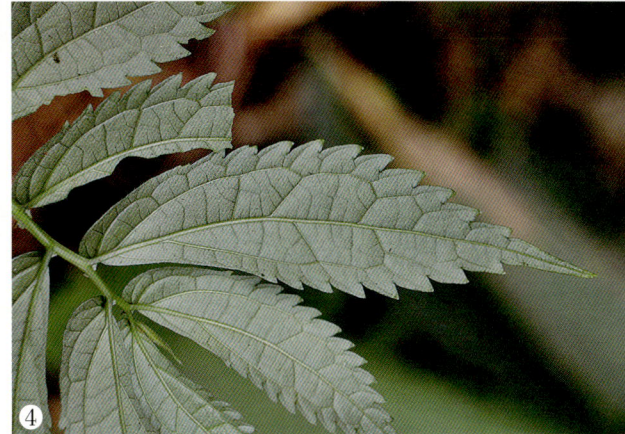

❶ 居群　　❷ 花果期植株　　❸ 果序　　❹ 叶背

相似种 光茎钝叶楼梯草

Elatostema obtusum Wedd. var. *glabrescens* W.T. Wang

草本。茎平卧或渐升，茎被极为稀疏的反曲短毛或近无毛。叶无柄或具极短柄；叶草质，斜倒卵形或斜倒卵状椭圆形，顶端钝，基部在狭侧呈楔形，边缘在狭侧上部有1～2个钝齿，在宽侧中部以上或上部有2～4个钝齿。花序雌雄异株。瘦果狭卵球形，稍扁，光滑。花期6～9月。分布于广西、贵州、广东、湖南、江西、福建、浙江、台湾等地。生于海拔680～1200米的山谷溪边或林中。

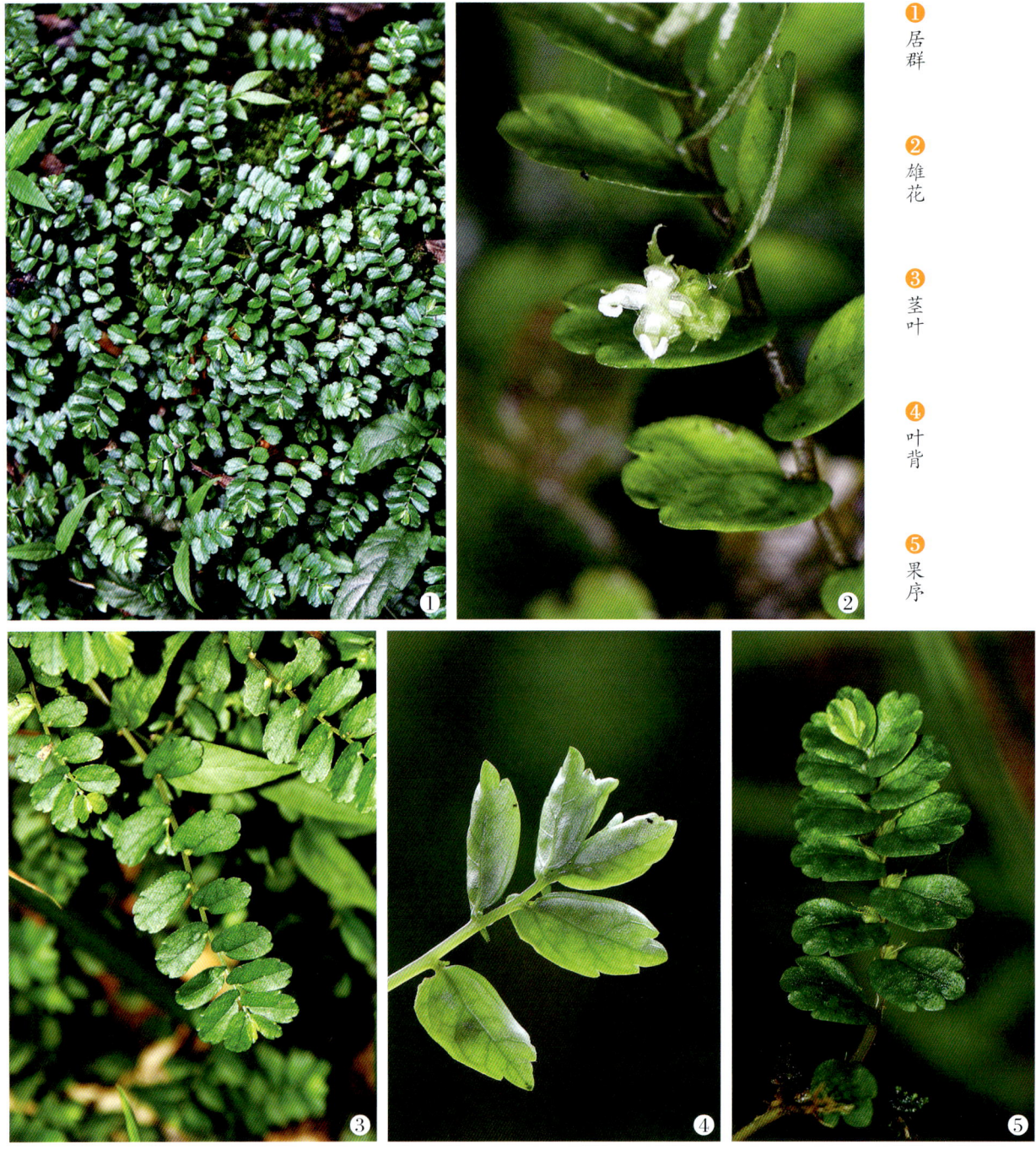

❶ 居群　❷ 雄花　❸ 茎叶　❹ 叶背　❺ 果序

相似种 小赤车

Pellionia minima Makino

茎平卧，有短毛。叶纸质，斜宽椭圆形、宽倒卵形或近圆形，顶端钝或圆形，稀微尖，基部在狭侧呈楔形或宽楔形，在宽侧为明显耳形。花序雌雄异株。瘦果椭圆球形，有小瘤状突起。花期5月。分布于浙江。生于海拔800～1000米的林下、岩壁及溪边阴湿处。

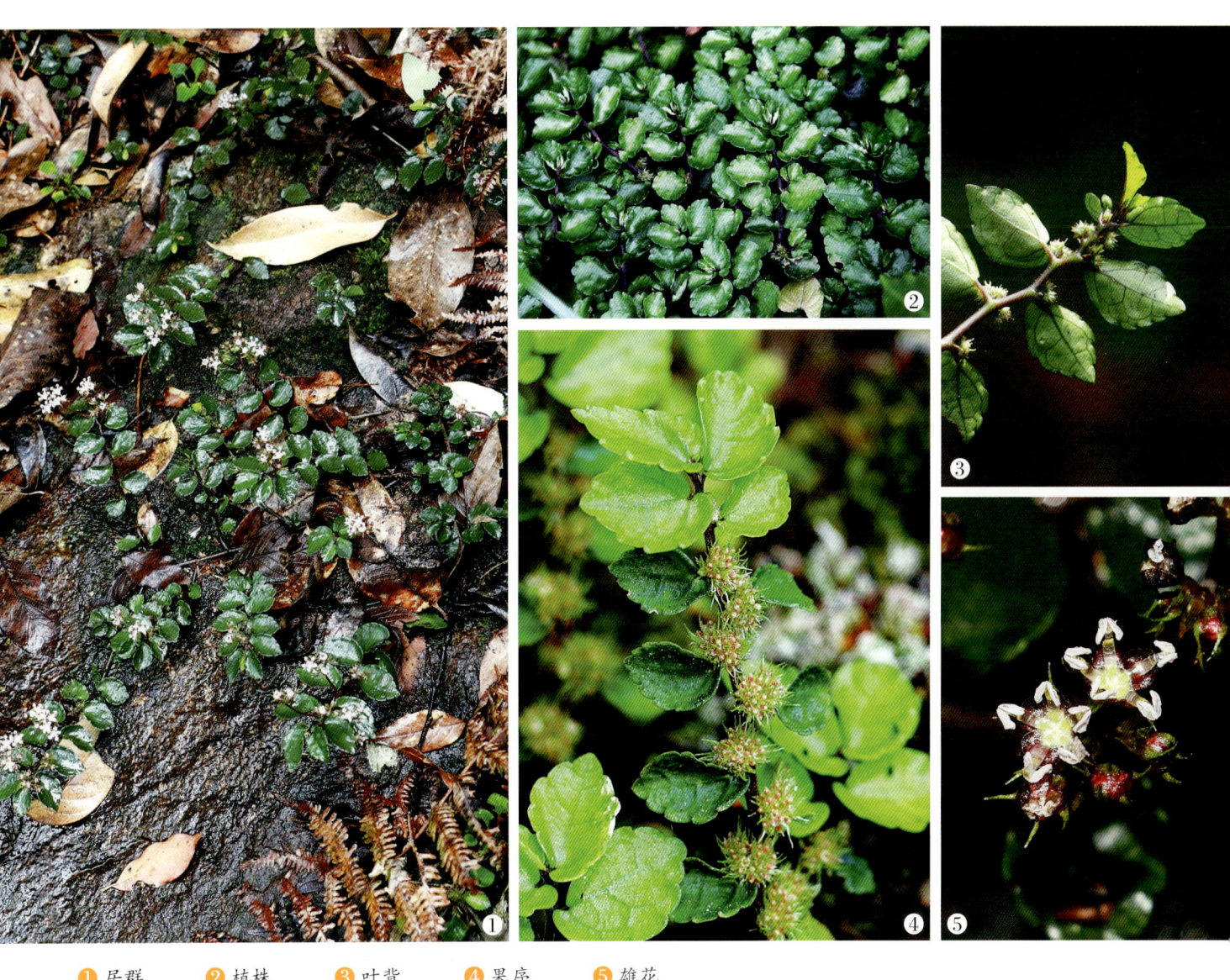

❶ 居群　❷ 植株　❸ 叶背　❹ 果序　❺ 雄花

相似种 曲毛赤车

Pellionia retrohispida W.T. Wang

多年生草本。茎下部节上生根，被反曲并贴伏的糙毛。叶具短柄；叶草质，斜椭圆形，顶端微尖或短渐尖，基部在狭侧圆形，宽侧耳形，边缘下部全缘，其上有小牙齿。花序雌雄异株，子房椭圆形，柱头小。瘦果狭卵球形。花期4～6月。分布于四川、湖北、湖南、江西、福建、浙江等地。生于海拔350～1550米的山谷林中。

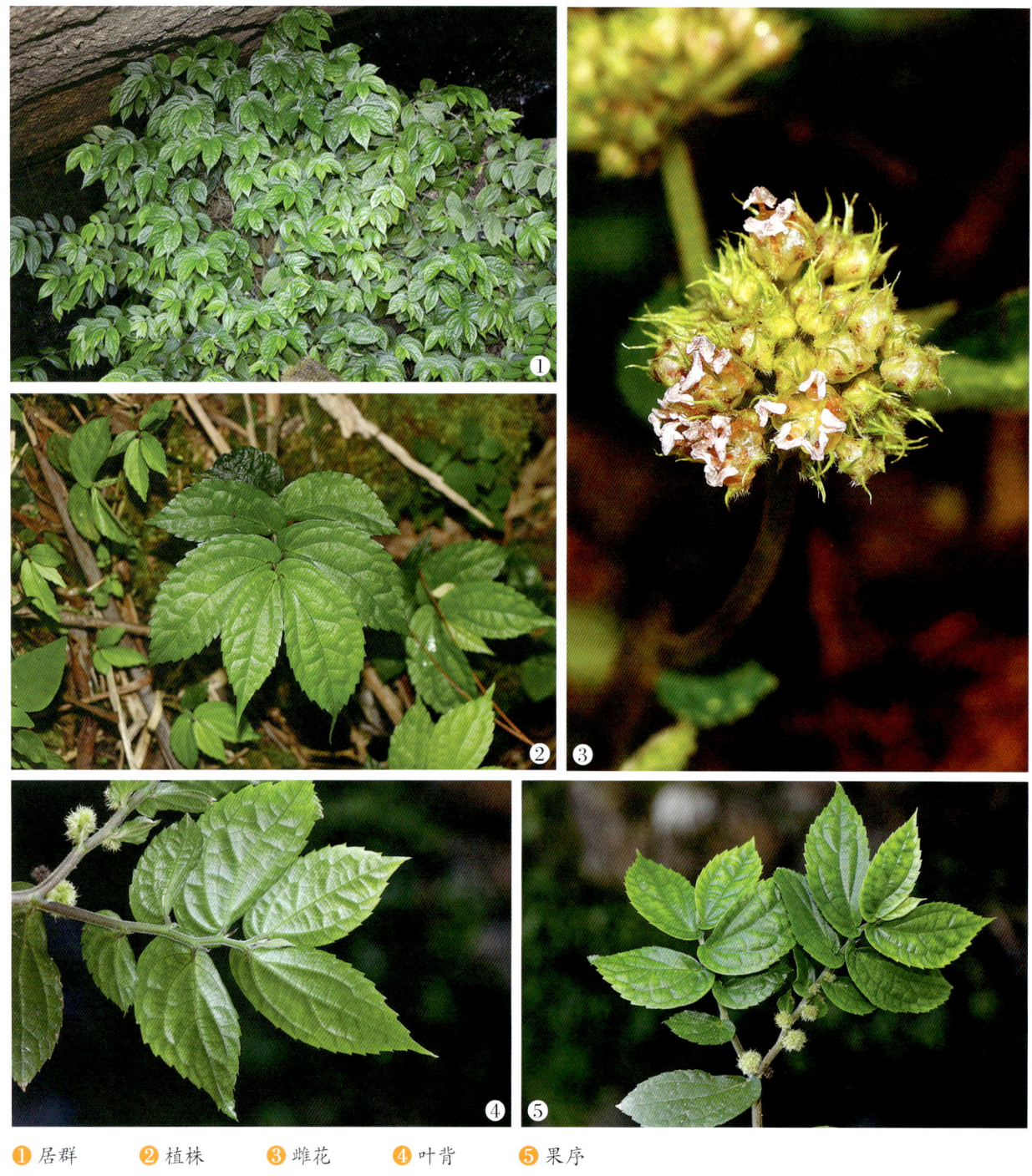

❶居群　❷植株　❸雌花　❹叶背　❺果序

相似种 蔓赤车

Pellionia scabra Benth.

亚灌木。茎基部木质，上部有开展的糙毛。叶草质，斜狭菱状倒披针形或斜狭长圆形，顶端渐尖、长渐尖或尾状，基部在狭侧微钝，边缘下部全缘。花序通常雌雄异株。瘦果近椭圆球形。花期春季至夏季。分布于云南、广西、广东、贵州、四川、湖南、江西、安徽、浙江、福建、台湾等地。生于海拔 1200 米以下的山谷、溪边或林中。

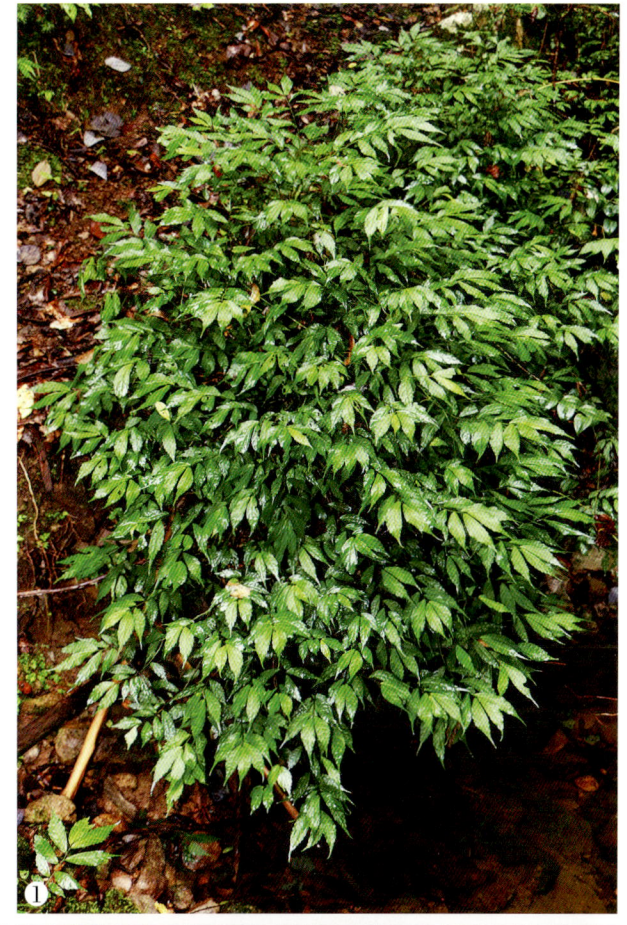
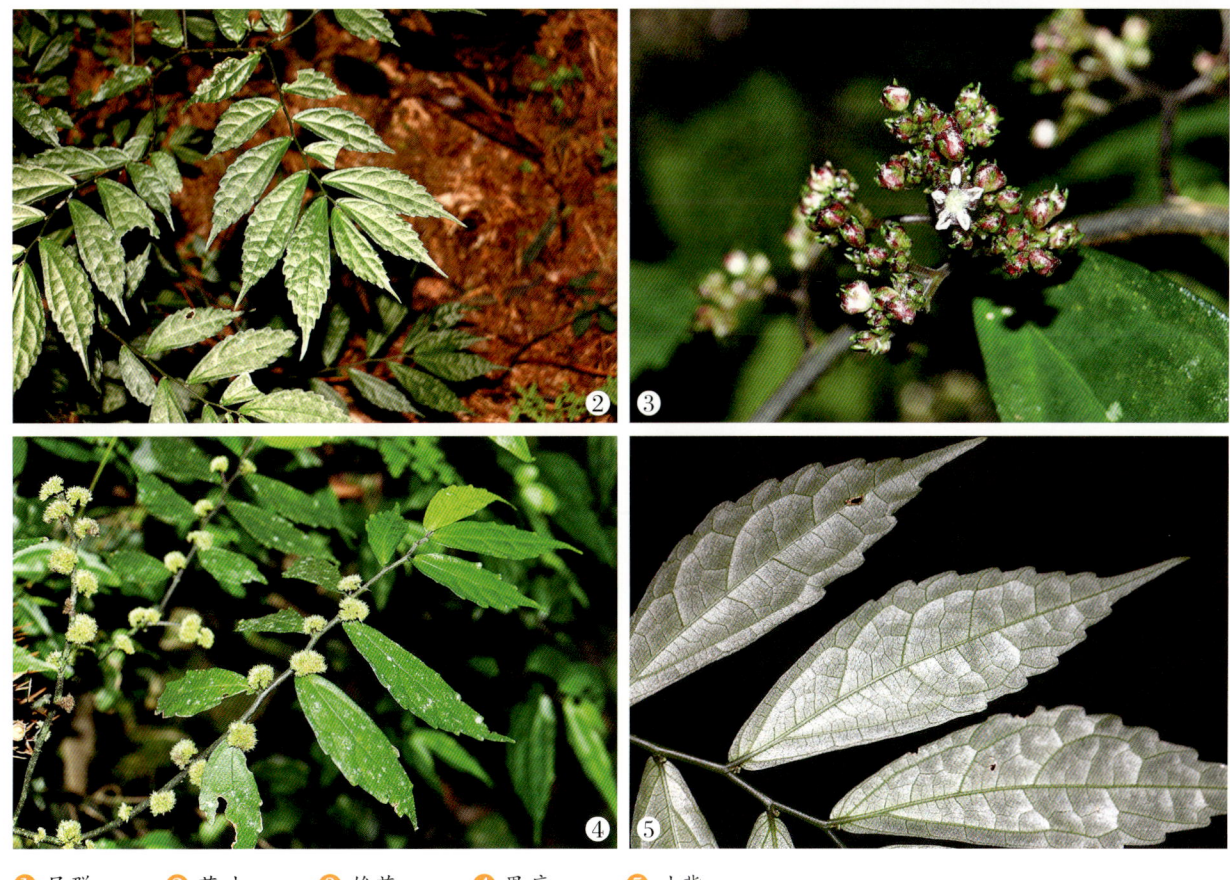

❶ 居群　❷ 茎叶　❸ 雄花　❹ 果序　❺ 叶背

28 槲寄生

学　名	*Viscum coloratum* (Kom.) Nakai
科　名	桑寄生科
畲族名	枫寄生
土　名	羊蕈草

形态特征

灌木。茎、枝均圆柱状，节稍膨大，黄绿色，常二歧或三歧分枝。叶对生于近枝顶，肥厚；叶片倒披针形或长椭圆形，先端钝圆，基部窄楔形，全缘，无毛，通常具脉3条，无柄。花单性，雌雄异株，生于枝顶分叉处。浆果球形，成熟时淡黄色或橙红色，果皮平滑。花期4～5月，果期9～11月。

分布与生境

除新疆、西藏、云南、广东外，我国大部分地区均有分布。生于海拔500～2000米的阔叶林中，寄生于榆、杨、柳、桦、栎、梨、李、枫杨等植物上。目前景宁畲族自治县境内尚未发现有该种分布，照片摄于浙江丽水莲都。

药用价值

主治腰膝酸软。中医另用于治疗风湿痹痛、筋骨无力、崩漏经多、妊娠漏血、胎动不安、头晕目眩。现代药理研究表明还具有抗肿瘤、调节免疫力、降血压、抗心律失常、抗心肌缺血等作用。

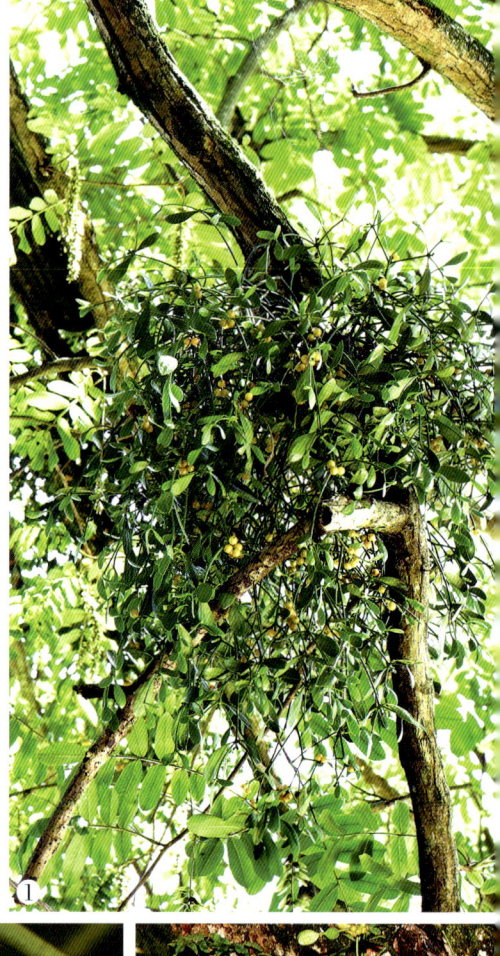
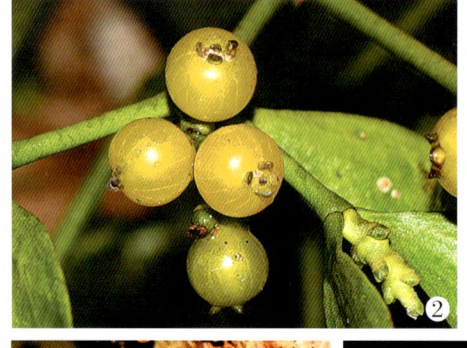
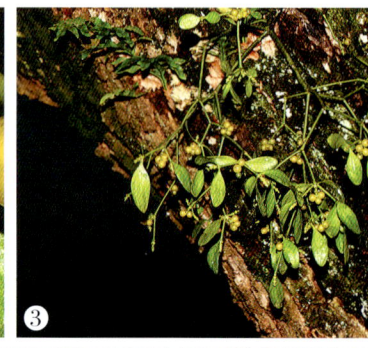
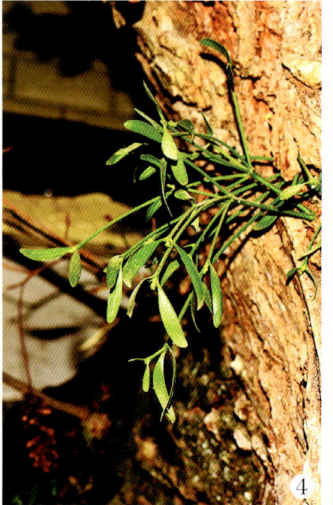
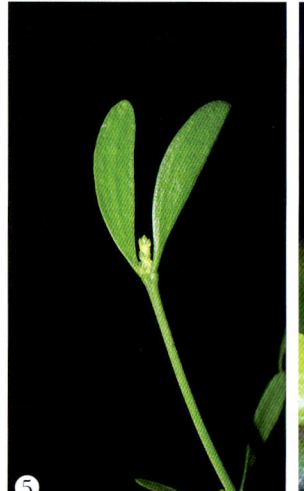
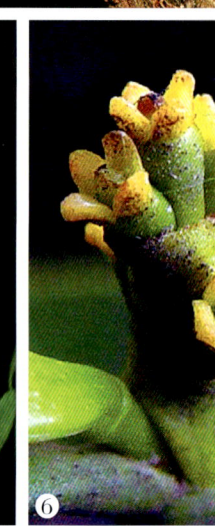

❶ 果期植株　❷ 果　❸ 果枝
❹ 植株　❺ 枝叶　❻ 花序

29 枫香槲寄生

学　名	*Viscum liquidambaricolum* Hayata
科　名	桑寄生科
畲族名	枫树寄生
土　名	螃蟹脚

形态特征

灌木。茎基部近圆柱状。枝和小枝均扁平，枝交叉对生或二歧分枝，干后边缘肥厚，纵肋5~7条。叶退化呈鳞片状。聚伞花序，通常仅具一朵雌花或雄花，或中央一朵为雌花，侧生的为雄花，雄花花蕾时近球形；雌花花蕾时椭圆状。果椭圆状，成熟时橙红色或黄色，果皮平滑。花果期4~12月。

分布与生境

分布于西藏、云南、四川、甘肃、陕西、湖北、贵州、广西、广东、湖南、江西、福建、浙江、台湾等地。生于海拔200~2500米的山地阔叶林中或常绿阔叶林中，寄生于枫香、油桐、柿树或壳斗科等植物上。目前景宁畲族自治县境内尚未发现有该种分布，照片摄于广东南雄、湖南通道。

药用价值

主治风湿性关节疼痛、腰肌劳损、腰痛、中耳炎。中医另用于治疗跌打疼痛、急性膀胱炎、劳伤咳嗽、赤白痢疾、崩漏带下、产后血气虚、疥疮。

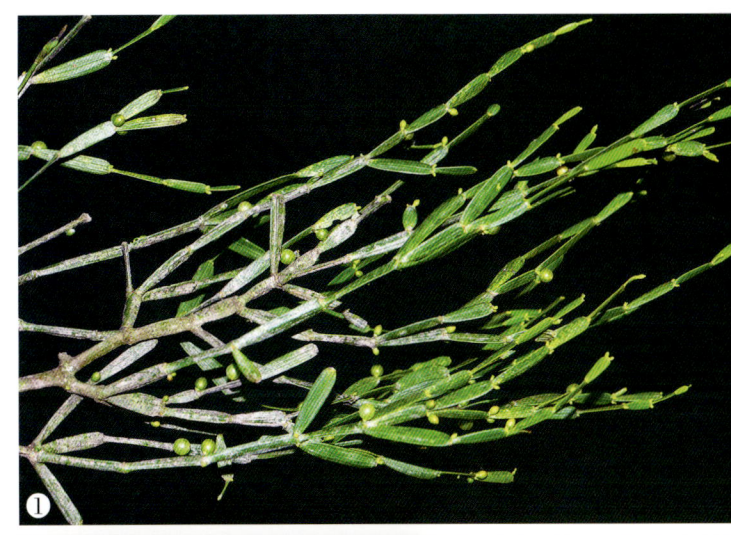
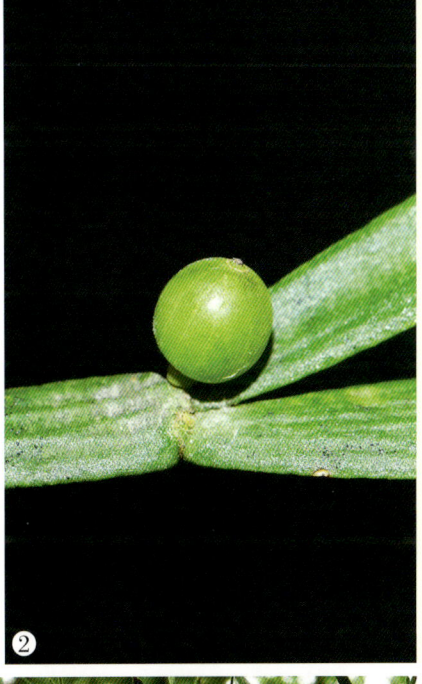
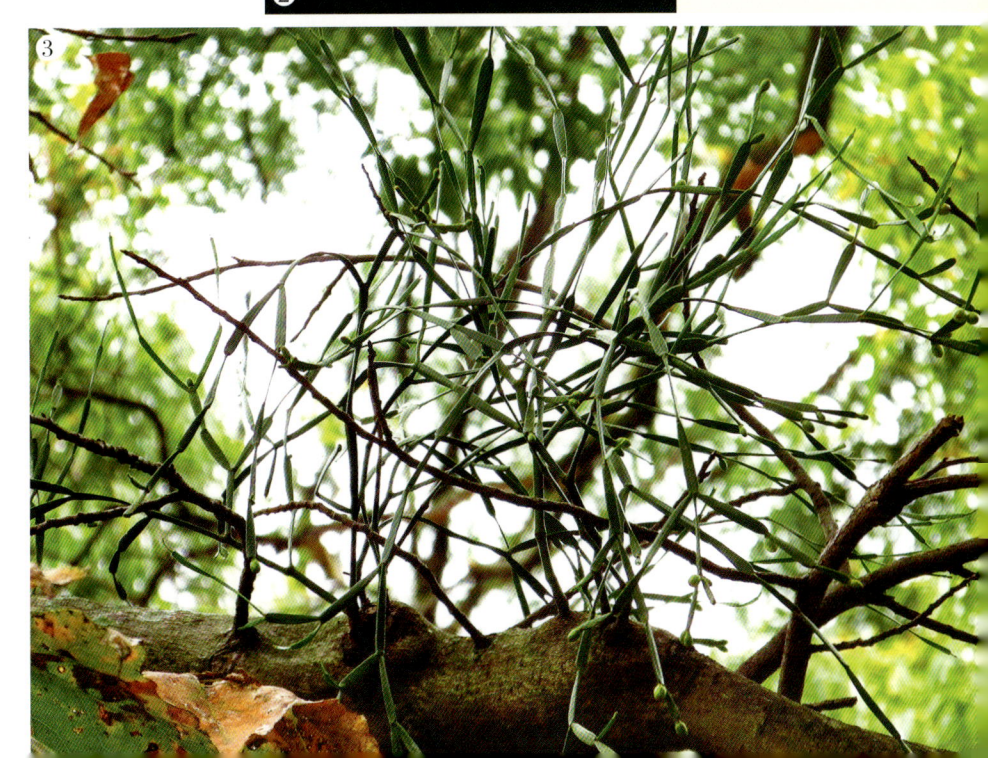

❶小枝（刘昂 摄）　❷果（刘昂 摄）　❸果期植株（童毅华 摄）

相似种 棱枝槲寄生

***Viscum diospyrosicolum* Hayata**

亚灌木，淡绿色或黄绿色。枝交叉对生或二歧分枝，位于茎基部或中部以下的节间近圆柱状，小枝节间长度可随寄主种类而有变化，稀可长达4～5厘米。叶退化呈鳞片状。聚伞花序，果椭圆形或卵球形，黄色或橙色，果皮平滑。花果期4～12月。分布于西藏、云南、贵州、四川、甘肃、湖北、湖南、广西、广东、江西、福建、浙江、陕西、台湾等地。生于海拔20～2100米的平原或山地常绿阔叶林中，寄生于柿树、樟树、梨树、油桐或壳斗科等植物上。

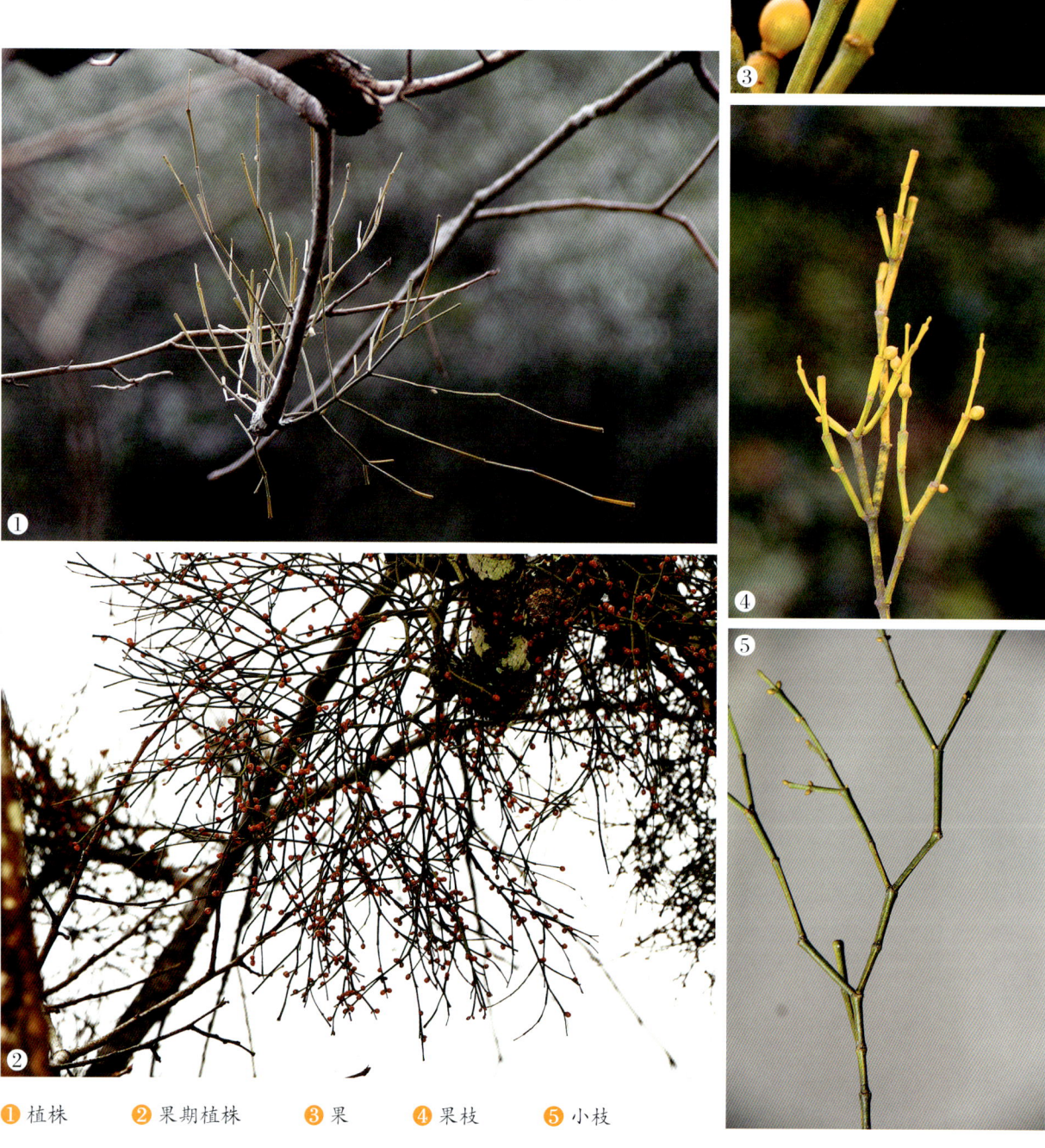

❶ 植株　　❷ 果期植株　　❸ 果　　❹ 果枝　　❺ 小枝

30 杯茎蛇菰

学　名	*Balanophora subcupularis* P.C. Tam
科　名	蛇菰科
畲族名	蛇头

形态特征

多年生肉质草本。根茎淡黄褐色，呈杯状，表面常有不规则纵纹，密被颗粒状淡黄色小疣瘤、星芒状小皮孔。花茎圆柱形，淡红色，稍肉质。花雌雄同株；花序卵形或卵圆形；雄花着生于花序基部；雌花着生于花序上部；子房卵圆形或近圆形，有子房柄，着生于附属体基部。花期9~11月。

分布与生境

分布于云南、广西、广东、湖南、江西、福建、浙江等地。生于海拔650~1450米的以常绿阔叶林为主的密林阴湿处。

药用价值

主治疗疮肿毒。中医另用于治疗痔疮、虚劳出血、腰痛。现代药理研究表明还具有镇痛、抗感染、抗病毒、抗菌、解酒毒、保护肝脏等作用。

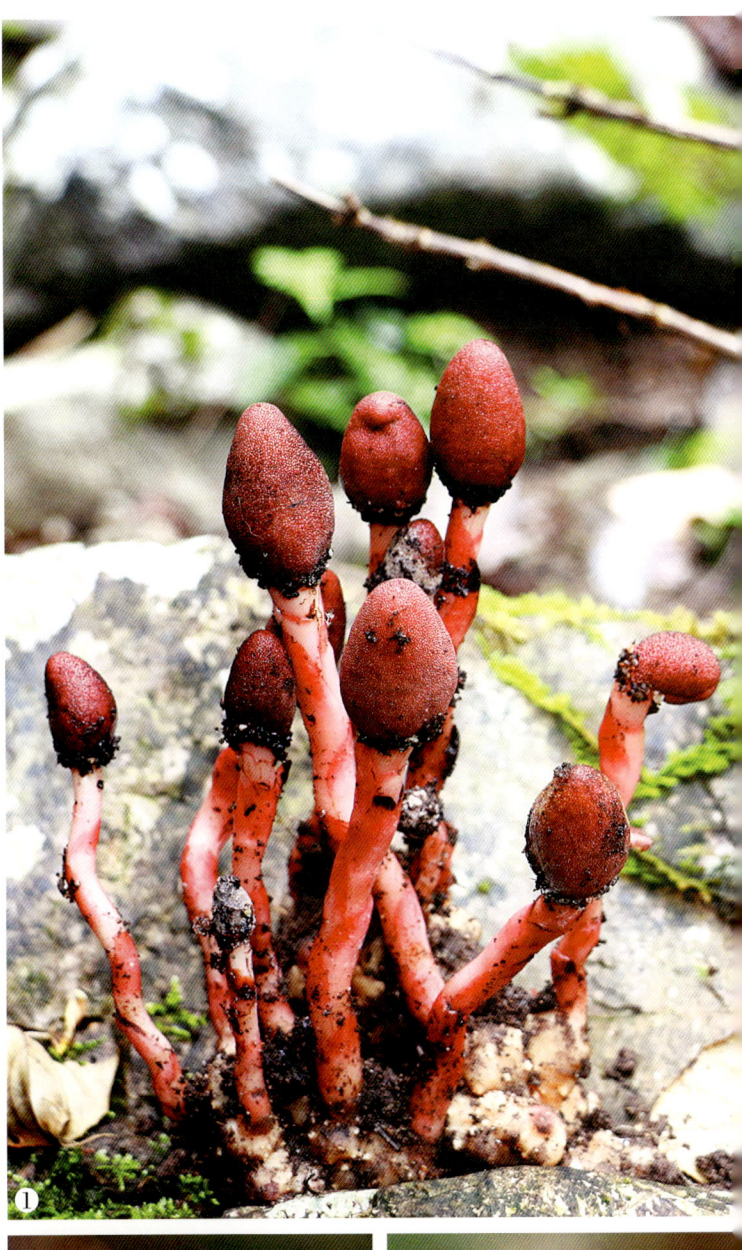
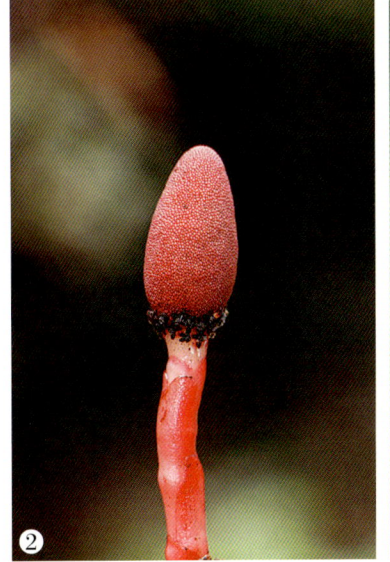
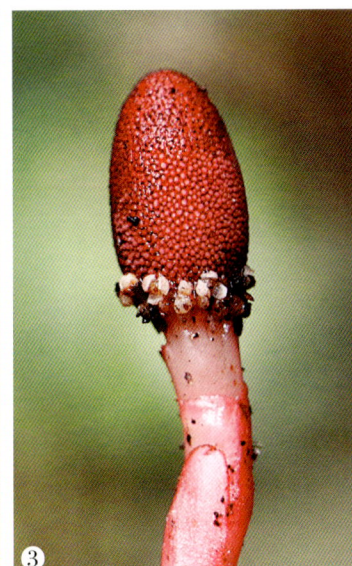

❶ 植株
❷ 花序
❸ 花序基部的雄花

31 水蓼

学 名	*Polygonum hydropiper* Linn.	科 名	蓼科
畲族名	水辣蓼	土 名	辣蓼

形态特征

一年生无毛草本。节上生不定根，红紫色或红色，节部膨大，通常有分枝。叶互生；叶有辛辣味，披针形或长圆状披针形，两面密被腺点；托叶鞘筒状，膜质，顶端有缘毛。穗状花序，花簇稍稀疏间断，基部常有1～2花苞藏在托叶鞘内，裂片有腺点。瘦果卵形，双凸镜状，稀三棱形，暗褐色，无光泽。花果期5～11月。

分布与生境

分布于我国南北各地。生于海拔50～3500米土壤较瘠薄的溪边、沟旁、沙滩及湿地中。

药用价值

主治肠道蛔虫。中医另用于治疗痢疾、肠炎、风湿痹痛、跌打损伤、疮肿及毒蛇咬伤、痧秽腹痛、吐泻转筋、脚气、痈肿、疥癣。古代为常用调味剂。

❶ 植株　❷ 花枝
❸ 花序　❹ 叶
❺ 叶背　❻ 托叶鞘

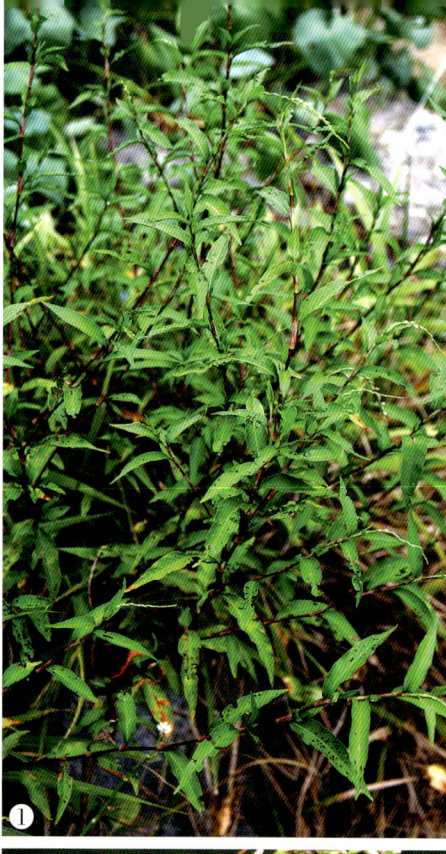
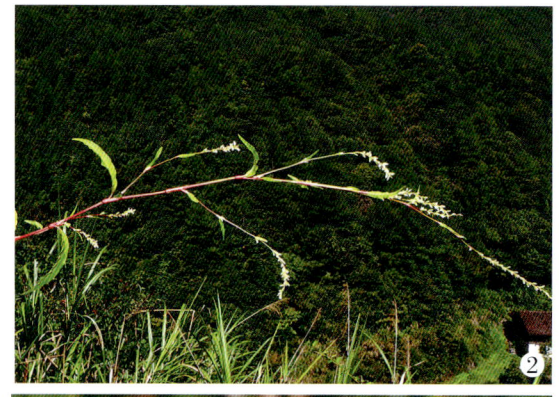
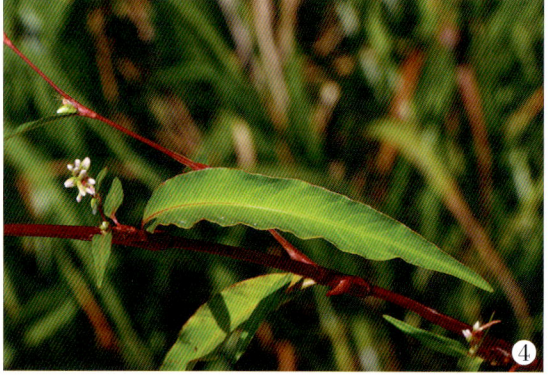
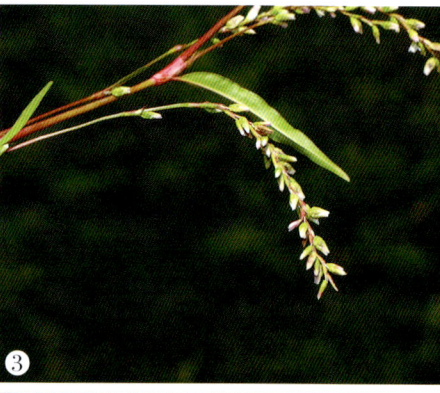
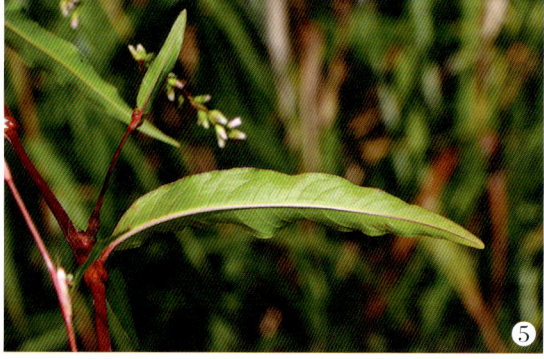
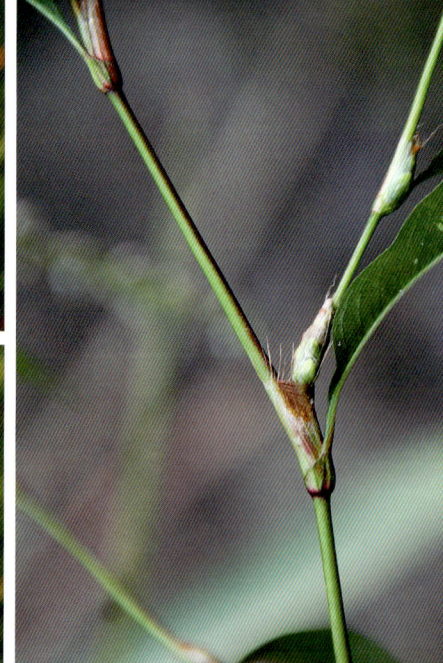

相似种 火炭母

Polygonum chinense Linn.

多年生草本。茎基部匍匐，节短。叶互生，三角状卵形或卵状长圆形，全缘，两面无毛；托叶鞘斜截形，无缘毛。头状花序。瘦果卵状三棱形，黑色，有光泽。花果期8～10月。分布于陕西、甘肃和华东、华中、华南、西南地区。生于海拔30～2400米的山谷湿地、河流岸边。

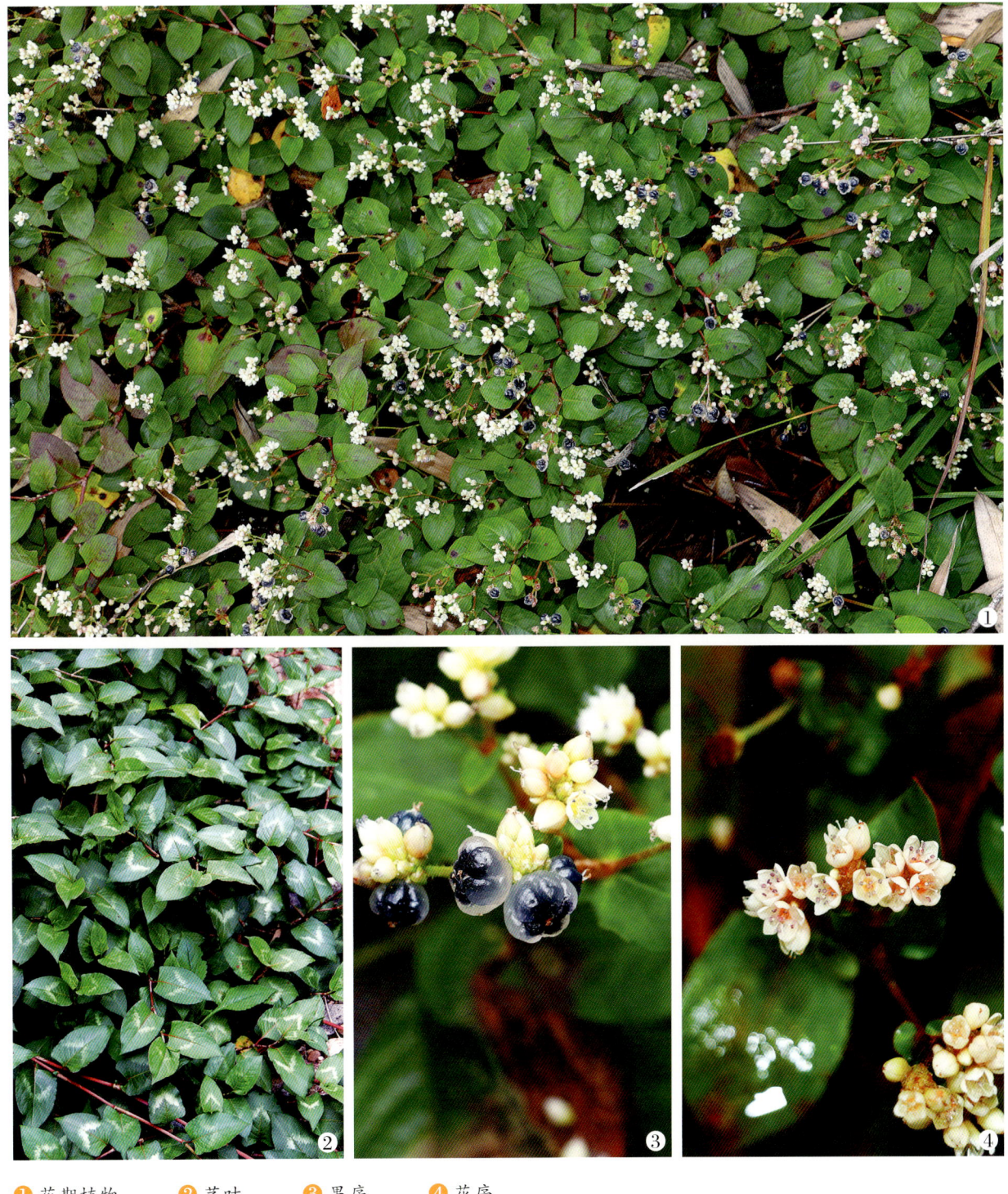

❶ 花期植物　　❷ 茎叶　　❸ 果序　　❹ 花序

相似种 大箭叶蓼

Polygonum darrisii Levl.

一年生无毛草本。茎、枝、叶柄、叶片下面脉上及总花梗均有倒生小钩刺。叶片三角状箭形，具耳状物；托叶鞘下部膜质，筒状，顶端具裂片。头状花序，单生。瘦果圆球形，黑褐色，有光泽。花果期7～10月。分布于河南、陕西、甘肃、江苏、浙江、安徽、江西、湖南、湖北、福建、广东、广西、四川、贵州、云南等地。生于海拔300～1200米的山地沟边、路旁潮湿处。景宁畲族自治县大均等乡镇有分布，较少见。

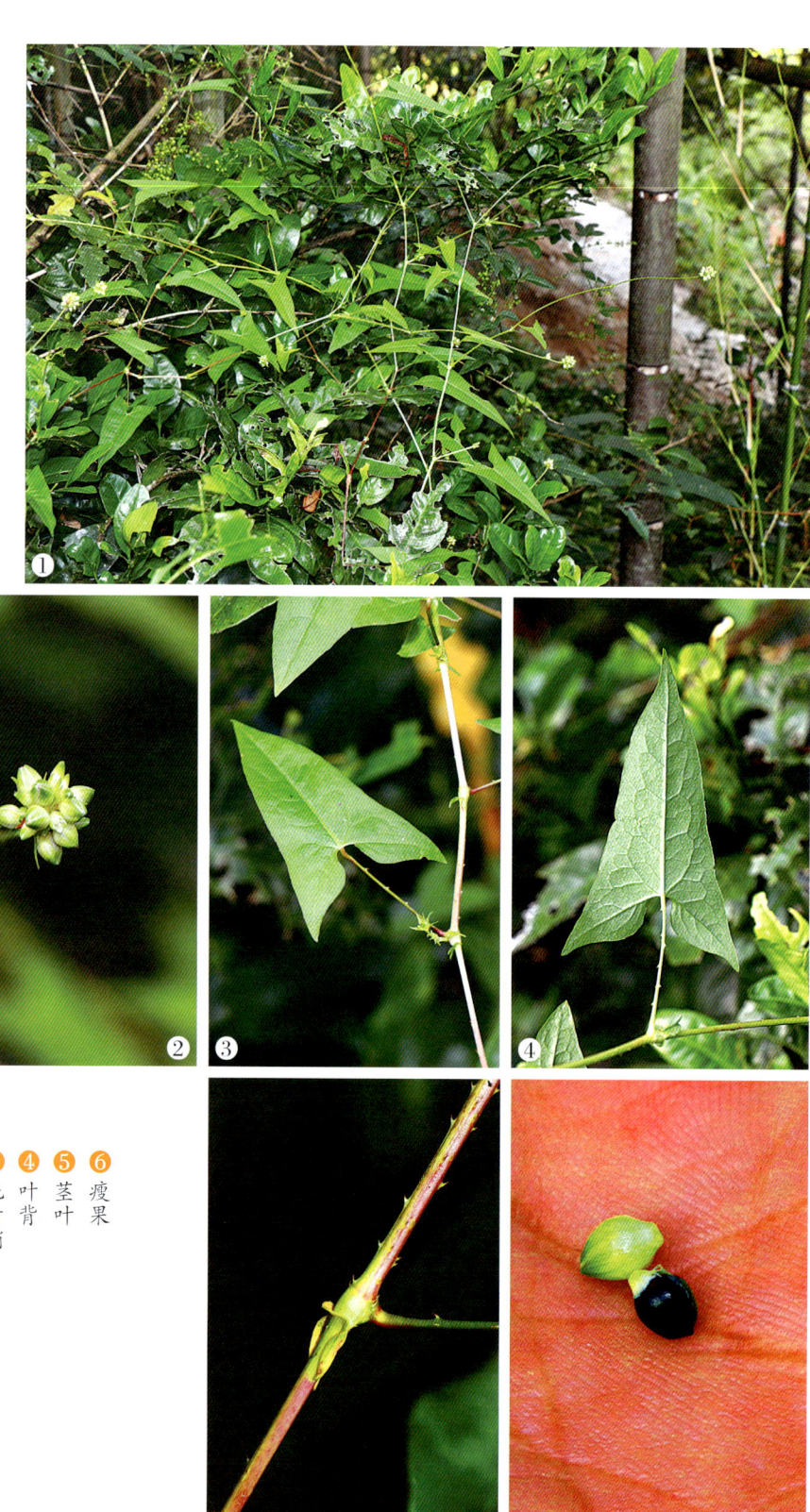

❶ 花果期植株
❷ 花序
❸ 托叶鞘
❹ 叶背
❺ 茎叶
❻ 瘦果

相似种 稀花蓼

Polygonum dissitiflorum Hemsl

　　一年生草本。茎、叶、叶柄、总花梗及花梗等均被星状毛。茎具棱。叶互生，卵状椭圆形或戟形，近基部处收缩成腰状，有耳状物，边缘有缘毛；托叶鞘膜质，斜舌状。圆锥状花序。瘦果圆球形，栗色，有光泽，暗褐色。花期5~9月，果期10月。分布于河北、山西、陕西、甘肃、四川、贵州和东北、华东、华中地区。生于海拔140~1500米的河边湿地、山谷草丛。景宁畲族自治县九龙等乡镇有分布，较少见。

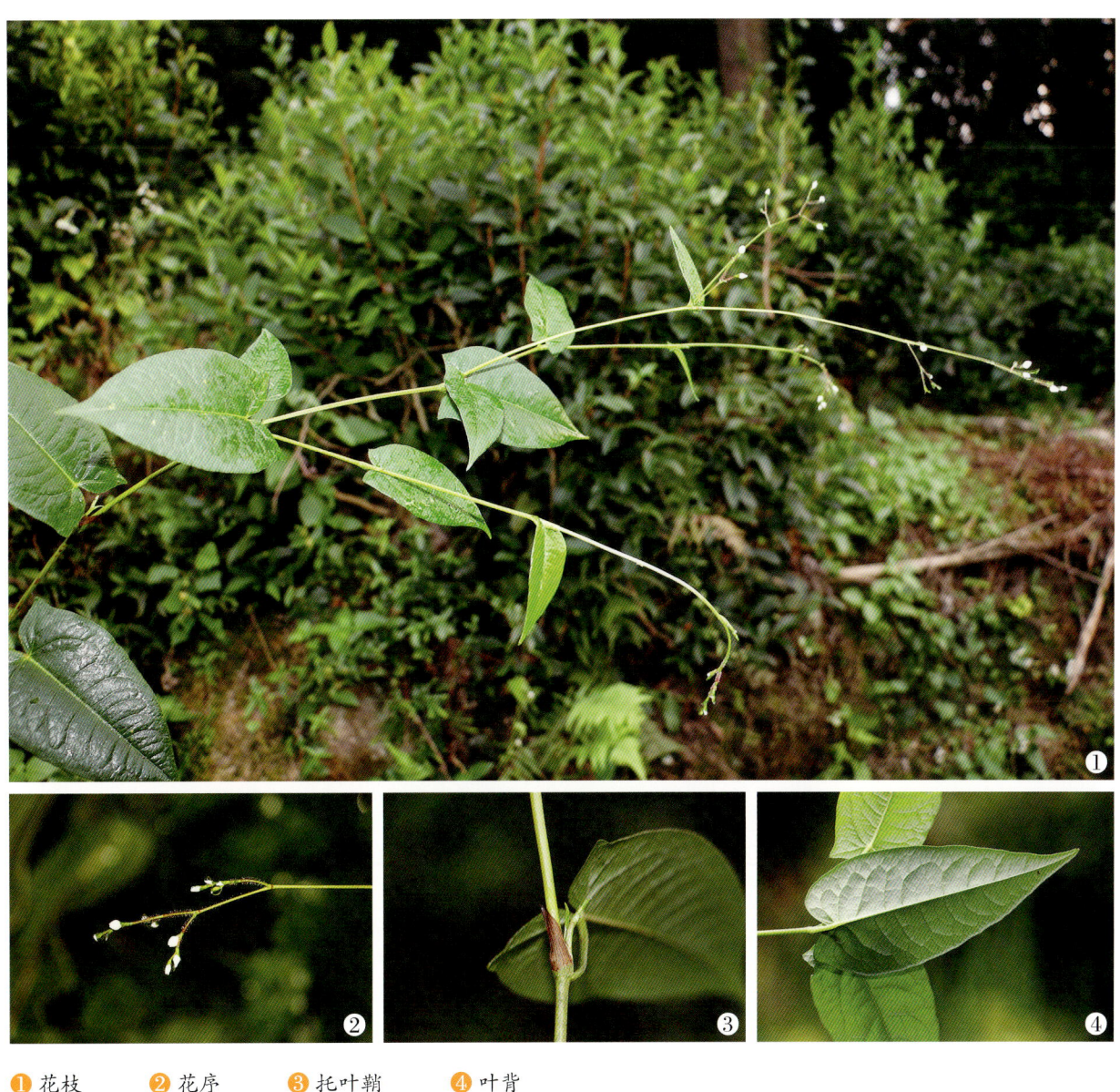

❶ 花枝　　❷ 花序　　❸ 托叶鞘　　❹ 叶背

相似种 长箭叶蓼

Polygonum hastatosagittatum Mak.

一年生草本。茎有分枝，具纵棱，沿棱具倒生短皮刺。叶片披针形或椭圆形；托叶鞘筒状，膜质，顶端截形，具长缘毛。总状花序短穗状。瘦果卵形，深褐色，具光泽。花期8～9月，果期9～10月。分布于东北、华东、华中、华南及西南地区。生于海拔50～3200米的水边、沟边、湿地。

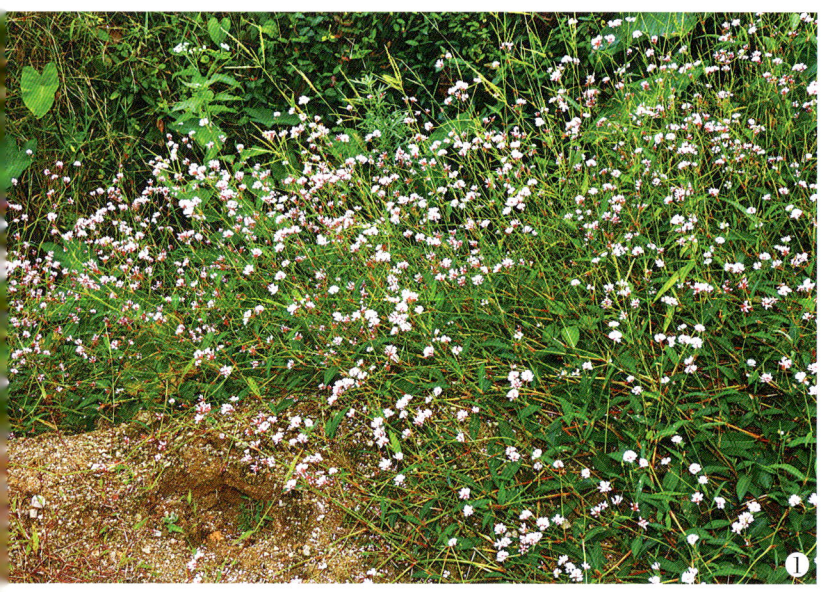
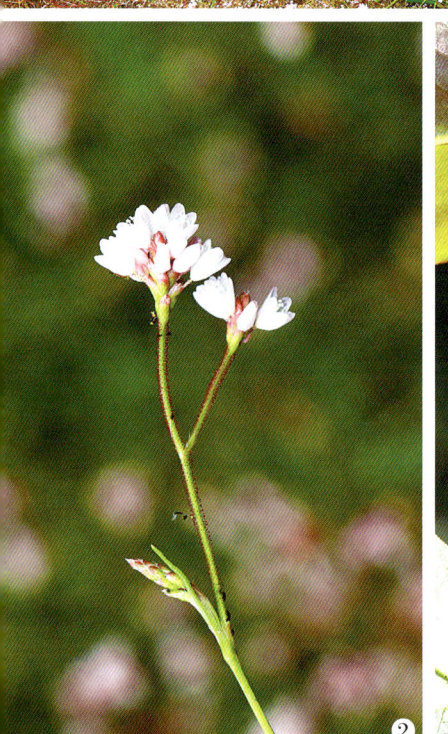
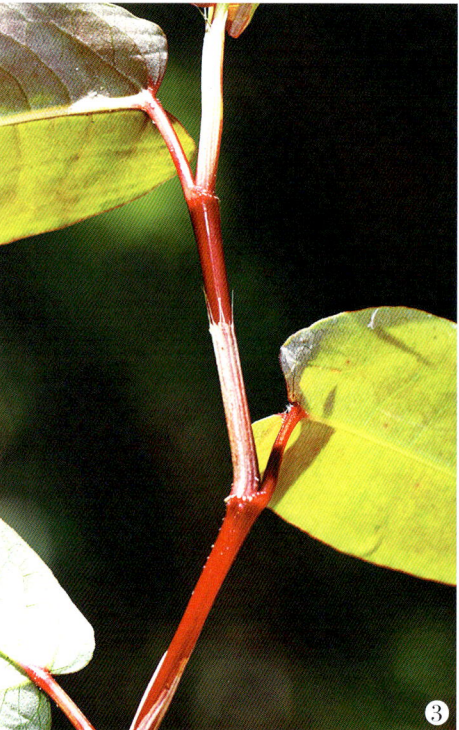
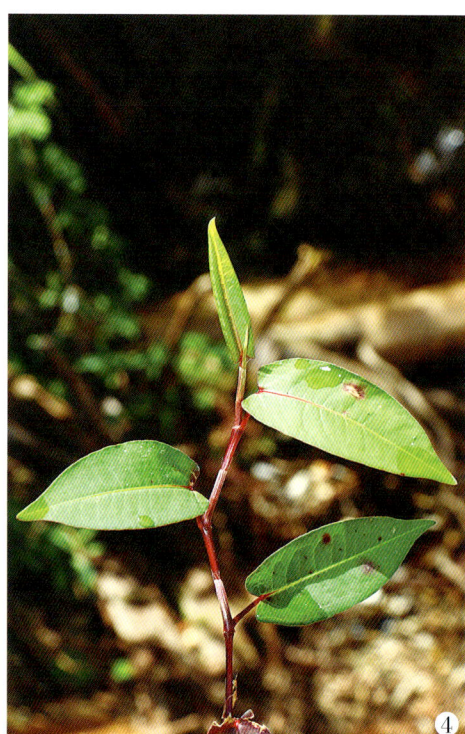
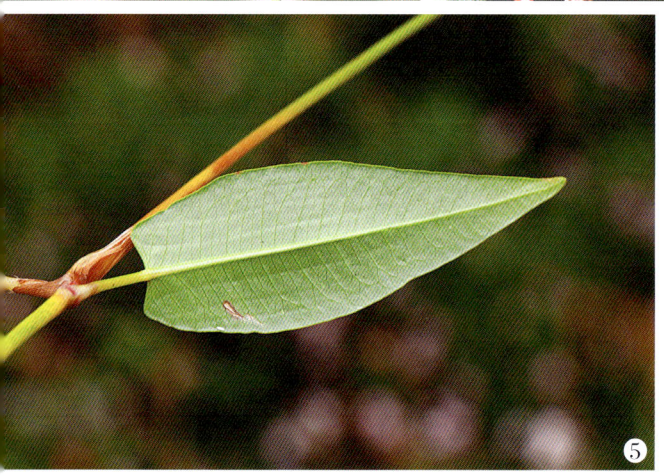

❶居群 ❷花序 ❸托叶鞘 ❹茎叶 ❺叶背

相似种 小花蓼

Polygonum muricatum Meisn.

一年生草本。茎细弱，节上生不定根，多分枝，具纵细沟纹。叶互生，卵形或卵状椭圆形，沿中脉具小刺，有小刺毛；托叶鞘筒状，膜质，有短细缘毛。圆锥状花序。瘦果卵状三棱形或稍压扁，栗褐色，有光泽。花果期8～10月。分布于吉林、黑龙江、陕西、四川、贵州、云南和华东、华中、华南地区。生于海拔50～3300米的山谷、水边、田边、湿地。

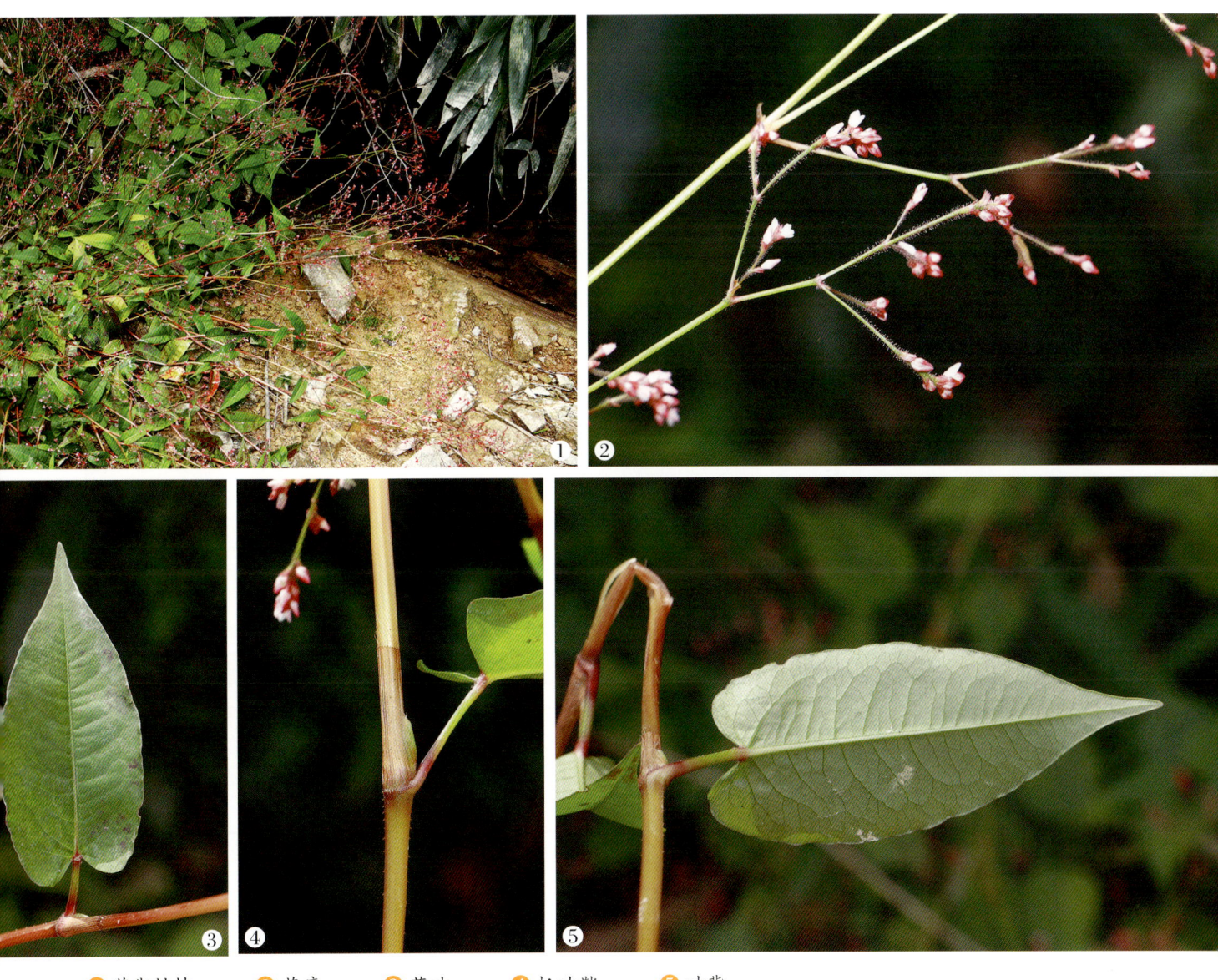

❶ 花期植株　❷ 花序　❸ 茎叶　❹ 托叶鞘　❺ 叶背

相似种 尼泊尔蓼

Polygonum nepalense Meisn.

一年生草本。茎多分枝，红色，节上有毛。叶互生，卵形或三角状卵形，边缘微波状，密生黄色腺点；托叶鞘筒状，斜截形，淡褐色。头状花序，花药暗紫色。瘦果圆卵形，双凸镜状，熟时有线纹及凹点，黑色。花果期4～11月。除新疆外，全国各地有分布。生于海拔200～1400米的山坡草地、山谷路旁。

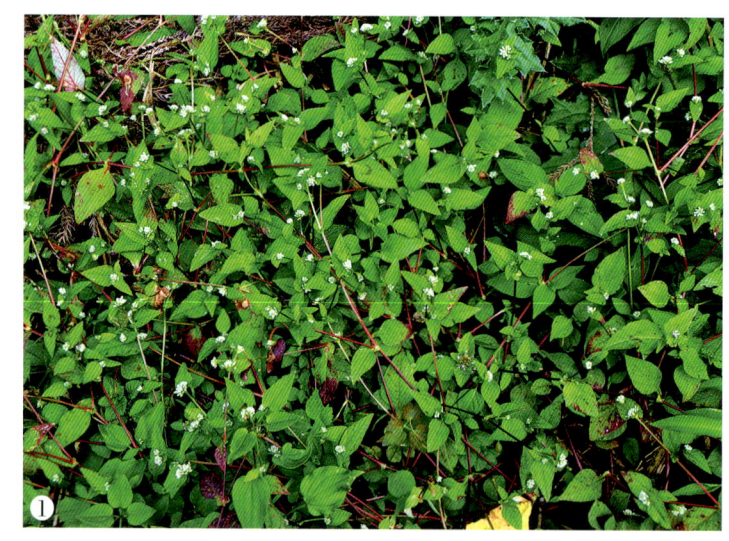

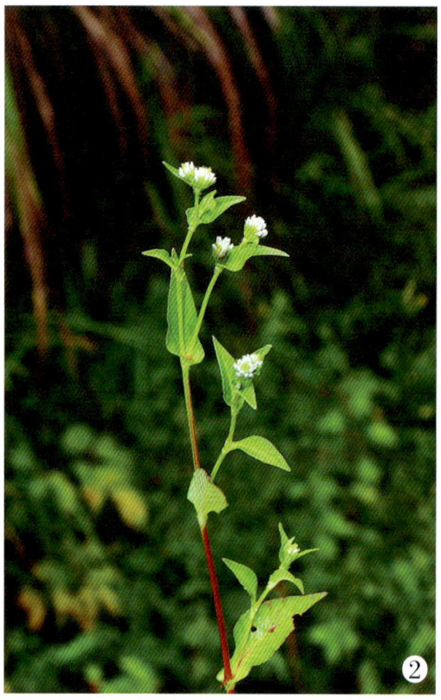

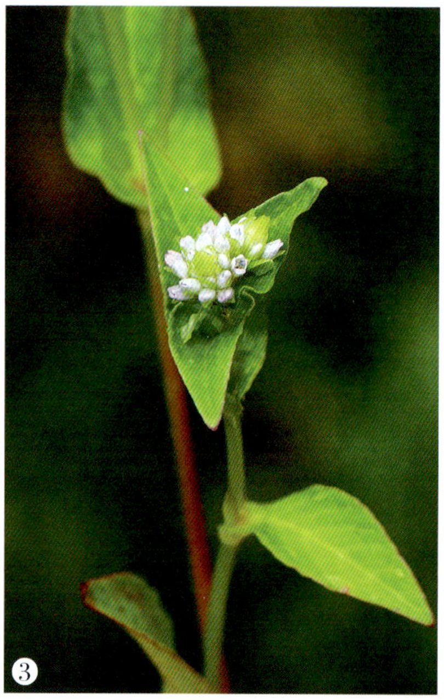

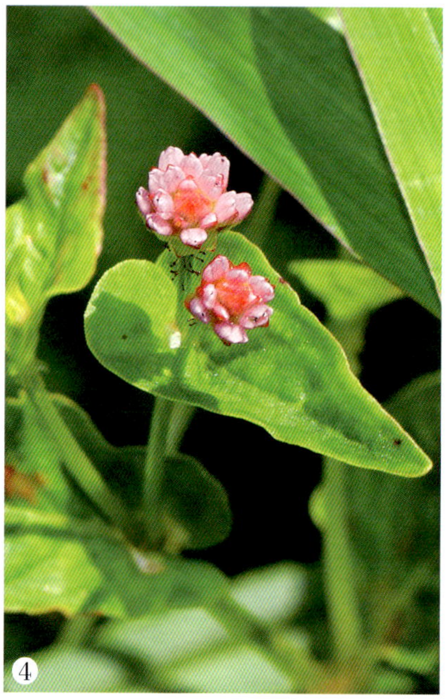

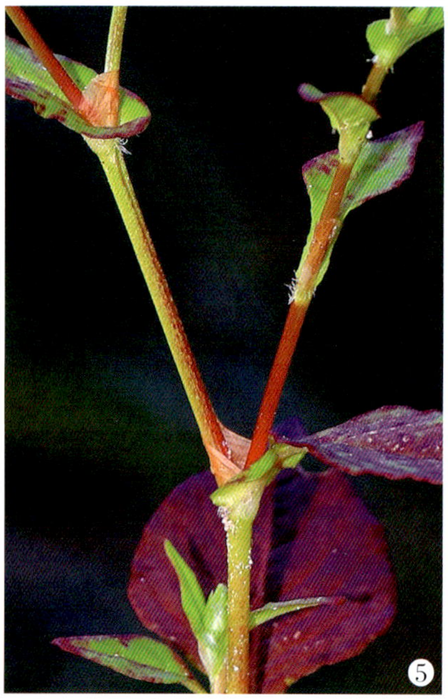

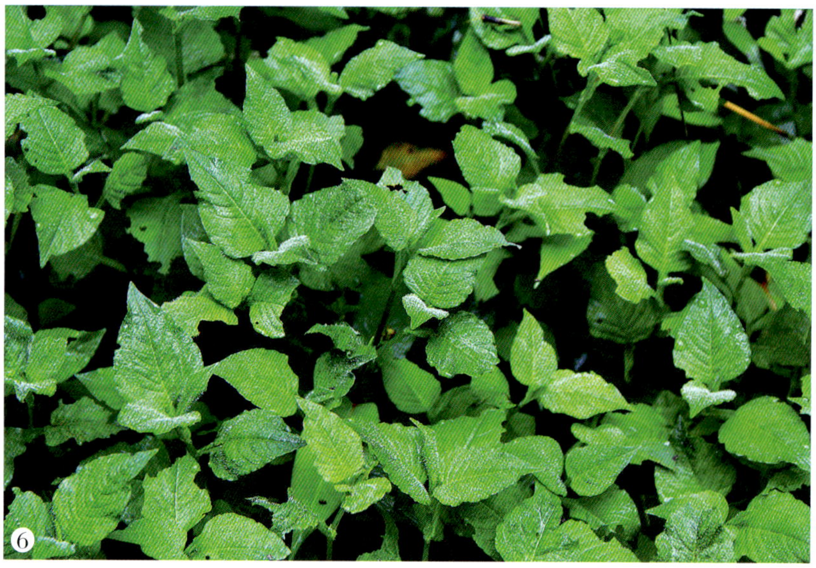

❶ 花期植物　　❷ 花枝　　❸❹ 花序　　❺ 托叶鞘　　❻ 居群

相似种 丛枝蓼

Polygonum posumbu Buch.–Ham. ex D. Don

一年生草本。茎细弱无毛，下部分枝多，主干不明显。叶互生，较薄，卵状披针形或卵形，先端尾尖，两面被伏毛；托叶鞘筒状，薄膜质，顶端截形，具长缘毛。穗状花序，线形。瘦果卵状三棱形，黑色，有光泽。花果期8～11月。分布于陕西、甘肃和东北、华东、华中、华南、西南地区。生于海拔150～3000米的林下、草丛、溪边、林缘、路旁。

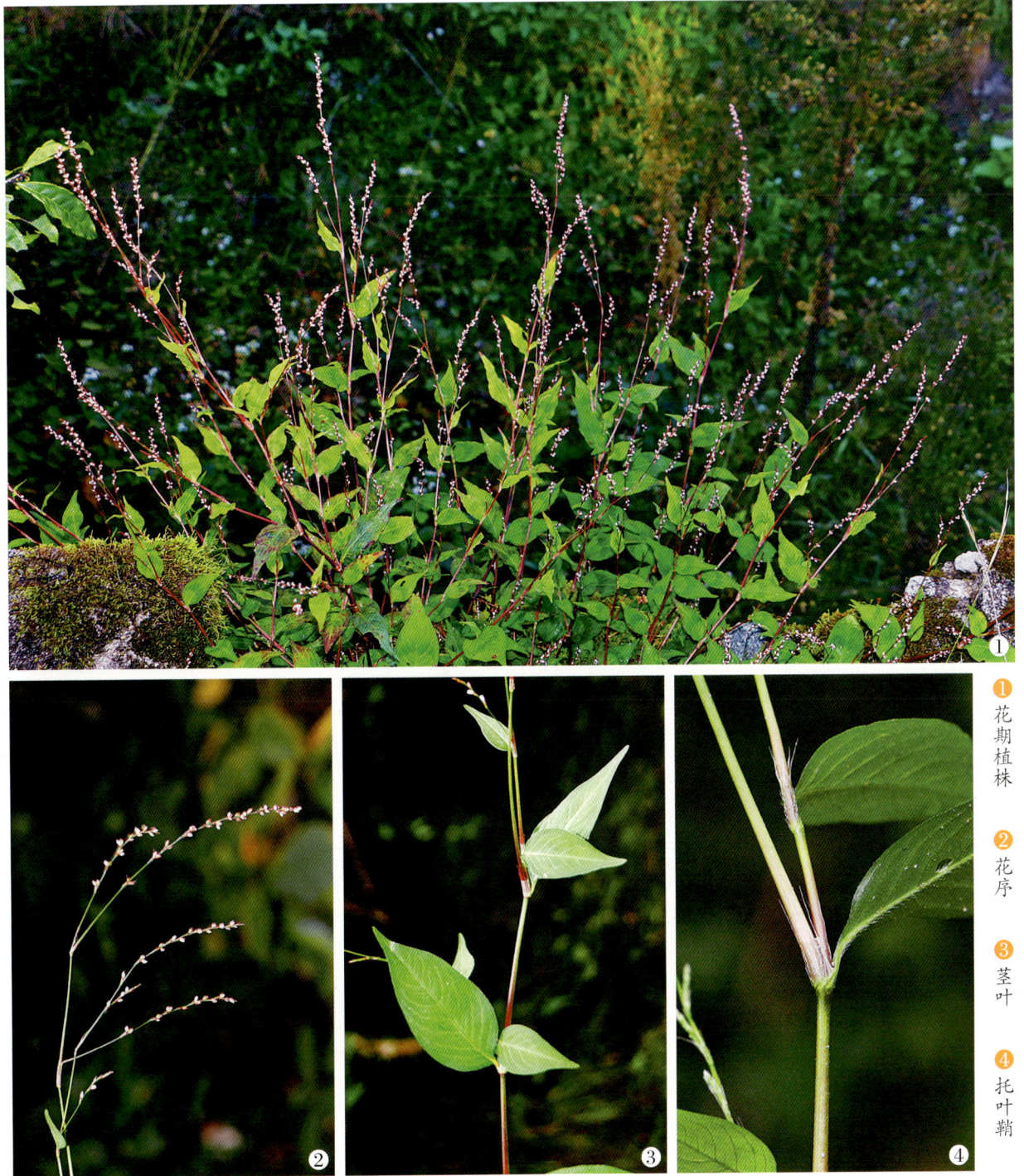

❶ 花期植株 ❷ 花序 ❸ 茎叶 ❹ 托叶鞘

相似种 伏毛蓼

Polygonum pubescens Blume

　　一年生草本。茎直立，红色，节部膨大。叶片卵状披针形或宽披针形，具黑褐色斑点，被短硬伏毛，具缘毛；托叶鞘筒状，膜质，具长缘毛。总状花序，有透明腺点。瘦果卵形，黑色，有小凹点，无光泽。花期6～8月，果期7～9月。分布于辽宁、陕西、甘肃和华东、华中、华南、西南地区。生于海拔50～2700米的沟边、水旁、田边、湿地。

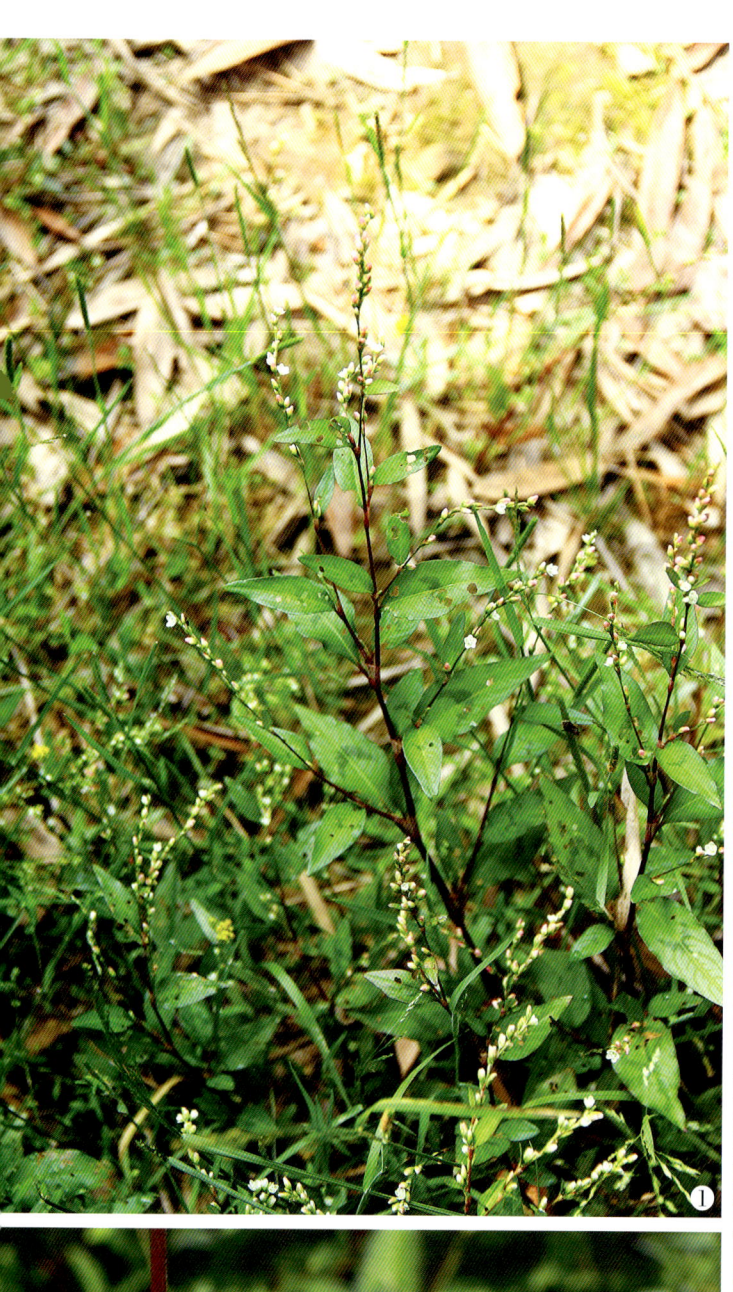
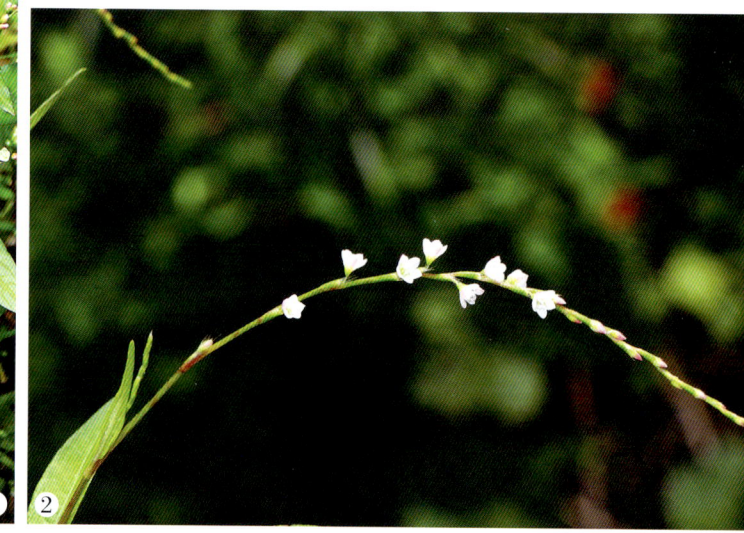
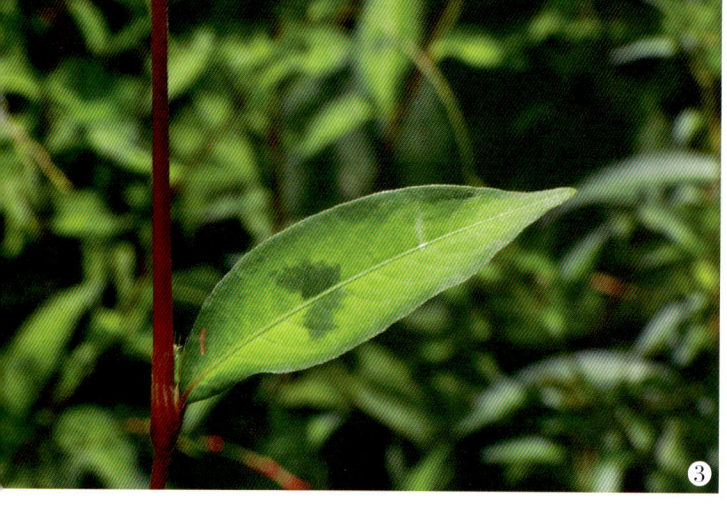
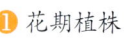

❶ 花期植株　❷ 花序　❸ 叶　❹ 叶背

相似种 箭叶蓼

Polygonum sieboldii Meisn.

一年生蔓性草本。全株无毛，具倒生钩刺。茎细长，有分枝。叶片长卵状披针形；托叶鞘干膜质，顶端渐尖，无缘毛。头状花序顶生。瘦果三棱形，黑褐色，稍有光泽。花果期6～11月。分布于陕西、甘肃、四川、贵州、云南和华东、华中、东北、华北地区。生于海拔90～2200米的山谷、沟旁、水边。

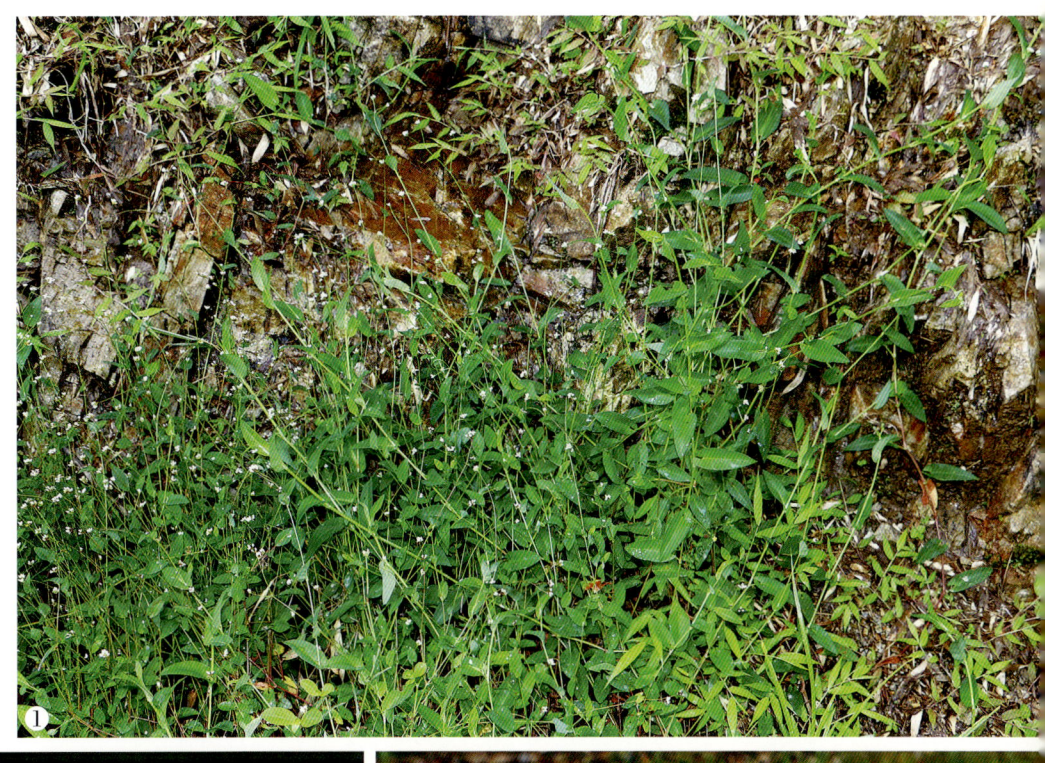

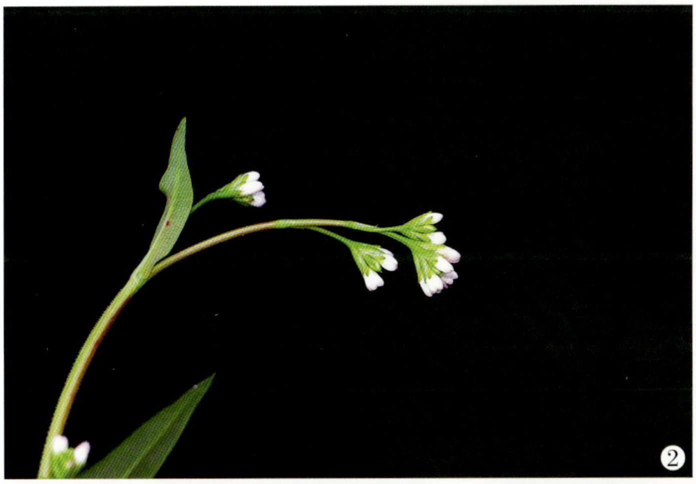

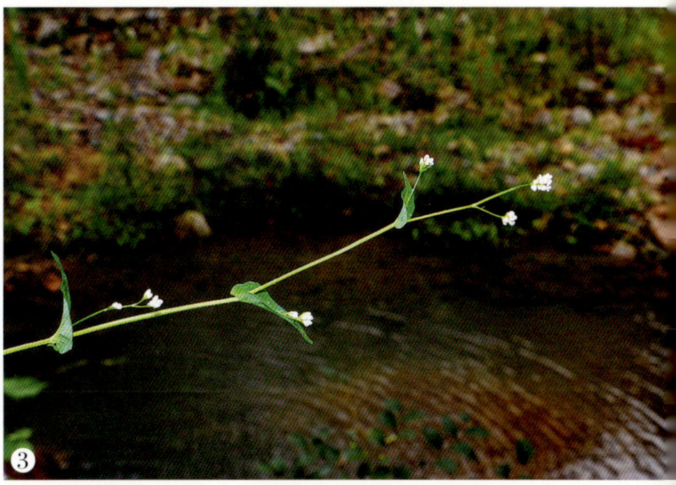

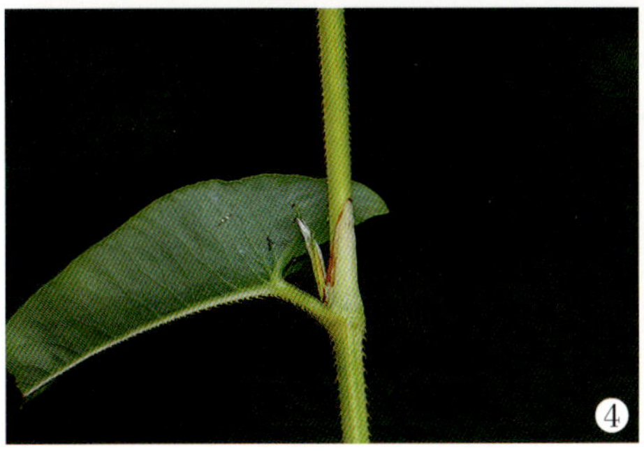

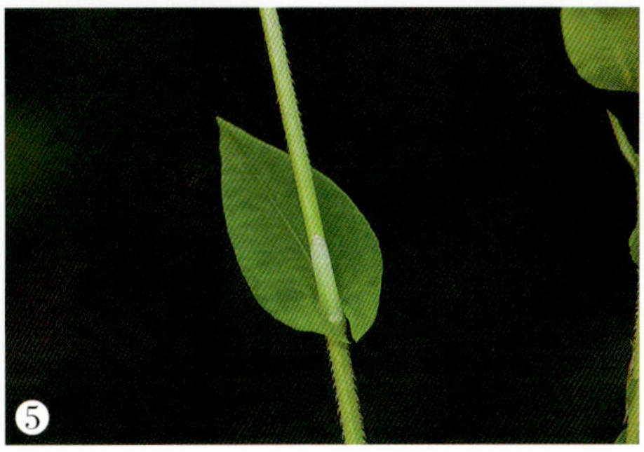

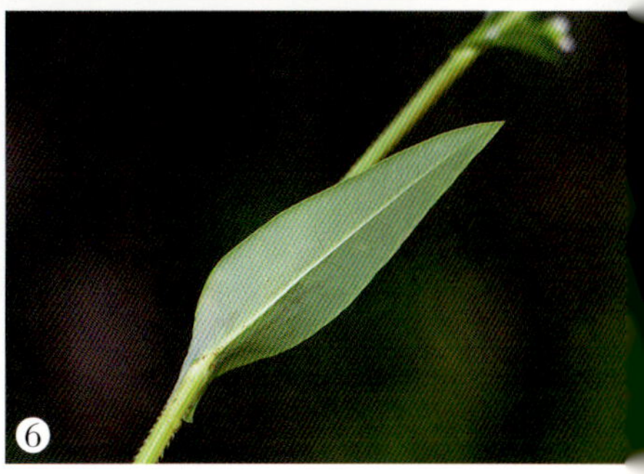

❶居群　❷花序　❸花枝　❹托叶鞘　❺茎叶　❻叶背

相似种 中华蓼

Polygonum sinicum (Migo) Fang et Cheng

一年生蔓性草本。茎基部匍匐，节上生不定根，有细棱，疏被倒生小钩刺。叶互生；叶片卵状三角形，先端渐尖或长渐尖，基部戟状箭形，两侧具明显卵形裂片；托叶鞘膜质，筒状，顶端截形，有长缘毛。圆锥花序，密生紫色腺毛；总花梗较长，花蕾钝圆；花红色。瘦果近圆球形，成熟时栗褐色或灰白色，有光泽。分布于浙江、安徽、福建、江西等地。生于海拔1000米以下的沟边、湿地。

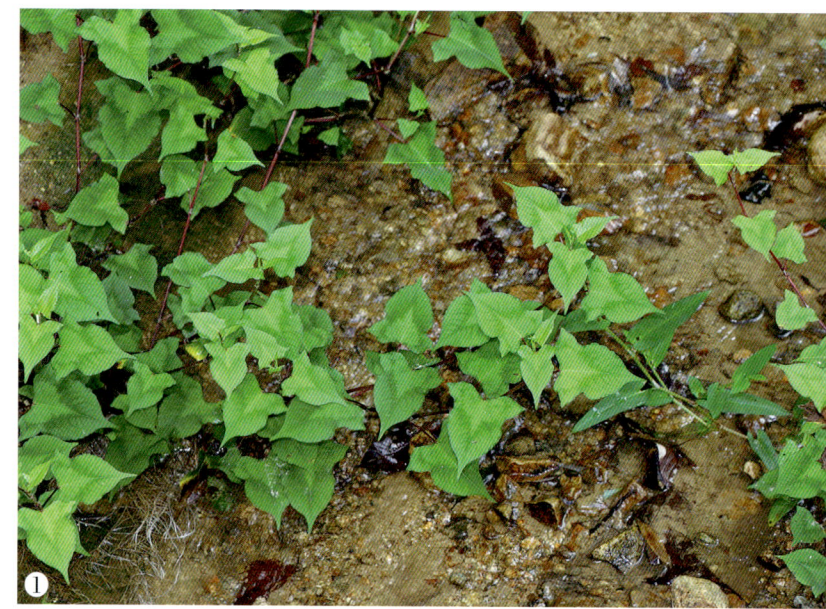

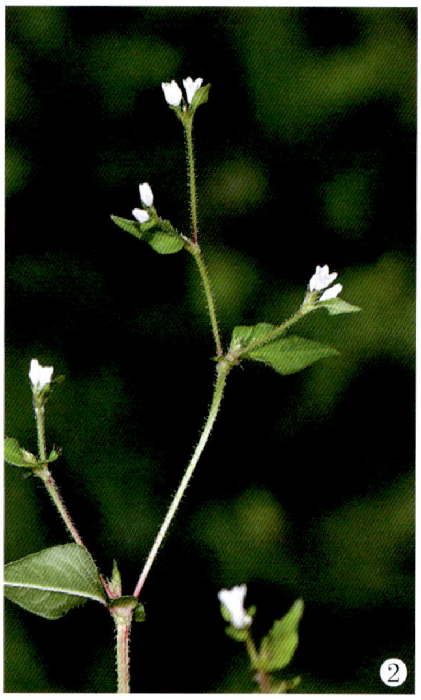

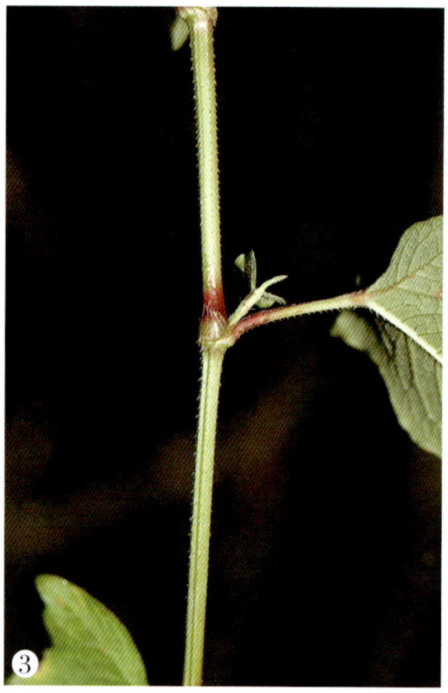

❶茎叶 ❷花序 ❸托叶鞘 ❹叶 ❺叶背

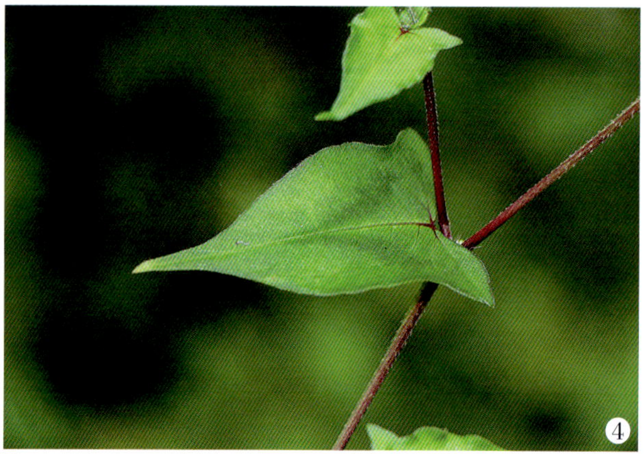

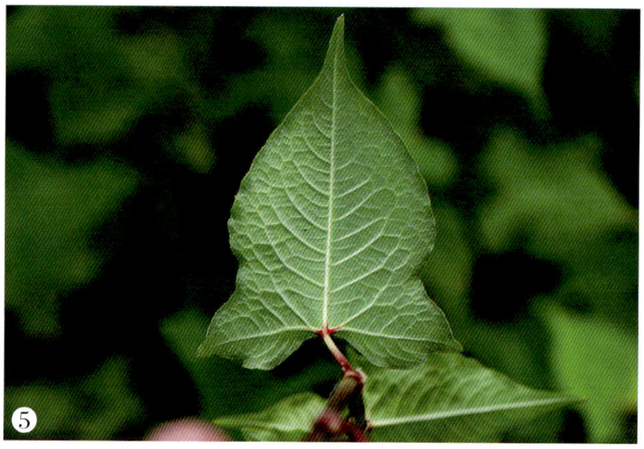

相似种 戟叶蓼

Polygonum thunbergii Sieb. et Zucc.

一年生蔓性草本。茎沿棱具倒生小钩刺，无毛。叶互生，三角状戟形，两面密生糙毛，有墨斑；托叶鞘膜质，边缘具叶状翅，翅近全缘，具粗缘毛。聚伞状头状花序。瘦果卵状三棱形，黄褐色。花果期8~10月。分布于陕西、甘肃、四川、贵州、云南和东北、华北、华东、华中、华南地区。生于海拔90~2400米的山谷、湿地、山坡、草丛。

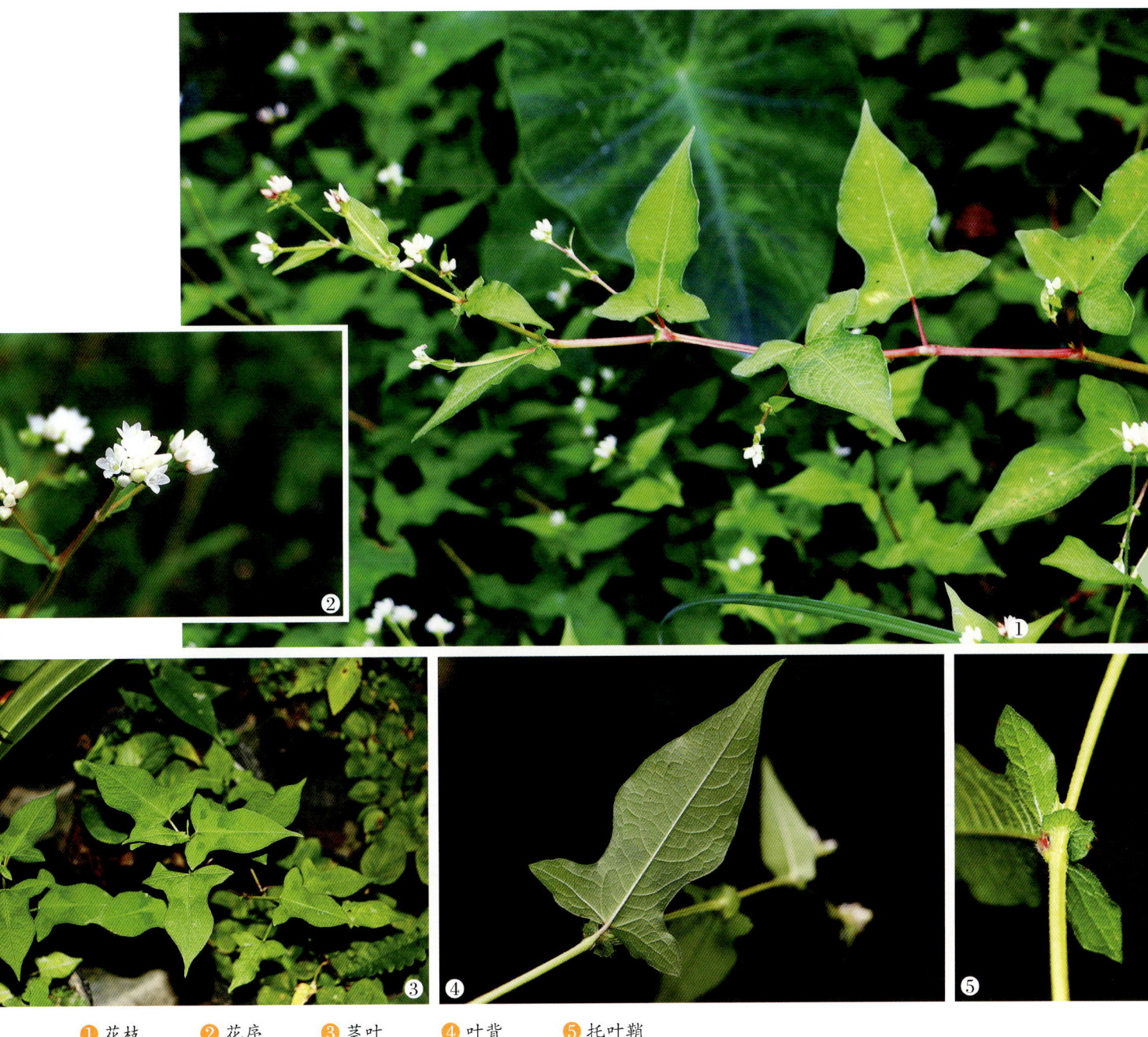

❶ 花枝　❷ 花序　❸ 茎叶　❹ 叶背　❺ 托叶鞘

相似种 荞叶蓼

Persicaria debilis (Meisn.) H. Gross ex W.T. Lee

一年生草本。茎细长、平滑，有逆向小刺，下部横卧，有须根。叶互生，有柄，三角形，先端锐尖，基部截形，有褐色斑纹；托叶鞘短，口缘有小叶片。头状花序组成伞形花序或近伞形花序，花白色，花萼倒椭圆形，先端增宽。雄蕊5~8枚。瘦果三棱形。花期7~10月。2017年在景宁畲族自治县东坑、大际等乡镇发现有该种分布，为我国首次发现。

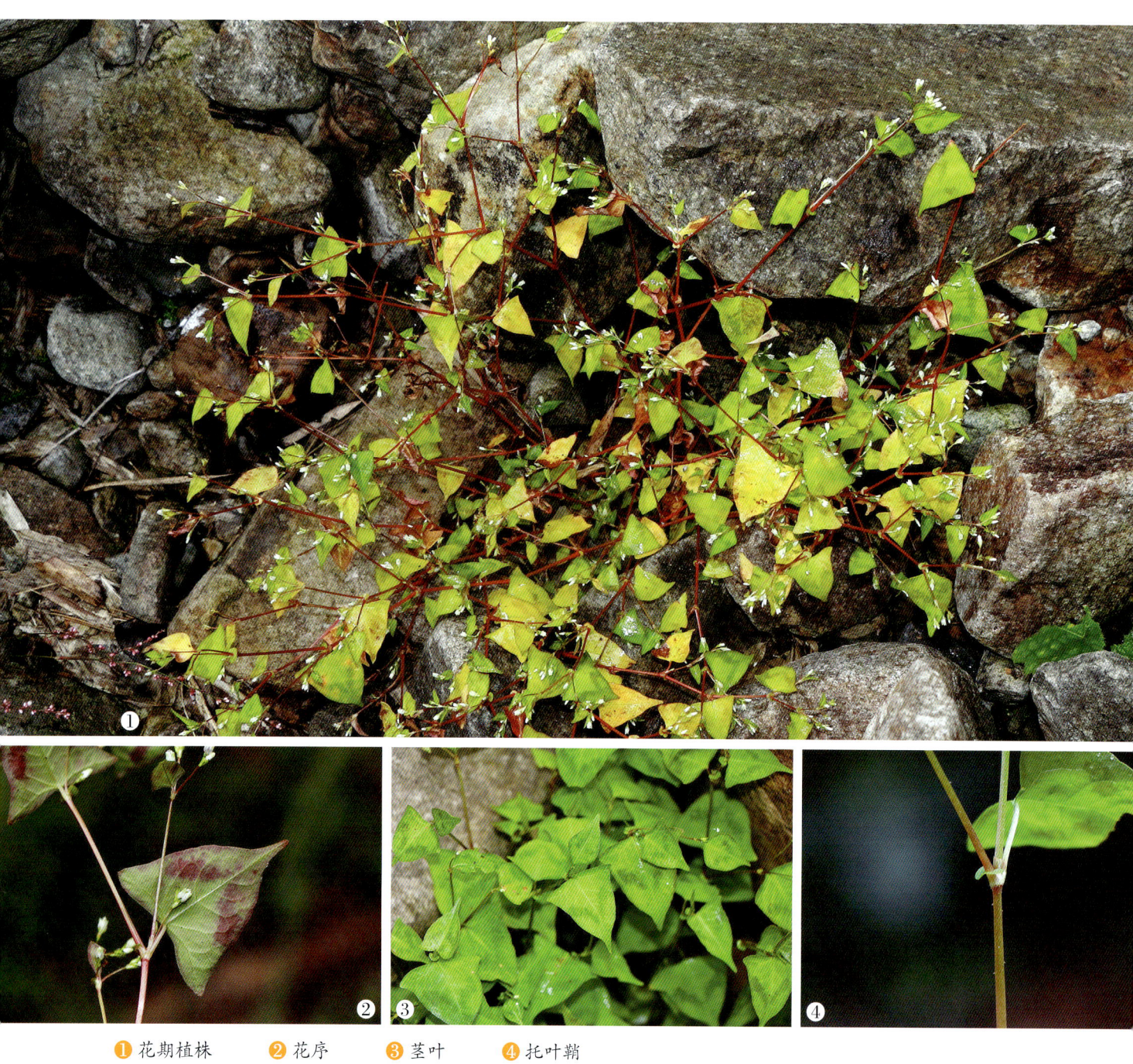

❶ 花期植株　❷ 花序　❸ 茎叶　❹ 托叶鞘

32 酸模

学　　名	*Rumex acetosa* Linn.
科　　名	蓼科
畲族名	薛黄头、羊舌头草
土　　名	土大黄

形态特征

多年生草本，具肉质根。茎圆柱形，具深沟槽，通常不分枝。基生叶披针形至宽卵状长圆形，顶端急尖或圆钝，基部箭形，全缘；茎生叶向上逐渐变小；托叶鞘膜质，易破裂。雌雄异株狭圆锥花序；内轮果被边缘全缘。瘦果椭圆形，两端尖，黑褐色，有光泽。花期5~7月，果期6~8月。

分布与生境

分布于我国南北各地。生于海拔400~4100米的山坡、林缘、沟边、路旁。

药用价值

主治疥癣。中医另用于治疗吐血、淋浊、湿疹、痢疾、便秘、内痔出血；外用治疗疔疮、神经性皮炎、热痢、淋病、小便不通、恶疮。

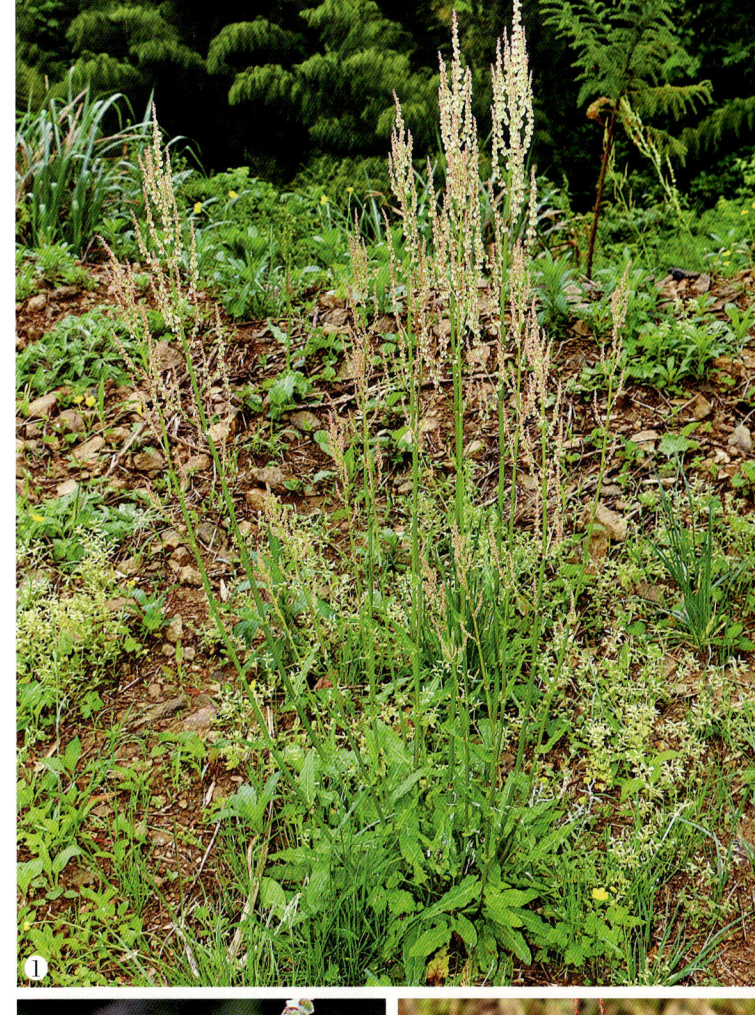
❶ 花果期植株

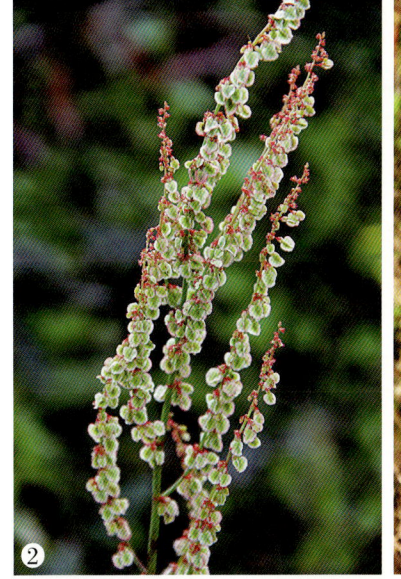
❷ 果序

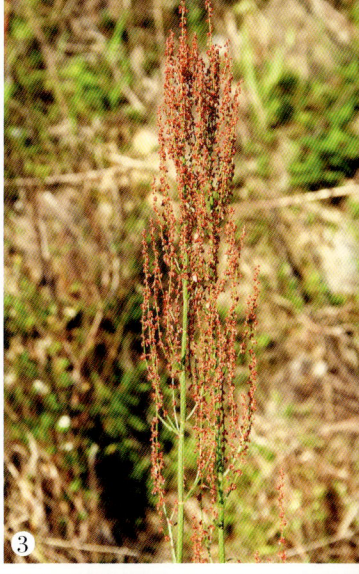
❸ 花序

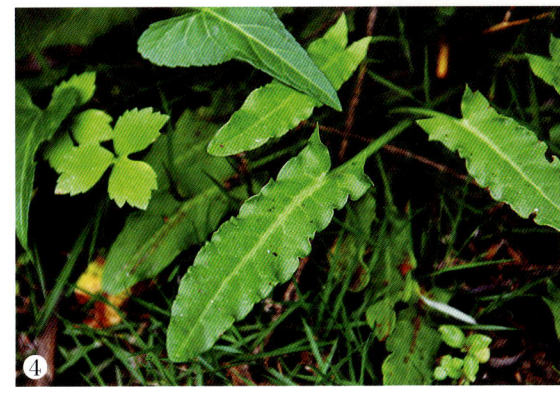
❹ 基生叶

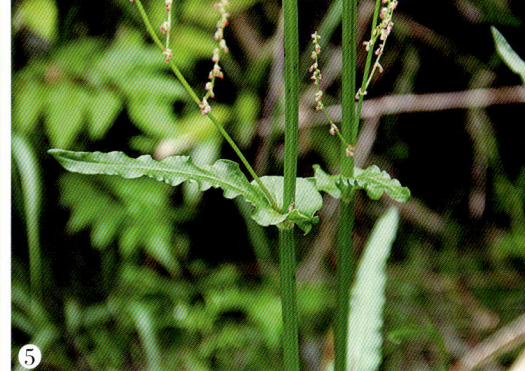
❺ 茎生叶

33 羊蹄

| 学 名 | *Rumex japonicus* Houtt. | 科 名 | 蓼科 |
| 畲族名 | 藓黄头、羊舌头草 | 土 名 | 土大黄 |

形态特征

多年生草本。茎具沟槽，常不分枝。基生叶具长柄，叶片长圆形或披针状长圆形，顶端急尖，基部圆形或心形，边缘微波状；茎生叶上部较小而狭，基部楔形；托叶鞘膜质，易破裂。圆锥花序；内轮果被边缘每侧具不整齐的小齿。瘦果宽卵形，两端尖，暗褐色，有光泽。花期5～6月，果期6～7月。

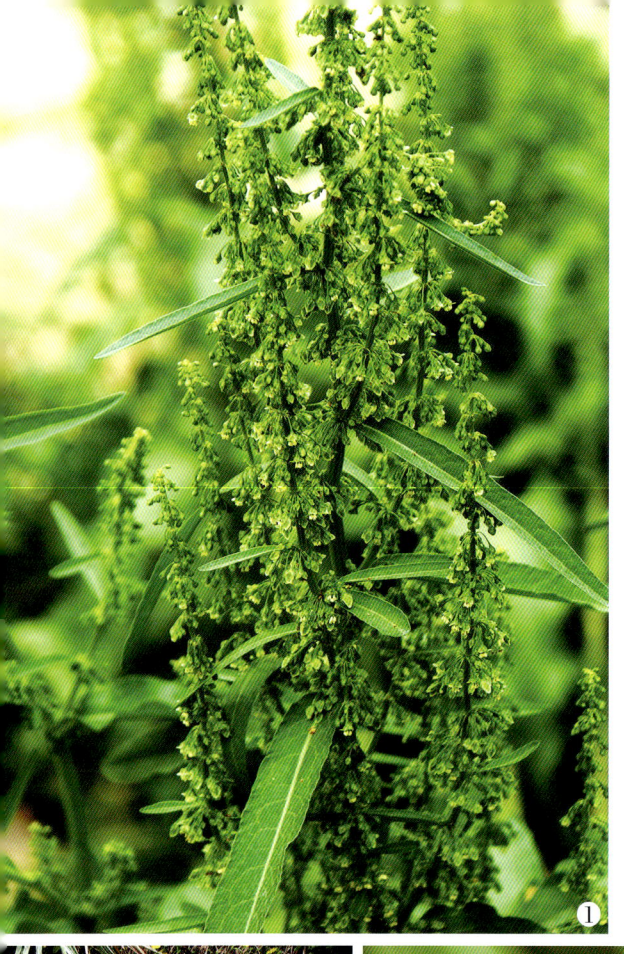
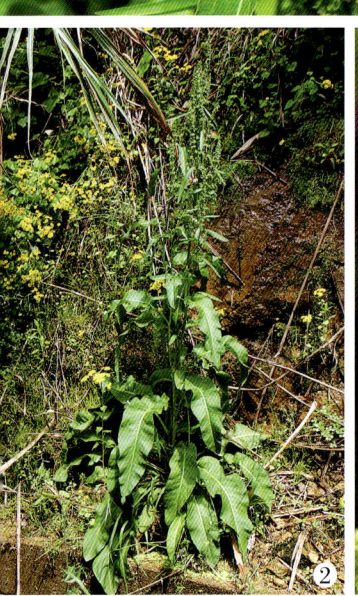
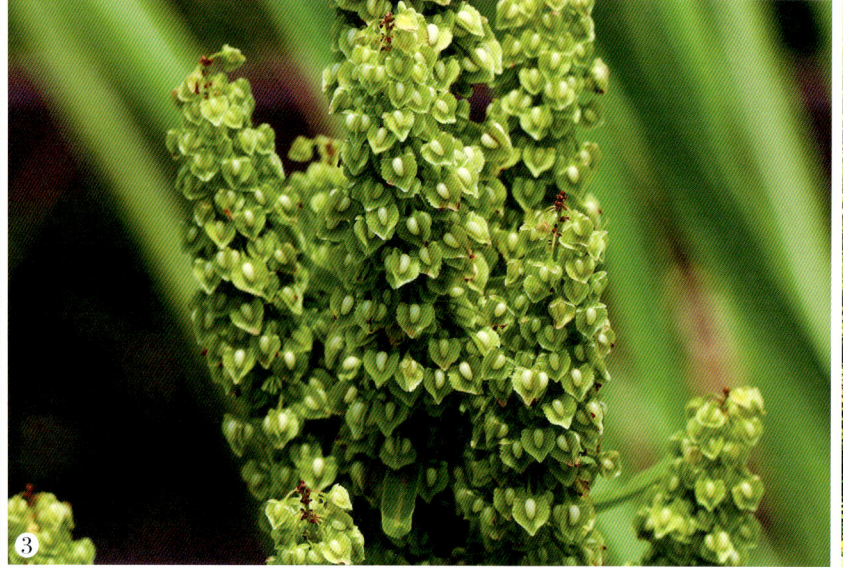
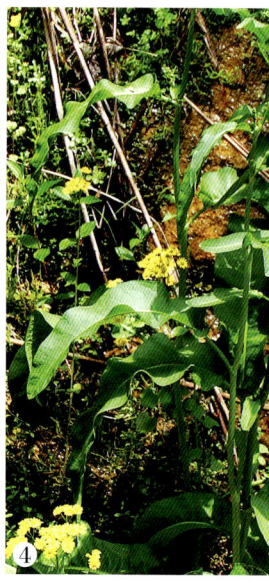

❶ 花序　　❷ 花果期植株　　❸ 果序　　❹ 茎生叶

分布与生境

分布于陕西、四川、贵州和东北、华北、华东、华中、华南地区。生于海拔30～3400米的田边、路旁、河滩、沟边、湿地及沙丘上。

药用价值

主治疥癣、紫癜、疟疾、疔、疖。中医另用于治疗鼻出血、功能性子宫出血、慢性肝炎、肛门周围炎、大便秘结；外用治外痔、急性乳腺炎、黄水疮。现代药理研究表明还具有抗氧化、抗菌、抗肿瘤、抗炎、保护肝脏、生发、活血和治疗骨质疏松等作用。

34 钝叶酸模

| 学 名 | *Rumex obtusifolius* Linn. | 科 名 | 蓼科 |
| 畲族名 | 土大黄、鲜大黄 | 土 名 | 金不换 |

形态特征

多年生草本。茎直立有分枝，具深沟槽，无毛。基生叶长圆状卵形或长卵形，顶端钝圆或稍尖，基部心形，边缘微波状，上面无毛，下面疏生小突起；茎生叶长卵形，较小，叶柄较短；托叶鞘膜质，易破裂。圆锥花序内轮果被边缘每侧具2～3个刺状齿。瘦果卵形，暗褐色，有光泽。花期5～6月，果期6～7月。

分布与生境

分布于河北、山东、陕西、甘肃、江苏、浙江、江西、安徽、湖南、湖北、四川等地。生于海拔50～1100米的田边、路旁、沟边、湿地。景宁畲族自治县鹤溪街道有分布，少见。

药用价值

主治跌打损伤。中医另用于祛瘀、消肿、通便、杀虫。现代药理研究表明还具有抗菌、止血、保护肝脏、降血糖、抗炎、抗肿瘤、治疗皮肤病等作用。

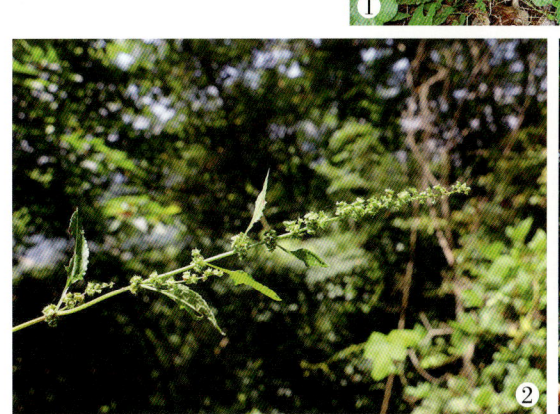
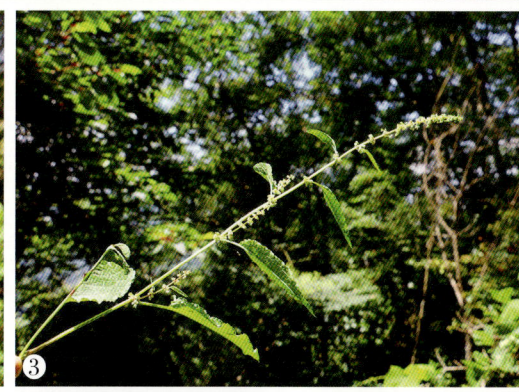
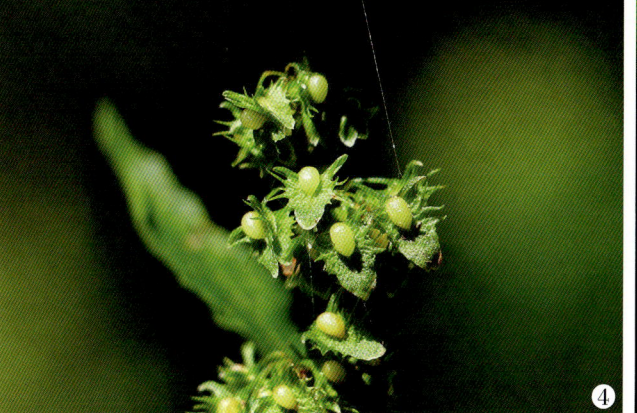
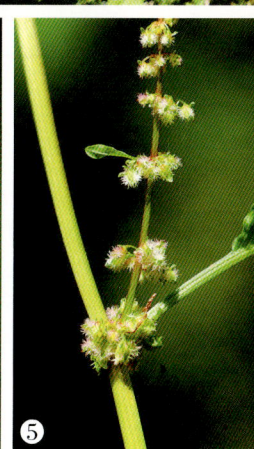

❶ 植株
❷ 果序
❸ 花枝
❹ 瘦果
❺ 花序

相似种 齿果酸模

Rumex dentatus Linn.

一年生草本。茎具浅沟槽；茎下部叶长圆形或长椭圆形，边缘浅波状；茎生叶较小。圆锥花序，内轮果被边缘每侧具2～4个刺状齿。瘦果卵形，两端尖，黄褐色，有光泽。花期5～6月，果期6～7月。分布于四川、贵州、云南和华北、西北、华东、华中地区。生于海拔30～2500米的沟边、湿地、山坡、路旁。在景宁畲族自治县绿化带中偶见。

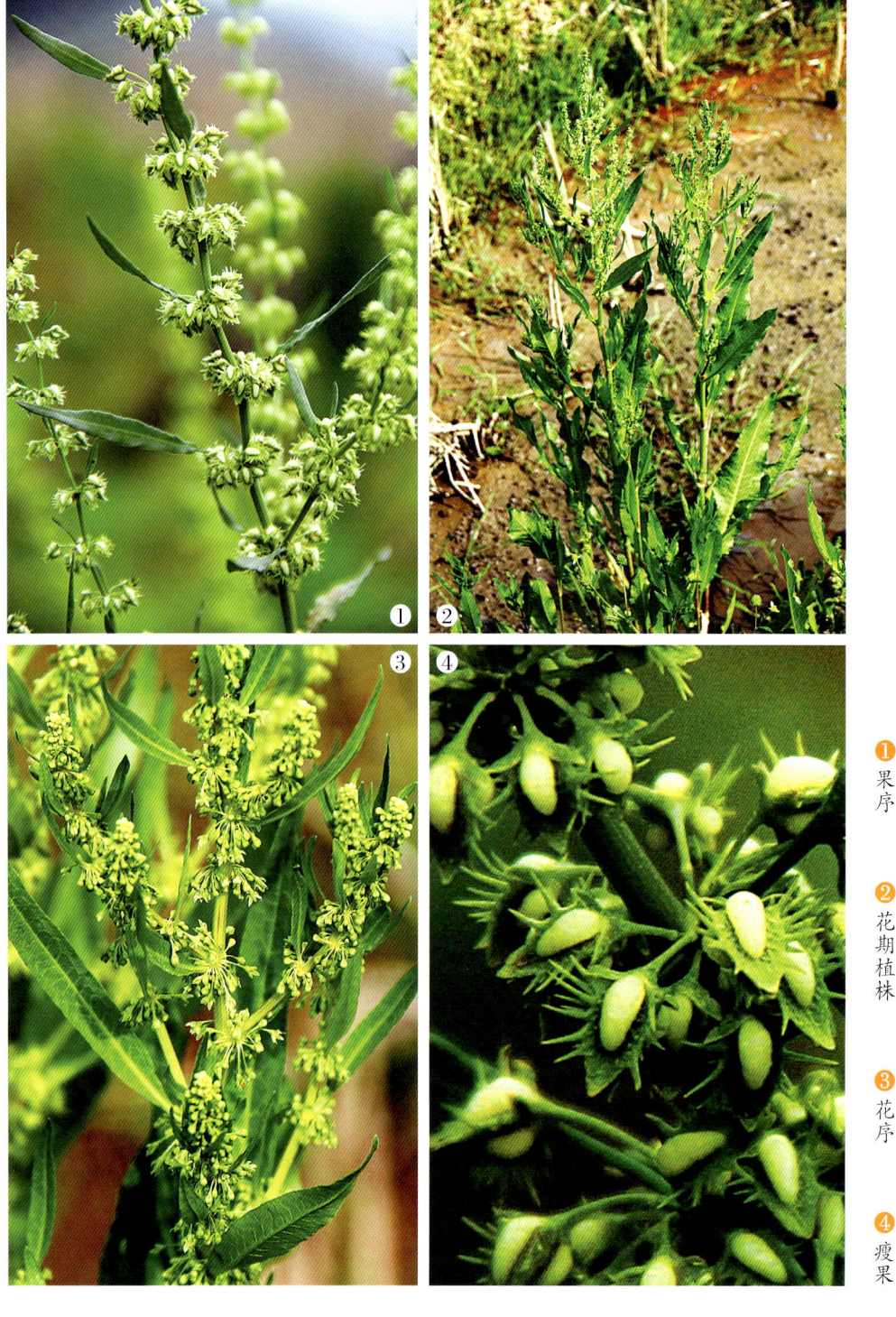

❶ 果序
❷ 花期植株
❸ 花序
❹ 瘦果

相似种 长刺酸模

Rumex trisetifer Stokes

　　一年生草本。根红褐色。茎下部的叶片长圆形或披针状长圆形，边缘波状；茎上部的叶片较小，狭披针形。圆锥花序，内轮果被边缘每侧具1根针刺。瘦果椭圆形，两端尖，黄褐色，有光泽。花期5～6月，果期6～7月。分布于陕西、江苏、浙江、安徽、江西、湖南、湖北、四川、台湾、福建、广东、海南、广西、贵州、云南等地。生于海拔30～1300米的田边、湿地、水边、山坡、草地。偶见于景宁畲族自治县城郊或村庄附近。

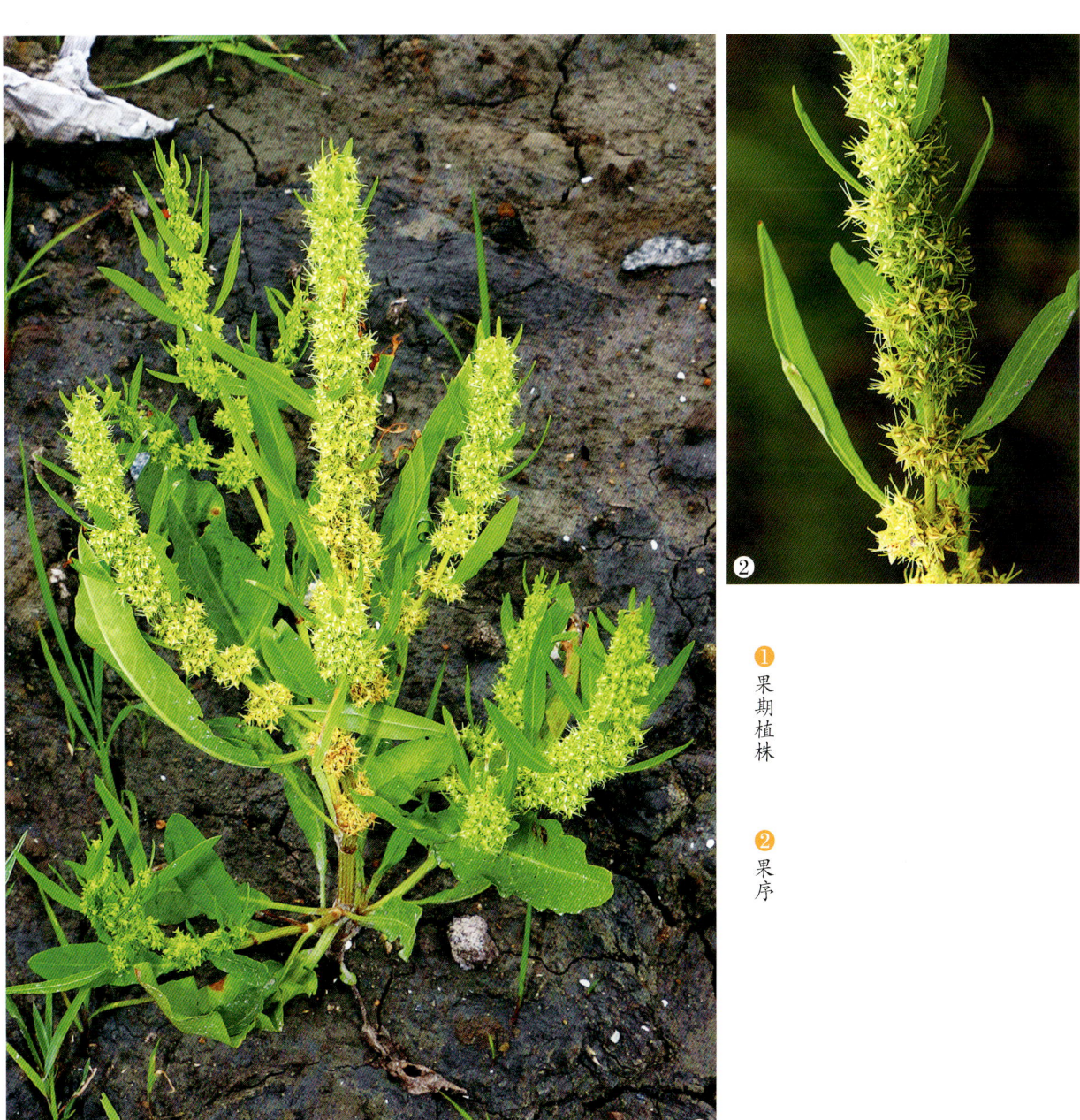

❶ 果期植株

❷ 果序

35 土牛膝

学　　名	*Achyranthes aspera* Linn.
科　　名	苋科
畲族名	鸡骨草
土　　名	土牛膝

形态特征

多年生草本。根细长，土黄色。茎四棱形，有柔毛。叶纸质，宽卵状倒卵形或椭圆状矩圆形，顶端圆钝，具突尖，基部楔形或圆形，全缘或波状缘，两面密生柔毛。穗状花序；花疏生；小苞片刺状，常带紫色，基部两侧各有1个薄膜质翅，全部贴生于刺部，但易于分离；退化雄蕊顶端截状或细圆齿状，有具分枝流苏状长缘毛。胞果卵形，种子卵形，棕色。花期6～8月，果期10月。

分布与生境

分布于湖南、江西、浙江、福建、台湾、广东、广西、四川、云南、贵州。生于海拔200～2300米的山坡疏林或村庄附近空旷地。

药用价值

主治癫痫、肝病、肌肉劳损、月经不调、骨节疼痛、腰膝痹痛、痢疾、尿道炎、经闭、跌打损伤、痈疽肿毒。中医另用于治疗感冒发热、扁桃体炎、白喉、流行性腮腺炎、泌尿系结石、肾炎水肿。

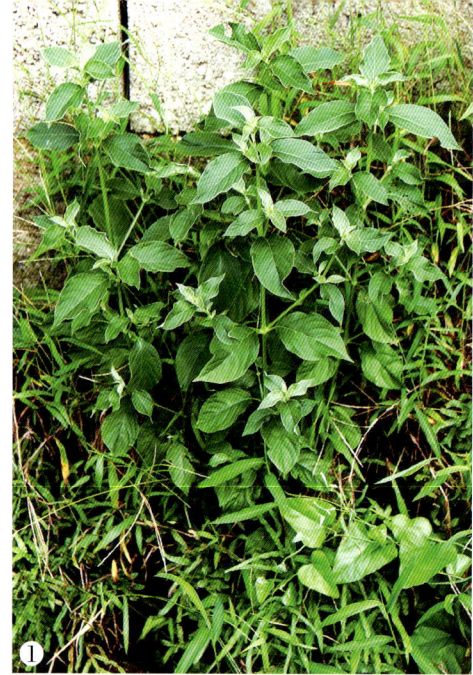

❶ 植株

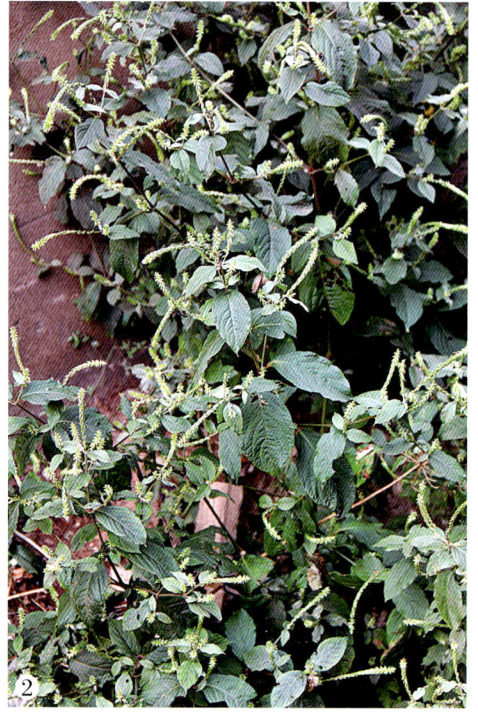

❷ 花期植株

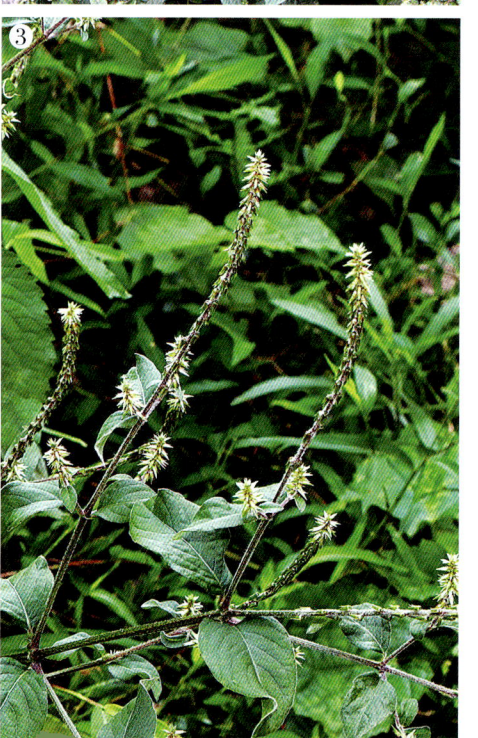

❸ 花果序

36 牛膝

| 学　名 | *Achyranthes bidentata* Blume | 科　名 | 苋科 | 畲族名 | 白鸡骨草 |

形态特征

多年生草本。根圆柱形，土黄色。茎有棱角或四方形，绿色或带紫色，或近无毛。叶片椭圆形或椭圆披针形，少数倒披针形，顶端尾尖，基部楔形或宽楔形，两面有贴生或开展柔毛；叶柄有柔毛。穗状花序；花密生；小苞片刺状，基部两侧各有一卵形膜质小裂片；退化雄蕊顶端平圆，稍有缺刻状细锯齿。胞果矩圆形，黄褐色，光滑。种子矩圆形，黄褐色。花期7～9月，果期9～10月。

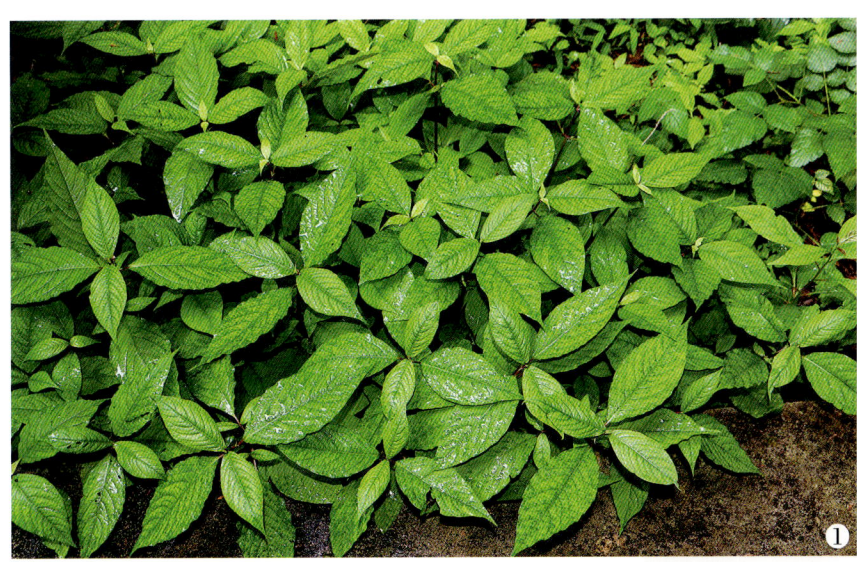
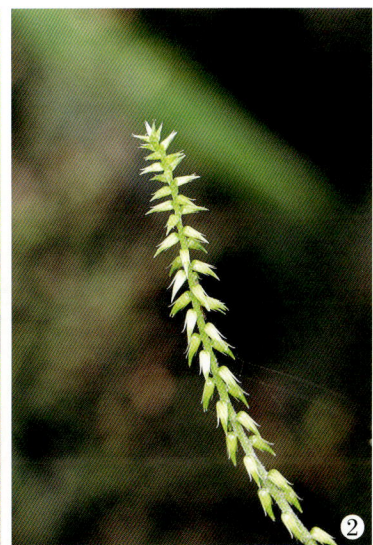

分布与生境

除东北外全国广布。生于海拔200～1750米的山坡疏林下、沟边或路旁阴湿处。

药用价值

主治无力。中医另用于治疗腰膝酸痛、经闭症瘕、肝阳眩晕、淋证、尿血、月经不调、难产、胞衣不下、脚气水肿、产后腹痛、鼻衄、虚火牙痛、喉痹、痈肿、跌打损伤、四肢拘挛、痿痹。熟用可补肝肾、强筋骨。

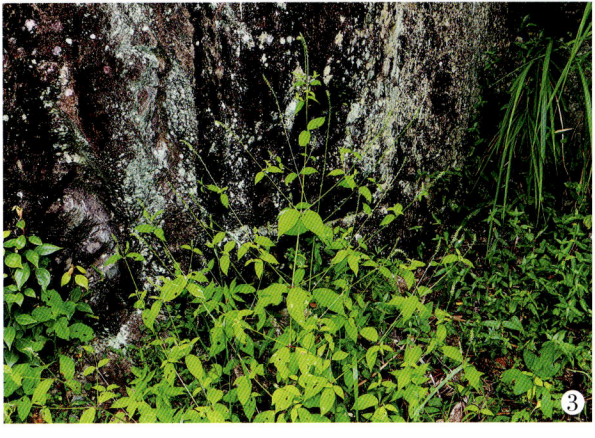

❶ 居群　　❷ 花果序　　❸ 花期植株

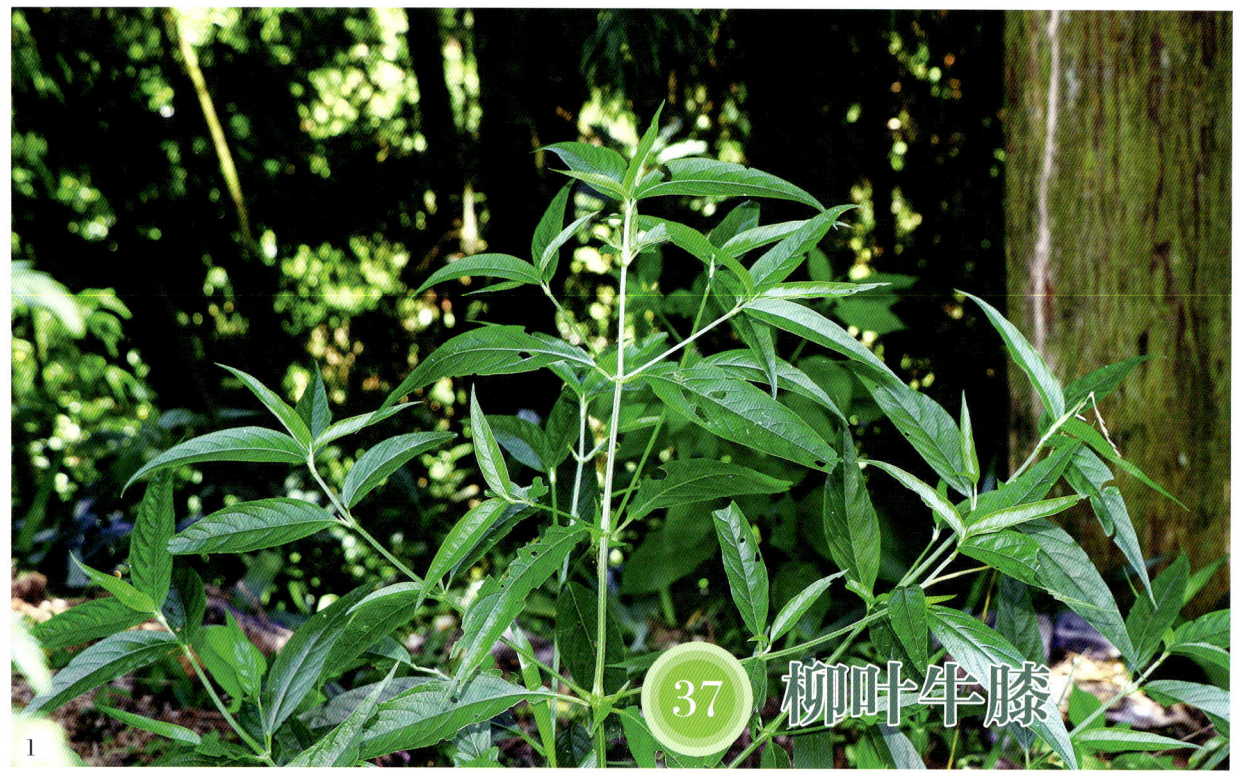

37 柳叶牛膝

学 名	*Achyranthes longifolia* (Makino) Makino
科 名	苋科
畲族名	白鸡脚橙
土 名	白牛膝

形态特征

本种和牛膝相近，区别为：叶片披针形或宽披针形，顶端尾尖；小苞片针状，基部有2耳状薄片，仅有缘毛；退化雄蕊方形，顶端有不明显牙齿。花果期9～11月。

分布与生境

分布于陕西、浙江、江西、湖南、湖北、四川、云南、贵州、广东、台湾等地。生于山坡上。

药用价值

主治咽喉肿痛。

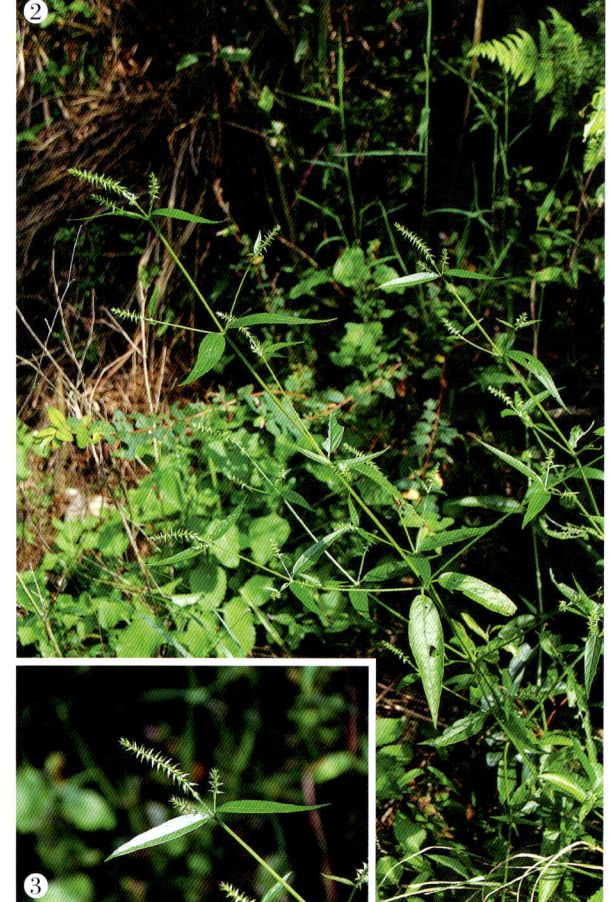

❶ 茎叶　❷ 花期植株　❸ 花果序

38 红柳叶牛膝

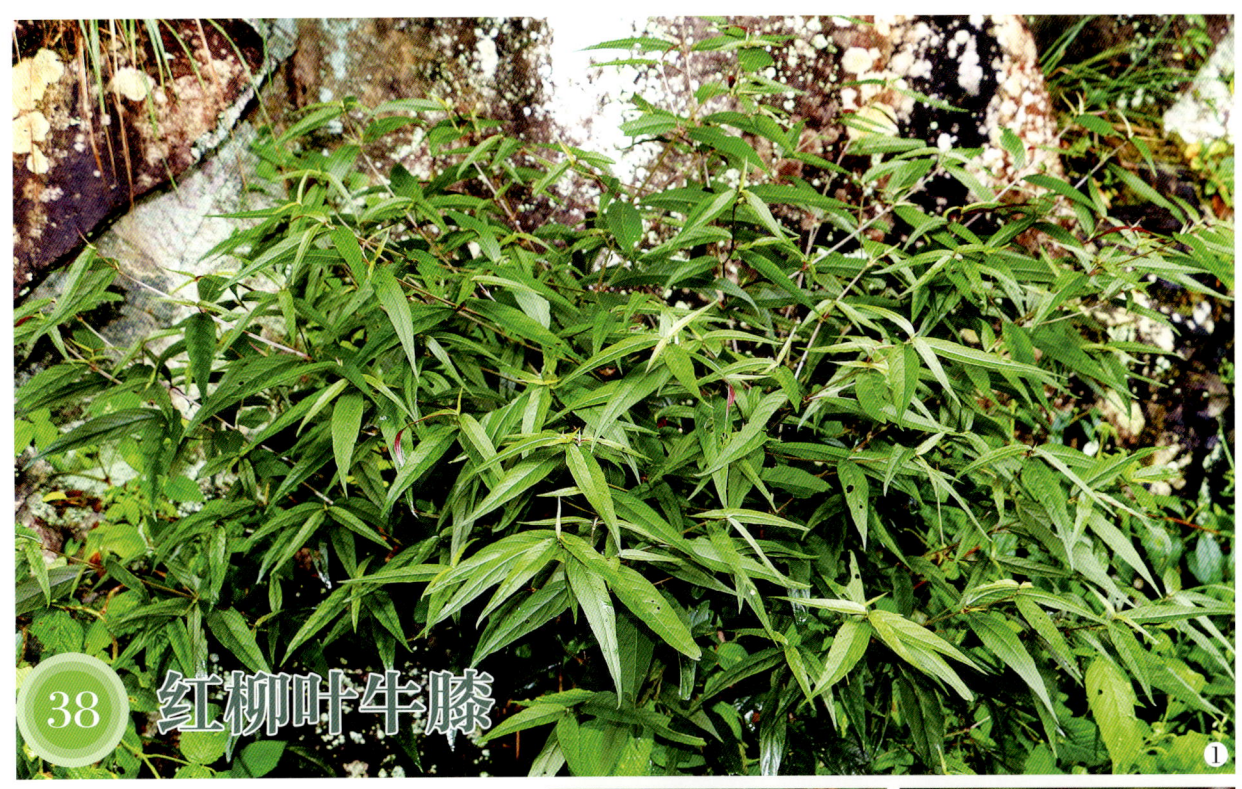

学　名	*Achyranthes longifolia* (Makino) Makino f. *rubra* Ho
科　名	苋科
畲族名	狗骨草
土　名	红牛膝

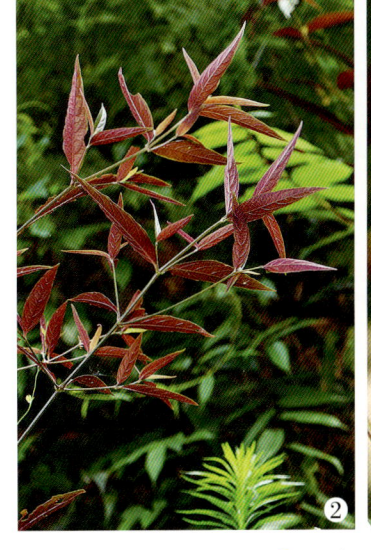 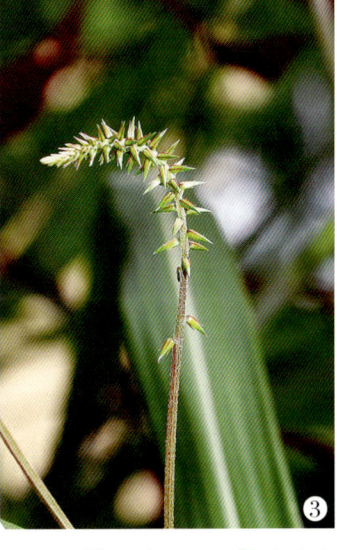

❶ 植株　❷ 叶背　❸ 花果序

形态特征

多年生草本。根淡红色至红色。茎有分枝，节稍膨大，疏生柔毛。叶上面深绿色，下面紫红色至深紫色，先端长渐尖，基部楔形。穗状花序顶生或腋生，紫红色。花果期9～11月。

分布与生境

分布于陕西、浙江、江西、湖南、湖北、四川、云南、贵州、广东、台湾等地。生于山坡上。

药用价值

主治风湿、跌打损伤、腰扭伤。

39 刺苋

学 名	*Amaranthus spinosus* Linn.	科 名	苋科
畲族名	野苋菜	土 名	刺苋菜

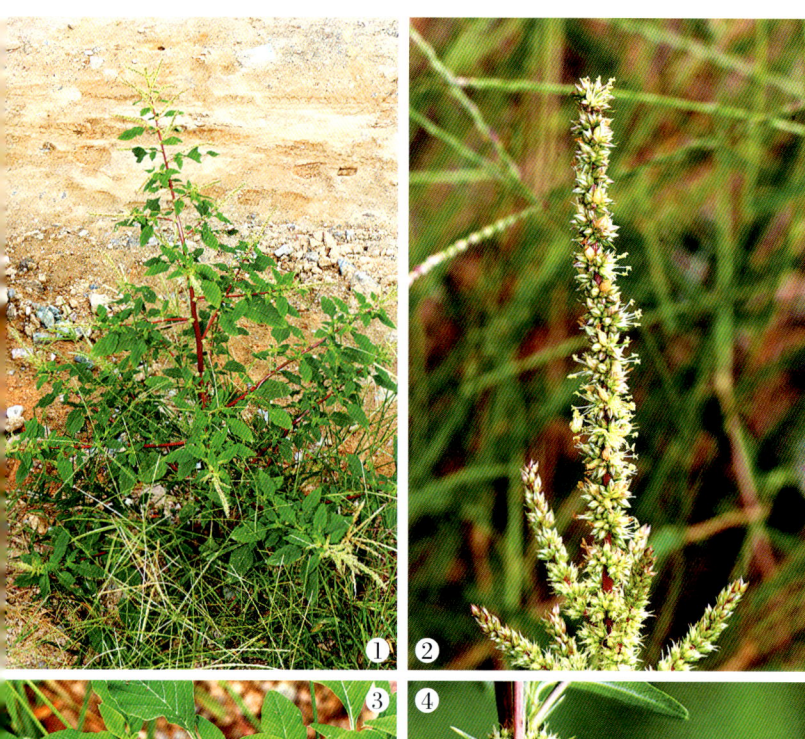

❶ 花期植株　❷ 花序　❸ 茎叶　❹ 茎刺

形态特征

一年生草本。茎直立，圆柱形或钝棱形，多分枝，有纵条纹，绿色或带紫色，无毛或稍有柔毛。叶片菱状卵形或卵状披针形，顶端圆钝，具微突头，基部楔形，全缘，叶腋有刺。圆锥花序腋生及顶生，下部顶生花穗常全部为雄花；苞片在腋生花簇及顶生花穗的基部者变成尖锐直刺；小苞片狭披针形；花被片5枚，绿色，顶端急尖，具突尖，边缘透明，中脉绿色或带紫色，在雄花者矩圆形，在雌花者矩圆状匙形；雄蕊5枚。胞果矩圆形；种子近球形，黑色或带棕黑色。花果期7～11月。

分布与生境

分布于陕西、河南、安徽、江苏、浙江、江西、湖南、湖北、四川、云南、贵州、广西、广东、福建、台湾等地。生于空旷地、田野、路旁或园圃。

药用价值

主治血尿、痢疾、牙龈糜烂、臁疮出血、痈疽疔疗、赤白带。中医另用于治疗肠炎、胃及十二指肠溃疡出血、痔疮便血；外用治疗毒蛇咬伤、皮肤瘙痒、疖肿脓肿。

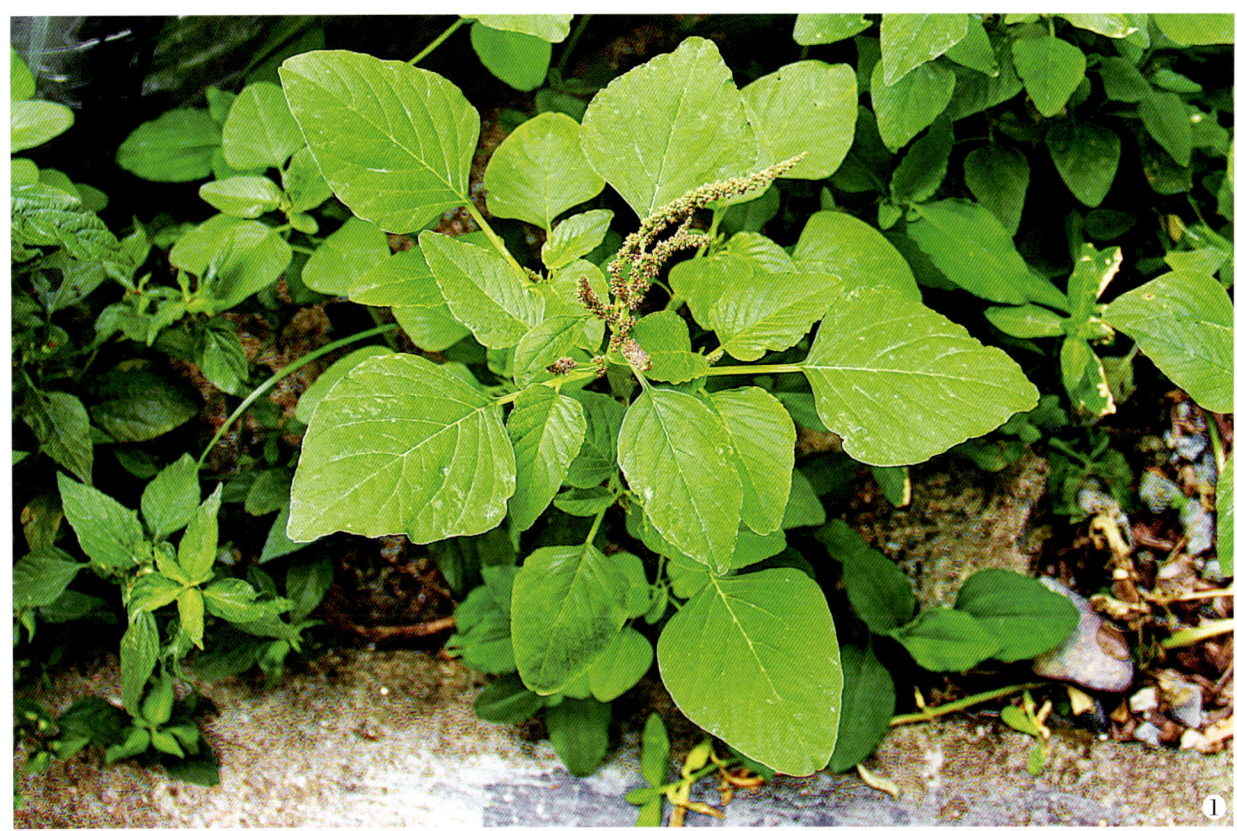

相似种 凹头苋

Amaranthus lividus Linn.

一年生草本，全体无毛。茎伏卧而上升，由基部分枝，淡绿色或紫红色。叶片卵形或菱状卵形，顶端凹缺，基部宽楔形，全缘或稍呈波状。花簇腋生，茎端或枝端成直立穗状花序或圆锥花序；花被片3枚，长圆形或披针形，先端急尖，黄绿色；雄蕊3枚。胞果扁卵形，不裂，微皱缩而近平滑。种子环形，黑色至黑褐色，边缘具环状边。花期7～8月，果期8～9月。除内蒙古、宁夏、青海、西藏外，全国广泛分布。生于田野、村庄附近。

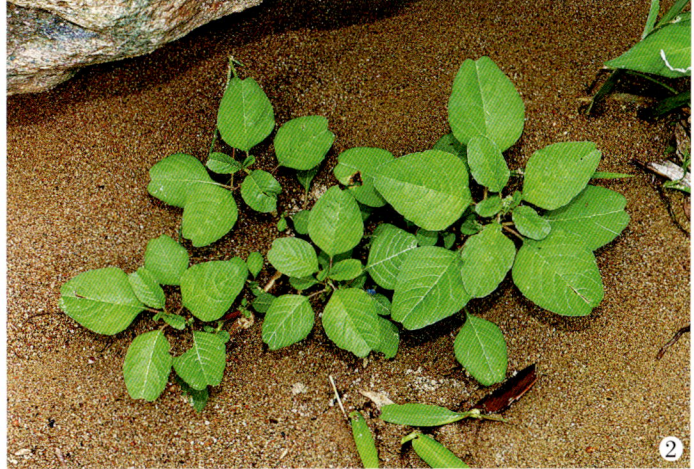

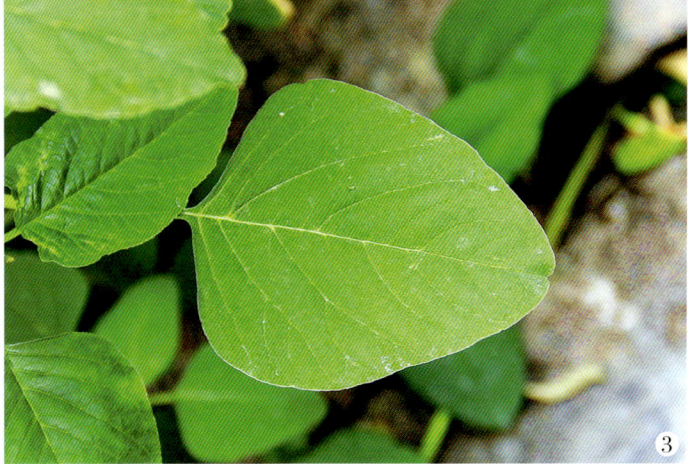

① 花果期植株
② 植株
③ 叶

相似种 苋

Amaranthus tricolor Linn.

一年生草本。茎粗壮，绿色或红色，常分枝，幼时有毛或无毛。叶片卵形、菱状卵形或披针形，顶端圆钝或尖凹，具凸尖，基部楔形，全缘或波状缘，无毛。花密集成球形花簇，腋生或排成顶断续的穗状花序；花被片3枚，矩圆形，顶端有长芒尖；雄蕊3枚。种子近圆形或倒卵形，黑色或黑棕色，边缘钝。花期5~8月，果期7~9月。原产印度，现全国各地均有栽培，有时为半野生。

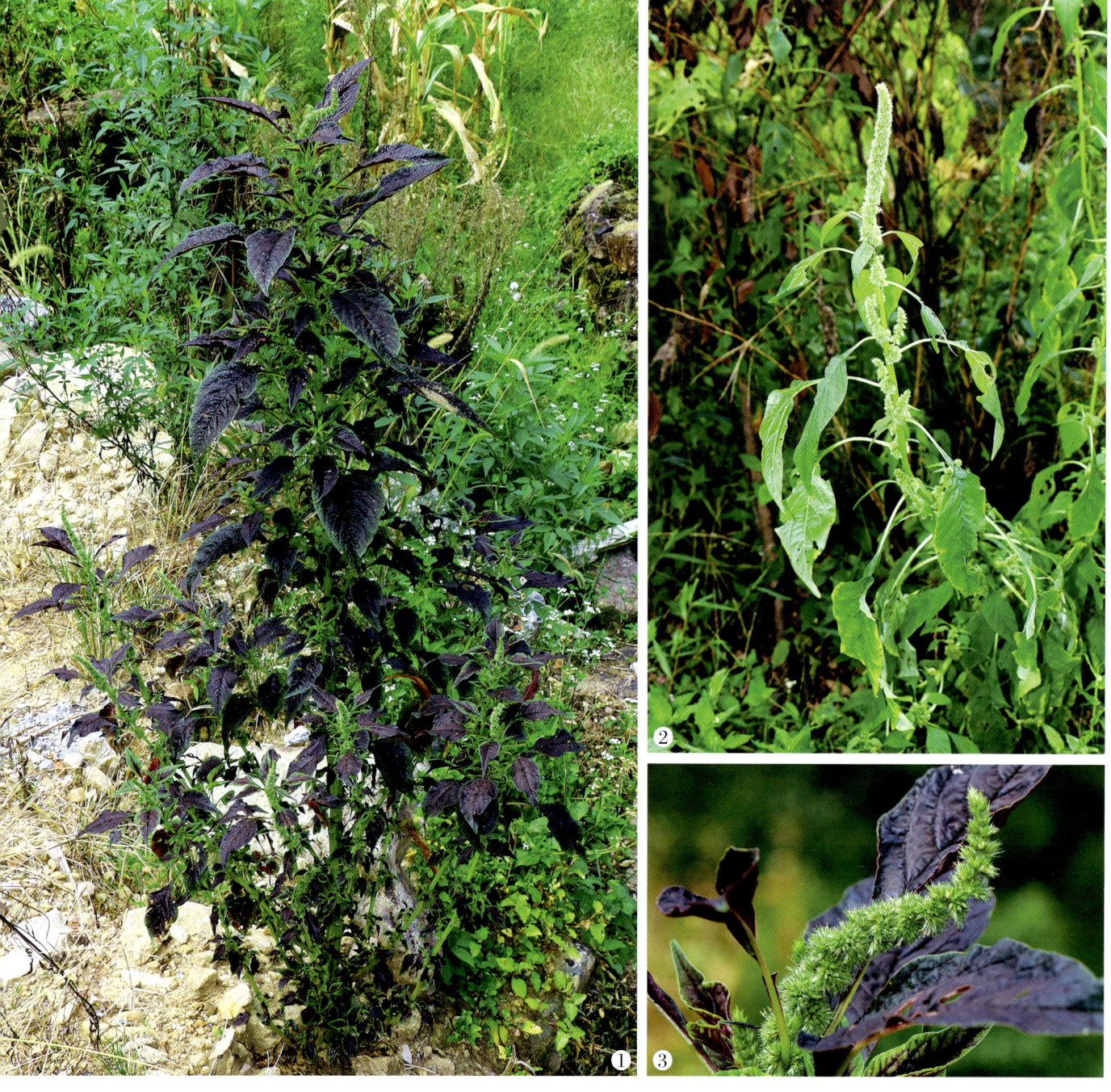

❶❷ 花果期植株　　❸ 果序

40 鸡冠花

| 学　名 | *Celosia cristata* Linn. | 科　名 | 苋科 |
| 畲族名 | 鸡冠花 | 土　名 | 青葙子 |

形态特征

一年生草本，全株无毛。茎有纵棱。叶片卵形、卵状披针形或披针形。花多数，极密生，呈扁平肉质鸡冠状、卷冠状或羽毛状的穗状花序，一个大花序下面有数个较小的分枝，圆锥状矩圆形，表面羽毛状；花被片红色、紫色、黄色、橙色或红色黄色相间。种子扁球形，黑色，有光泽。花果期7～9月。

分布

我国南北各地均有栽培。

药用价值

（1）花：主治白带、咯血、吐血、鼻衄、关节炎、神经痛、赤白痢。中医另用于治疗崩漏、便血、痔血、久痢不止、痔漏下血、血淋。

（2）种子：中医用于治疗肠风便血、赤白痢疾、淋浊、崩漏、目赤肿痛。现代药理研究表明还具有抗阴道毛滴虫、抗衰老、抗肿瘤、防治糖尿病及增强机体免疫力等作用。

❶ 居群　　❷ 花期植株　　❸ 花序

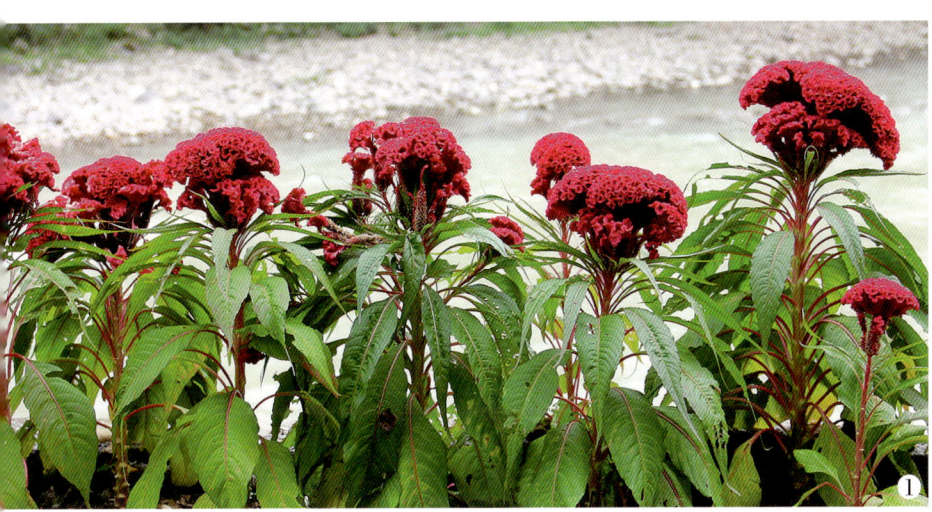
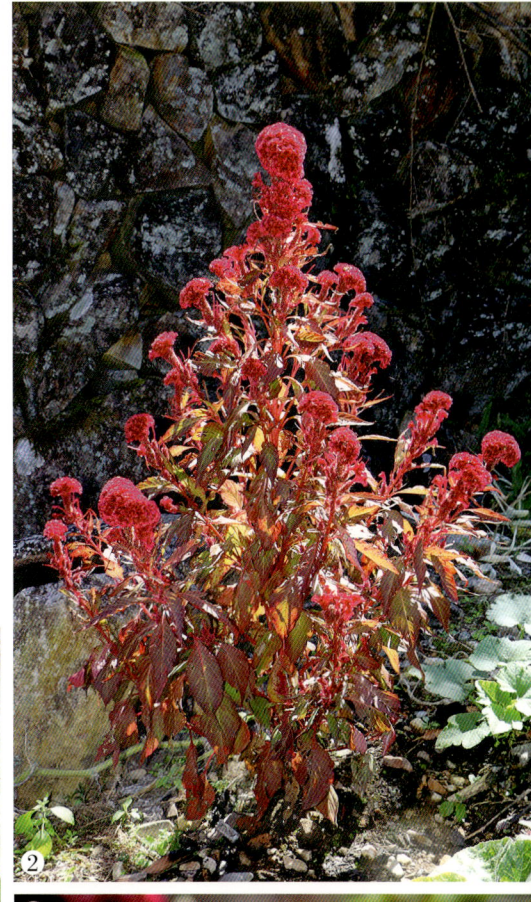
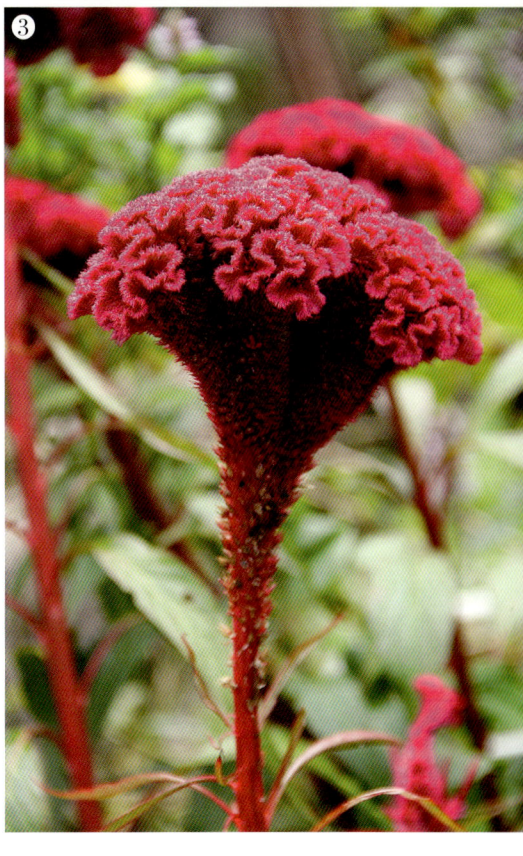

相似种 青葙

Celosia argentea Linn.

一年生草本，全体无毛。茎直立，有明显条纹，绿色或红色。叶片矩圆披针形、披针形或披针状条形。花多数，密生，在茎端或枝端呈单一、无分枝的塔状或圆柱状穗状花序；花被片矩圆状披针形，初为白色顶端带红色，或全部粉红色，后成白色；花药紫色。胞果卵形。种子凸透镜状肾形。花期5～8月，果期6～10月。分布几遍全国。生于海拔1100米以下的平原、河边、丘陵、山坡。

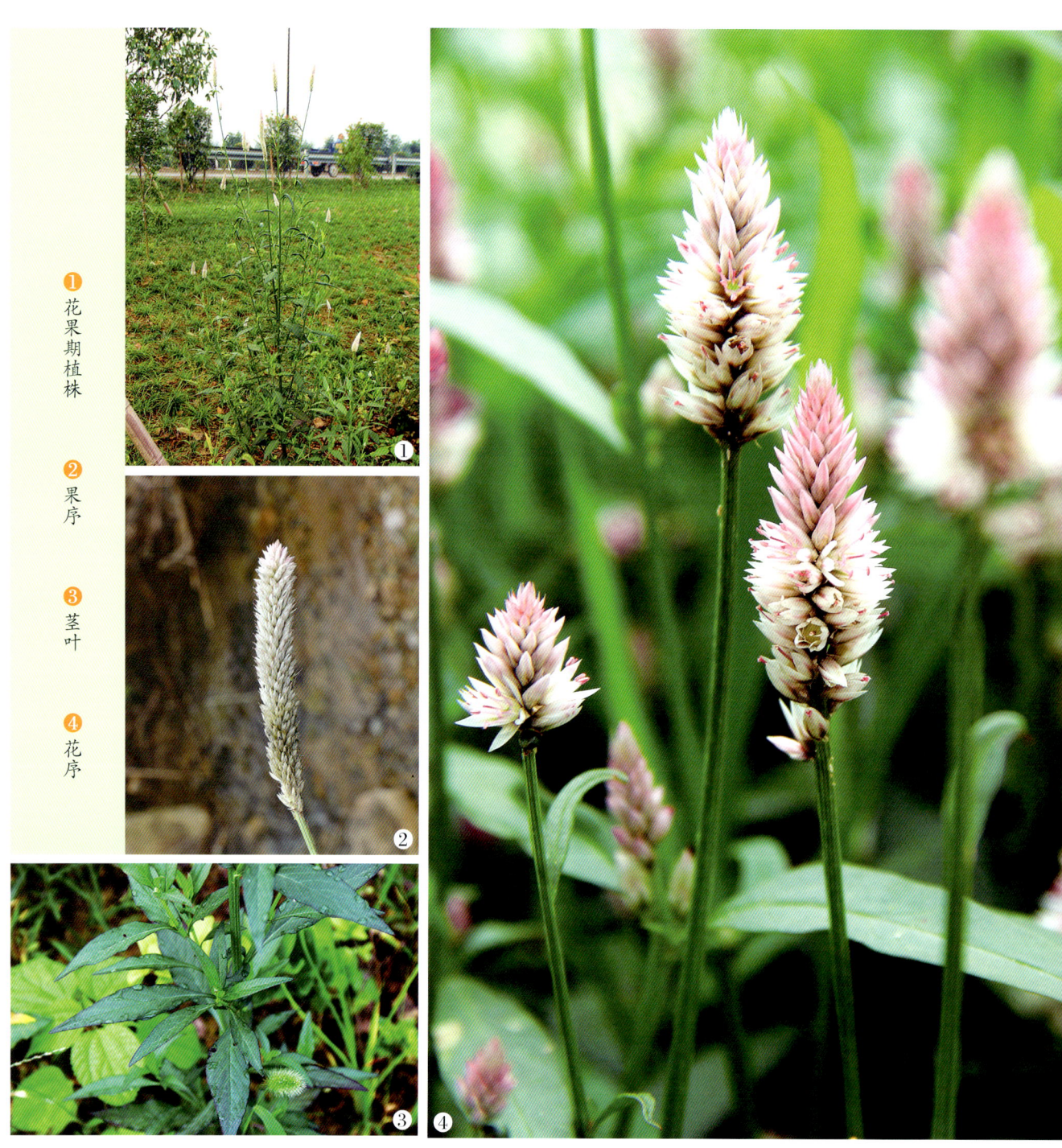

❶ 花果期植株　❷ 果序　❸ 茎叶　❹ 花序

41 垂序商陆

学　名	*Phytolacca americana* Linn.
科　名	商陆科
畲族名	土人参
土　名	土别直

形态特征

多年生草本。根粗壮，肉质，倒圆锥形。茎直立，圆柱形，有时带紫红色。叶片椭圆状卵形或卵状披针形，顶端急尖，基部楔形。总状花序顶生或侧生，花白色，微带红晕，心皮合生。果序下垂；浆果扁球形，熟时紫黑色；种子肾圆形。花期6～8月，果期8～10月。

分布与生境

原产北美，现分布于我国河北、陕西、山东、江苏、浙江、江西、福建、河南、湖北、广东、四川、云南等地。生于路旁、村边和林缘。

药用价值

外用主治疗疮拔脓，可治无名肿毒及皮肤寄生虫病。

（1）根：主治扭伤。中医另用于治疗水肿、白带、风湿以及催吐。

（2）种子：中医用于利尿。

（3）叶：中医用于治疗脚气。

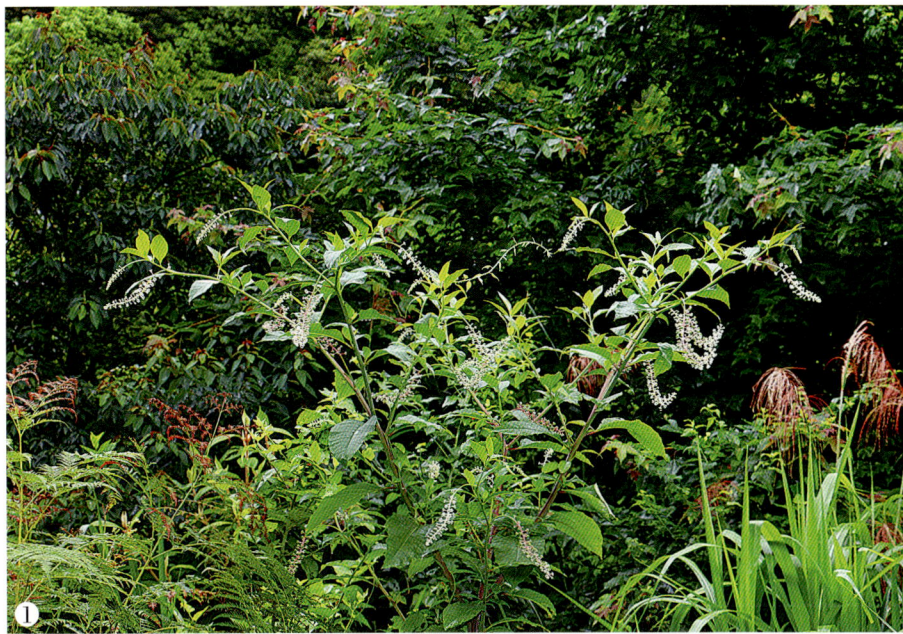
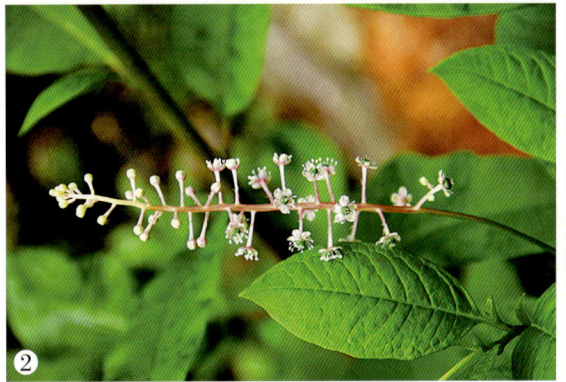
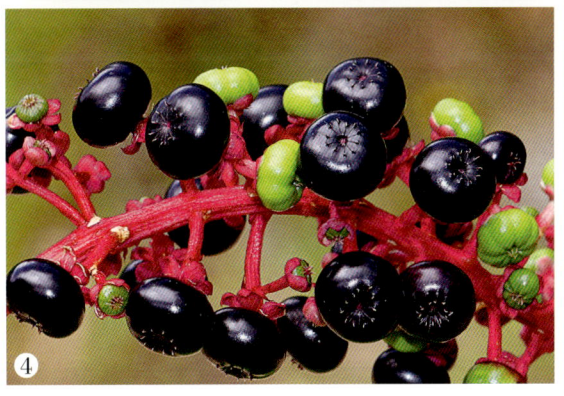
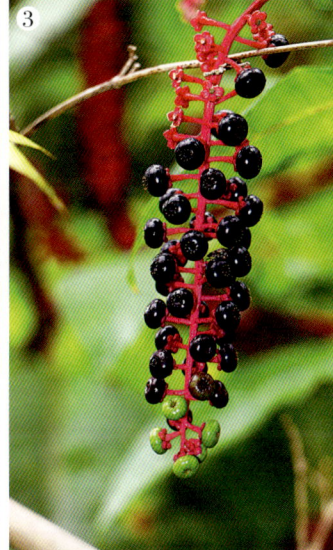
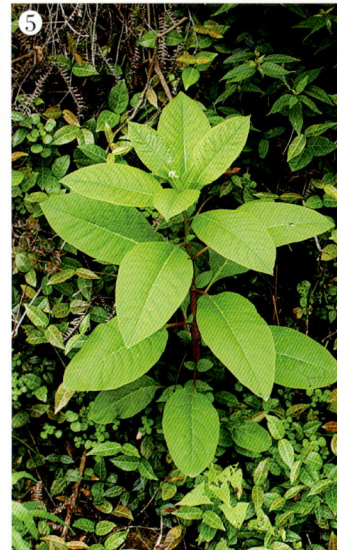

❶ 花期植株
❷ 花序
❸ 果序
❹ 浆果
❺ 植株

相似种 日本商陆

Phytolacca japonica Makino

多年生草本。叶片长圆形至卵状长圆形,顶端渐尖或急尖,基部楔形。总状花序直立,花淡红色,雄蕊约10枚,心皮6~10枚,合生。浆果扁球形。种子肾圆形,亮黑色,具纤细同心条纹。花果期6~8月。分布于山东、浙江、江西、台湾、湖南、广东等地。生于海拔350~1100米的林下、路边。景宁畲族自治县鹤溪街道有分布,较少见。

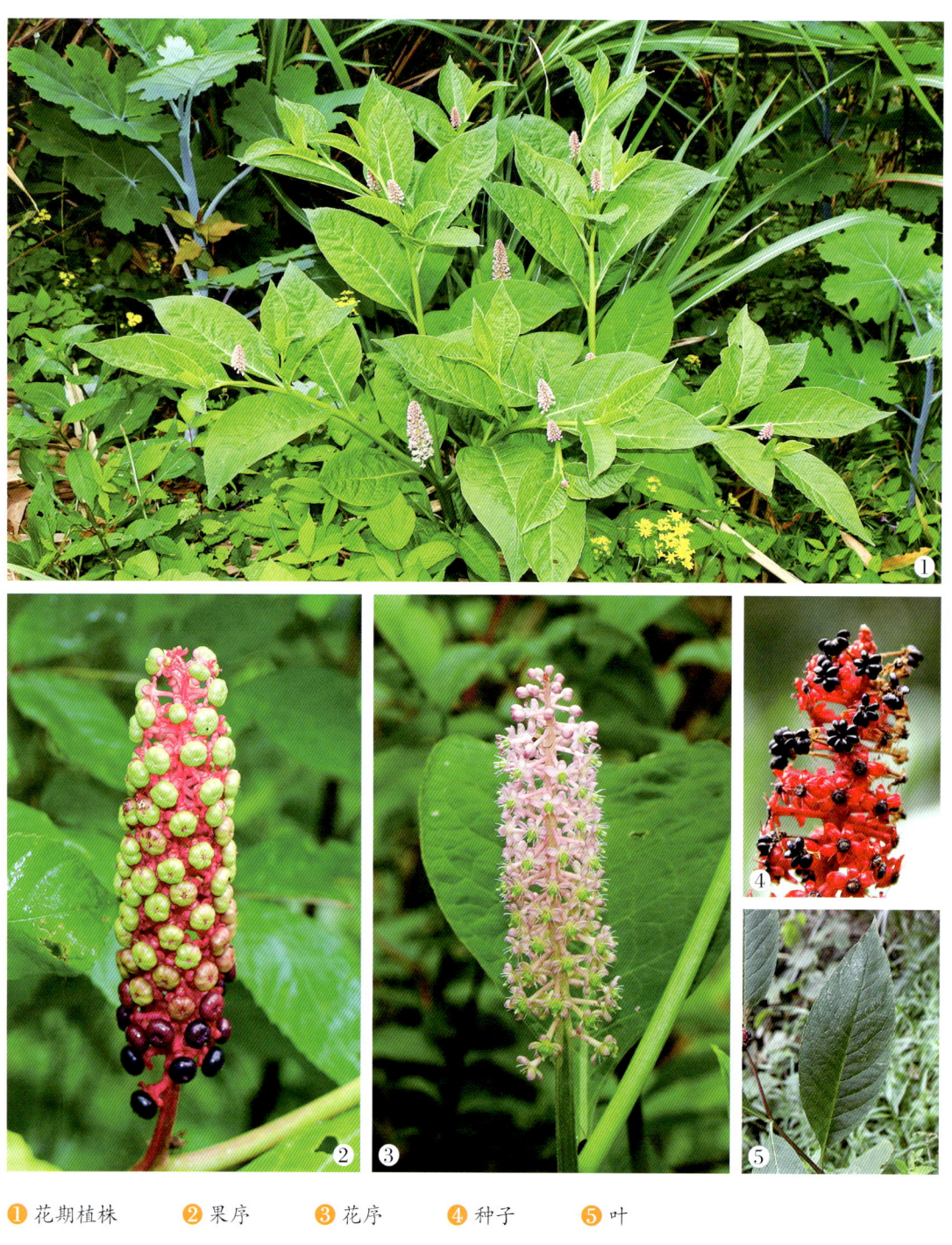

❶ 花期植株　❷ 果序　❸ 花序　❹ 种子　❺ 叶

42 马齿苋

| 学 名 | *Portulaca oleracea* Linn. | 科 名 | 马齿苋科 |
| 畲族名 | 五色草、酸草、铜钱草、猪母菜 | 土 名 | 和尚菜 |

形态特征

一年生草本，肉质，光滑无毛。茎多分枝，圆柱形，平卧或斜生，淡绿色或带暗红色。叶互生，有时近对生；叶肥厚多汁，倒卵形或楔状长圆形，全缘，上面暗绿色，下面淡绿色或带暗红色；叶柄粗短。花无梗，3~5朵簇生于枝端，午时盛开，黄色；苞片叶状，膜质，近轮生；花瓣5枚，稀4枚，黄色，倒卵形，顶端微凹，基部合生；雄蕊通常8枚，或更多，花药黄色；子房无毛，柱头4~6裂。蒴果卵球形，盖裂。种子细小，多数，偏斜球形，黑褐色，有光泽。花期5~8月，果期6~9月。

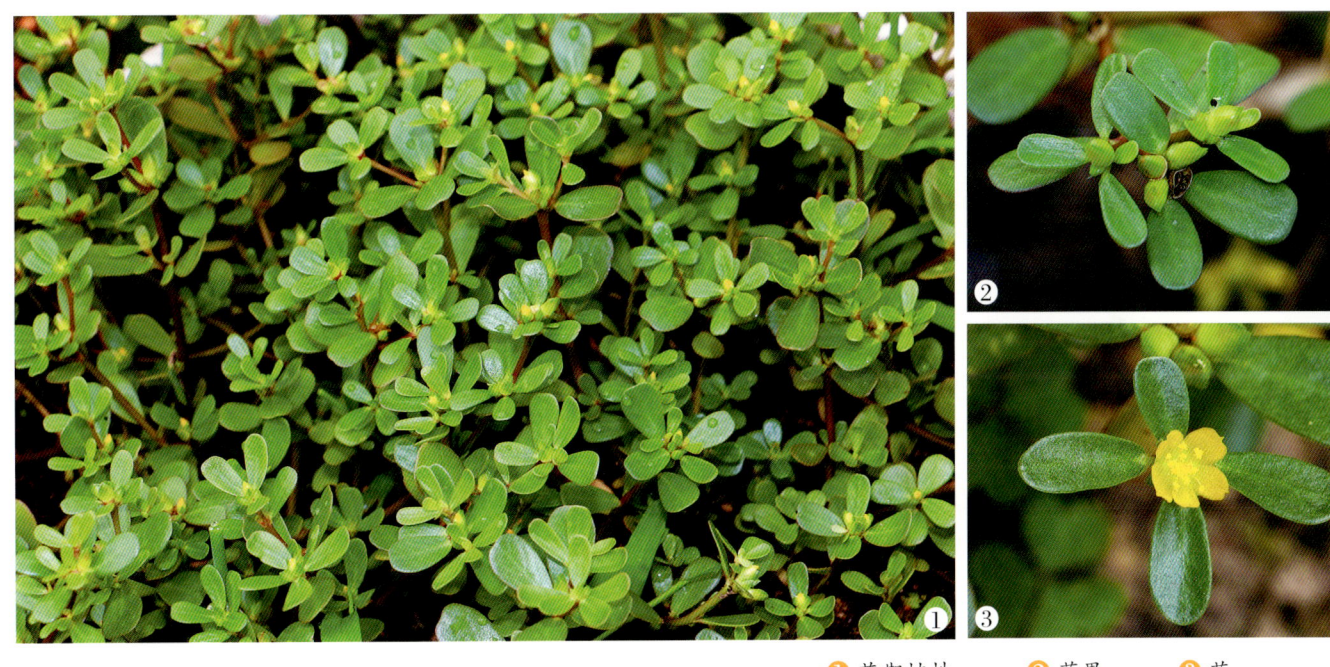

❶ 花期植株　　❷ 蒴果　　❸ 花

分布与生境

我国南北各地均有分布。生于菜园、农田、路旁。

药用价值

主治急性腮腺炎、淋证、痢疾。中医另用于治疗热痢脓血、赤白带下、肠炎泄泻、便血、崩漏下血、急性阑尾炎、乳腺炎、痔疮出血；外用治疗各种疮痈肿毒、内瘘、湿疹、带状疱疹。现代药理研究表明还具有降血脂、抗炎、抗氧化、保护肝细胞等作用。

43 瞿麦

学 名 *Dianthus superbus* Linn.　　**科 名** 石竹科　　**畲族名** 韭菜冬

形态特征

多年生草本。茎直立丛生，绿色，无毛。叶片线形或线状披针形，先端渐尖，基部成短鞘围抱茎节，全缘，有时边缘具短糙毛，两面无毛，中脉明显。花单生或排列成稀疏的聚伞花序，红色或紫红色；萼齿披针形，萼片长约为萼筒的1/4。蒴果圆筒形。种子卵形，边缘有狭翅，黑色。花期6~9月，果期8~10月。

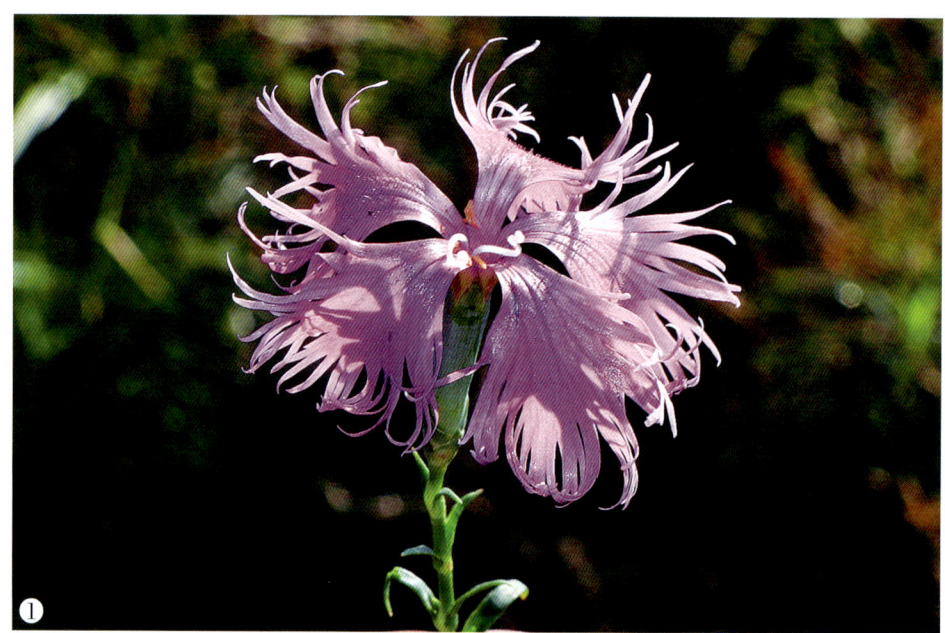

❶❷ 花
❸ 花果期植株

分布与生境

分布于全国各地。生于疏林、林缘、草甸、沟谷、溪边。景宁畲族自治县偶见于栽培。

药用价值

主治水肿。中医另用于治疗血热、血热性刺痛、肝热、产后发热。现代药理研究表明还具有提高免疫力、抑菌、杀虫、利尿、抗脂质过氧化等作用。

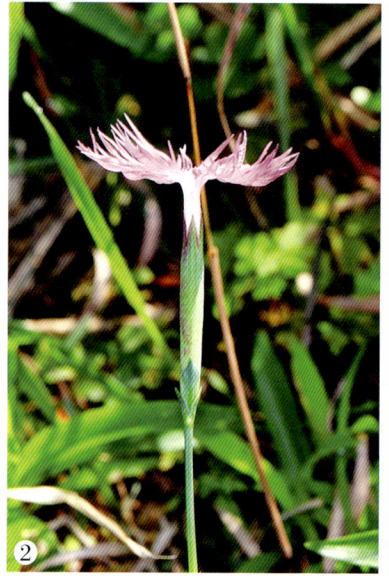
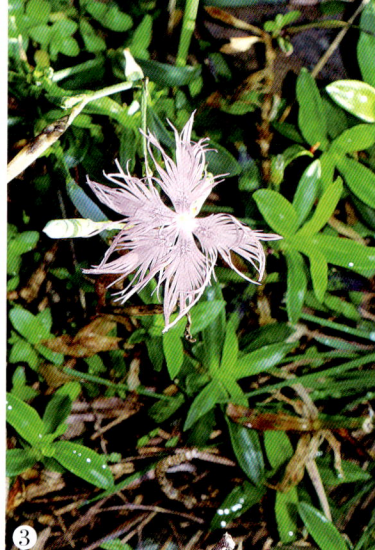

44 繁缕

学　名	*Stellaria media* (Linn.) Cyrill.
科　名	石竹科
畲族名	鸡娘草
土　名	万里年

形态特征

一年或二年生草本。茎细弱，基部多分枝，略呈红褐色，节上生根，茎一侧具一列柔毛。叶片卵形或圆卵形，先端渐尖或急尖，基部渐狭或亚心形，全缘，密生柔毛；基生叶具柄，向上叶柄变短至近无柄。花单生枝腋或近顶生，或为松散的二歧聚伞花序；花瓣 5 枚，白色，长椭圆形，比萼片短，深二裂达基部；雄蕊 3～5 枚，短于花瓣；花柱 3 条，线形。蒴果卵圆形。种子卵圆形，稍扁，黑褐色，表面密生疣状突起。

分布与生境

全国广布（仅新疆、黑龙江未见记录）。为常见田间杂草。

药用价值

主治跌打损伤。中医另用于治疗痢疾、痈疮肿毒、乳痈、肠痈、疖肿、产后瘀滞腹痛、肠炎、肝炎、阑尾炎、子宫收缩痛、牙痛、头发早白、乳汁不下、暑热呕吐、淋证。现代药理研究表明还具有解热、抗炎、抗变态反应、抗菌、抗肿瘤、抗氧化、扩张血管等作用。

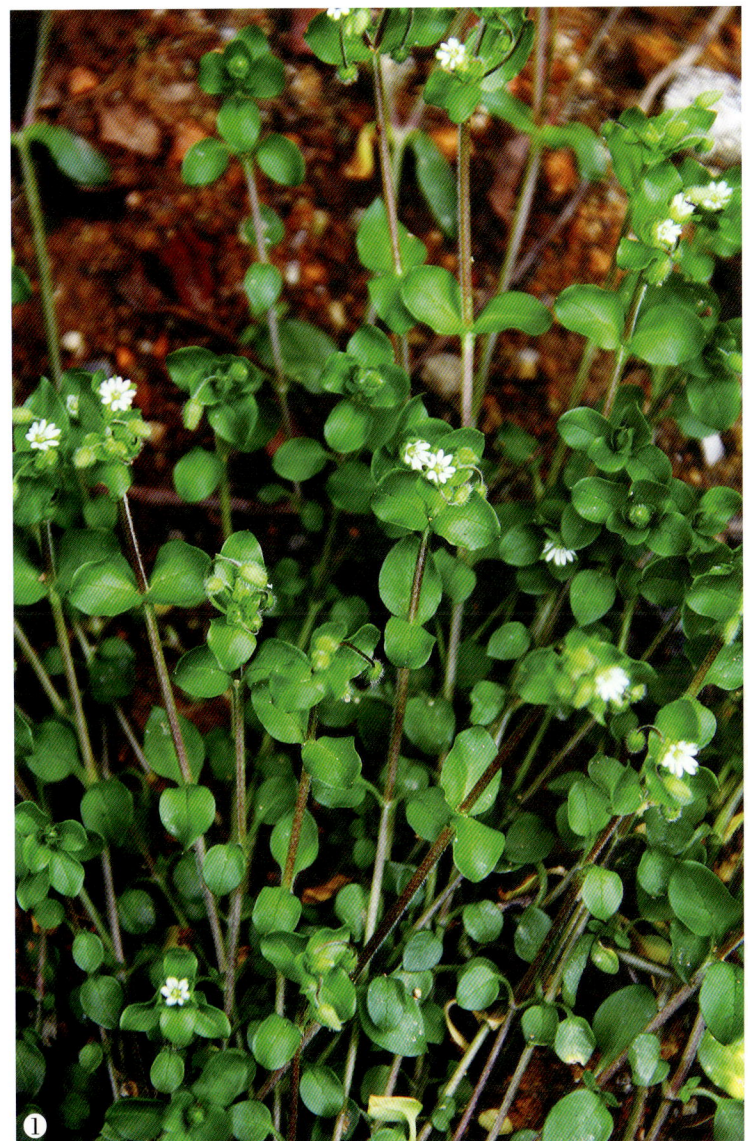
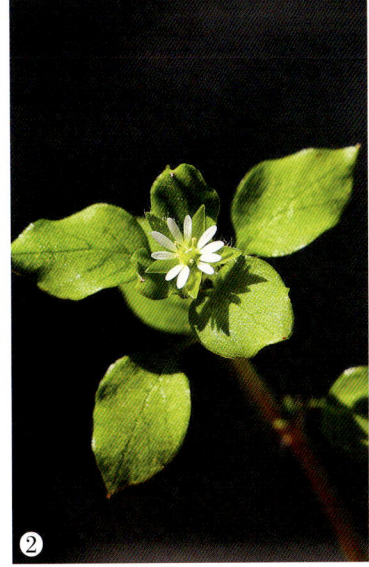
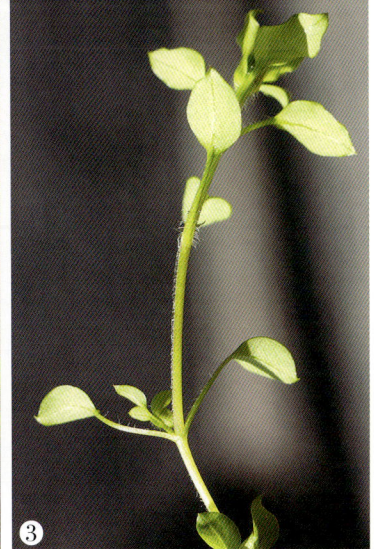

❶ 花期植株　　❷ 花　　❸ 茎叶

相似种 鹅肠菜

Myosoton aquaticum (Linn.) Moench

二年生或多年生草本，具须根。茎上升，多分枝，上部被腺毛。叶片卵形或宽卵形，顶端急尖，基部稍心形。顶生二歧聚伞花序；花瓣白色，2 深裂至基部。蒴果卵圆形。种子近肾形，稍扁，褐色，具小疣。花期 5~8 月，果期 6~9 月。分布于我国南北各地。生于园圃、林缘、水沟旁。

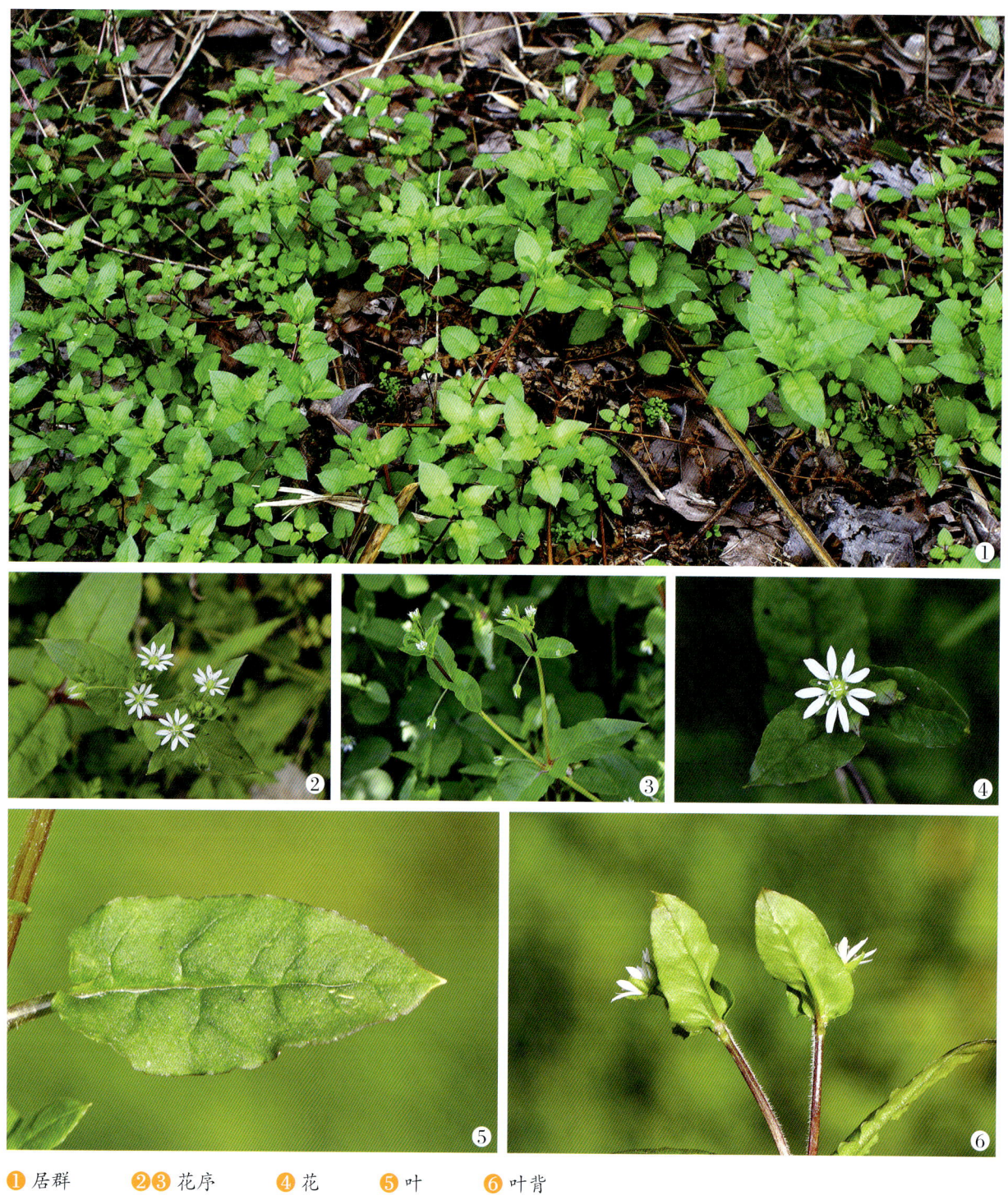

❶ 居群　❷❸ 花序　❹ 花　❺ 叶　❻ 叶背

相似种 无瓣繁缕

Stellaria apetala Ucria ex Roem.

茎通常铺散。叶小，叶片近卵形，顶端急尖，基部楔形，两面无毛。二歧聚伞花序；花瓣无或小，近于退化。种子小，淡红褐色，具不显著的小瘤突，边缘多少锯齿状或近平滑。分布于浙江、安徽、江苏。生于路边草丛中及林下。

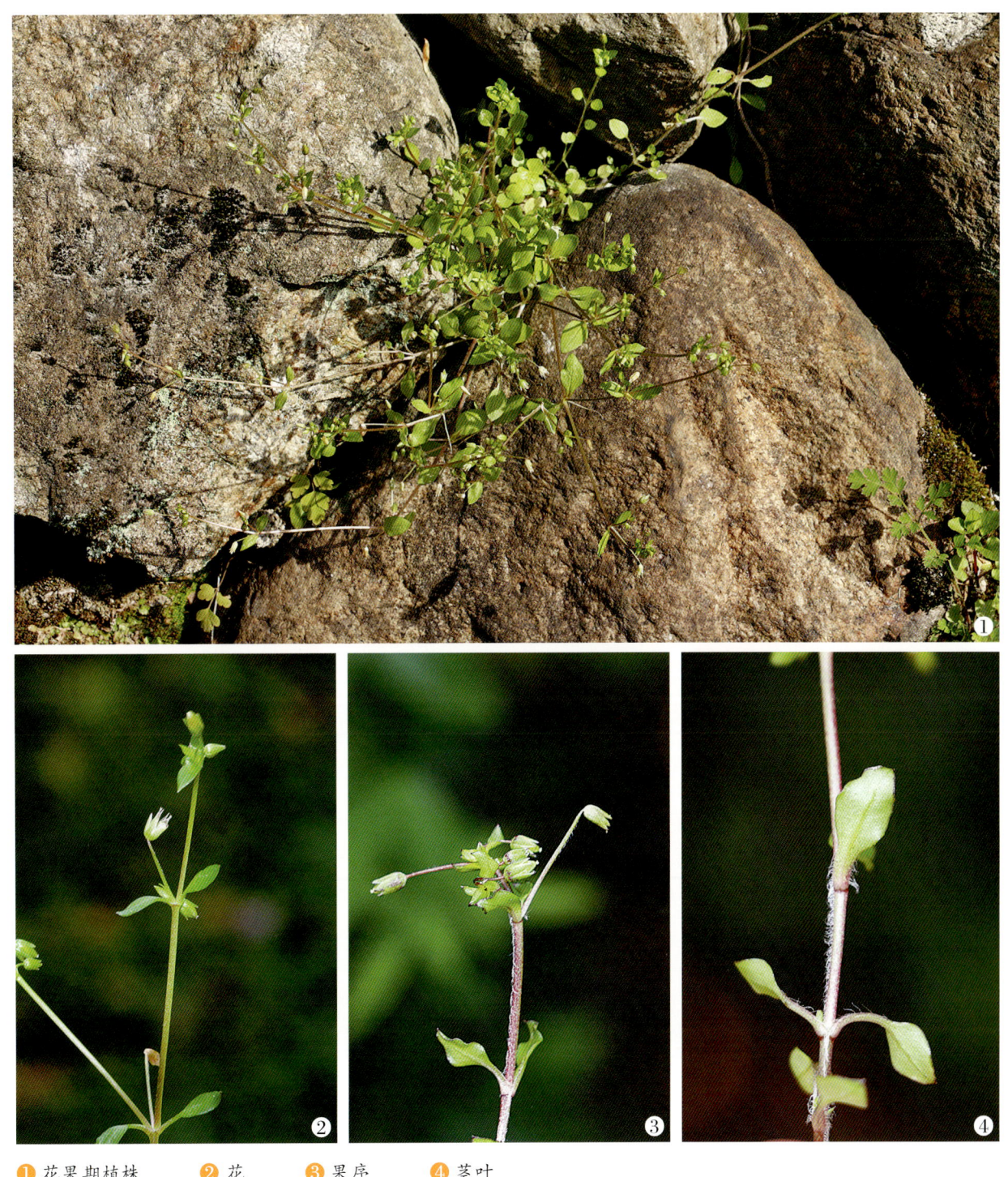

❶ 花果期植株　❷ 花　❸ 果序　❹ 茎叶

相似种 鸡肠繁缕

Stellaria neglecta Weihe ex Bluff et Fingerh.

一年生或二年生草本，淡绿色，被柔毛。根纤细。茎丛生，被一列柔毛。叶具短柄或无柄，叶片卵形或狭卵形，顶端急尖，基部楔形，稍抱茎，边缘基部和两叶基间茎上被长柔毛。二歧聚伞花序顶生；花瓣5枚，白色，与萼片近等长或微露出，稀稍短于萼片，2深裂；雄蕊（6～）8～10枚，微长于花瓣；花柱3条。蒴果卵形。种子多数，近扁圆形褐色，表面疏具圆锥状突起。花期4～6月，果期6～8月。分布于东北、华北、华东、西南地区。生于路边草丛中及林下。

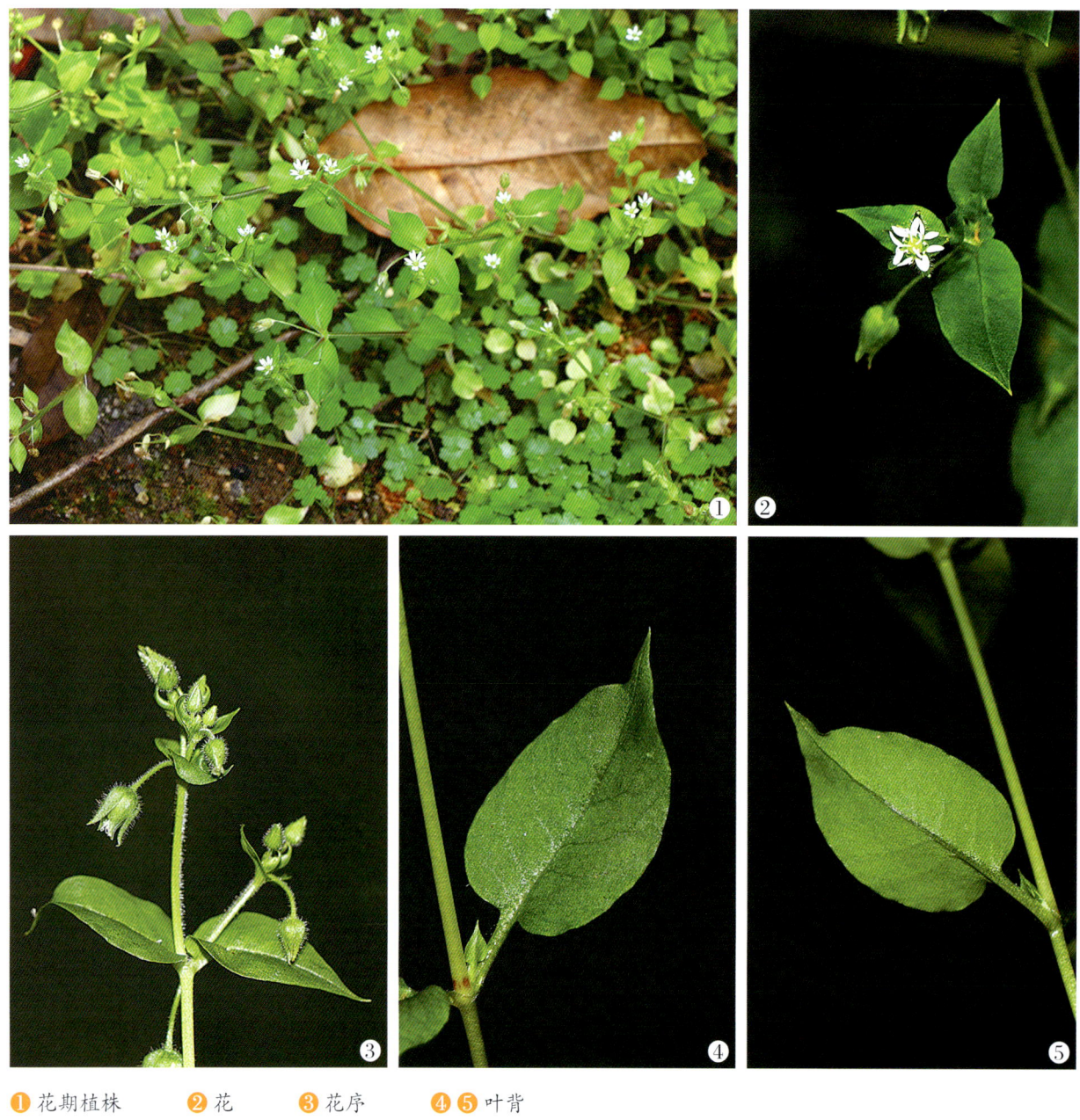

❶ 花期植株　❷ 花　❸ 花序　❹❺ 叶背

相似种 箐姑草

Stellaria vestita Kurz

多年生草本，全株被星状毛。茎疏丛生，下部分枝，上部密被星状毛。叶片卵形或椭圆形，全缘，两面均被星状毛，中脉明显。聚伞花序疏散。蒴果圆锥形。种子多数，肾脏形，细扁，脊具疣状突起。花期4~6月，果期6~8月。分布于河北、山东、陕西、甘肃、河南、浙江、江西、湖南、湖北、广西、福建、台湾、四川、贵州、云南、西藏等地。生于海拔600~3600米的石滩或石隙中以及草坡、林下。景宁畲族自治县鹤溪街道有分布，少见。

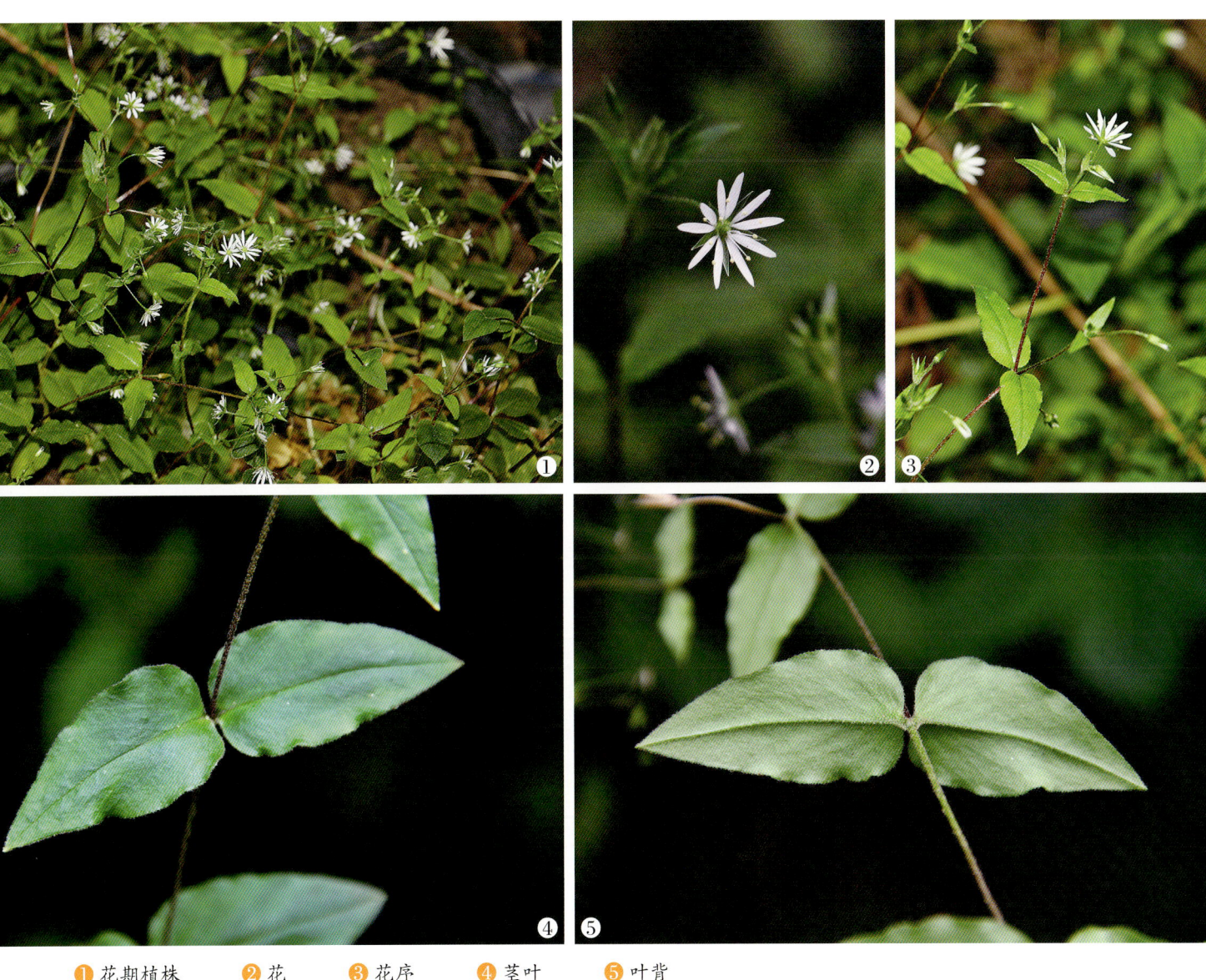

❶ 花期植株　❷ 花　❸ 花序　❹ 茎叶　❺ 叶背

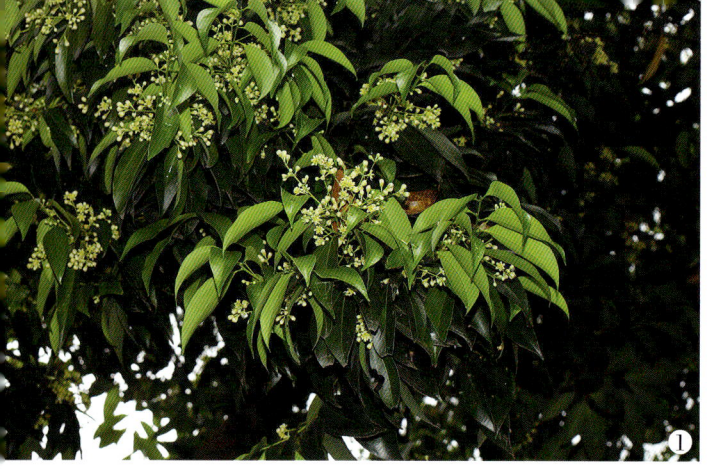

45 浙江樟(浙江桂)

学　　名	*Cinnamomum chekiangense* Nakai
科　　名	樟科
畲 族 名	青皮香
土　　名	土桂皮

形态特征

常绿乔木。枝条细脆，圆柱形，绿色。叶近对生少互生，基部楔形或阔楔形，先端渐尖，革质，上面深绿色、光亮，下面灰绿色、微被白粉，两面无毛；离基出脉3条，侧脉成网状，不明显，主侧脉两面隆起；叶柄黄绿色，无毛。圆锥花序腋生。成熟的果实外果皮蓝黑色，种子具纵棱，果托碗状，光滑无毛。花期4月下旬到5月上旬，果期9月中旬到11月上旬。

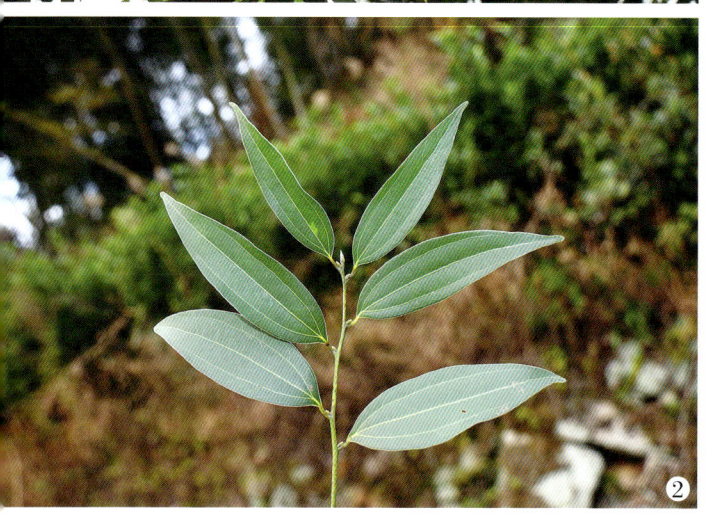

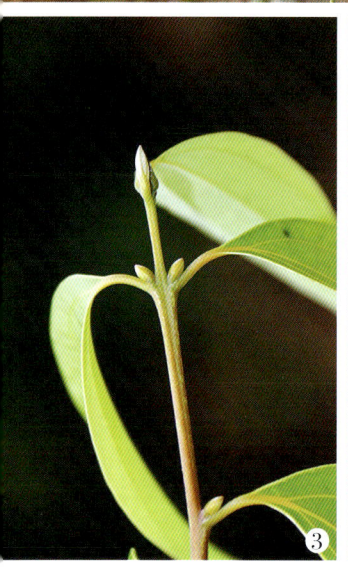
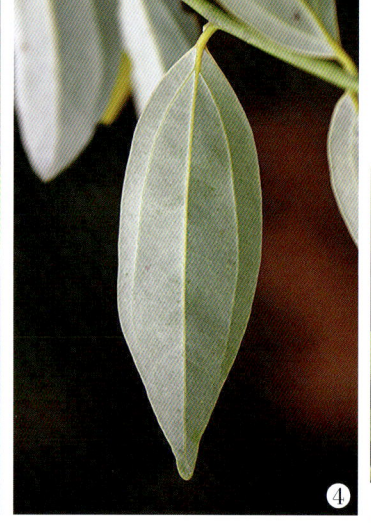
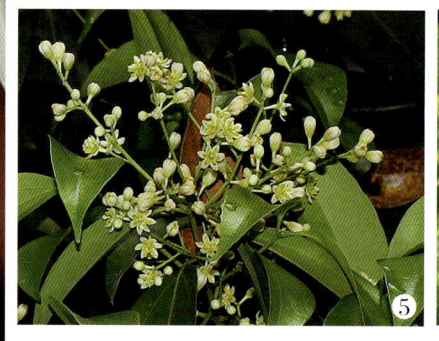
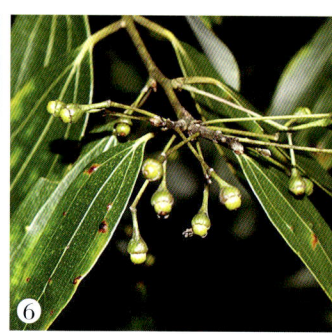

❶ 花枝　　❷ 枝叶　　❸ 小枝
❹ 叶背　　❺ 花序　　❻ 果序（陈征海　摄）

分布与生境

分布于江苏、浙江、安徽、江西、福建、台湾、湖南、湖北、河南等地。生于海拔600米以下的山坡、沟谷杂木林中。景宁畲族自治县红星、大均等乡镇（街道）有分布。

药用价值

主治胃痛、急性胃肠炎、风湿骨痛、跌打损伤。中医另用于治疗腹痛、创伤出血。

46 香桂

| 学　名 | *Cinnamomum subavenium* Miq. | 科　名 | 樟科 |
| 畲族名 | 臭树柴 | 土　名 | 香竹土桂皮 |

形态特征

乔木。树皮灰色，平滑。小枝纤细。小枝、叶柄、花梗密被黄色平伏绢状短柔毛。叶在幼枝上近对生，在老枝上互生，椭圆形、卵状椭圆形至披针形，先端渐尖或短尖，基部楔形至圆形，上面深绿色，光亮，下面黄绿色，晦暗；密被黄色平伏绢状短柔毛，老时渐脱但仍明显可见。花淡黄色，花梗密被黄色平伏绢状短柔毛；花被内外两面密被短柔毛，外轮较狭，长圆状披针形或披针形，内轮卵圆状长圆形。果椭圆形，熟时蓝黑色，果托杯状，顶端全缘。花期6～7月，果期8～10月。

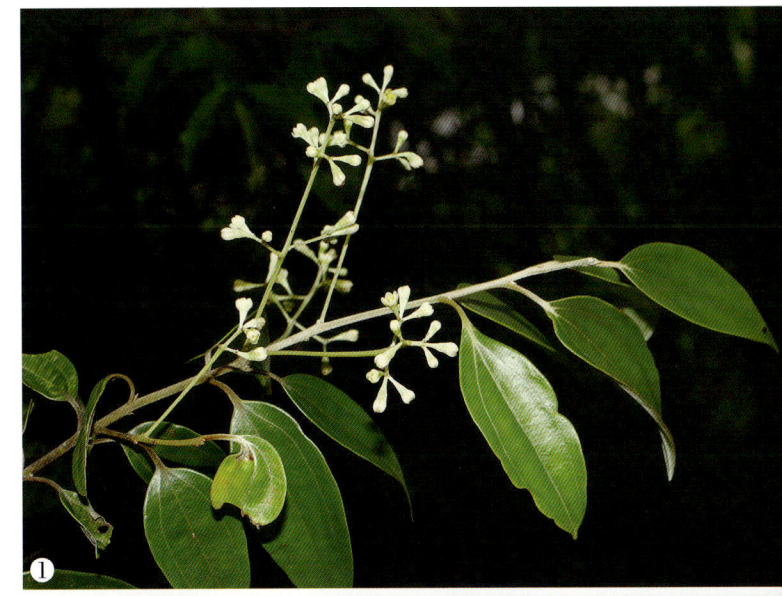

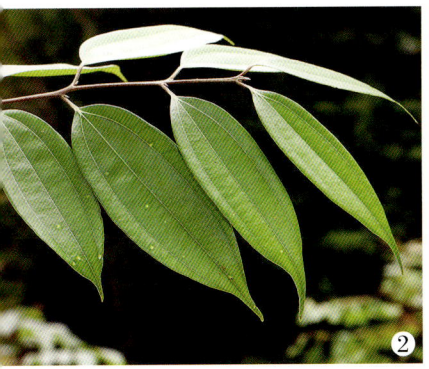
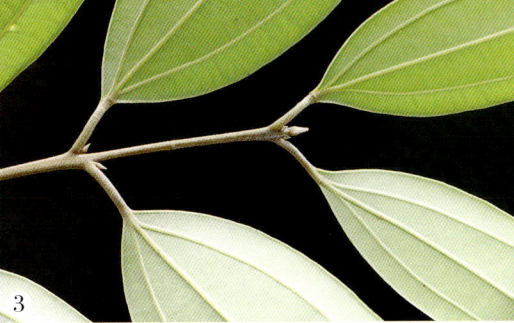
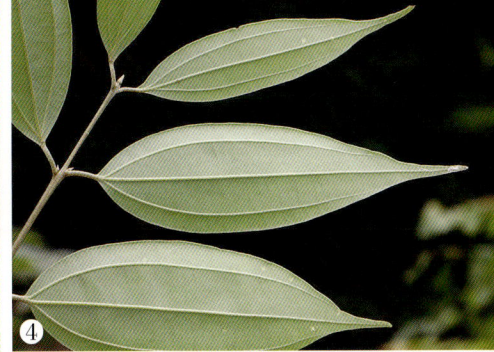

分布与生境

分布于云南、贵州、四川、湖北、广西、广东、安徽、浙江、江西、福建、台湾等地。生于海拔400～2500米的山坡、山谷林中。

药用价值

主治腰膝冷痛、虚寒胃痛、慢性消化不良、腹痛吐泻、受寒经闭。

❶ 花枝　❷ 枝叶　❸ 小枝　❹ 叶背　❺ 植株　❻ 花序

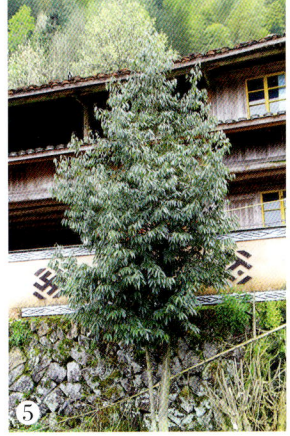
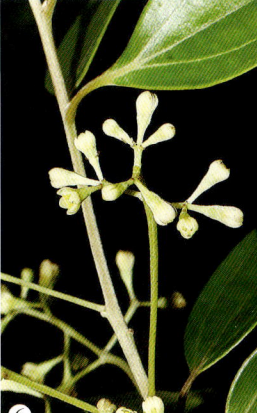

47 山胡椒

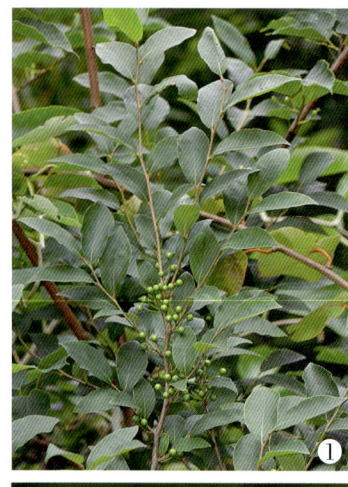
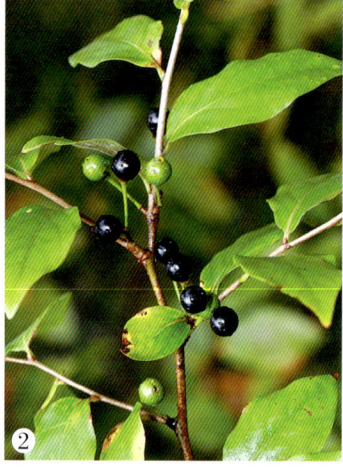
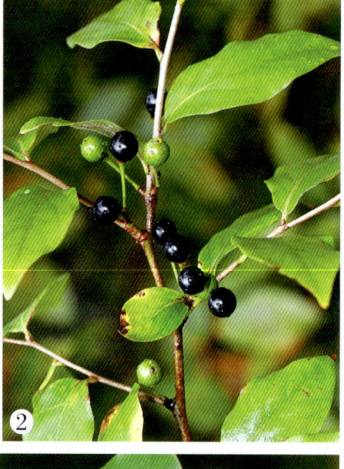

学　名	*Lindera glauca* (Sieb. et Zucc.) Bl.
科　名	樟科
畲族名	黄叶老
土　名	七方柴

形态特征

落叶灌木或小乔木。树皮平滑，灰色或灰白色。叶互生，宽椭圆形、椭圆形、倒卵形到狭倒卵形，被白色柔毛；叶纸质，羽状脉，侧脉每侧（4～）5～6条。伞形花序腋生，生于混合芽中的总苞片中，每总苞有3～8朵花；花被片黄色，椭圆形。花期3～4月，果期7～8月。

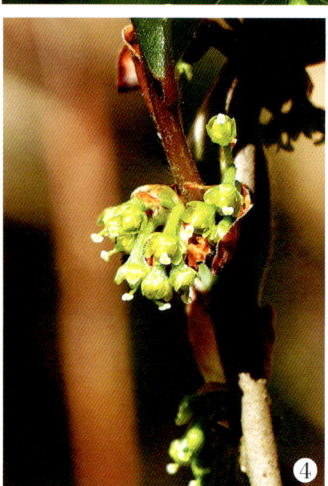
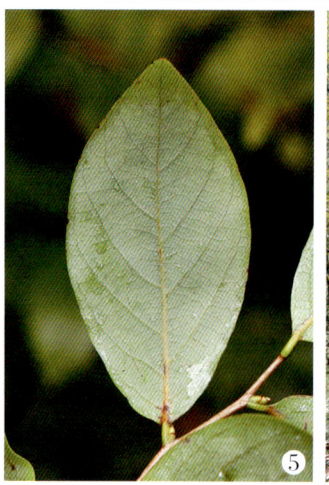
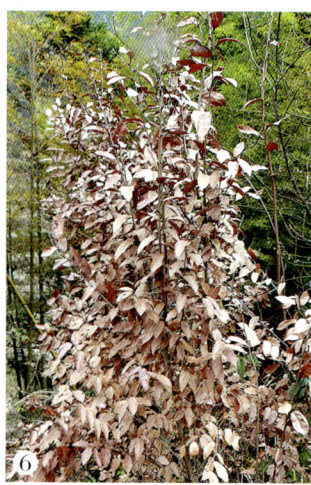

❶果枝　❷果序　❸枝叶　❹花序　❺叶背　❻冬季植株

分布与生境

分布于山东、河南、陕西、甘肃、山西、江苏、安徽、浙江、江西、福建、台湾、广东、广西、湖北、湖南、四川等地。生于海拔900米以下的山坡、林缘、路旁。

药用价值

主治劳伤脱力、四肢酸麻、风湿性关节炎、跌打损伤。中医另用于治疗风湿痹痛、胃脘疼痛、支气管炎。现代药理研究表明还具有抗细菌、抗病毒、抗真菌、松弛平滑肌、护肝、抗肿瘤等作用。

相似种 木姜子

Litsea pungens Hemsl.

　　落叶小乔木。树皮灰白色。幼枝黄绿色，被柔毛，老枝黑褐色，无毛。叶互生，常聚生于枝顶，披针形或倒卵状披针形，膜质，幼叶下面具绢状柔毛；叶柄纤细，初时有柔毛，后脱落渐变无毛。伞形花序腋生，总花梗无毛；雄花先叶开放。果球形，成熟时蓝黑色。花期3～5月，果期7～9月。分布于湖北、湖南、广东、广西、四川、贵州、云南、西藏、甘肃、陕西、河南、山西、浙江等地。生于海拔800～2300米的山地杂木林中或林缘。景宁畲族自治县鹤溪、景南等乡镇（街道）有分布。

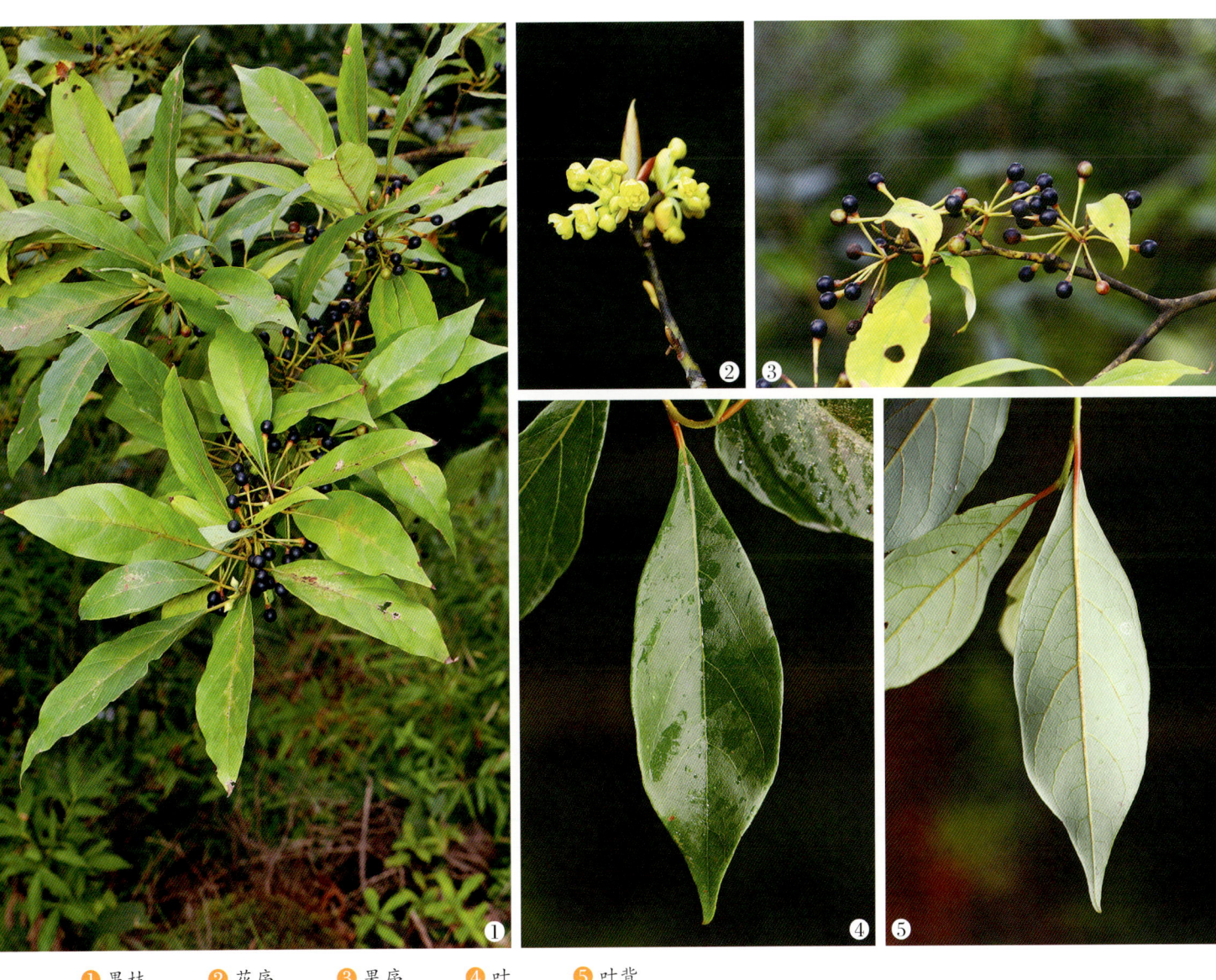

❶ 果枝　　❷ 花序　　❸ 果序　　❹ 叶　　❺ 叶背

48 紫楠

学　名	*Phoebe sheareri* (Hemsl.) Gamble
科　名	樟科
畲族名	山枇杷
土　名	野枇杷

形态特征

大灌木至乔木。树皮灰白色。小枝、叶柄及花序密被黄褐色或灰黑色柔毛。叶革质，倒卵形、椭圆状倒卵形或阔倒披针形，上面完全无毛或沿脉上有毛，下面密被黄褐色长柔毛，少为短柔毛。圆锥花序在顶端分枝；花被片近等大，卵形，两面被毛。果卵形。种子单胚性，两侧对称。花期4～5月，果期9～10月。

分布与生境

分布于长江流域及以南地区。生于海拔1000米以下的山地阔叶林中。

药用价值

主治刀伤。

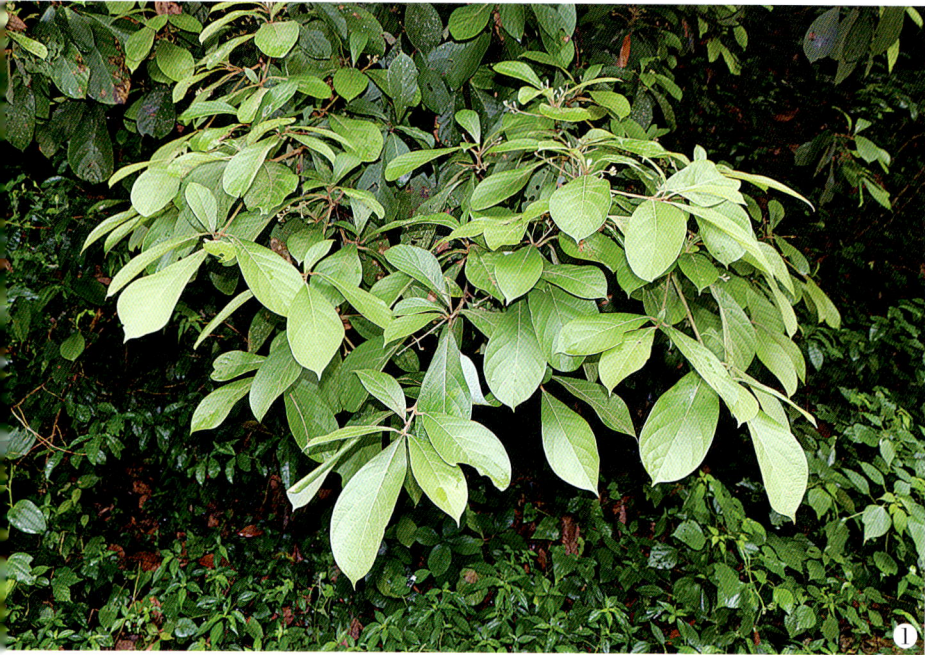

❶ 枝叶
❷ 花枝
❸ 花
❹ 果枝
❺ 果序

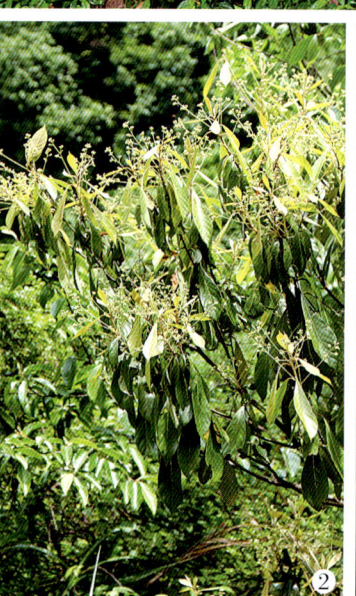
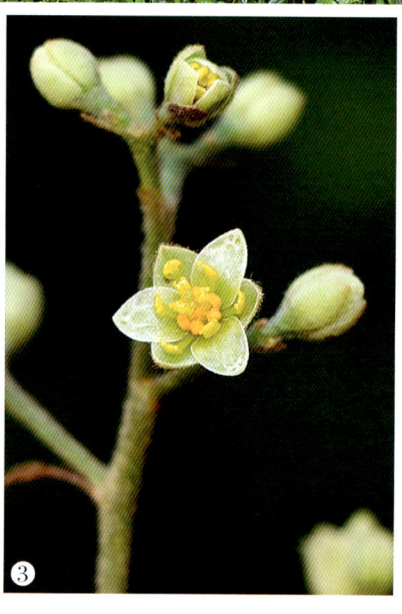
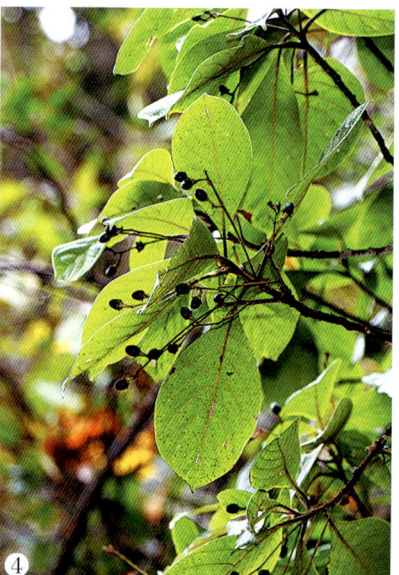
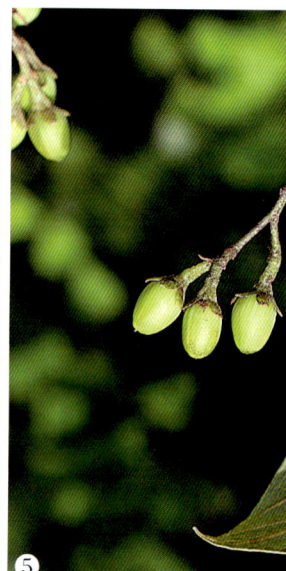

相似种 黑壳楠

Lindera megaphylla Hemsl.

常绿乔木。树皮灰黑色。枝条粗壮，圆柱形紫黑色，无毛，散布有木栓质突起的近圆形纵裂皮孔。叶互生，倒披针形至倒卵状长圆形，革质，上面深绿色，有光泽，下面淡绿至苍白色，两面无毛；羽状脉，侧脉每边15～21条。伞形花序多花，花黄绿色。果椭圆形至卵形，紫黑色，无毛。花期2～4月，果期9～12月。分布于陕西、甘肃、四川、云南、贵州、湖北、湖南、安徽、浙江、江西、福建、广东、广西等地。生于海拔200～2000米的常绿阔叶林或灌丛中。景宁畲族自治县梧桐、沙湾等乡镇有分布。

❶ 果枝　❷ 花序　❸ 果序　❹ 枝叶　❺ 叶背

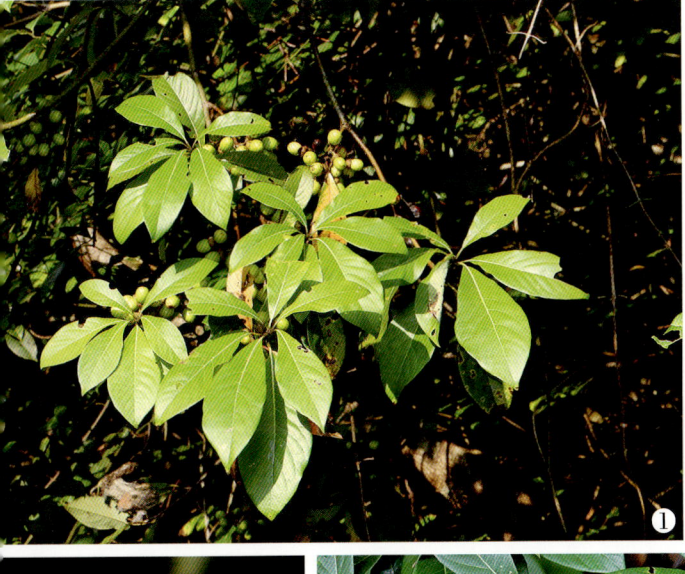
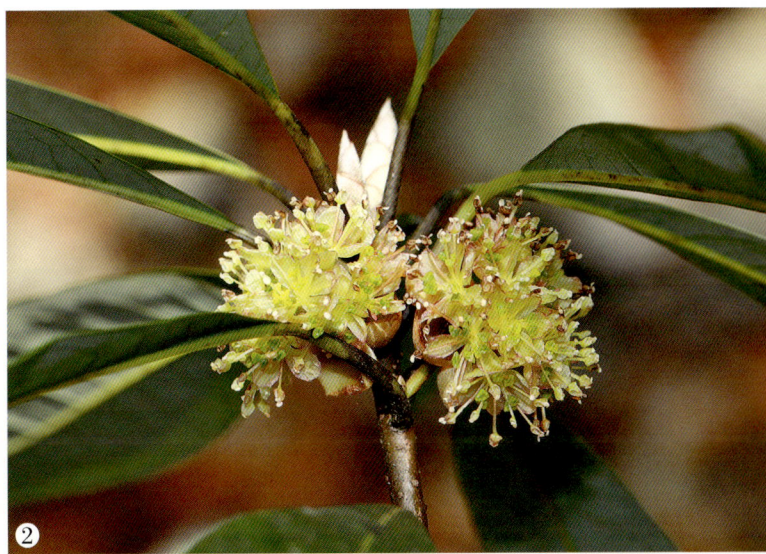
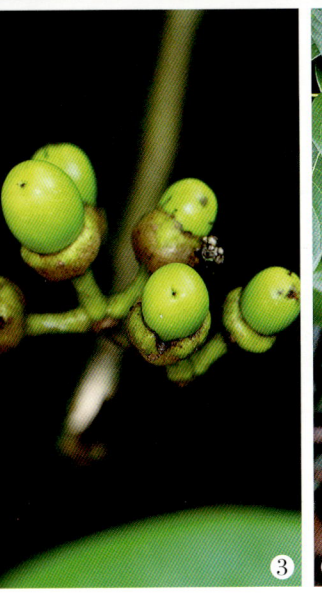
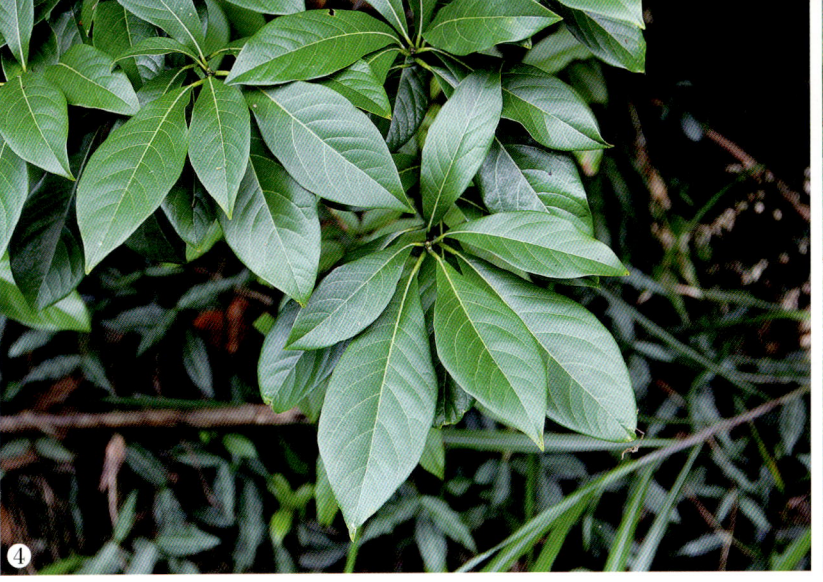
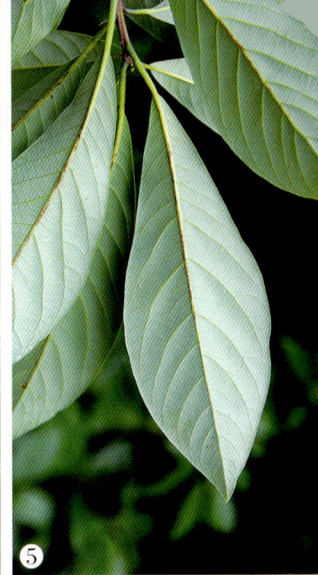

相似种 黄绒润楠

Machilus grijsii Hance

乔木。芽、小枝、叶柄、叶下面有黄褐色短绒毛。叶倒卵状长圆形，革质，上面无毛；侧脉每边 8～11 条，小脉纤细而不明显。花序短，丛生小枝枝梢密被黄褐色短绒毛。果球形，直径约 10 毫米。花期 3 月，果期 4 月。分布于福建、广东、江西、浙江等地。生于海拔 400 米以下的灌木丛或密林中。

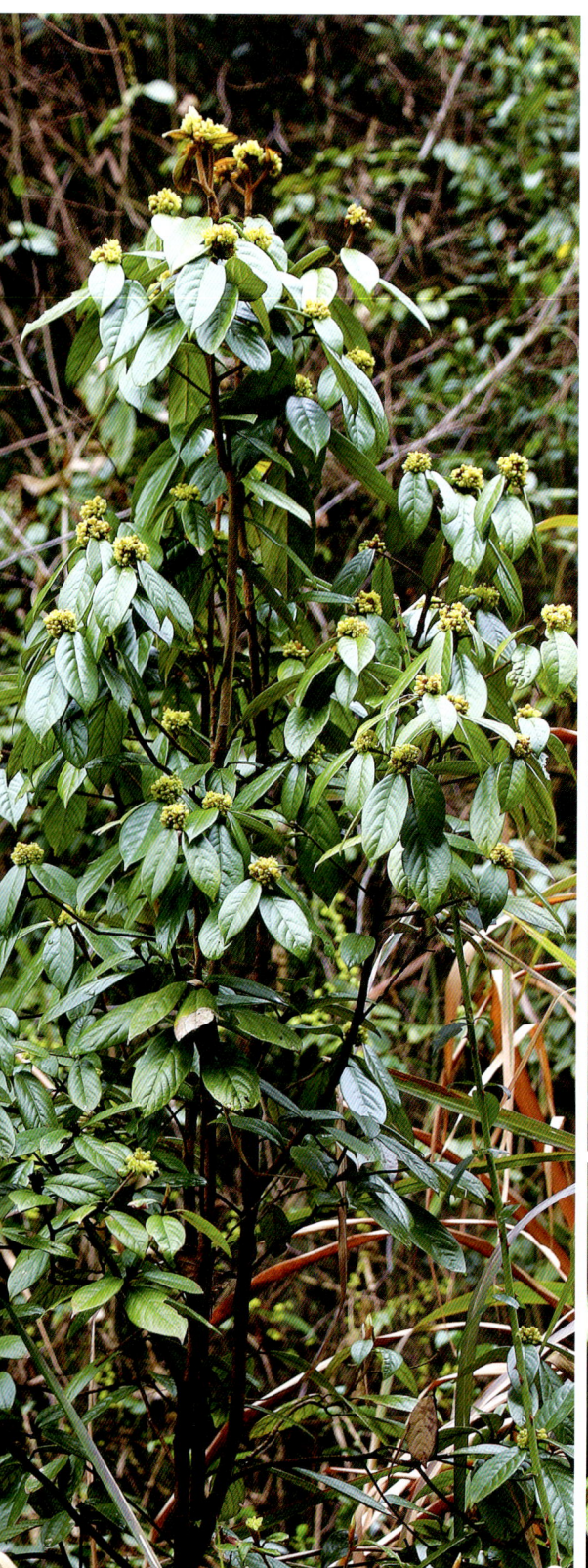
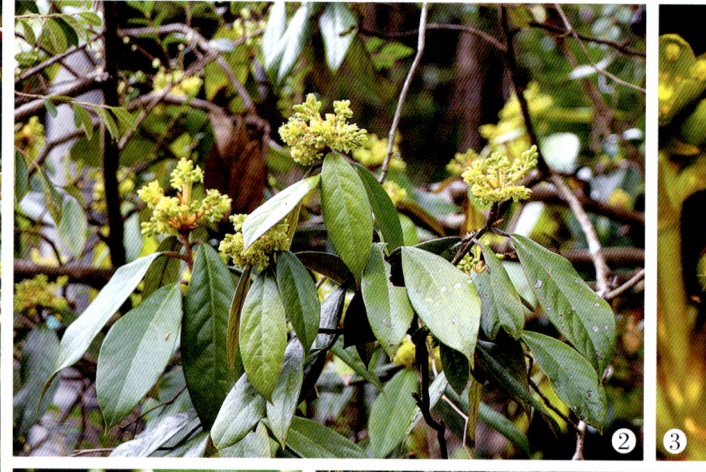
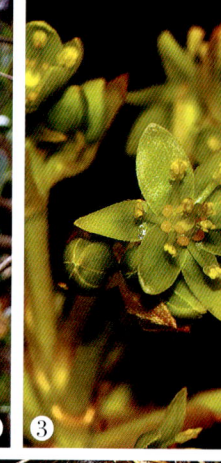
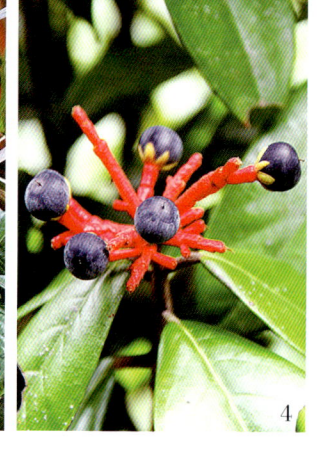
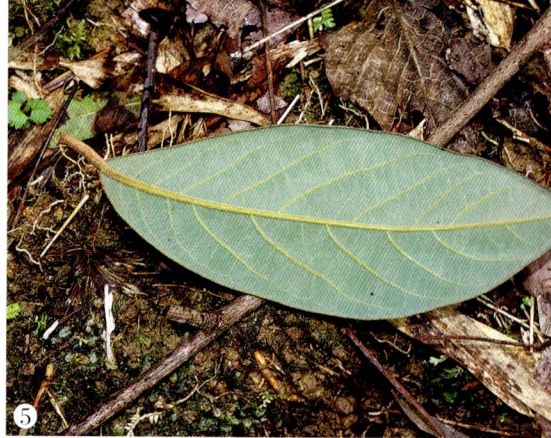

❶ 花期植株　❷ 花枝　❸ 花　❹ 果序　❺ 叶背

相似种 凤凰润楠

Machilus phoenicis Dunn

中等乔木。树皮褐色，全株无毛。枝和小枝粗壮，紫褐色。叶片椭圆形，厚革质；中脉上面略凹下，有时近平坦，下面粗壮，明显突起，带红褐色；侧脉每边8～12条，较长的叶可达15条，呈密网状，有时在上面构成浅窝穴。花序多数，生于枝端。果球形。分布于广东、湖南、福建、浙江等地。生于混交林中。

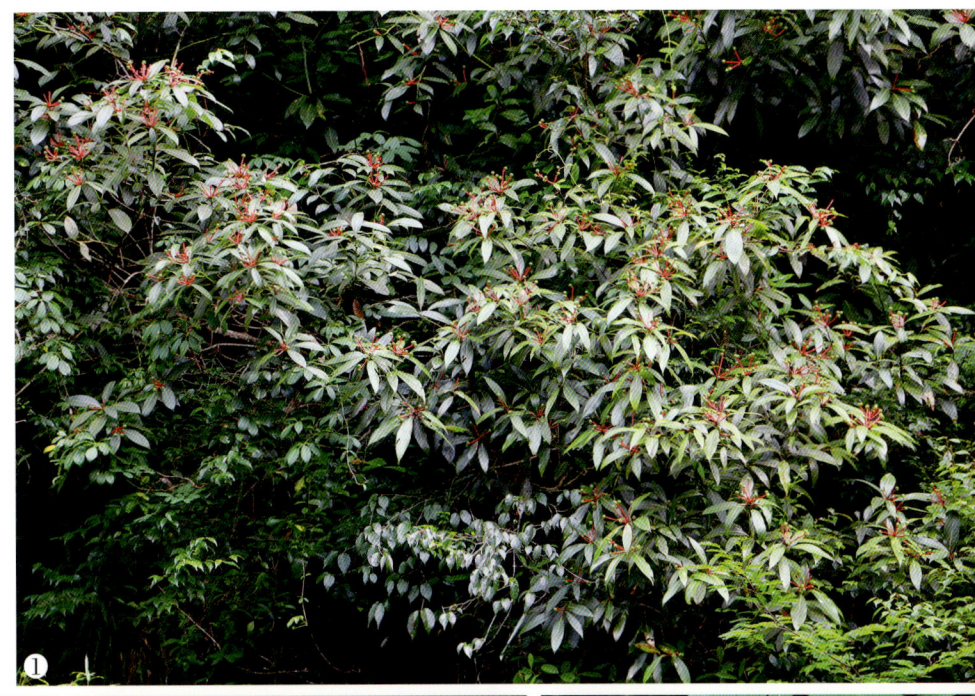

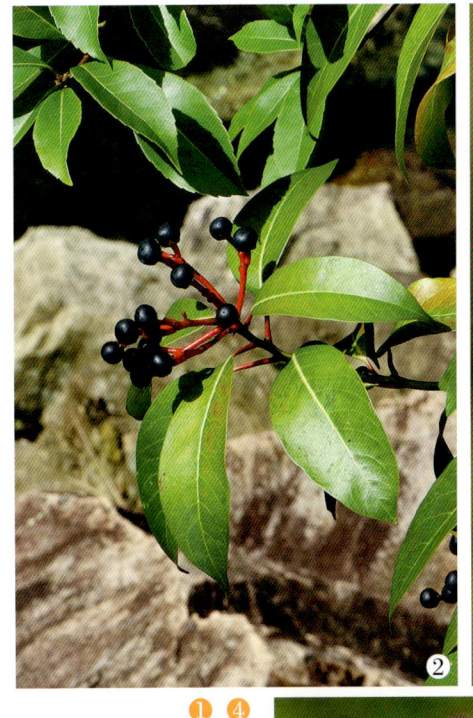 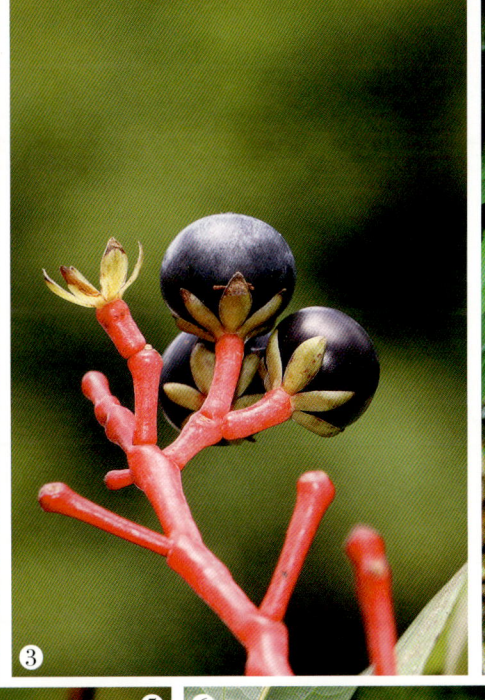 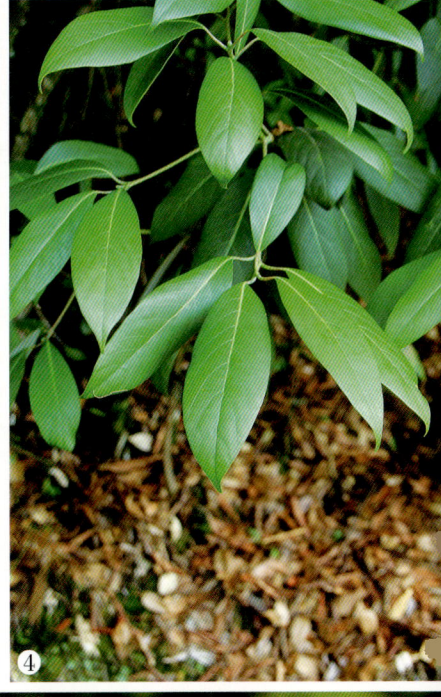

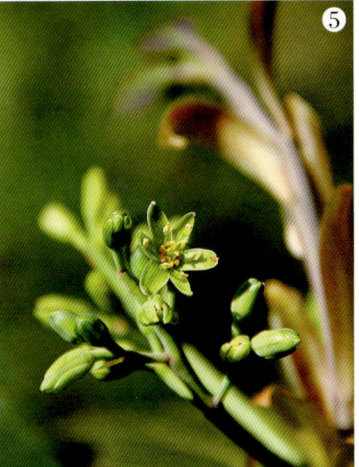 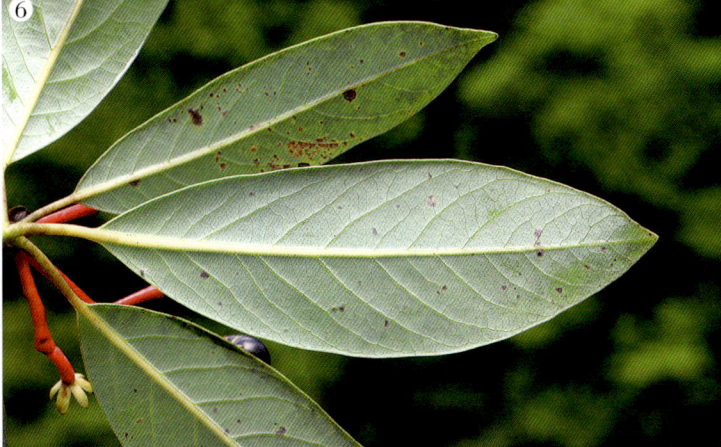

❶ 果期植株　❷ 果序　❸ 果　❹ 枝叶　❺ 花　❻ 叶背

相似种 红楠

Machilus thunbergii Sieb. et Zucc.

常绿乔木。树皮黄褐色，树冠平顶或扁圆。枝条多而伸展，紫褐色。叶片倒卵形至倒卵状披针形，革质，上面黑绿色有光泽，下面较淡，带粉白；中脉上面稍凹下，下面明显突起；侧脉每边7～12条，侧脉间有不规则的横行脉，小脉结成网状。花序顶生或在新枝上腋生，无毛多花。果扁球形，初时绿色，后变黑紫色。花期2～4月，果期6～7月。分布于山东、江苏、浙江、安徽、台湾、福建、江西、湖南、广东、广西等地。生于海拔1300米以下的山地阔叶林或混交林中。

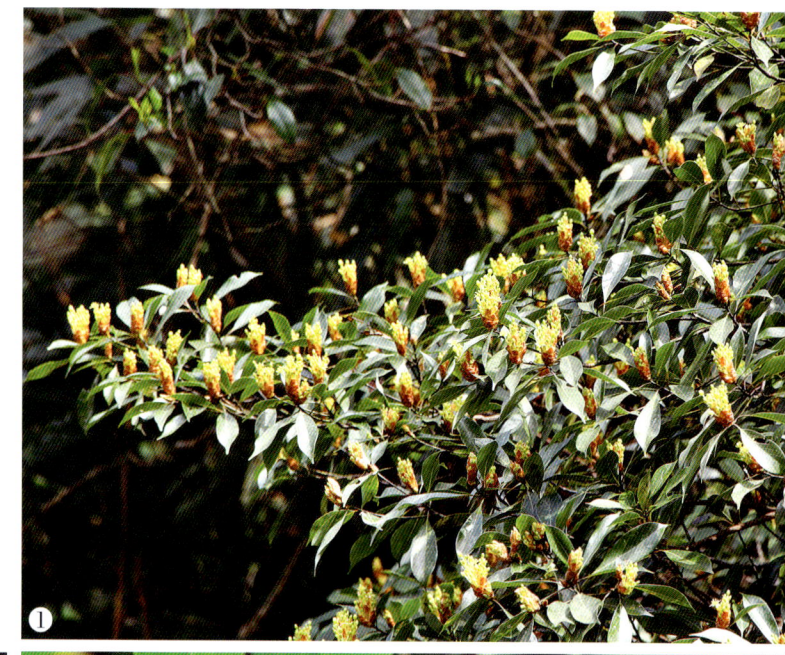
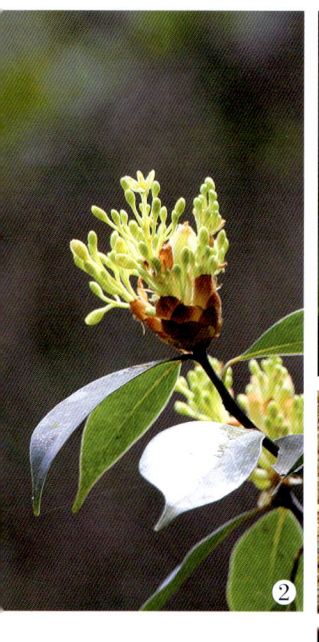
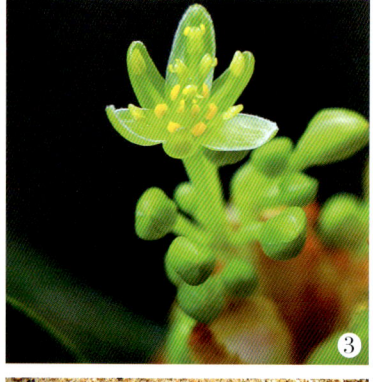
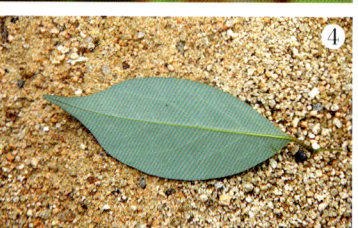
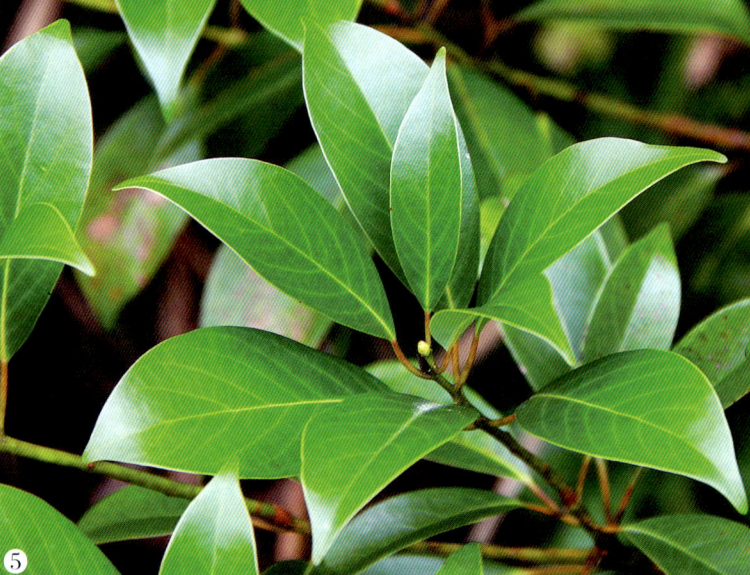
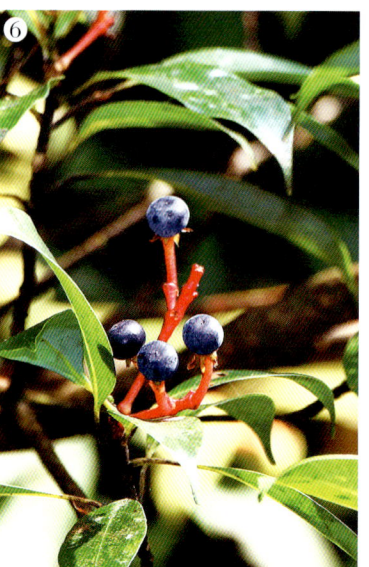
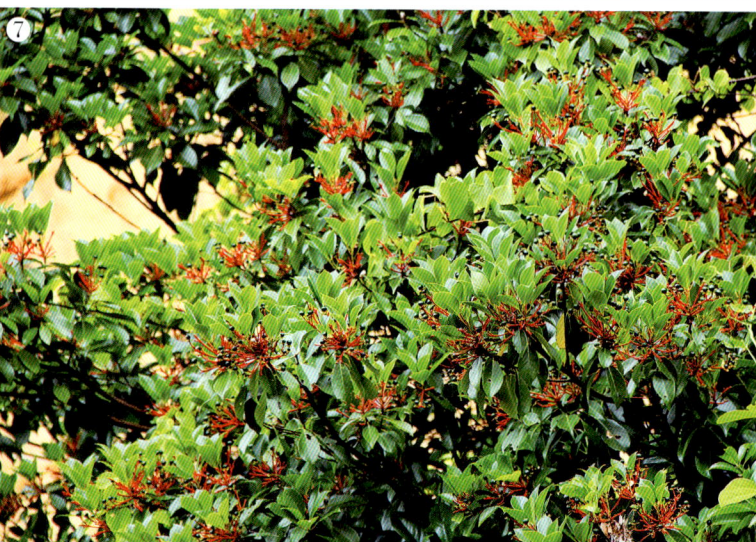

❶ 花枝　❹ 叶背　❼ 果枝
❷ 花序　❺ 枝叶
❸ 花　　❻ 果序

相似种 绒毛润楠

Machilus velutina Champ. ex Benth.

乔木。枝、芽、叶下面和花序均密被锈色绒毛。叶片狭倒卵形、椭圆形或狭卵形，革质，上面有光泽；侧脉每边8～11条，下面明显突起；小脉很纤细，不明显。花序单独顶生或数个密集在小枝顶端，近似团伞花序，花黄绿色，有香味。果球形，紫红色。花期10～12月，果期翌年2～3月。分布于广东、广西、福建、江西、浙江等地。生于海拔400米以下的山地阔叶林或混交林中。

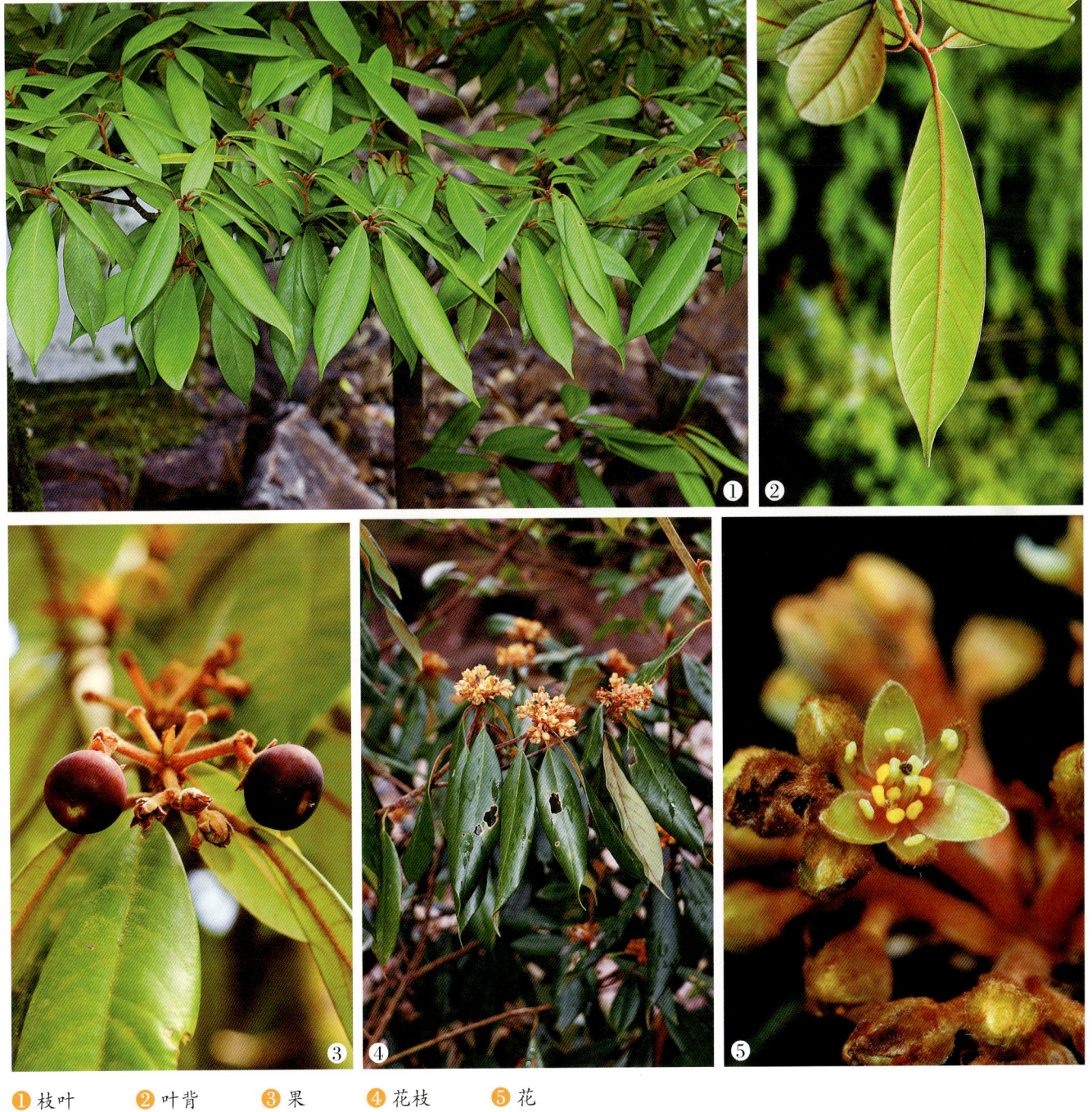

❶ 枝叶　❷ 叶背　❸ 果　❹ 花枝　❺ 花

相似种 黄枝润楠

Machilus versicolora S.K. Lee et F.N. Wei

大乔木。一年生小枝黄褐色至黄色，具多数皮孔，表皮极易老化并呈片状脱落而与众不同。叶革质，先端渐尖，基部楔形，上面无毛，下面有细微柔毛。花序顶生，花梗略增粗，被毛。果扁球形。花期3～4月，果期8月。分布于福建、广东、浙江。生于海拔500～1000米的山地。

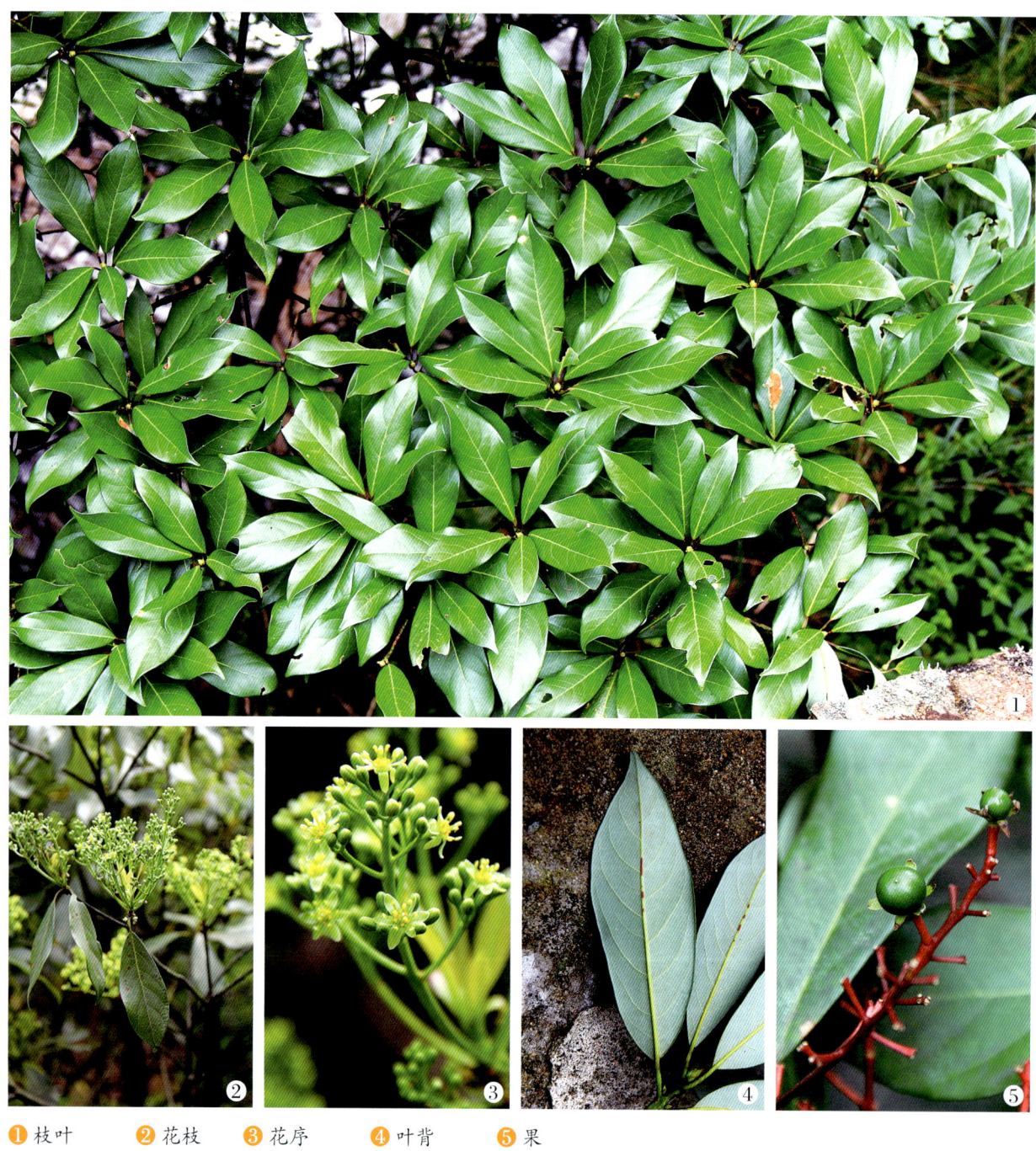

❶ 枝叶　❷ 花枝　❸ 花序　❹ 叶背　❺ 果

49 女菱

学　名	*Clematis apiifolia* DC.	**科　名**	毛茛科
畲族名	鸡母绳	**土　名**	一把抓

形态特征

多年生木质藤本。茎、小枝、花序梗和花梗密生短柔毛。三出复叶，小叶片卵形至宽卵形，常有不明显3浅裂，边缘具缺刻状粗齿或牙齿。圆锥状聚伞花序多花，花梗基部有叶状苞片；萼片4枚，白色，无花瓣。瘦果纺锤形或狭卵形，被柔毛，宿存花柱长1.5厘米。花期7～9月，果期9～10月。

分布与生境

分布于江西、福建、浙江、江苏、安徽等地。生于山野林边。

药用价值

主治水肿、漆树过敏、截疟、黄疸、哮喘、结膜炎。中医另用于治疗风湿痹症、吐泻、痢疾、腹痛肠鸣、小便不利、肠炎、甲状腺肿大、尿路感染、乳汁不下、脱肛、惊痫寒热、筋骨疼痛。

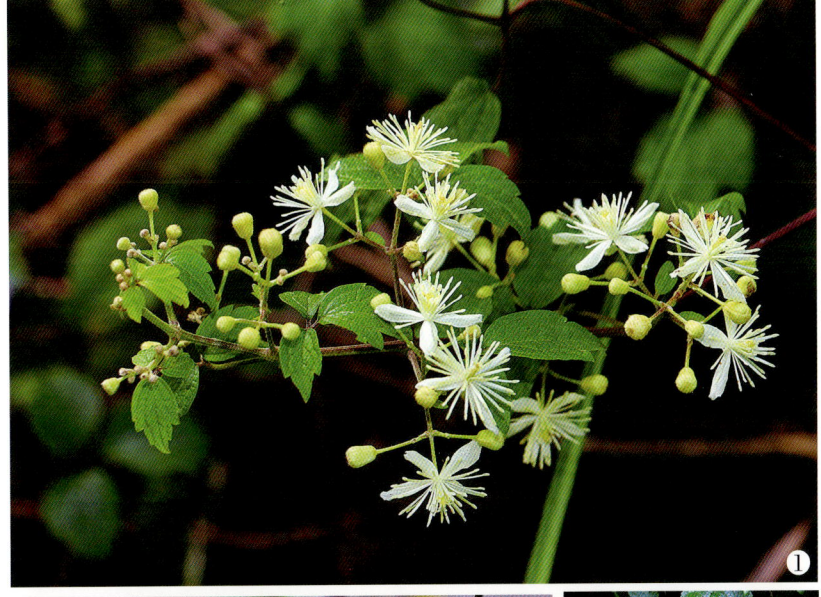
❶ 花序

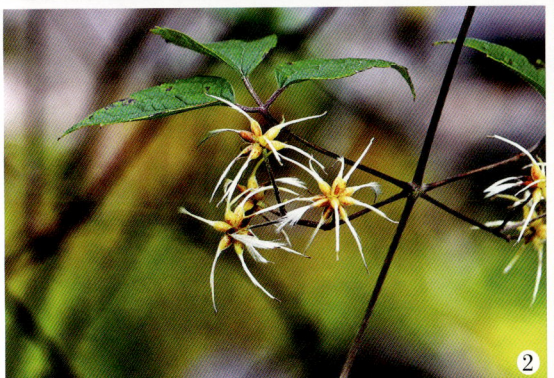
❷ 果序

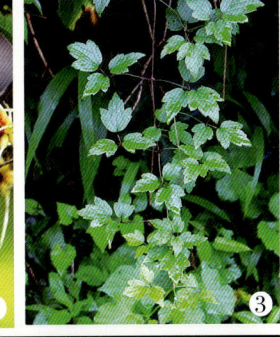
❸ 植株

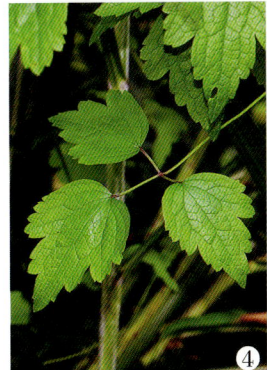
❹ 茎叶

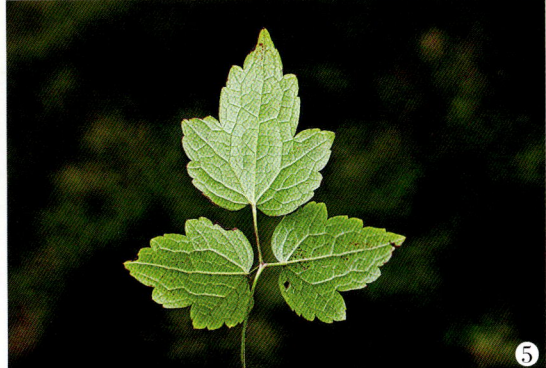
❺ 叶背

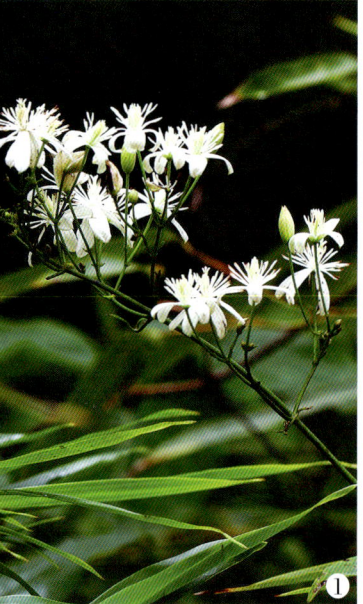
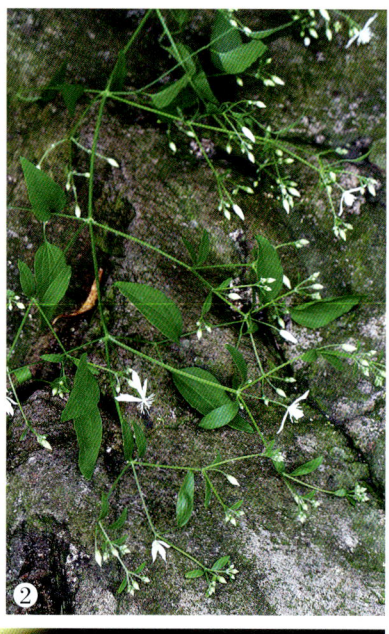
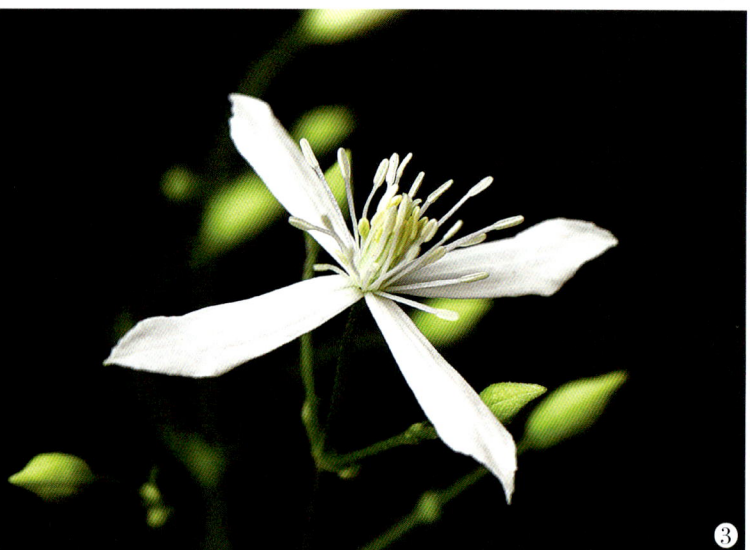
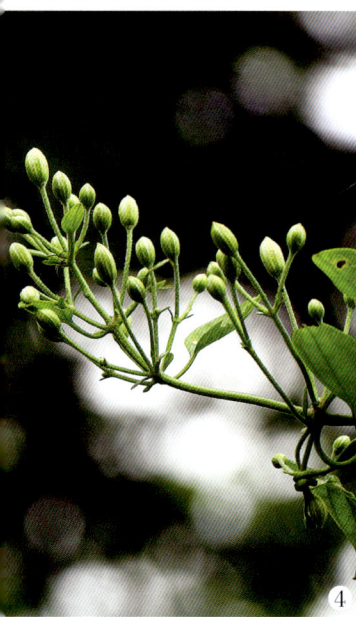
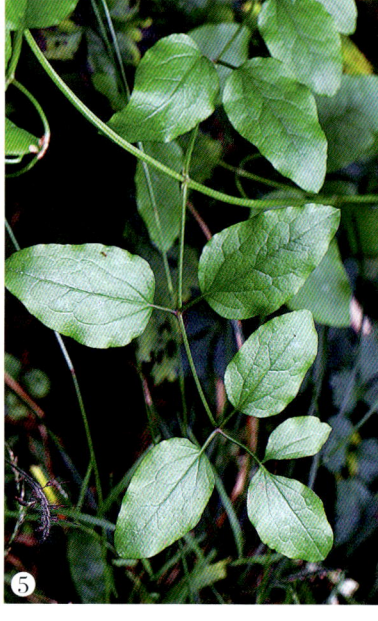

50 威灵仙

学　　名	*Clematis chinensis* Osbeck
科　　名	毛茛科
畲族名	九里火
土　　名	老虎须

形态特征

多年生半常绿木质攀缘藤本。根咀嚼后有辣味。叶对生，一回羽状复叶，小叶 5 枚，有时 3～7 枚；叶纸质，卵形至卵状三角形或线状披针形，先端急尖或渐尖，有时微凹，基部圆形或宽楔形，全缘，两面近无毛，或疏生短柔毛，叶轴上部与小叶柄扭曲。花序圆锥状，腋生或顶生，多花；萼片 4（5）枚，白色，无花瓣。瘦果扁，卵形至宽椭圆形，宿存花柱长 1.8～5 厘米。花期 6～9 月，果期 8～11 月。

分布与生境

分布于云南、贵州、四川、陕西、广西、广东、湖南、湖北、河南、福建、台湾、江西、浙江、江苏、安徽等地。生于山坡灌丛中或沟边、路旁草丛中。目前景宁畲族自治县境内尚未发现有该种分布，照片均由陈征海摄于浙江临安。

药用价值

主治风湿性关节炎。中医另用于治疗风湿痹痛、肢体麻木、筋拘挛、屈伸不利。

① 花序
② 花枝
③ 花
④ 花苞
⑤ 茎叶

相似种 舟柄铁线莲

Clematis dilatata Pei

木质藤本。茎、枝圆柱形，有纵条纹，有柔毛，后变无毛。1~2回羽状复叶，有5~13枚小叶，通常基部一对以至第二对有3（2）枚小叶；小叶革质，长卵形、卵形、卵圆形或长圆状披针形，顶端锐尖或钝，有时渐尖，基部圆形或浅心形，全缘，两面无毛，网脉突出，下面粉绿色；叶柄基部扩大而连合，抱茎，有时较不明显。圆锥状聚伞花序顶生或腋生，比叶短；花序梗、花梗有较密柔毛；花萼片白带红色，倒卵状披针形或长椭圆形，外面有柔毛，边缘密生绒毛，内面有短柔毛。瘦果扁，狭卵形，有柔毛，宿存花柱。花期5月，果期6月。分布于浙江。生于山坡林中或山谷溪边。景宁畲族自治县鹤溪、红星、澄照、东坑、沙湾、郑坑等乡镇（街道）有分布。

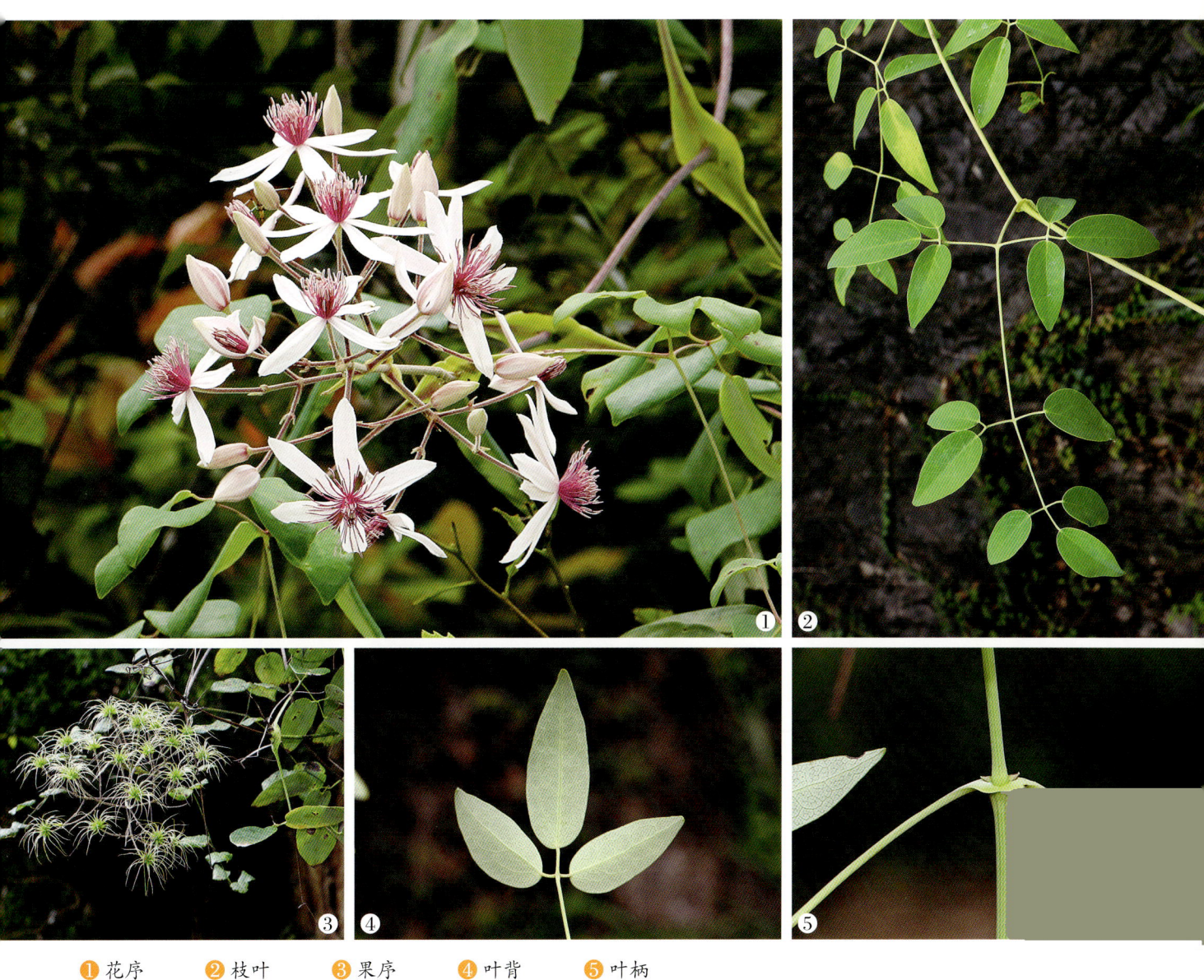

❶ 花序　❷ 枝叶　❸ 果序　❹ 叶背　❺ 叶柄

相似种 山木通

Clematis finetiana Levl. et Vaniot

木质藤本，无毛。茎圆柱形，有纵条纹。三出复叶，叶薄革质或革质，卵状披针形、狭卵形至卵形，全缘，两面无毛。花单生，聚伞花序，腋生或顶生。瘦果镰刀状狭卵形，有柔毛。花期4～6月，果期7～11月。分布于云南、四川、贵州、河南、湖北、湖南、广东、广西、福建、江西、浙江、江苏、安徽等地。生于疏林、溪边、灌丛及石缝中。

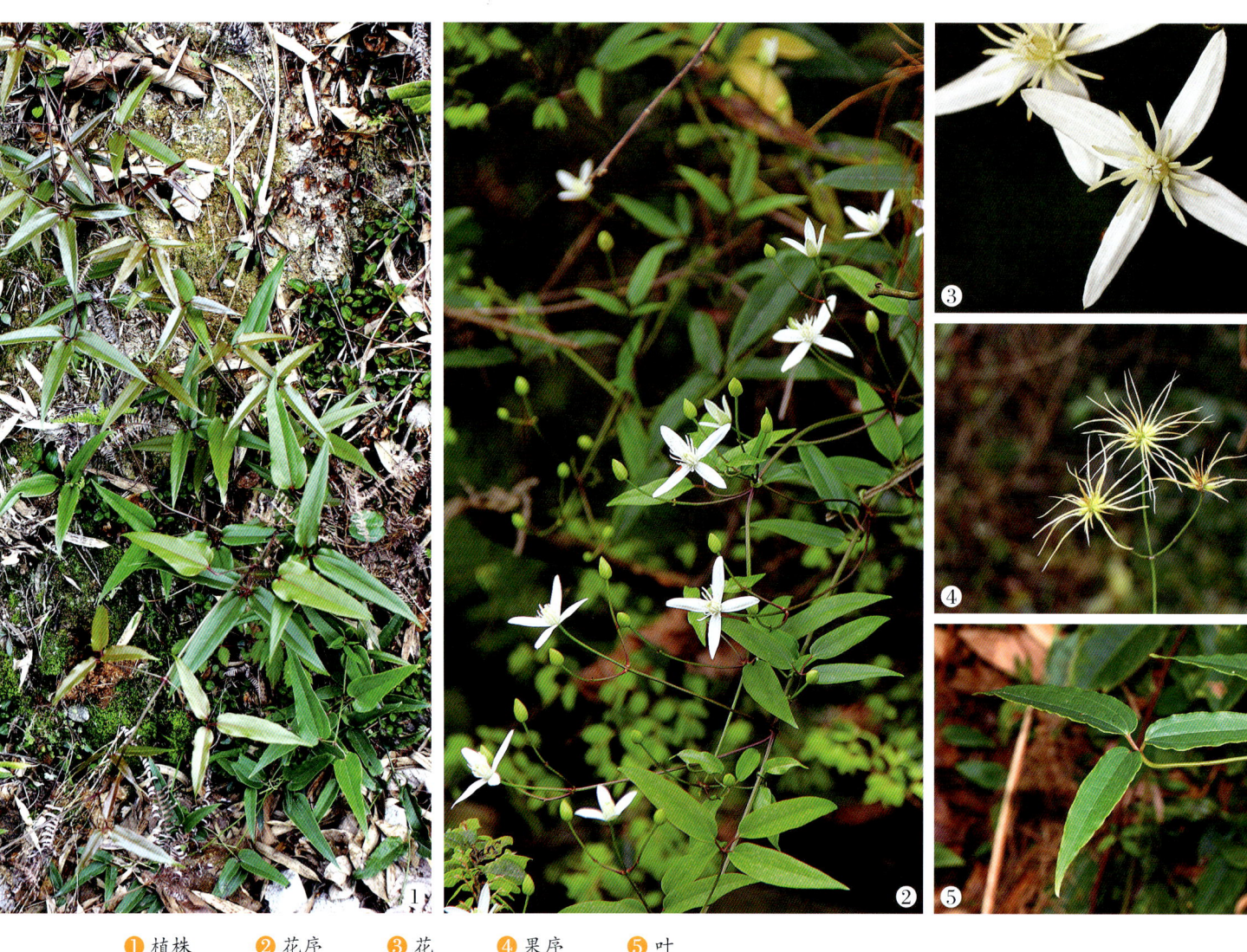

❶ 植株　❷ 花序　❸ 花　❹ 果序　❺ 叶

相似种 圆锥铁线莲

Clematis terniflora DC.

木质藤本。茎、小枝有短柔毛，后近无毛。一回羽状复叶，叶片狭卵形至宽卵形，有时卵状披针形，全缘，下面网脉突出。聚伞花序腋生或顶生，多花。瘦果橙黄色，倒卵形至宽椭圆形，扁，边缘突出，有贴伏柔毛。花期6～8月，果期8～11月。分布于陕西、河南、湖北、湖南、江西、浙江、江苏、安徽等地。生于海拔400米以下的林边、草丛中。景宁畲族自治县九龙乡有分布，较少见。

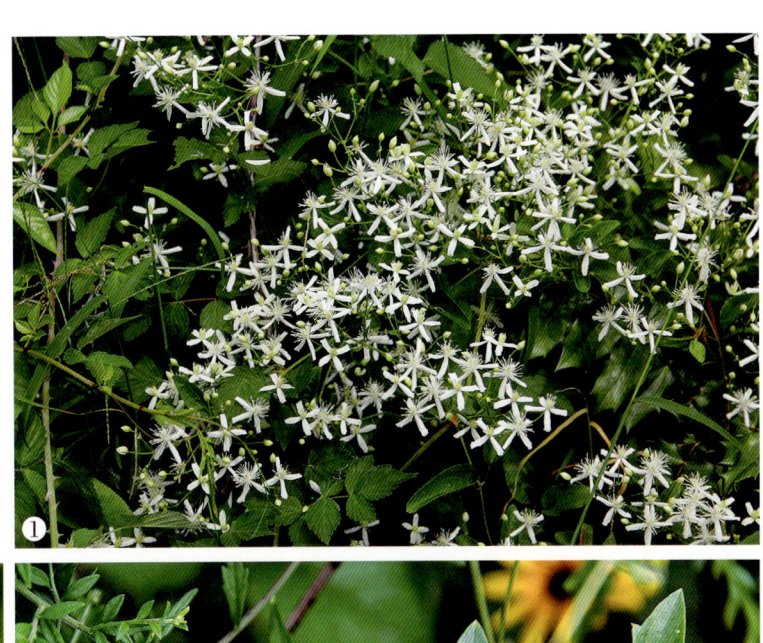

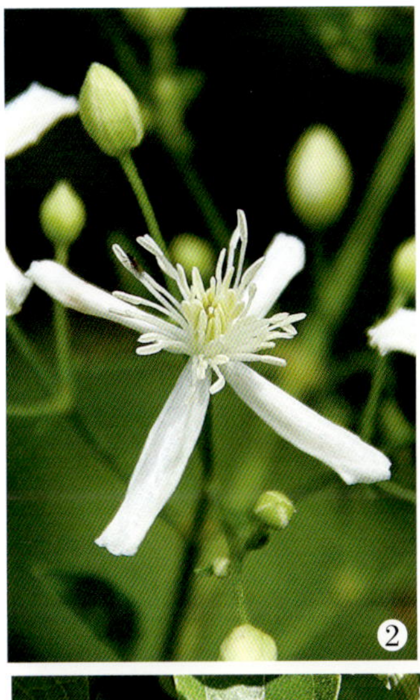

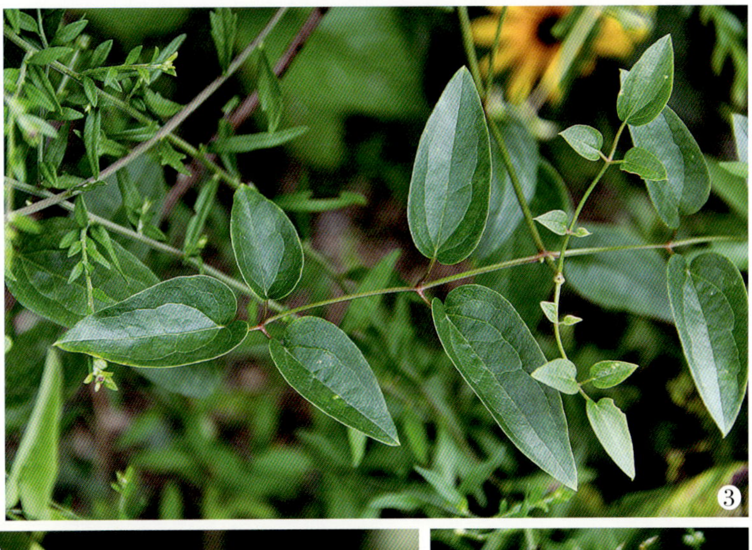

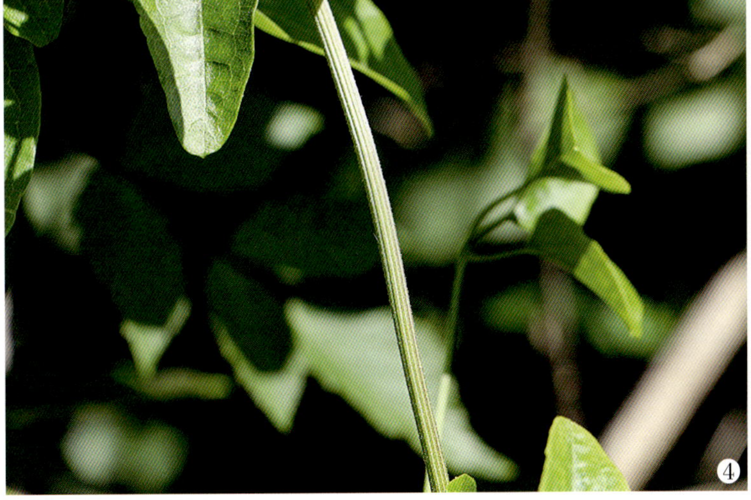

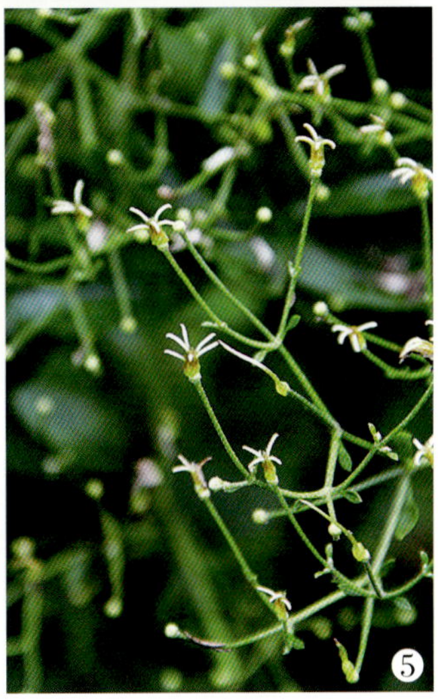

❶ 花序　　❷ 花　　❸ 枝叶　　❹ 小枝　　❺ 果序

相似种 柱果铁线莲

Clematis uncinata Champ.

藤本，干时带黑色，除花柱有羽状毛及萼片外面边缘有短柔毛外，其余光滑。茎圆柱形，有纵条纹。1~2回羽状复叶，叶纸质或薄革质，宽卵形、卵形、长圆状卵形至卵状披针形，全缘，上面亮绿色，下面灰绿色，两面网脉突出。聚伞花序。瘦果圆柱状钻形，干后变黑。花期6~7月，果期7~9月。分布于云南、贵州、四川、甘肃、陕西、广西、广东、湖南、福建、台湾、江西、安徽、浙江、江苏等地。生于山地、山谷、溪边的灌丛中或林边。

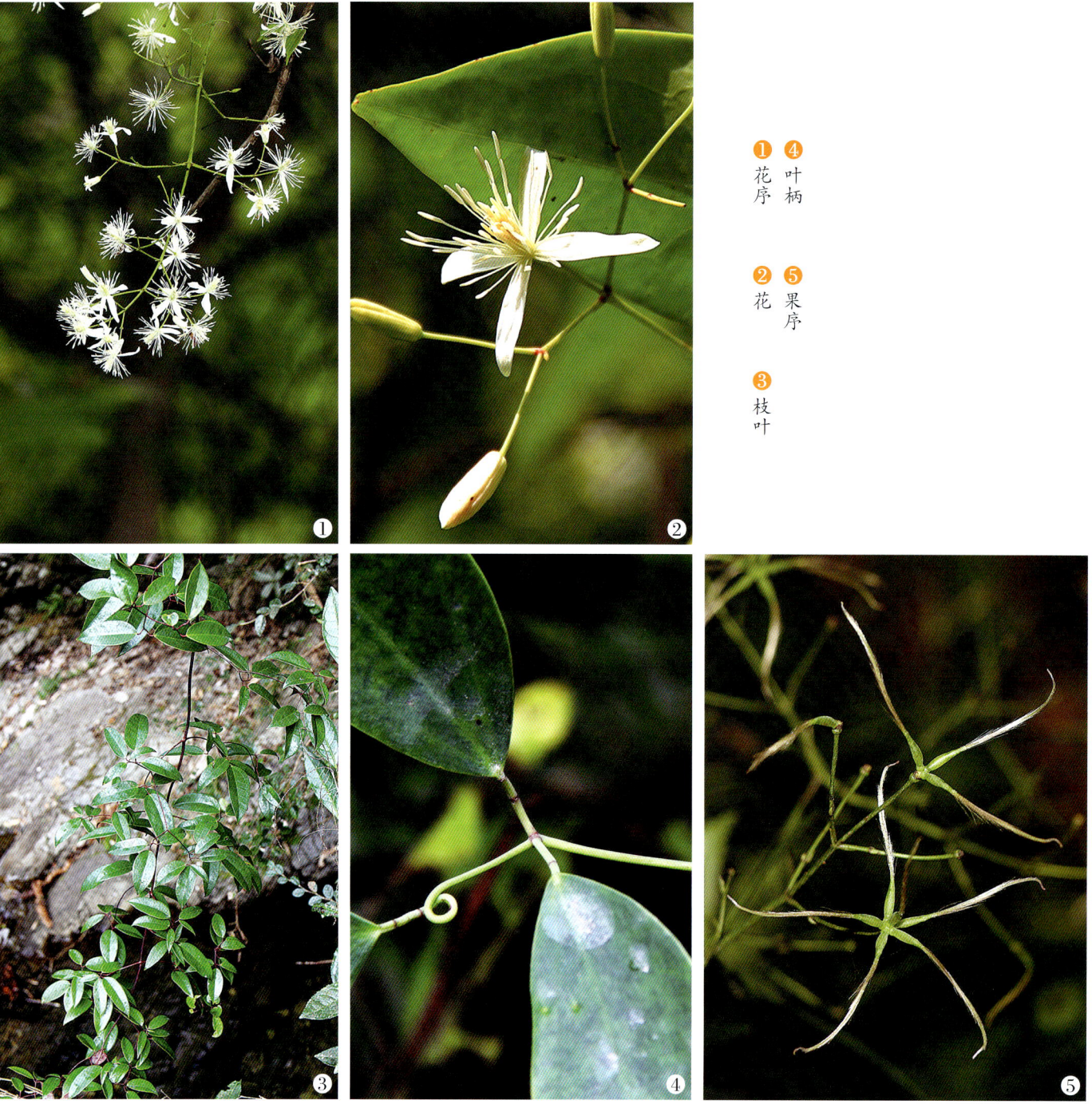

❶ 花序　❹ 叶柄
❷ 花　　❺ 果序
❸ 枝叶

51 毛茛

学　　名	*Ranunculus japonicus* Thunb.	科　　名	毛茛科
畲族名	老虎脚迹	土　　名	大猎脚迹

形态特征

多年生草本。块根椭圆形或纺锤形，棕黑色。茎丛生，中空，有槽，具分枝，生开展或贴伏的柔毛。基生叶多数为掌状三出复叶，3深裂不达基部；小叶扇状菱形或倒卵状菱形，茎生叶较小。聚伞花序疏散，花托无毛；萼片椭圆形；花瓣倒卵状圆形。聚合果近球形，瘦果扁平。花果期4~9月。

分布与生境

除西藏外，全国广泛分布。生于海拔200~2500米的林缘、路边、湿草地上。

药用价值

主治截疟、黄疸。中医另用于消肿、破气除痞、止痛、温中、退黄以及治疗疮癣、胃痛、淋巴结结核、翼状胬肉、角膜薄翳，还可用来灭蛆、杀孑孓。现代药理研究表明还具有抗肿瘤、抗炎镇痛、抗衰老等作用。

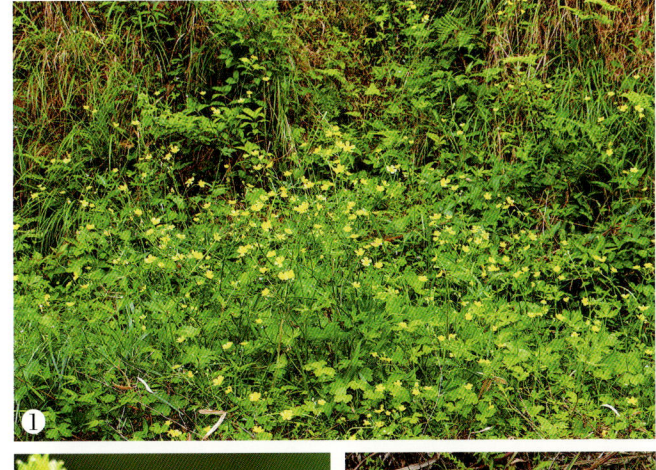
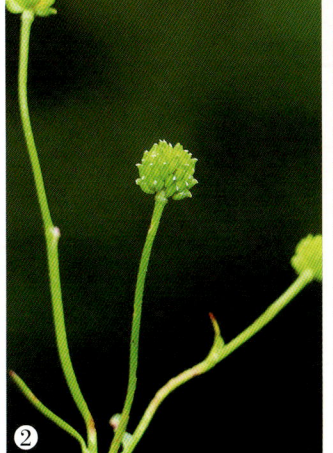
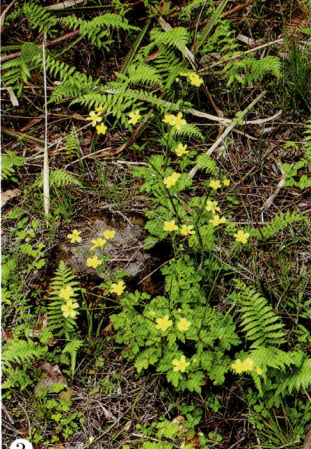
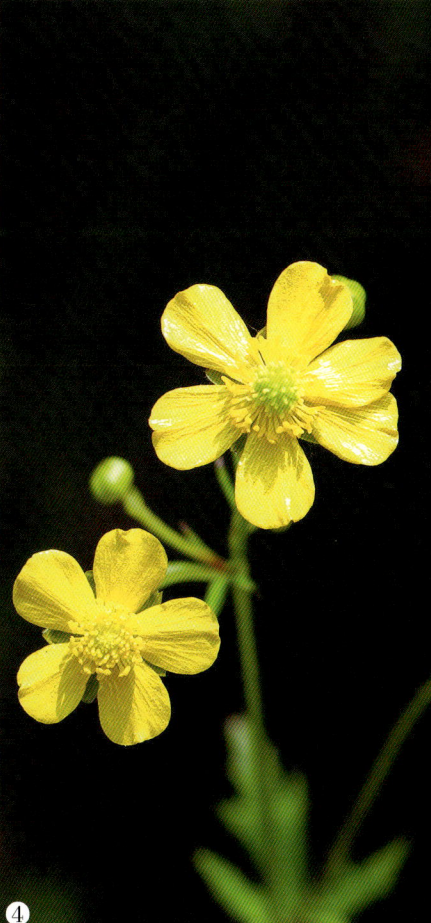

① 居群　② 聚合果　③ 花期植株　④ 花

相似种 禺毛茛

Ranunculus cantoniensis DC.

多年生草本。茎直立，上部有分枝，密生开展的黄白色糙毛。叶为三出复叶；叶片宽卵形至肾圆形，边缘密生锯齿，顶端稍尖，两面贴生糙毛。聚伞花序疏散。聚合果近球形；瘦果扁平，无毛。花果期4～7月。分布于云南、四川、贵州、广西、广东、福建、台湾、浙江、江西、湖南、湖北、江苏等地。生于海拔100～2500米的平原、丘陵、路边、沟旁。

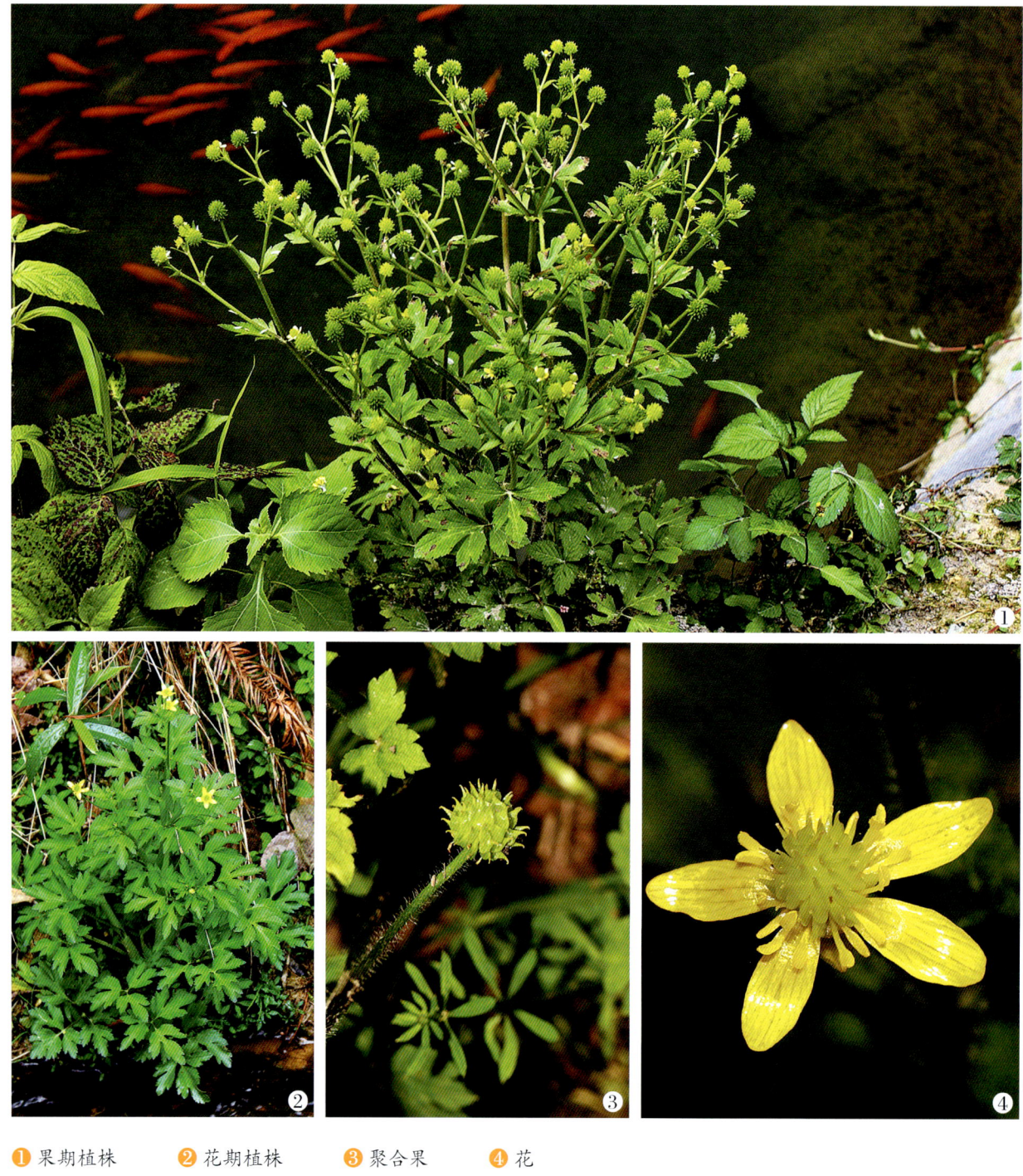

❶ 果期植株　❷ 花期植株　❸ 聚合果　❹ 花

相似种 石龙芮

Ranunculus sceleratus Linn.

一年生草本。茎无毛或疏生柔毛。叶片肾状圆形，基部心形，顶端钝圆，有粗圆齿，无毛。茎生叶，上部叶较小，3全裂，裂片披针形至线形，全缘，无毛，基部扩大成膜质宽鞘抱茎。聚伞花序。聚合果长圆形；瘦果倒卵球形，稍扁，无毛，喙短至近无。花果期5～8月。全国各地均有分布。生于河沟边及平原湿地。

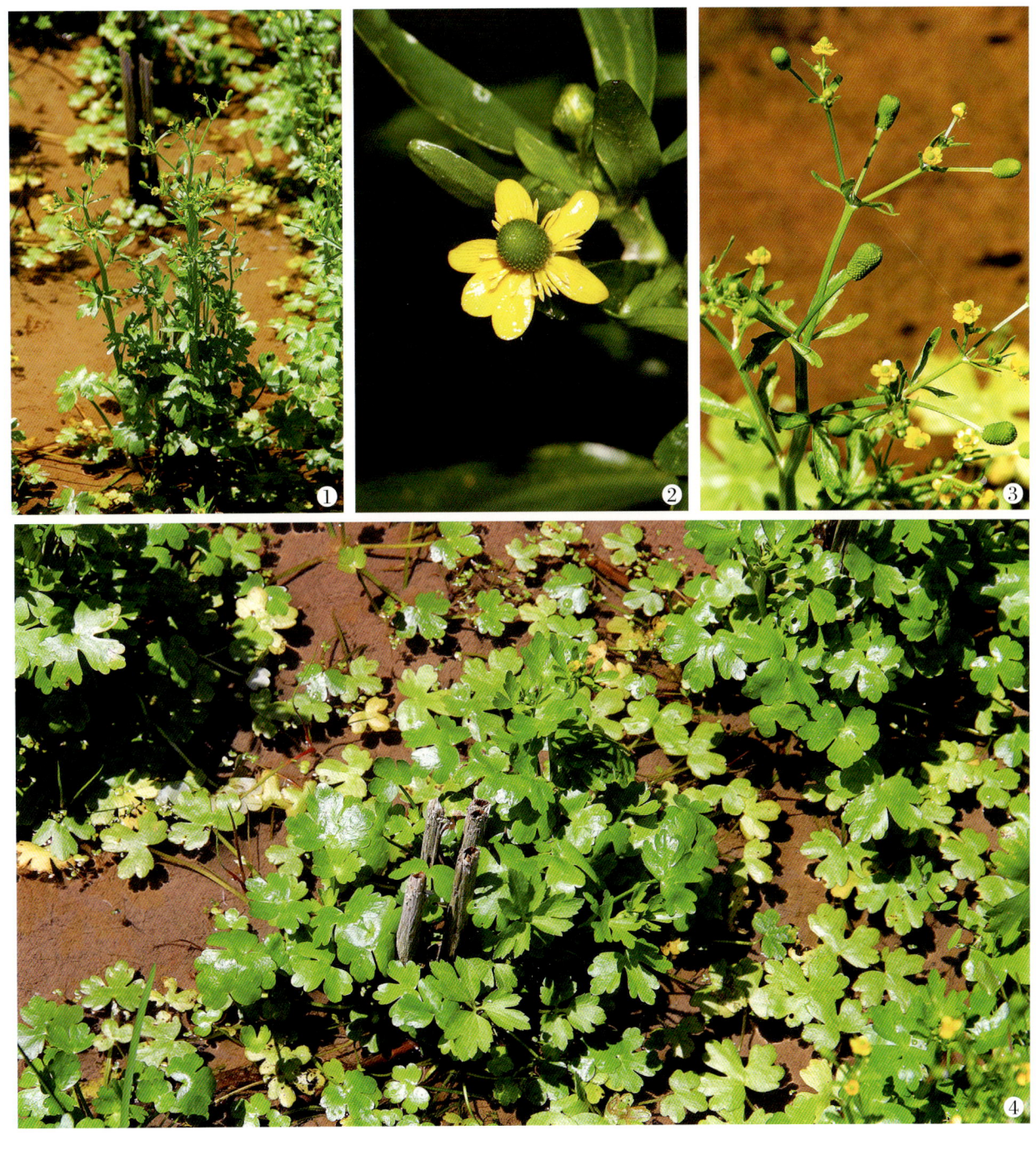

❶ 花果期植株　❷ 花　❸ 聚合果　❹ 植株

相似种 扬子毛茛

Ranunculus sieboldii Miq.

多年生草本。茎下部节偃地生根，密生白色或淡黄色柔毛。中央小叶 3 浅裂至较深裂，边缘有锯齿。花与叶对生。聚合果圆球形，瘦果扁平。花果期 5～10 月。分布于四川、云南、贵州、广西、湖南、湖北、江西、江苏、浙江、福建、陕西、甘肃等地。生于海拔 300～2500 米的山坡林边及平原湿地。景宁畲族自治县鹤溪、东坑等乡镇（街道）有分布，不常见。

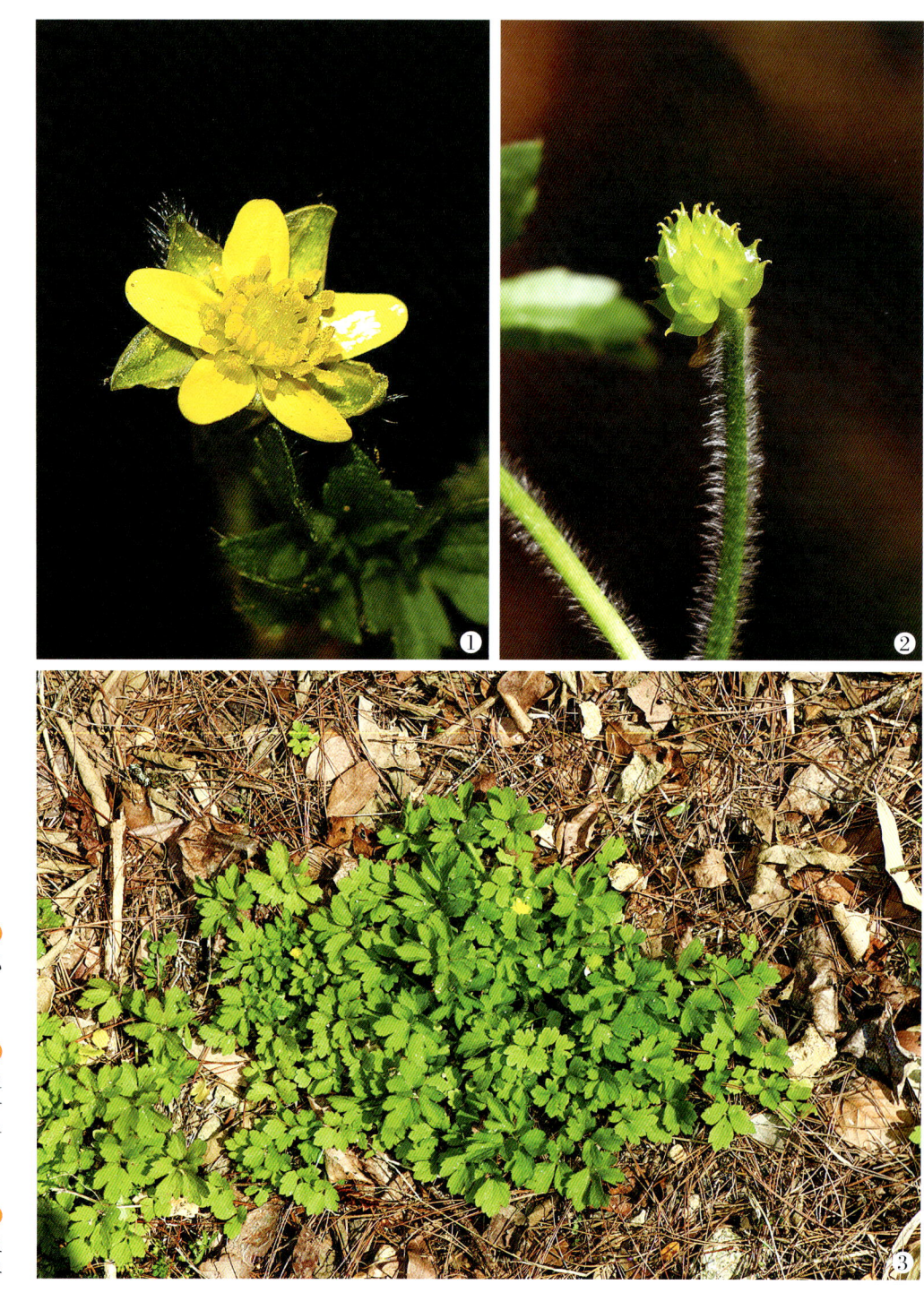

❶ 花
❷ 聚合果
❸ 植株

相似种 猫爪草

Ranunculus ternatus Thunb.

一年生草本。簇生，肉质纺锤形小块根，形似猫爪。茎铺散，多分枝，较柔软，大多无毛。茎生叶无柄，叶片较小，全裂或细裂，裂片线形。花单生，花托无毛。聚合果近球形；瘦果卵球形，无毛，边缘有纵肋，喙细短。花期早，春季3月开花，果期4~7月。分布于广西、台湾、江苏、浙江、江西、湖南、安徽、湖北、河南等地。生于平原湿草地或田边荒地。景宁畲族自治县偶见绿化带有生长。

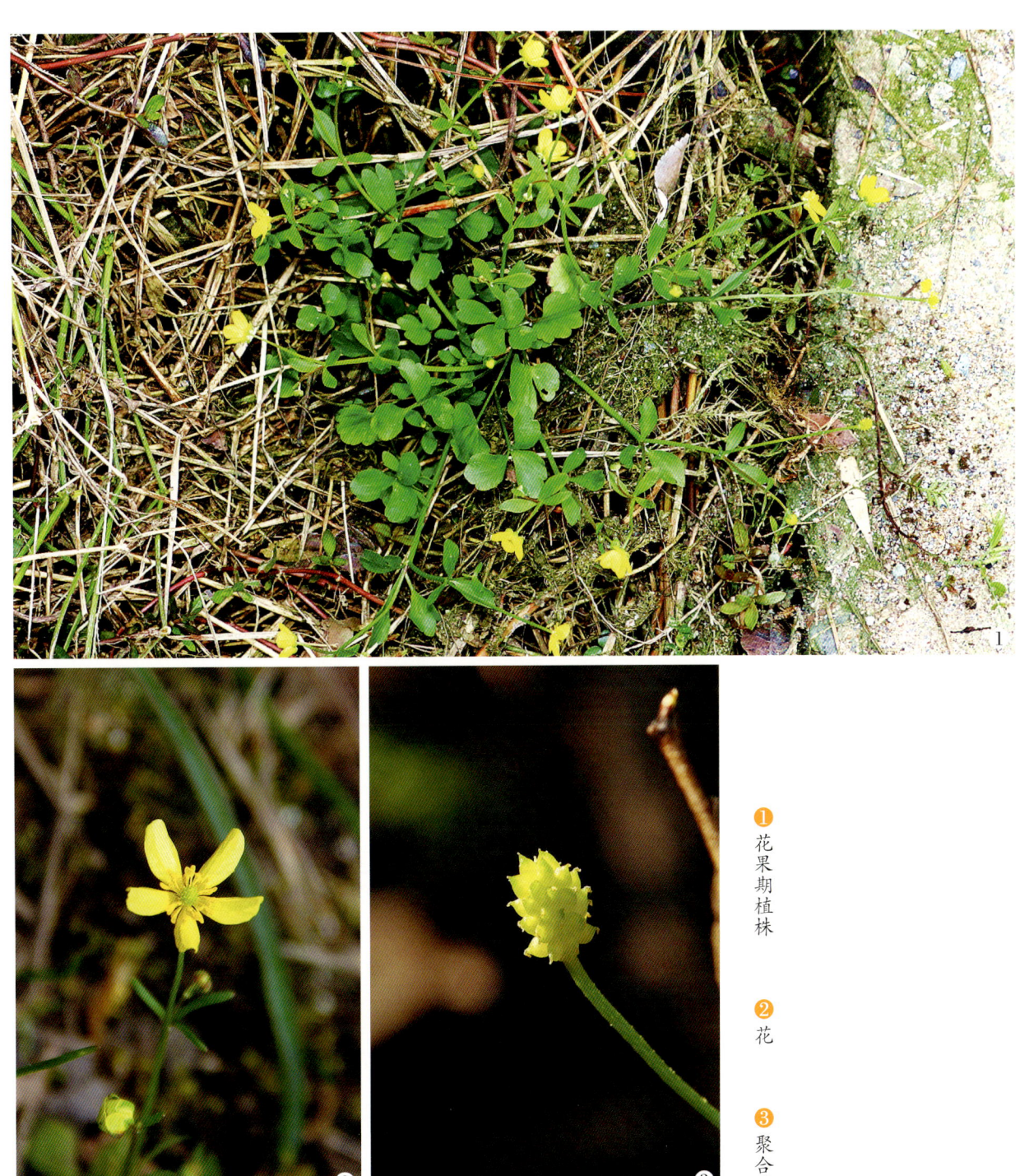

❶ 花果期植株
❷ 花
❸ 聚合果

52 天台小檗

学　名	*Berberis lempergiana* Ahrendt
科　名	小檗科
畲族名	细叶黄柏
土　名	细叶黄柏刺

形态特征

常绿灌木。老枝深灰色，具稀疏黑色疣点；枝刺三分叉，近圆柱形。叶革质，长圆状椭圆形或披针形，先端渐尖，基部楔形，叶缘平展，具细小刺齿。浆果长圆状椭圆形或椭圆形，熟时深紫色，被白粉，顶端具宿存花柱。种子 2～3 枚，倒卵状球形或椭圆形。花期 4～5 月，果期 7～10 月。

分布与生境

分布于浙江。生于山坡林下、林缘、灌丛中。景宁畲族自治县东坑、景南、大际等乡镇有分布。

药用价值

主治急性肝炎、胆囊炎、痢疾、产后胞衣等症。

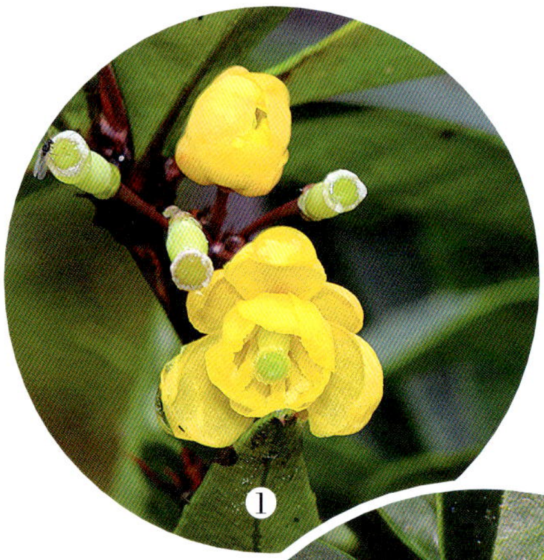

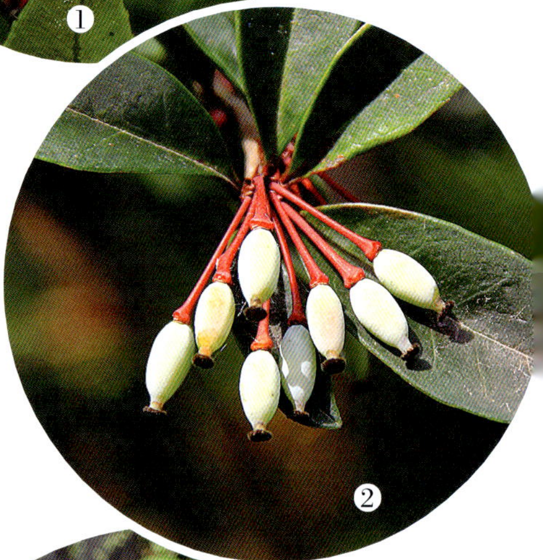

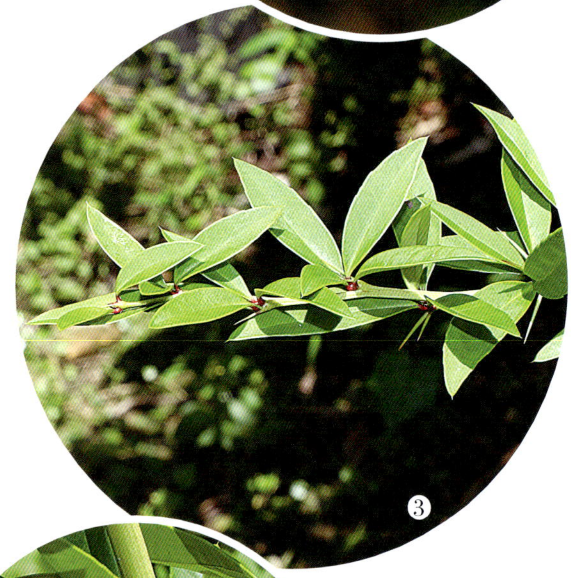

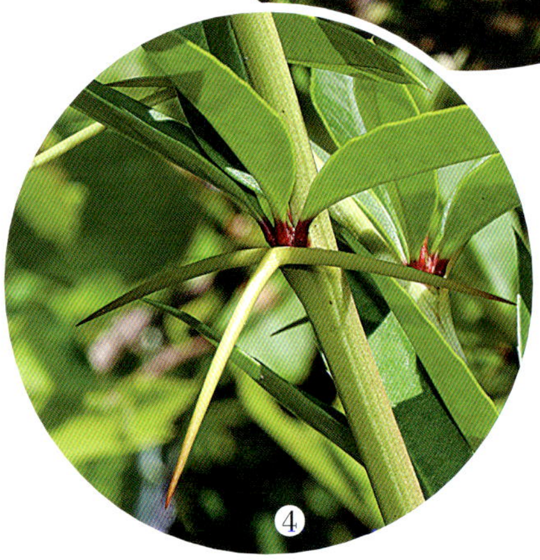

❶ 花
❷ 果序
❸ 枝叶
❹ 枝刺

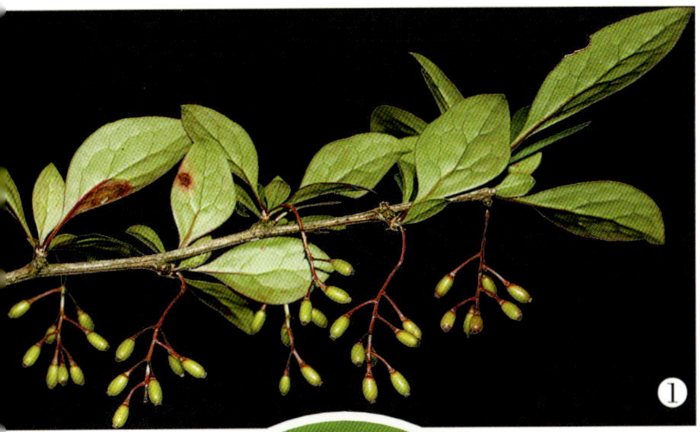

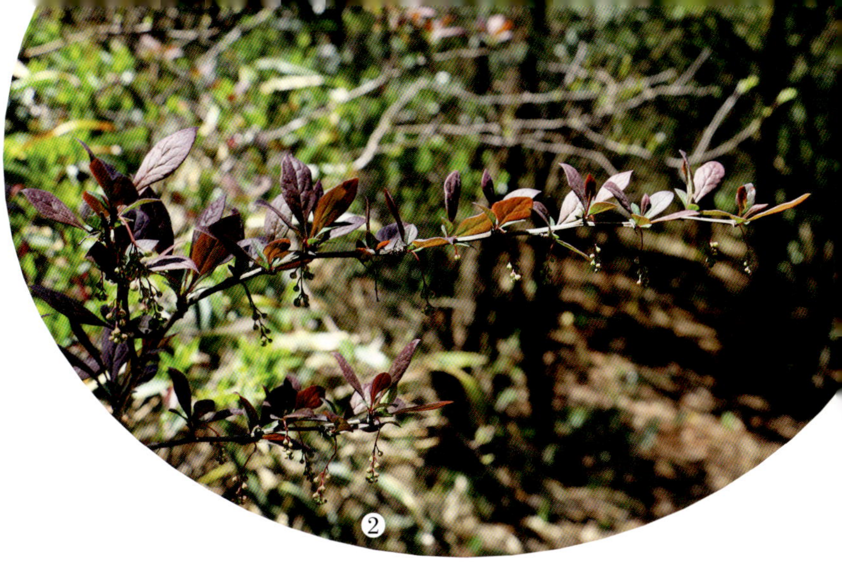

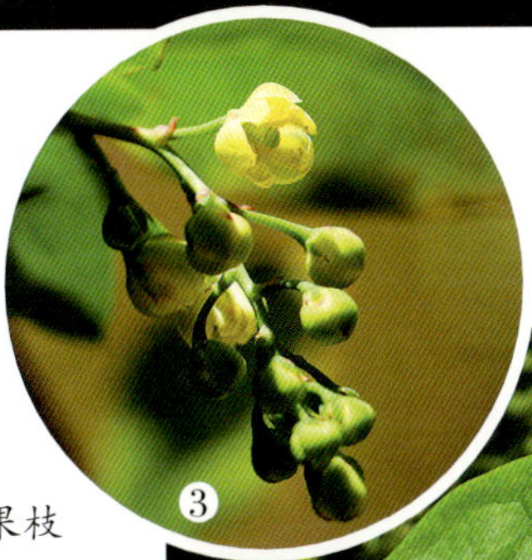

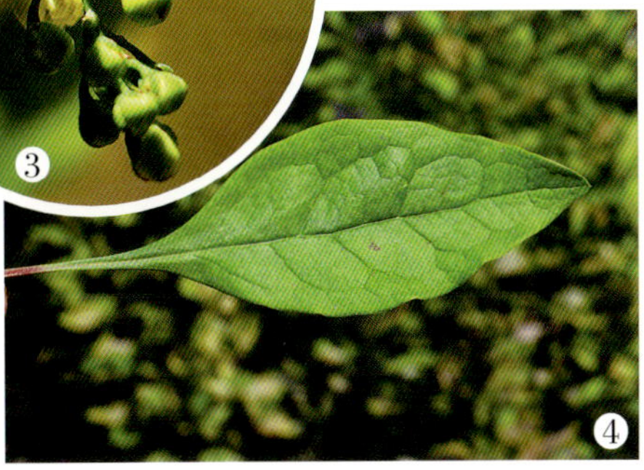

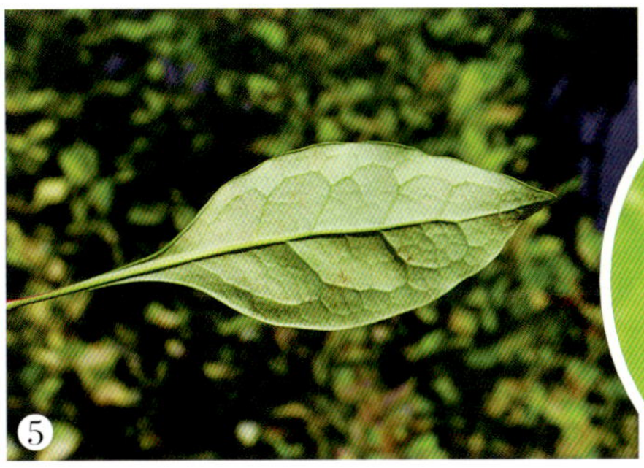

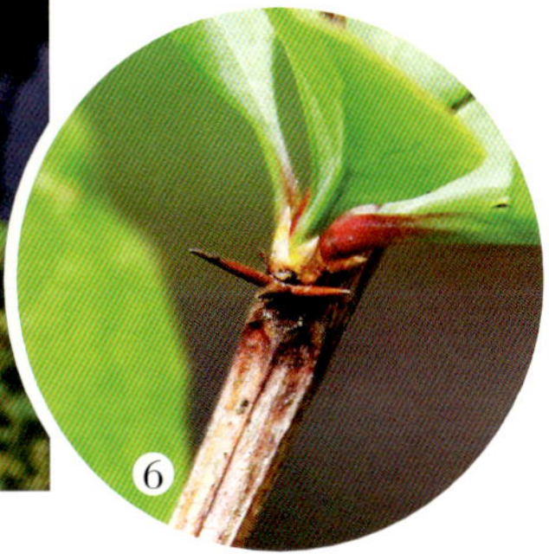

❶ 果枝
❷ 花枝
❸ 花序
❹ 叶
❺ 叶背
❻ 枝刺

53 庐山小檗

| 学　名 | *Berberis virgetorum* Schneid. | 科　名 | 小檗科 |
| 畲族名 | 土黄连 | 土　名 | 黄连、刺黄柏 |

形态特征

　　落叶灌木。幼枝紫褐色，老枝灰黄色，具条棱，无疣点；枝刺单生，偶有三分叉，腹面具槽。叶薄纸质，全缘，长圆状菱形，先端急尖或微钝，基部楔形，侧脉显著，下面灰白色。总状花序；花梗细弱，无毛；苞片披针形，先端渐尖；花瓣椭圆状倒卵形，先端钝，全缘。浆果长圆状椭圆形，熟时红色，不被白粉，顶端不具宿存花柱。花期4~5月，果期6~10月。

分布与生境

　　分布于江西、浙江、安徽、福建、湖北、湖南、广西、广东、陕西、贵州等地。生于海拔250~1800米的山坡、山地灌丛中。景宁畲族自治县东坑等乡镇有分布。

药用价值

　　根皮、茎含小檗碱较高，民间多代黄连、黄檗使用，作清热泻火、抗菌消炎药。

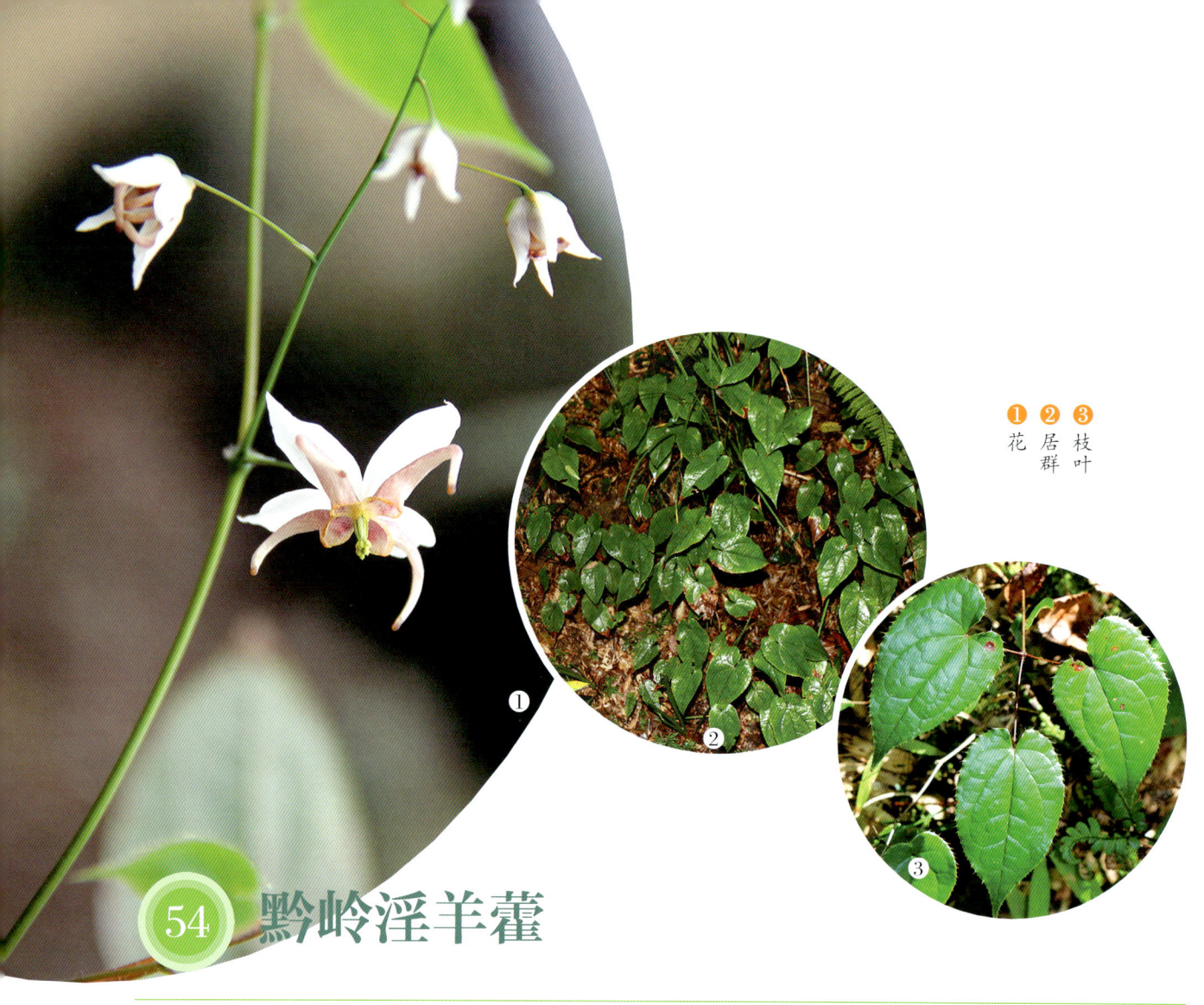

❶花居群 ❷枝叶 ❸

54 黔岭淫羊藿

| 学 名 | *Epimedium leptorrhizum* Stearn | 科 名 | 小檗科 |
| 畲族名 | 山洋角、铁棱角 | 土 名 | 铁箭头 |

形态特征

多年生草本。匍匐根状茎具节。一回三出复叶基生或茎生；叶革质，狭卵形或卵形，先端长渐尖，基部深心形，边缘具刺齿。总状花序具4~8朵花；花大，直径约4厘米，淡红色；外萼片卵状长圆形，先端钝圆，内萼片狭椭圆形。蒴果长圆形，宿存花柱喙状。花期4月，果期4~6月。

分布与生境

分布于贵州、四川、湖北、湖南、浙江等地。生于海拔300~1500米的山谷溪边、林下或灌丛中。景宁畲族自治县东坑、景南等乡镇有分布。

药用价值

主治阳痿早泄、腰酸腿痛、目眩耳鸣等症。现代药理研究表明还具有治疗骨质疏松、增加Ⅱ型糖尿病胰岛素敏感性、改善学习记忆能力等作用。

55 三枝九叶草（箭叶淫羊藿）

学　名	*Epimedium sagittatum* (Sieb. et Zucc.) Maxim.	科　名	小檗科
畲族名	山洋角、铁棱角	土　名	铁箭头

形态特征

多年生草本。根状茎粗短，质硬，多须根。一回三出复叶基生和茎生，先端急尖或渐尖，基部心形；花茎具2枚对生叶。圆锥花序通常无毛，偶被少数腺毛；花梗无毛；花较小，白色；萼片2轮，外萼片4枚，先端钝圆，具紫色斑点，内萼片卵状三角形，先端急尖，白色；花瓣囊状，先端钝圆。蒴果具宿存花柱。花期4～5月，果期5～7月。

分布与生境

分布于浙江、安徽、福建、江西、湖北、湖南、广东、广西、四川、陕西、甘肃等地。生于海拔200～1750米的山坡林下、灌丛中、水沟边或岩石缝中。景宁畲族自治县望东垟保护区有分布，少见。

药用价值

主治**阳痿遗精**、关节风湿痛等症。中医另用于治疗肾阳虚衰、筋骨痿软、风湿痹痛、麻木拘挛。现代药理研究表明还具有调节免疫力、抗病毒、抗肿瘤、促进造骨细胞增生、保护心脑血管和促进发育等作用。

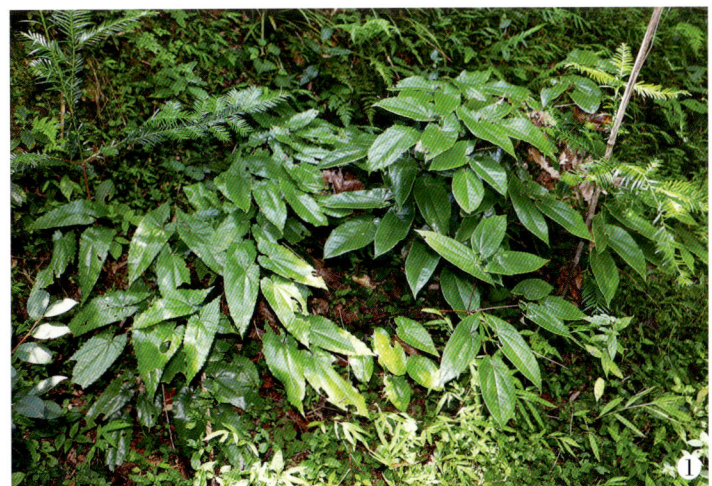
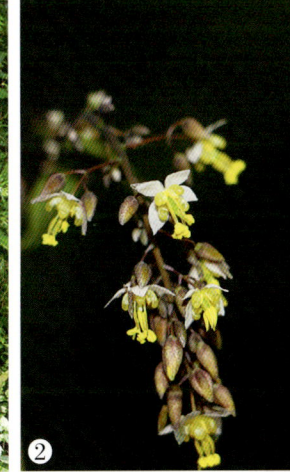
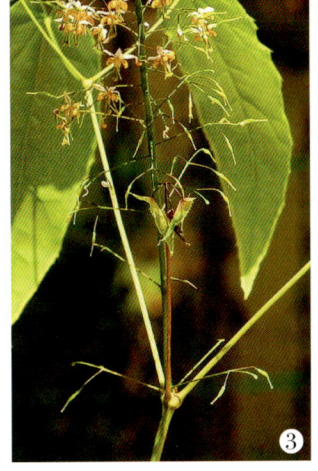
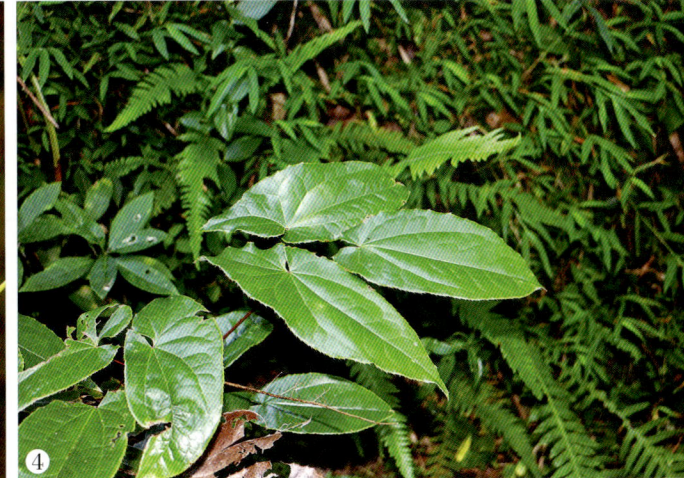

❶ 居群　　❷ 花序　　❸ 果序　　❹ 枝叶

56 阔叶十大功劳

学　名　*Mahonia bealei* (Fort.) Carr.
科　名　小檗科
畲族名　大叶黄柏
土　名　土黄柏

形态特征

灌木或小乔木。叶片狭倒卵形至长圆形，上面暗灰绿色，下面被白霜；小叶厚革质，硬直，卵形，侧生叶大小不等，自基部向上渐次增大，顶生小叶较宽大，先端渐尖，基部近圆形或宽楔形，有时浅心形，叶缘每边具2~8个刺状锯齿。总状花序直立；芽鳞卵形至卵状披针形；苞片阔卵形或卵状披针形，先端钝；花黄色。浆果卵形，深蓝色，被白粉。花期9月至翌年1月，果期3~5月。

分布与生境

分布于浙江、安徽、江西、福建、湖南、湖北、陕西、河南、广东、广西、四川等地。生于海拔500~2000米的林下、林缘、草坡、溪边、灌丛中。

药用价值

主治细菌性痢疾、黄疸、赤眼、肛门肿痛、急性肠胃炎、传染性肝炎、肺炎、咽喉肿痛。外用治眼结膜炎、痈疖肿毒、烧烫伤。中医另用于治疗湿热泻痢、胃火牙痛、肺热咳嗽、湿疹。现代药理研究表明还具有抗菌抗炎、抗氧化、抗肿瘤、保护肝脏、降低胆固醇、逆转肿瘤多药耐药、扩张血管以及杀虫等作用。

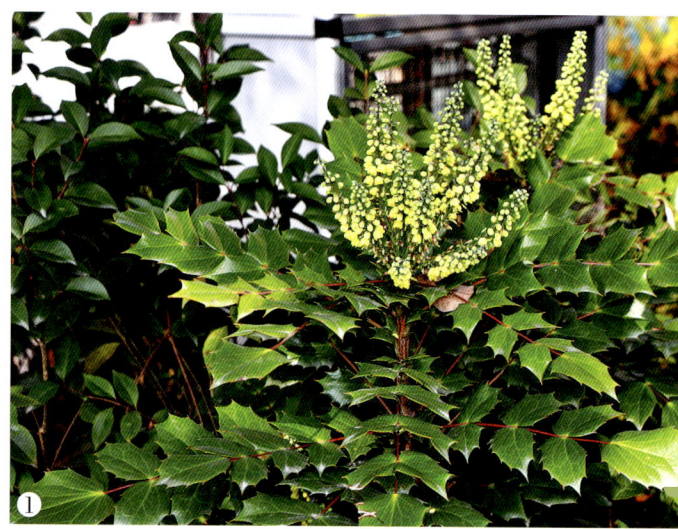
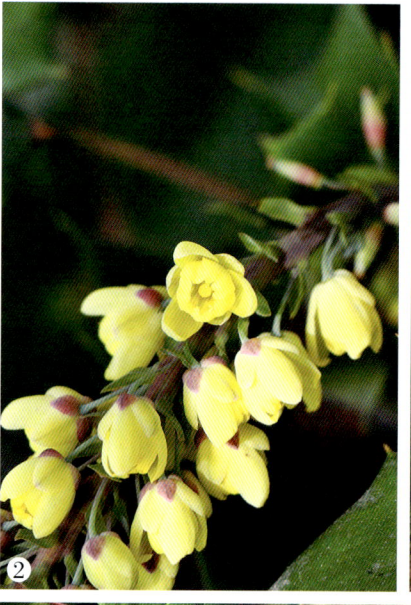
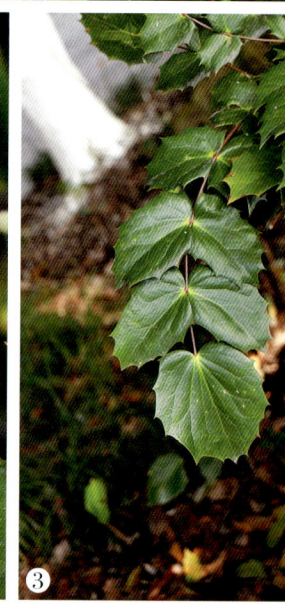
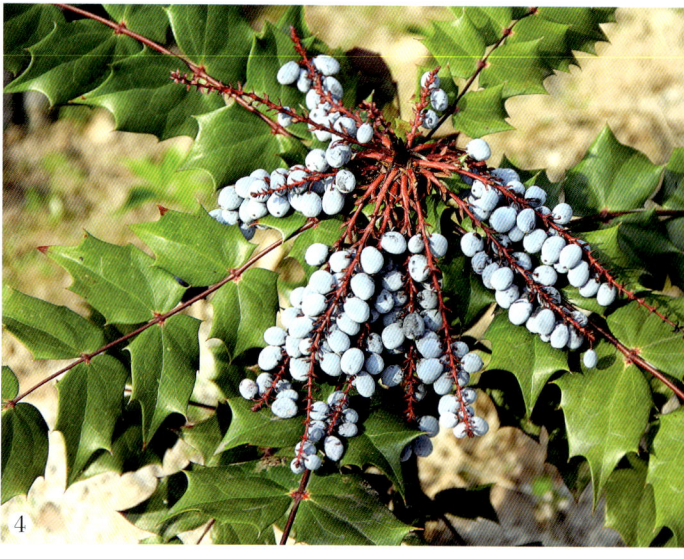

❶ 花期植株　❷ 花　❸ 枝叶　❹ 果序

相似种 小果十大功劳

Mahonia bodinieri Gagnep.

灌木或小乔木。叶片倒卵状长圆形；小叶最下一对近圆形，生于叶柄基部，上面深绿色，有光泽，下面黄绿色；侧生小叶无叶柄，顶生小叶具柄，均为长圆形至阔披针形。总状花序簇生；芽鳞披针形；苞片狭卵形；外萼片卵形，中萼片椭圆形，内萼片狭椭圆形；花黄色，花瓣长圆形。浆果球形，有时梨形，紫黑色，被白霜。花期6～9月，果期8～12月。分布于贵州、四川、湖南、广东、广西、浙江等地。生于海拔100～1800米的林下、林缘或灌丛中。景宁畲族自治县鹤溪、红星街道有分布。

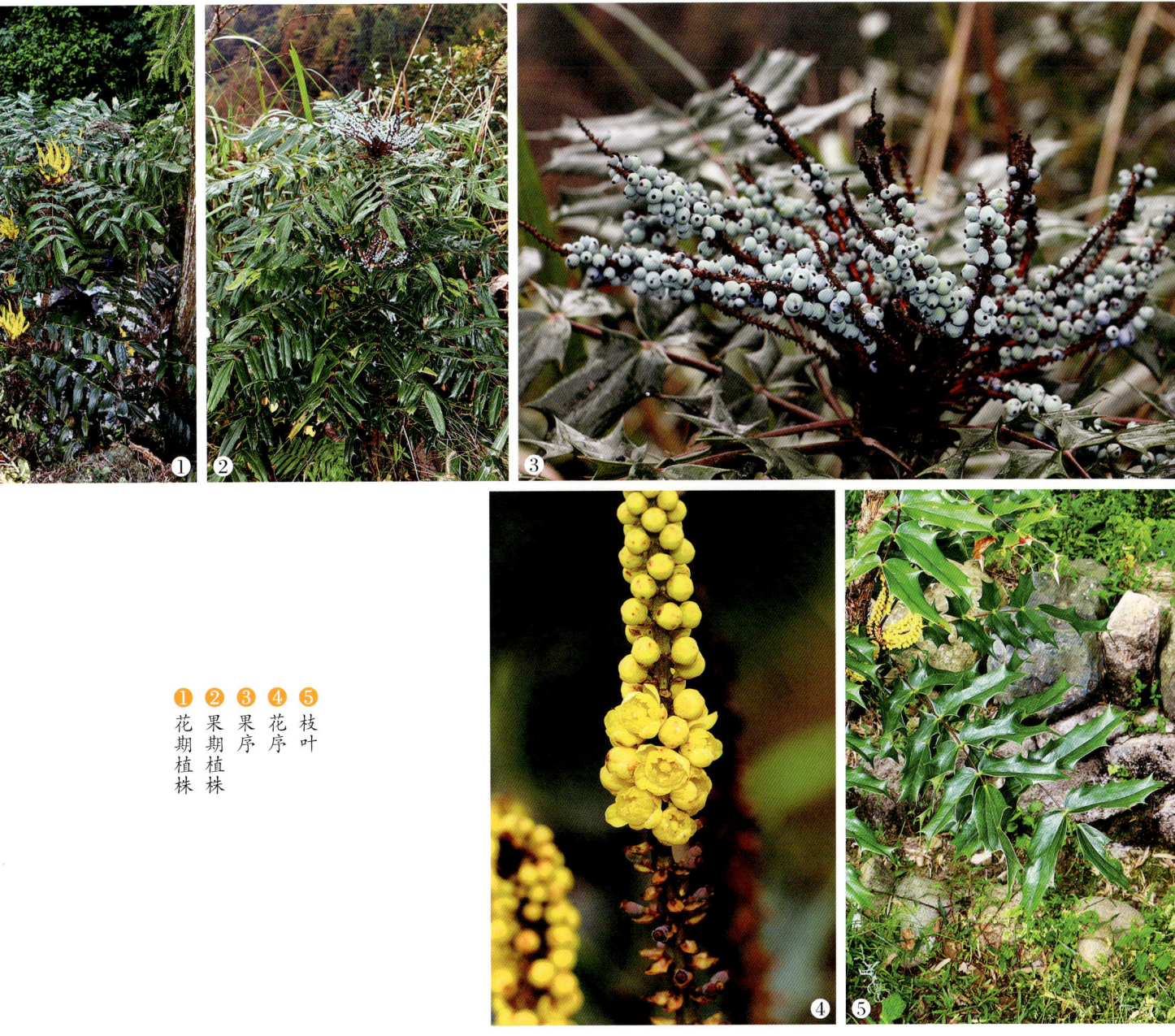

❶ 花期植株　❷ 果期植株　❸ 果序　❹ 花序　❺ 枝叶

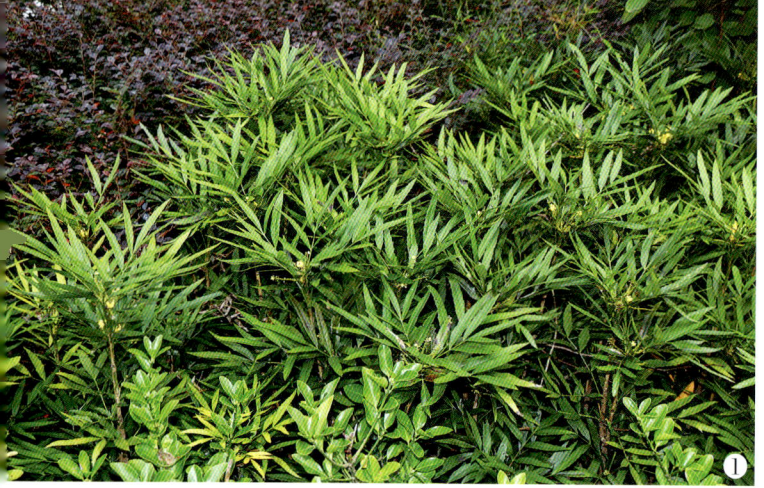

57 十大功劳

学　名	*Mahonia fortunei* (Lindl.) Fedde
科　名	小檗科
畲族名	十大灰功劳
土　名	小叶黄柏

形态特征

灌木。叶片倒卵形至倒卵状披针形，具2～5对小叶；小叶无柄或近无柄，狭披针形至狭椭圆形，基部楔形，边缘具刺齿，先端急尖或渐尖，最下一对小叶外形与往上小叶相似。总状花序簇生；芽鳞披针形至三角状卵形；苞片卵形，急尖；花黄色；外萼片卵形或三角状卵形，中萼片和外萼片均为长圆状椭圆形，内萼片长圆状椭圆形。浆果球形，紫黑色，被白粉。花期7～9月，果期9～11月。

分布与生境

分布于广西、四川、贵州、湖北、江西、浙江等地。生于海拔350～2000米的山坡林下、灌丛、路边、河边。景宁畲族自治县绿化带、公园有栽培。

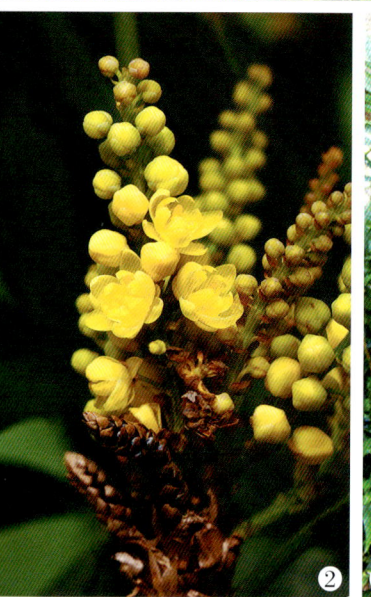
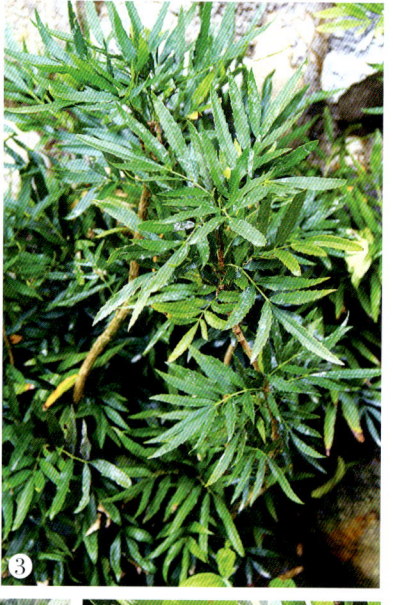
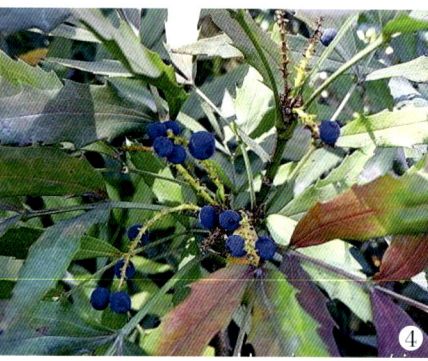
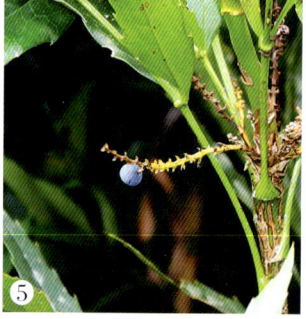

药用价值

主治细菌性痢疾、急性肠胃炎、传染性肝炎、肺炎、咽喉肿痛。外用治眼结膜炎、痈疖肿毒、烧烫伤。中医另用于治疗湿热泻痢、目赤肿痛、胃火牙痛、肺热咳嗽、湿疹。现代药理研究表明还具有抗菌抗炎、抗氧化、抗肿瘤、保护肝脏、降低胆固醇、逆转肿瘤多药耐药、扩张血管以及杀虫等作用。

❶ 居群　　❷ 花序　　❸ 植株
❹❺ 果序　　❻ 叶

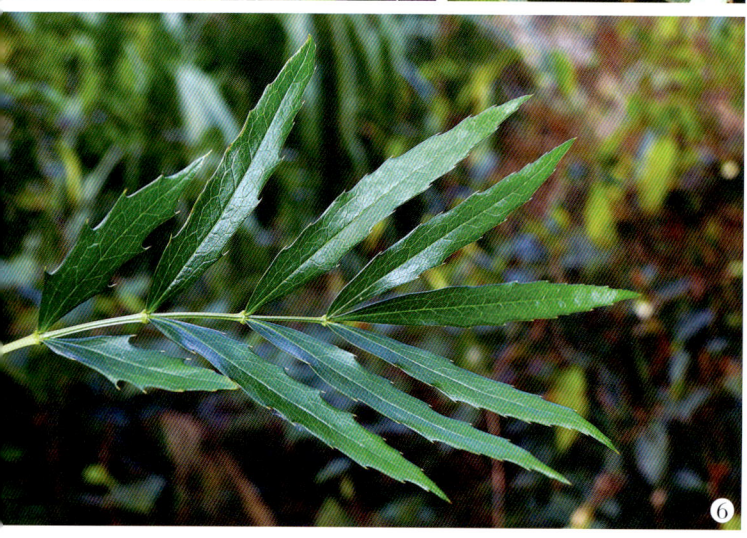

58 木通

| 学　名 | *Akebia quinata* (Houtt.) Decne. | 科　名 | 木通科 |
| 畲族名 | 小叶拿 | 土　名 | 五叶耕绳 |

形态特征

多年生落叶木质藤本。茎圆柱形，茎皮灰褐色，芽淡红褐色。掌状复叶互生或在短枝上簇生；小叶纸质，倒卵形或倒卵状椭圆形，先端圆或微凹，凹处有中脉延伸的小尖头，基部圆或阔楔形；雄蕊6～7枚，离生，初时直立，后内弯；雌花花梗细长；萼片暗紫色，偶有绿色或白色，阔椭圆形至近圆形；心皮3～6（～9）枚，离生，圆柱形，柱头盾状，顶生。果孪生或单生，长圆形或椭圆形，成熟时紫色，腹缝开裂。种子多数，卵状长圆形，略扁平，种皮褐色或黑色，有光泽。花期4～5月，果期6～8月。

❶ 枝叶　❷ 花　❸ 果

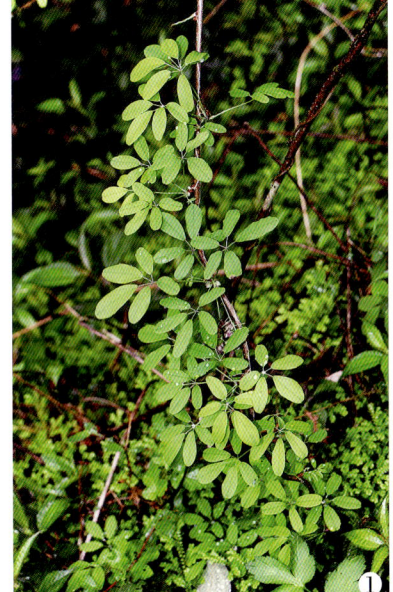
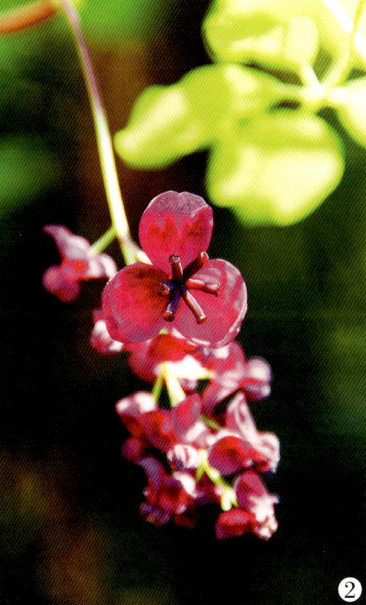
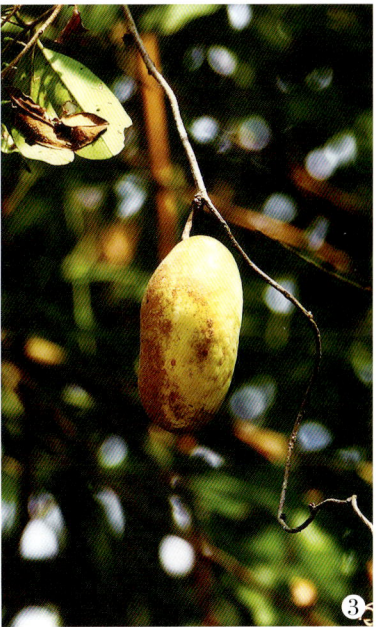

分布与生境

分布于长江流域各地。生于海拔200～1500米的山地灌丛、林缘和沟谷中。

药用价值

主治骨髓炎。中医另用于治疗小便短赤、淋浊、水肿、风湿痹痛、乳汁不通、痛经、风湿性关节炎、腰痛、胸中烦热、喉痹咽痛、妇女经闭。现代药理研究表明还具有利尿、抗肿瘤、抗菌等作用。

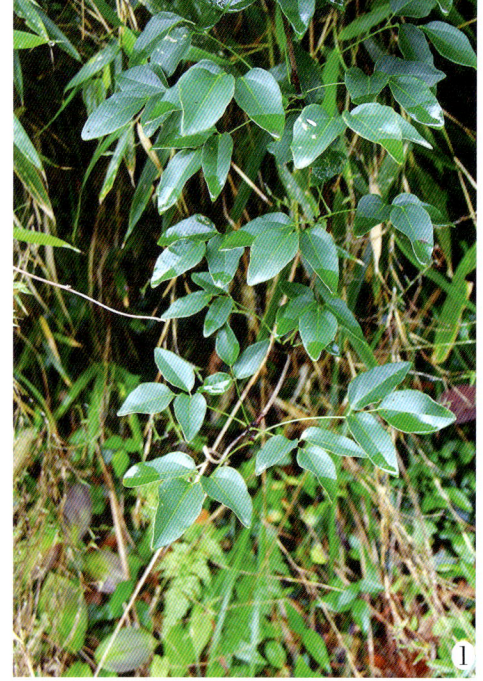

59 三叶木通

学　名	*Akebia trifoliata* (Thunb.) Koidz.
科　名	木通科
畲族名	三叶拿
土　名	三叶耕绳

形态特征

多年生落叶木质藤本。茎皮灰褐色，有稀疏的皮孔及小疣点。掌状复叶互生或在短枝上簇生；小叶纸质或薄革质，卵形至阔卵形，先端通常钝或略凹入，具小突尖，基部截平或圆形，边缘具波状齿或浅裂。总状花序自短枝上的簇生叶中抽出，总花梗纤细。雄花花梗丝状；萼片3枚，淡紫色，阔椭圆形或椭圆形；雄蕊6枚，离生，排列为杯状，花丝极短，药室在开花时内弯；退化心皮3枚，长圆状锥形。雌花花梗较雄花的稍粗；萼片3枚，紫褐色，近圆形；退化雄蕊6枚或更多；心皮3~9枚，离生，圆柱形，柱头头状，具乳突，橙黄色。果长圆形，成熟时灰白略带淡紫色。种子扁卵形，种皮红褐色或黑褐色，稍有光泽。花期4~5月，果期7~8月。

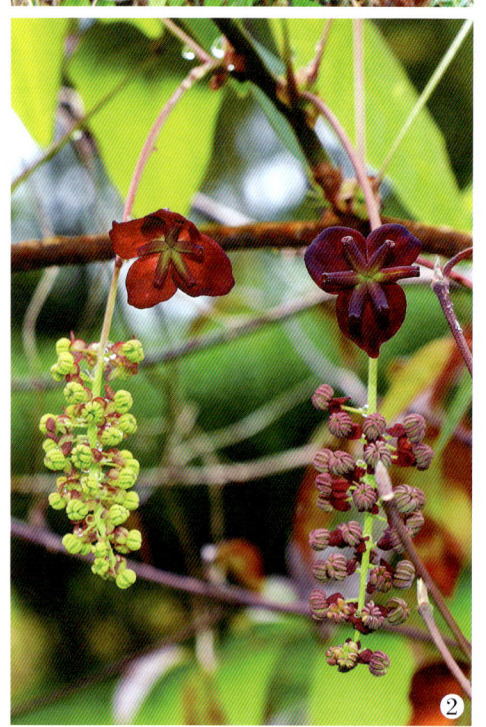

分布与生境

分布于河北、山西、山东、河南、陕西、甘肃及长江流域各地。生于海拔250~2000米的山地灌丛、林缘和沟谷中。

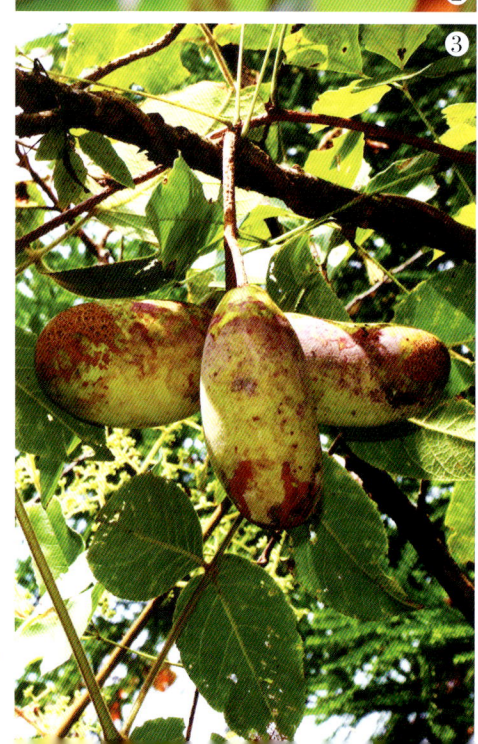

药用价值

主治毒蛇咬伤。中医另用于治疗风湿关节痛，可用于止血、止带、疏肝补肾。

❶ 枝叶　　❷ 花序　　❸ 果

相似种 显脉野木瓜

Stauntonia conspicua R.H. Chang

木质藤本。老茎灰褐色，纵裂，幼茎绿色，具线纹。掌状复叶。小叶厚革质，长圆形或卵状长圆形，先端急尖，基部圆，边缘向下反卷，基出脉 3 条。总状花序与幼枝同自叶腋抽出；雄花紫红色。果椭圆状，熟时黄色。种子阔卵形，黑色，有光泽。花期 5 月，果期 10 月。分布于浙江。生于海拔 800～1600 米的山坡密林中。景宁畲族自治县鹤溪、红星、东坑、景南、梅岐等乡镇（街道）有分布。

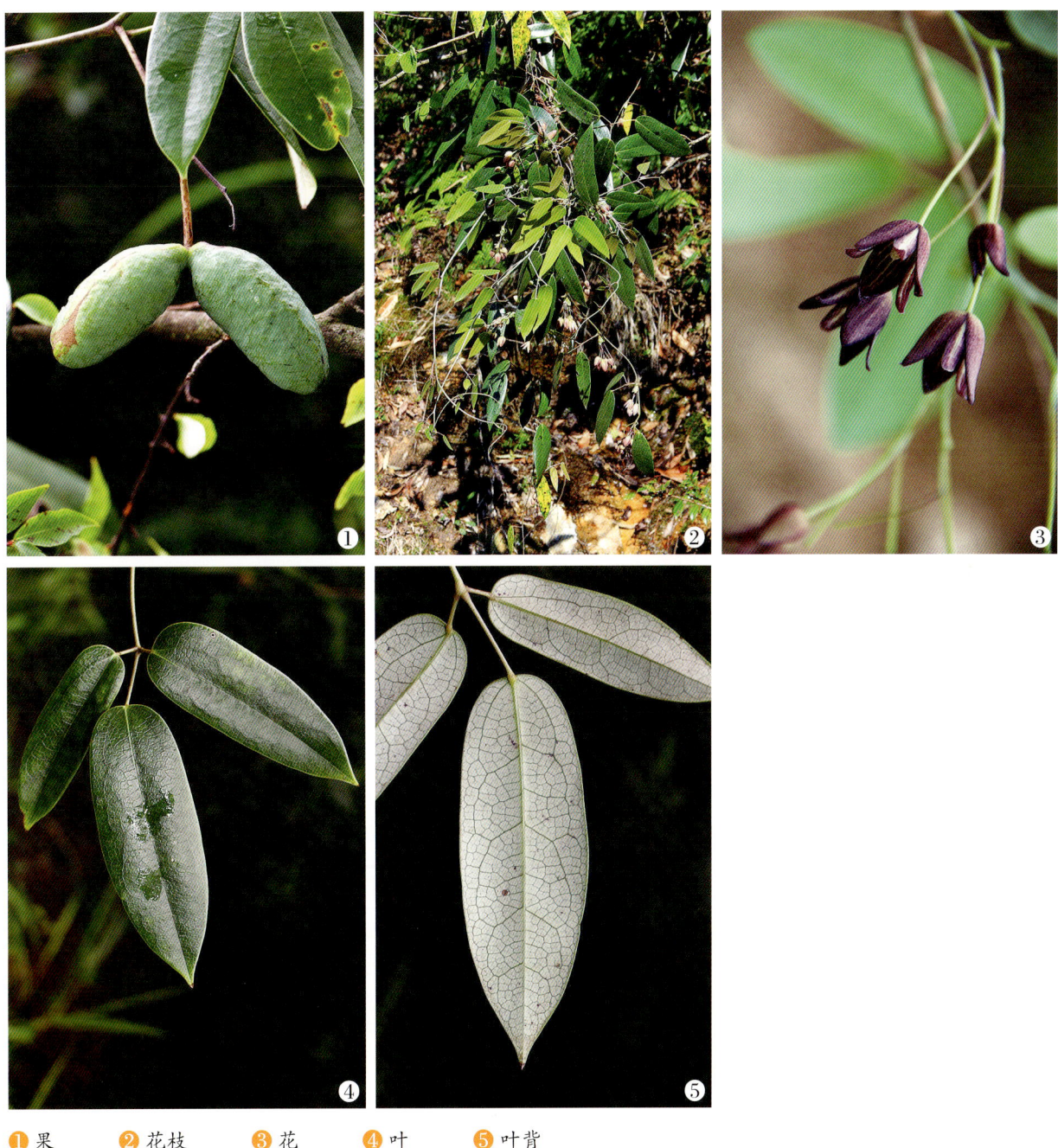

❶ 果　　❷ 花枝　　❸ 花　　❹ 叶　　❺ 叶背

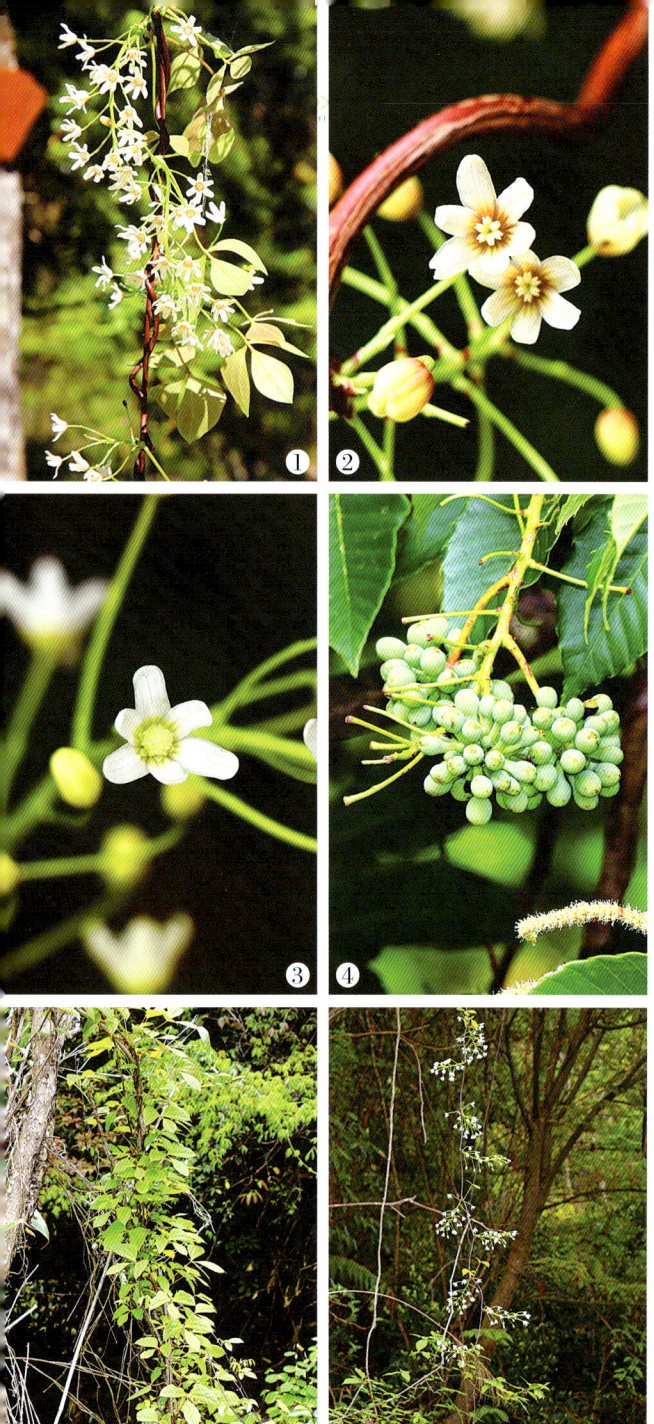

60 大血藤

学　名	*Sargentodoxa cuneata* (Oliv.) Rehd. et Wils.
科　名	木通科
畲族名	里省藤、黄省藤、八掛藤
土　名	里省藤

形态特征

多年生落叶木质藤本，全株无毛。当年枝条暗红色，老树皮有时纵裂。三出复叶，叶革质，顶生小叶近菱状倒卵圆形，先端急尖，基部渐狭，全缘；侧生小叶斜卵形，先端急尖，基部内面楔形。总状花序，雄花与雌花同序或异序。浆果近球形，成熟时黑蓝色。种子卵球形，基部截形，种皮黑色，光亮，平滑，种脐显著。花期4～5月，果期6～9月。

分布与生境

分布于河南、安徽、江苏、浙江、江西、福建、广东、广西、湖南、湖北、四川、贵州、陕西等地。常生于山坡灌丛、疏林和林缘。

药用价值

主治腰膝疼痛、心腹绞痛、赤白痢疾、闭经、风寒湿痹、中暑、跌打损伤。中医另用于治疗肠痈腹痛、热毒疮疡、痛经、痢疾、乳痛、虫积腹痛。现代药理研究表明还具有抗菌、抗病毒、抗炎、抗肿瘤、免疫抑制、保胎、改善心肌微循环、抗氧化等作用。

❶❷❸❹❺❻❼
花 雄 雌 浆 植 花 枝
序 花 花 果 株 枝 叶

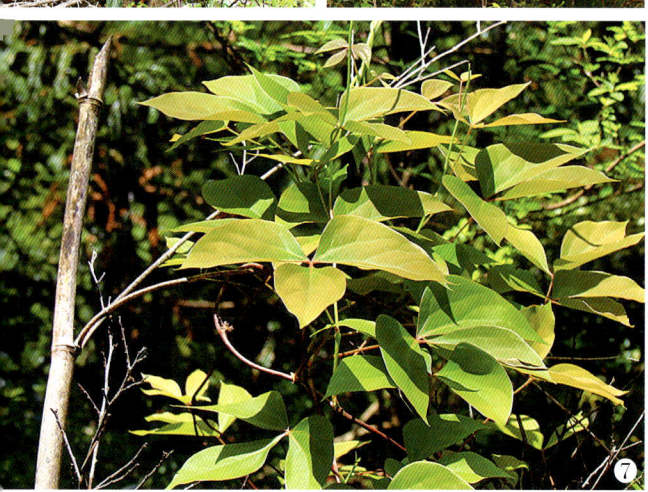

61 风龙

学　名	*Sinomenium acutum* (Thunb.) Rehd. et Wils.
科　名	防己科
畲族名	青绳、青藤
土　名	青绳

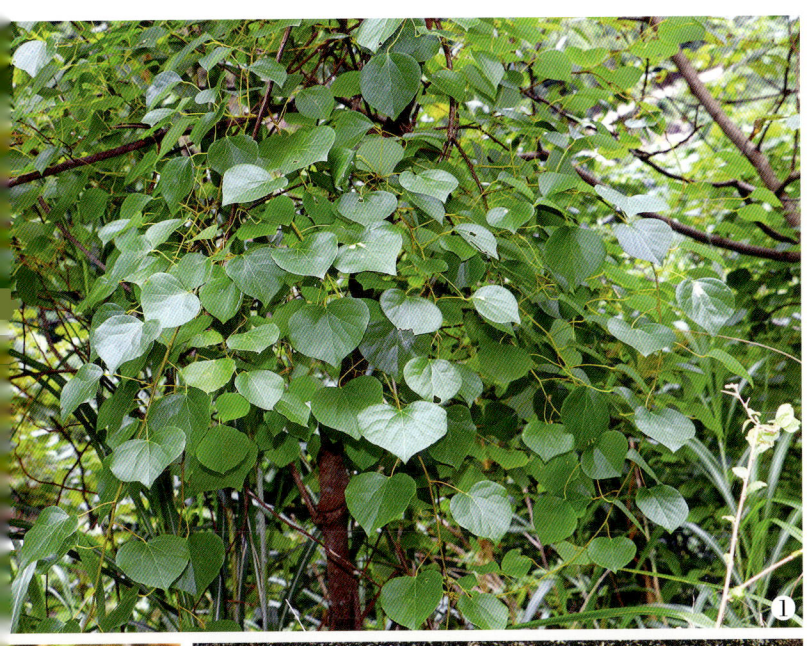

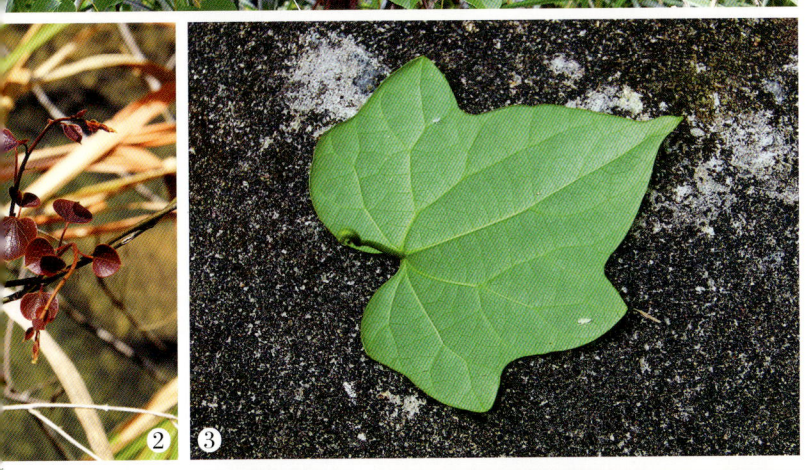

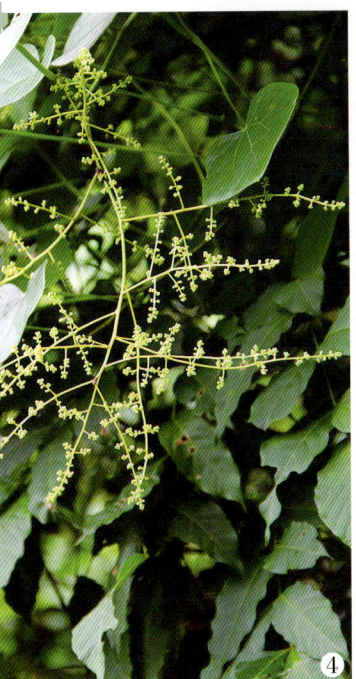

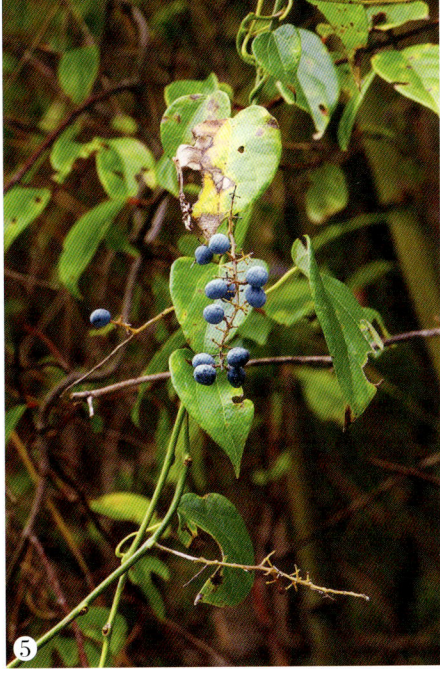

形态特征

木质大藤本。老茎灰色，树皮有不规则纵裂纹。枝圆柱状，有规则的条纹，被柔毛至近无毛。叶革质至纸质，心状圆形至阔卵形，顶端渐尖或短尖，基部常心形；嫩叶被绒毛，老叶常两面无毛，或仅上面无毛，下面被柔毛。圆锥花序，花序轴被柔毛或绒毛；苞片线状披针形，小苞片紧贴花萼；萼片背面被柔毛，外轮长圆形至狭长圆形，内轮近卵形，与外轮近等长；花瓣稍肉质。核果红色至暗紫色。花期夏季，果期秋末。

分布与生境

分布于长江流域及其以南各地，北至陕西，南至广东、广西、云南等地。生于林中。

药用价值

根、茎入药，主治风湿关节痛。

❶ 枝叶　　❷ 嫩枝叶　　❸ 叶背
❹ 花序　　❺ 果序

相似种 秤钩风

Diploclisia affinis (Oliv.) Diels

木质藤本。老枝红褐色或黑褐色，有纵裂皮孔，无毛；腋芽叠生。叶革质，三角状扁圆形或菱状扁圆形，边缘具明显或不明显的波状圆齿；网脉两面均突起；叶柄在叶片的基部或紧靠基部着生。聚伞花序腋生。核果红色，倒卵圆形。花期4~5月，果期7~9月。分布于湖北、四川、贵州、云南、广西、广东、湖南、江西、福建、浙江等地。生于林缘或疏林中。

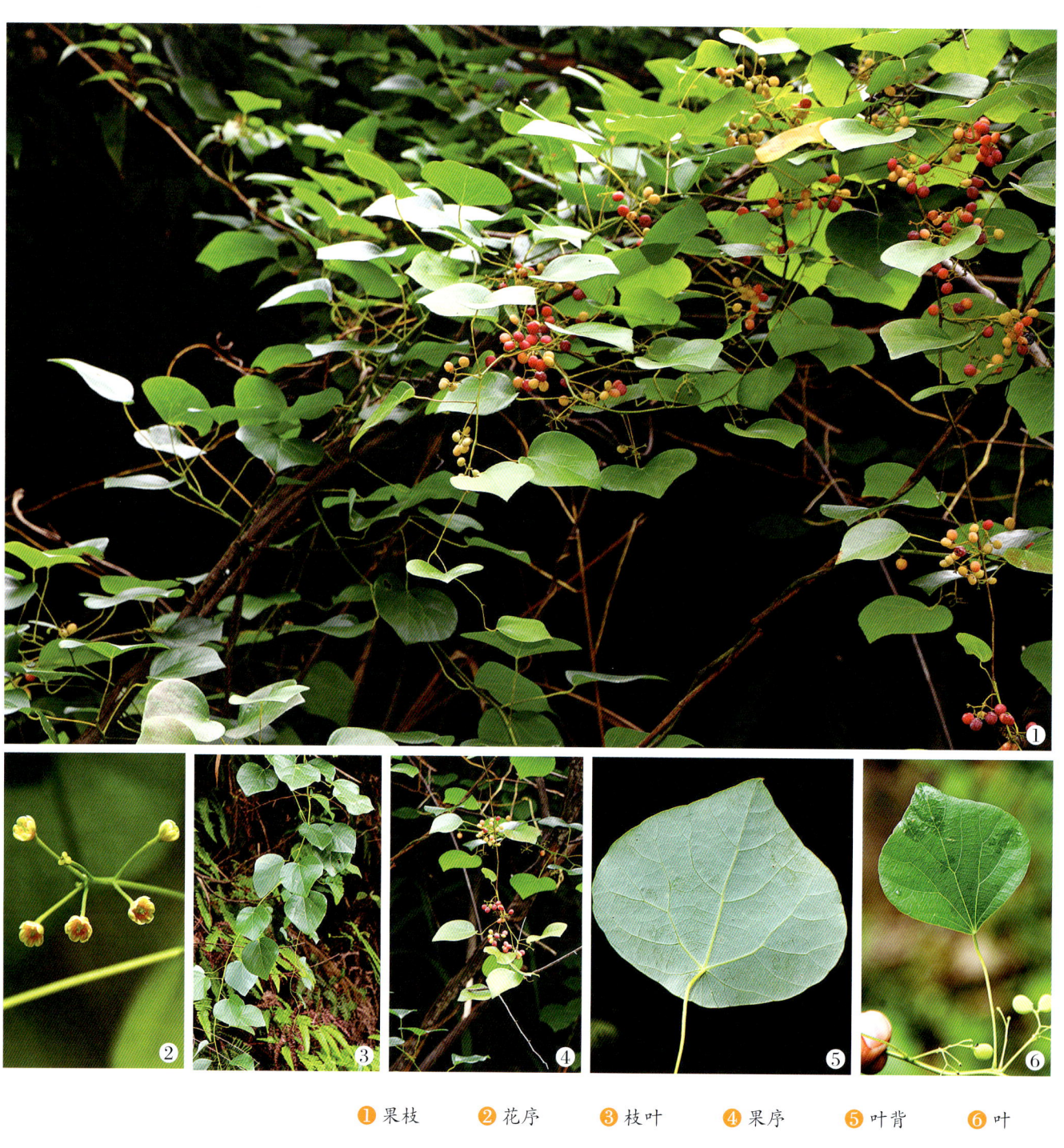

❶ 果枝　　❷ 花序　　❸ 枝叶　　❹ 果序　　❺ 叶背　　❻ 叶

62 三白草

学　名	*Saururus chinensis* (Lour.) Baill.
科　名	三白草科
畲族名	补田白、扦田白
土　名	白头公

形态特征

湿生草本。茎有纵长粗棱和沟槽。叶纸质，密生腺点，阔卵形至卵状披针形，顶端短尖或渐尖，基部心形或斜心形；叶柄基部与托叶合生成鞘状，略抱茎。花序白色，花序轴密被短柔毛；苞片近匙形，被柔毛，贴生于花梗上；花药长圆形，纵裂。果近球形，表面多疣状突起。花期4～6月，果期7～9月。

分布与生境

分布于河北、山东、河南和长江流域及其以南各地。生于沟边、溪旁、塘边、沼泽地。景宁畲族自治县东坑、渤海、澄照等乡镇有分布，较少见。

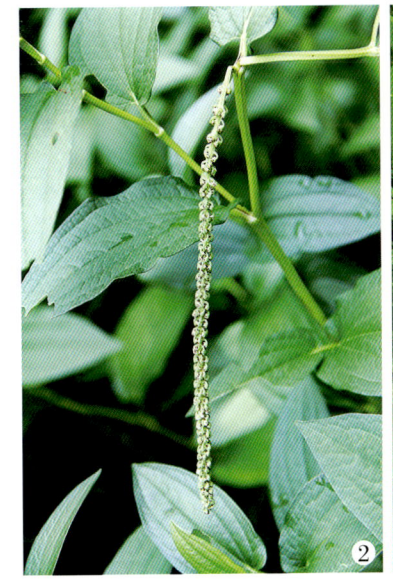
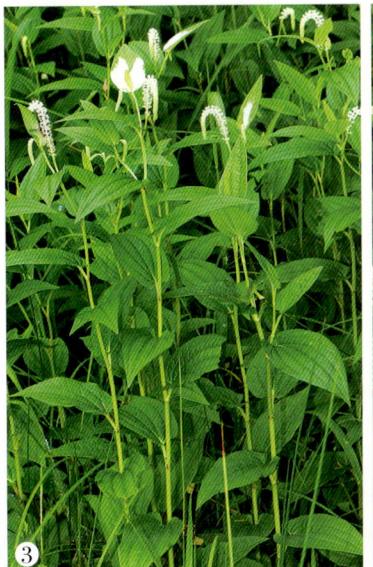
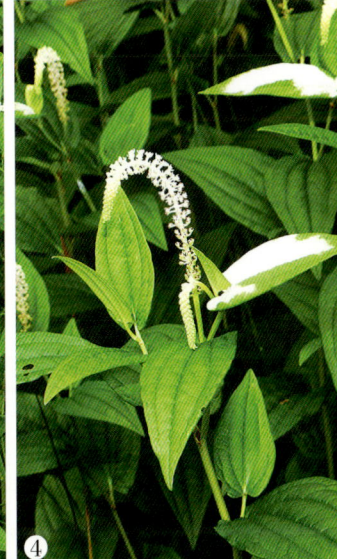
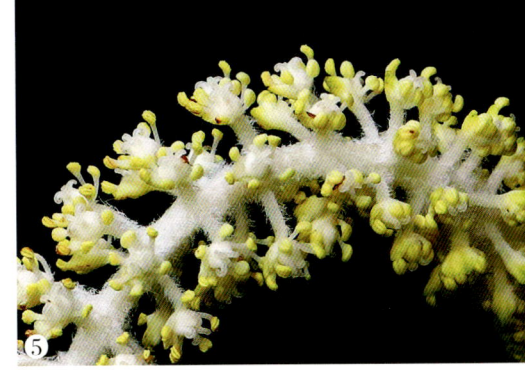

❶ 居群　❷ 果序　❸ 花期植株
❹ 花序　❺ 花

药用价值

主治肾炎水肿、白带、尿路结石、风湿性关节炎、坐骨神经痛、扁桃体炎、痈肿疔疖。中医另用于治疗小便不利、月经淋漓、尿路感染、脚气、黄疸；外用治疗疮疡肿毒、湿疹、毒蛇咬伤。现代药理研究表明还具有抗炎、保护肝脏、抗肿瘤、保护心血管和神经系统等作用。

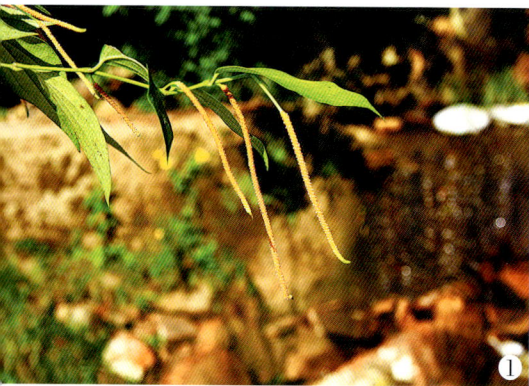
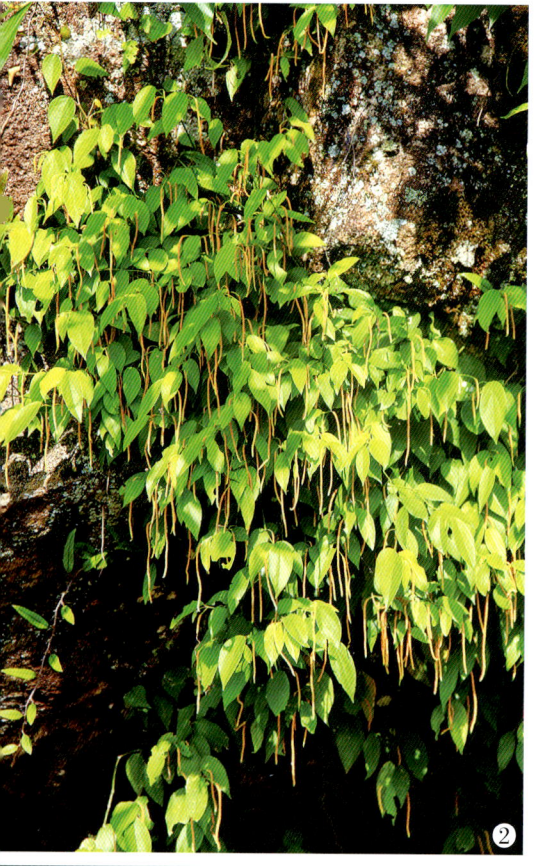

63 山蒟

| 学　名 | *Piper hancei* Maxim. | 科　名 | 胡椒科 |
| 畲族名 | 满坑香、满山香 | 土　名 | 海风绳 |

形态特征

攀缘藤本。除花序轴和苞片柄外，其余均无毛。茎、枝具细纵纹，节上生根。叶纸质或近革质，卵状披针形或椭圆形，少有披针形，顶端短尖或渐尖，基部渐狭或楔形，网状脉通常明显。穗状花序；花单性，雌雄异株，花序轴被毛，苞片近圆形，盾状。子房近球形，离生。浆果球形，黄色。花期3~6月，果期5~8月。

分布与生境

分布于浙江、福建、江西、湖南、广东、广西、贵州、云南等地。生于山地溪涧边、密林或疏林中，攀缘于树上或岩石上。

药用价值

主治中暑。中医另用于治疗风湿痹痛、胃痛、痛经、跌打损伤、风寒咳喘、疝气痛。

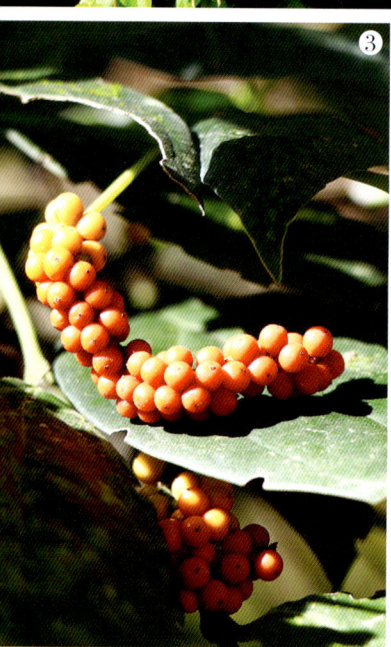
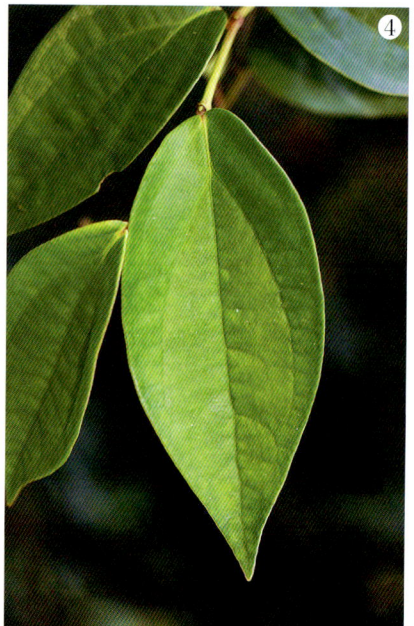
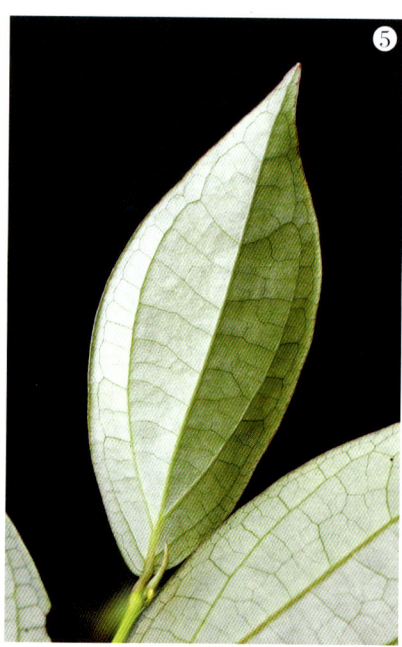

❶ 花序
❷ 花期植株
❸ 果序
❹ 叶
❺ 叶背

64 黑蕊猕猴桃

学　名	*Actinidia melanandra* Franch.
科　名	猕猴桃科
畲族名	山毛高
土　名	红毛桃

形态特征

中型落叶藤本。小枝洁净无毛，直径 2.5 毫米左右，有皮孔，肉眼难见。叶纸质，椭圆形。聚伞花序不均地薄被小绒毛；花绿白色。种子小。花期 5 月至 6 月上旬，果期 9~10 月。

分布与生境

分布于四川、贵州、甘肃、陕西、湖北、浙江、江西等地。生于海拔 1000~1600 米的山地阔叶林中阴湿处。

药用价值

主治骨折。中医另用于除斑、排毒、美容、抗衰老。

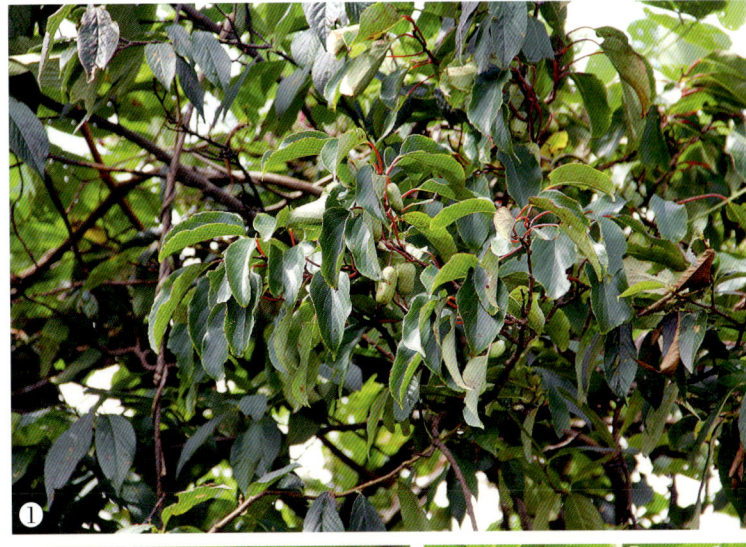
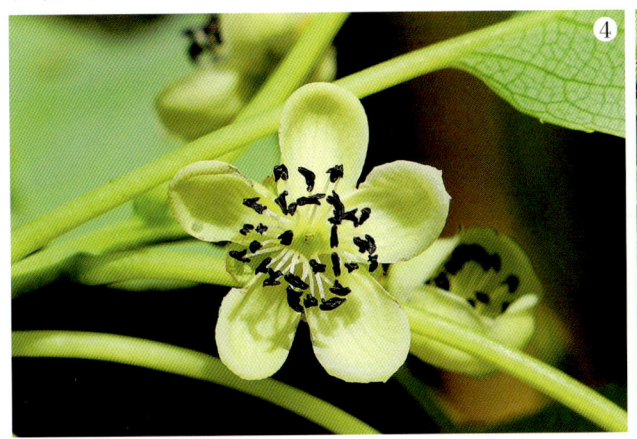
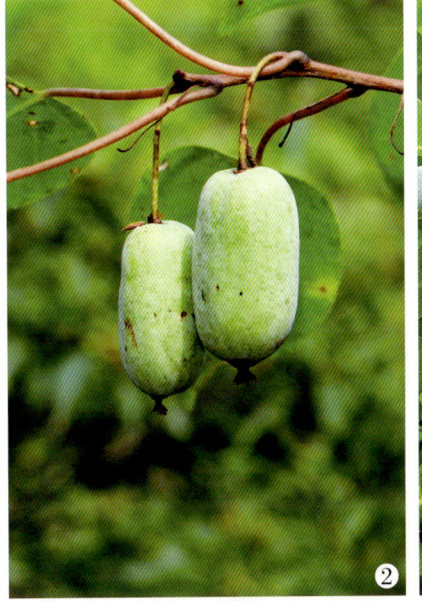
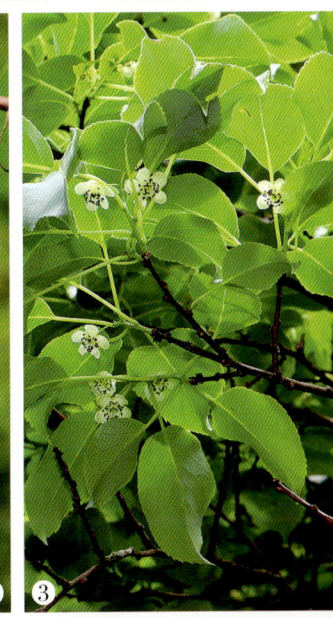
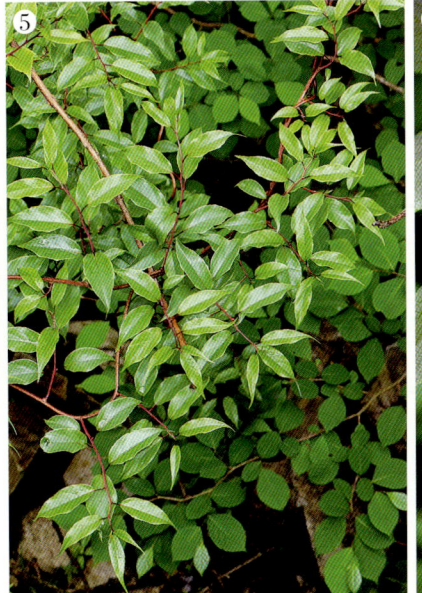
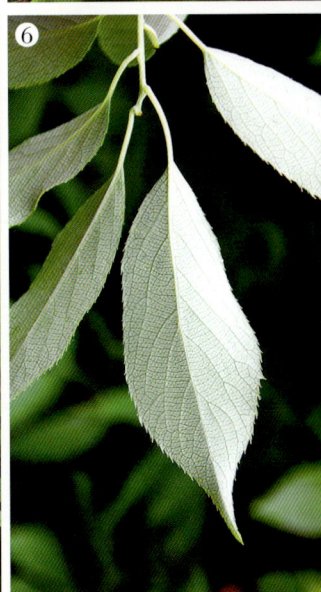

❶ 果枝　❷ 果　❸ 花枝
❹ 花　❺ 枝叶　❻ 叶背

65 毛花连蕊茶

学　名	*Camellia fraterna* Benth	科　名	山茶科
畲族名	野茶子树	土　名	尖叶山茶

形态特征

灌木。小枝及芽密生粗毛或柔毛。叶片椭圆形至倒卵状椭圆形或椭圆状披针形。花1～2朵顶生兼腋生，白色，有芳香。蒴果近球形至球形，通常内含1粒种子。花期3月，果期10～11月。

分布与生境

分布于浙江、江西、江苏、安徽、福建等地。生于海拔50～1000米的山坡、林下或灌丛中。

药用价值

主治湿热、苔黄或苔黑。中医另用作清凉解毒、活血散瘀之药。

❶花枝　❷花　❸叶及花萼　❹蒴果　❺叶背及小枝

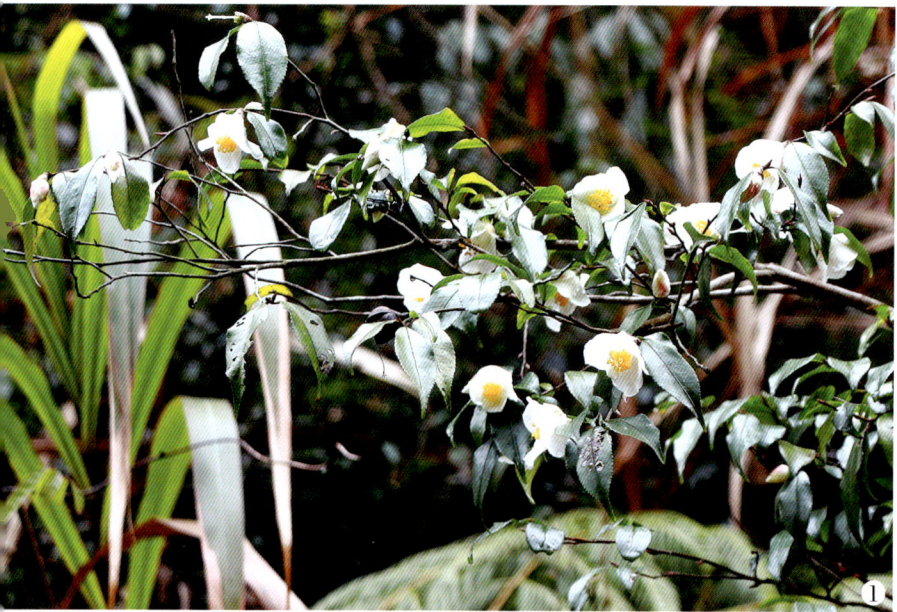

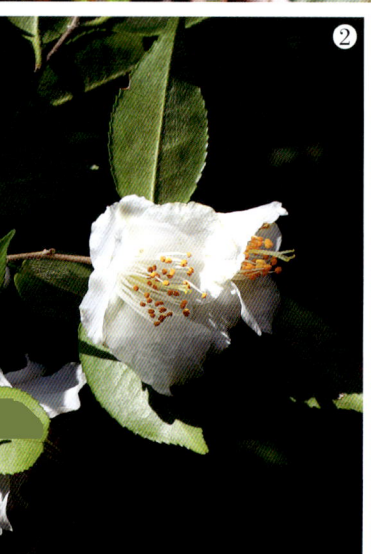
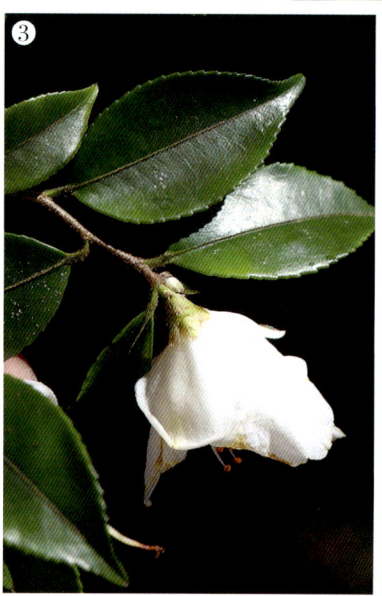
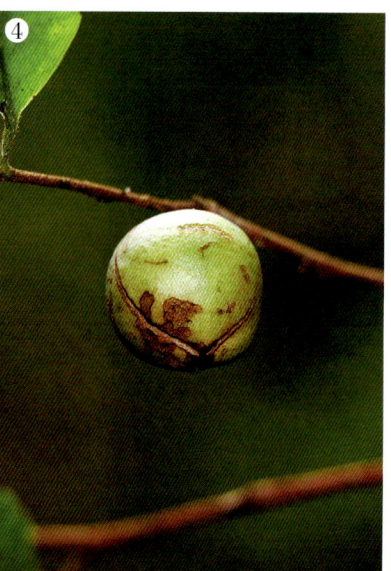
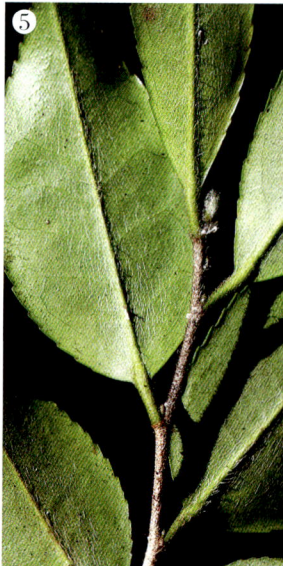

相似种 浙江尖连蕊茶

Camellia cuspidata (Kochs) Wright var. *chekiangensis* Sealy

灌木。小枝无毛。叶片窄椭圆形、披针状椭圆形或倒卵状椭圆形,上面无毛或初时沿中脉有短细毛,下面无毛。花白色,花瓣5~7枚;苞片及萼片略有黄色短细毛。蒴果球形,内含1粒种子。花期4月,果期10月。分布于浙江。生于山坡林下或灌丛中。

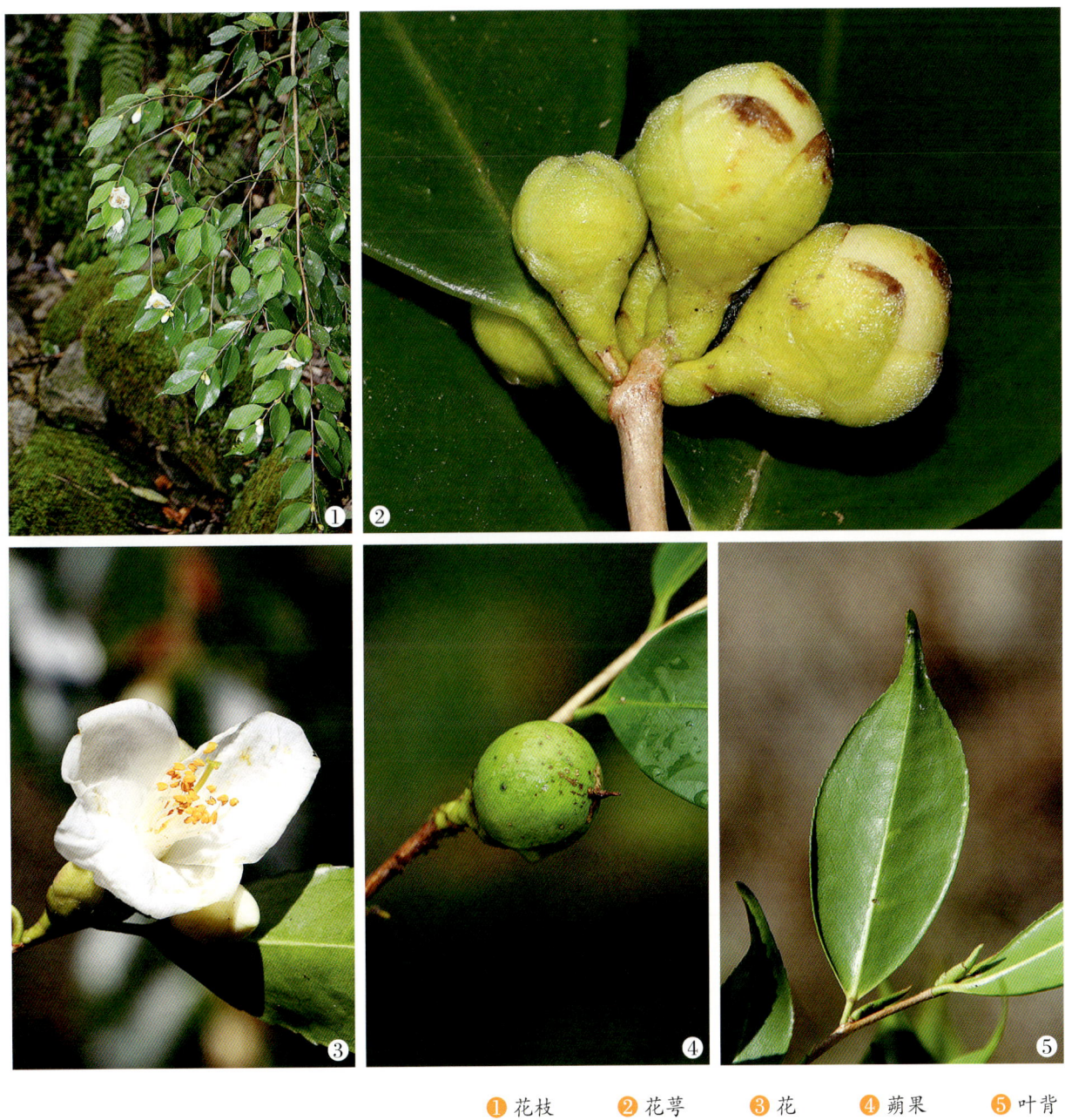

❶ 花枝　❷ 花萼　❸ 花　❹ 蒴果　❺ 叶背

相似种 尖连蕊茶

Camellia cuspidata (Kochs) Wright ex Gard.

灌木。嫩枝无毛。叶革质,卵状披针形或椭圆形。花白色,苞片及萼片无毛。蒴果圆球形,直径1.5厘米,有宿存苞片和萼片,果皮薄。种子1粒。花期4~5月,果期9~10月。分布于浙江、江西、广西、湖南、贵州、安徽、陕西、湖北、云南、广东、福建等地。生于山坡林下或灌丛中。

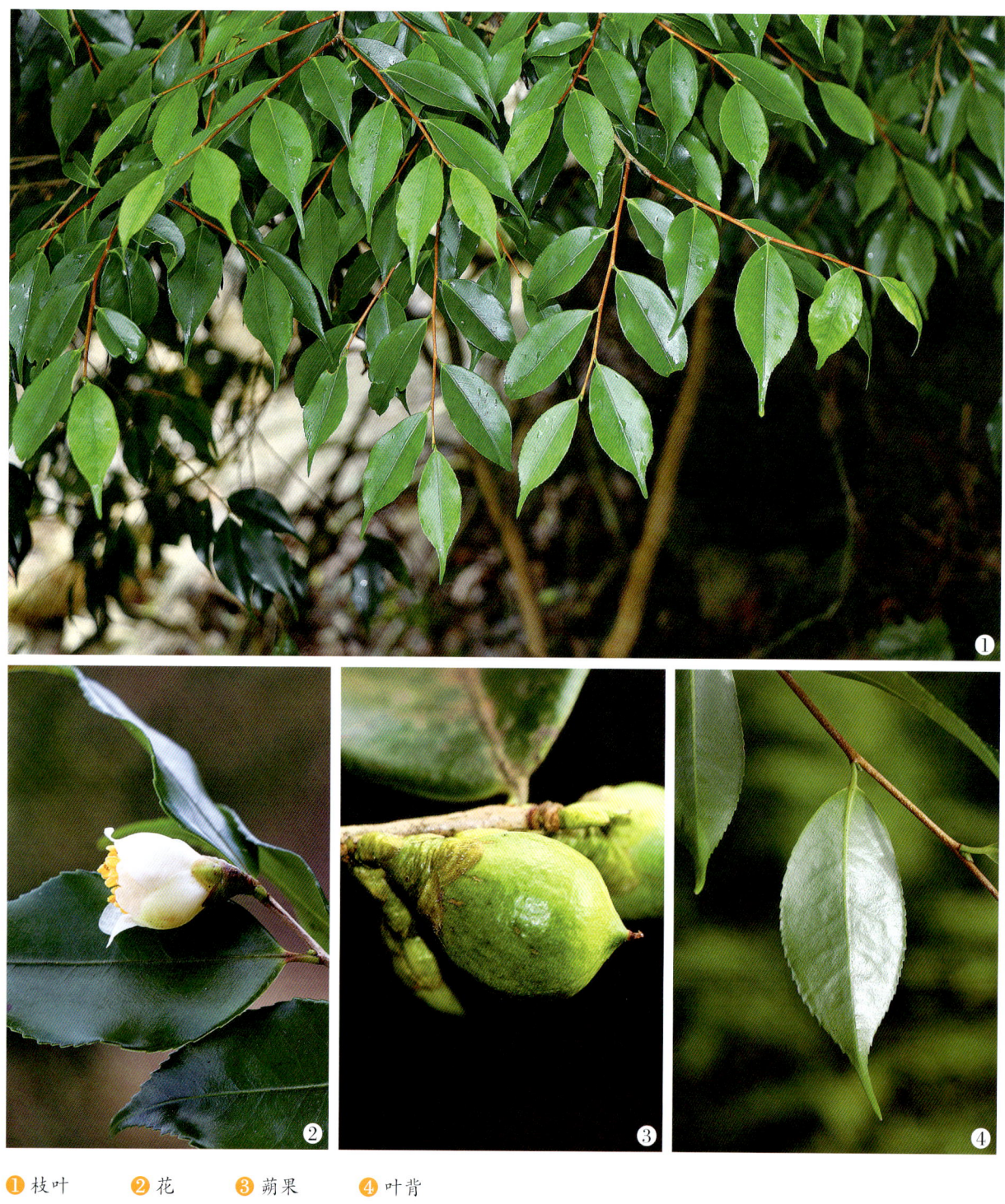

❶枝叶　❷花　❸蒴果　❹叶背

相似种 细叶短柱茶

Camellia microphylla (Merr.) Chien

灌木。嫩枝有柔毛。叶革质，倒卵形。花顶生，白色。蒴果近无柄，卵圆形，有种子2粒，不具宿存苞片及萼片。分布于安徽、浙江、湖南、贵州、江西等地。生于山坡灌丛中。景宁畲族自治县景南等乡镇有分布。

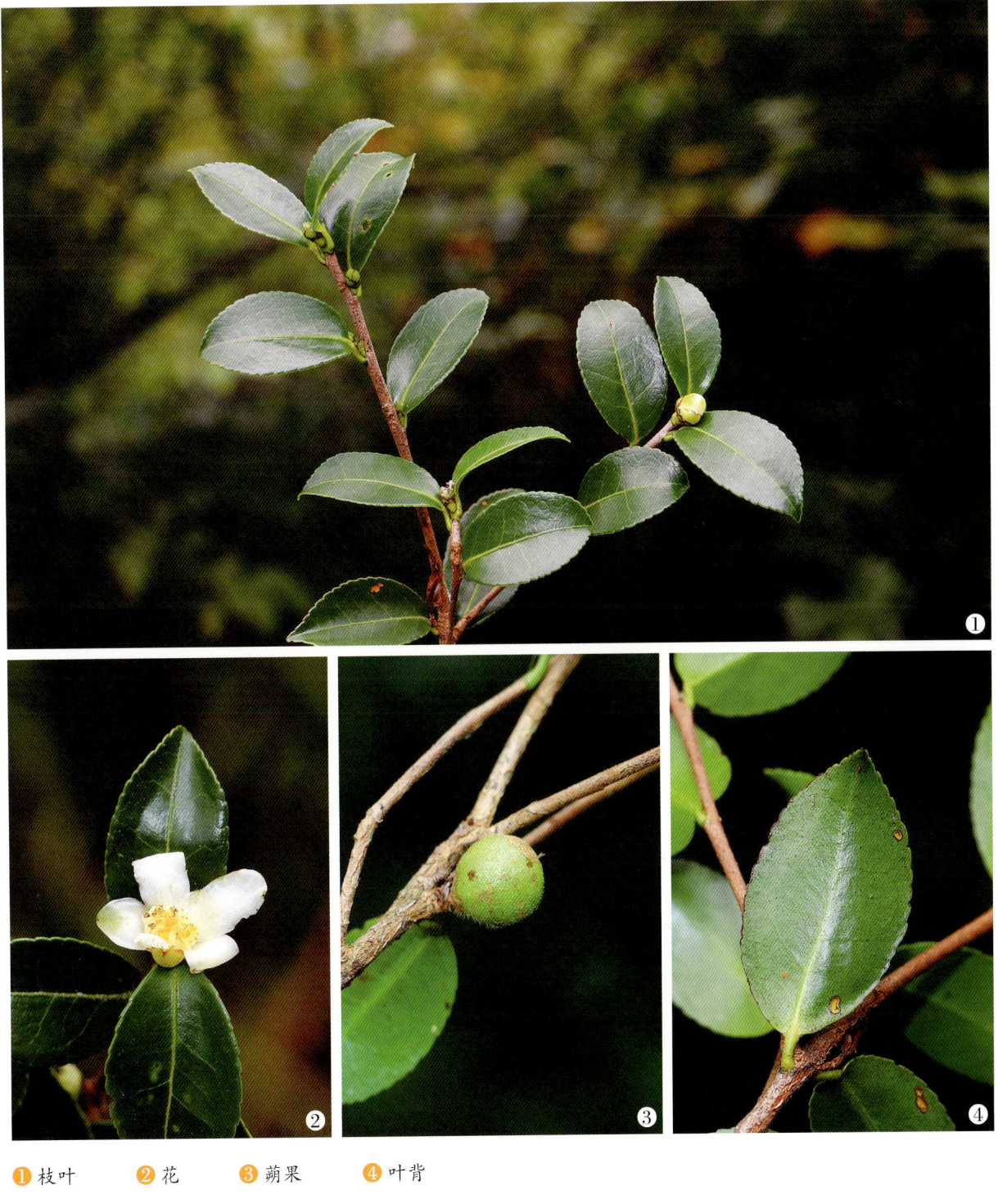

❶ 枝叶　❷ 花　❸ 蒴果　❹ 叶背

相似种　白花细叶茶

Camellia trichoclada (Rehd.) Chien f. *leucantha* P.L. Chiu

灌木。小枝细，密被伸展长柔毛。叶小，薄革质，卵形至椭圆状卵形，上面除中脉外无毛，下面无毛或初时沿中脉有长柔毛。花白色，苞片及萼片无毛或边缘有微小睫毛。蒴果近球形。花期11～12月，果期翌年10月。分布于浙江。生于海拔200～800米的山坡灌丛中。景宁畲族自治县东坑等乡镇有分布。

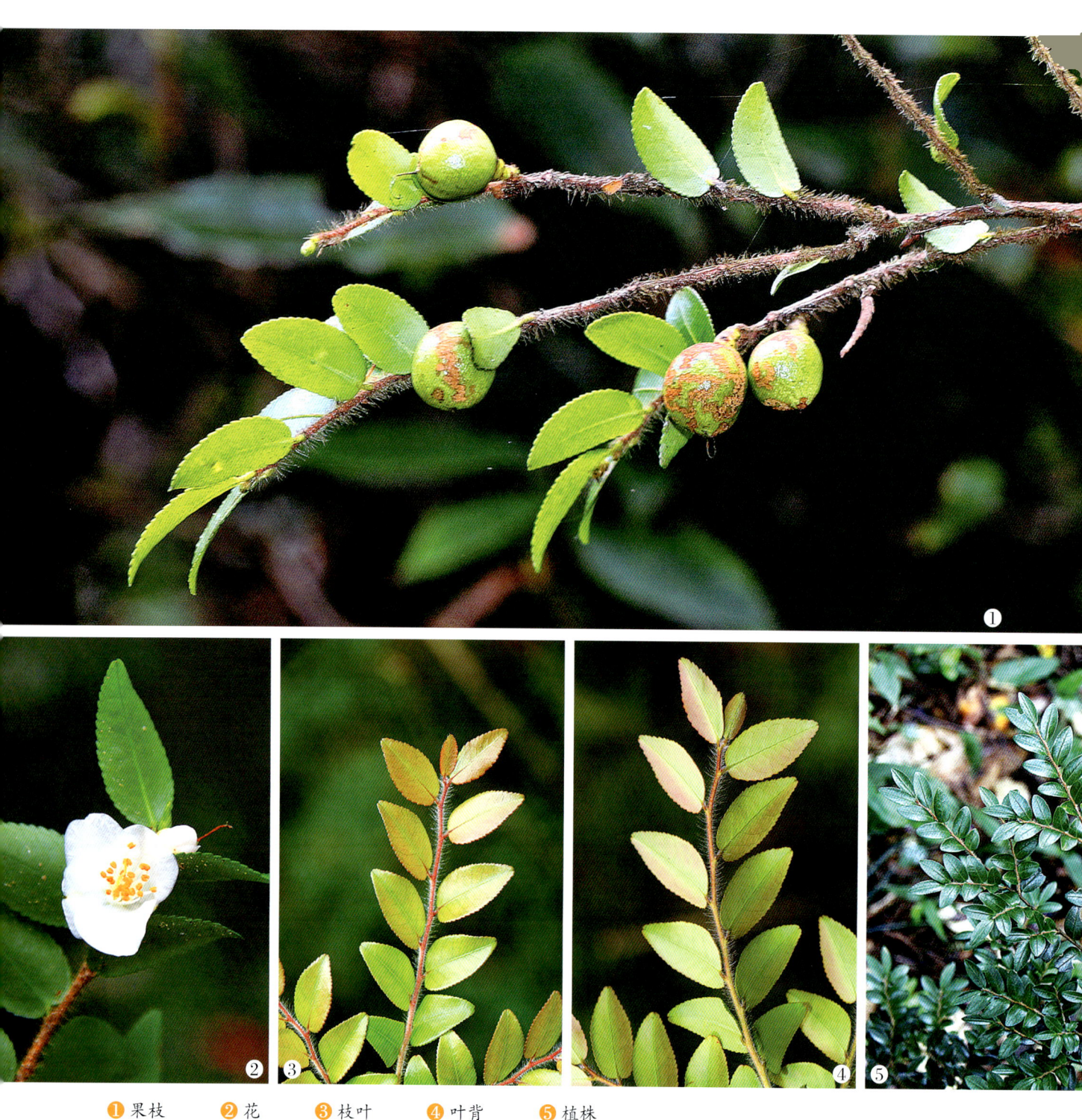

❶ 果枝　　❷ 花　　❸ 枝叶　　❹ 叶背　　❺ 植株

66 茶

学　名	*Camellia sinensis* (Linn.) O. Ktze.
科　名	山茶科
畲族名	茶叶
土　名	茶叶

形态特征

灌木或小乔木。嫩枝无毛。叶革质，长圆形或椭圆形。花1~3朵腋生，白色。蒴果3球形或1~2球形，高1.1~1.5厘米，每球有种子1~2粒。花期10月至翌年2月。

分布与生境

分布于长江以南各地，广泛栽培。

药用价值

主治痢疾、腹泻、血尿。中医另用于抗肿瘤以及防治心血管疾病、糖尿病、帕金森病。

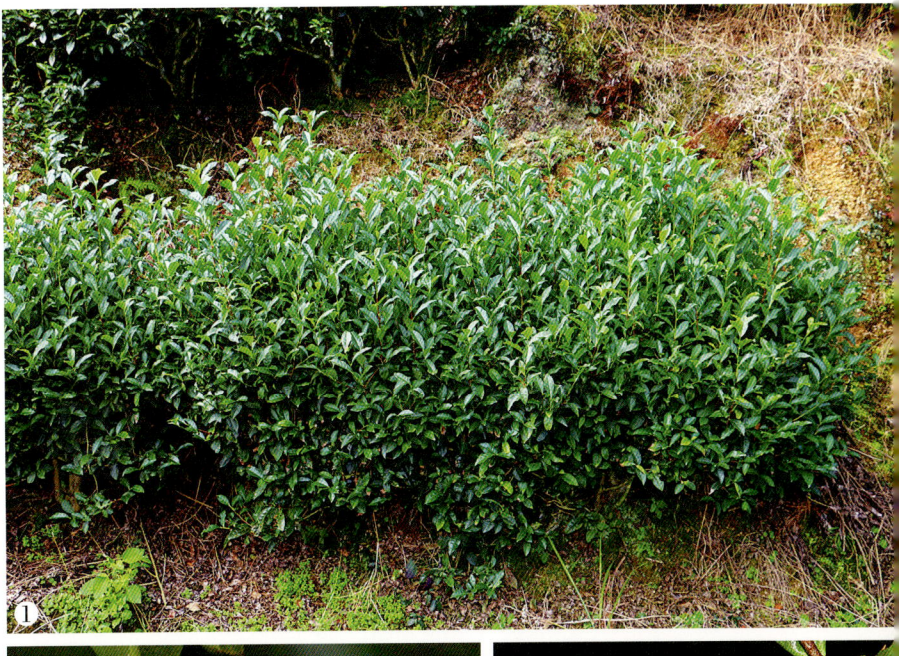
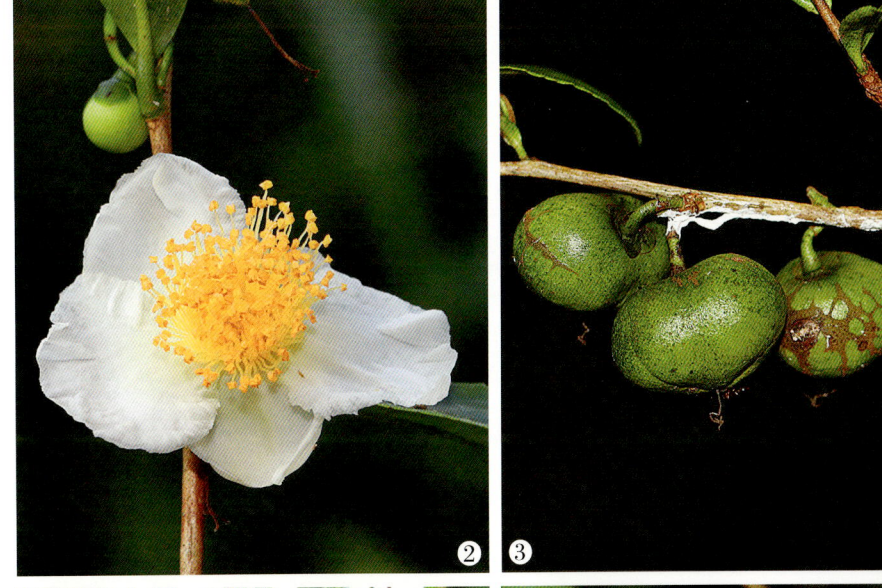
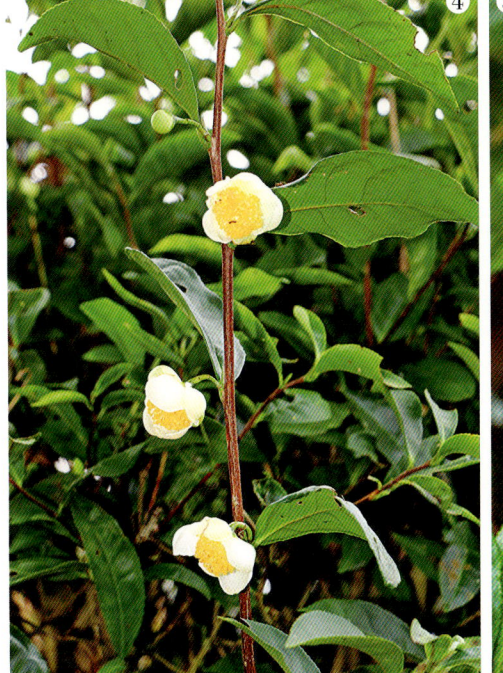

❶ 居群
❷ 花
❸ 花枝
❹ 蒴果
❺ 叶

相似种 油茶

Camellia oleifera Abel.

灌木或中乔木。嫩枝有粗毛。叶革质，椭圆形。花顶生，近于无柄；花瓣白色，倒卵形。蒴果球形或卵圆形。花期冬春间，果期次年9~10月。从长江流域到华南各地广泛栽培。

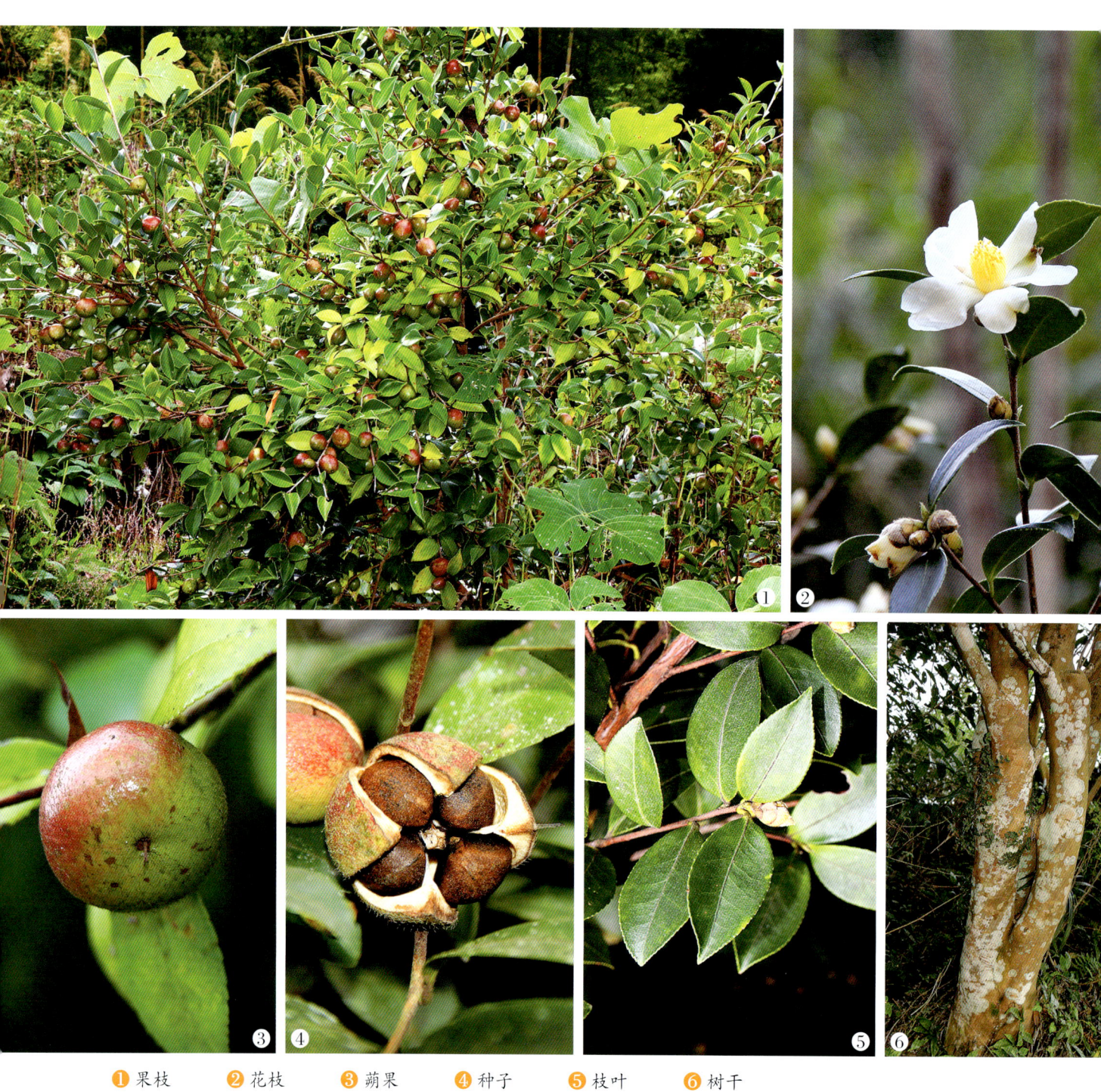

❶果枝　❷花枝　❸蒴果　❹种子　❺枝叶　❻树干

67 黄海棠

学　名	*Hypericum ascyron* Linn.
科　名	藤黄科
畲族名	水面油
土　名	红旱莲

形态特征

多年生草本。茎直立或在基部上升。叶无柄，叶片披针形。花序具1~35朵花，顶生，近伞房状至狭圆锥状。蒴果圆锥形，长约1.5厘米。种子棕色或黄褐色，圆柱形。花期7~8月，果期8~9月。

分布与生境

除新疆、青海外，全国各地均有分布。生于山坡林下、林缘、灌丛、草丛或草甸中。目前景宁畲族自治县境内尚未发现有该种分布。照片由陈征海、叶喜阳摄于浙江淳安、临安。

药用价值

全草入药，主治吐血、子宫出血、外伤出血、疮疖痈肿、风湿、痢疾以及月经不调等症。

❶❷❸❹❺
花　花　果　果　叶
序　　　序　枝　背

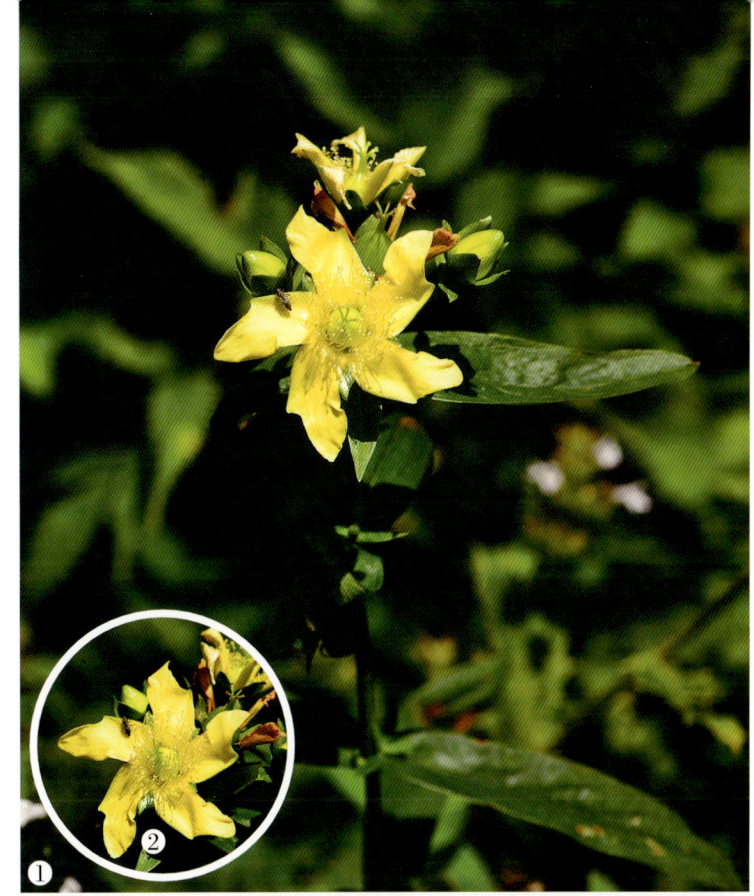
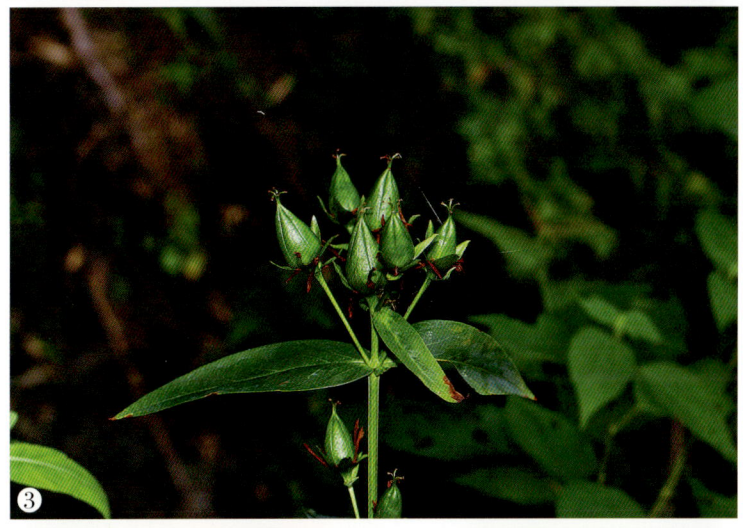
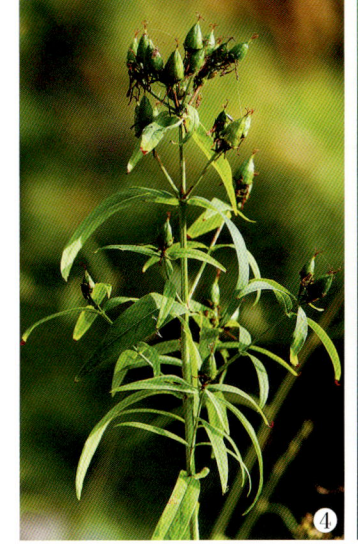
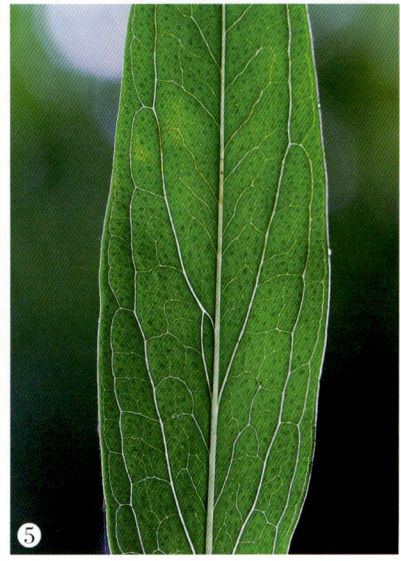

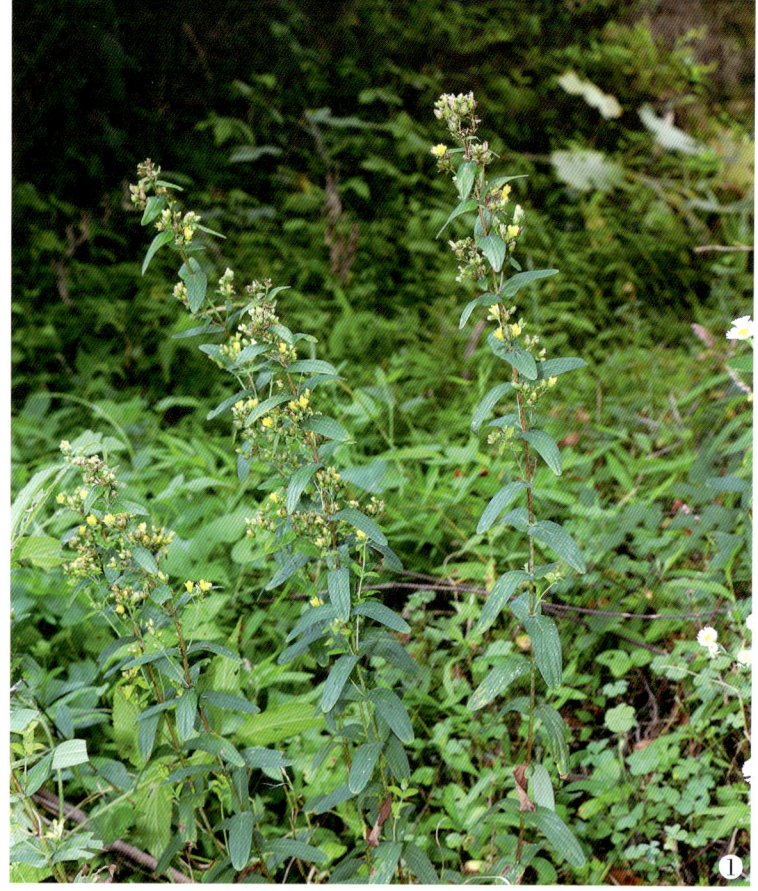

68 小连翘

学　名	*Hypericum erectum* Thunb. ex Murray
科　名	藤黄科
畲族名	防风草
土　名	旱莲草

形态特征

多年生草本。茎单一，直立或上升，通常不分枝。叶无柄，叶片长椭圆形至长卵形，下面近边缘密生腺点，上面有或多或少的小黑腺点。花序顶生，花多而密，组成顶生或腋生的聚伞花序，常呈圆锥花序状。蒴果卵珠形，具纵向条纹。花期7~8月，果期8~9月。

分布与生境

分布于江苏、安徽、浙江、福建、台湾、湖北、湖南等地。生于海拔1100米以下的山坡草丛中。

药用价值

主治跌打损伤、创伤出血。中医另用于治疗吐血、衄血、子宫出血、月经不调、乳汁不通、疖肿等症。

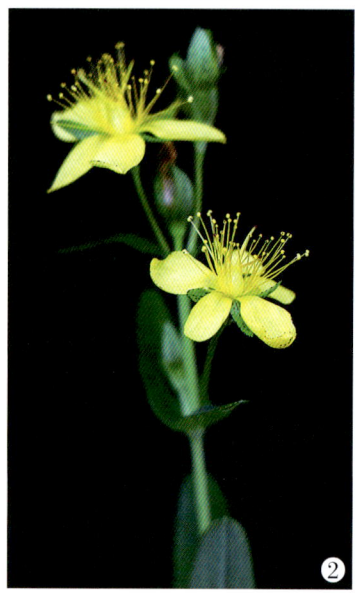
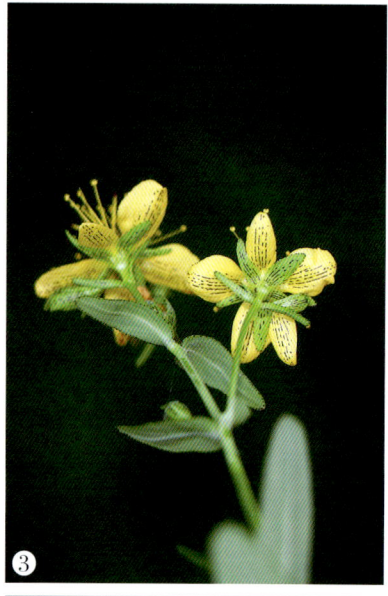
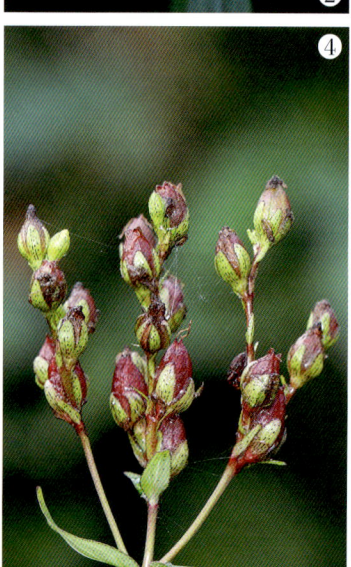
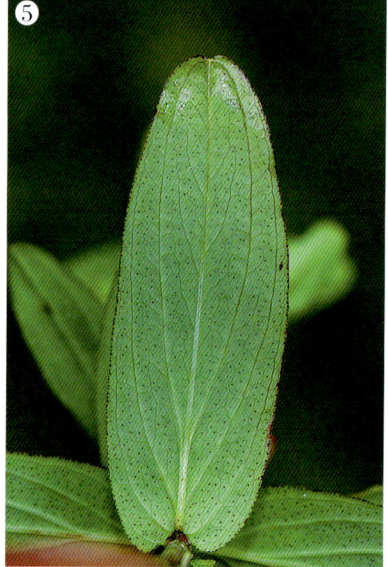

❶ 花果期植株
❷ 花
❸ 花萼片
❹ 蒴果
❺ 叶背

相似种 扬子小连翘

Hypericum faberi R. Keller

　　多年生草本。茎屈膝状或匍匐状上升，圆柱形，多分枝。叶具柄，叶片卵状长圆形至长圆形。花序于茎及分枝上顶生。蒴果卵珠形，成熟时褐色，具纵腺条纹。种子黄褐色，圆柱形，两端锐尖，两侧无龙骨状突起，顶端无附属物，表面有不明显的细蜂窝纹。花期6～7月，果期8～9月。分布于陕西、安徽、浙江、湖南、广西、四川、贵州、云南等地。生于海拔800～2600米的山坡草地、灌丛、路旁、田埂上。

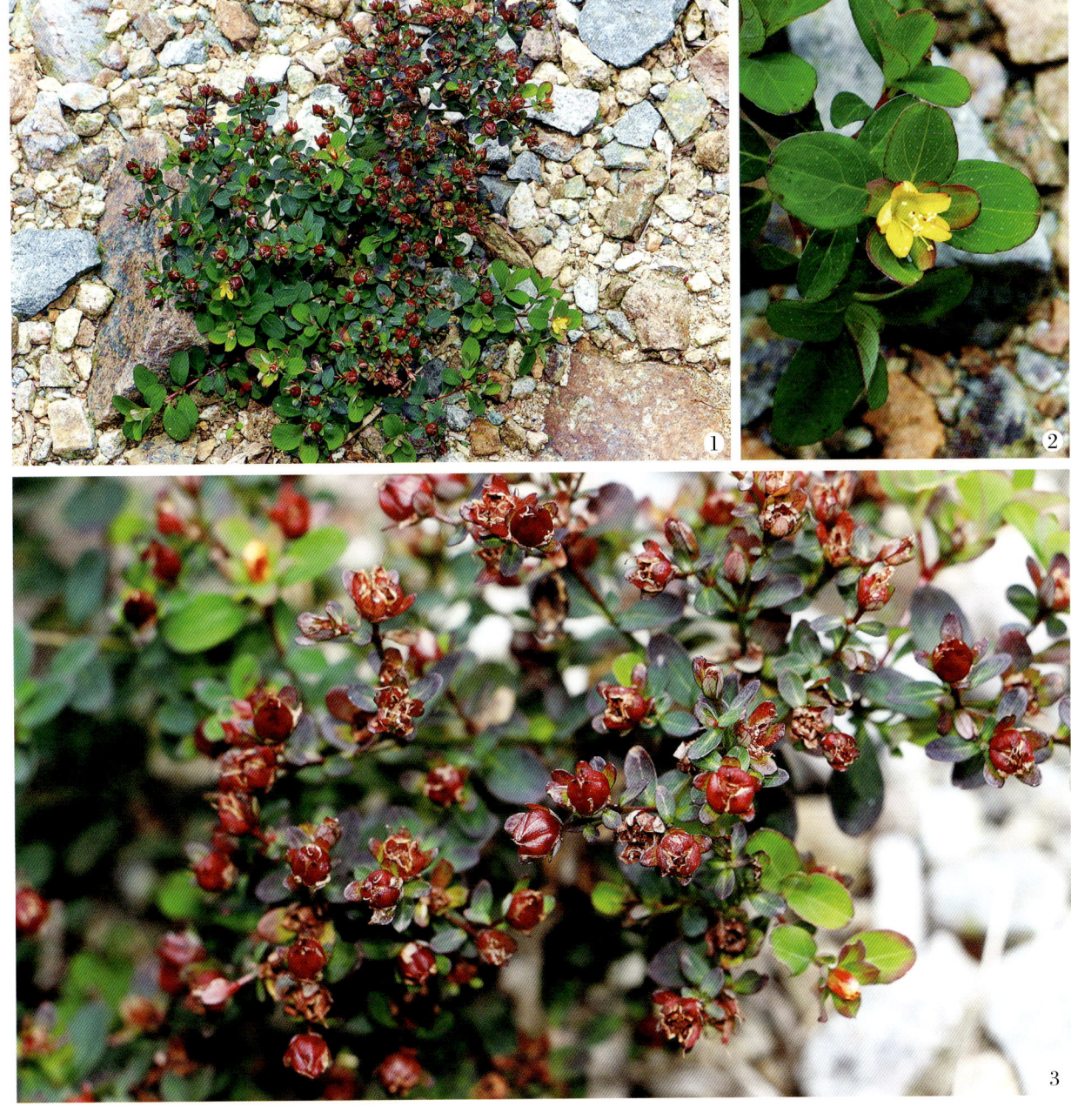

❶ 花果期植株　❷ 花　❸ 蒴果

相似种 元宝草

Hypericum sampsonii Hance

多年生草本；对生叶基部合生为一体，而茎贯穿其中心，两叶略向上斜而呈元宝状；全体无毛。茎单一或少数，圆柱形，无腺点，上部分枝。叶对生，无柄，披针形至长圆形或倒披针形。花序顶生，多花，伞房状。蒴果宽卵珠形至或宽或狭的卵珠状圆锥形。种子黄褐色，长卵柱形，两侧无龙骨状突起，顶端无附属物，表面有明显的细蜂窝纹。花期5～6月，果期7～8月。分布于秦岭以南各地及台湾省。生于海拔1200米以下的路旁、山坡、草地、灌丛、田边。

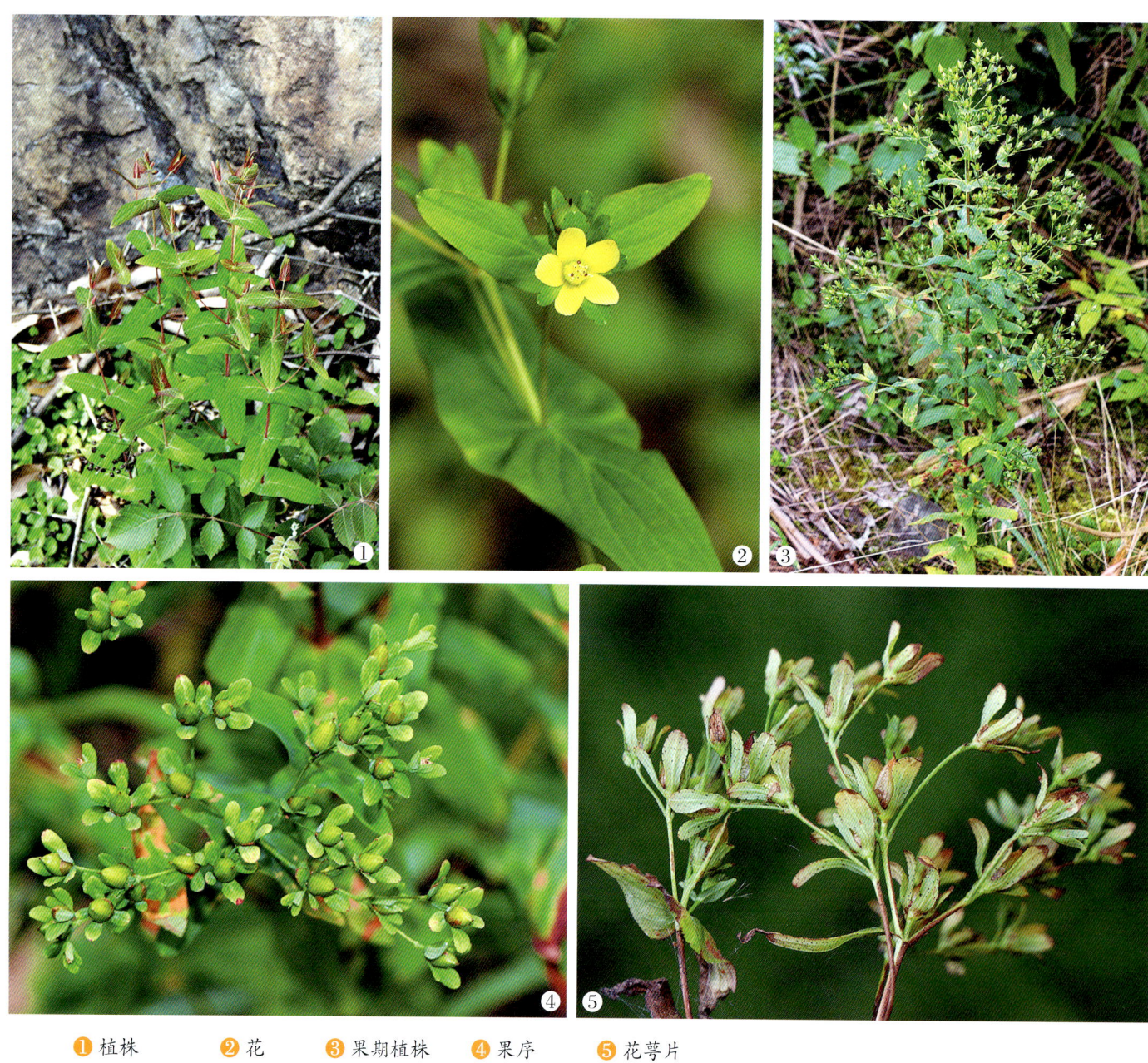

❶ 植株　　❷ 花　　❸ 果期植株　　❹ 果序　　❺ 花萼片

相似种 密腺小连翘

Hypericum seniavinii Maxim.

多年生草本，全体无毛。茎直立，圆柱形，帚状多分枝。叶近无柄；叶片长圆状披针形至长圆形，质薄，具较密的透明腺点，下面沿边缘有黑色腺点。花序为多花三歧状聚伞花序，于茎及枝上顶生。蒴果卵珠形，成熟时褐色，外密布腺条纹。花期7~8月，果期9月。分布于安徽、浙江、江西、福建、湖北、湖南、广东、广西、四川、贵州等地。生于海拔500~1600米的山坡、草地及田埂上。

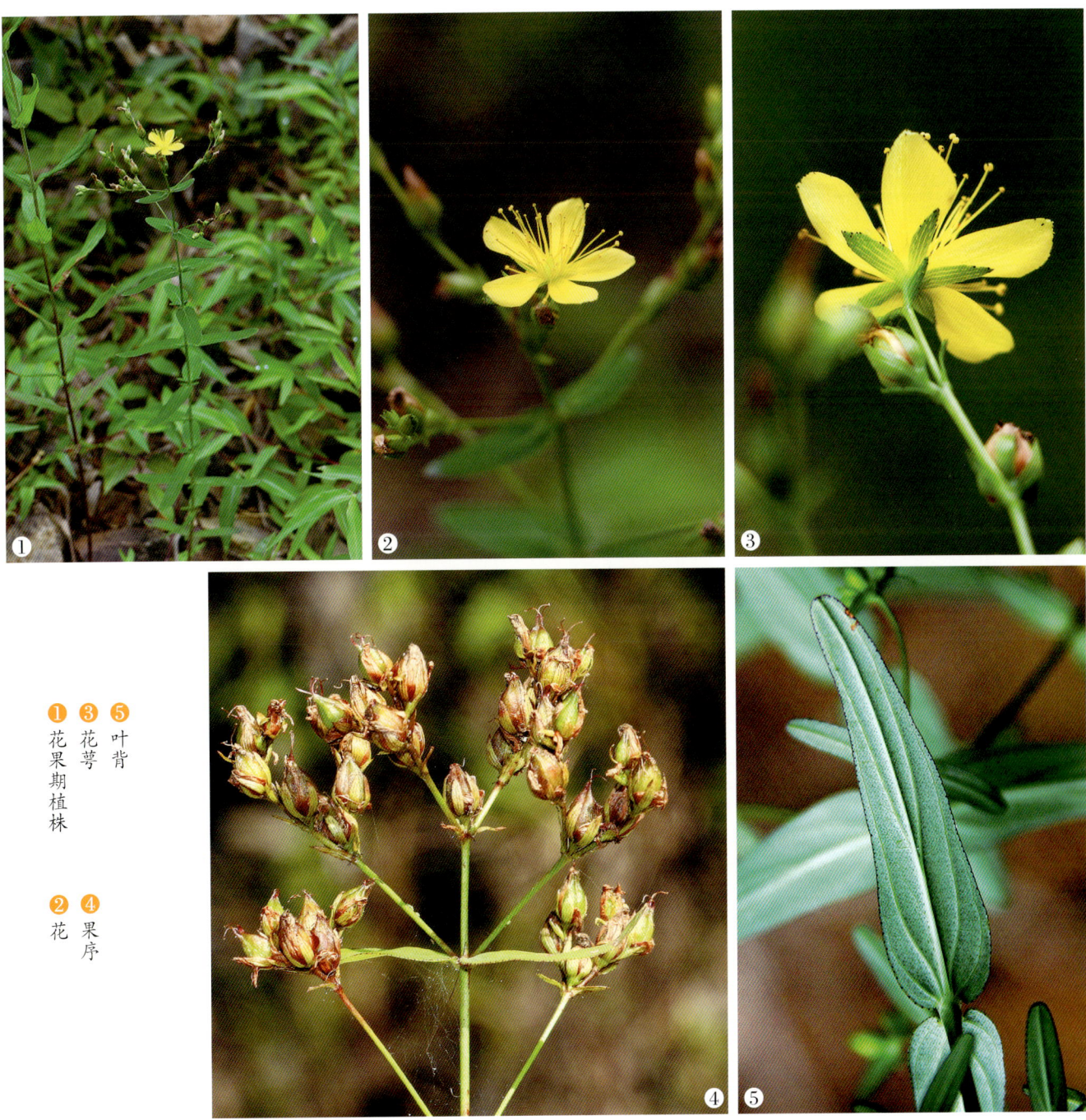

❶❸❺ 花果期植株　花萼　叶背
❷❹ 花　果序

69 金丝桃

学名 *Hypericum monogynum* Linn.　　**科名** 藤黄科
畲族名 油柴　　**土名** 黄花柴

形态特征

灌木，丛状或通常有疏生的开张枝条。茎红色，皮层橙褐色。叶对生，无柄或具短柄，叶片倒披针形或椭圆形至长圆形。花序具 1~15（~30）朵花，自茎端第 1 节生出。蒴果宽卵珠形或稀为卵珠状圆锥形至近球形。种子深红褐色，圆柱形，有狭的龙骨状突起，有浅的线状网纹至线状蜂窝纹。花期 5~8 月，果期 8~9 月。

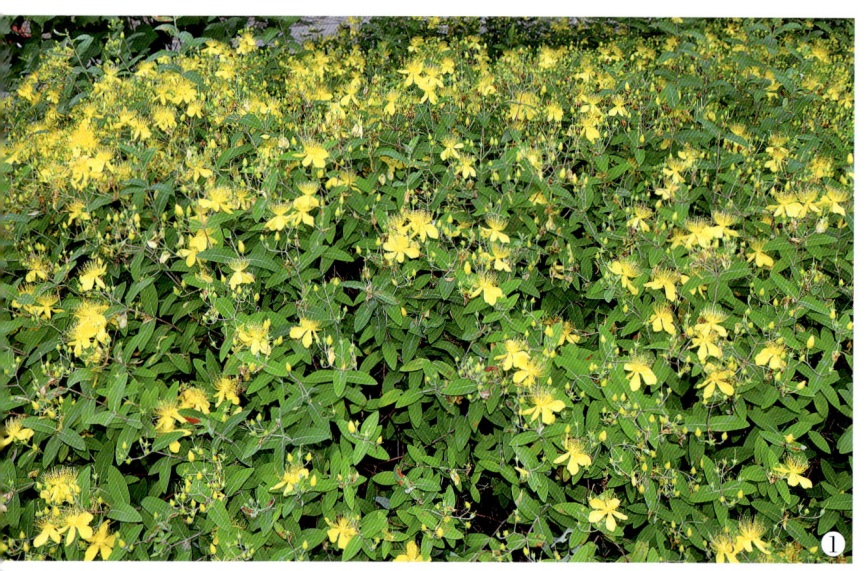

分布与生境

分布于河北、陕西、山东、江苏、安徽、浙江、江西、福建、台湾、河南、湖北、湖南、广东、广西、四川、贵州等地。生于海拔 1500 米以下的山坡、路旁或灌丛中。景宁畲族自治县有栽培。

药用价值

主治肝炎。中医另用于治疗肝脾肿大、急性咽喉炎、结膜炎、疮疖肿毒、蛇咬及蜂蜇伤、跌打损伤、风寒性腰痛。

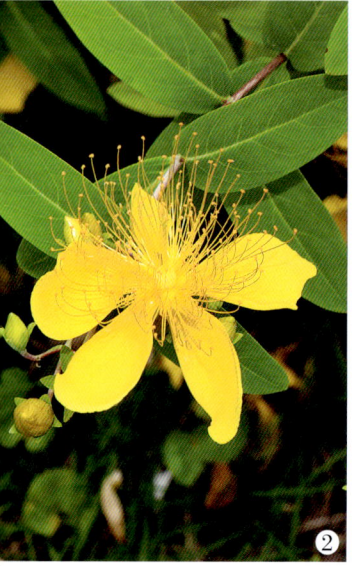
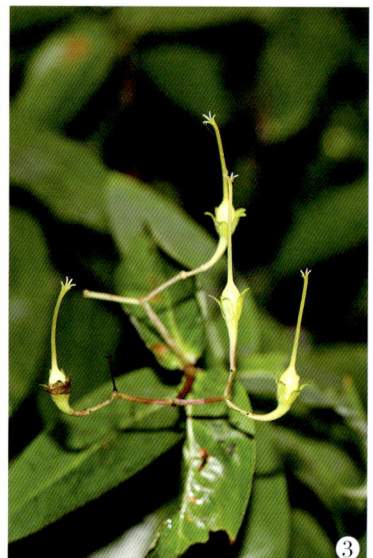
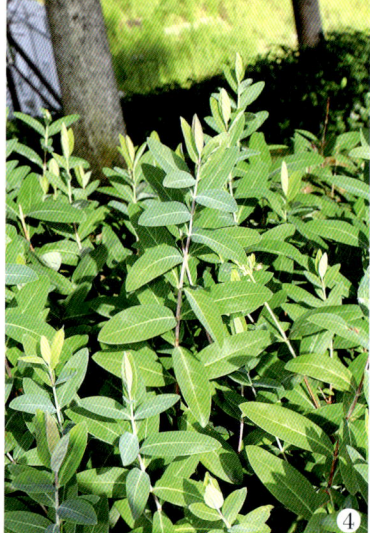

❶ 花期植株　❷ 花　❸ 蒴果　❹ 枝叶

70 金丝梅

学　名	*Hypericum patulum* Thunb.
科　名	藤黄科
畲族名	黄栀草
土　名	水面油

形态特征

灌木，丛状，具开张的枝条。茎淡红至橙色。叶具柄，叶柄长 0.5～2 毫米；叶片披针形或长圆状披针形至卵形或长圆状卵形。花序具 1～15 朵花，自茎顶端第 1～2 节生出，伞房状。蒴果宽卵珠形。种子深褐色，呈圆柱形。花期 6～7 月，果期 8～10 月。

分布与生境

分布于陕西、江苏、安徽、浙江、江西、福建、台湾、湖北、湖南、广西、四川、贵州等地。生于海拔 300～2400 米的疏林、灌丛中。

药用价值

主治淋病。中医另用于舒筋活血、催乳、利尿。

① 蒴果
② 花
③ 花果期植株
④ 叶背
⑤ 枝叶

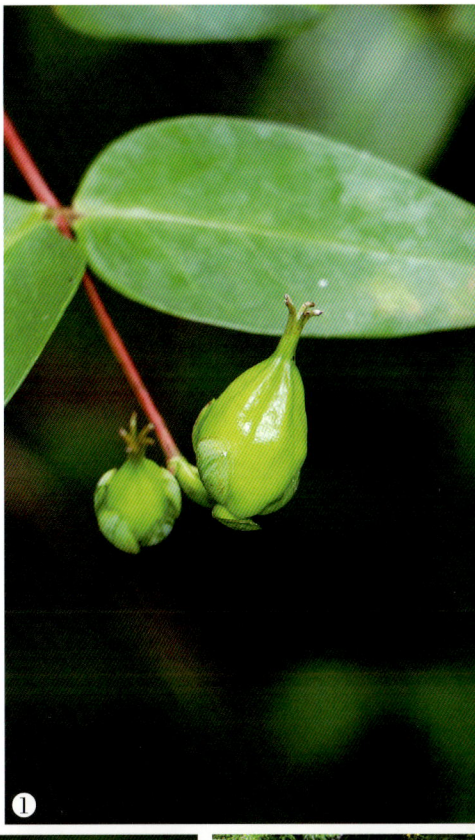
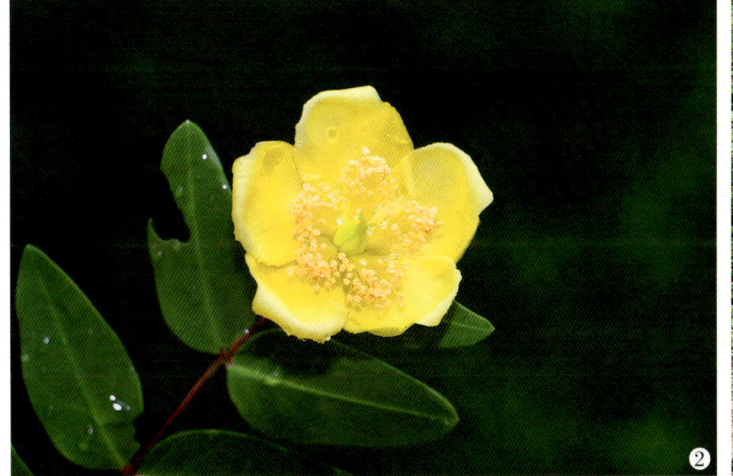
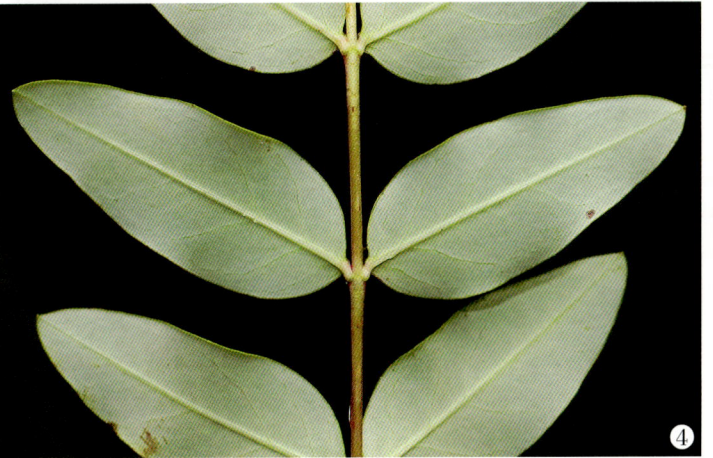
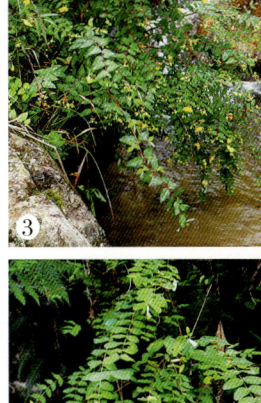

71 芸苔

学　名	*Brassica campestris* Linn.	**科　名**	十字花科
畲族名	油菜	**土　名**	油菜子

形态特征

草本。茎粗壮，直立，稍带粉霜。基生叶大头羽裂，顶裂片圆形或卵形，边缘有不整齐弯缺牙齿，侧裂片一至数对，卵形；上部茎生叶长圆状倒卵形或长圆形，抱茎，两侧有垂耳，全缘或有波状细齿。总状花序在花期为伞房状，以后伸长，鲜黄色。长角果线形。种子球形，紫褐色。花期3～4月，果期4～6月。

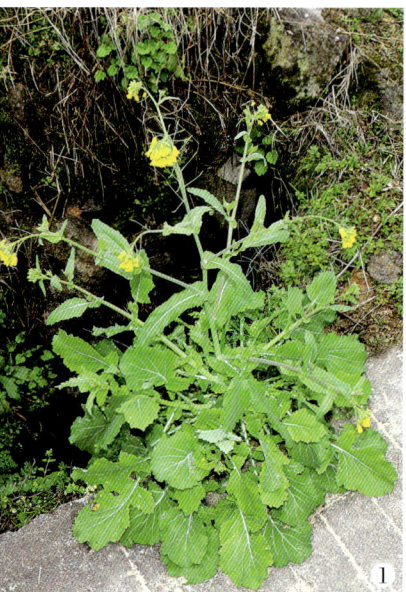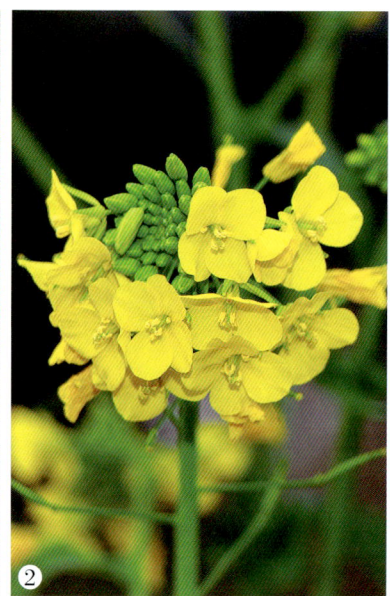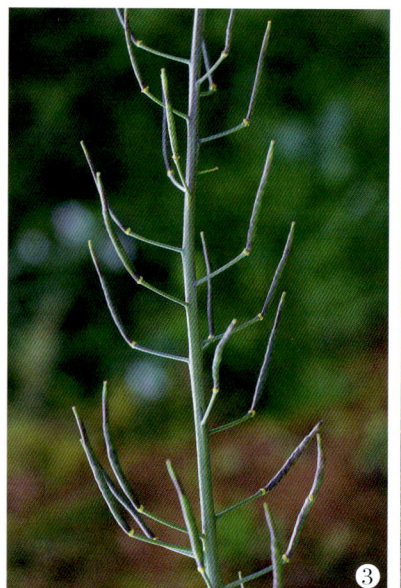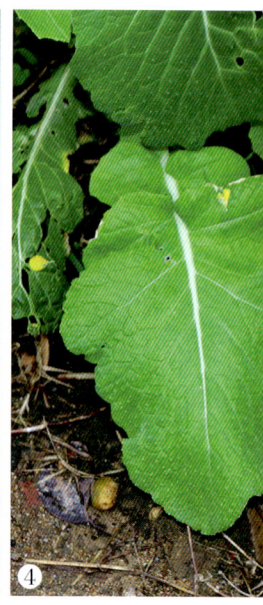

❶ 花期植株　❷ 花序　❸ 果序　❹ 基生叶

分布与生境

在陕西、江苏、安徽、浙江、江西、湖北、湖南、四川、甘肃等地有大量栽培。

药用价值

种子入药，主治小儿湿疹，叶外用治痈肿。中医另用于治疗痛经、产后瘀血腹痛、恶露不净、肿毒、痔漏。

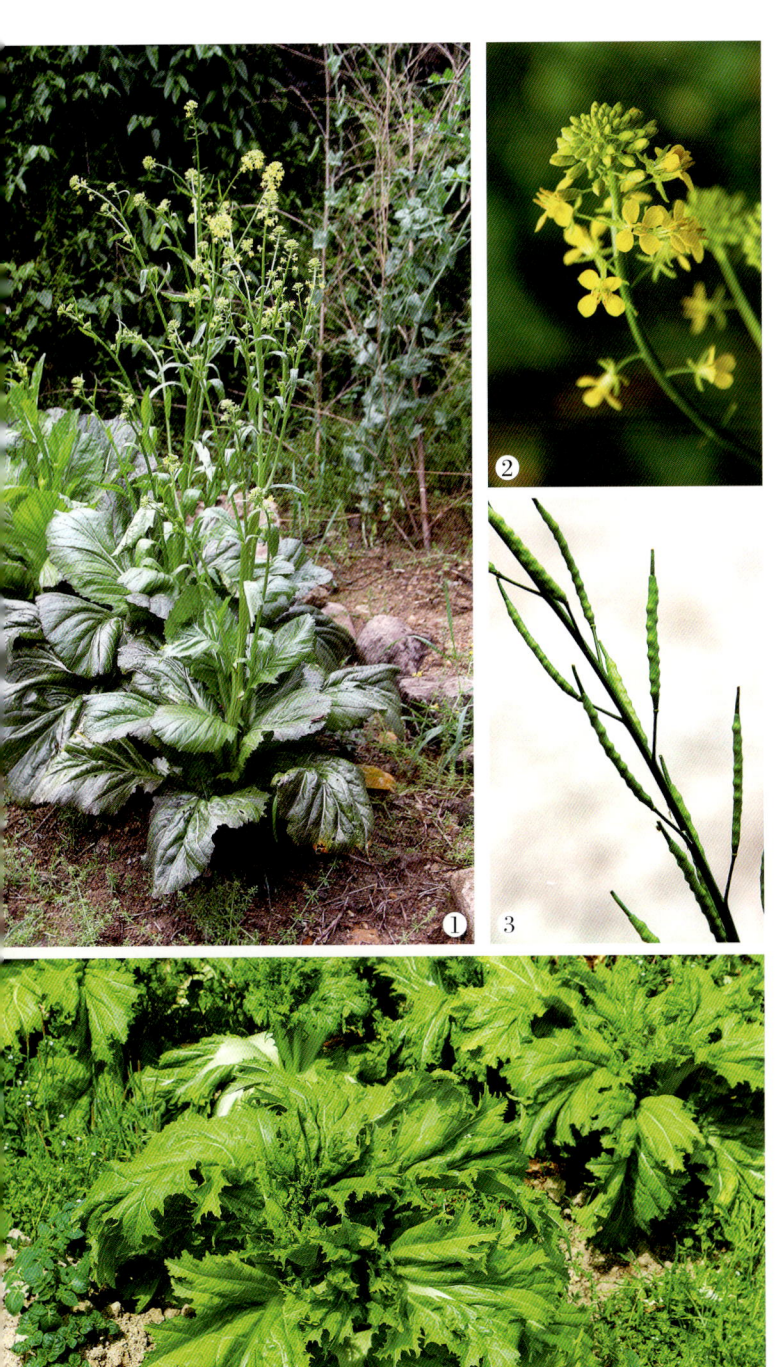

72 芥菜

学　名	*Brassica juncea* (Linn.) Czern. et Coss.
科　名	十字花科
畲族名	芥菜
土　名	芥菜

形态特征

一年生草本。茎直立，有分枝。基生叶宽卵形至倒卵形，大头羽裂，具2～3对裂片或不裂，边缘均有缺刻或牙齿；茎下部叶较小，边缘有缺刻或牙齿，不抱茎；茎上部叶窄披针形，边缘具不明显疏齿或全缘。总状花序顶生，花后延长，黄色。长角果线形。种子球形，紫褐色。花期3～5月，果期5～6月。

分布与生境

全国各地均有栽培。

药用价值

种子入药，外用治疗冻疮。中医另用于治疗目痛、青盲、翳障。现代药理研究表明还具有降血脂、降血糖、杀菌、抗肿瘤、抑制血小板聚集、清除自由基活性等作用。

❶花期植株　❷花序　❸果序　❹植株

73 费菜

学 名	*Sedum aizoon* Linn.
科 名	景天科
畲族名	轮叶脚底叶
土 名	脚底叶

形态特征

草本。根状茎短，直立，无毛，不分枝。叶互生，狭披针形、椭圆状披针形至卵状倒披针形，先端渐尖，基部楔形，边缘有不整齐的锯齿；叶坚实，近革质。聚伞花序有多花，水平分枝，平展，下托以苞叶；萼片肉质，5 枚，线形，不等长；花瓣黄色，长圆形至椭圆状披针形。蓇葖星芒状排列。种子椭圆形。花期 6～7 月，果期 8～9 月。

分布与生境

分布于四川、湖北、江西、安徽、浙江、江苏、青海、宁夏、甘肃、内蒙古、河南、山西、陕西、河北、山东、辽宁、吉林、黑龙江等地。生于石缝或草坡。景宁畲族自治县有栽培。

药用价值

主治水风湿（风肿）、心悸不寐、血热虚烦、吐血、咯血、烦躁失眠、惊悸癔症、安神镇痛，外用可消肿止血。中医另用于治疗跌打损伤、便血、痈肿。现代药理研究表明还具有扩张动脉血管、兴奋心脏、解毒、降血压、镇静、活血、止血、安神定气等作用。

❶ 居群　❷ 花序　❸ 果序　❹ 植株

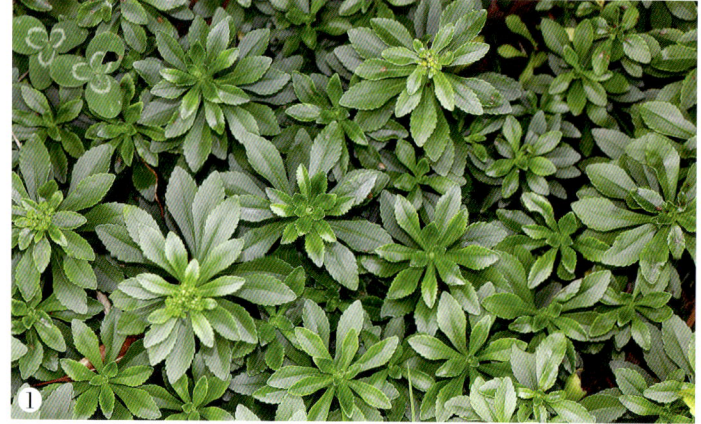
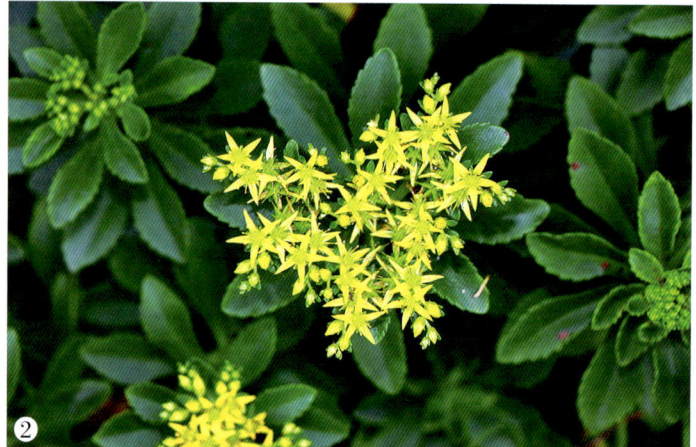
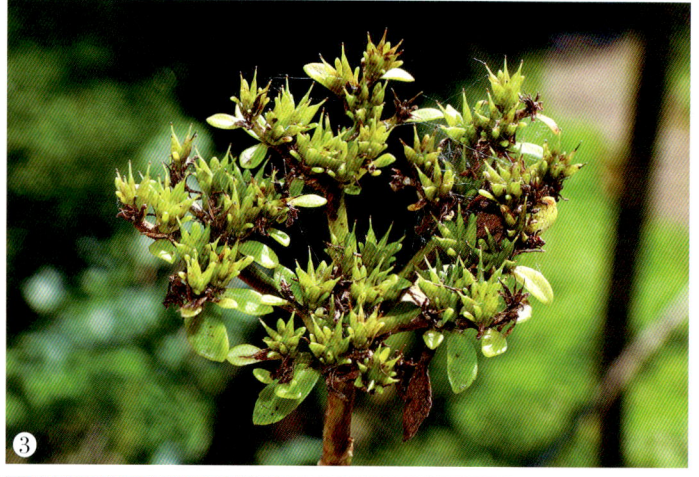
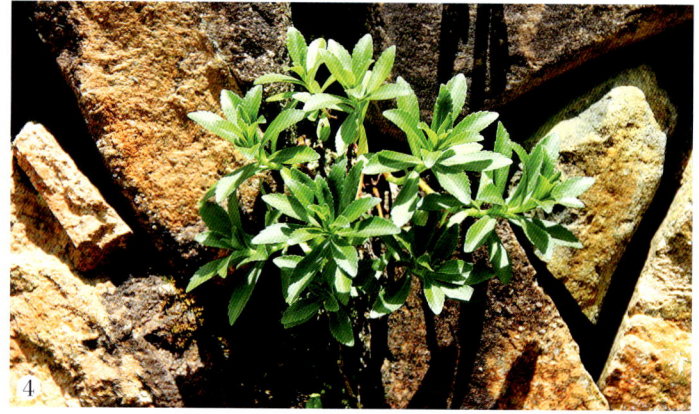

相似种 四芒景天

Sedum tetractinum Frod.

茎直立或平卧。叶互生或3叶轮生，下部叶常脱落；叶片卵圆形至圆形，先端圆，有微乳头状突起，基部突狭楔形，有长假柄。蝎尾状聚伞花序，花瓣长圆状披针形或披针状长圆形。蓇葖有种子多数。种子卵圆形，有微乳头状突起。花期8～9月。分布于广东、贵州、江西、安徽、浙江等地。生于海拔700～1000米的岩石上或土壤中。景宁畲族自治县鹤溪、东坑等乡镇（街道）有分布。

❶ ❷ ❸ ❹
植 花 花 茎
株 序 叶

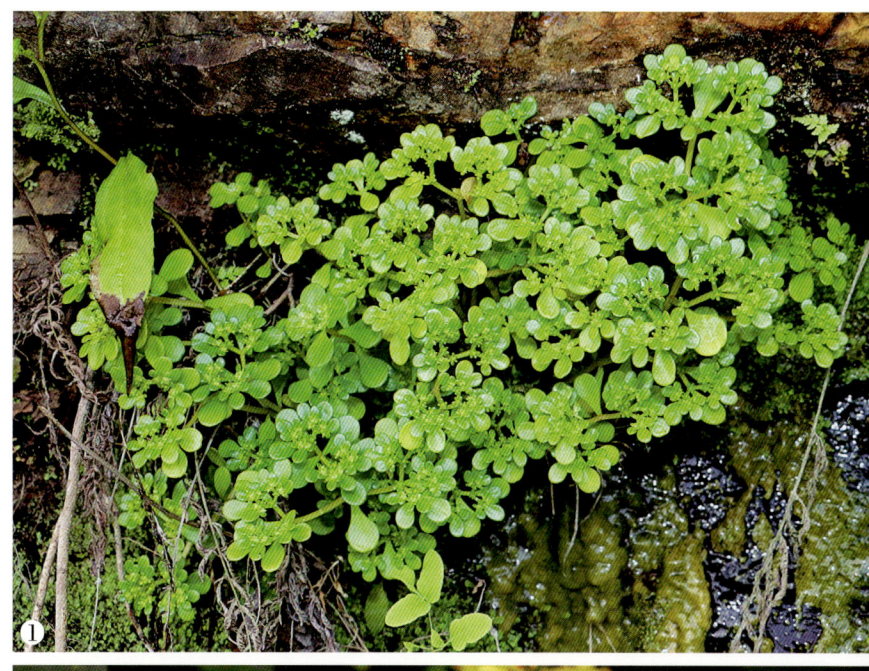

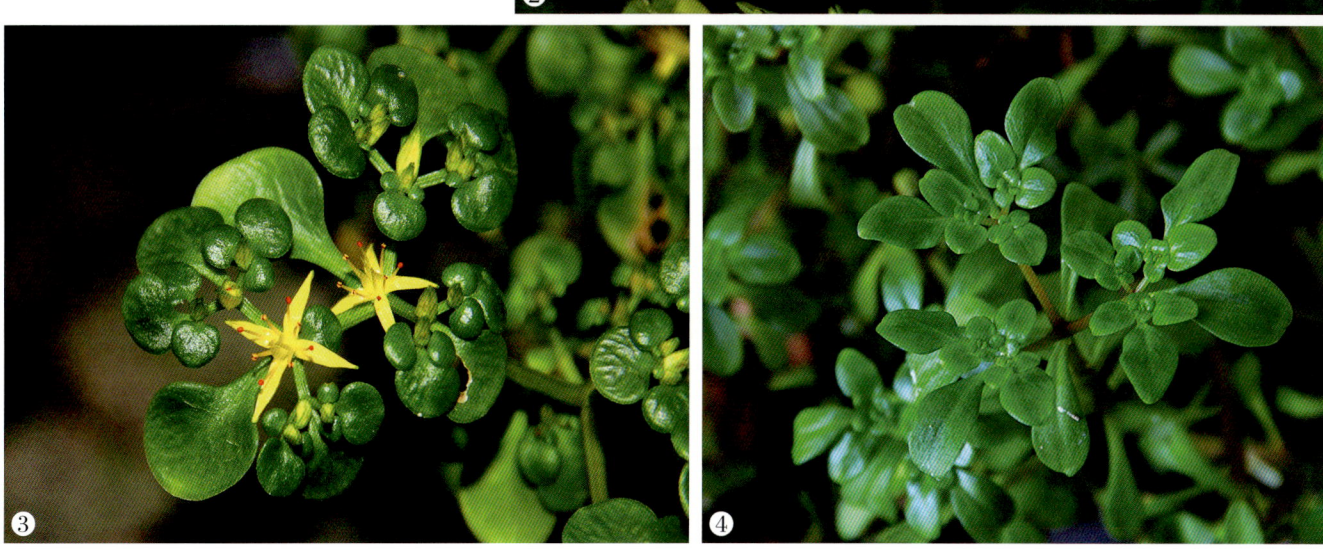

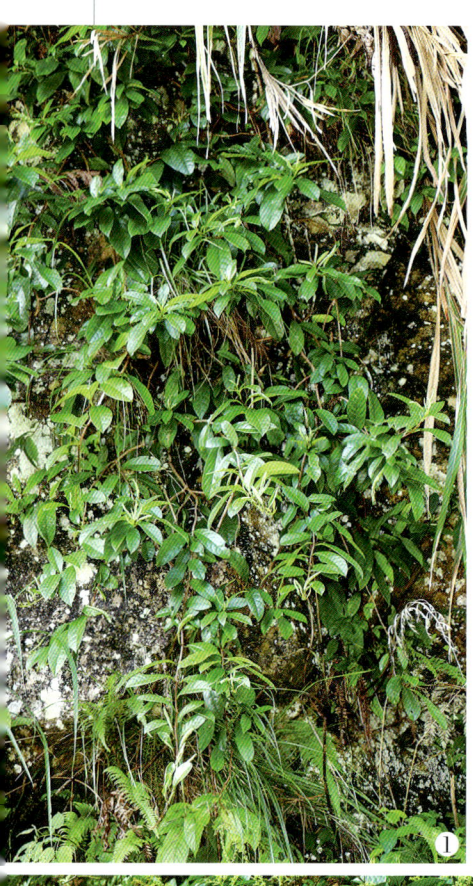

74 冠盖藤

学　名 *Pileostegia viburnoides* Hook. f. et Thoms.
科　名 虎耳草科　　**畲族名** 棉花藤　　**土　名** 青棉花藤

形态特征

常绿攀缘状灌木。小枝圆柱形，灰色。叶对生，薄革质，长椭圆形，边全缘或稍波状，常稍背卷；侧脉每边 7～10 对，上面凹入或平坦，下面明显隆起，第三级小脉不明显或稀疏。伞房状圆锥花序顶生，无毛或稍被褐锈色微柔毛；花白色，花瓣卵形。蒴果圆锥形，5～10 条肋纹或棱，具宿存花柱和柱头。花期 7～8 月，果期 9～12 月。

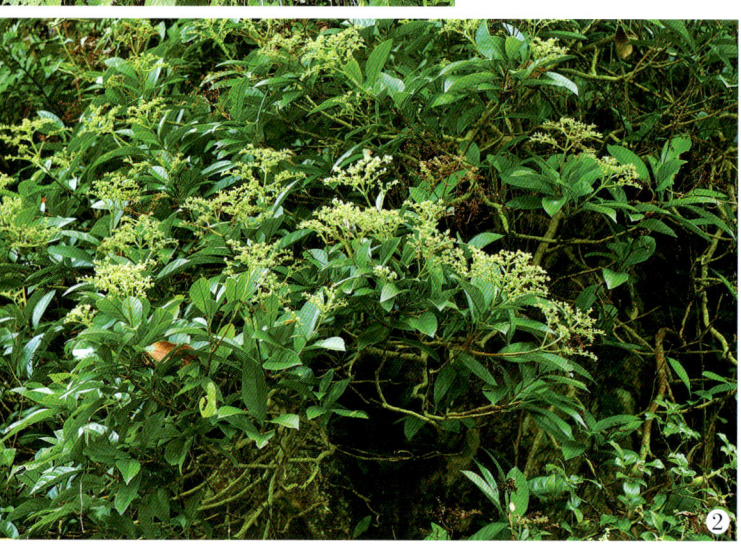

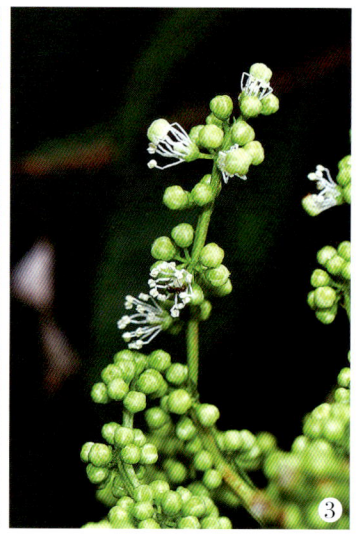

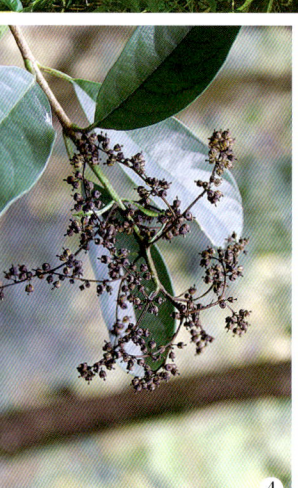

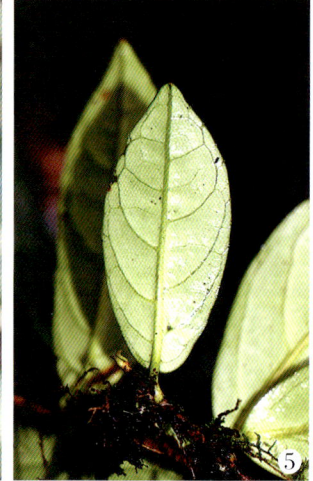

分布与生境

分布于安徽、浙江、江西、福建、台湾、湖北、湖南、广东、广西、四川、贵州、云南等地。生于海拔 600～1000 米的山谷林中。

药用价值

主治中耳炎、小儿急惊风、咳嗽。中医另用于治疗腰腿酸痛、骨折。现代药理研究表明还具有保护肾脏、提高免疫力、活血化瘀、消肿止痛、免疫调节、抗炎、抗肿瘤、抗氧化等作用。

❶ 植株　❷ 花枝　❸ 花序
❹ 果序　❺ 叶背

75 缺萼枫香树

| 学　名 | *Liquidambar acalycina* Chang | 科　名 | 金缕梅科 |
| 畲族名 | 白枫树 | 土　名 | 山枫树 |

形态特征

乔木。树皮黑褐色。小枝无毛，有皮孔。叶片阔卵形，掌状 3 裂，掌状脉 3~5 条，网脉在上、下两面均明显，边缘具腺锯齿，齿尖有腺状突。雄性短穗状花序多个排成总状花序；雌性头状花序单生于短枝的叶腋内，有雌花 15~26 朵。头状果序干后变黑褐色，疏松易碎。种子多数，褐色，有棱。

分布与生境

分布于四川、安徽、湖北、江苏、浙江、江西、广东、广西、贵州等地。多生于海拔 600 米以上的山地。

药用价值

主治骨折。

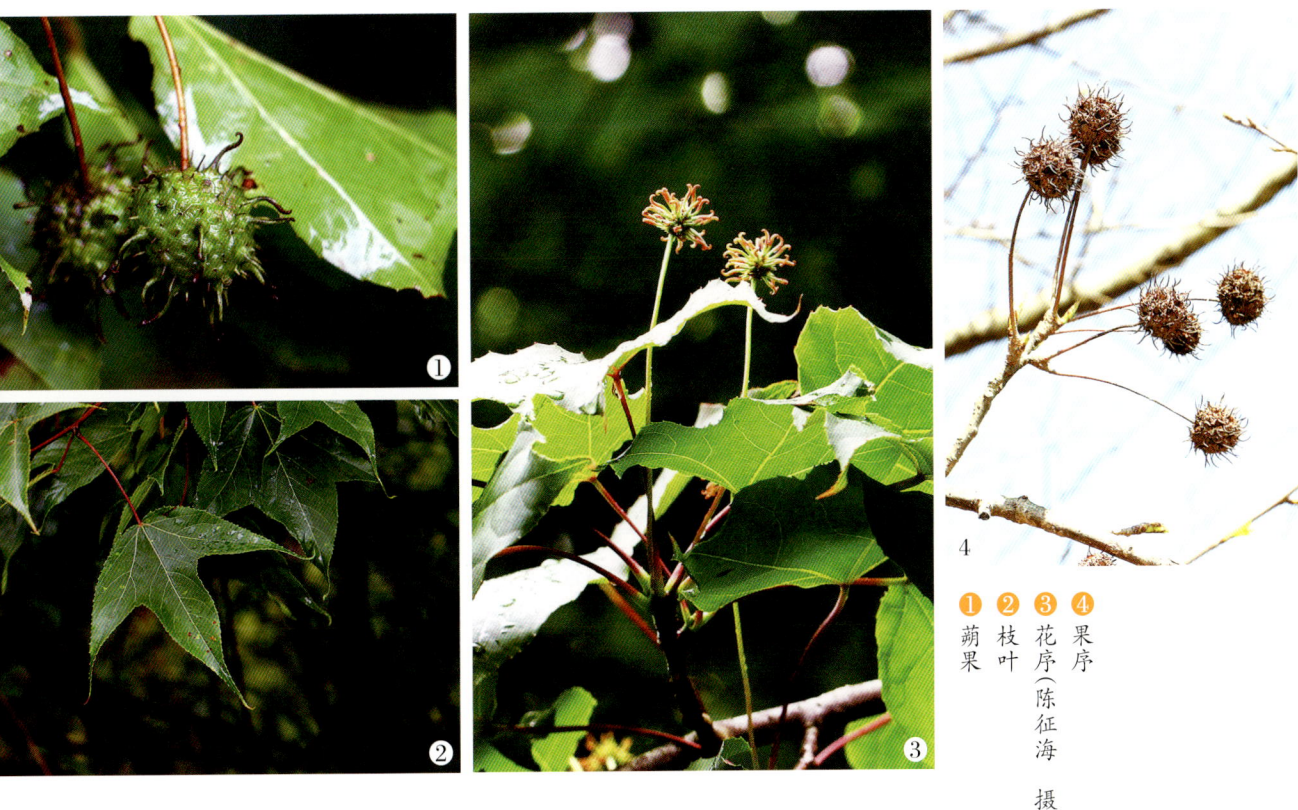

❶ 蒴果　❷ 枝叶　❸ 花序（陈征海 摄）　❹ 果序

76 枫香树

学　名	*Liquidambar formosana* Hance
科　名	金缕梅科
畲族名	枫树
土　名	枫树

形态特征

乔木。树皮灰褐色，方块状剥落。小枝被柔毛，略有皮孔。叶薄革质，阔卵形，掌状 3 裂，掌状脉 3～5 条，网脉明显可见，边缘具腺锯齿，齿尖有腺状突。雄性短穗状花序常多个排成总状花序；雌性头状花序有花 24～43 朵，无腺体。头状果序圆球形，木质，蒴果下半部藏于花序轴内。种子多数，褐色，多角形或有窄翅。花期 4～5 月，果期 7～10 月。

分布与生境

分布于秦岭及淮河以南各地，北起河南、山东，东至台湾，西至四川、云南、西藏，南至广东。多生于低山次生林。

药用价值

根主治风湿关节痛、牙痛。叶主治肠炎、痢疾、胃痛，外用治毒蜂蜇伤、皮肤湿疹。果治产后缺乳、月经不调、风湿关节痛、腰腿痛、小便不得、荨麻疹，枫香脂治头晕头痛、外伤出血、跌打疼痛。中医另用于治疗中暑、急慢性荨麻疹、痈疽、疔疮。现代药理研究表明还具有抗氧化、增强免疫力、辅助降血压、降血脂、抗菌抗炎、抗血栓等作用。

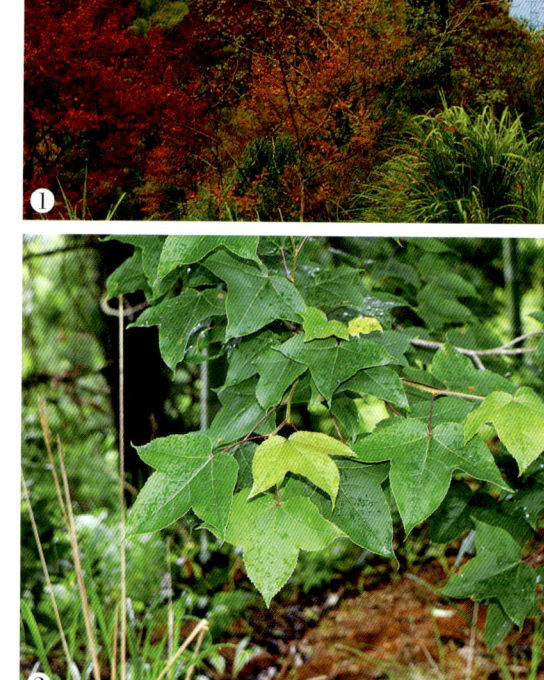
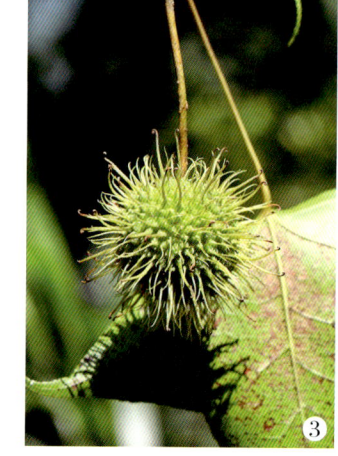
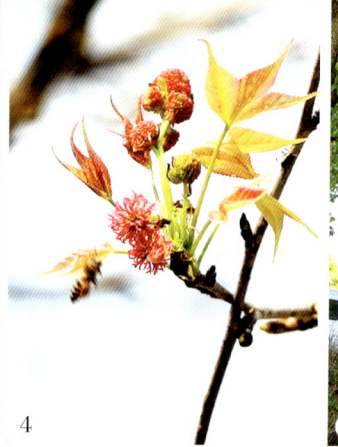
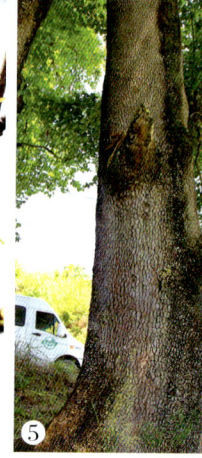

❶ 秋季植株　❷ 枝叶　❸ 蒴果
❹ 花序　❺ 树干

77 梅

| 学　名 | *Armeniaca mume* Sieb. | 科　名 | 蔷薇科 |
| 畲族名 | 梅树根 | 土　名 | 梅树根 |

形态特征

乔木，稀灌木。树皮浅灰色或带绿色，平滑。小枝绿色，光滑无毛。叶片卵形或椭圆形，叶缘常具小锐锯齿，灰绿色。花单生或有时2朵同生于一芽内，香味浓，先于叶开放；花瓣倒卵形，白色至粉红色。果实近球形，黄色或绿白色，被柔毛。花期冬春季，果期5～6月。

分布与生境

原产我国南方，现全国各地均有栽培。

药用价值

主治癫痫。中医另用于治疗风痹、胆囊炎、瘰疬。

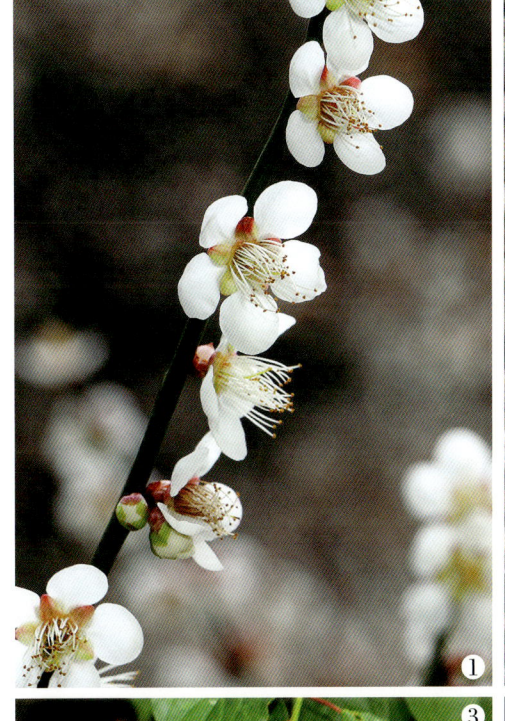
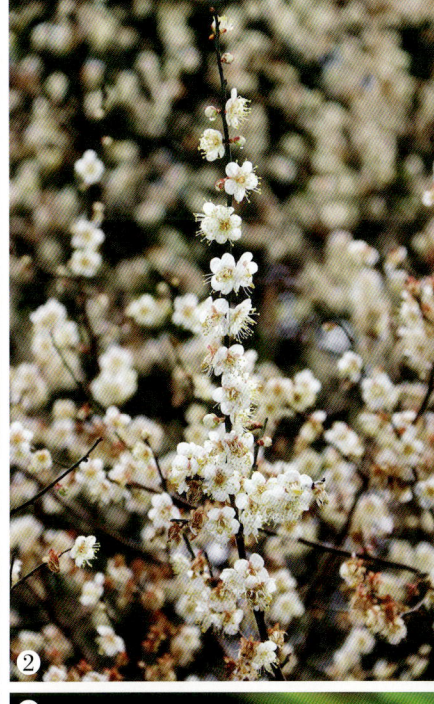
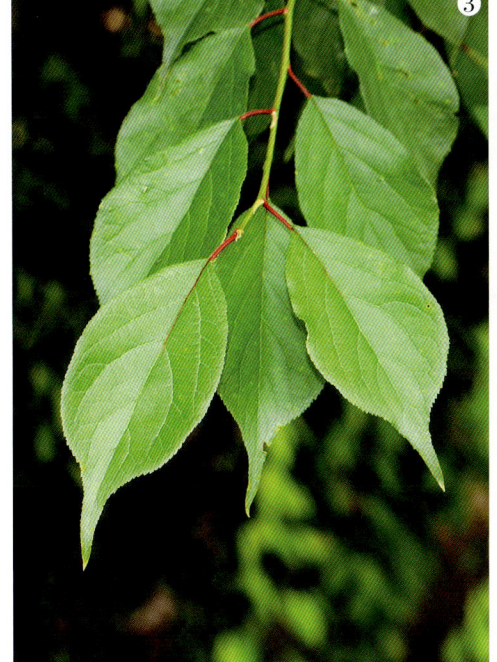
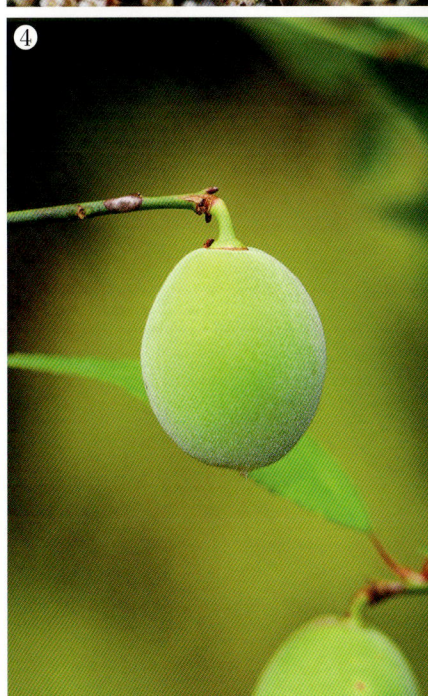

❶ 花
❷ 花枝
❸ 枝叶
❹ 果

78 蛇莓

学　名　*Duchesnea indica* (Andr.) Focke
科　名　蔷薇科
畲族名　三叶蛇扭、蛇泡
土　名　三叶扭

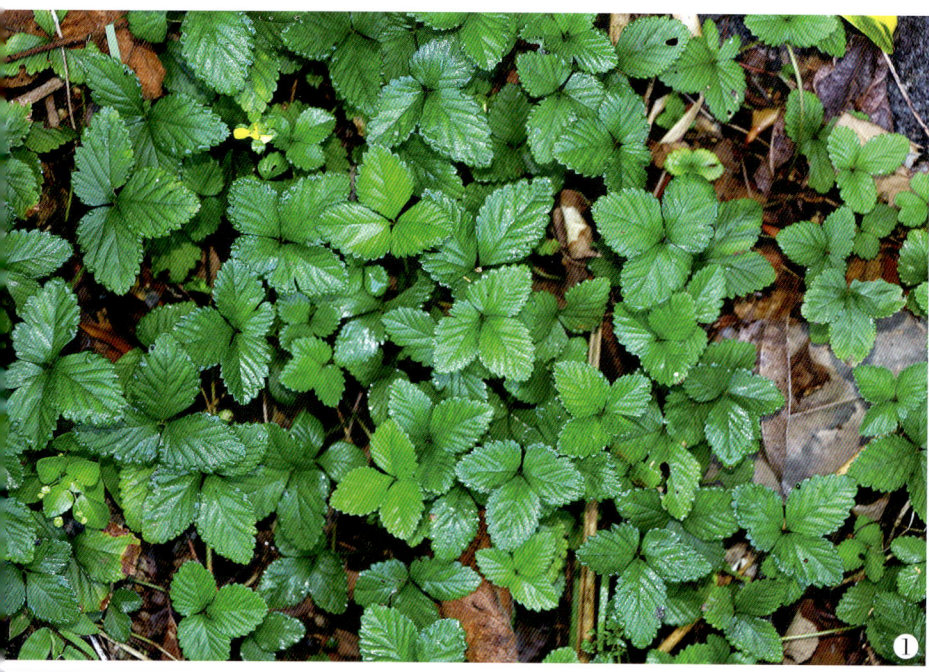

形态特征

草本。根茎短，粗壮，匍匐茎多数有柔毛。三出复叶，小叶片倒卵形至菱状长圆形，两面皆有柔毛或上面无毛。花单生于叶腋；花瓣倒卵形，黄色；花托在果期膨大，海绵质，鲜红色，有光泽。花期6～8月，果期8～10月。

分布与生境

分布于辽宁以南各地。生于海拔1800米以下的山坡、河岸、草地。

药用价值

用于散瘀消肿、收敛止血、祛风、定惊、退翳、杀虫，主治疗疮、感冒、发热、咳嗽、咽喉肿痛、白喉、痢疾、月经过多、疔疮肿毒，外敷治蛇咬伤、烫伤、烧伤。现代药理研究表明还具有抗肿瘤、抗菌、增强免疫力等作用。

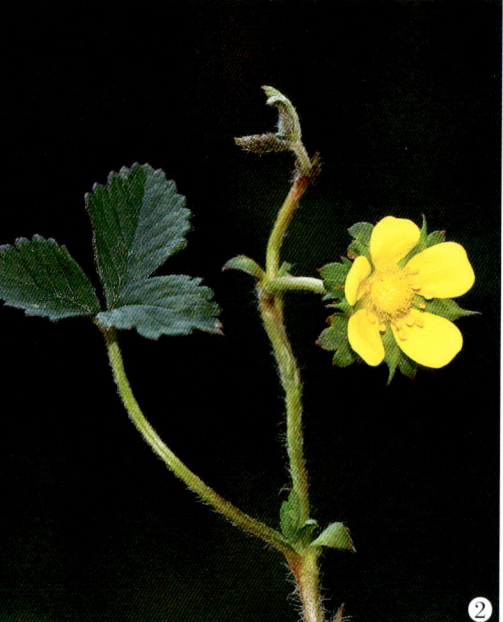
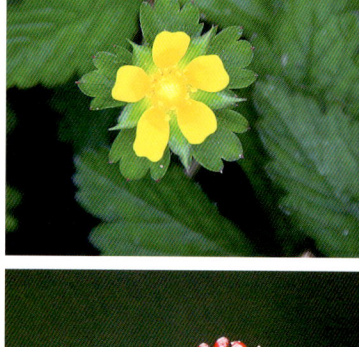
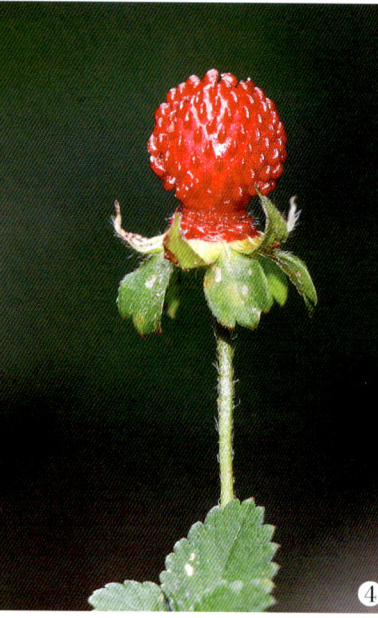

❶ 茎叶　❷❸ 花　❹ 果

相似种 皱果蛇莓

Duchesnea chrysantha (Zoll. et Mor.) Miq.

　　草本。匍匐茎，有柔毛。三出复叶，小叶片菱形、倒卵形或卵形，先端圆钝，有时具突尖，基部楔形，边缘有钝或锐锯齿，近基部全缘，上面近无毛，下面疏生长柔毛，中间小叶有时具 2～3 深裂。花瓣倒卵形，黄色，先端微凹或圆钝，无毛；花托果期粉红色，无光泽。花期 4～7 月，果期 6～9 月。分布于陕西、四川、云南、广西、广东、福建、台湾、浙江等地。生于草地上。

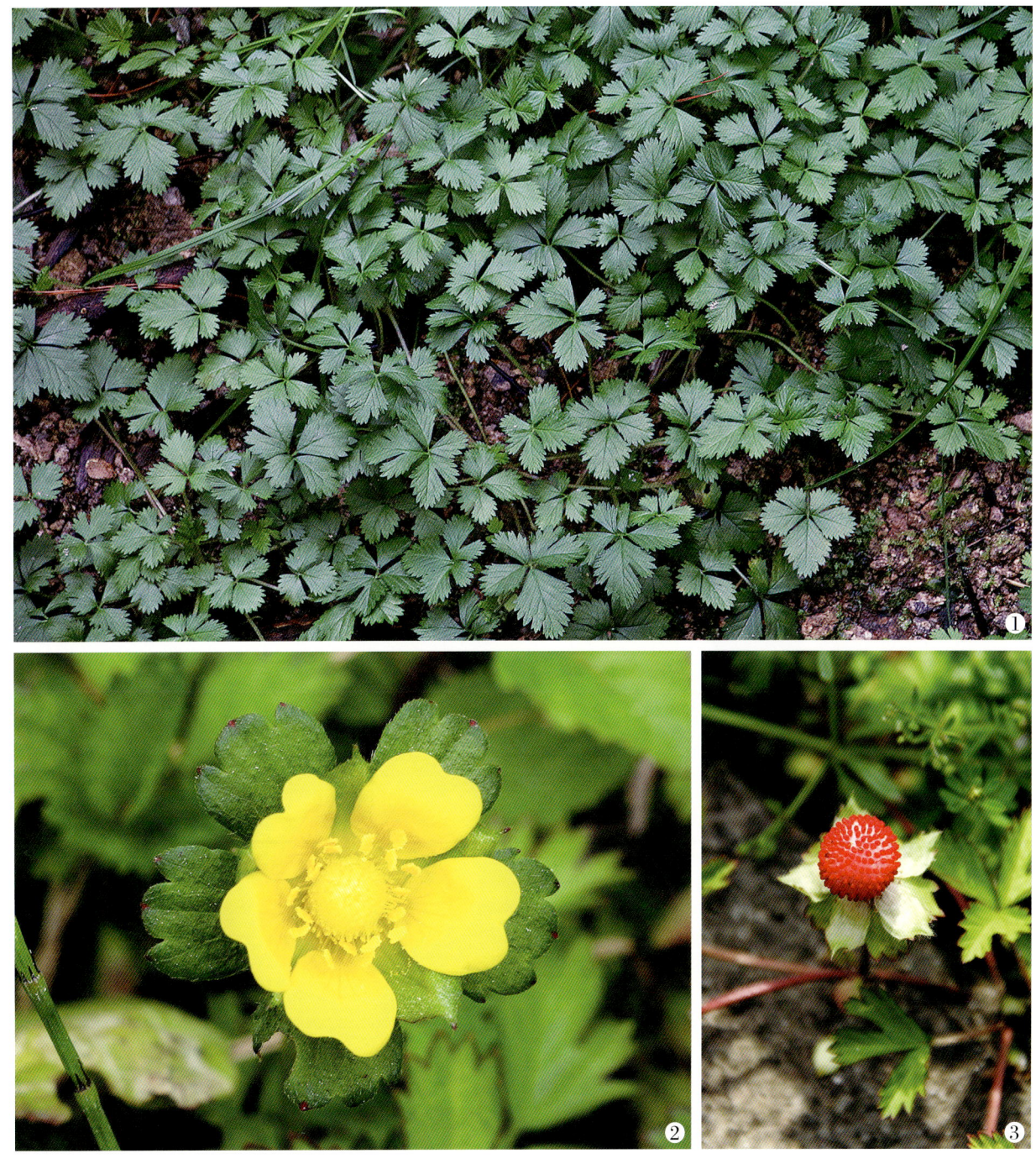

❶ 茎叶　　❷ 花　　❸ 果

79 翻白草

学 名	*Potentilla discolor* Bunge.
科 名	蔷薇科
畲族名	山介草
土 名	翻白草

形态特征

多年生草本。根粗壮，下部常肥厚呈纺锤形。花茎直立，密被白色绵毛。基生叶有小叶2～4对，对生或互生，长圆形或长圆披针形，上面被稀疏白色绵毛或脱落几无毛，下面密被白色或灰白色绵毛，脉不显或微显；茎生叶1～2枚，有掌状小叶3～5枚。聚伞花序有花数朵，疏散；花瓣黄色，倒卵形。瘦果近肾形，光滑。花果期5～9月。

分布与生境

分布于黑龙江、辽宁、内蒙古、河北、山西、陕西、山东、河南、江苏、安徽、浙江、江西、湖北、湖南、四川、福建、台湾、广东等地。生于海拔100～1850米的荒地、山坡及疏林下。目前景宁畲族自治县境内尚未发现有该种分布。照片摄于浙江省丽水市莲都区。

药用价值

用于消肿、止痢、止血和治疗小儿鹅口疮。中医另用于治疗湿热泻痢、痈肿疮毒、血热吐衄、便血、崩漏、瘰疬结核。现代药理研究表明还具有抗炎镇痛、抗氧化、降血糖、抗菌、抗病毒等作用，临床多用于预防和治疗糖尿病。

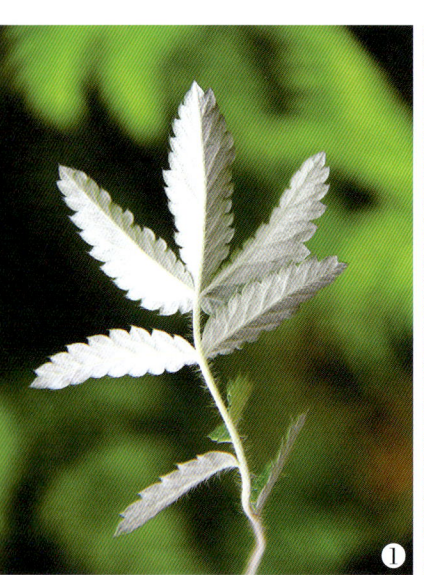
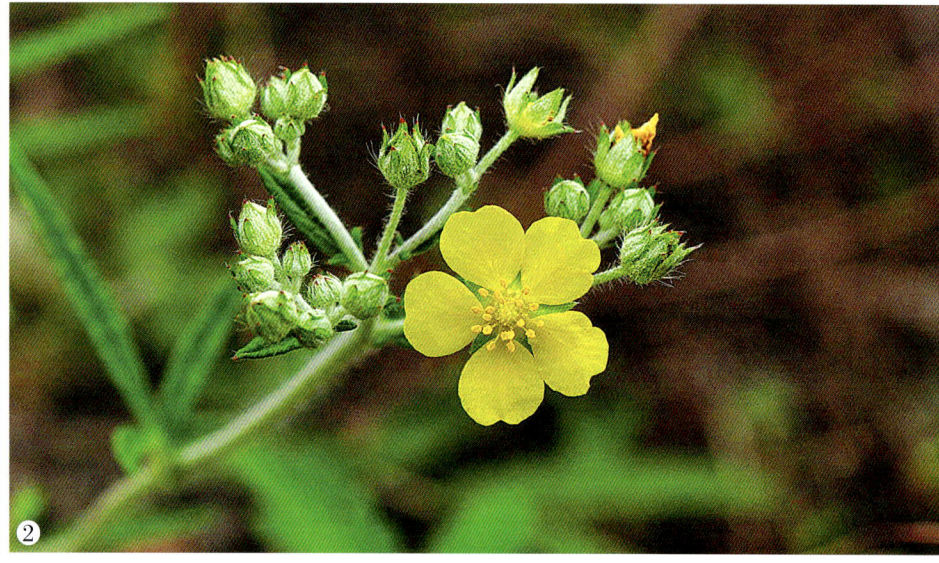
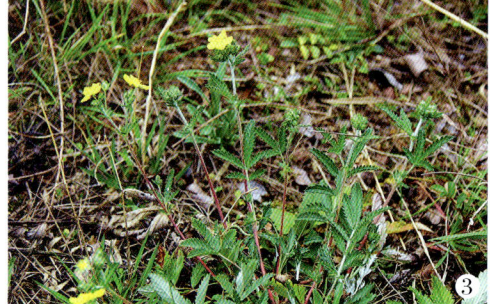
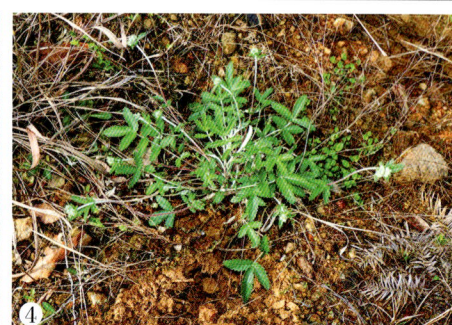

❶ 叶背　❷ 花　❸ 花期植株　❹ 植株

80 三叶委陵菜

学　　名	*Potentilla freyniana* Bornm
科　　名	蔷薇科
畲 族 名	三叶青
土　　名	三叶蛇莓

形态特征

草本。根分支多，簇生。花茎纤细，被平铺或开展疏柔毛。基生叶掌状三出复叶；小叶片长圆形，边缘有多数急尖锯齿，两面绿色，疏生平铺柔毛，下面沿脉较密。伞房状聚伞花序顶生，多花，松散；花瓣淡黄色，长圆倒卵形，顶端微凹或圆钝。成熟瘦果卵球形，表面有显著脉纹。花果期3～6月。

分布与生境

分布于黑龙江、吉林、辽宁、河北、山西、山东、陕西、甘肃、湖北、湖南、浙江、江西、福建、四川、贵州、云南等地。生于海拔300～2100米的山坡草地、疏林阴湿处。

药用价值

主治喉蛾。现代药理研究表明还具有抗炎、抗病毒、降血糖、抗溃疡、抗肿瘤、祛湿镇痛、降血脂和抗氧化等作用。

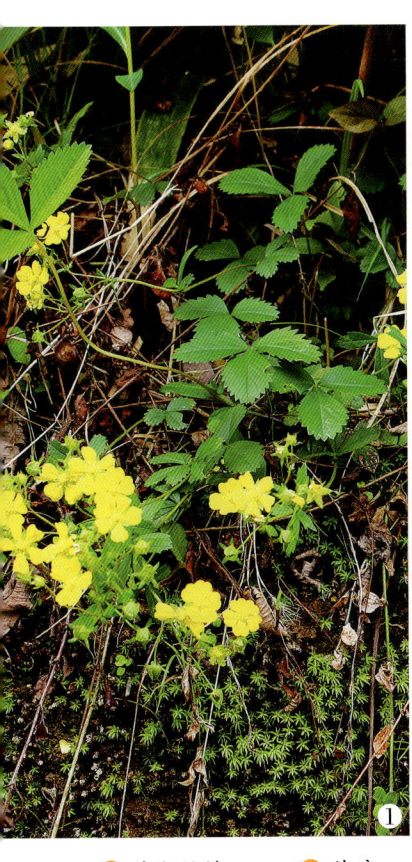 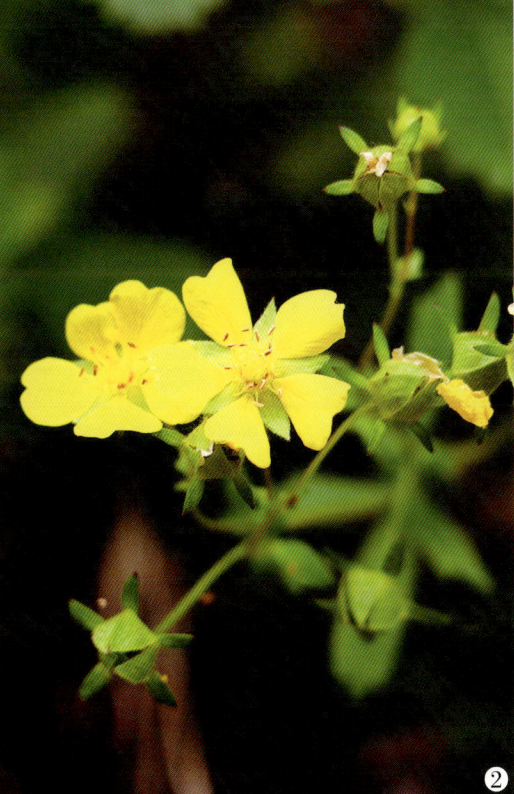 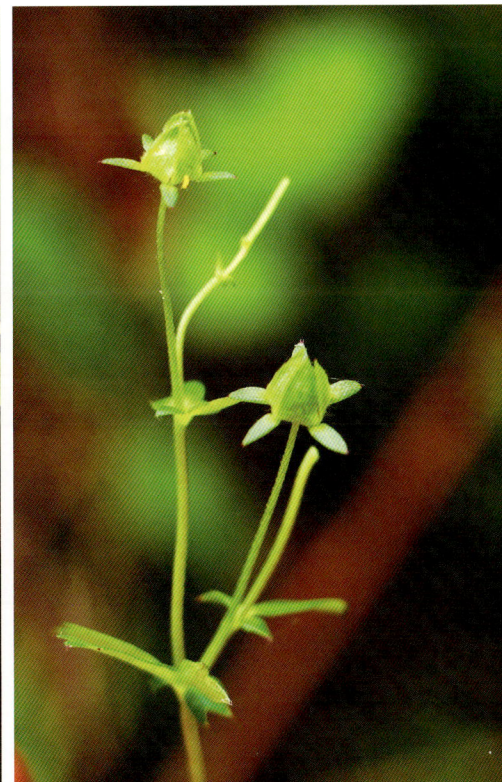

❶ 花期植株　❷ 花序　❸ 果序

相似种 中华三叶委陵菜

Potentilla freyniana Bornm var. *sinica* Migo

草本。根分支多，簇生。花茎纤细，被平铺或开展疏柔毛。基生叶掌状三出复叶；小叶片长圆形，边缘有多数急尖锯齿，两面疏生平铺柔毛，下面沿脉较密；茎生叶1～2枚。伞房状聚伞花序顶生，多花，松散；花瓣淡黄色，长圆倒卵形。成熟瘦果卵球形，表面有显著脉纹。花果期3～6月。分布于江苏、安徽、浙江、江西、湖北、湖南。生于海拔600～800米的山坡草地、疏林阴湿处。

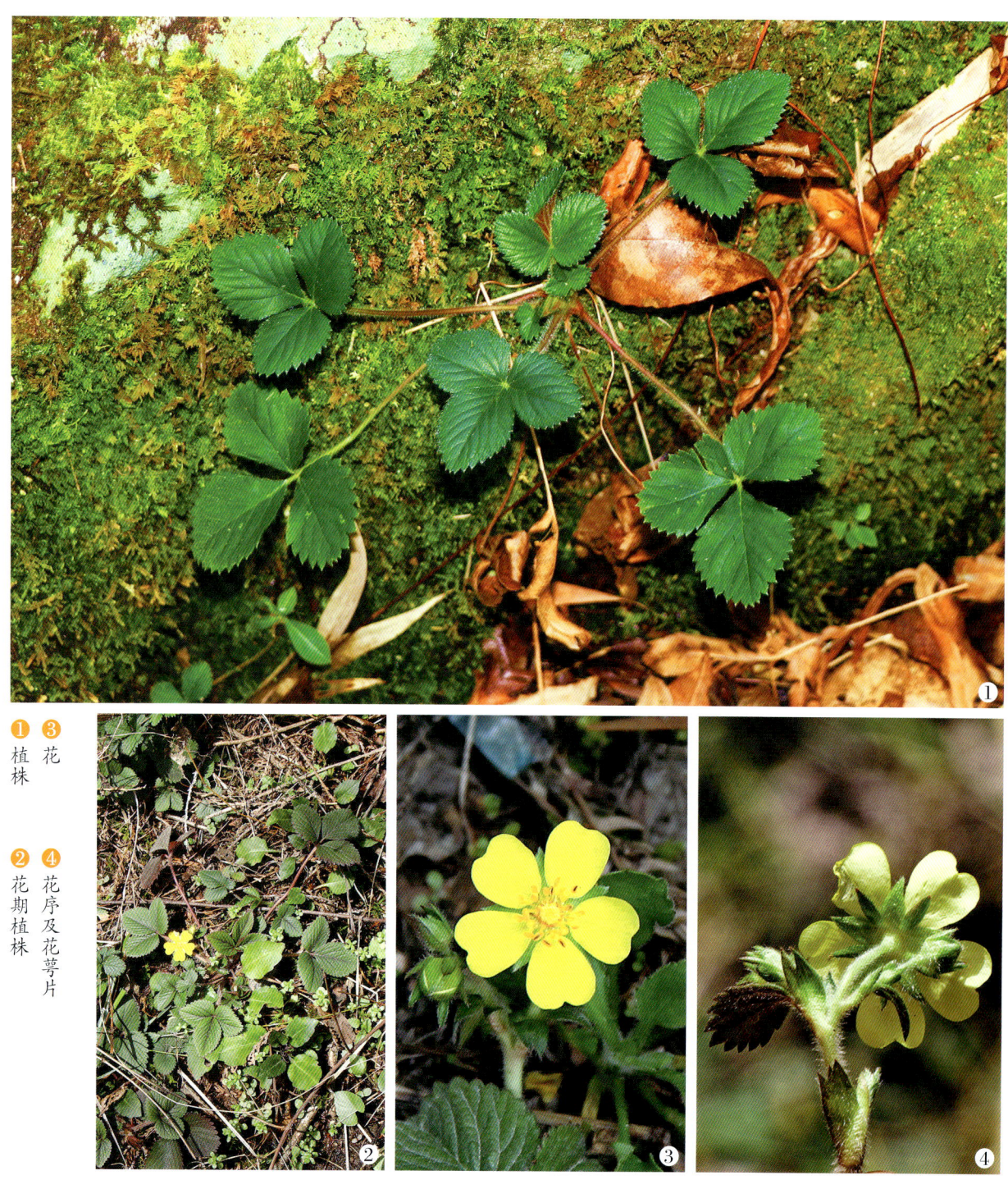

❶ 植株
❷ 花期植株
❸ 花
❹ 花序及花萼片

81 蛇含委陵菜

| 学　名 | *Potentilla kleiniana* Wight et Arn. | 科　名 | 蔷薇科 |
| 畲族名 | 王叶蛇扭、五叶草 | 土　名 | 五叶蛇扭 |

形态特征

宿根草本。多须根。花茎上升或匍匐，被疏柔毛或开展长柔毛。基生叶为近于鸟足状的5枚小叶；小叶片倒卵形，边缘有多数急尖或圆钝锯齿，被疏柔毛。聚伞花序密集枝顶如假伞形，密被开展长柔毛；花瓣黄色，倒卵形，顶端微凹。瘦果近圆形，一面稍平，具皱纹。花果期4~9月。

分布与生境

分布于辽宁、陕西、山东、河南、安徽、江苏、浙江、湖北、湖南、江西、福建、广东、广西、四川、贵州、云南、西藏等地。生于海拔400~3000米的田边、水旁、草甸及山坡草地。

药用价值

主治百日咳、痢疾、疟疾、带状疱疹、小儿惊风，外用治甲沟炎、疮毒、痈肿、蛇虫咬伤。中医另用于治疗惊痫高热、咳嗽、喉痛、湿痹、痒疹。现代药理研究表明还具有止泻、治疗消化性溃疡、抗肿瘤、抗菌、抗病毒、降血糖、抗炎、解痉、保护肝脏、抗氧化等作用。

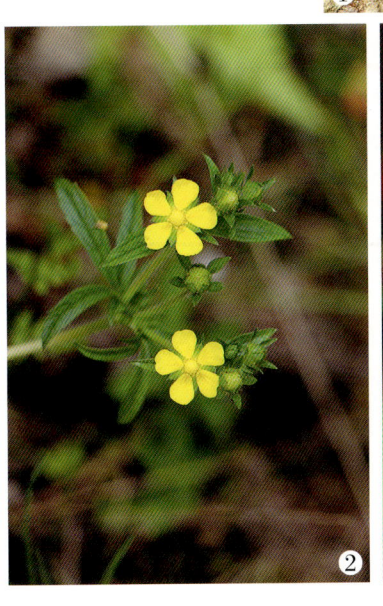
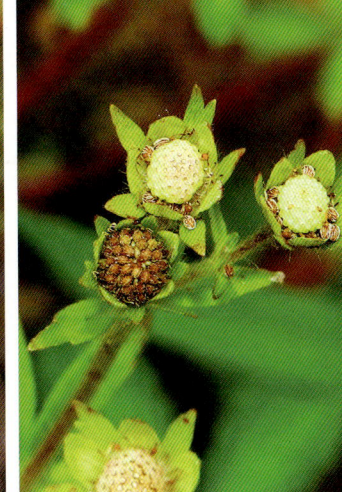
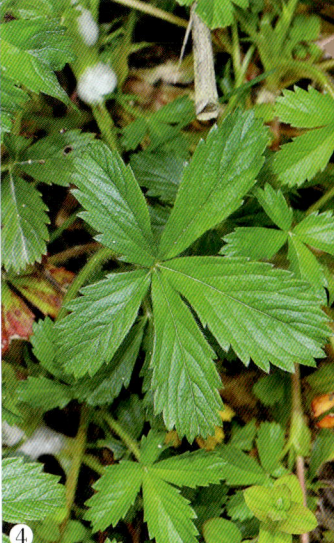

❶ 植株　❷ 花序　❸ 果序　❹ 叶

82 硕苞蔷薇

| 学　名 | *Rosa bracteata* Wendl. | 科　名 | 蔷薇科 |
| 畲族名 | 算盘子 | 土　名 | 轮鸡陀 |

形态特征

灌木，有长匍匐枝。小枝粗壮，密被黄褐色柔毛，混生针刺和腺毛；皮刺扁弯，常成对着生在托叶下方。小叶 5～9 枚，革质，椭圆形，边缘有紧贴圆钝锯齿，上面无毛，有光泽，下面颜色较淡，沿脉有柔毛或无毛。花单生或 2～3 朵集生，白色。果球形，密被黄褐色柔毛。花期 5～7 月，果期 8～11 月。

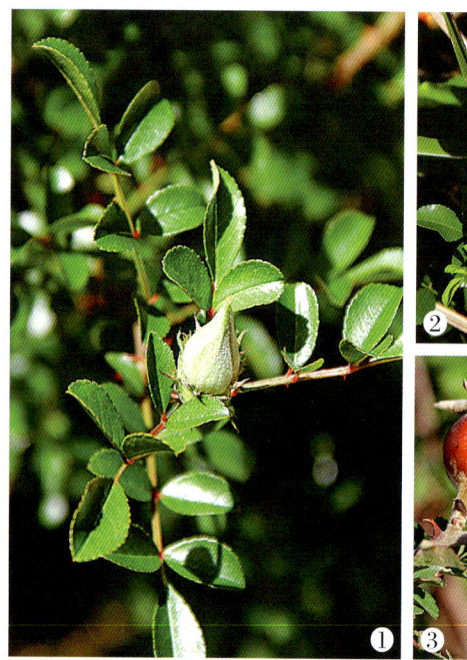
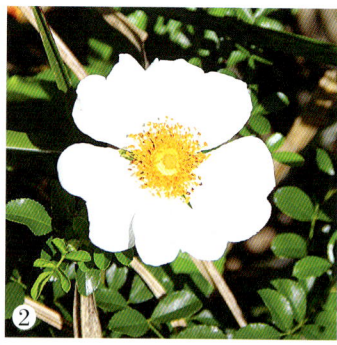
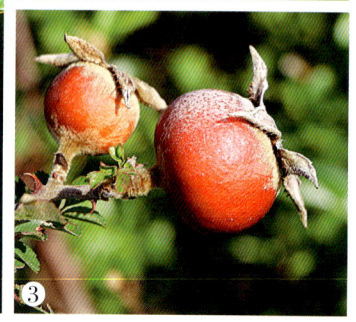
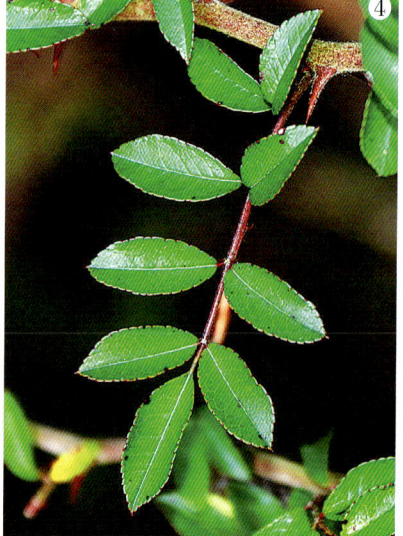
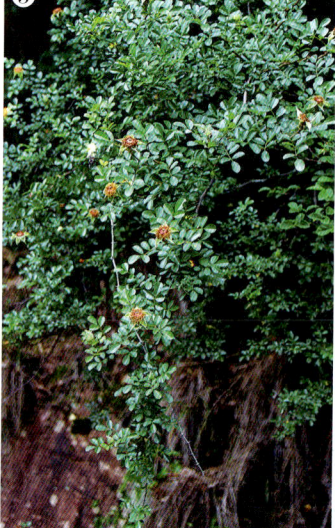

分布与生境

分布于江苏、浙江、台湾、福建、江西、湖南、贵州、云南等地。生于海拔 100～300 米的溪边、路旁和灌丛中。

药用价值

主治老年人腰痛、风湿痛、腰脊无力、四肢酸软、遗精、疝气。中医另用于治疗下肢水肿、月经不调、子宫脱垂、脚气等。

（1）果实和根可入药，有收敛、补脾、益肾之效。

（2）花可止咳。

现代药理研究表明硕苞蔷薇提取物还具有镇痛、镇静及对抗吗啡成瘾小鼠戒断症状的作用，且本身无成瘾性；对机体铁含量过高引起的心肌损伤有一定的保护作用；对学习记忆障碍有明显的改善作用。

❶❷❸❹❺
花苞　花　果　枝叶　植株

83 月季花

学　名	*Rosa chinensis* Jacq.	科　名	蔷薇科
畲族名	月月红	土　名	月月红

形态特征

灌木。小枝粗壮，圆柱形，近无毛，有短粗的钩状皮刺或无刺。小叶3～5枚，宽卵形至卵状长圆形，边缘有锐锯齿，两面近无毛。花几朵集生，稀单生；花瓣重瓣至半重瓣，红色、粉红色至白色，倒卵形。果卵球形或梨形。花期4～9月，果期6～11月。

分布

原产我国，各地普遍栽培。景宁畲族自治县广泛栽培。

药用价值

主治月经不调、痛经、痈疖肿毒、瘰疬、遗精。中医另用于治疗气滞血瘀、闭经、胸胁胀痛。现代药理研究表明还具有抗氧化、抗菌、抗病毒、抗肿瘤、调节人体免疫力等作用。

叶主治跌打损伤。现代药理研究表明还具有抗氧化、抗炎、抗病毒、抗肿瘤、调节免疫力、抗凝血、利尿等作用。

❶ 花期植株
❷ 花
❸ 果
❹ 叶
❺ 托叶

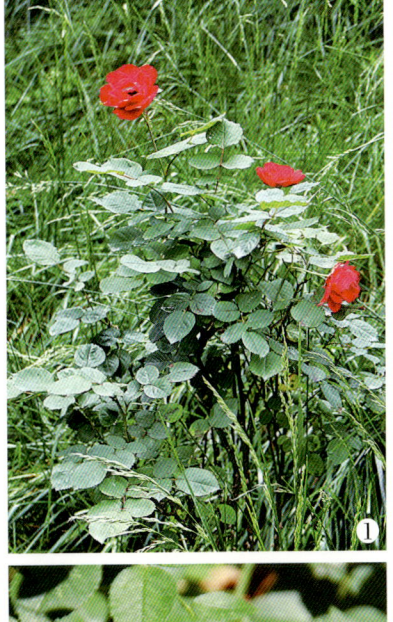
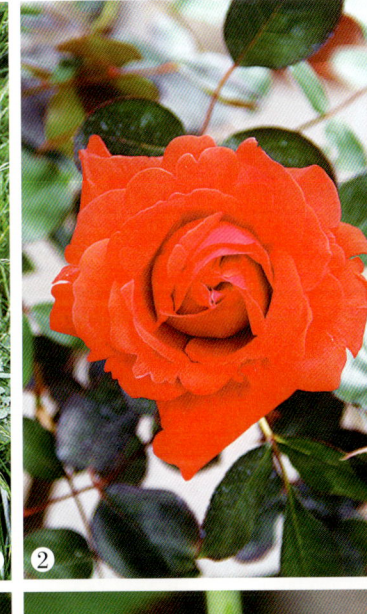
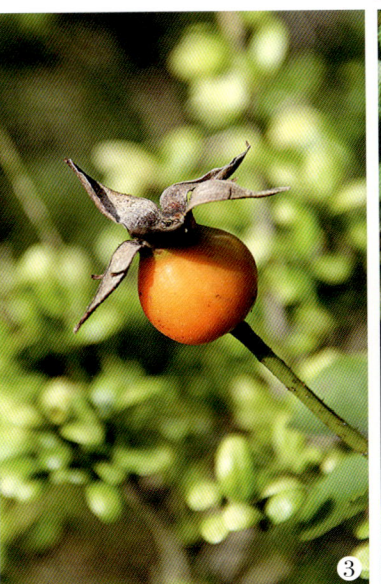
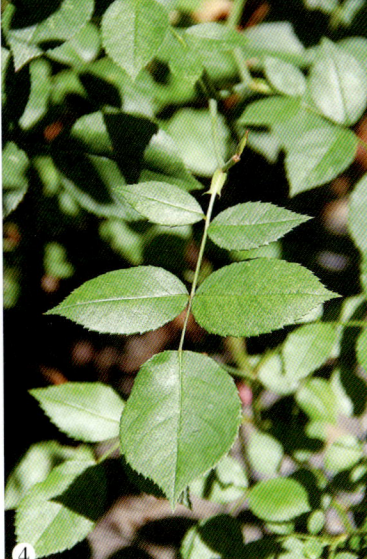
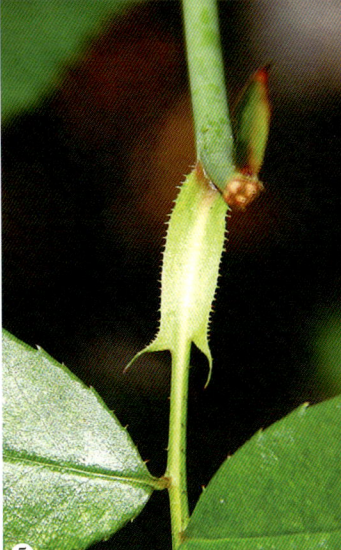

相似种 缫丝花

Rosa roxburghii Tratt.

灌木。树皮灰褐色，呈片状剥落。小枝圆柱形。小叶9～15枚，椭圆形，边缘有细锐锯齿；下面叶脉突起，网脉明显；叶轴和叶柄有散生小皮刺。花单生或2～3朵，生于短枝顶端；花瓣重瓣至半重瓣，淡红色或粉红色，微香，倒卵形。果扁球形，外面密生针刺。花期5～7月，果期8～10月。分布于陕西、甘肃、江西、安徽、浙江、福建、湖南、湖北、四川、云南、贵州、西藏等地。景宁畲族自治县偶见有栽培。

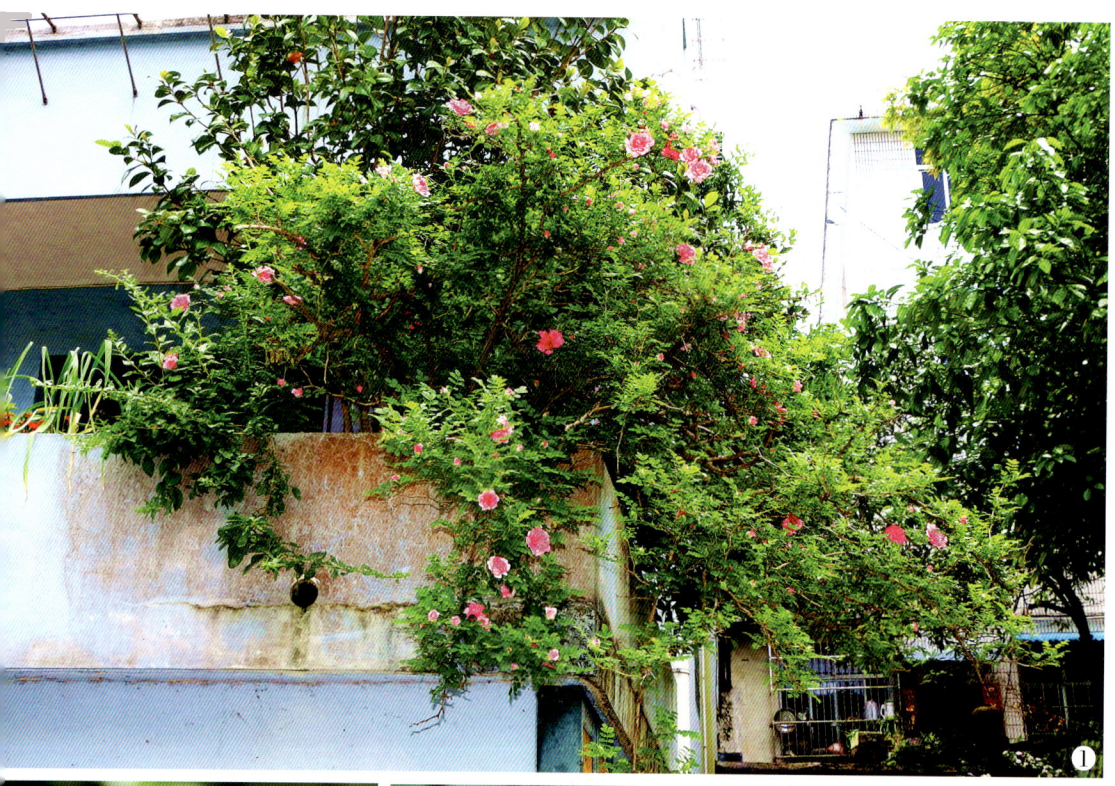
❶ 花期植株
❷ 花
❸ 花苞
❹ 枝叶

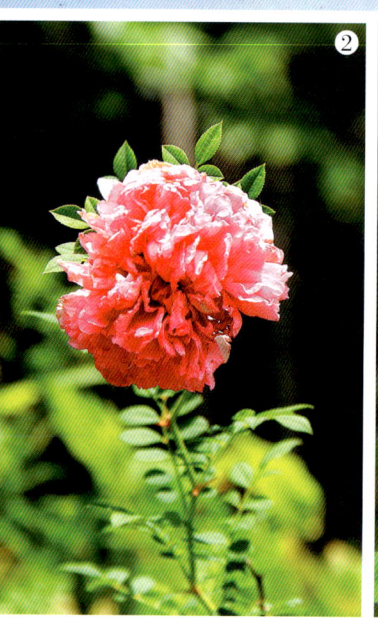
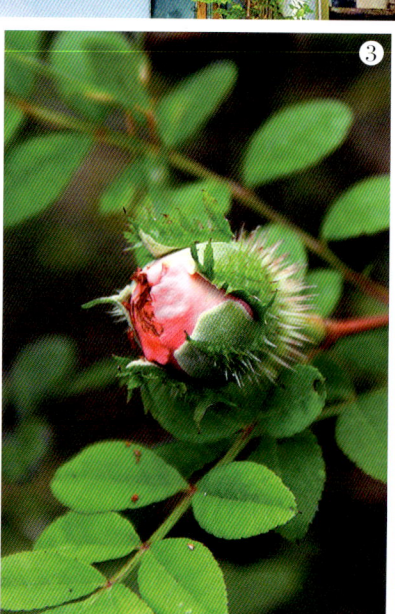
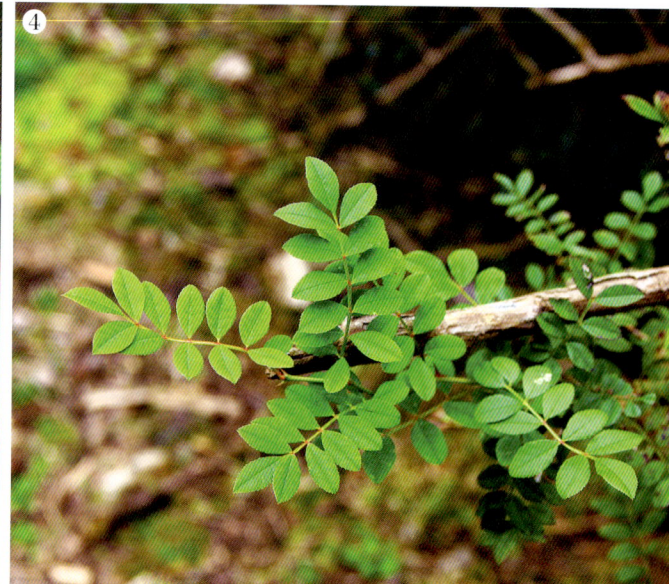

84 野蔷薇

| 学 名 | *Rosa multiflora* Thunb. | 科 名 | 蔷薇科 |
| 畲族名 | 七姐妹 | | |

形态特征

攀缘灌木。小枝圆柱形，通常无毛，有短、粗稍弯曲皮刺。小叶5~9枚，近花序的小叶有时3枚；小叶片倒卵形、长圆形或卵形，边缘有尖锐单锯齿，稀混有重锯齿，上面无毛，下面有柔毛。花多朵，排成圆锥状花序；花瓣白色，宽倒卵形。果近球形，红褐色或紫褐色，有光泽，无毛，萼片脱落。花期5~7月，果期10月。

分布

分布于黄河流域以南各地。景宁畲族自治县偶见于栽培，但其变种粉团蔷薇在各乡镇（街道）均有分布。

药用价值

主治无名肿毒、崩漏。现代药理研究表明还具有降血糖、降血脂、增强机体免疫力、延缓衰老、抗病原体、抗诱变剂、抗肿瘤、抑菌、预防心脏病等作用。

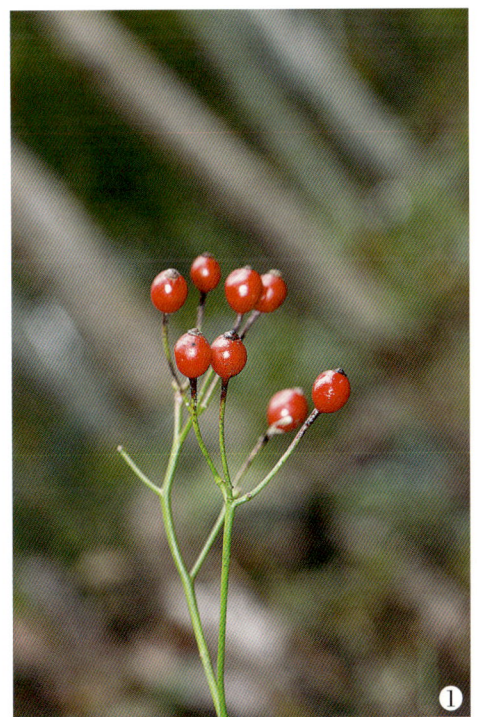
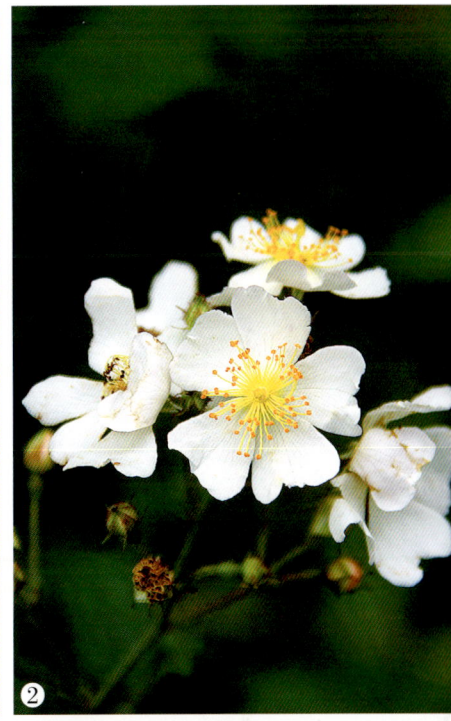
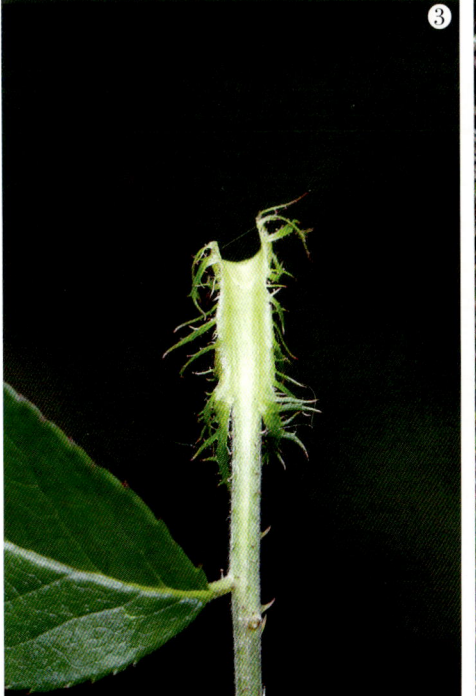
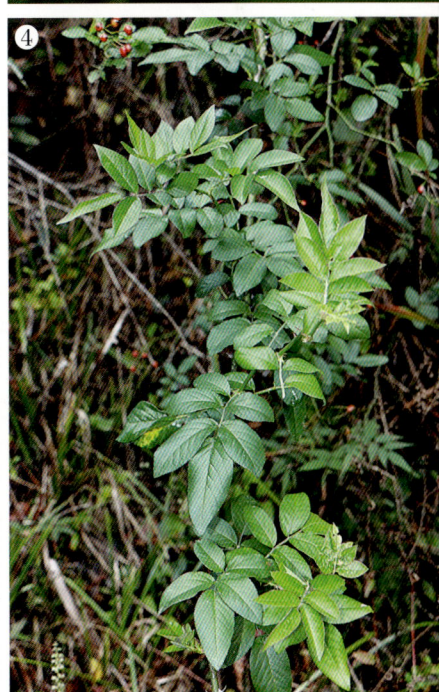

❶ 果序
❷ 花序
❸ 托叶
❹ 枝叶

相似种 小果蔷薇

Rosa cymosa Tratt.

攀缘灌木。小枝圆柱形，无毛或稍有柔毛，有钩状皮刺。小叶3～5枚，稀7枚；小叶片卵状披针形或椭圆形，稀长圆披针形，边缘有紧贴或尖锐细锯齿，两面均无毛，上面亮绿色，下面颜色较淡；中脉突起，沿脉有稀疏长柔毛。花多朵，排成复伞房花序；花瓣白色，倒卵形。果球形，红色至黑褐色。花期5～6月，果期7～11月。分布于江西、江苏、浙江、安徽、湖南、四川、云南、贵州、福建、广东、广西、台湾等地。生于海拔250～1300米的向阳山坡、路旁、溪边。

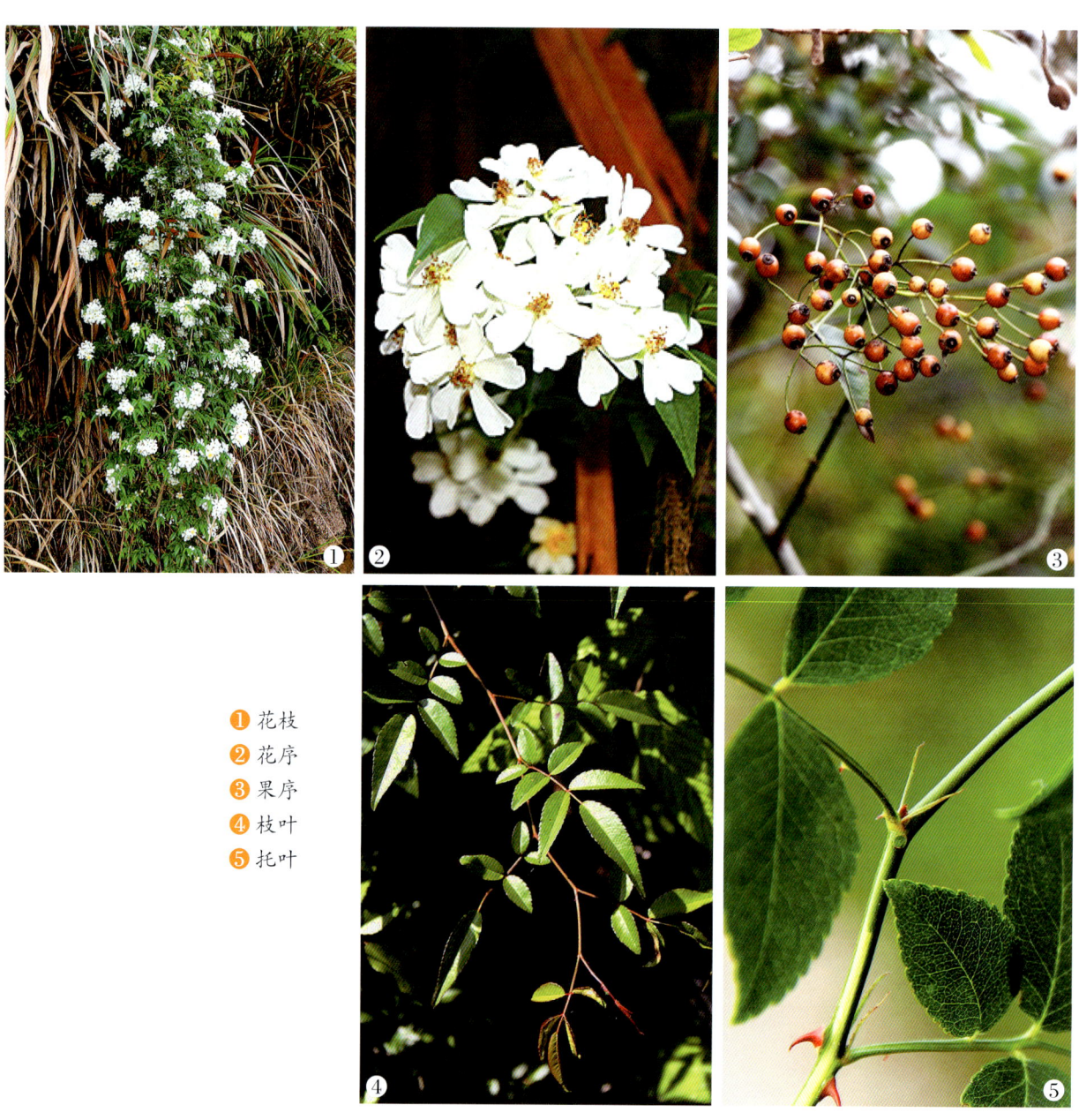

❶ 花枝
❷ 花序
❸ 果序
❹ 枝叶
❺ 托叶

相似种 软条七蔷薇

Rosa henryi Bouleng.

攀缘灌木。小枝有短扁、弯曲皮刺或无刺。小叶通常 5 枚，近花序的小叶片常为 3 枚；小叶片长圆形、卵形、椭圆形或椭圆状卵形，边缘有锐锯齿，两面均无毛，下面中脉突起。花 5～15 朵，排成伞形状伞房花序；花瓣白色，宽倒卵形。果近球形，成熟后褐红色，有光泽。花期 4～5 月，果期 8～10 月。分布于陕西、河南、安徽、江苏、浙江、江西、福建、广东、广西、湖北、湖南、四川、云南、贵州等地。生于海拔 1800 米以下的山谷、林边、田边或灌丛中。

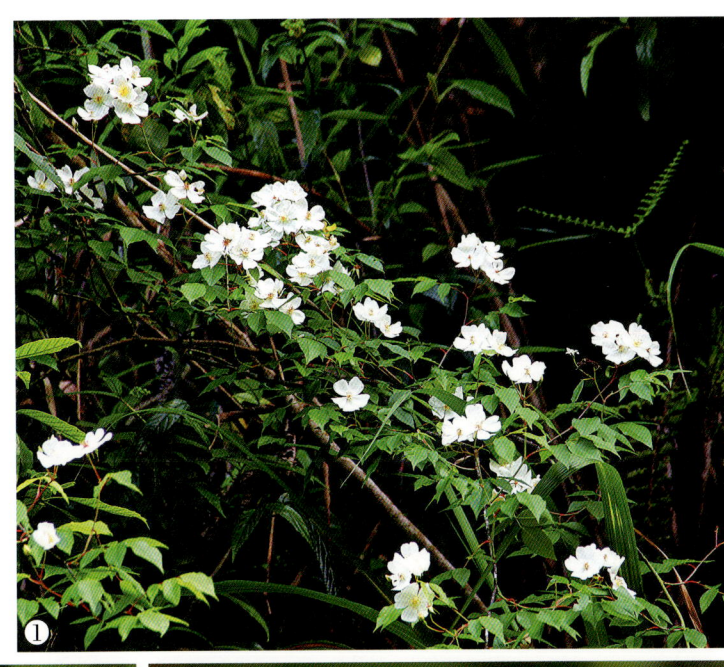

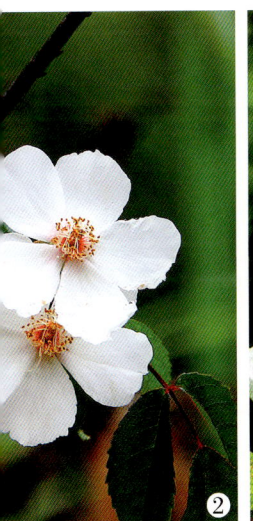
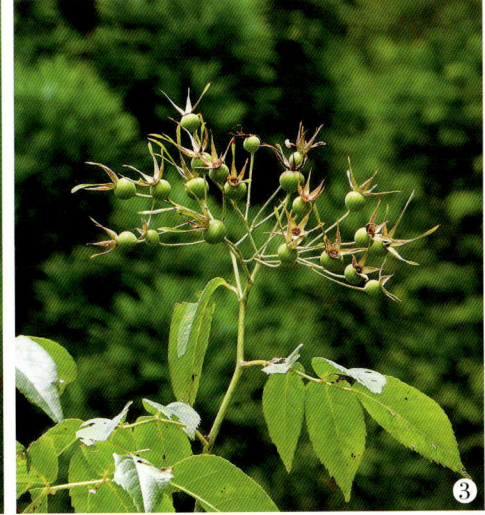
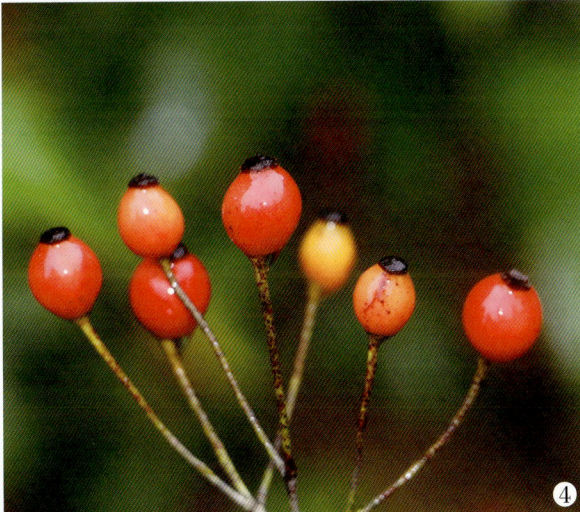

❶ 花枝
❷ 花
❸ 果序
❹ 成熟果
❺ 叶
❻ 托叶

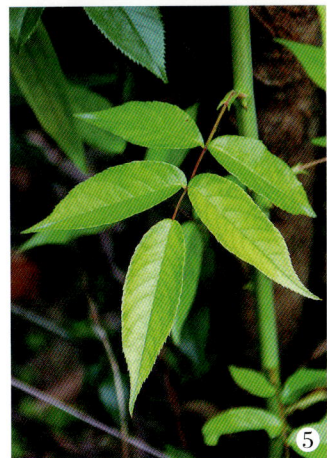
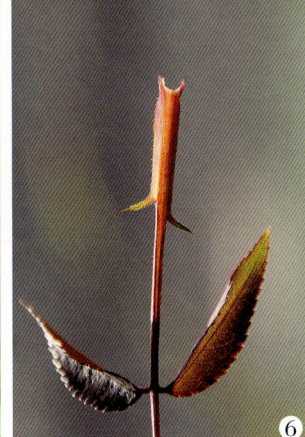

相似种 粉团蔷薇

Rosa multiflora Thunb. var. *cathayensis* Rehd. et Wils.

攀缘灌木。小枝圆柱形，通常无毛，有短、粗稍弯曲皮刺。小叶5～9枚，近花序的小叶有时3枚；小叶片倒卵形、长圆形或卵形，边缘有尖锐单锯齿，稀混有重锯齿，上面无毛，下面有柔毛。圆锥状花序；花瓣粉红色，宽倒卵形。果近球形，红褐色或紫褐色，有光泽，无毛，萼片脱落。分布于河北、河南、山东、安徽、浙江、甘肃、陕西、江西、湖北、广东、福建等地。生于海拔1300米以下的山坡、灌丛或河边。

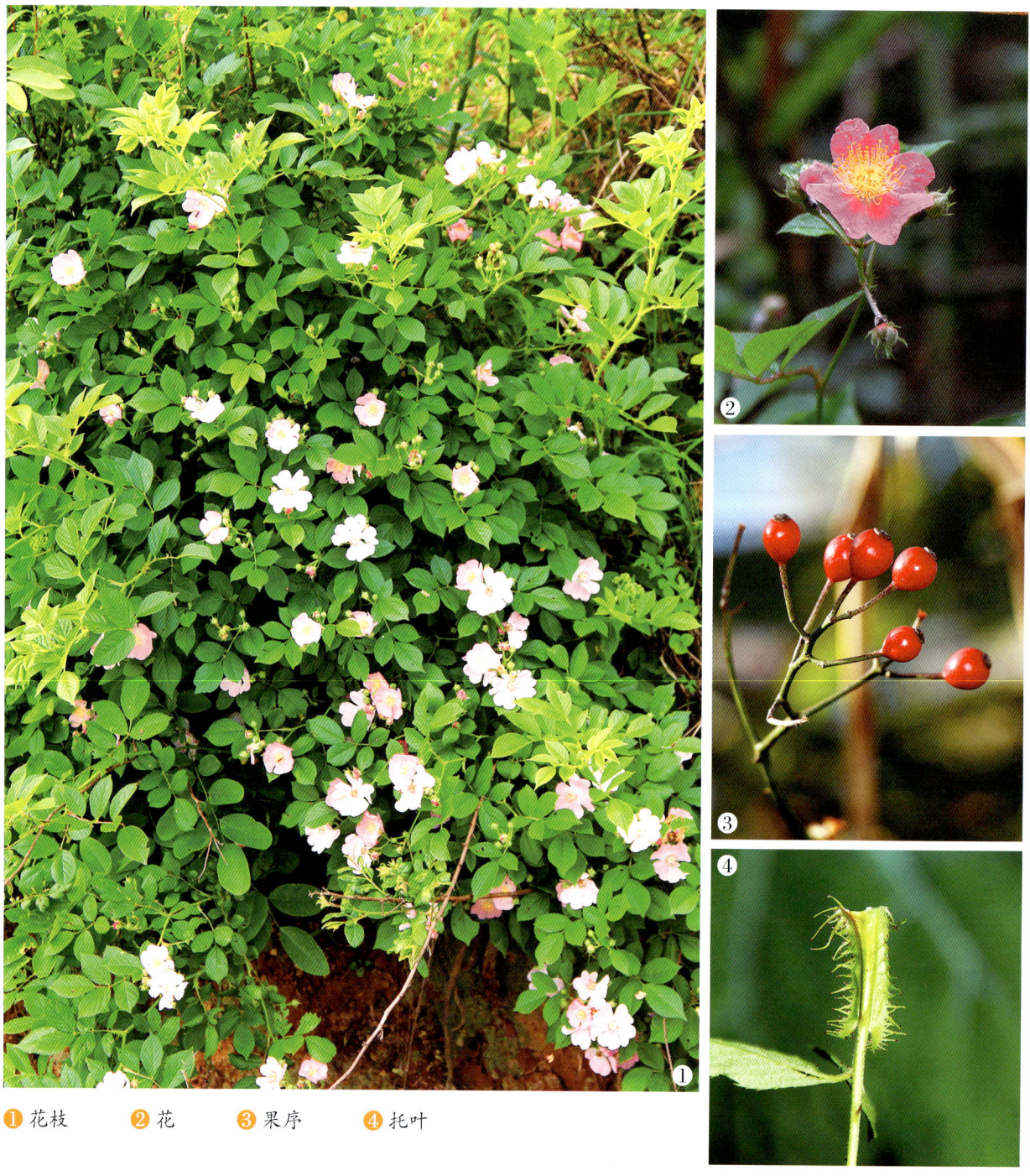

❶ 花枝　❷ 花　❸ 果序　❹ 托叶

85 寒莓

学　名 *Rubus buergeri* Miq.　　**科　名** 蔷薇科
畲族名 落坭泡　　**土　名** 猫儿扭

形态特征

小灌木。茎常伏地生根。匍匐枝与花枝均密被绒毛状长柔毛，无刺或具稀疏小皮刺。单叶，叶卵形至近圆形，上面微具柔毛或仅沿叶脉具柔毛，下面密被绒毛，沿叶脉具柔毛。花排成短总状花序，顶生或腋生；花瓣倒卵形，白色。果实近球形，紫黑色，无毛，核具粗皱纹。花期7～8月，果期9～10月。

分布与生境

分布于江西、湖北、湖南、安徽、江苏、浙江、福建、台湾、广东、广西、四川、贵州等地。生于低海拔的山坡灌丛及林下。

药用价值

主治风气痛。中医另用于治疗胃痛、胃酸过多、遗精、头痛。

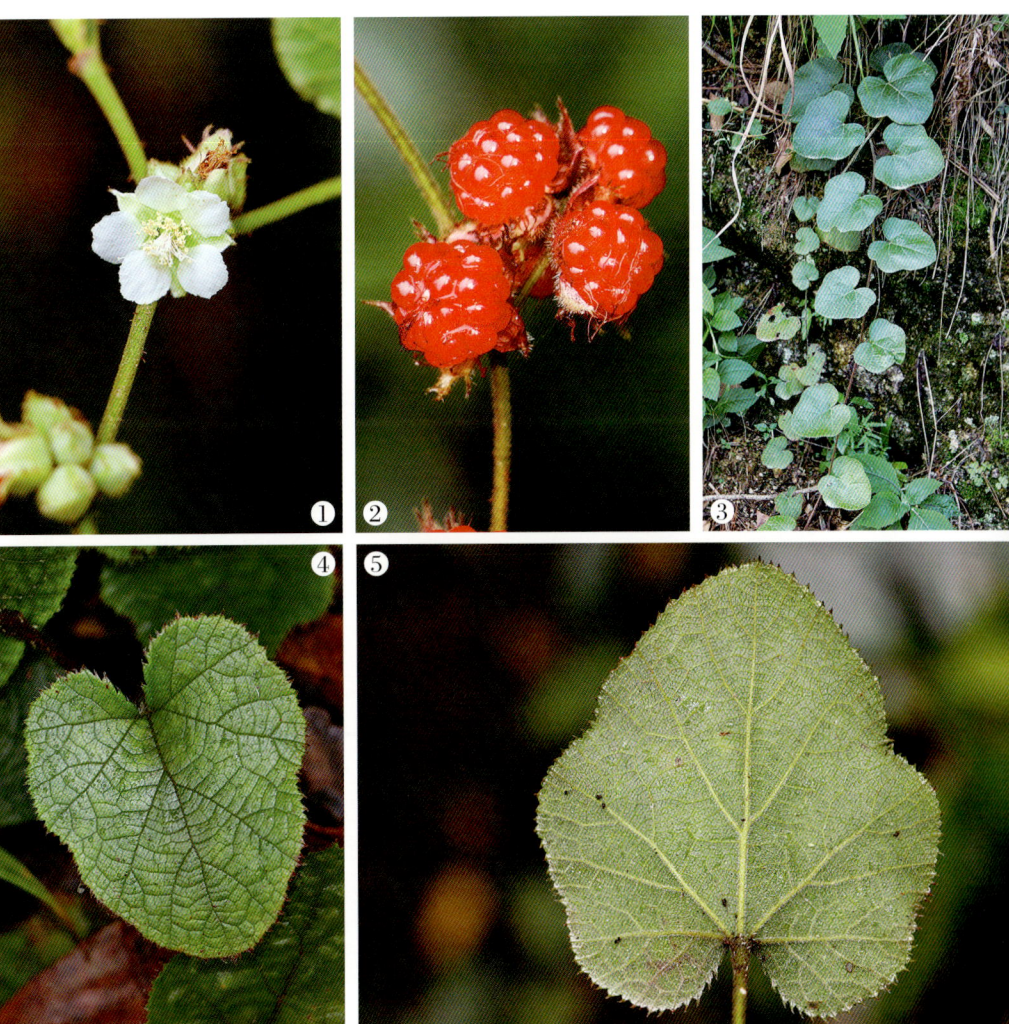

❶ 花
❷ 果序
❸ 枝叶
❹ 叶
❺ 叶背

相似种 灰毛泡

Rubus irenaeus Focke

灌木。枝灰褐色至棕褐色，密被灰色柔毛；花枝自根茎上长出，疏生细小皮刺或无刺。单叶，叶近革质，近圆形，上面无毛，下面密被灰色或黄灰色绒毛，下面叶脉突出，黄棕色，沿叶脉具长柔毛，边缘波状或不明显浅裂。花数朵，排成顶生伞房状或近总状花序；花瓣近圆形，白色。果实球形，红色，无毛，核具网纹。花期5~6月，果期8~9月。分布于江西、湖北、湖南、江苏、浙江、福建、广东、广西、四川、贵州等地。生于海拔500~1300米的山坡林下或林缘。

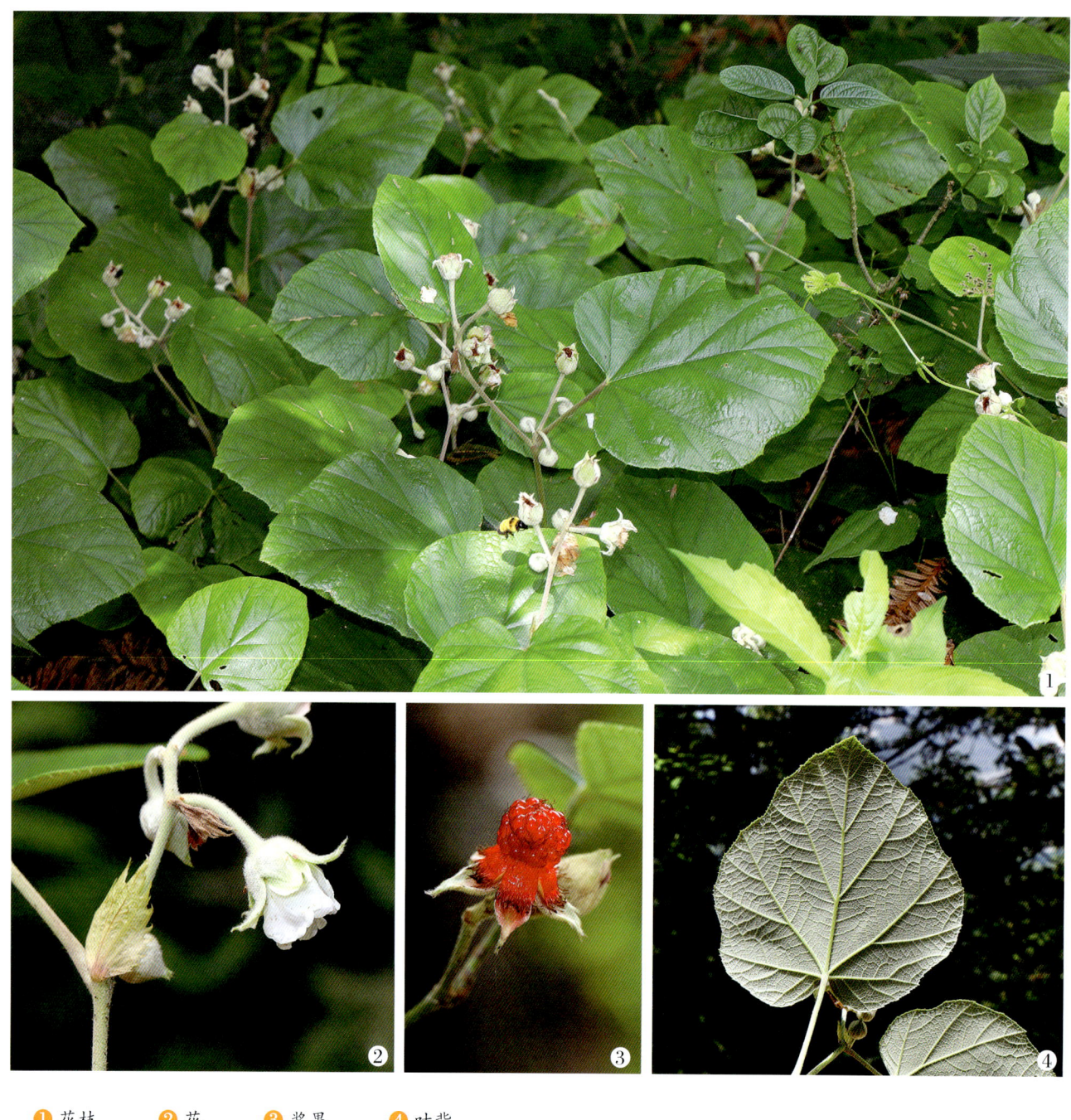

❶ 花枝　　❷ 花　　❸ 浆果　　❹ 叶背

相似种 太平莓

Rubus pacificus Hance

灌木。枝细，圆柱形，微拱曲，疏生细小皮刺。单叶，革质，宽卵形至长卵形，上面无毛，下面密被灰色绒毛；基部具掌状脉5条，侧脉2~3对，下面叶脉突起，棕褐色，边缘有不明显浅裂，有不整齐而具突尖头的锐锯齿。花3~6朵，排成顶生短总状或伞房状花序；花瓣白色。果实球形，红色，无毛，核具皱纹。花期6~7月，果期8~9月。分布于湖南、江西、安徽、江苏、浙江、福建等地。生于海拔300~1000米的山坡林下或林缘。

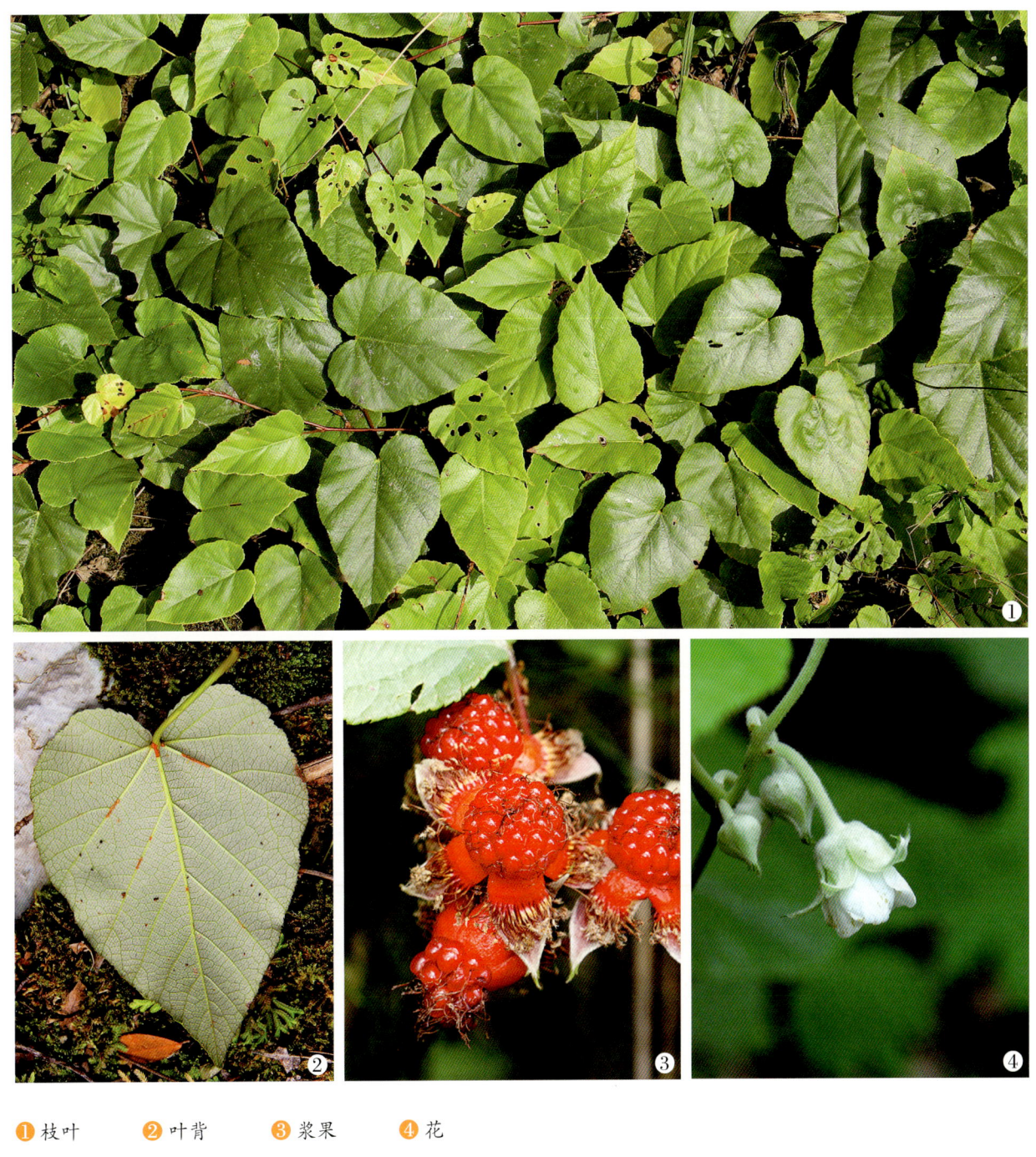

❶ 枝叶　　❷ 叶背　　❸ 浆果　　❹ 花

相似种 盾叶莓

Rubus peltatus Maxim.

灌木。枝红褐色或棕褐色，无毛，疏生皮刺；小枝常被白粉。叶片盾状或卵圆形，两面均有贴生柔毛，下面毛较密并沿中脉有小皮刺；边缘3~5掌状分裂，裂片三角状卵形。单花，顶生；花瓣近圆形，白色。果实圆柱形或圆筒形，橘红色，成熟时白色，密被柔毛，核具皱纹。花期4~5月，果期6~7月。分布于江西、湖北、安徽、浙江、四川、贵州等地。生于海拔300~1500米的林下、林缘较阴湿处。

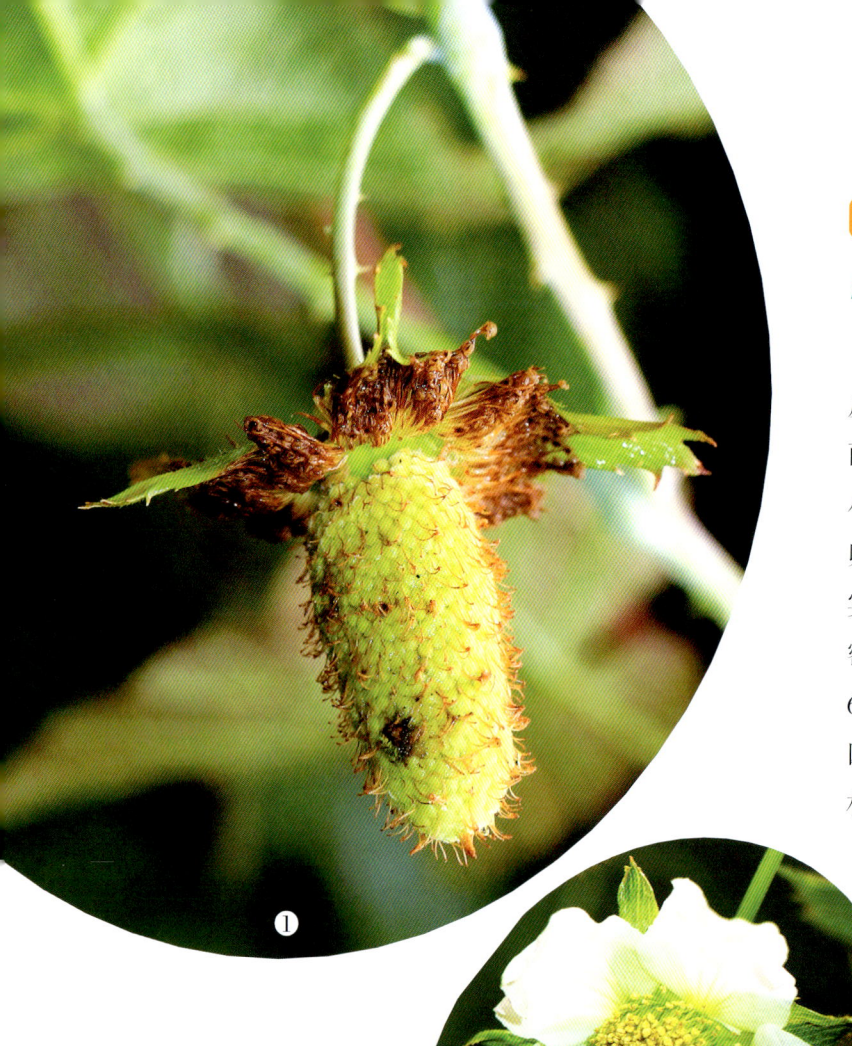

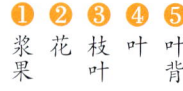

❶ 浆果　❷ 花　❸ 枝叶　❹ 叶　❺ 叶背

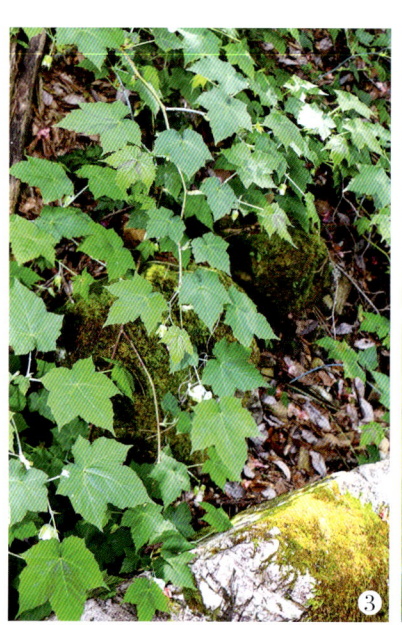

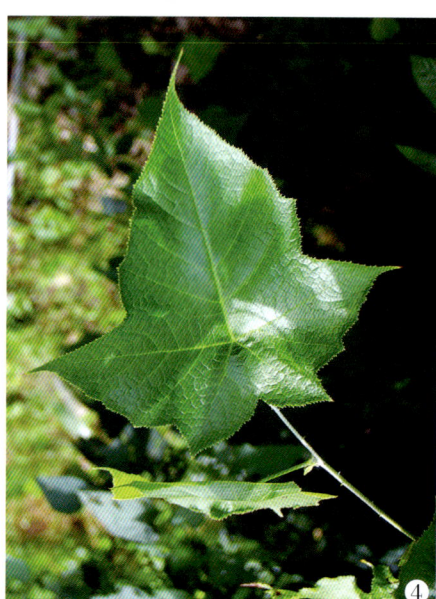

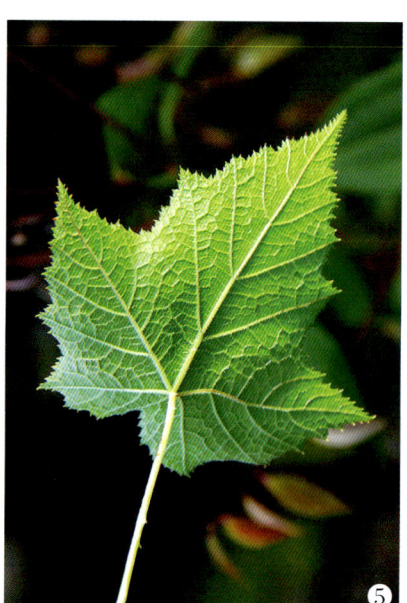

相似种 锈毛莓

Rubus reflexus Ker.

灌木。枝被锈色柔毛，有稀疏小皮刺。单叶，叶片心状长卵形，上面无毛或沿叶脉疏生柔毛，有明显皱纹，下面密被锈色绒毛，沿叶脉有长柔毛；边缘3~5裂，有不整齐的粗锯齿或重锯齿。花数朵团集生于叶腋或成顶生短总状花序；花瓣白色。果实近球形，深红色，核有皱纹。花期6~7月，果期8~9月。分布于江西、湖南、浙江、福建、台湾、广东、广西等地。生于海拔300~1000米的山坡灌丛或疏林中。

❶ 枝叶　❷ 叶背　❸ 浆果　❹ 花

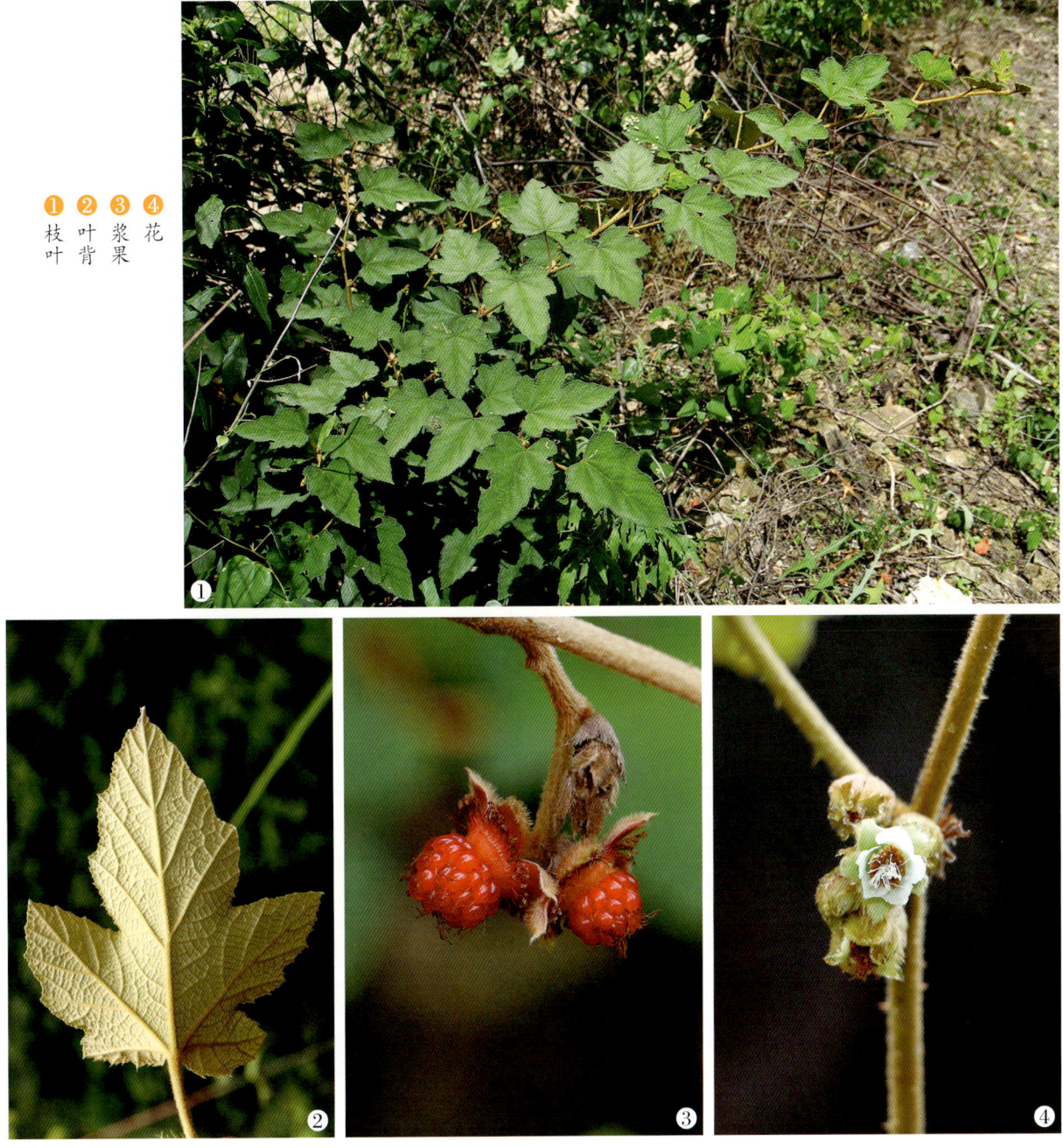

相似种 东南悬钩子

Rubus tsangorum Hand.–Mazz.

藤状小灌木。枝具长柔毛和长短不等的紫红色腺毛及刺毛。单叶，近圆形或宽卵形，上面具柔毛，沿主脉有疏腺毛，下面被薄层绒毛，沿叶脉有长柔毛和疏腺毛；边缘明显3~5浅裂，侧生裂片宽三角形。花瓣宽倒卵形，白色。果实近球形，红色，无毛，核具明显皱纹。花期5~7月，果期8~9月。分布于江西、安徽、湖南、浙江、福建、广东、广西等地。生于海拔150~1200米的山坡灌丛及林下。

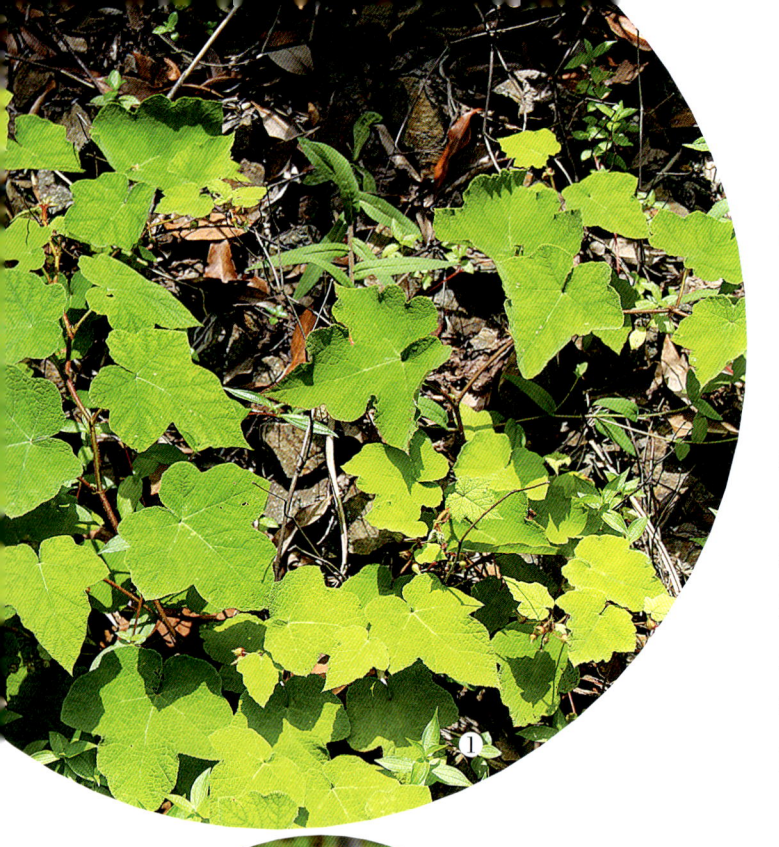

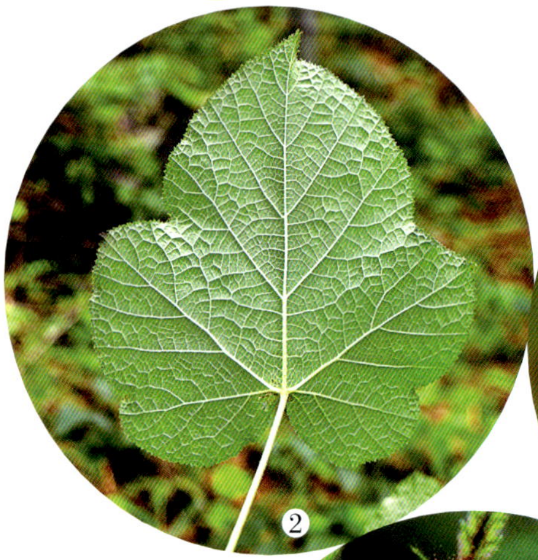

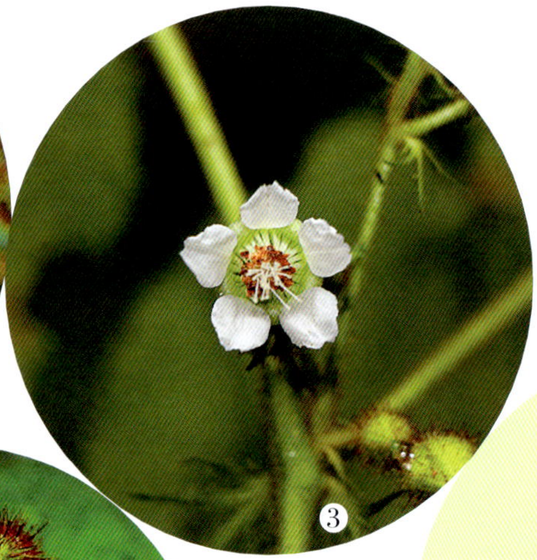

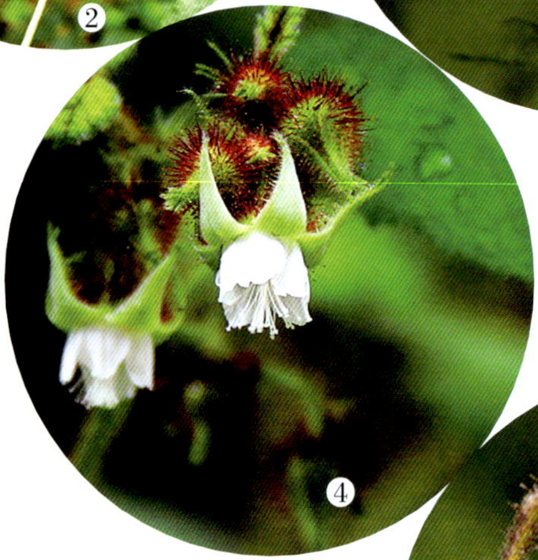

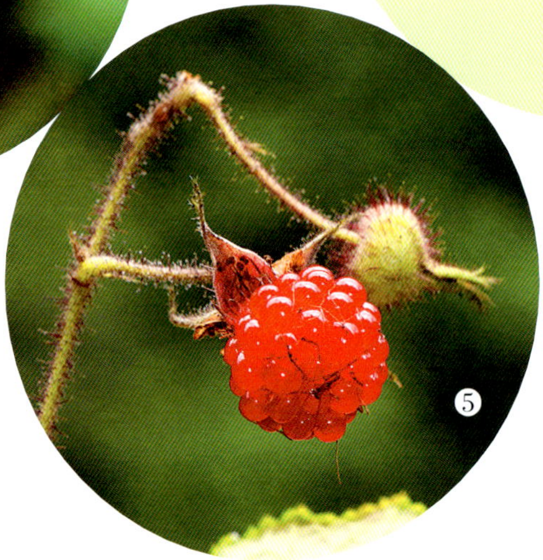

❶❷❸❺
❹
枝叶 叶背 花 浆果

86 白叶莓

学 名 *Rubus innominatus* S. Moore　　**科 名** 蔷薇科　　**畲族名** 乌柳绳、空洞庙

形态特征

灌木。枝拱曲，褐色或红褐色；小枝密被柔毛。小叶常3枚，顶生小叶卵形，边缘常3裂或缺刻状浅裂；侧生小叶斜椭圆形，上面疏生平贴柔毛或几无毛，下面密被灰白色柔毛，边缘有不整齐粗锯齿或缺刻状粗重锯齿。总状或圆锥状花序，顶生或腋生；花瓣倒卵形，紫红色。果实近球形，橘红色。花期5~6月，果期7~8月。

分布与生境

分布于陕西、甘肃、河南、湖北、湖南、江西、安徽、浙江、福建、广东、广西、四川、贵州、云南等地。生于海拔400~2500米的山坡疏林、灌丛中。景宁畲族自治县英川等乡镇有分布。

药用价值

主治风寒咳嗽、气喘咳嗽。

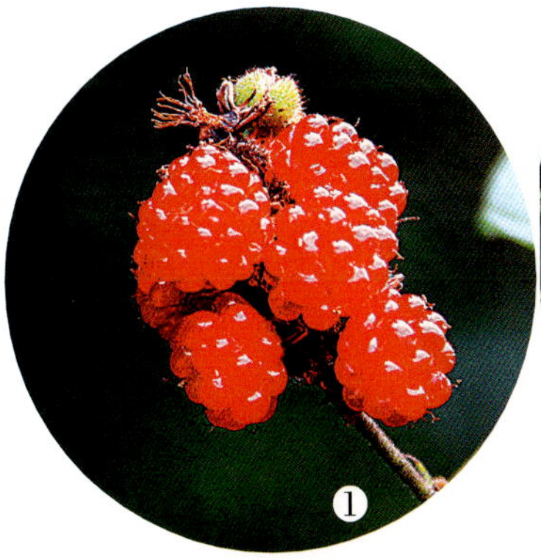

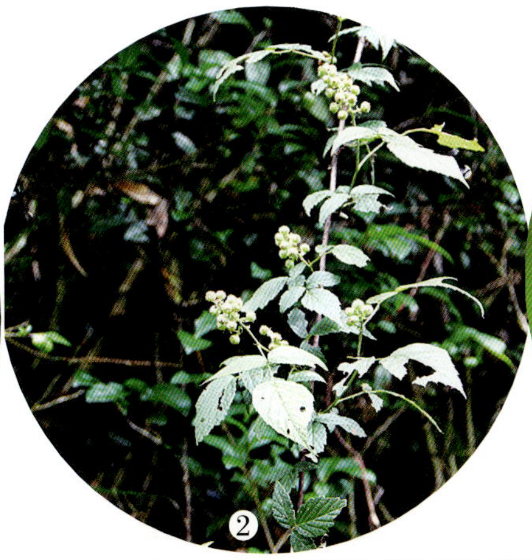

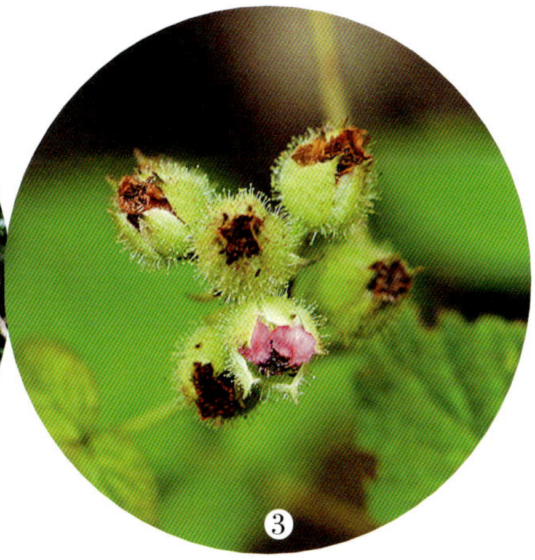

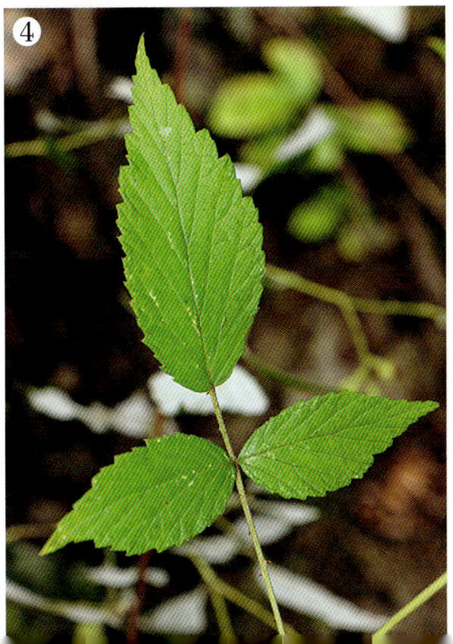

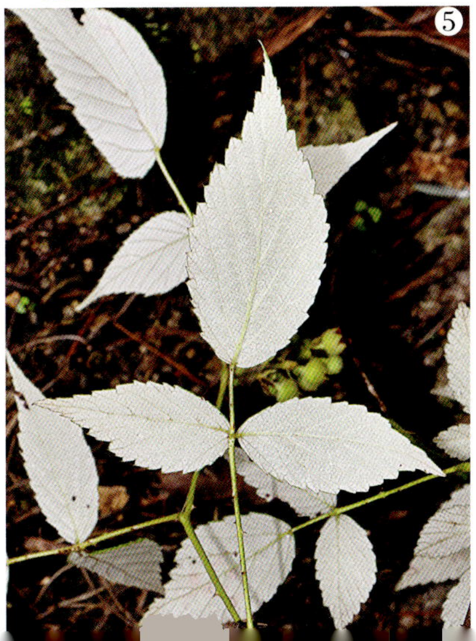

❶ 果序　❷ 花枝　❸ 花序　❹ 叶　❺ 叶背

相似种 弓茎悬钩子

***Rubus flosculosus* Focke**

灌木。枝拱曲，红褐色，有时被白粉，疏生紫红色钩状扁平皮刺。小叶5～7枚，卵形，顶生小叶有时为菱状披针形，上面无毛或近无毛，下面被灰白色绒毛，边缘具粗重锯齿。顶生花序为狭圆锥花序，侧生者为总状花序；花瓣红色。果实球形，红色至红黑色，无毛或微具柔毛；小核卵球形，多皱。花期6～7月，果期8～9月。分布于浙江、河南、山西、陕西、甘肃、湖北、四川、西藏等地。生于海拔300～2600米的山坡林下或林缘。

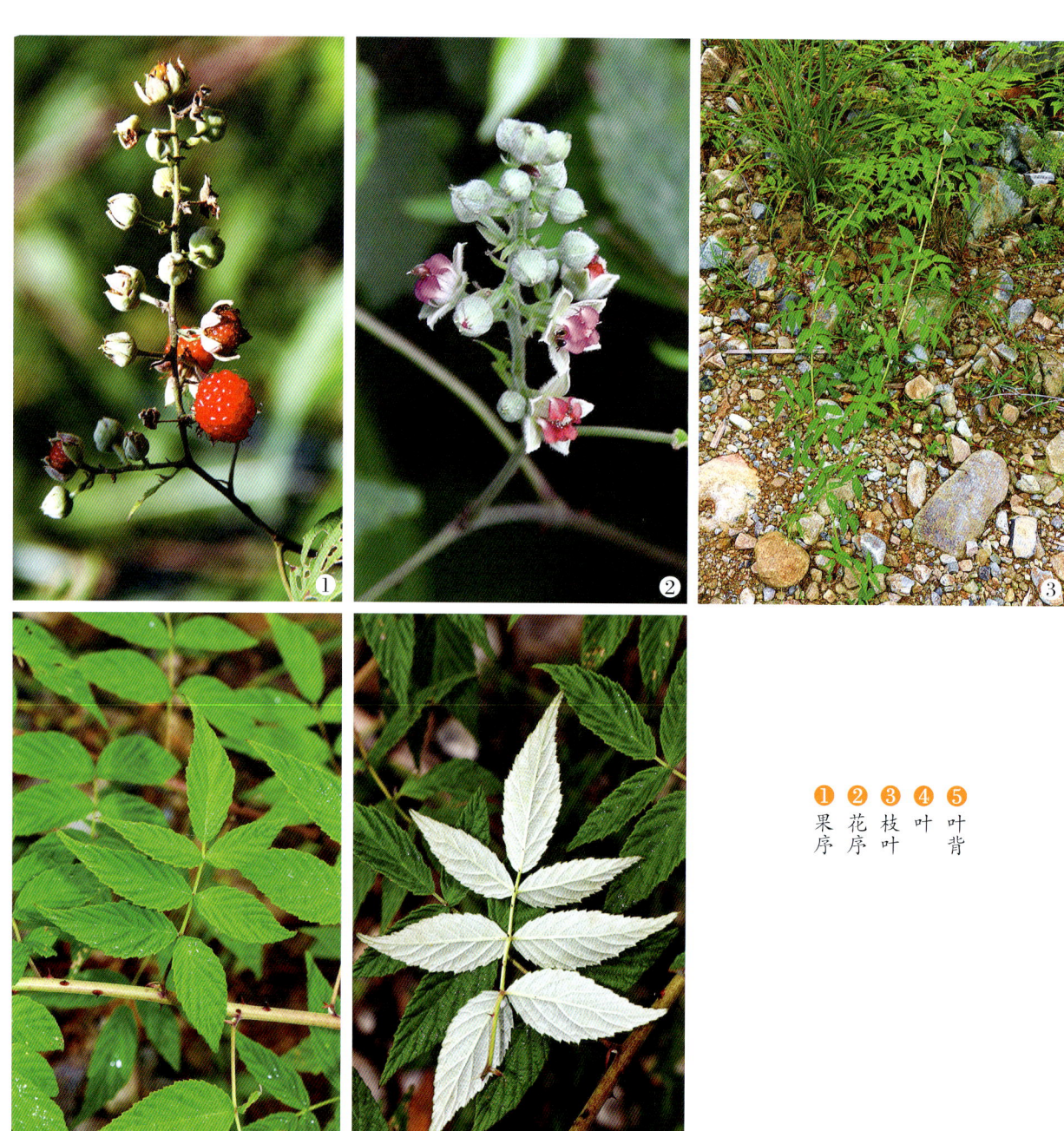

❶❷❸❹❺
果 花 枝 叶 叶
序 序 叶   背

87 地榆

学　名	*Sanguisorba officinalis* Linn.
科　名	蔷薇科
畲族名	山红枣
土　名	山荔枝

形态特征

草本。根粗壮，多呈纺锤形，表面棕褐色或紫褐色，有纵皱及横裂纹。茎直立，有棱，无毛或基部有稀疏腺毛。基生叶为羽状复叶，有小叶4～6对，小叶片卵形或长圆状卵形，边缘有多数粗大圆钝稀急尖的锯齿，两面绿色，无毛。穗状花序椭圆形、圆柱形或卵球形，直立。果实包藏在宿存萼筒内，外面有4棱。花果期7～10月。

分布与生境

分布于全国各地。生于海拔1400米以下的草地、灌丛和疏林下。

药用价值

主治便血、痔血、烧伤、水火烫伤、白带，用于凝血、止血。中医另用于治疗崩漏、痈肿疮毒。现代药理研究表明还具有抗氧化、抗过敏、抗炎、抗菌等作用；临床上可用于治疗各种炎症、痤疮、压疮、子宫肌瘤等。

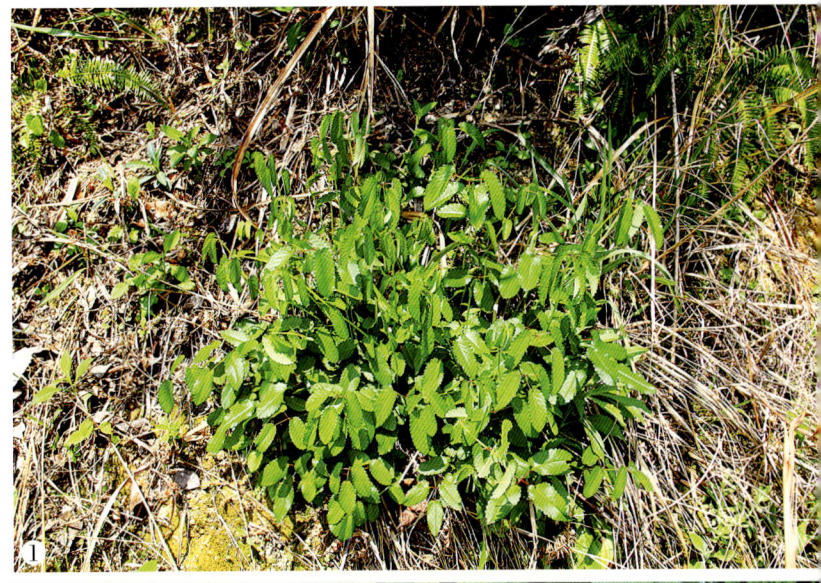
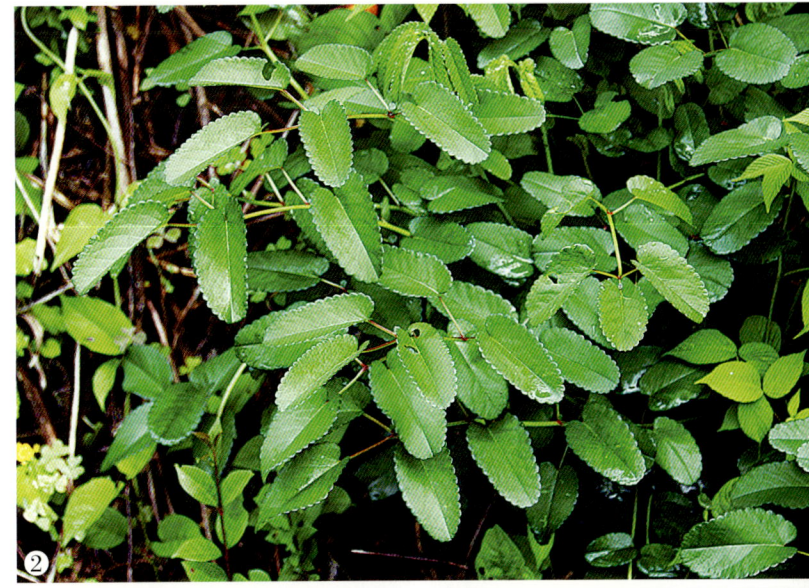
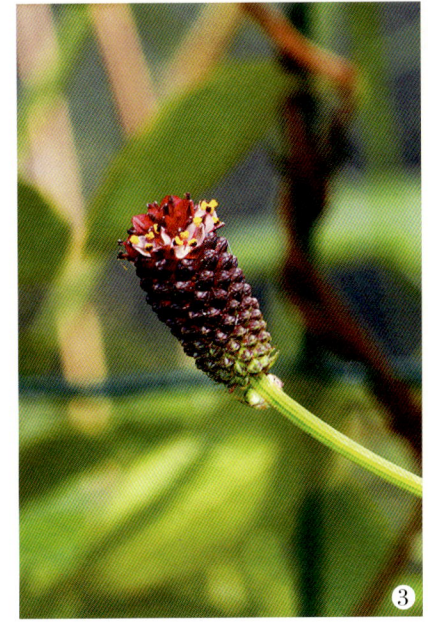
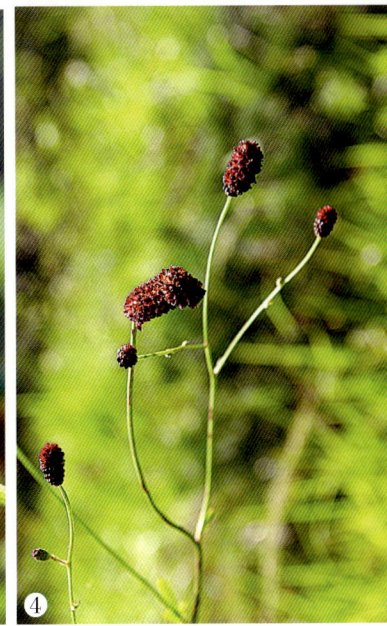

❶ 植株
❷ 茎叶
❸ 花序
❹ 果序

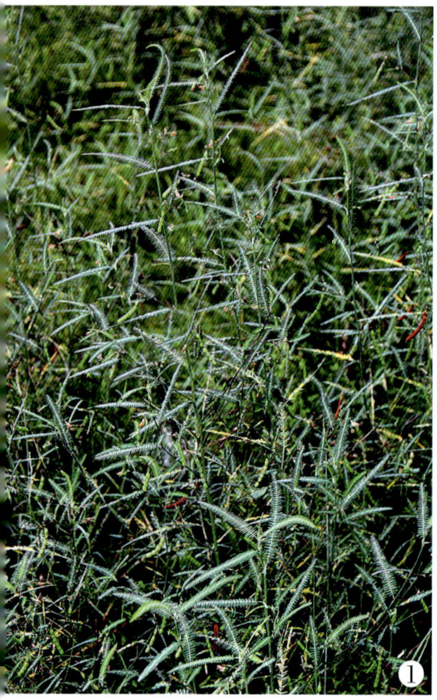

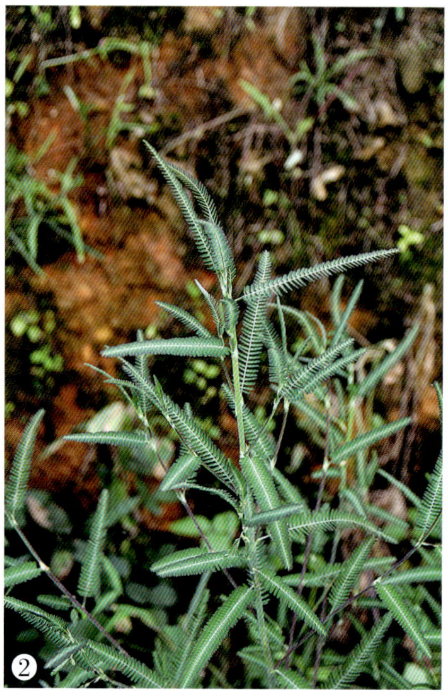

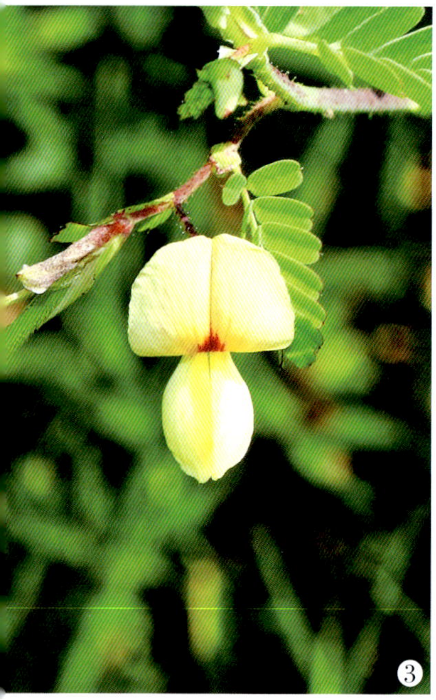

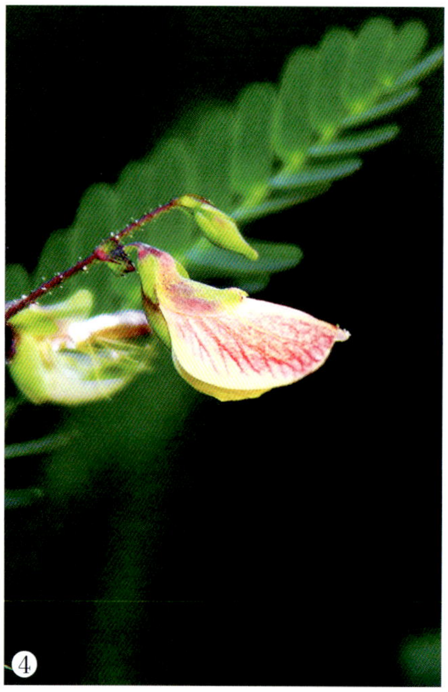

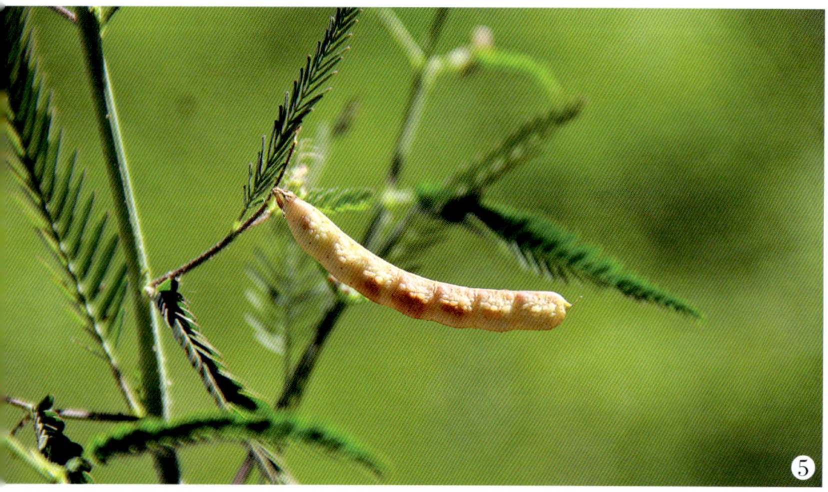

88 合萌

学　　名 Aeschynomene indica Linn.
科　　名 豆科
畲族名 稻接草、禾青
土　　名 稻挣

形态特征

草本或亚灌木状植物。茎直立，多分枝，圆柱形，无毛，具小突点而稍粗糙；小枝绿色。叶具20～30对小叶或更多，薄纸质，线状长圆形，上面密布腺点，下面稍带白粉，具细刺尖头，基部歪斜，全缘。总状花序腋生；花冠淡黄色，具紫色的纵脉纹，易脱落。荚果线状长圆形。种子黑棕色，肾形。花期7～8月，果期8～10月。

分布与生境

分布于东北、华东、华中、华南及西南地区。生于荒地、河边及田埂上。

药用价值

主治热淋、血淋、水肿、痢疾、目赤肿痛、关节疼痛。中医另用于治疗风热感冒、黄疸、胃炎、腹胀、淋病、痈肿、皮炎、湿疹。现代药理研究表明还具有抗菌、抗过敏、抗炎镇痛、抑制脂肪酶、抗肿瘤等作用。

❶ 居群　　❷ 茎叶
❸❹ 花　　❺ 荚果

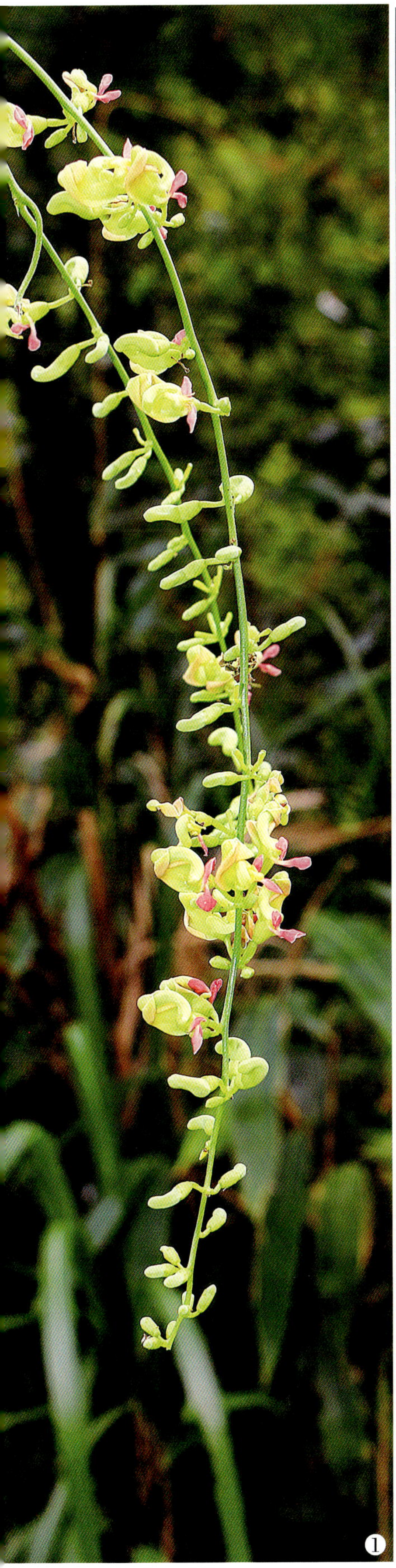

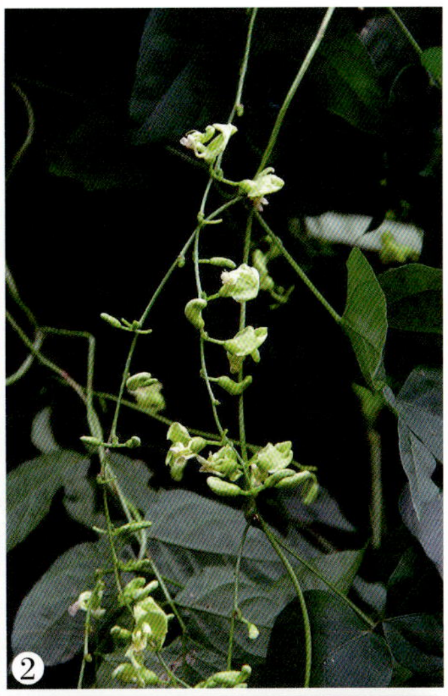

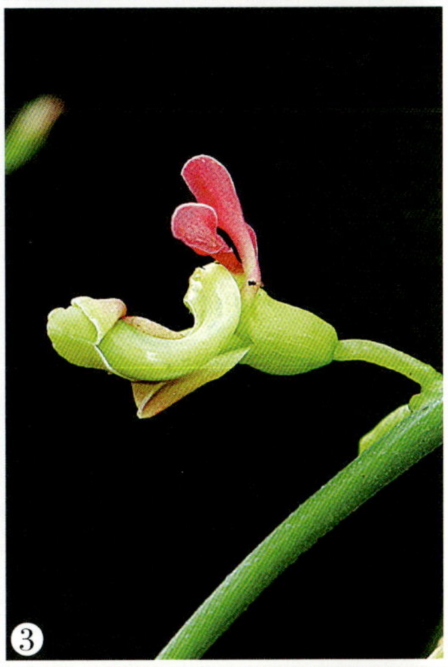

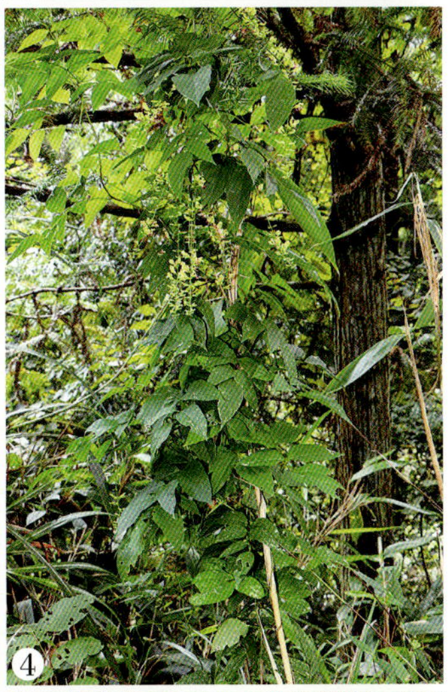

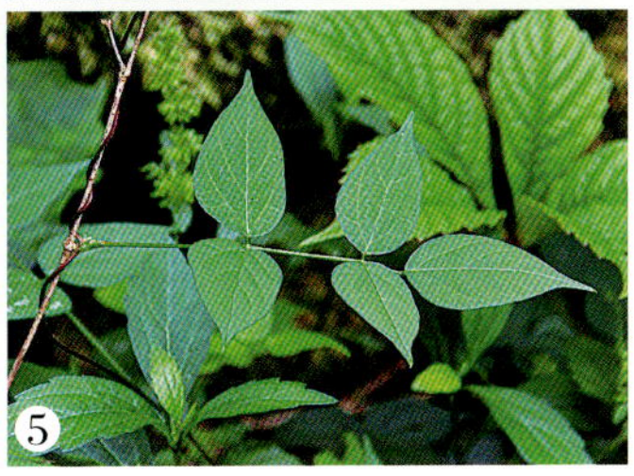

89 土圞儿

学　　名	*Apios fortunei* Maxim.
科　　名	豆科
畲族名	地雷
土　　名	丝线吊葫芦

形态特征

缠绕草本。块根球状或卵状。茎细长，被白色稀疏短硬毛。奇数羽状复叶，小叶3~7枚，卵形或菱状卵形，上面被极稀疏的短柔毛，下面近无毛，脉上有疏毛。总状花序腋生；花瓣黄绿色或淡绿色。花期6~8月，果期9~10月。

分布与生境

分布于甘肃、陕西、河南、四川、贵州、湖北、湖南、江西、浙江、福建、广东、广西等地。生于海拔300~1000米的山坡灌丛中，常缠绕在其他植物上。

药用价值

主治肾炎。中医另用于治疗感冒咳嗽、百日咳、咽喉肿痛、疝气、痈肿、瘰疬。

❶❷ 花序　❸ 花　❹ 花期植株　❺ 茎叶

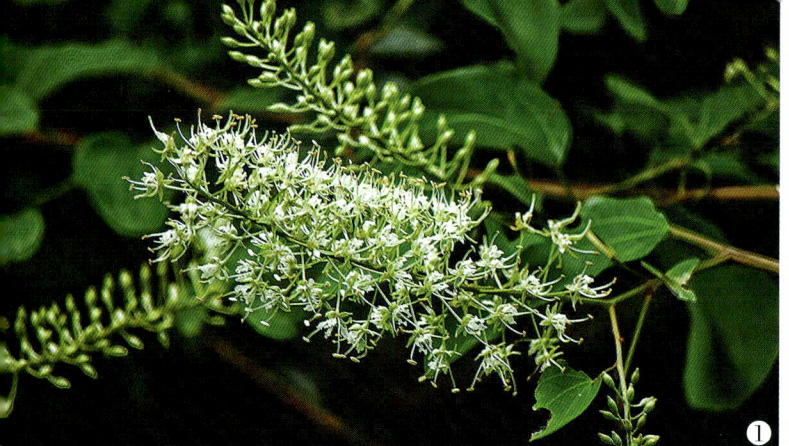

90 龙须藤

学　名	*Bauhinia championii* (Benth.) Benth.
科　名	豆科
畲族名	龙须藤、灯芯草
土　名	龙须藤

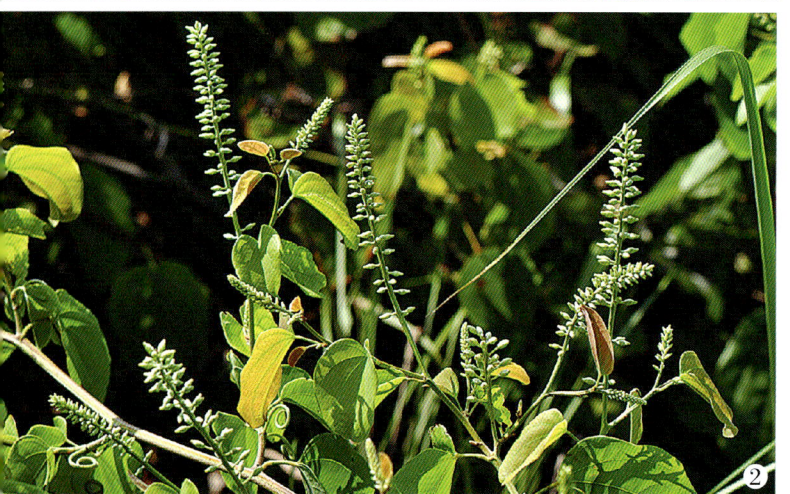

形态特征

藤本，有卷须，嫩枝和花序薄被紧贴的小柔毛。叶纸质，卵形或心形，微凹或2裂，裂片长度不一，上面无毛，下面被紧贴的短柔毛，渐变无毛或近无毛，干时粉白褐色；基出脉5～7条。总状花序狭长腋生，花瓣白色，具瓣柄，瓣片匙形。荚果倒卵状长圆形或带状，扁平无毛，果瓣革质。种子2～5颗，圆形。花期6～10月，果期7～12月。

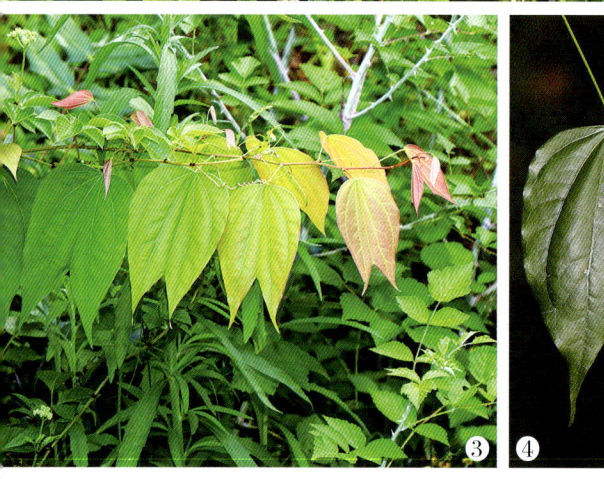 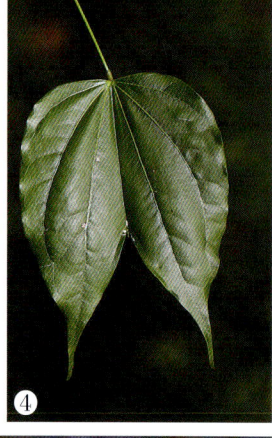

分布与生境

分布于浙江、台湾、福建、广东、广西、江西、湖南、湖北、贵州等地。生于中低海拔的山地灌丛或林中。

药用价值

主治风湿瘀痛、中风偏瘫、跌打损伤、胃脘胀痛、痢疾、小儿疳积、骨质增生。中医另用于治疗风湿性关节炎、腰腿痛、咽喉肿痛、白喉、热淋、石淋、牙痛、胃痛，外用治痈肿疮毒、毒蛇咬伤。现代药理研究表明还具有抗炎镇痛、抗血小板凝集、保护心肌缺血、抗菌、消除自由基、抗肿瘤等作用。

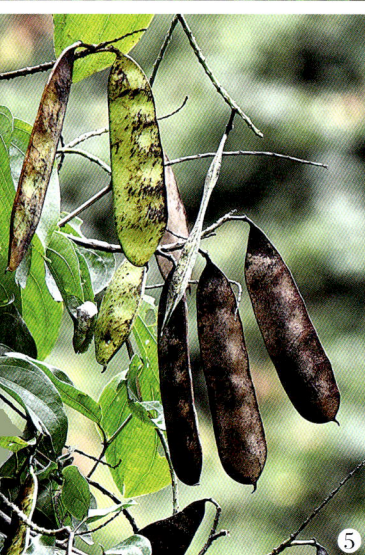 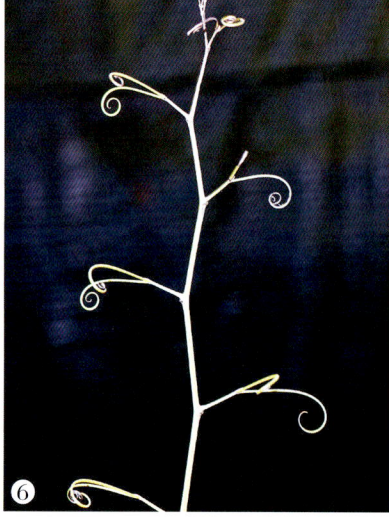

❶ 花序（金夕　摄）　　❷ 花苞
❸ 枝叶　　　　　　　　❹ 叶
❺ 荚果（金夕　摄）　　❻ 卷须

91 云实

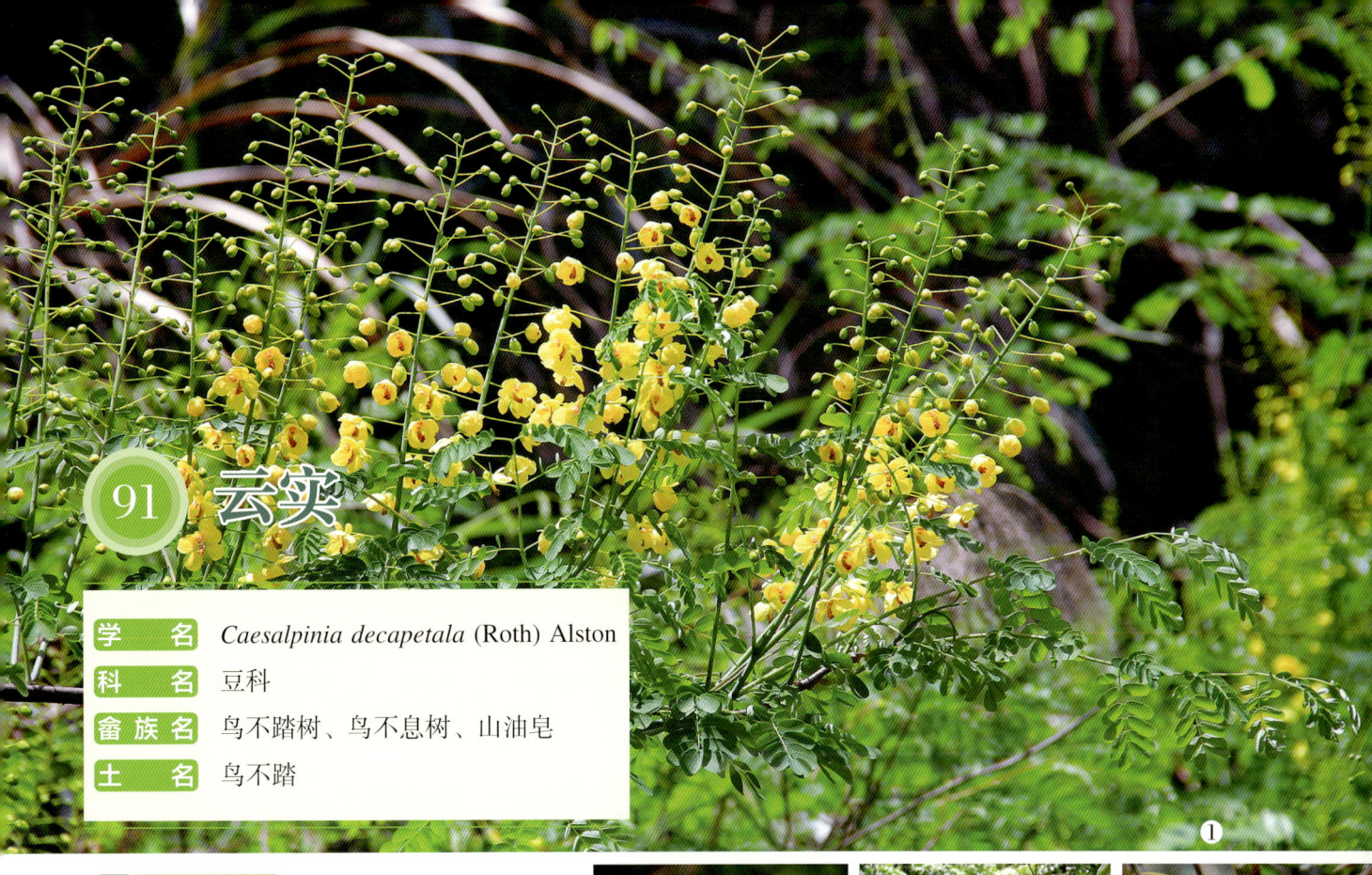

学　名	*Caesalpinia decapetala* (Roth) Alston
科　名	豆科
畲族名	鸟不踏树、鸟不息树、山油皂
土　名	鸟不踏

形态特征

藤本植物。树皮暗红色；枝、叶轴和花序均被柔毛和钩刺。二回羽状复叶，对生，具柄；小叶膜质，长圆形，两端近圆钝，两面均被短柔毛；托叶小，斜卵形，先端渐尖，早落。总状花序顶生；花瓣黄色，膜质，圆形或倒卵形。荚果长圆状舌形，脆革质，栗褐色，无毛，有光泽。种子椭圆状，种皮棕色。花果期4~10月。

分布与生境

分布于广东、广西、云南、四川、贵州、湖南、湖北、江西、福建、浙江、江苏、安徽、河南、河北、陕西、甘肃等地。生于海拔1000米以下的山坡林缘或山谷、山坡灌丛中。

❶ 花枝　❷ 花序　❸ 荚果
❹ 种子　❺ 枝叶　❻ 枝刺

药用价值

主治风湿病、疟疾、发热、筋骨疼痛、跌打损伤、产后风。中医另用于治疗痢疾、消渴、小儿疳积、风寒感冒、蛇咬伤。现代药理研究表明还具有抑制黑色素生成、抗炎、抗氧化、抗菌和免疫调节等作用。

92 春云实

学 名	*Caesalpinia vernalis* Champ.	**科 名**	豆科
畲族名	白百鸟不歇	**土 名**	鸟不踏

形态特征

有刺藤本，各部被锈色绒毛。二回羽状复叶，有刺，被柔毛，羽片8～16对；小叶6～10对，对生、革质、卵状披针形、卵形或椭圆形，上面无毛，深绿色，有光泽，下面粉绿色，疏被锈色绒毛。圆锥花序生于上部叶腋或顶生，花黄色，有红色斑纹。荚果斜长圆形，种子2颗，斧形。花期4月，果期12月。

分布与生境

分布于广东、福建、浙江等地。生于海拔600米以下的山谷、沟边林缘或灌丛中。

药用价值

主治感冒。

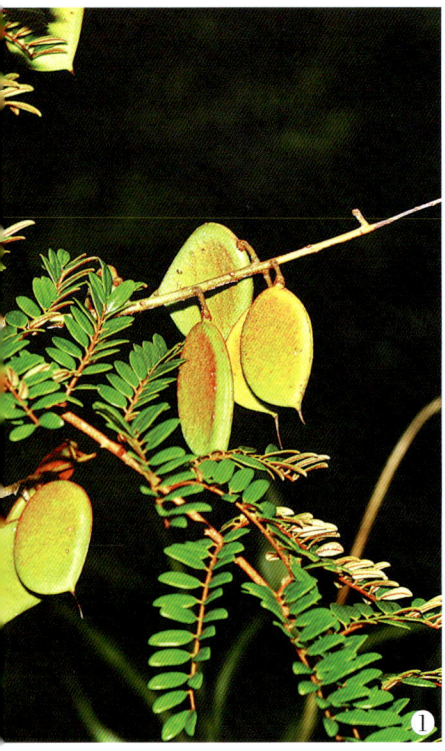
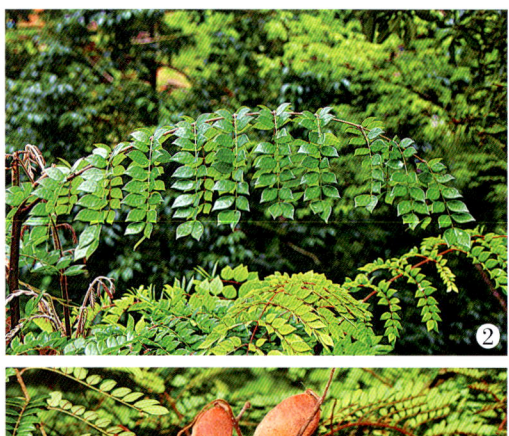
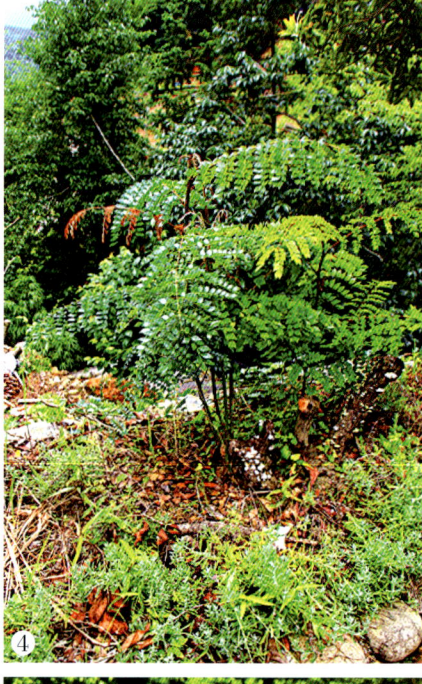
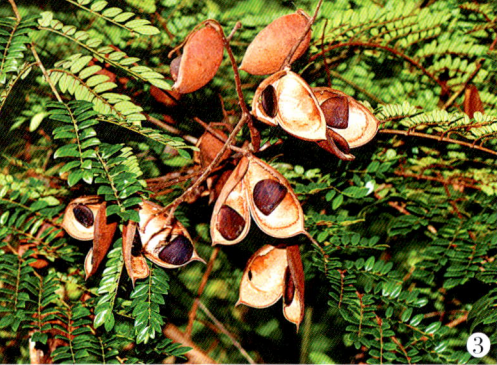
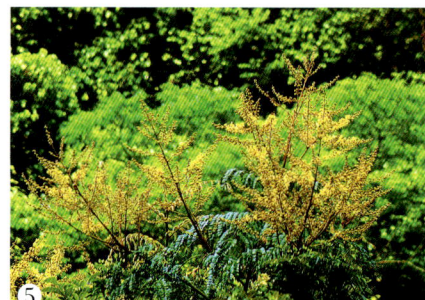

❶果序　❷枝叶　❸种子　❹植株　❺花枝（叶喜阳　摄）

93 锦鸡儿

学 名	*Caragana sinica* (Buc'hoz) Rehd.
科 名	豆科
畲族名	卵花草、鸡卵花
土 名	土黄芪

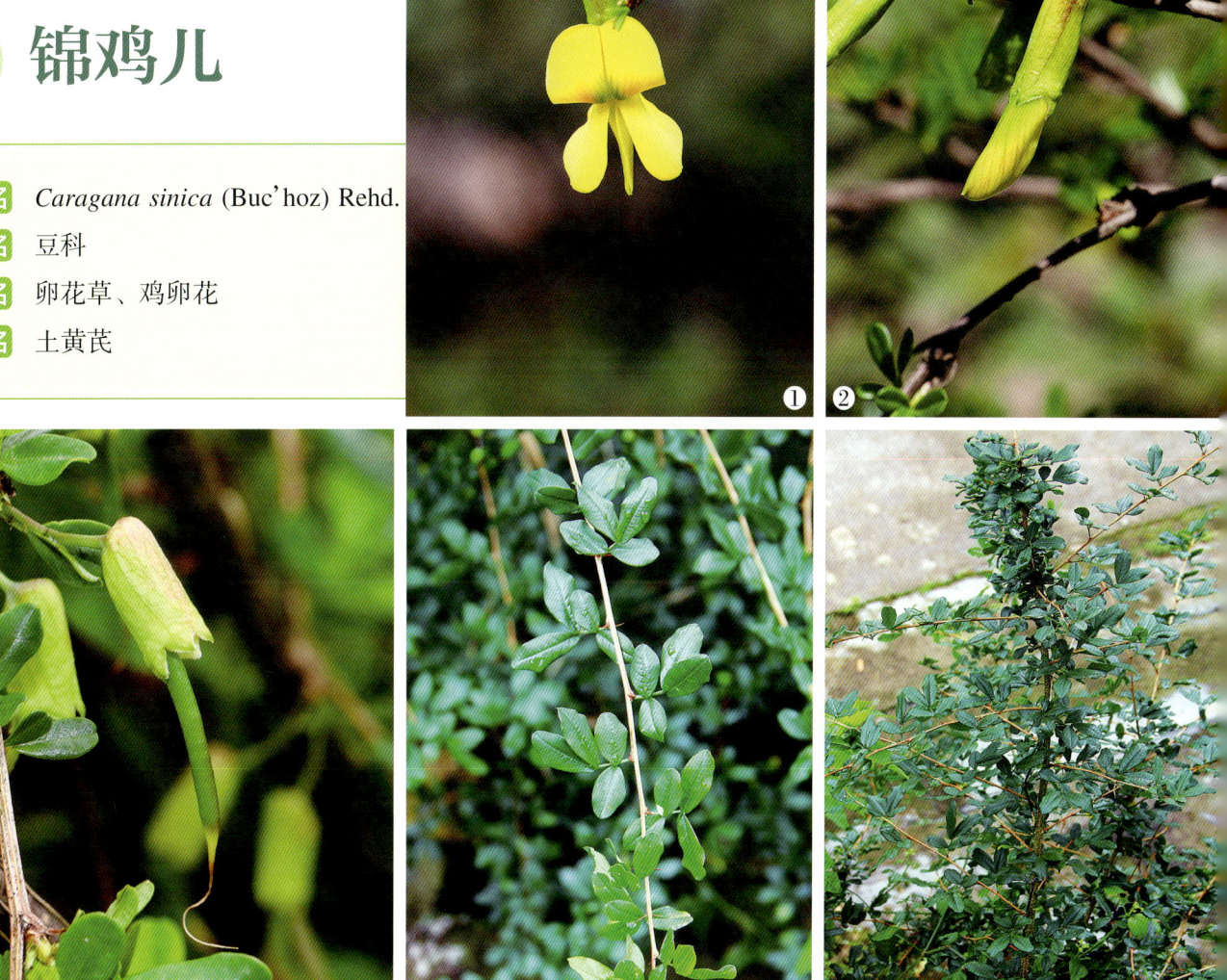

❶ 花
❷ 花苞
❸ 幼果
❹ 枝叶
❺ 植株

形态特征

灌木。树皮深褐色。小枝有棱,无毛。小叶 2 对,羽状,有时假掌状,上部 1 对常较下部的为大,厚革质或硬纸质,倒卵形或长圆状倒卵形,上面深绿色,下面淡绿色。花单生;花冠黄色,常带红色。荚果圆筒状。花期 4～5 月,果期 7 月。

分布与生境

分布于河北、陕西、江苏、江西、浙江、福建、河南、湖北、湖南、广西、四川、贵州、云南等地。生于海拔 1000 米以下的山坡和灌丛。景宁畲族自治县常见有栽培,民间采其花炒蛋食用。

药用价值

根主治劳倦乏力、高血压、头昏耳鸣、风湿关节痛、跌打损伤;花主治头痛头晕。中医另用于治疗虚损劳热、阴虚喘咳、淋浊白带、腰肌劳损、月经不调、乳汁不足,还用于祛风活血、舒筋、除湿利尿、止咳化痰。现代药理研究表明还具有抑菌、镇痛、抗炎、抗氧化、抗肿瘤、调节心律失常等作用。

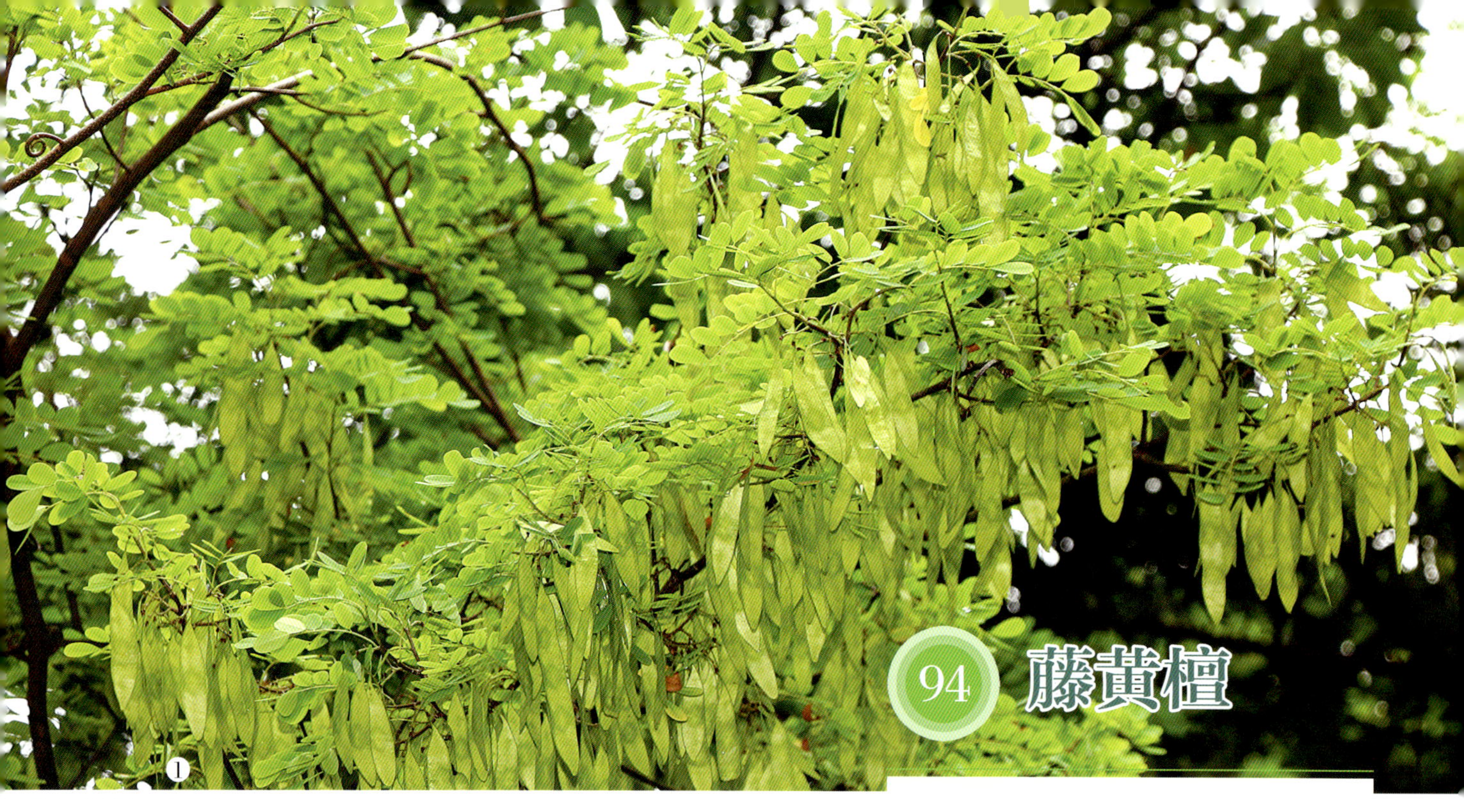

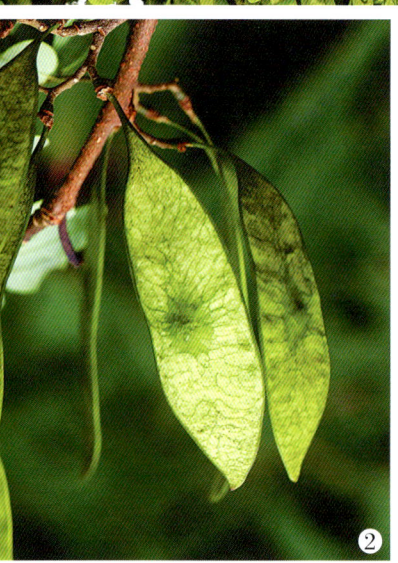

94 藤黄檀

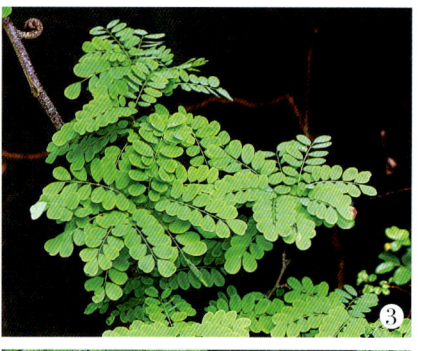
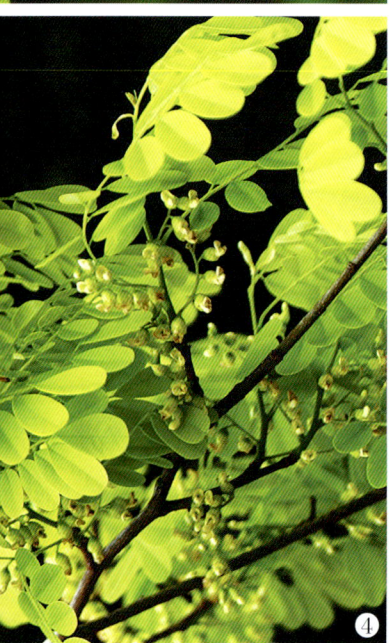
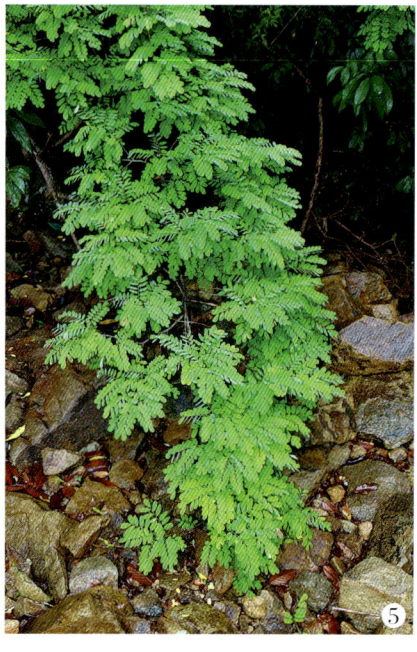

❶ 果枝　　❷ 荚果
❸ 枝叶　　❹ 花序
❺ 植株

学　　名	*Dalbergia hancei* Benth.
科　　名	豆科
畲族名	大叶香绳
土　　名	大叶香绳

形态特征

藤本。枝纤细，幼枝略被柔毛，小枝有时变钩状或旋扭。羽状复叶，小叶3～6对，较小，狭长圆形或倒卵状长圆形，嫩时两面被疏柔毛，成长时上面无毛。总状花序，数个总状花序常再集成腋生短圆锥花序；花冠绿白色，芳香。荚果扁平，长圆形或带状，无毛。种子肾形，极扁平。花期4～5月。

分布与生境

分布于安徽、浙江、江西、福建、广东、海南、广西、四川、贵州等地。生于山坡灌丛中或山谷溪旁。

药用价值

主治风湿痛，具有舒筋活络、理气止痛、破积的功效。

95 中南鱼藤

| 学 名 | *Derris fordii* Oliv. | 科 名 | 豆科 |
| 畲族名 | 鱼骨草、毒鱼柴 | 土 名 | 鱼骨 |

形态特征

攀缘状灌木。羽状复叶，小叶 3～7 枚，厚纸质或薄革质，上面有光泽，卵状椭圆形、卵状长椭圆形或椭圆形；侧脉 6～7 对，纤细，两面均隆起。圆锥花序腋生，花冠白色，旗瓣阔倒卵状椭圆形。荚果薄革质，长椭圆形至舌状长椭圆形，扁平，无毛，背缝翅宽不及 1 毫米。种子褐红色，长肾形。花期 4～5 月，果期 10～11 月。

分布与生境

分布于浙江、广东、香港、广西、贵州、云南等地。生于山地路旁、山谷灌丛或林下。

药用价值

主治痈疽疮疡、疥疮、疥癣、丹毒、无名肿毒、虫蛇咬伤、皮肤红肿热痛。

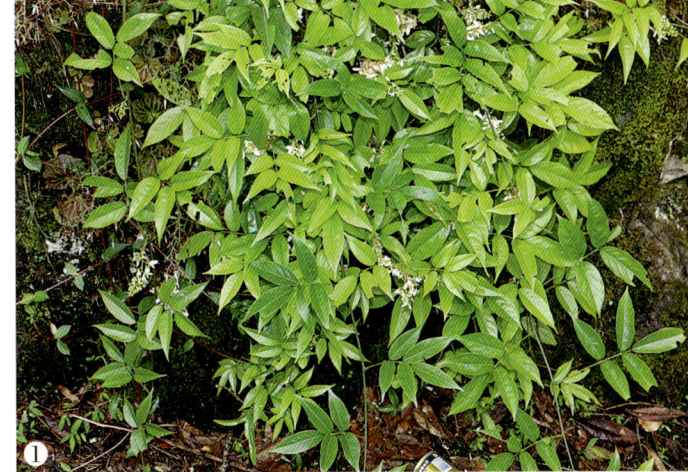

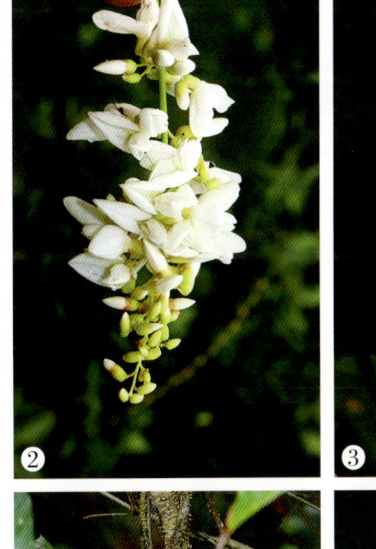
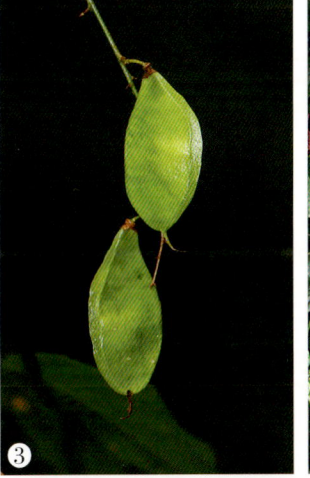
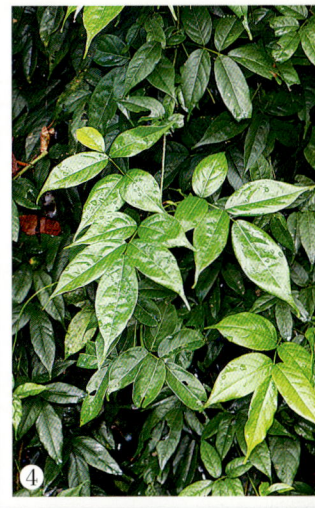

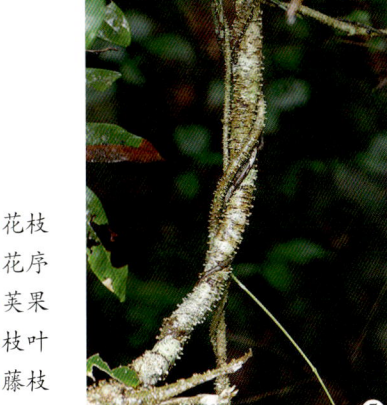
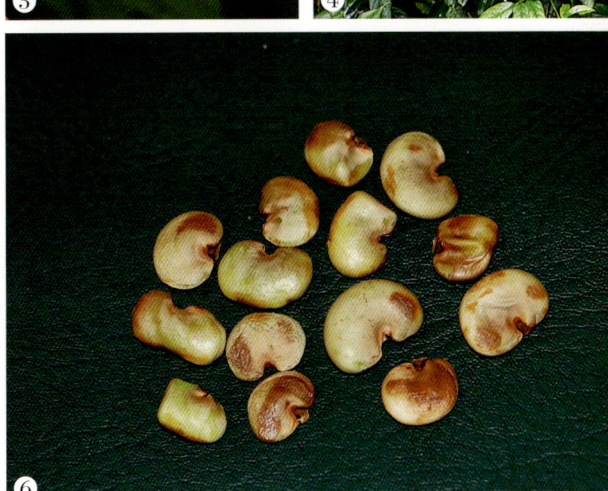

❶ 花枝
❷ 花序
❸ 荚果
❹ 枝叶
❺ 藤枝
❻ 种子

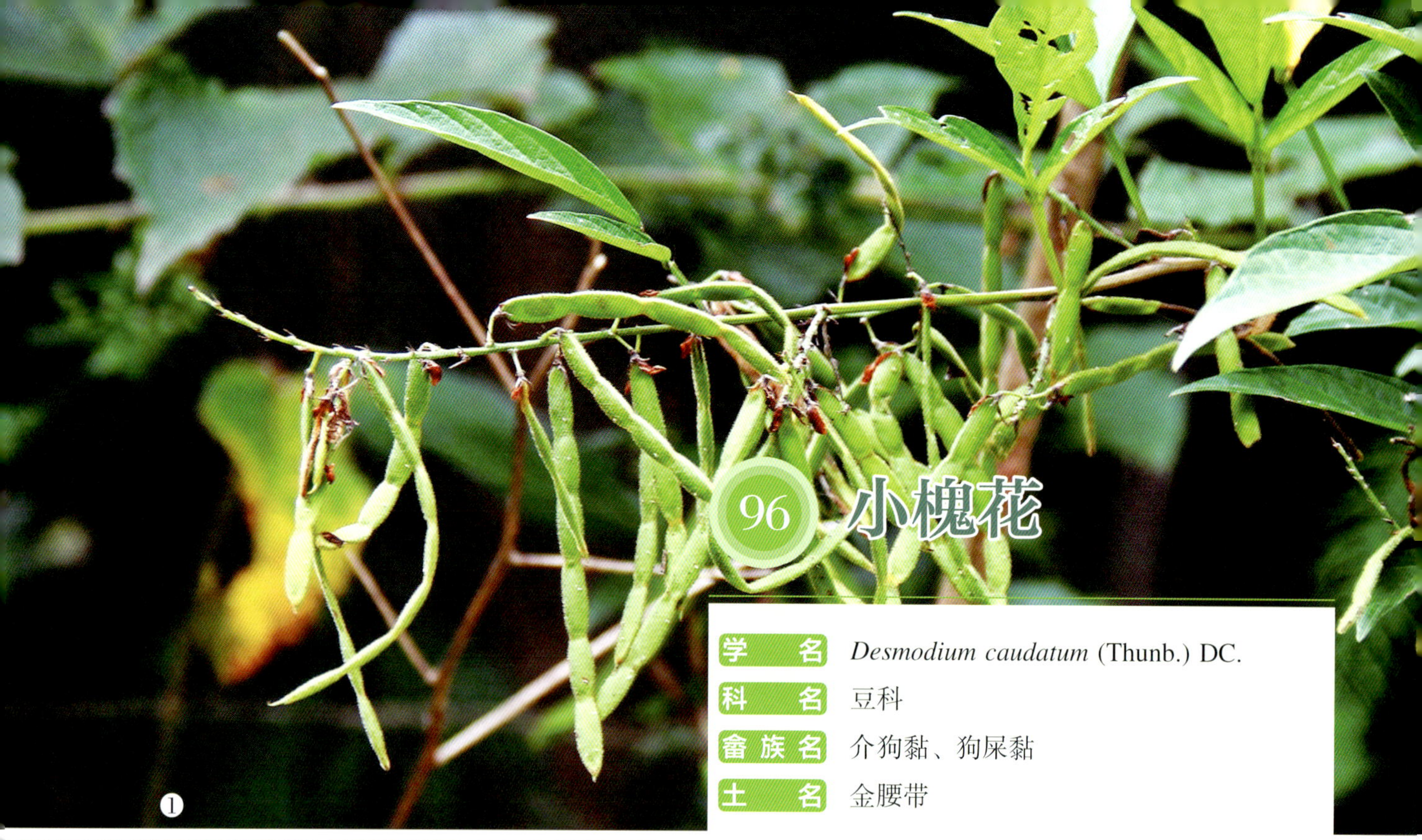

96 小槐花

学　　名	*Desmodium caudatum* (Thunb.) DC.
科　　名	豆科
畲族名	介狗黏、狗屎黏
土　　名	金腰带

形态特征

灌木或亚灌木。树皮灰褐色，分枝多。叶为羽状三出复叶，小叶近革质或纸质，顶生小叶披针形或长圆形，侧生小叶较小，上面绿色，有光泽，下面疏被短柔毛，中脉上毛较密；侧脉每边10～12条，不达叶缘。总状花序顶生或腋生；花冠绿白色或黄白色。荚果线形，扁平。花期7～9月，果期9～11月。

分布与生境

分布于长江以南各地，西至喜马拉雅山，东至台湾省。生于海拔150～1000米的山坡、路旁、沟边、林缘或林下。

药用价值

主治腰扭伤、风湿痛、肥胖症、咳嗽吐血、水肿、小儿疳积、痛疽、溃疡、跌打损伤、痢疾、黄疸型肝炎、伤风咳嗽、小儿惊风、毒蛇咬伤、妇科水肿寒证，还用于活血调经、驱蛔虫。中医另用于治疗感冒发热、肠胃炎、风湿关节痛，外用治痈疖疔疮、乳腺炎。现代药理研究表明还具有镇痛、镇静催眠、抗氧化等作用。

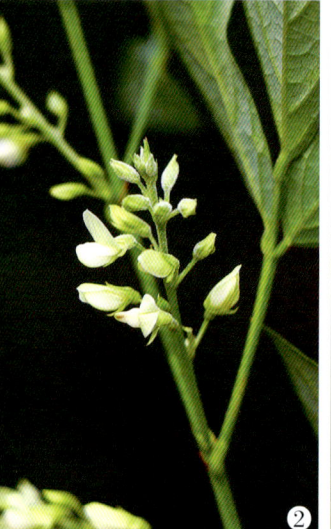
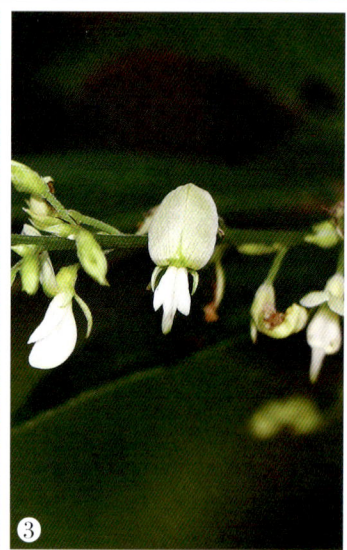
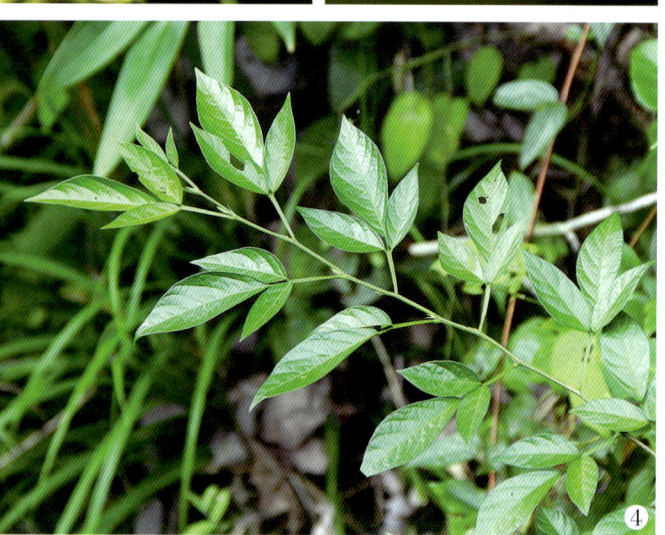

❶ 果序　　❷❸ 花　　❹ 枝叶

97 千斤拔

学 名	*Flemingia philippinensis* Merr. et Rolfe
科 名	豆科
畲族名	千斤拔

形态特征

直立或披散亚灌木。幼枝三棱柱状，密被灰褐色短柔毛。指状小叶3枚，厚纸质，长椭圆形或卵状披针形，上面被疏短柔毛，下面密被灰褐色柔毛；基出脉3条，侧脉及网脉在上面多少凹陷，下面突起，侧生小叶略小。总状花序腋生，各部密被灰褐色至灰白色柔毛；花冠紫红色。荚果椭圆状。花果期为夏、秋季。

分布与生境

分布于云南、四川、贵州、湖北、湖南、广西、广东、海南、江西、福建、台湾等地。生于海拔50～300米的平地旷野或山坡草地。目前景宁畲族自治县境内尚未发现有该种分布。照片由徐晔春摄于广东省广州市。

药用价值

主治风湿性关节炎、腰腿痛、腰肌劳损、白带、跌打损伤。中医另用于治疗四肢痿软、咽喉肿痛、慢性肾炎、痈肿、喉蛾。现代药理研究表明还具有镇痛、抗炎、调节内分泌、抗肿瘤、抗疲劳、抑制血栓形成、调节血脂代谢、保护肝脏、修复损伤神经等作用。

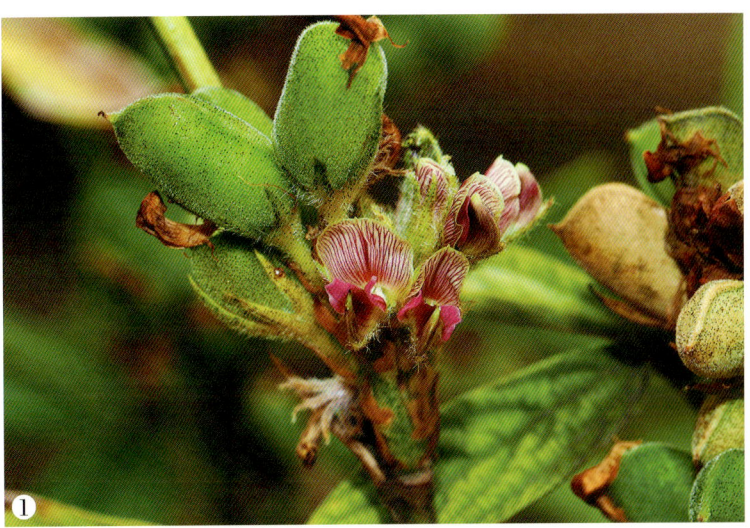
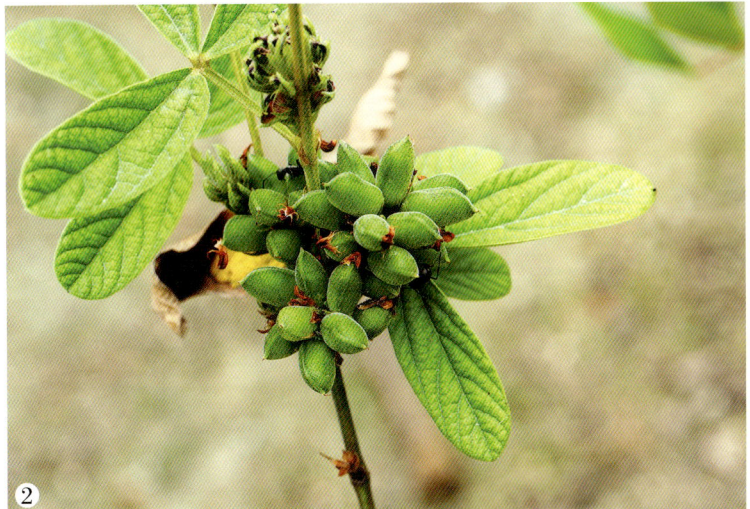
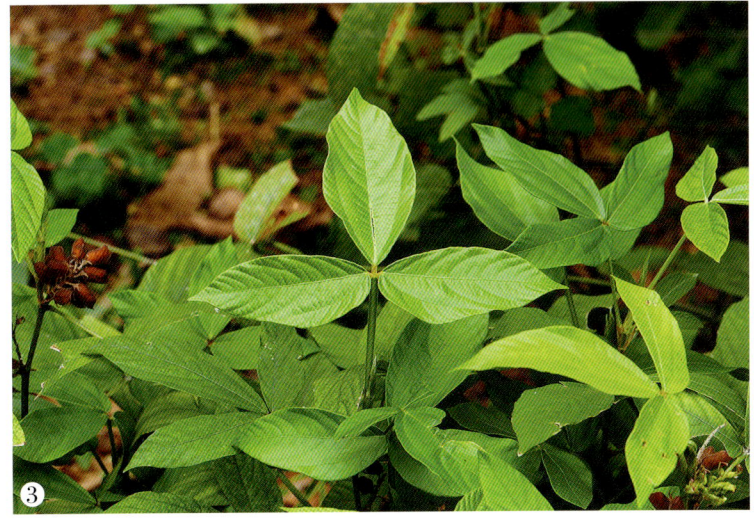

❶ 花　　❷ 荚果　　❸ 枝叶

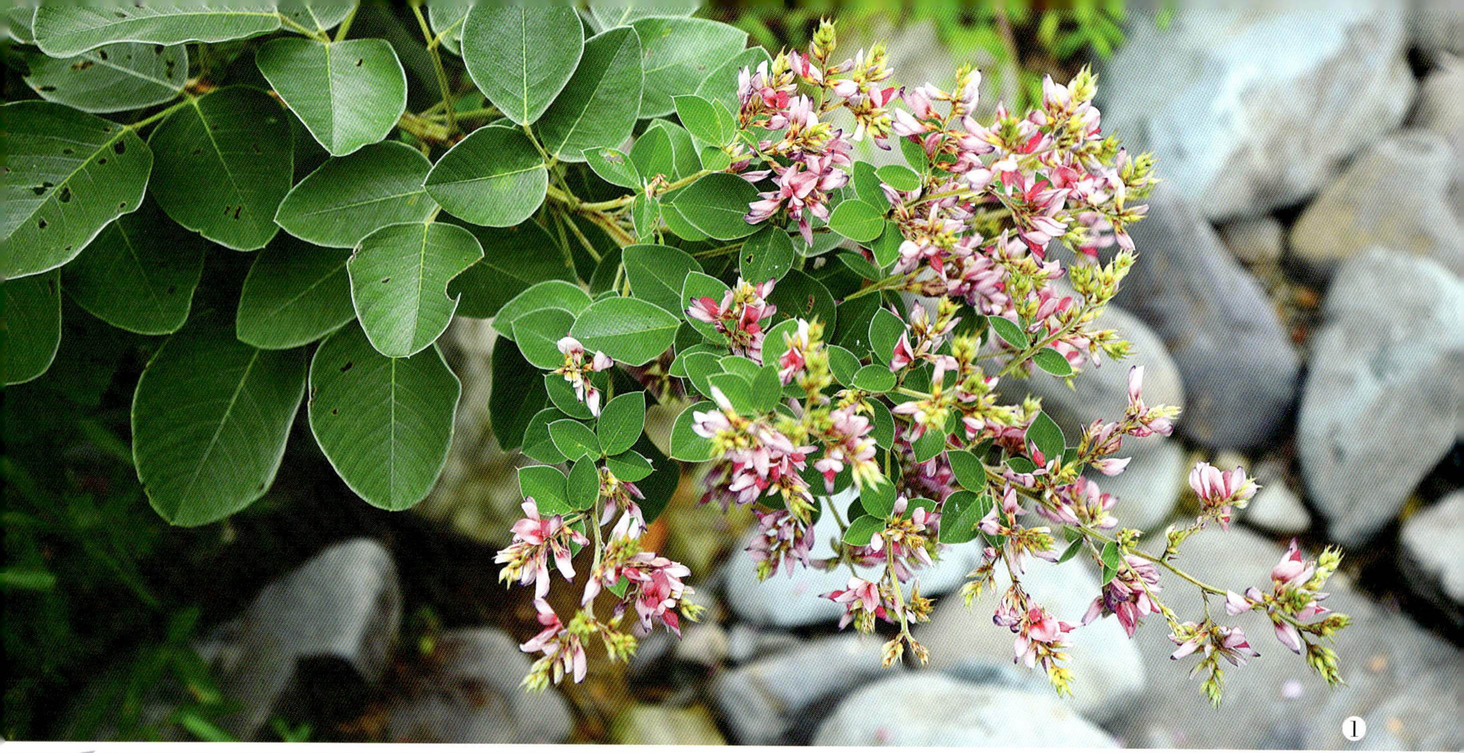

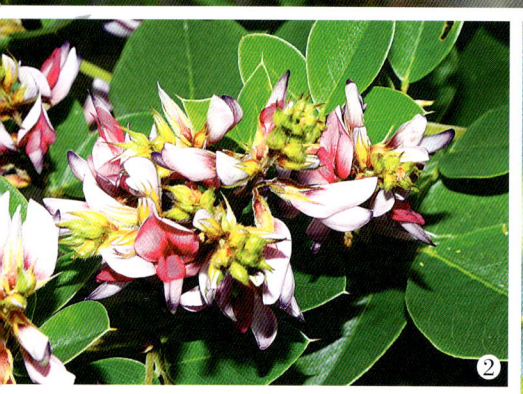

98 大叶胡枝子

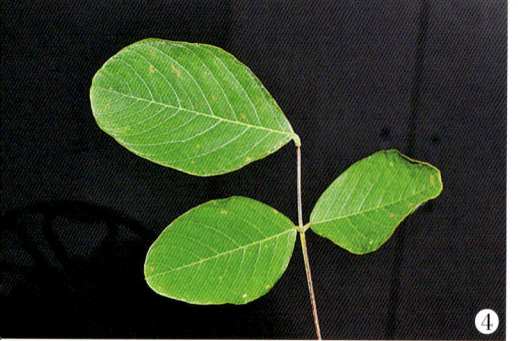
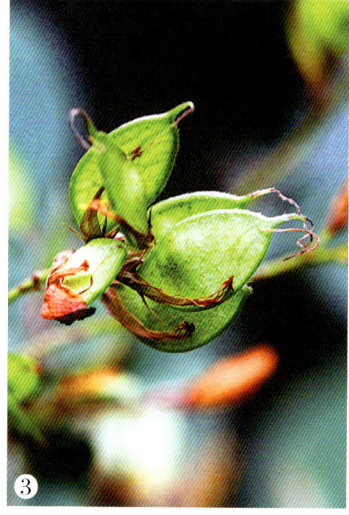

学　　名	*Lespedeza davidii* Franch.
科　　名	豆科
畲族名	大叶马殿西
土　　名	大叶胡碎

形态特征

直立灌木。枝条较粗壮，稍弯曲，有明显的条棱，密被长柔毛。小叶宽卵圆形或宽倒卵形，全缘，两面密被黄白色绢毛。总状花序腋生，或于枝顶形成圆锥花序；花红紫色。荚果卵形，稍歪斜，先端具短尖，基部圆，表面具网纹和稍密的绢毛。花期7~9月，果期9~10月。

分布与生境

分布于江苏、安徽、浙江、江西、福建、河南、湖南、广东、广西、四川、贵州等地。生于海拔800米的干旱山坡、路旁或灌丛中。目前景宁畲族自治县境内尚未发现有该种分布。照片摄于浙江省绍兴市新昌县。

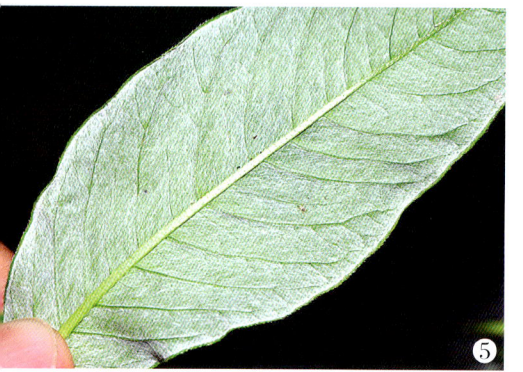

❶ 花枝　　❷ 花序
❸ 果序（陈征海 摄）　❹ 叶
❺ 叶背

药用价值

主治跌打损伤。中医另用于治疗疹痧不透、头晕眼花、汗不出、手臂酸麻。现代药理研究表明还具有抗炎镇痛、避孕等作用。

99 美丽胡枝子

学　名	*Lespedeza formosa* (Vog.) Koehne
科　名	豆科
畲族名	马殿西、乌梢根
土　名	胡碎

形态特征

灌木。枝伸展，被疏柔毛，多分枝。小叶椭圆形、长圆状椭圆形或卵形，稀倒卵形，两端稍尖或稍钝，上面绿色，稍被短柔毛，下面淡绿色，贴生短柔毛。总状花序单一，腋生或构成顶生的圆锥花序；花冠红紫色。荚果倒卵形或倒卵状长圆形，表面具网纹且被疏柔毛。花期7~9月，果期9~10月。

分布与生境

分布于河北、陕西、甘肃、山东、江苏、安徽、浙江、江西、福建、河南、湖北、湖南、广东、广西、四川、云南等地。生于海拔2800米以下的山坡、林缘和灌丛中。

药用价值

主治跌打损伤、刀伤。中医另用于治疗肺痈、风湿疼痛。

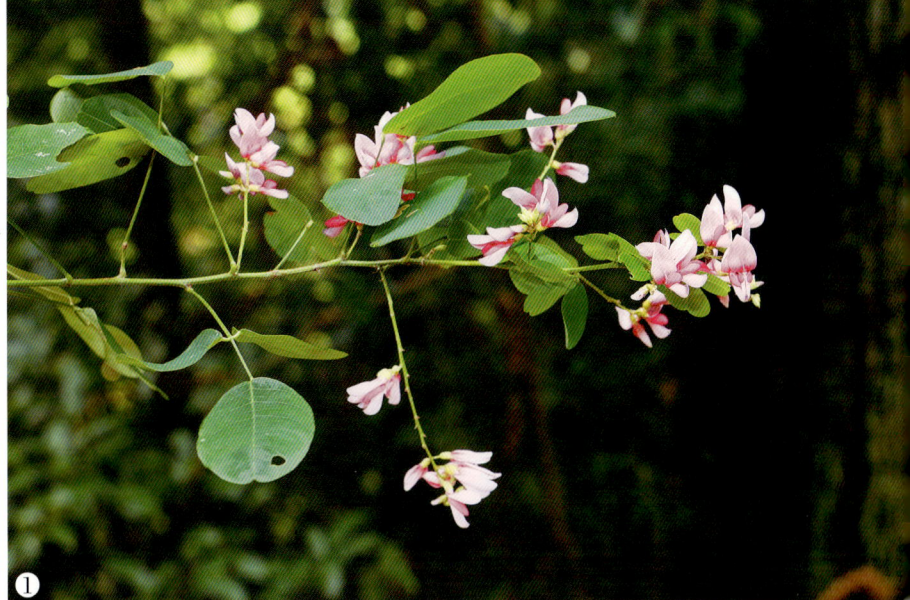
❶ 花枝

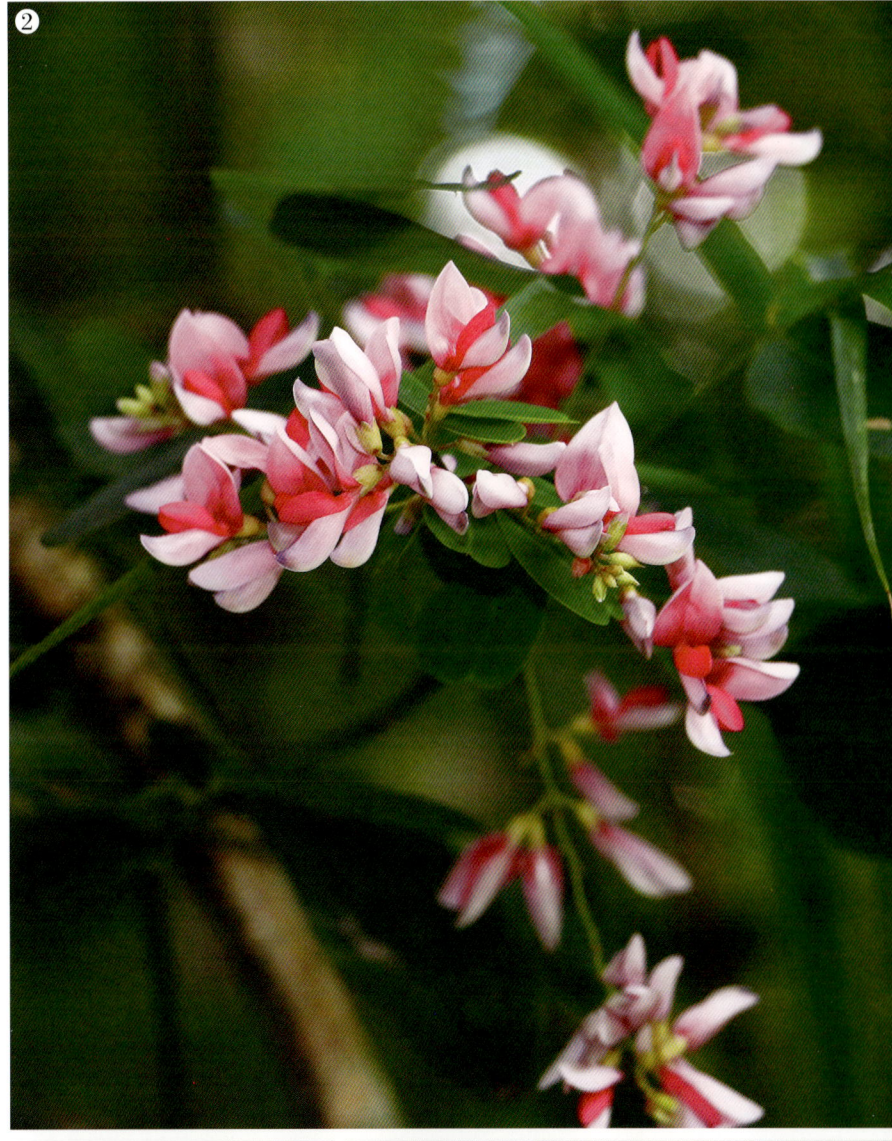
❷ 花序

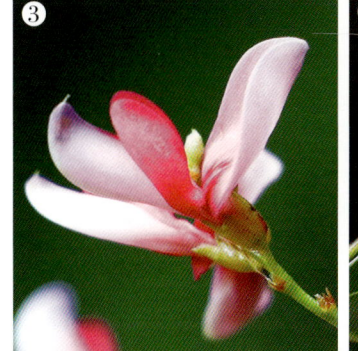
❸ 花

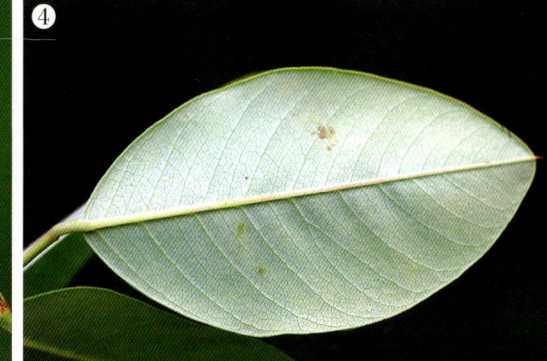
❹ 叶背

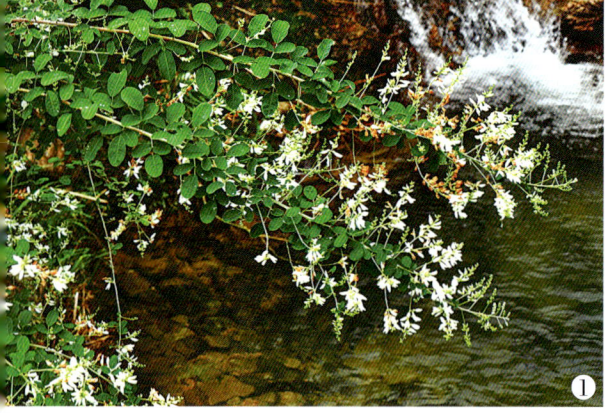

100 白花美丽胡枝子

学　名	*Lespedeza formosa* (Vog.) Koehne f. *albifloa* (Rick.) L.H. Lou
科　名	豆科
畲族名	灰柴
土　名	细叶花生

形态特征

落叶灌木。小叶3枚，顶生小叶宽椭圆形或卵状椭圆形，先端圆钝或微缺，有小尖，基部圆形，上面疏生平伏短毛，下面毛较密，侧生小叶较小。总状花序腋生；花梗无关节；萼齿披针形，有白色短柔毛；花冠白色；旗瓣无爪，翼瓣有爪。荚果斜卵形，网纹明显，有密柔毛。花期5～6月，果期7～8月。

分布与生境

分布于广东、浙江。生于海拔500米以下的山坡、路旁空旷地或灌丛中。

药用价值

主治感冒咳嗽。

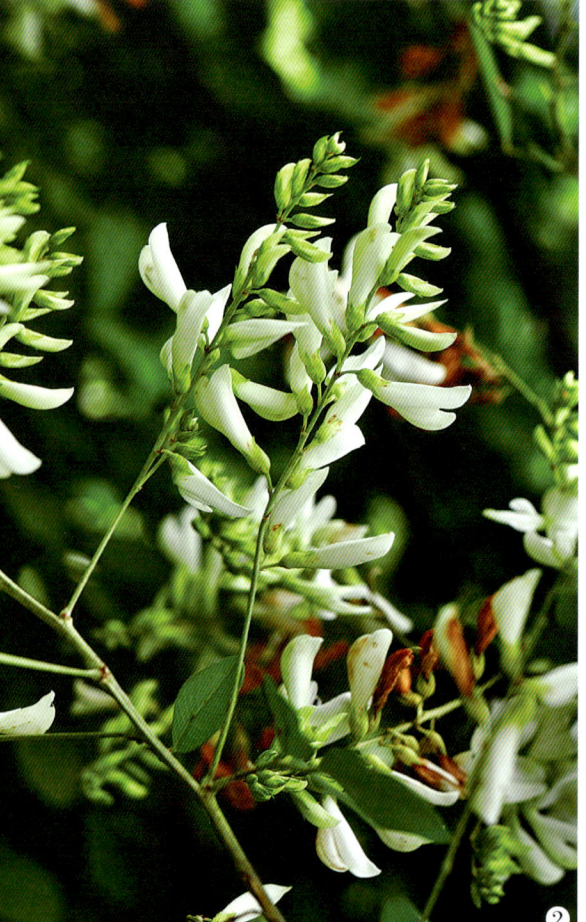

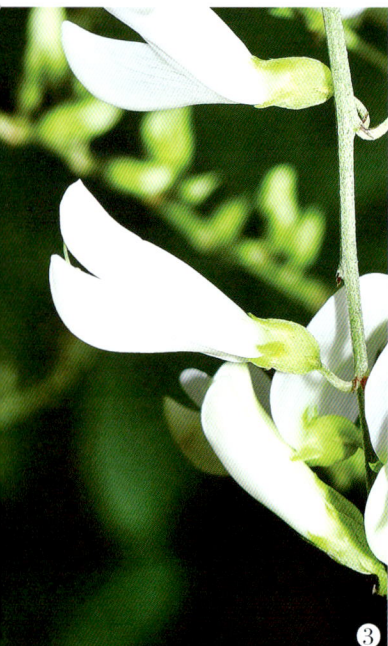

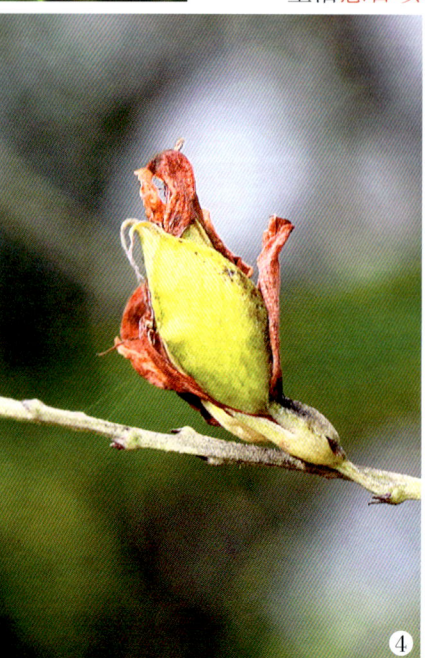

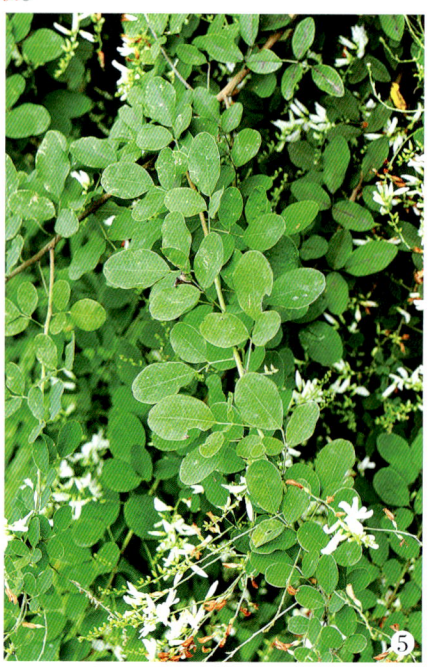

❶ 花枝　❷ 花序　❸ 花　❹ 荚果　❺ 枝叶

相似种 杭子梢

Campylotropis macrocarpa (Bge.) Rehd.

灌木。小枝贴生或近贴生短柔毛或长柔毛，嫩枝毛密，少有具绒毛，老枝常无毛。羽状复叶具3枚小叶；小叶椭圆形或宽椭圆形，上面通常无毛，脉明显，下面通常贴生或近贴生短柔毛或长柔毛，疏生至密生，中脉明显隆起，毛较密。总状花序单一（稀二），腋生或顶生；花冠紫红色或近粉红色。荚果长圆形、近长圆形或椭圆形。花果期（5~）6~10月。分布于河北、山西、陕西、甘肃、山东、江苏、安徽、浙江、江西、福建、河南、湖北、湖南、广西、四川、贵州、云南、西藏等地。生于海拔150~1900米的山坡、灌丛、林缘、石缝中。

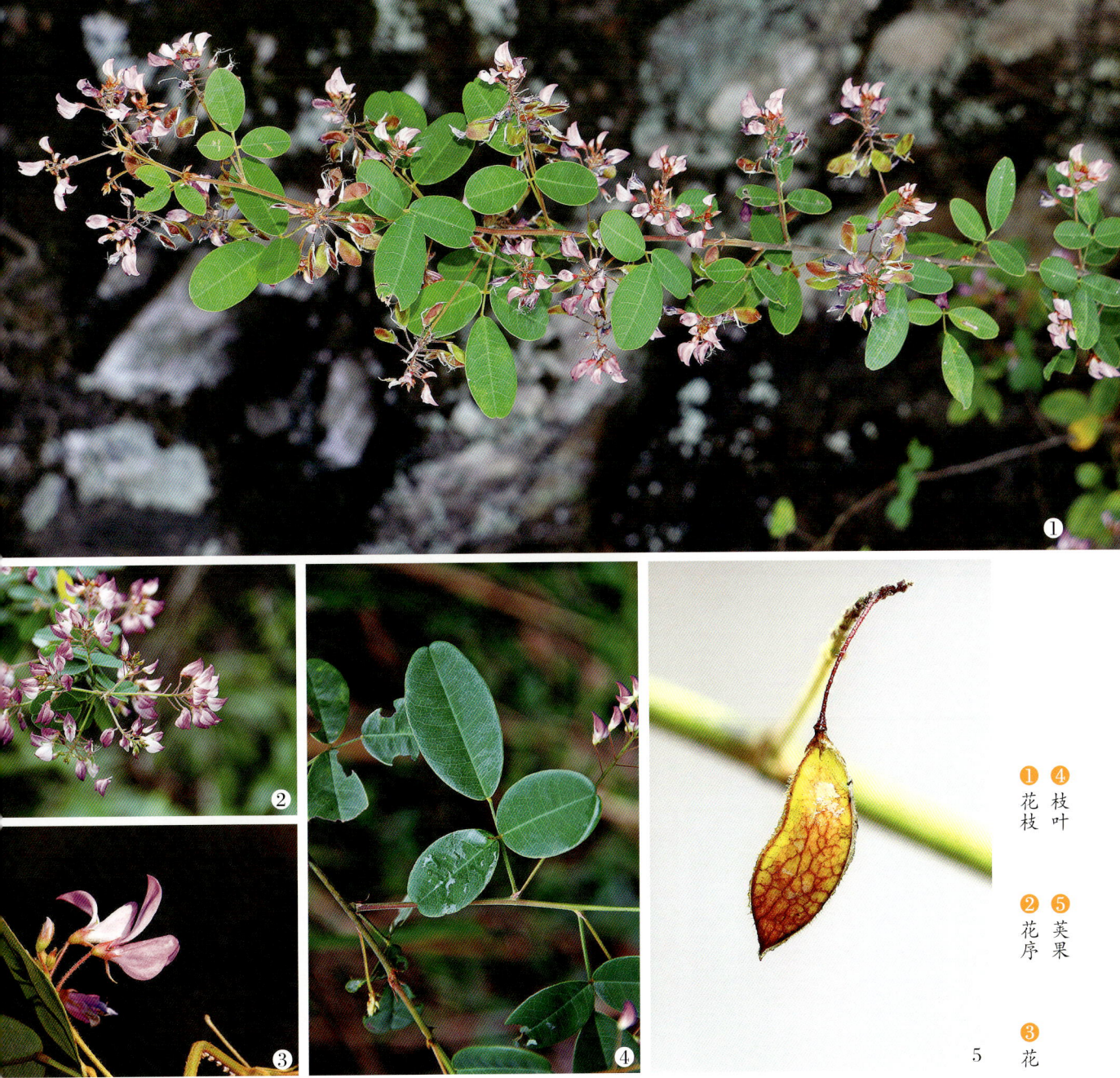

❶❹ 枝叶／花枝
❷❺ 荚果／花序
❸ 花

相似种　胡枝子

Lespedeza bicolor Turcz.

灌木。小枝黄色或暗褐色，有条棱，被疏短毛，多分枝。羽状复叶具3枚小叶；小叶质薄、卵形、倒卵形或卵状长圆形，具短刺尖，基部近圆形或宽楔形，全缘，上面绿色，无毛，下面色淡，被疏柔毛，老时渐无毛。总状花序腋生，常构成大型、较疏松的圆锥花序；花冠红紫色。荚果斜倒卵形，稍扁。花期7～9月，果期9～10月。分布于黑龙江、吉林、辽宁、河北、内蒙古、山西、陕西、甘肃、山东、江苏、安徽、浙江、福建、台湾、河南、湖南、广东、广西等地。生于海拔150～1000米的山坡、林缘、路旁、灌丛及杂木林间。

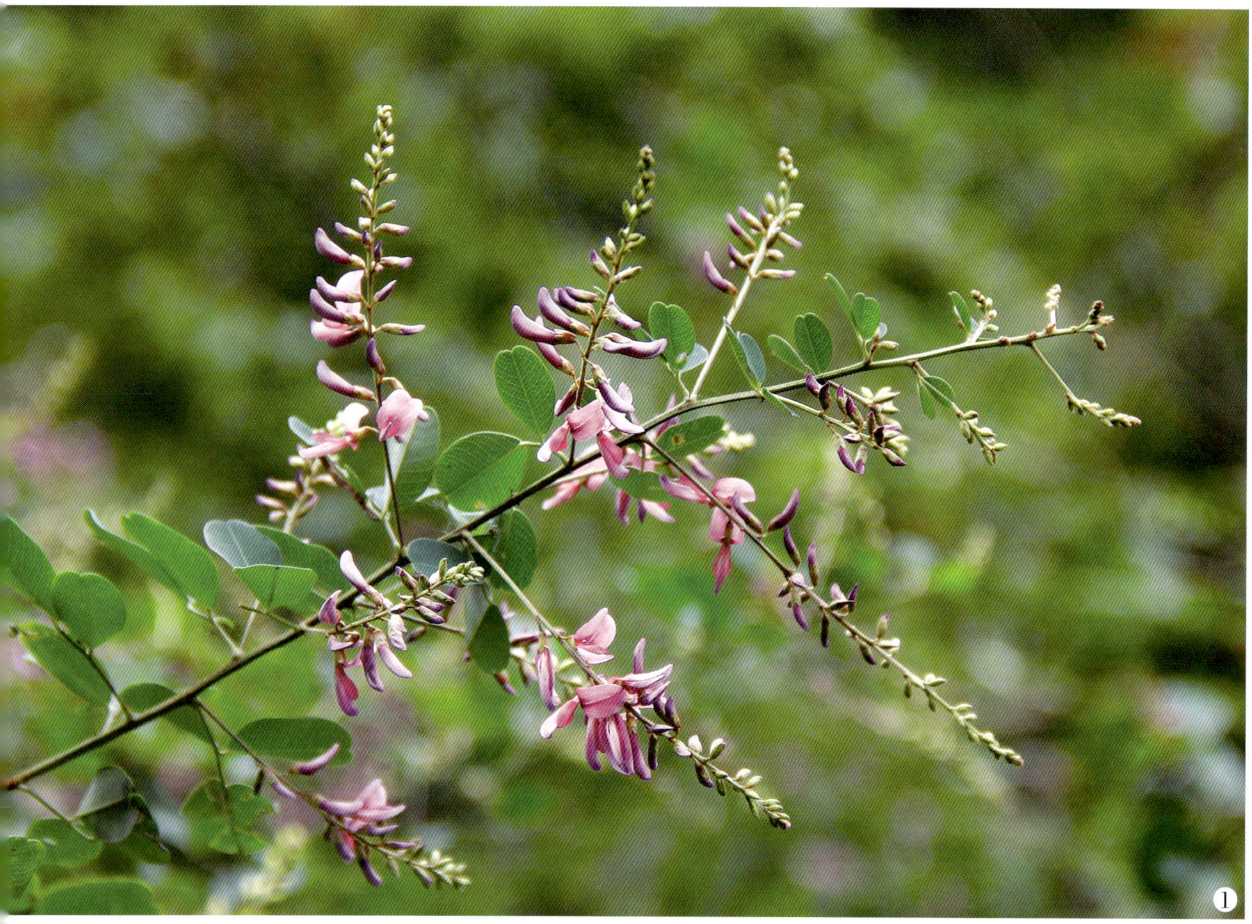

❶ 花枝
❷ 花序
❸ 花
❹ 枝叶
❺ 果枝
❻ 荚果

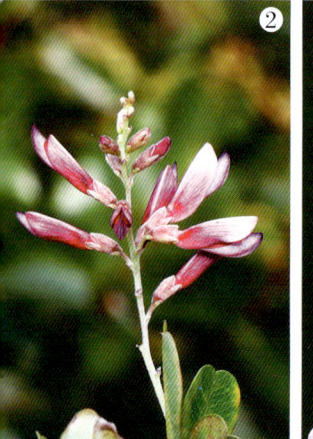
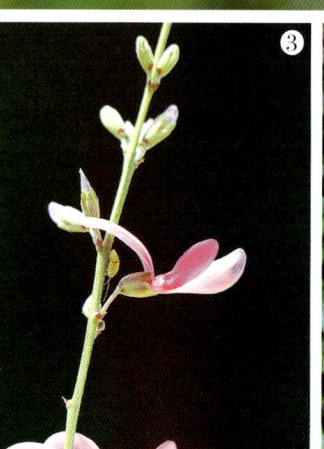
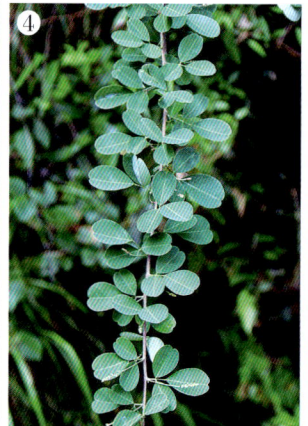
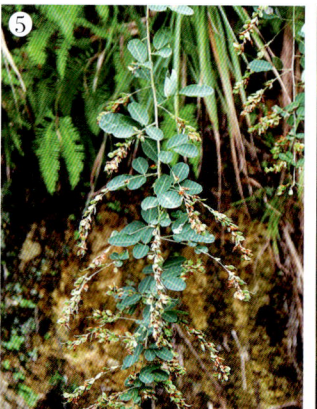
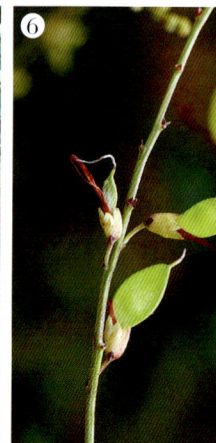

相似种 春花胡枝子

Lespedeza dunnii Schindl.

灌木。分枝多，微具条棱，被微柔毛或绒毛。小叶长倒卵形或卵状椭圆形，上面被疏柔毛，下面被长柔毛或丝状毛。总状花序腋生，密被短而开展的绒毛；花冠紫红色。荚果长圆状椭圆形，两端尖，具长喙，密被短柔毛。花期4~5月，果期6~7月。分布于安徽、福建、浙江等地。生于海拔800米以下的向阳山坡、溪边灌丛和石缝中。

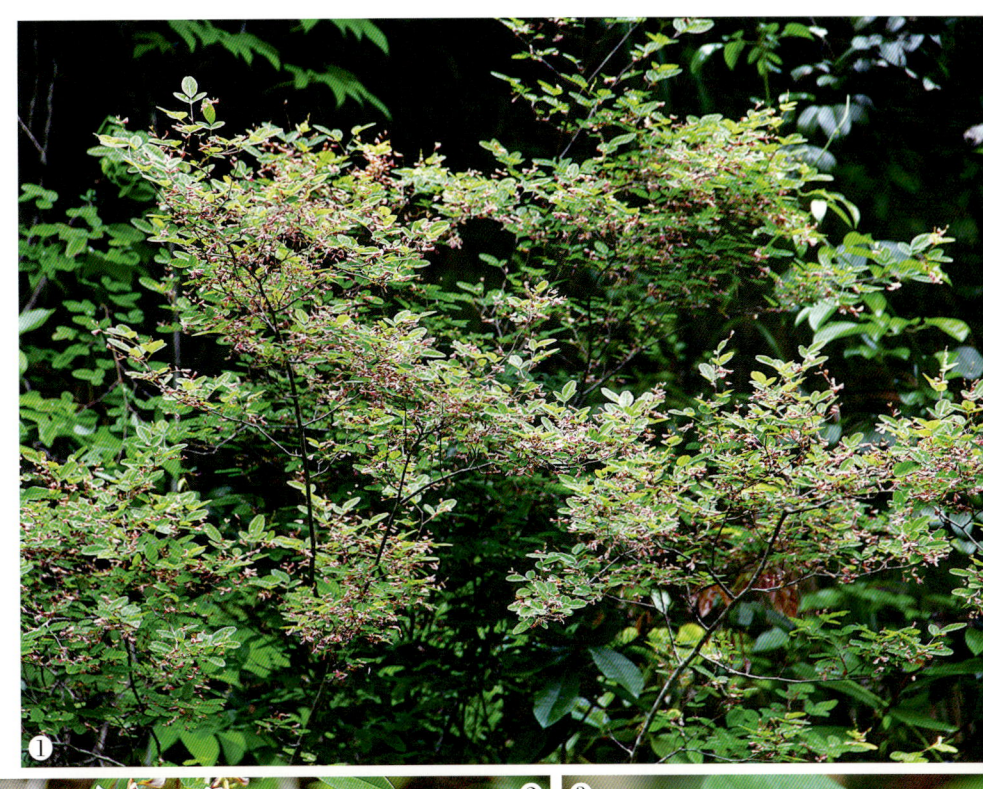

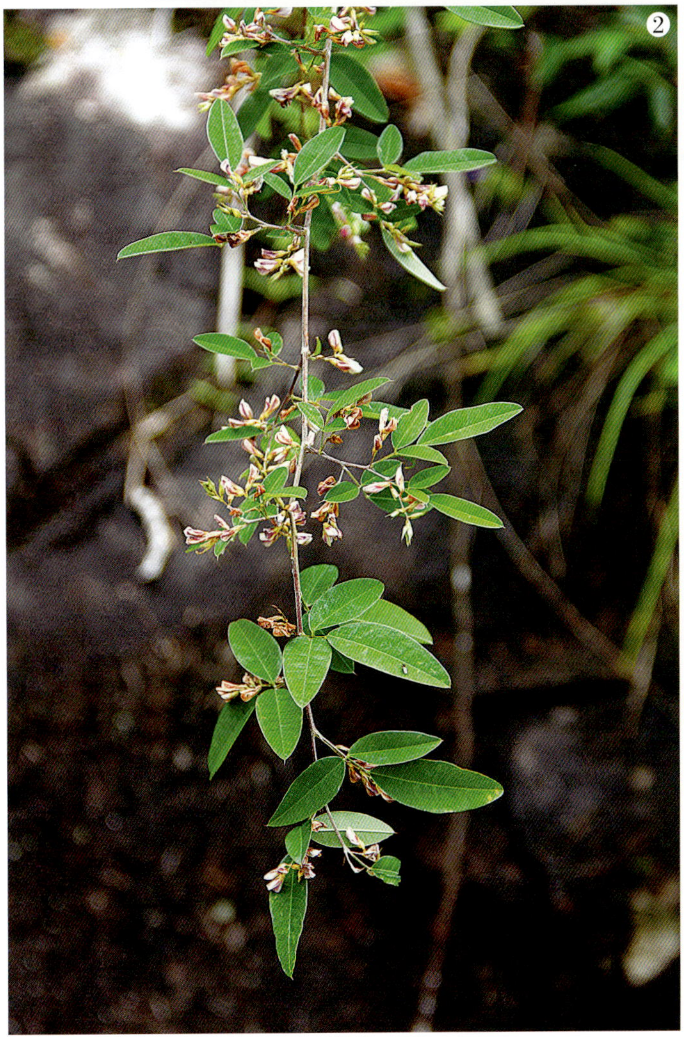

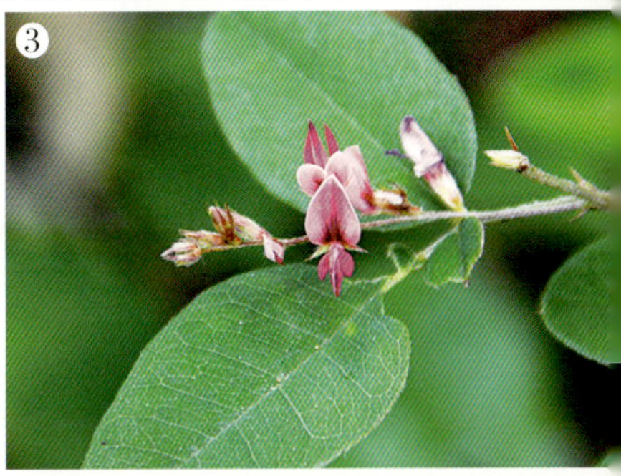

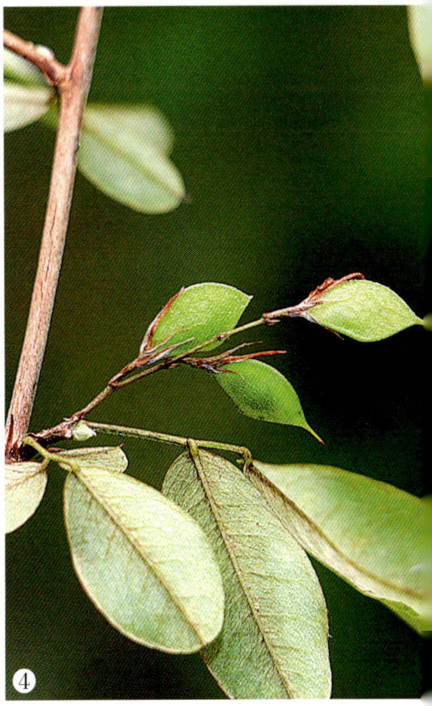

❶ 花期植株
❷ 花枝
❸ 花序
❹ 果序

相似种 绒毛胡枝子

Lespedeza tomentosa (Thunb.) Sieb. ex Maxim.

灌木。全株密被黄褐色绒毛。茎直立，单一或上部少分枝。羽状复叶具3枚小叶；小叶质厚，椭圆形或卵状长圆形，上面被短伏毛，下面密被黄褐色绒毛或柔毛，沿脉上尤多。总状花序顶生或于茎上部腋生；总花梗粗壮，花冠黄色或黄白色。荚果倒卵形，先端有短尖，表面密被毛。花期7～8月，果期9～10月。除新疆、西藏外，全国各地普遍分布。生于海拔1000米以下的山坡、草地、灌丛中。景宁畲族自治县红星、景南等乡镇（街道）有分布，少见。

❶ 花枝
❷ 花序
❸ 果枝
❹ 果序
❺ 茎

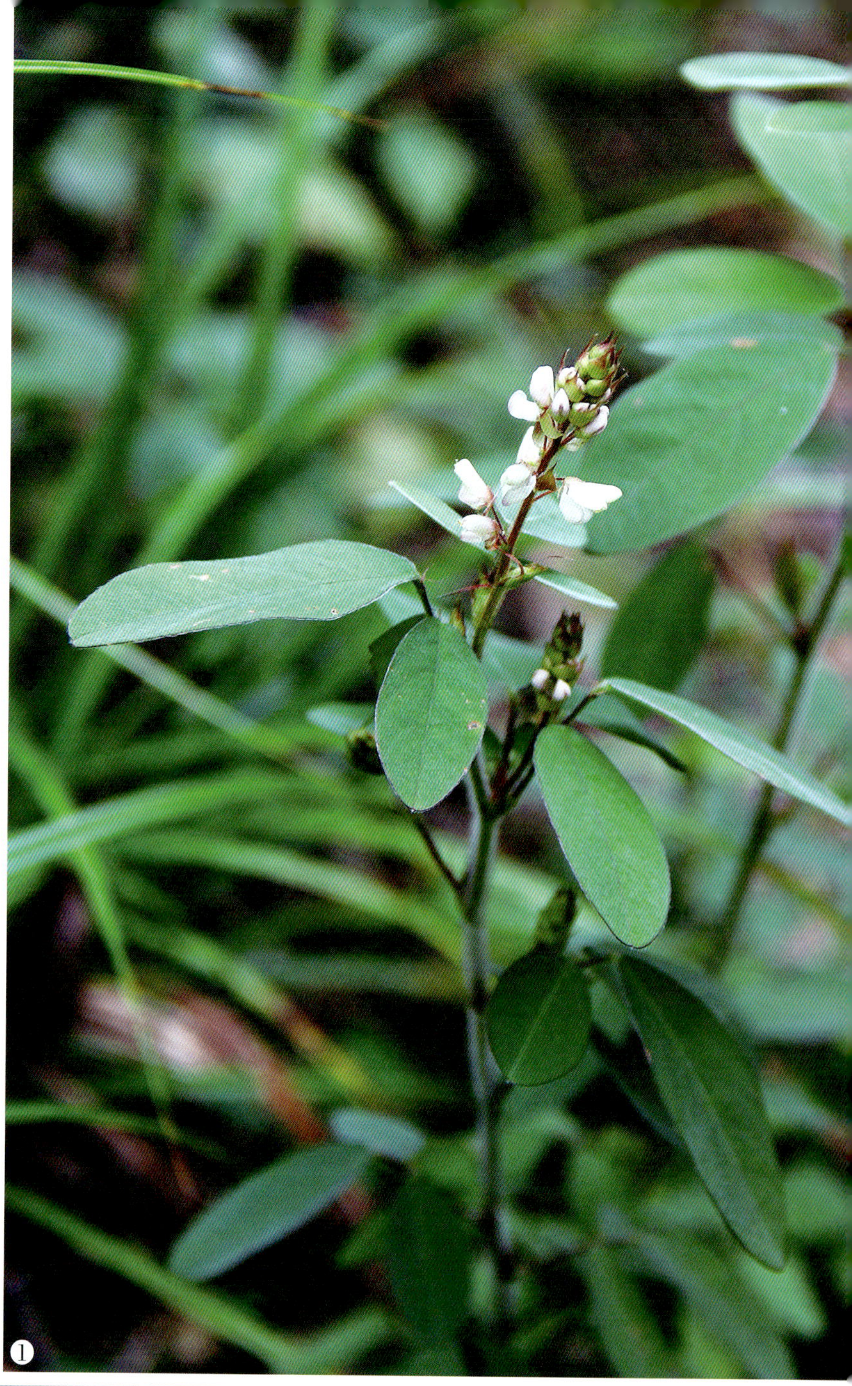

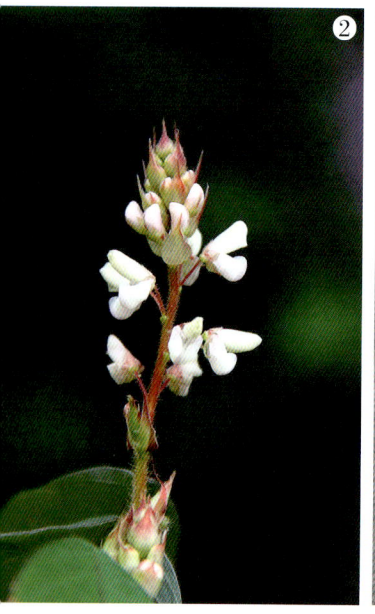
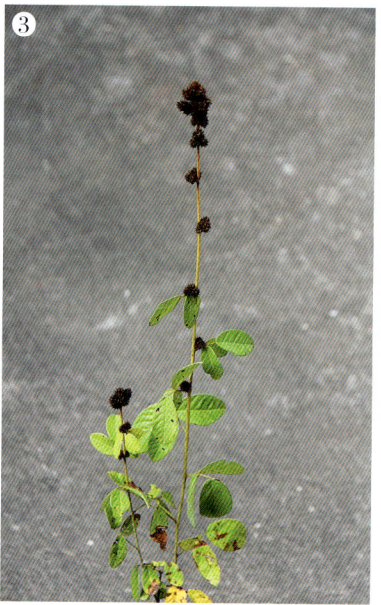
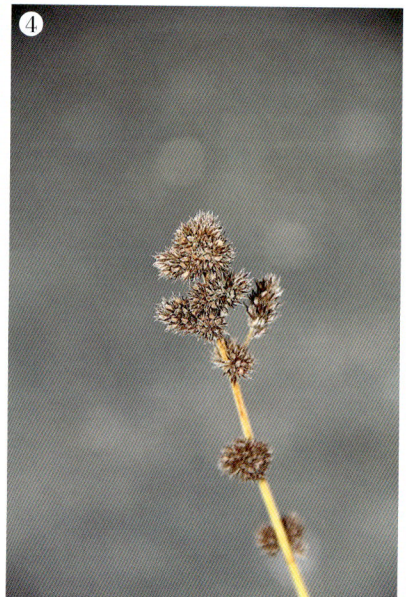
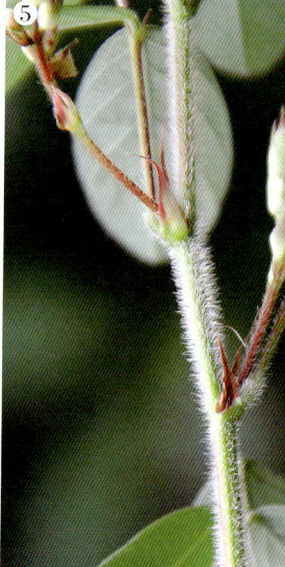

101 花榈木

学　名 *Ormosia henryi* Prain
科　名 豆科
畲族名 猫儿树

形态特征

乔木。树皮灰绿色，平滑有浅裂纹。小枝、叶轴、花序密被绒毛。奇数羽状复叶，小叶（1～）2～3对，革质，椭圆形，上面深绿色，光滑无毛，下面及叶柄均密被黄褐色绒毛，侧脉6～11对。圆锥花序顶生或总状花序腋生，密被淡褐色绒毛；花冠中央淡绿色，边缘绿色微带淡紫色。荚果扁平，长椭圆形。花期7～8月，果期10～11月。

分布与生境

分布于安徽、浙江、江西、湖南、湖北、广东、四川、贵州、云南等地。生于海拔100～1300米的山坡、溪谷及杂木林中。

药用价值

主治风湿性关节炎、跌打损伤、骨折，还可用于解毒去瘀、通络、祛风湿、消肿痛。中医另用于治疗腰肌劳损、产后血瘀疼痛、白带、流行性腮腺炎、丝虫病；叶外用治烧烫伤。

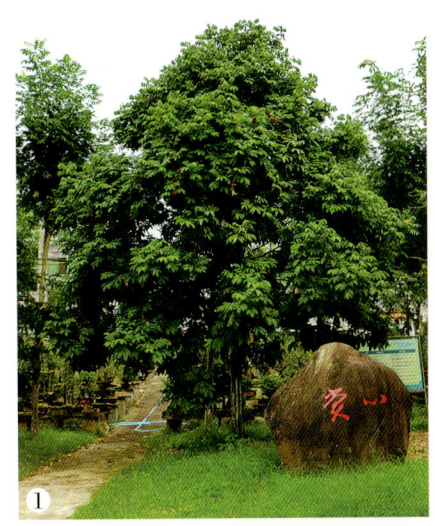
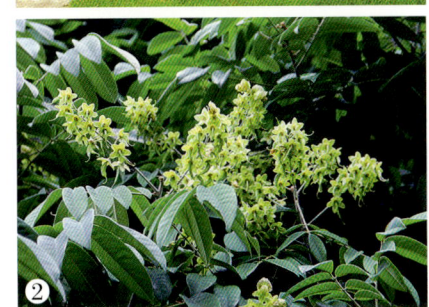
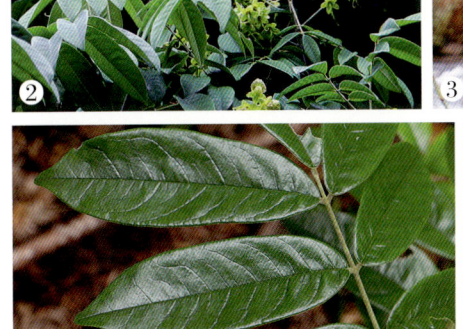
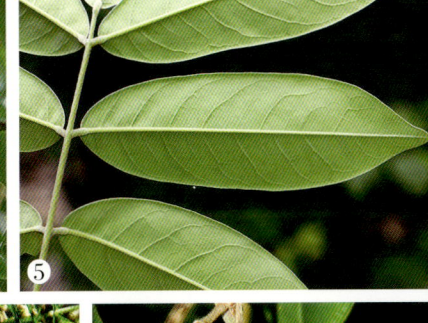
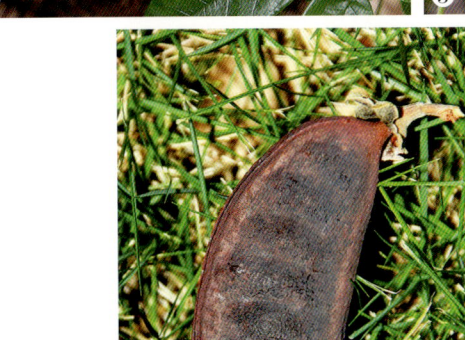
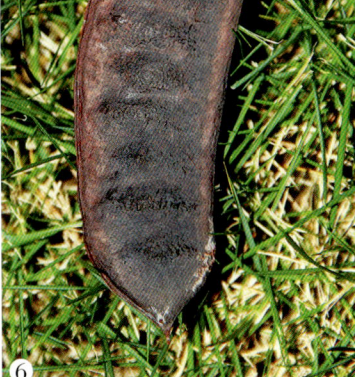
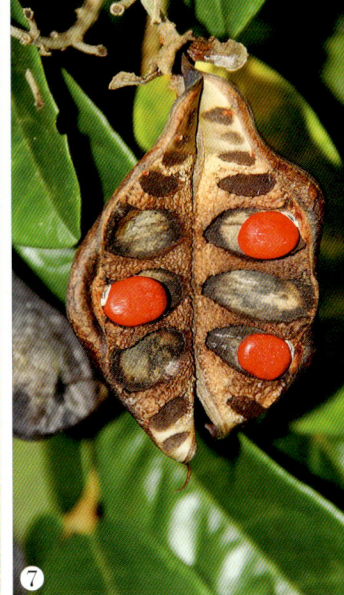

① 植株
② 花枝
③ 枝叶
④ 叶
⑤ 叶背
⑥ 荚果
⑦ 种子

相似种 红豆树

Ormosia hosiei Hemsl. et Wils.

乔木。树皮灰绿色，平滑。小枝绿色。奇数羽状复叶，薄革质，卵形或卵状椭圆形，上面深绿色，下面淡绿色；侧脉8～10对，和中脉成60°角，干后侧脉和细脉均明显突起形成网格。圆锥花序顶生或腋生，花疏，有香气；花冠白色或淡紫色。荚果近圆形，扁平。种子近圆形或椭圆形。花期4～5月，果期10～11月。分布于陕西、甘肃、江苏、安徽、浙江、江西、福建、湖北、四川、贵州等地。生于海拔200～1350米的河旁、山坡、山谷。景宁畲族自治县有栽培，原老钢铁厂厂区内有两株大树。

❶ 花枝　　❷ 枝叶
❸ 嫩枝叶　❹ 荚果及种子
❺ 树干

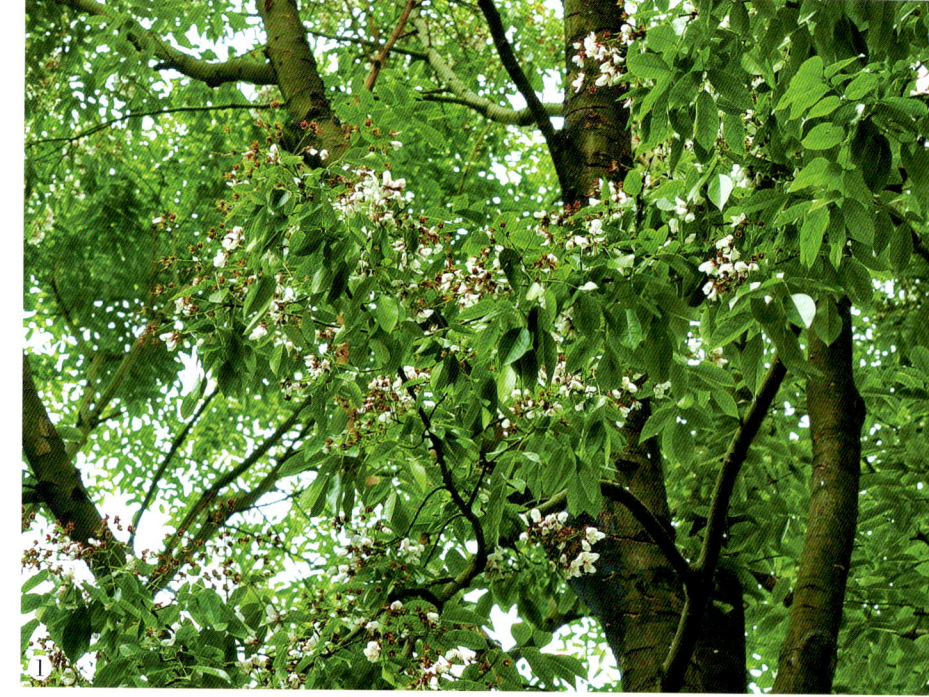
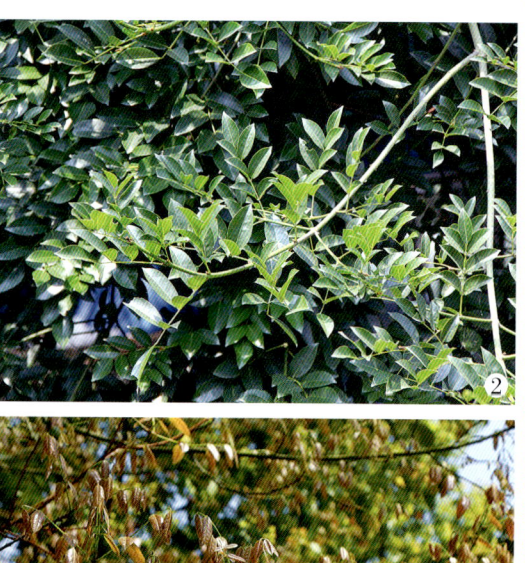
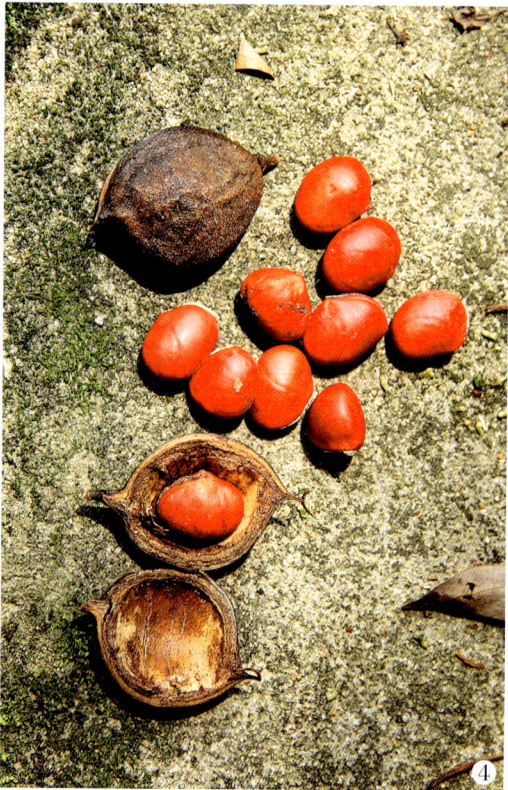
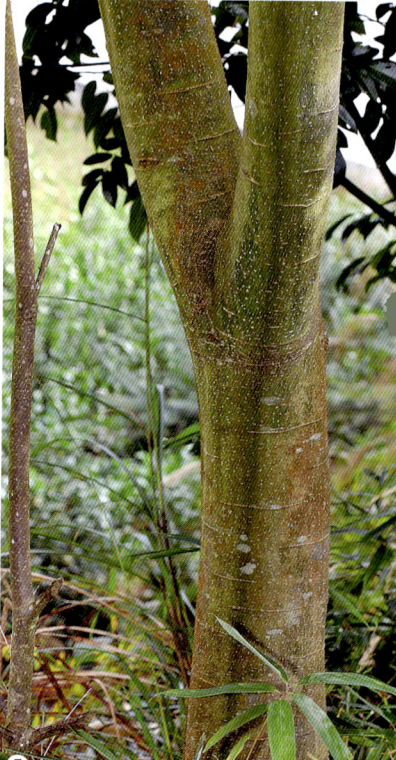

102 荷包豆

学　名	*Phaseolus coccineus* Linn.
科　名	豆科
畲族名	红介狗层筋

形态特征

缠绕草本。茎上被毛或无毛，具块根。羽状复叶具3枚小叶；小叶卵形或卵状菱形，两面被柔毛或无毛。花多朵生于总花梗上，排成总状花序；花冠通常鲜红色，偶为白色。荚果镰状长圆形。种子阔长圆形，顶端钝，深紫色而具红斑，黑色或红色，稀为白色。

分布与生境

原产中美洲，现我国东北、华北至西南地区有栽培。景宁畲族自治县未发现有该种分布。照片由朱鑫鑫摄于云南省昆明市。

药用价值

主治风湿、水肿、肠胃不适。

❶ 花期植株
❷ 花
❸ 果序

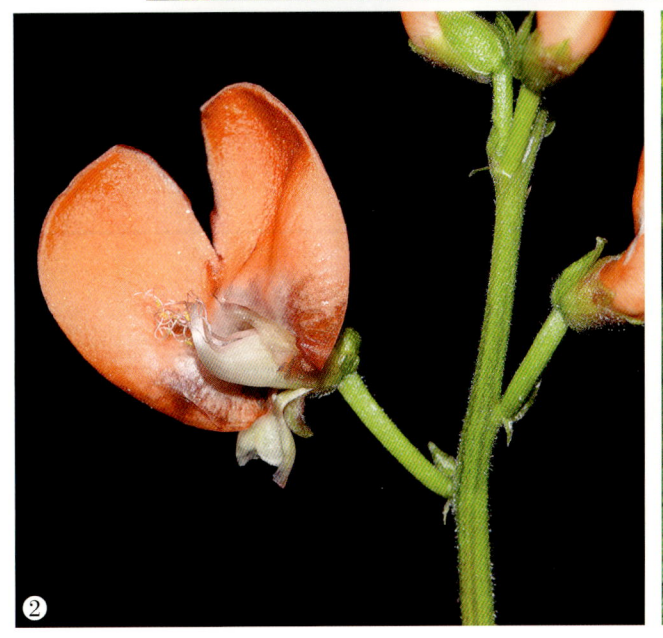
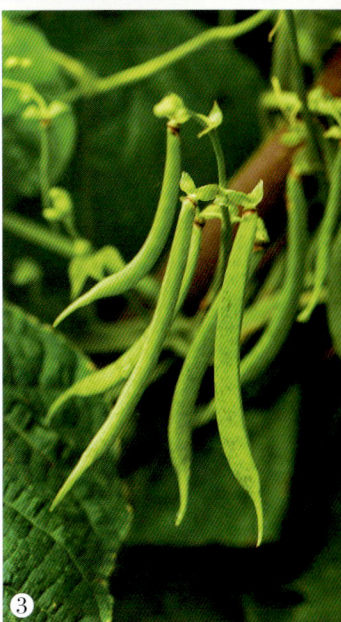

103 宽卵叶长柄山蚂蝗

学　名　*Podocarpium podocarpum* (DC.) Yang et Huang var. *fallax* (Schindl.) Yang et Huang
科　名　豆科　　　**畲族名**　假豆　　　**土　名**　山角豆

形态特征

草本。根茎稍木质。茎具条纹，疏被伸展短柔毛。叶为羽状三出复叶，小叶纸质，顶生小叶宽卵形或卵形，先端渐尖或急尖，基部阔楔形或圆形，侧脉每边约4条，直达叶缘，侧生小叶斜卵形。总状花序或圆锥花序，花冠紫红色。花果期8~9月。

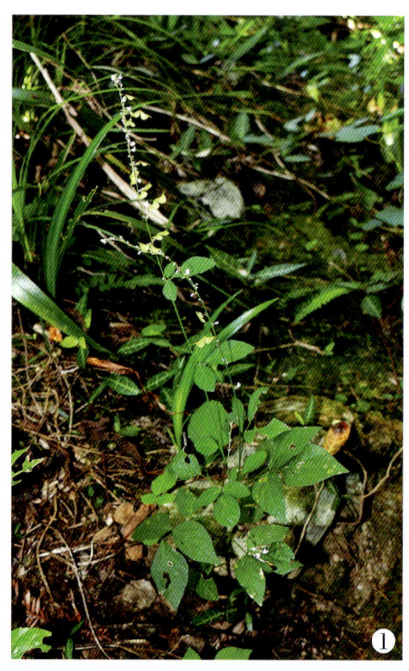
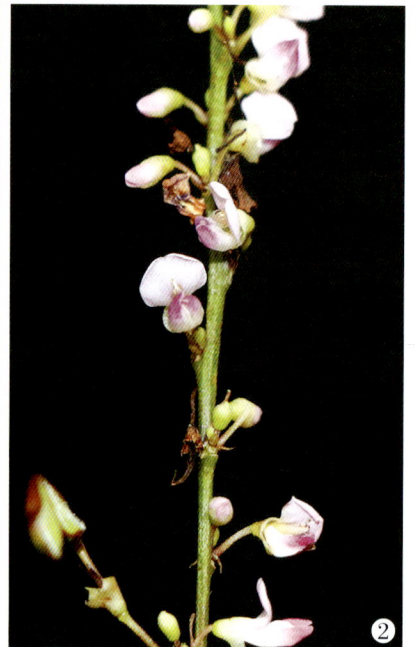
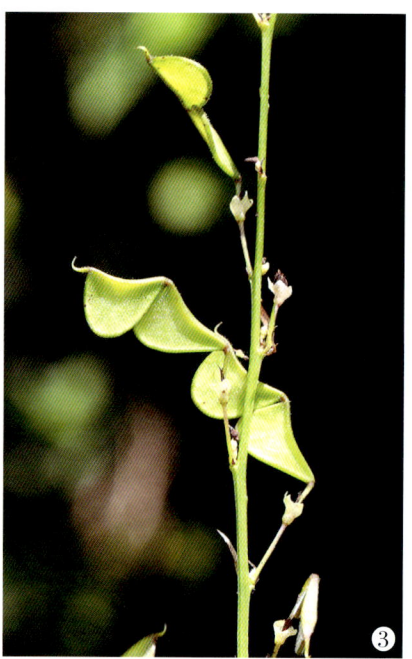
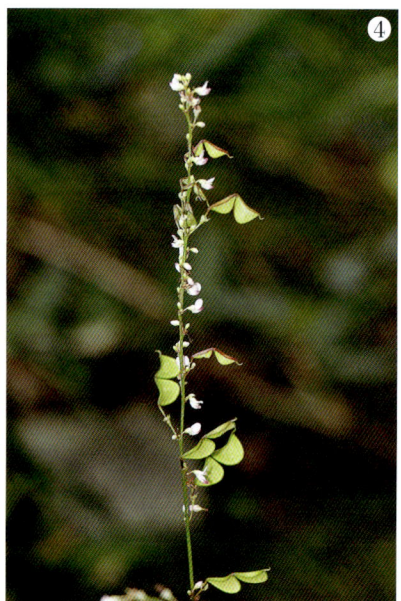

分布与生境

分布于浙江、江苏、安徽、江西、福建、湖北、湖南、广东、四川、贵州、云南。生于海拔300~1350米的山坡、路旁、灌丛或疏林中。

药用价值

主治小儿惊风，用于祛风、活血、止痢。

❶ 植株　❷ 花　❸ 荚果
❹ 花果序　❺ 枝叶

相似种 细长柄山蚂蝗

Podocarpium leptopus (A. Gray ex Benth.) Yang et Huang

亚灌木。茎直立。叶为羽状三出复叶，簇生或散生，小叶纸质，较薄，卵形至卵状披针形；侧生小叶通常较小，基部极偏斜，上面除中脉被小钩状毛外，其余近无毛，下面干时有苍白色的小块状斑痕，有极疏的短柔毛；基出脉 3 条，侧脉每边 2～4 条。总状花序或具少数分枝的圆锥花序，顶生；花冠粉红色。荚果扁平。花果期 8～9 月。分布于福建、浙江、江西、湖南、广东、海南、广西、四川、云南、台湾等地。生于海拔 300～1000 米的山谷密林下或溪边。

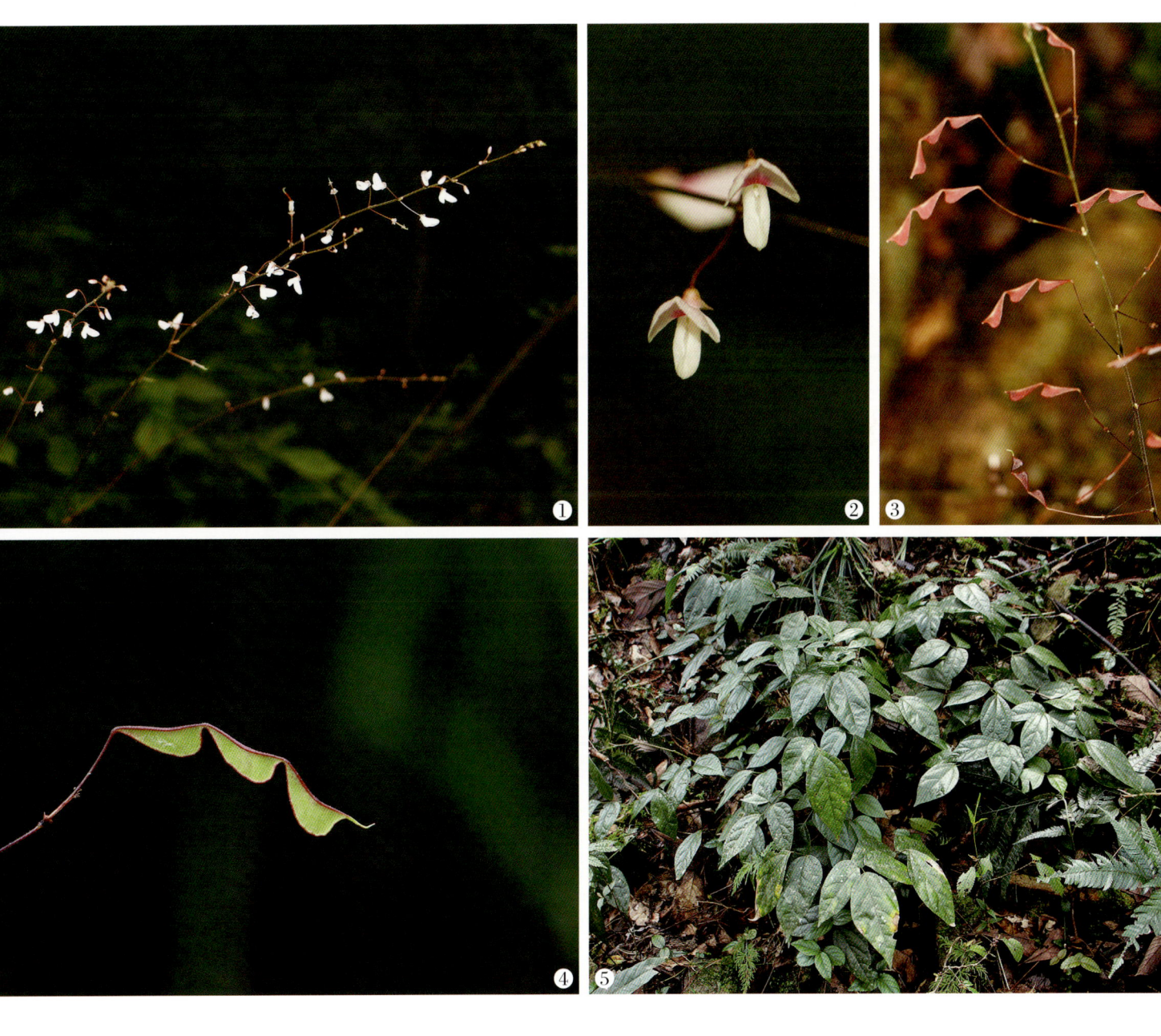

❶ 花序　　❷ 花　　❸ 果序　　❹ 荚果　　❺ 植株

相似种 饿蚂蝗

Desmodium multiflorum DC.

灌木。分枝多。叶为羽状三出复叶，小叶近革质，椭圆形或倒卵形；侧生小叶较小，上面几无毛，干时常呈黑色，下面灰白色，被丝状毛，中脉尤密；侧脉每边6～8条，直达叶缘，明显。花序顶生或腋生，顶生者多为圆锥花序，腋生者为总状花序；花冠紫色。花期7～9月，果期8～10月。分布于浙江、福建、江西、湖北、湖南、广东、广西、四川、贵州、云南、西藏、台湾等地。生于海拔500～2800米的山坡草地或林缘。景宁畲族自治县大均、东坑、大地等乡镇有分布。

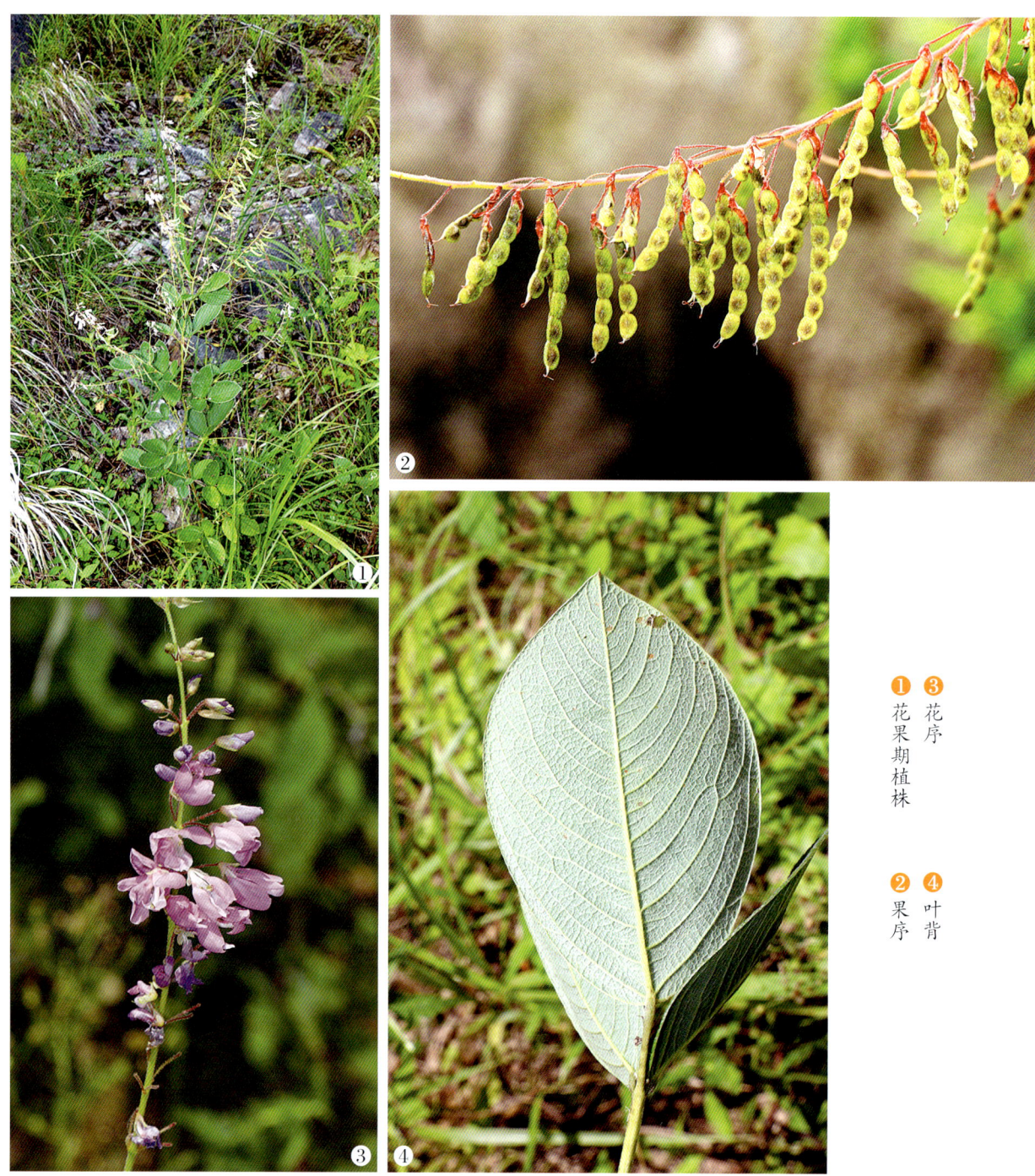

❶❸ 花序 花果期植株

❷❹ 果序 叶背

相似种 羽叶山蚂蝗

Desmodium oldhamii Oliv.

半灌木或多年生草本。茎直立。羽状复叶,具3~7枚小叶;叶柄上具沟槽;托叶线状披针形,被柔毛。圆锥花序顶生,花稀疏。荚果2荚节,密被钩状短柔毛。花期8~9,果期9~10月。分布于辽宁、吉林、江苏、浙江、安徽、江西、湖北、湖南、四川、贵州、云南、陕西等地。生于山坡路旁、草坡、林下。景宁畲族自治县鹤溪、东坑等乡镇(街道)有分布。

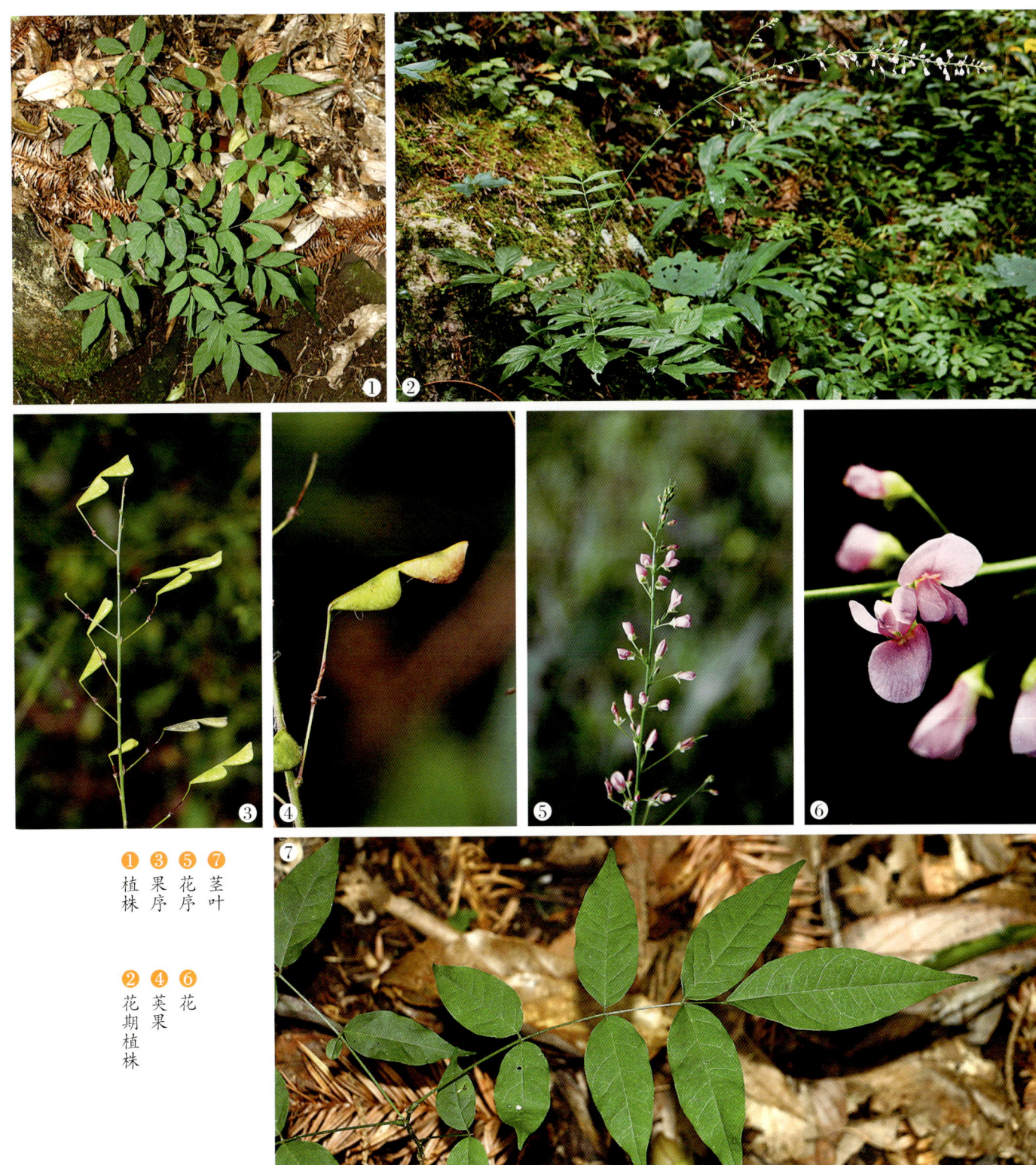

❶❸❺❼ 植株 果序 花序 茎叶

❷❹❻ 花期植株 荚果 花

相似种 长柄山蚂蝗

Podocarpium podocarpum (DC.) Yang et Huang

草本。根茎稍木质。茎具条纹，疏被伸展短柔毛。叶为羽状三出复叶，小叶纸质，顶生小叶宽倒卵形，全缘，两面疏被短柔毛或几无毛，侧脉每边约4条，直达叶缘，侧生小叶斜卵形。总状花序或圆锥花序，花冠紫红色。荚果2荚节，被钩状毛和小直毛，稍有网纹。花果期8～9月。分布于河北、江苏、浙江、安徽、江西、山东、河南、湖北、湖南、广东、广西、四川、贵州、云南、西藏、陕西、甘肃等地。生于海拔120～2100米的山坡、路旁、草坡、林下。

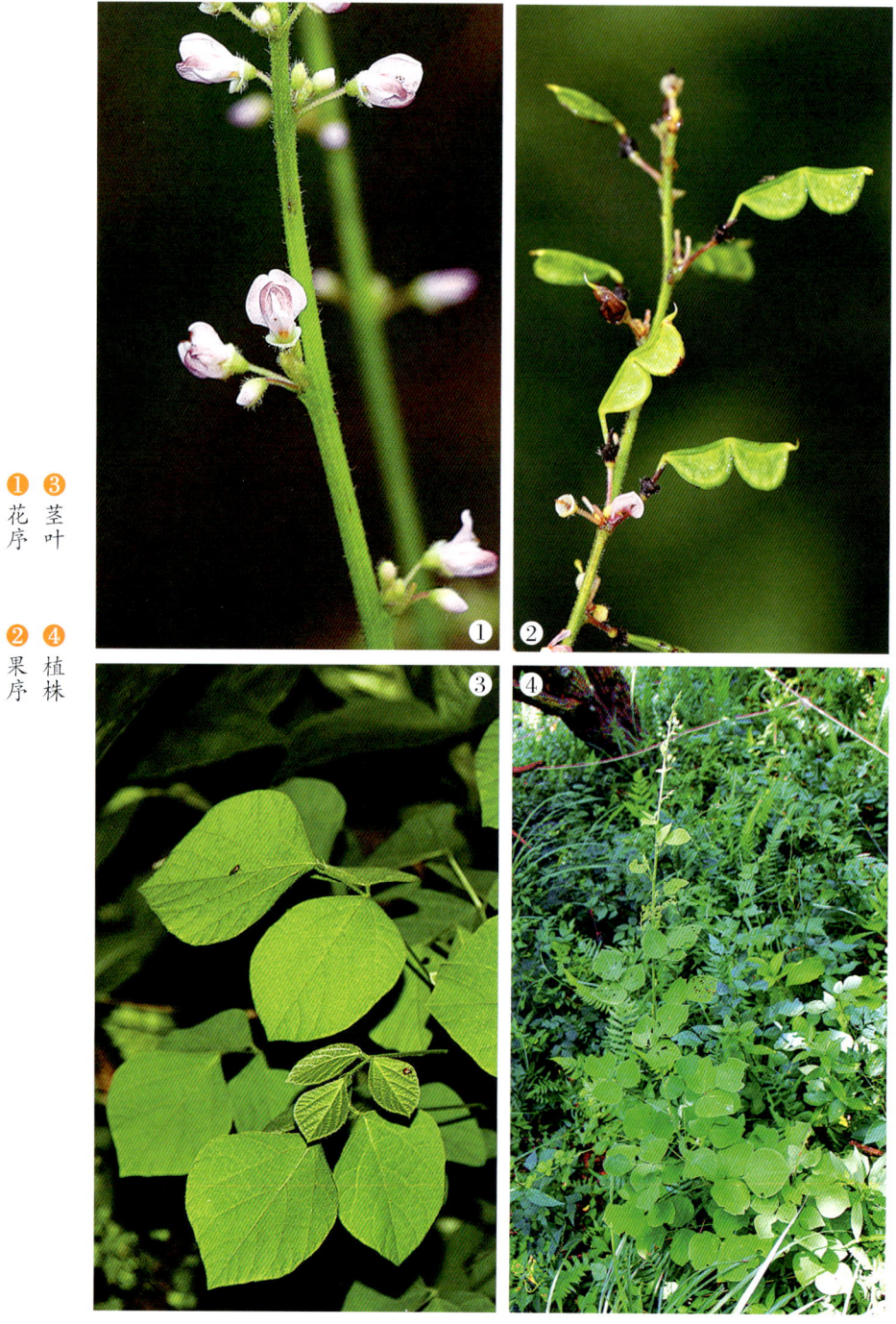

❶ 花序　❷ 果序　❸ 茎叶　❹ 植株

相似种 尖叶长柄山蚂蝗

Podocarpium podocarpum (DC.) Yang et Huang var. *oxyphyllum* (DC.) Yang et Huang

草本。根茎稍木质。茎具条纹，疏被伸展短柔毛。叶为羽状三出复叶，小叶纸质，顶生小叶宽倒卵形，全缘，两面疏被短柔毛或几无毛，侧脉每边约4条，直达叶缘，侧生小叶斜卵形。总状花序或圆锥花序，花冠紫红色。分布于秦岭淮河以南各地。生于海拔400～2200米的山坡路旁、沟旁、林缘或林中。

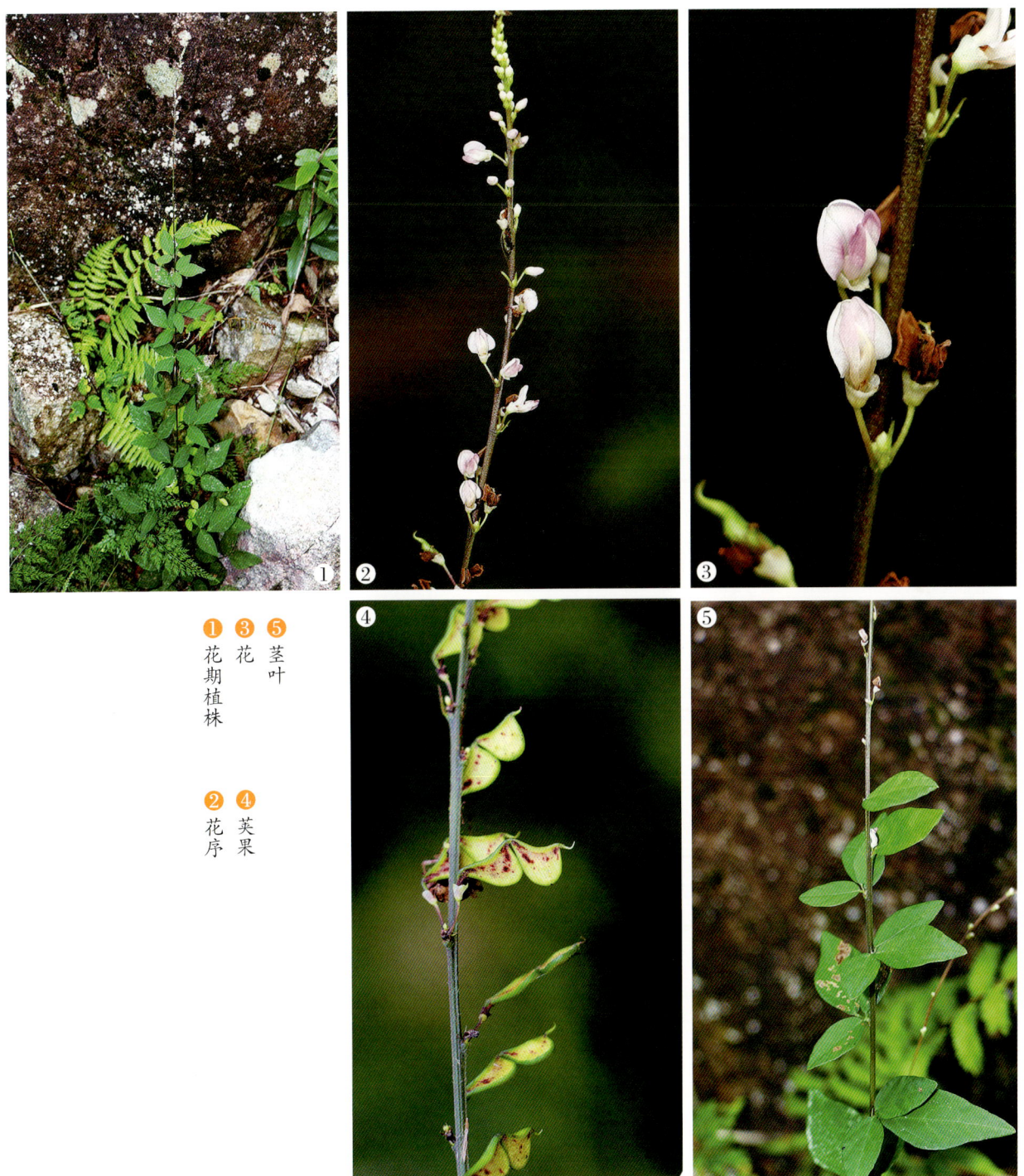

❶❸❺ 花期植株 花 茎叶
❷❹ 花序 荚果

104 绿豆

| 学　名 | *Vigna radiata* (Linn.) Wilczek | 科　名 | 豆科 |
| 畲族名 | 绿豆 | 土　名 | 绿豆 |

形态特征

草本。茎被褐色长硬毛。羽状复叶具3枚小叶；小叶卵形，全缘，先端渐尖，基部阔楔形或浑圆，两面多少被疏长毛，基部3脉明显。总状花序腋生，有花数朵，最多可达25朵。荚果线状圆柱形，平展，被淡褐色、散生的长硬毛。种子8~14颗，淡绿色或黄褐色，短圆柱形。花期初夏，果期6~8月。

分布与生境

我国南北各地均有栽培。

药用价值

主治暑热烦渴、疮毒痈肿水肿、泻利、丹毒等。现代药理研究表明还具有抗菌抑菌、降血脂、抗肿瘤、解雷公藤或砒霜中毒等作用。

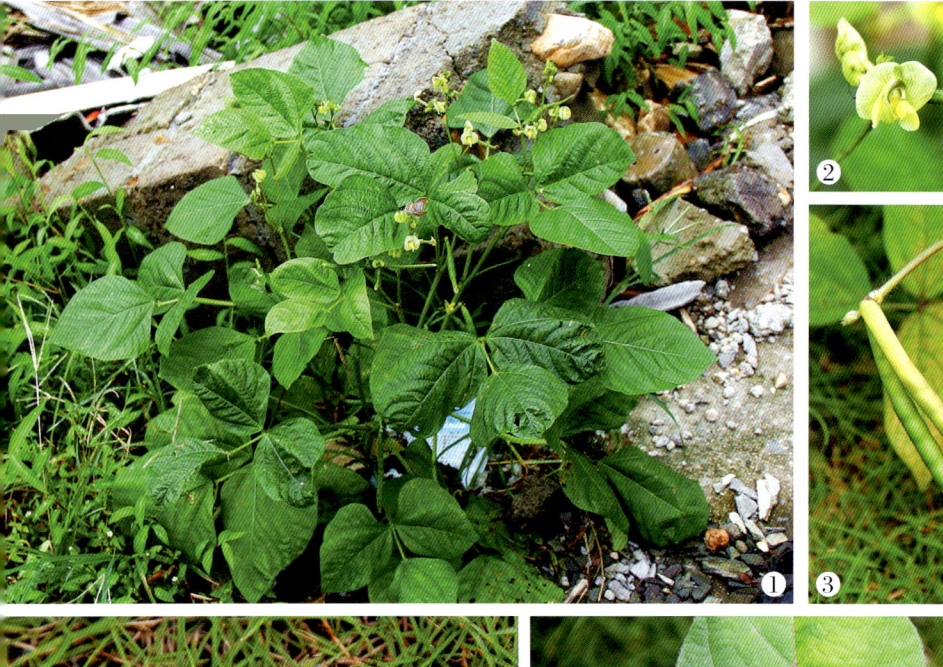
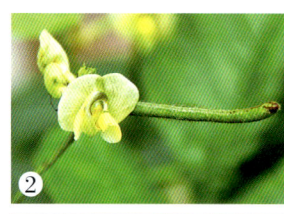
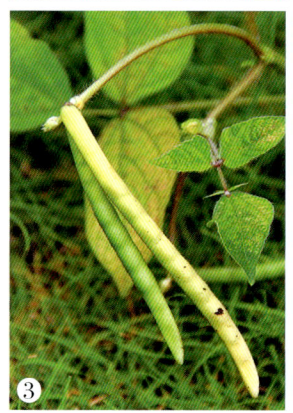
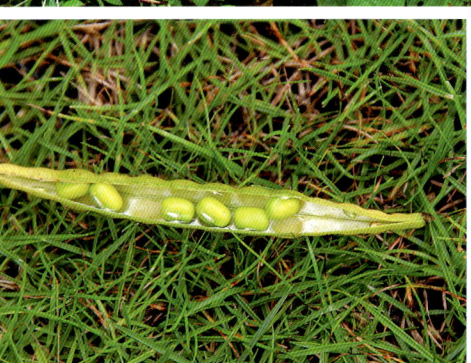
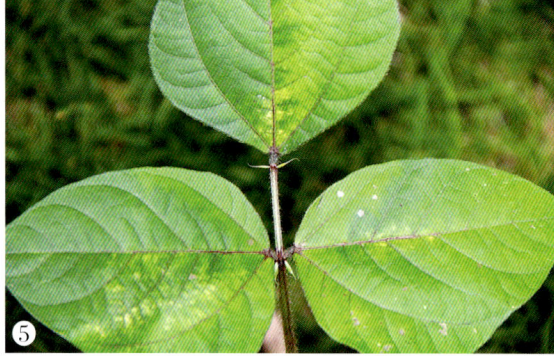

❶ 花果期植株　❷ 花　❸ 荚果　❹ 种子　❺ 托叶

105 野豇豆

学　　名	*Vigna vexillata* (Linn.) Rich.
科　　名	豆科
畲族名	鬼绿豆
土　　名	山赤豆

形态特征

攀缘或蔓生草本。根纺锤形，木质。茎被开展的棕色刚毛。羽状复叶具3枚小叶；小叶膜质，卵形至披针形，通常全缘，少数微具3裂片，两面被棕色或灰色柔毛。花序腋生，有2~4朵生于花序轴顶部的花，使花序近伞形。荚果直立，线状圆柱形，被刚毛。种子浅黄色至黑色。花期7~9月，果期10~11月。

分布与生境

我国华东、华南至西南各地有分布。生于旷野、灌丛或疏林中。

药用价值

主治头晕失眠、消肿止痛、利咽喉。中医另用于治疗风火牙痛、咽喉肿痛、腮腺炎、疮疖、小儿麻疹余毒不尽、胃痛、腹胀、便秘、跌打肿痛、骨折。

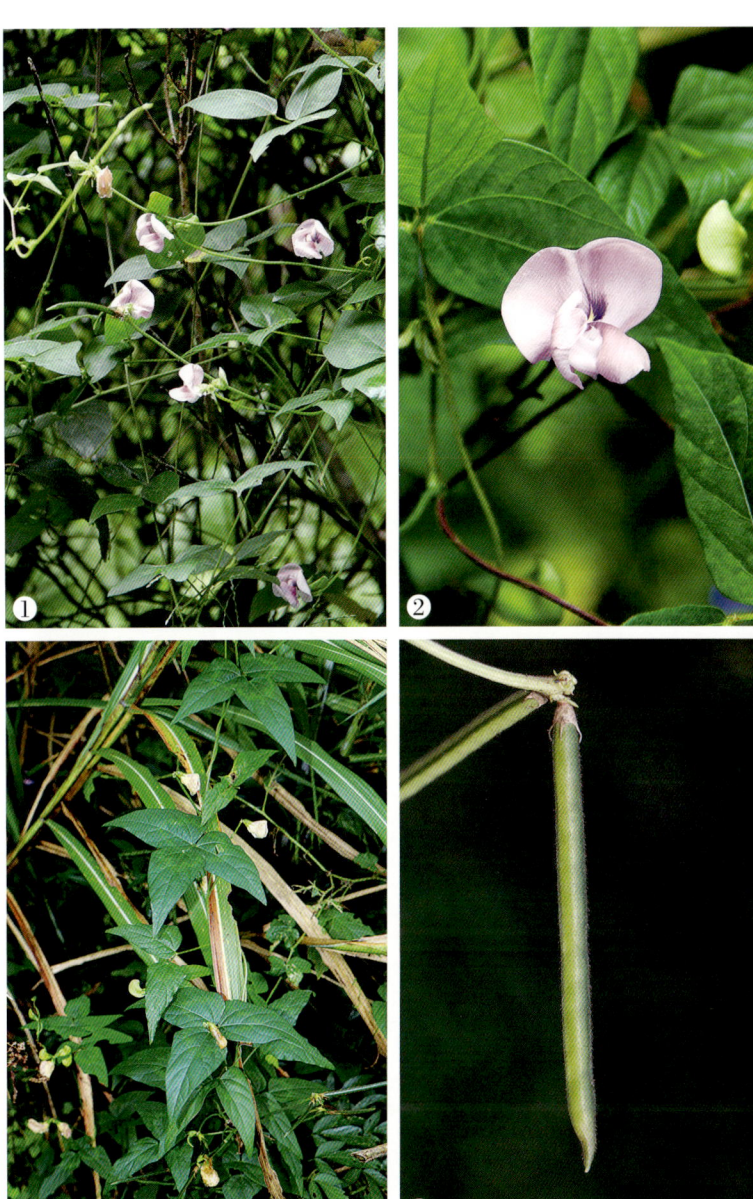

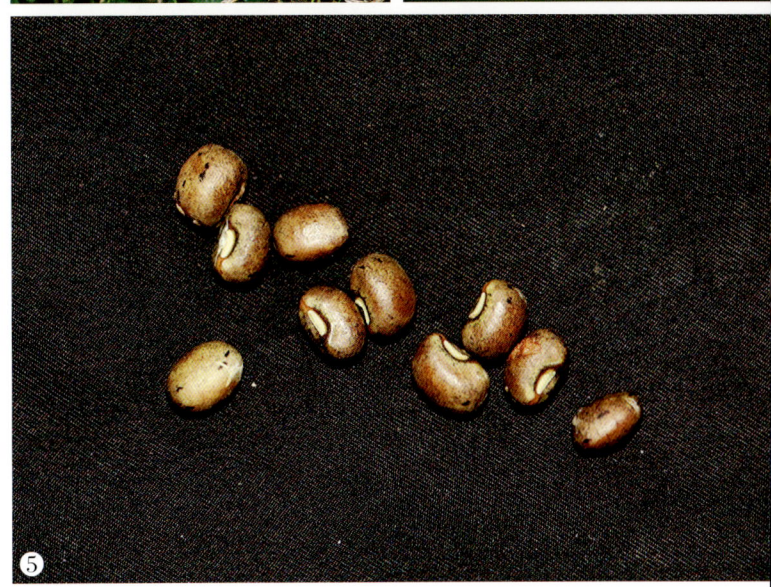

❶ 花序
❷ 花
❸ 茎叶
❹ 荚果
❺ 种子

相似种 贼小豆

Vigna minima (Roxb.) Ohwi et Ohashi

缠绕草本。茎纤细，无毛或被疏毛。羽状复叶具3枚小叶；小叶的形状和大小变化颇大，卵形至线形，先端急尖或钝，基部圆形或宽楔形，两面近无毛或被极稀疏的糙伏毛。总状花序柔弱；花冠黄色。荚果圆柱形。种子长圆形，深灰色。花果期8~10月。分布于我国长江以南各地。生于旷野、草丛或灌丛中。

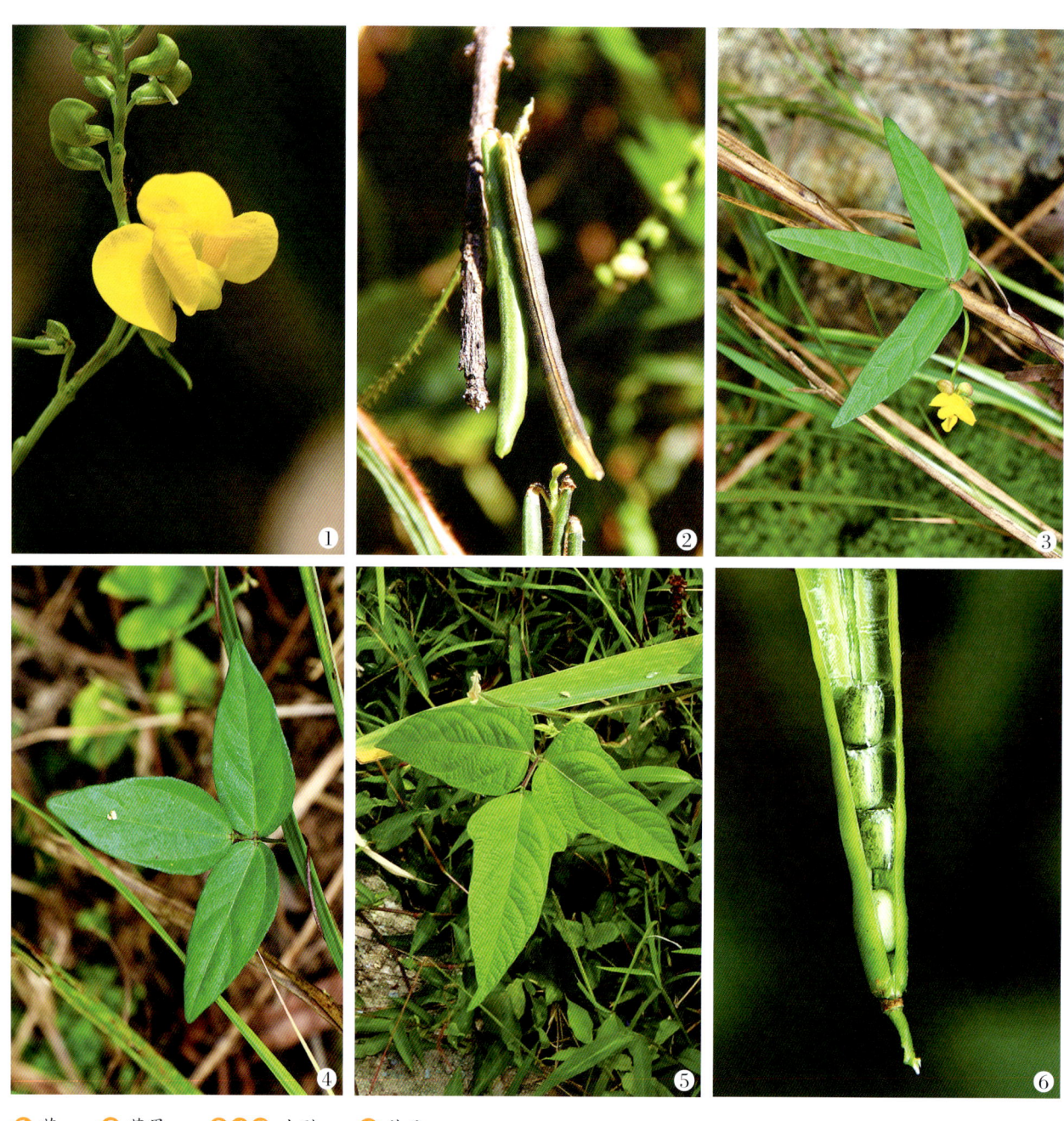

❶ 花　　❷ 荚果　　❸❹❺ 叶型　　❻ 种子

相似种 赤小豆

Vigna umbellata (Thunb.) Ohwi et Ohashi

草本。茎纤细。羽状复叶具3枚小叶；托叶盾状着生，披针形或卵状披针形；小叶纸质，卵形或披针形，长10~13厘米，宽（2~）5~7.5厘米，先端急尖，基部宽楔形或钝，全缘或微3裂，沿两面脉上薄被疏毛，有基出脉3条。总状花序腋生，短，有花2~3朵；花黄色。荚果线状圆柱形，下垂。种子长椭圆形，通常暗红色，有时为褐色、黑色或草黄色。花果期6~9月。原产亚洲热带地区，我国南部有野生或栽培。景宁畲族自治县广泛栽培。

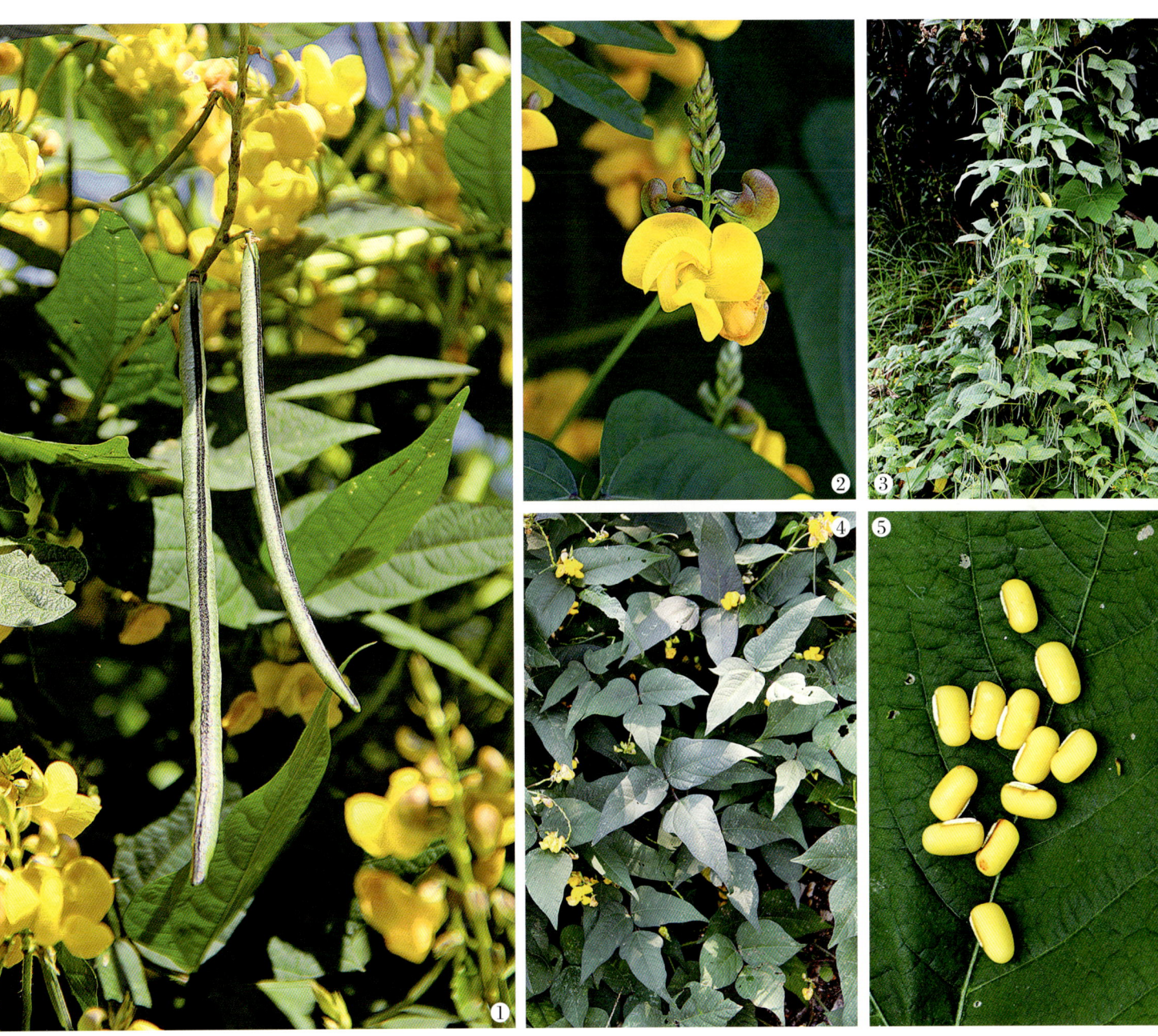

❶荚果　❷花　❸花果期植株　❹茎叶　❺种子

106 酢浆草

学　名	*Oxalis corniculata* Linn.	科　名	酢浆草科
畲族名	老鸦饭、酸草	土　名	老鸦饭

形态特征

草本。全株被柔毛。根茎稍肥厚。茎细弱，多分枝，直立或匍匐，匍匐茎节上生根。叶基生或茎上互生；小叶3枚，倒心形，两面被柔毛或表面无毛，沿脉被毛较密。花单生或数朵集为伞形花序，腋生，花瓣黄色。蒴果长圆柱形。种子长卵形，褐色或红棕色，具横向肋状网纹。花果期2～9月。

分布与生境

全国广布。生于路边、田边、荒地或林下阴湿处。

药用价值

主治肝炎、蜈蚣咬伤、血晕，还可解热利尿、消肿散瘀。中医另用于治疗泄泻、痢疾、淋病、赤白带下、麻疹、吐血、衄血、咽喉肿痛、疔疮、痈肿、疥癣、痔疾、脱肛、跌打损伤、烫火伤。现代药理研究表明还具有抗菌、消炎、抗肿瘤等作用。

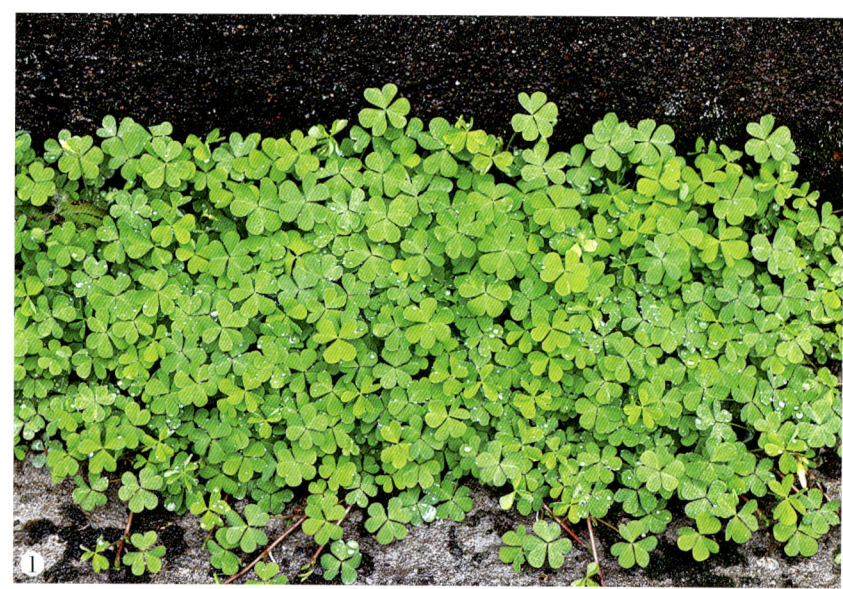
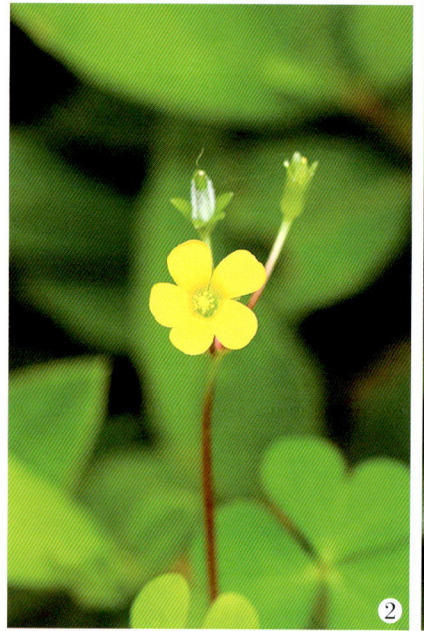
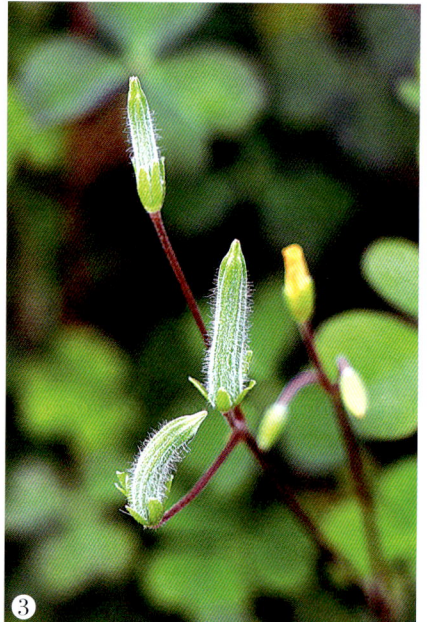

❶ 居群　❷ 花　❸ 蒴果

107 直酢浆草

学　名	*Oxalis corniculata* L. var. *stricta* (L.) Huang et L.R. Xu
科　名	酢浆草科　　畲族名 盐酸草　　土　名 老鸦饭

形态特征

草本。全株被柔毛。根茎稍肥厚。茎细弱，多分枝，直立或匍匐，匍匐茎节上生根。叶基生或茎上互生；小叶3枚，倒心形，两面被柔毛或表面无毛，沿脉被毛较密，边缘具贴伏缘毛。花单生或数朵集为伞形花序，腋生，花瓣黄色。蒴果长圆柱形。种子长卵形，褐色或红棕色，具横向肋状网纹。花果期2～9月。

分布与生境

分布于辽宁以南至华北、华东各地。生于路边、林下阴湿处。

药用价值

主治肝炎、蜈蚣咬伤、血晕。

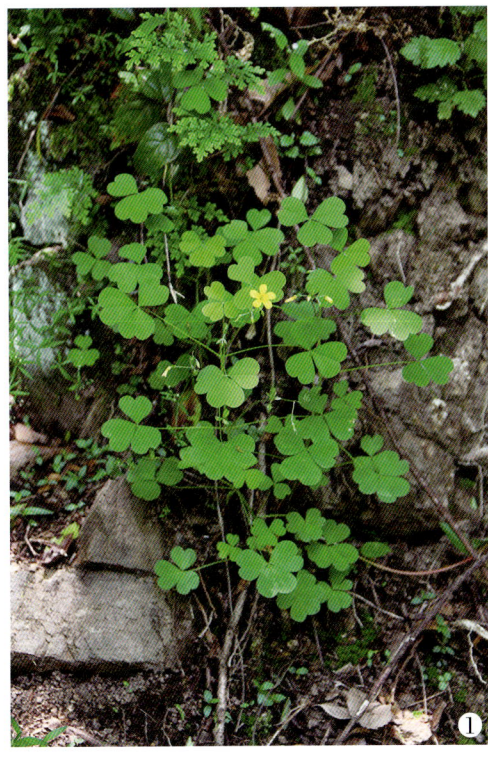
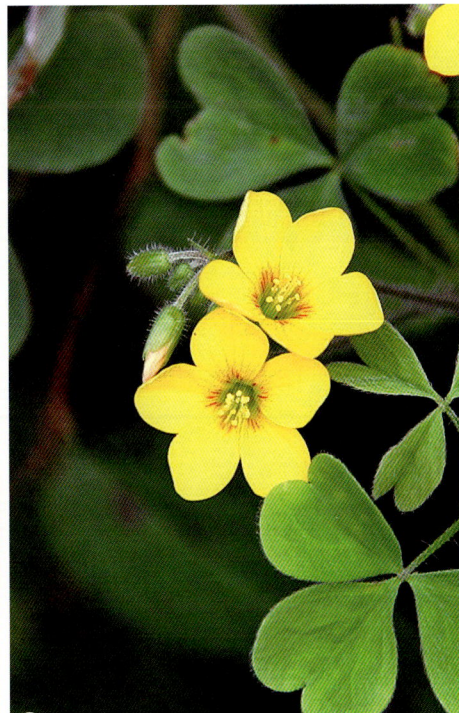
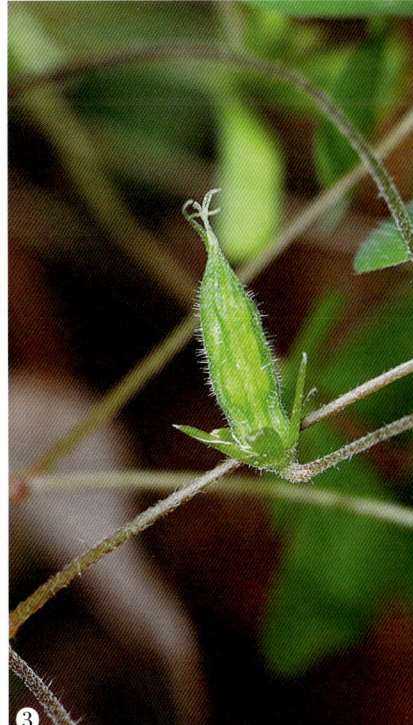

❶ 植株　　❷ 花　　❸ 蒴果

相似种 山酢浆草

Oxalis griffithii Edgew. et Hook. f.

草本。根纤细，根茎横生，节间具 1～2 毫米长的褐色或白色小鳞片和细弱的不定根。茎短缩不明显，基部围以残存覆瓦状排列的鳞片状叶柄基。叶基生；托叶阔卵形，被柔毛或无毛，小叶 3 枚，倒心形，两面被毛或背面无毛。单花，白色或稀粉红色。蒴果卵球形。种子卵形，褐色或红棕色，具纵肋。花期 7～8 月，果期 8～9 月。分布于陕西、甘肃及华东、华中、西南地区。生于海拔 800～3000 米的密林、灌丛和沟谷中。

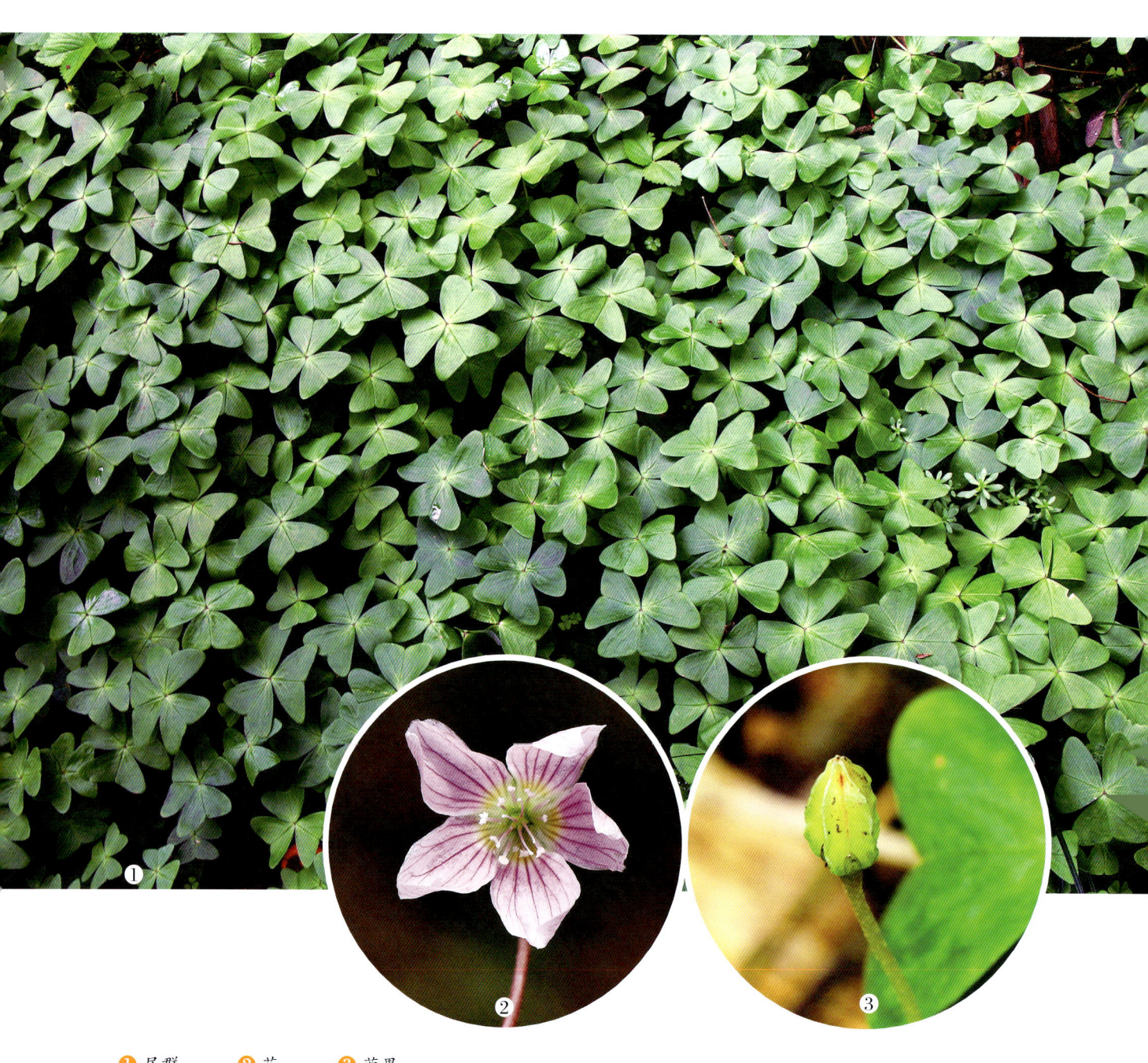

❶ 居群　❷ 花　❸ 蒴果

相似种 红花酢浆草

Oxalis corymbosa DC.

　　草本。无地上茎，地下部分有球状鳞茎。叶基生，被毛；小叶3枚，扁圆状倒心形，顶端凹入，两侧角圆形，基部宽楔形，表面绿色，被毛或近无毛，下面浅绿色，通常两面或有时仅边缘有干后呈棕黑色的小腺体，下面尤甚并被疏毛。二歧聚伞花序，通常排列成伞形花序；花瓣倒心形，淡紫色至紫红色。花果期3～12月。原产南美洲，在我国分布于河北、陕西、四川、云南和华东、华中、华南地区。生于低海拔的路旁、荒地及庭院。

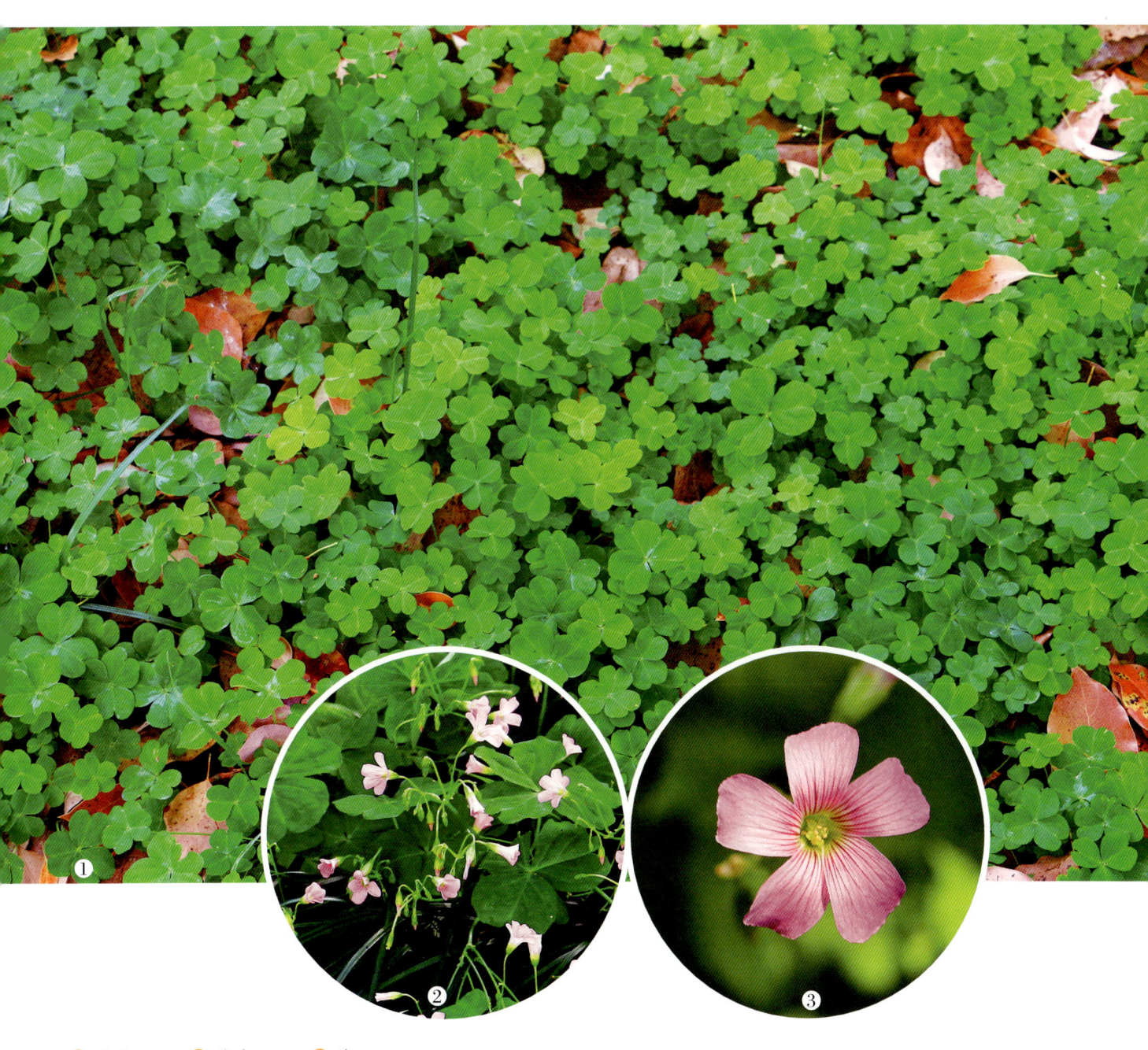

❶ 居群　　❷ 花序　　❸ 花

108 山橘

学　名	*Fortunella hindsii* (Champ. ex Benth.) Swingle
科　名	芸香科 |畲族名	山金橘	土　名	山橘

形态特征

常绿灌木。多枝，刺短小。单小叶或有时兼有少数单叶，叶翼线状或明显，小叶片椭圆形或倒卵状椭圆形，顶端圆。花单生及少数簇生于叶腋。果圆球形或稍呈扁圆形，果皮橙黄色或朱红色，平滑，有麻辣感且微有苦味，果肉味酸。种子阔卵形，饱满，顶端短尖，平滑无脊棱。花期4～5月，果期10～12月。

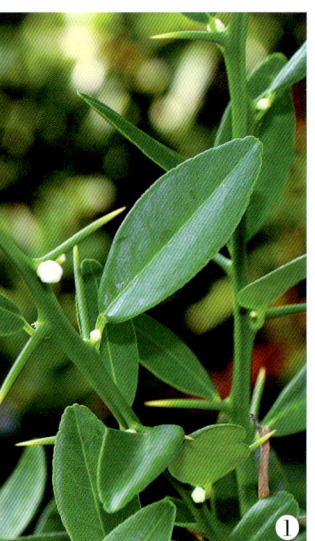
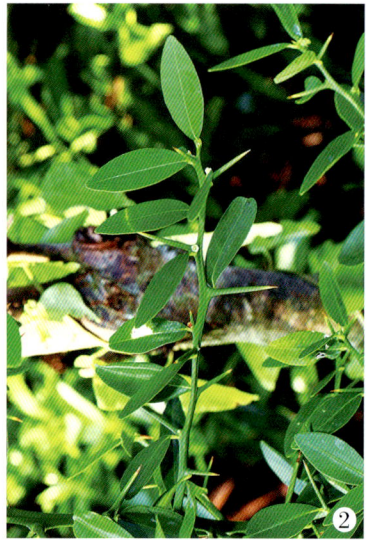
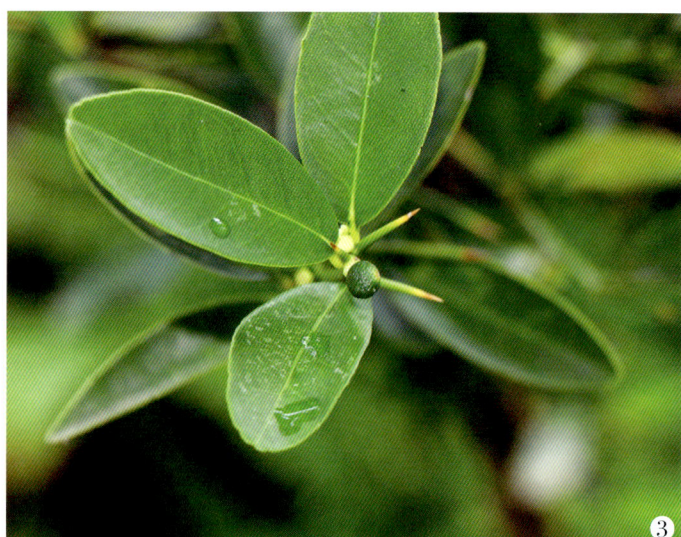
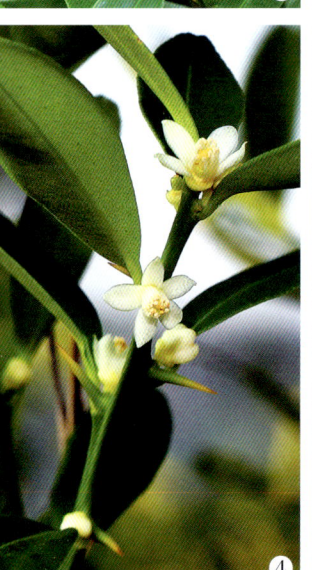
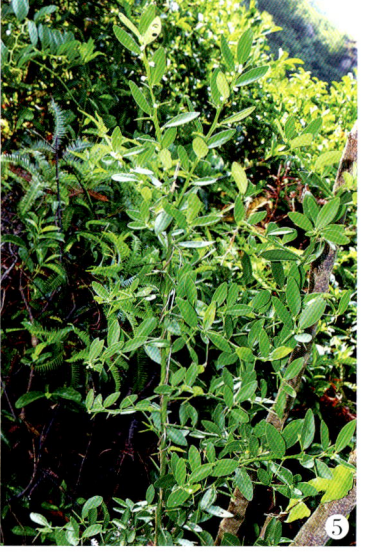

分布与生境

分布于安徽、浙江、江西、福建、湖南、广东、广西等地。生于低海拔的疏林中。景宁畲族自治县境内目前尚未发现有该种分布。照片摄于福建省福鼎市。

药用价值

主治胃痛、水肿、疝气、子宫下垂、睾丸肿大、产后小腹痛、下消、血淋等。中医另用于治疗风寒咳嗽。现代药理学研究表明还具有抗炎、止咳、祛痰和镇痛作用。

① 叶　② 枝叶　③ 幼果　④ 花　⑤ 植株

109 椿叶花椒

学　名 *Zanthoxylum ailanthoides* Sieb. et Zucc.
科　名 芸香科
畲族名 鼓丁柴
土　名 浙桐皮

形态特征

落叶乔木。茎干有鼓钉状突起，当年生枝的髓部甚大，常空心。小叶整齐对生，狭长披针形或位于叶轴基部的近卵形，顶部渐狭长尖，叶下面灰绿色或有灰白色粉霜。花序顶生，多花，几无花梗；花瓣淡黄白色，退化雌蕊极短；分果瓣淡红褐色，干后淡灰色或棕灰色，顶端无芒尖，油点多，干后凹陷。花期8～9月，果期10～12月。

分布与生境

除江苏、安徽外，长江以南各地均有分布。生于海拔500～1500米的山地杂木林中。

药用价值

外用主治皮肤瘙痒。中医另用于治疗风湿骨痛、跌打肿痛。

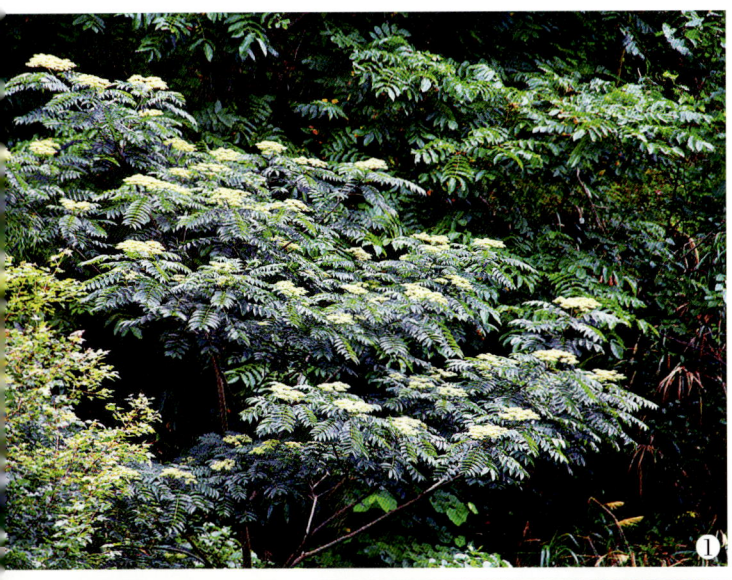
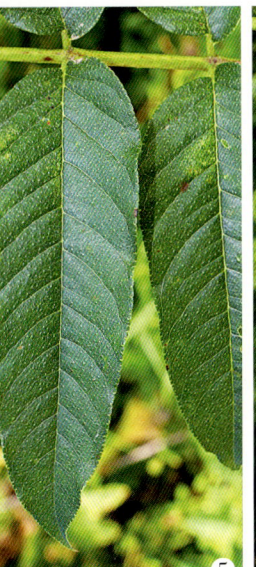
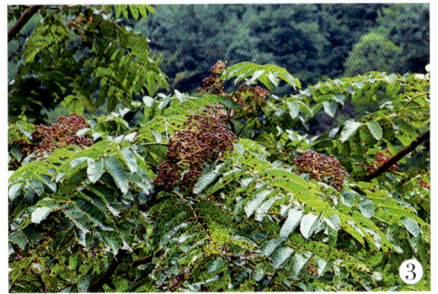
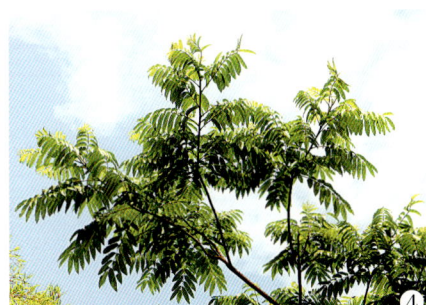
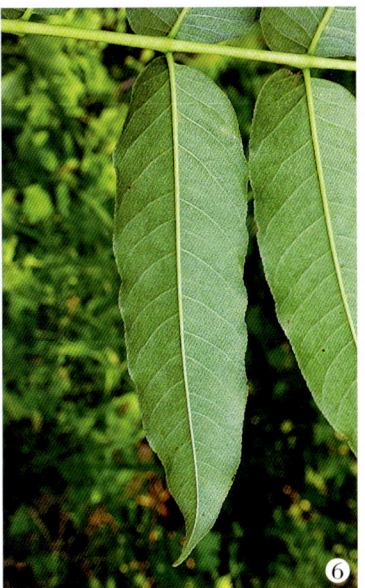
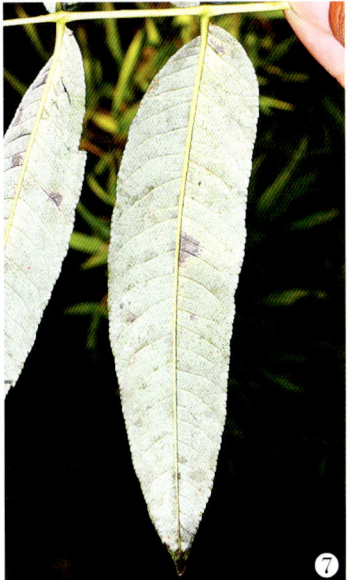

❶花期植株　❷树干　❸果枝　❹枝叶　❺小叶　❻❼小叶叶背

相似种 大叶臭花椒

Zanthoxylum myriacanthum Wall. ex Hook. f.

落叶乔木。茎干有鼓钉状锐刺。花序轴及小枝顶部有较多劲直锐刺，嫩枝的髓部大而中空，叶轴及小叶无刺。小叶对生，宽卵形、卵状椭圆形或长圆形，位于叶轴基部的有时近圆形，基部圆或宽楔形，油点多且大。花序顶生，多花，花枝被短柔毛；花瓣白色。分果瓣红褐色，顶端无芒尖，油点多。花期6～8月，果期9～11月。分布于浙江、福建、广东、广西、海南、贵州、云南等地。生于海拔200～1500米的山坡林中。

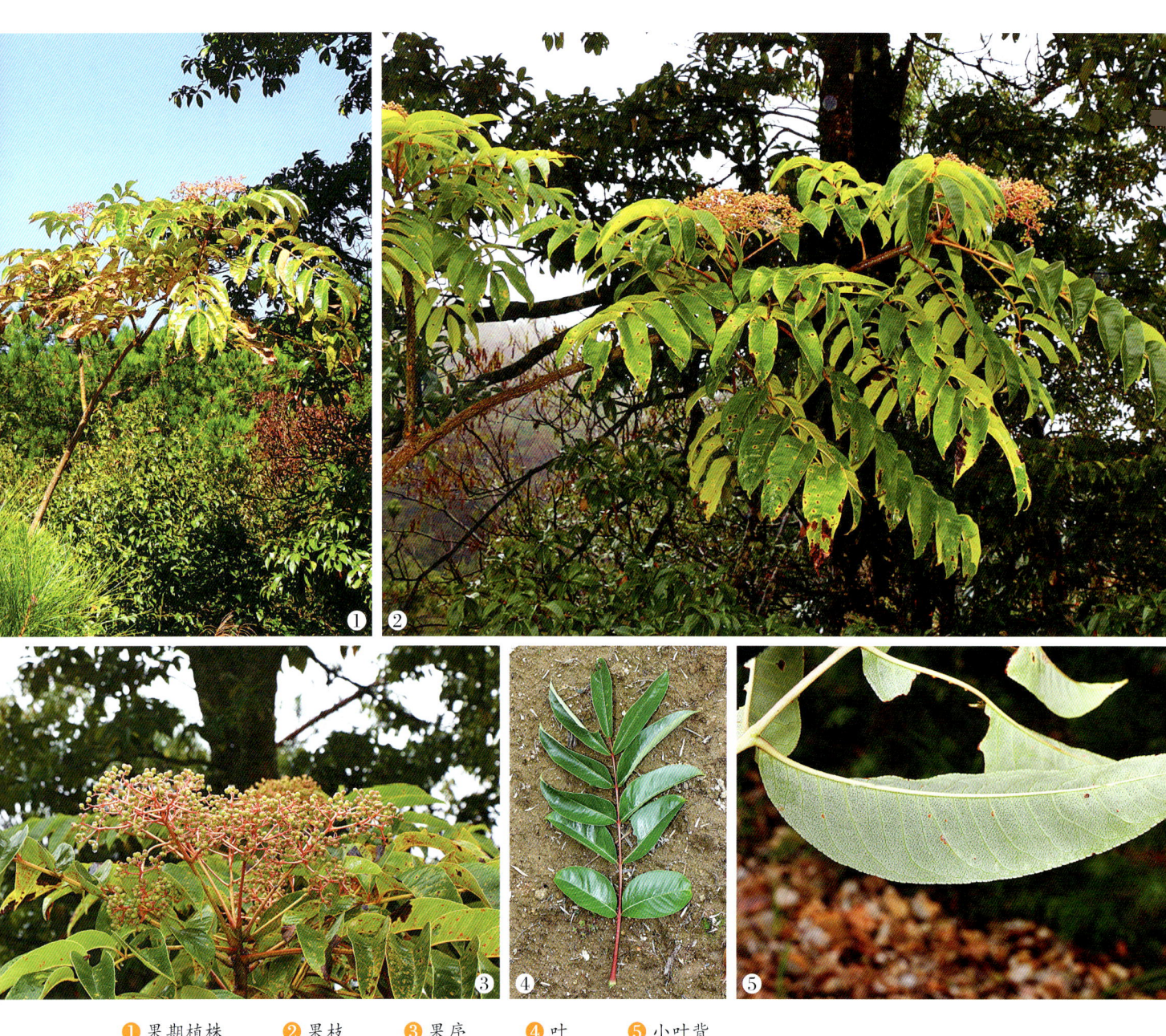

❶ 果期植株　❷ 果枝　❸ 果序　❹ 叶　❺ 小叶背

110 竹叶花椒

学　名	*Zanthoxylum armatum* DC.
科　名	芸香科
畲族名	白夫桃、焦刺
土　名	野花椒

形态特征

落叶小乔木。茎枝多锐刺，刺基部宽而扁，红褐色，小枝上的刺劲直，水平抽出。小叶下面中脉上常有小刺，仅下面基部中脉两侧有丛状柔毛；小叶对生，通常披针形，两端尖，有时基部宽楔形。果紫红色，有微突起少数油点。种子褐黑色。花期4~5月，果期8~10月。

分布与生境

分布于秦岭以南地区（海南不产）。生于海拔2200米以下的山地林下或灌丛中。

药用价值

主治脘腹冷痛、呕吐泄泻、虫积腹痛、蛔虫病、湿疹瘙痒。现代药理研究表明还具有治疗急性阑尾炎的作用。

❶ 果枝　❸ 成熟果　❺ 枝刺
❷ 未成熟果　❹ 枝叶　❻ 花序

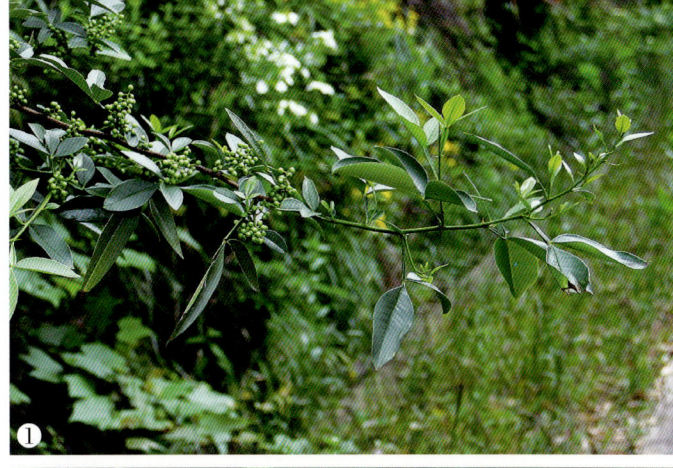
❶

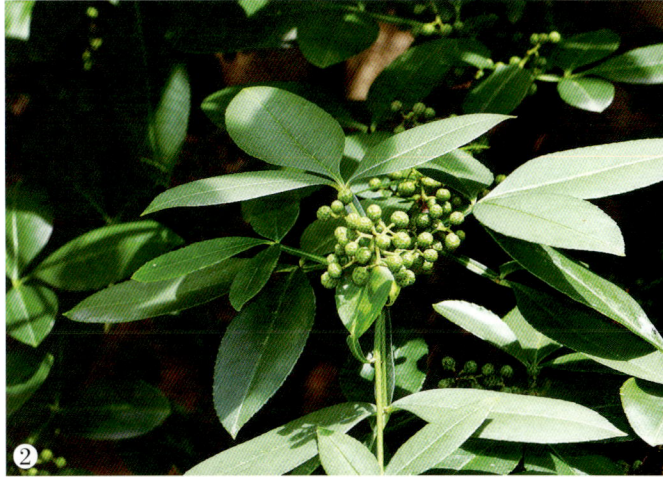
❷

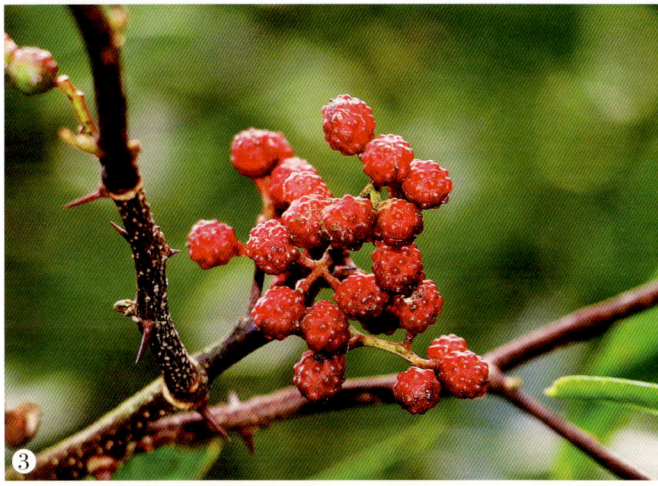
❸

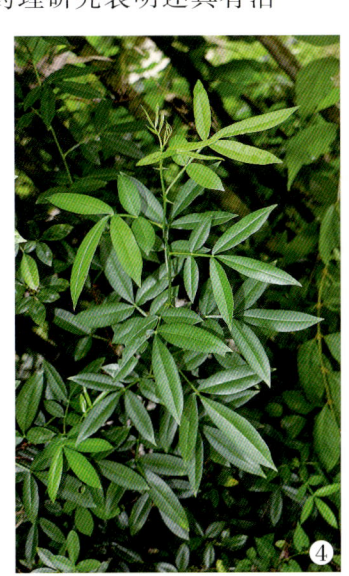
❹

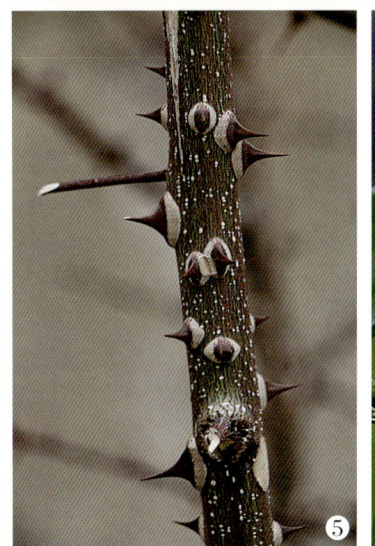
❺

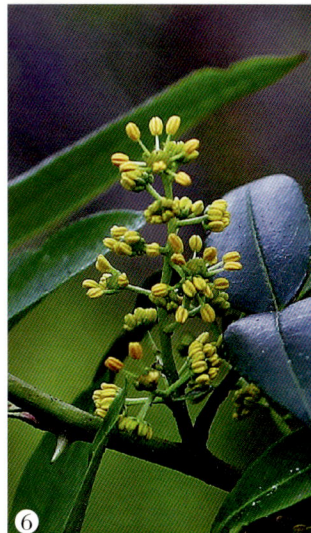
❻

111 花椒簕

学　名	*Zanthoxylum scandens* Bl.	科　名	芸香科
畲族名	红椒刺	土　名	红椒

形态特征

幼龄植株呈直立灌木状，成龄植株呈藤状。小叶互生或位于叶轴上部的对生，卵形，叶面有光泽或老叶暗淡无光，中脉至少下半段凹陷且无毛。花瓣淡黄绿色，退化雌蕊半圆形垫状突起，退化雄蕊鳞片状。分果瓣紫红色。种子近圆球形，两端微尖。花期3~5月，果期7~8月。

分布与生境

分布于长江以南地区。生于海拔1500米以下的山坡灌丛或林下。

药用价值

主治慢性咽炎、胃肠炎、胆囊炎以及胆结石引起的疼痛。现代药理研究表明还具有抗肿瘤、抗菌、抗病毒、抗炎、杀虫、降血脂等作用。

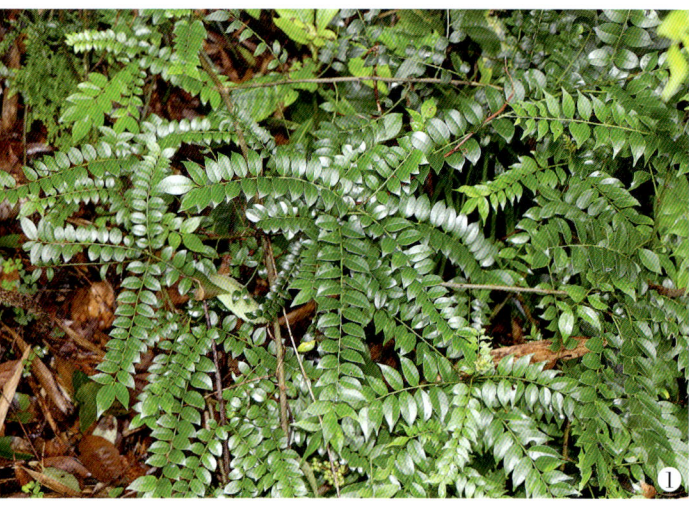
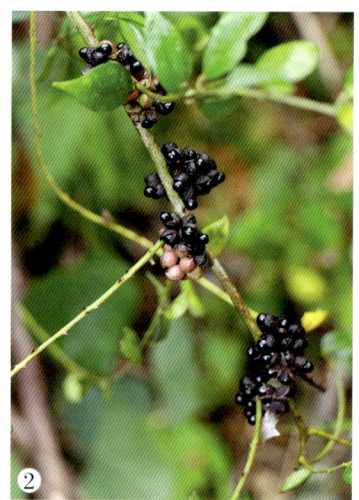
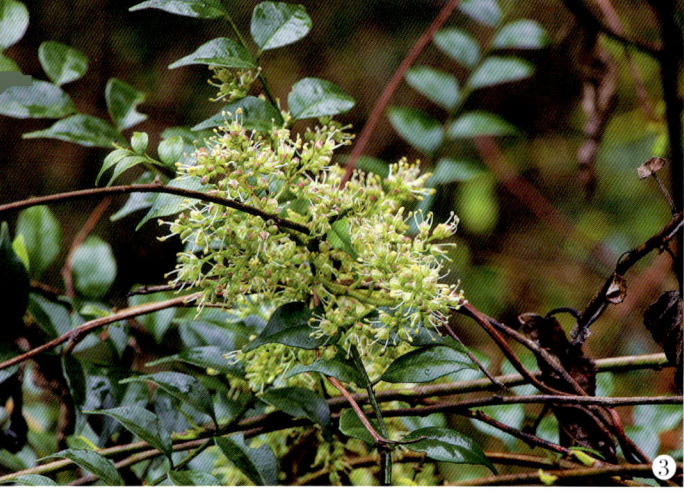
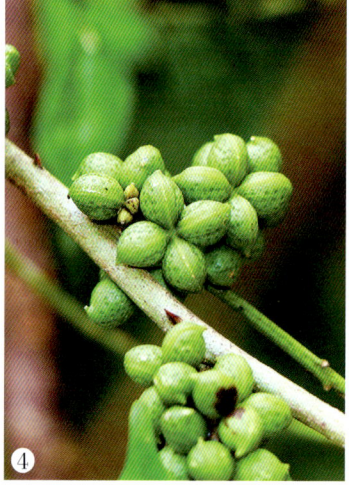

❶ 枝叶　❷ 果序及种子　❸ 花序　❹ 未成熟果

相似种 青花椒

Zanthoxylum schinifolium Sieb. et Zucc.

灌木。茎枝有短刺，刺基部两侧压扁状，嫩枝暗紫红色。小叶纸质，对生，几无柄，位于叶轴基部的常互生，其小叶柄宽卵形至披针形或阔卵状菱形，顶部短至渐尖，基部圆或宽楔形，两侧对称。花瓣淡黄白色。分果瓣红褐色，种子直径3~4毫米。花期7~9月，果期9~12月。分布于辽宁以南大多数省区（云南不产）。生于海拔800米以下的山地林下或灌丛中。目前景宁畲族自治县境内尚未发现有该种分布。照片摄于浙江省台州市临海。

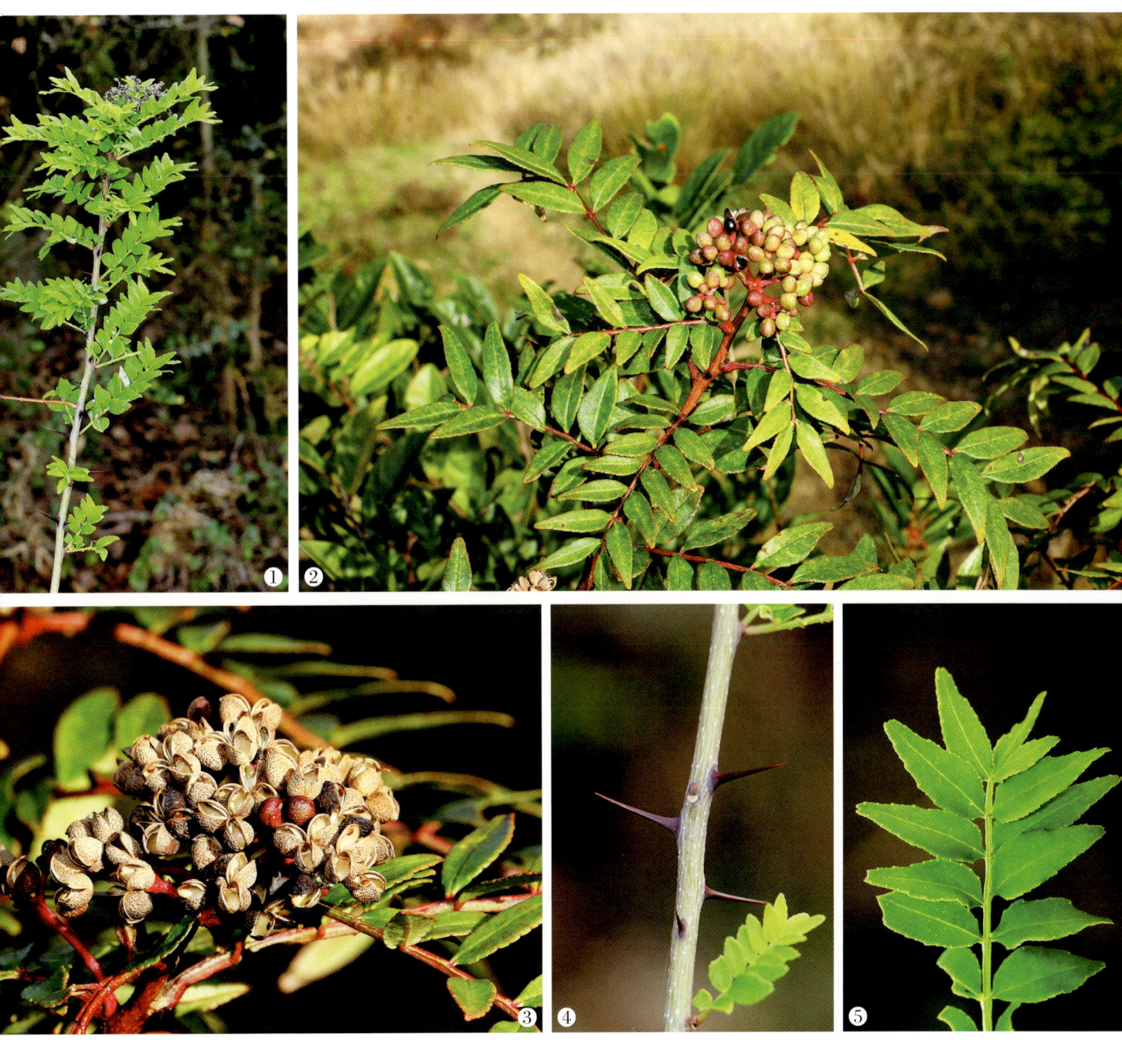

❶ 植株　　❷ 果枝　　❸ 果序　　❹ 枝刺　　❺ 叶

相似种 梗花椒

Zanthoxylum stipitatum Huang

灌木或小乔木。枝干有刺。小叶11～17片，对生。果轴、果梗、分果瓣均紫红色。花序顶生；花被片大小几乎相等，通常披针形。种子长约4毫米，宽约3.5毫米。花期4～5月，果期7～8月。分布于浙江、福建、湖南、广东、广西等地。生于海拔100～800米的山坡林下。

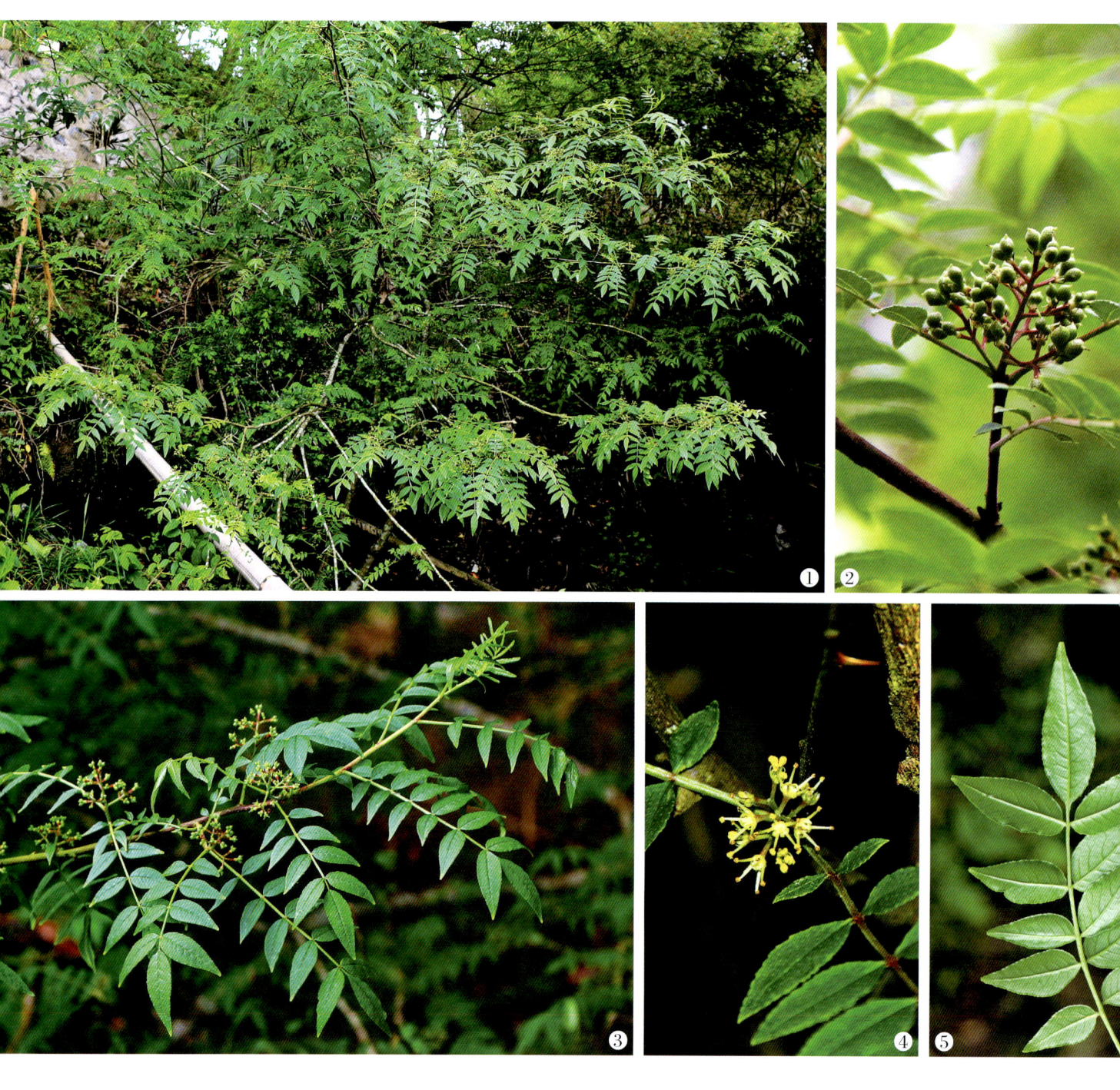

❶ 果期植株　　❷ 果序　　❸ 果枝　　❹ 花序　　❺ 叶背

112 臭椿

| 学　名 | *Ailanthus altissima* (Mill.) Swingle | 科　名 | 苦木科 |
| 畲族名 | 包罗香 | 土　名 | 苦马霜 |

形态特征

落叶乔木。树皮平滑而有直纹。嫩枝有髓，幼时被黄色或黄褐色柔毛，后脱落。叶为奇数羽状复叶；小叶对生或近对生，纸质，卵状披针形，上面深绿色，下面灰绿色，揉碎后具臭味。花淡绿色。翅果长椭圆形。种子位于翅的中间，扁圆形。花期4~5月，果期8~10月。

分布与生境

除黑龙江、吉林、新疆、青海、宁夏、甘肃和海南外，全国各地均有分布。生于山地林下或灌丛。

药用价值

主治胃痛。中医另用于治疗消化道疾病、各种痢疾、肠风便血以及妇科炎症。

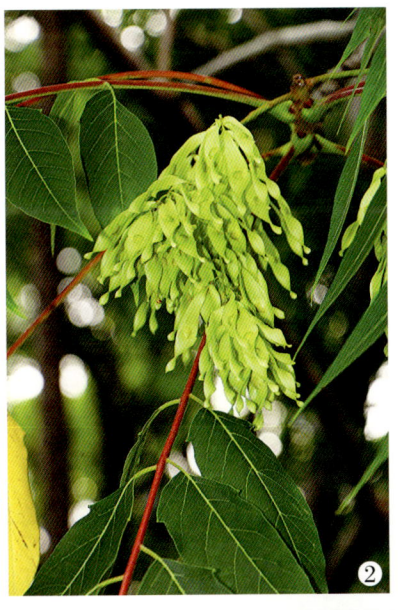
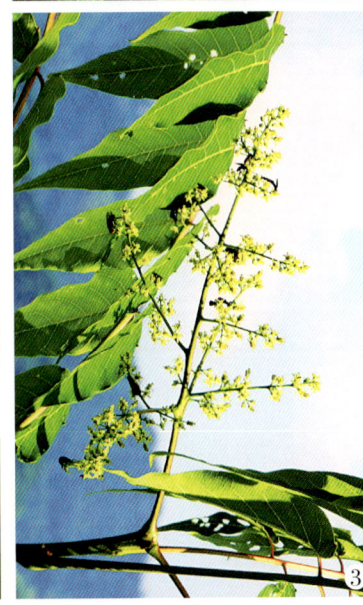
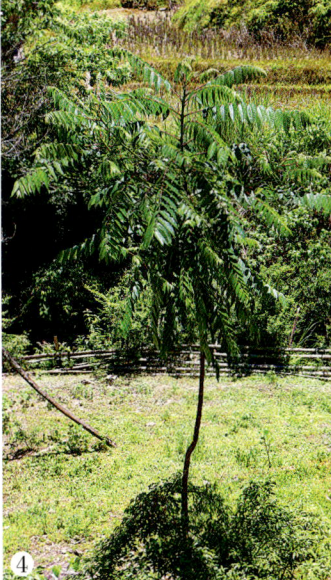
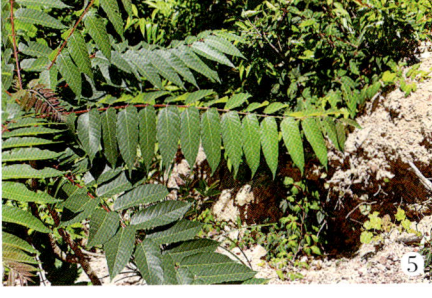
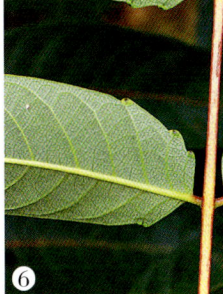
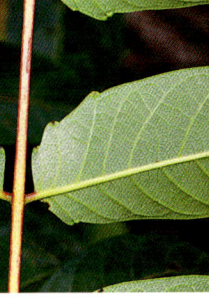

❶ 果枝　❷ 果序
❸ 花序　❹ 植株
❺ 枝叶　❻ 叶缘齿（具腺体）

相似种 香椿

Toona sinensis (A. Juss.) Roem.

乔木。树皮粗糙，深褐色，片状脱落。叶具长柄，偶数羽状复叶；小叶对生或互生，纸质，卵状披针形或卵状长椭圆形。圆锥花序与叶等长或更长，被稀疏的锈色短柔毛或有时近无毛，小聚伞花序生于短的小枝上，多花。蒴果狭椭圆形，深褐色。种子基部通常钝，上端有膜质的长翅，下端无翅。花期6～8月，果期10～12月。从辽宁以南，西至甘肃，东至江苏，南至海南，西南至四川，均有分布和栽培。生于山地杂木林或疏林中。景宁畲族自治县有栽培。

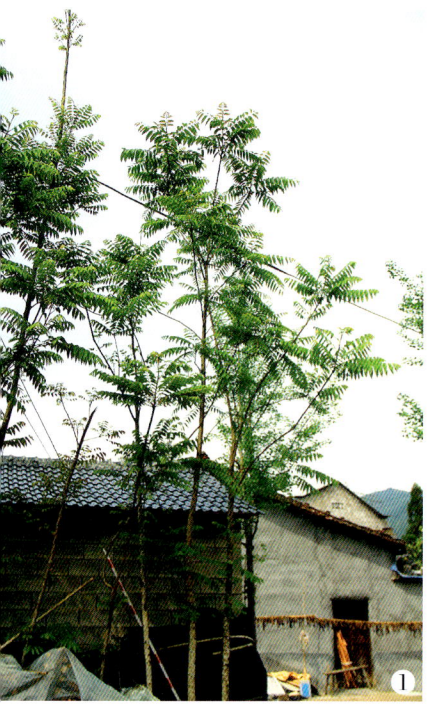
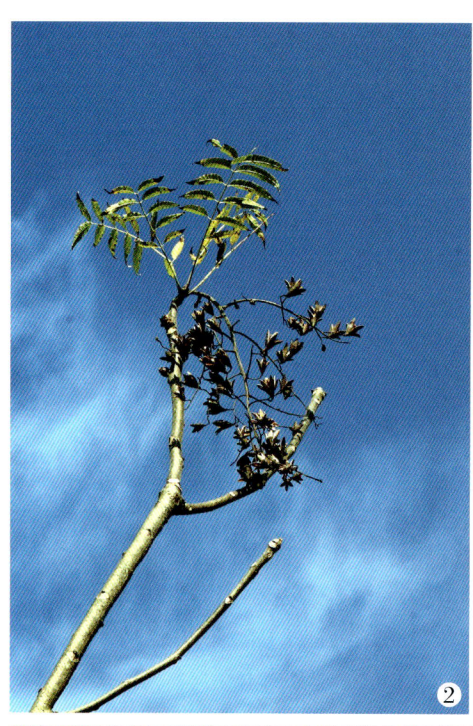
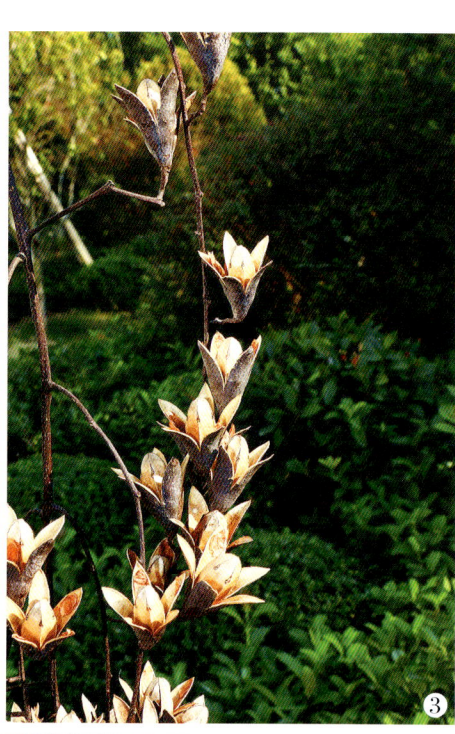

❶ 植株　❷ 果枝
❸ 果序　❹ 枝叶

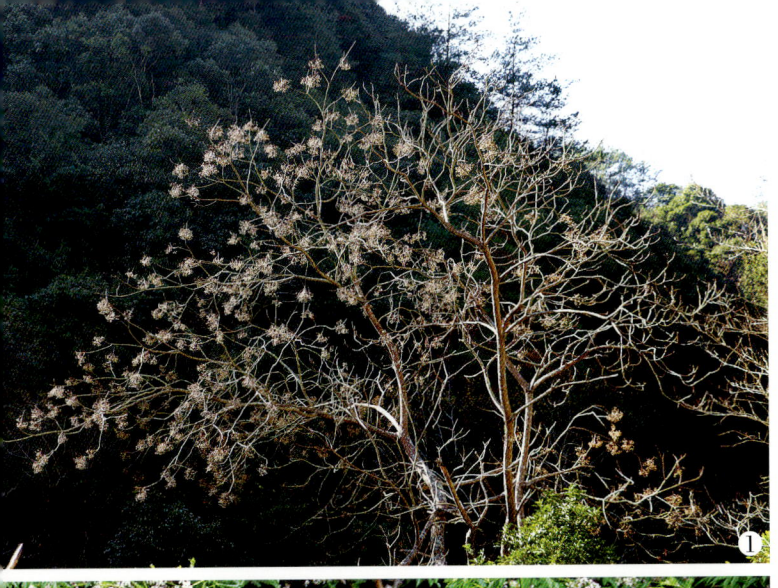
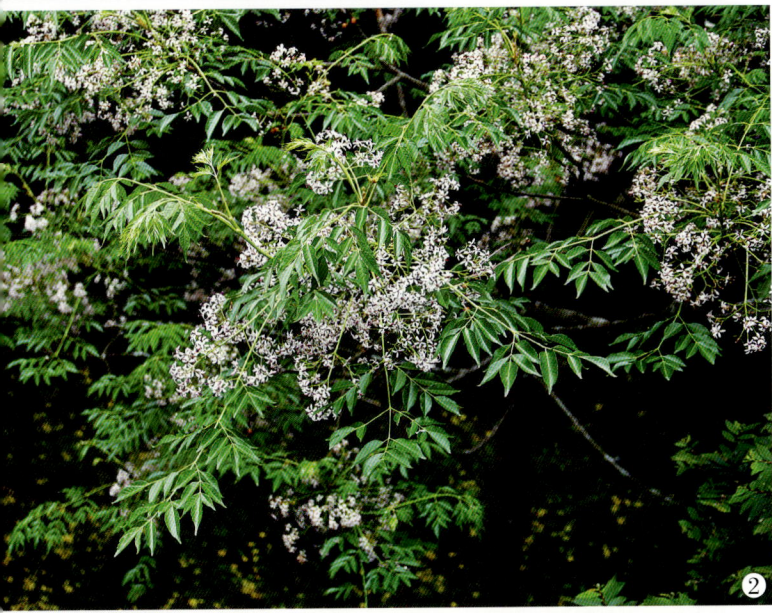
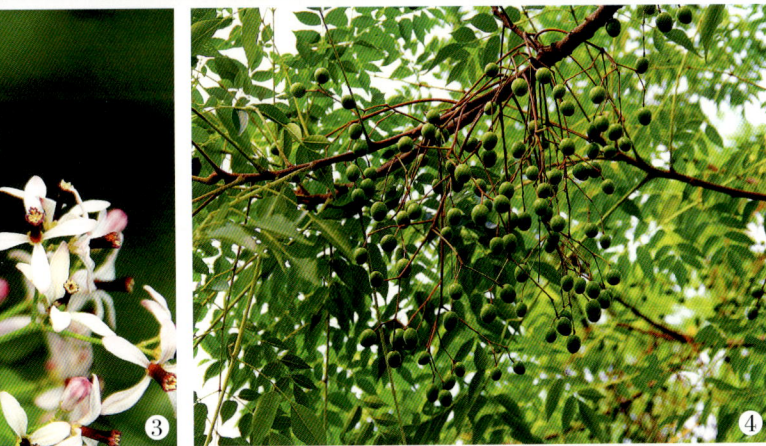
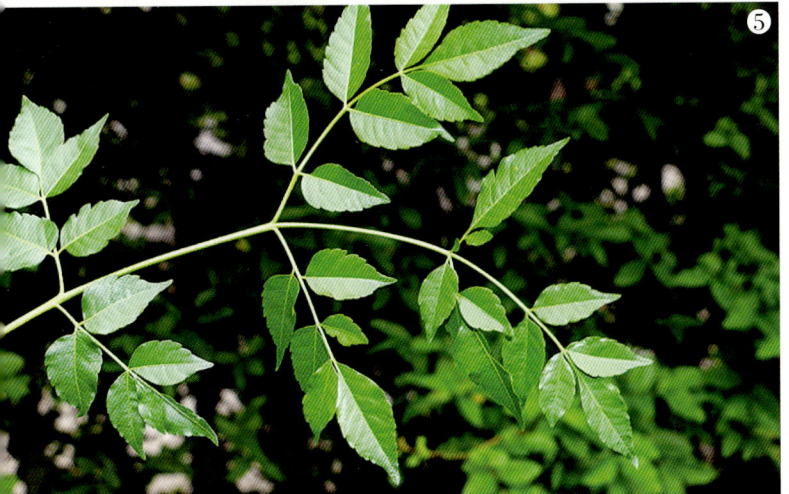

113 楝

学　名	*Melia azedarach* Linn.
科　名	楝科
畲族名	苦楝
土　名	苦楝树

形态特征

落叶乔木。树皮灰褐色，纵裂。分枝广展，小枝有叶痕。小叶对生，卵形、椭圆形至披针形。圆锥花序约与叶等长，无毛或幼时被鳞片状短柔毛；花芳香；花瓣淡紫色，倒卵状匙形，两面均被微柔毛，通常外面较密。核果球形至椭圆形，内果皮木质。种子椭圆形。花期4~5月，果期10~12月。

分布与生境

分布于黄河以南各地。生于低海拔的旷野、路旁或疏林中。

药用价值

根、茎治蛔虫、蛲虫、钩虫、湿疹；果治腹痛、痢疾、足癣。中医其他用法如下：根皮粉调醋可治疥癣；苦楝子做成油膏可治头癣。

❶ 冬季植株　❷ 花枝　❸ 花
❹ 果序　❺ 叶（叶缘具锯齿）

相似种 川楝

Melia toosendan Sieb. et Zucc.

乔木。幼枝密被褐色星状鳞片，暗红色，具皮孔，叶痕明显。二回羽状复叶；小叶对生，椭圆状披针形，叶全缘或有不明显锯齿。圆锥花序聚生于小枝顶部之叶腋内，密被灰褐色星状鳞片；花瓣淡紫色，匙形，外面疏被柔毛。核果大，椭圆状球形，果皮薄，熟后淡黄色。核稍坚硬，6~8室。花期3~4月，果期10~11月。分布于甘肃、湖北、四川、贵州、云南等地，其他地区也有广泛栽培。生于湿润、肥沃的杂木林和疏林内。景宁畲族自治县有栽培。

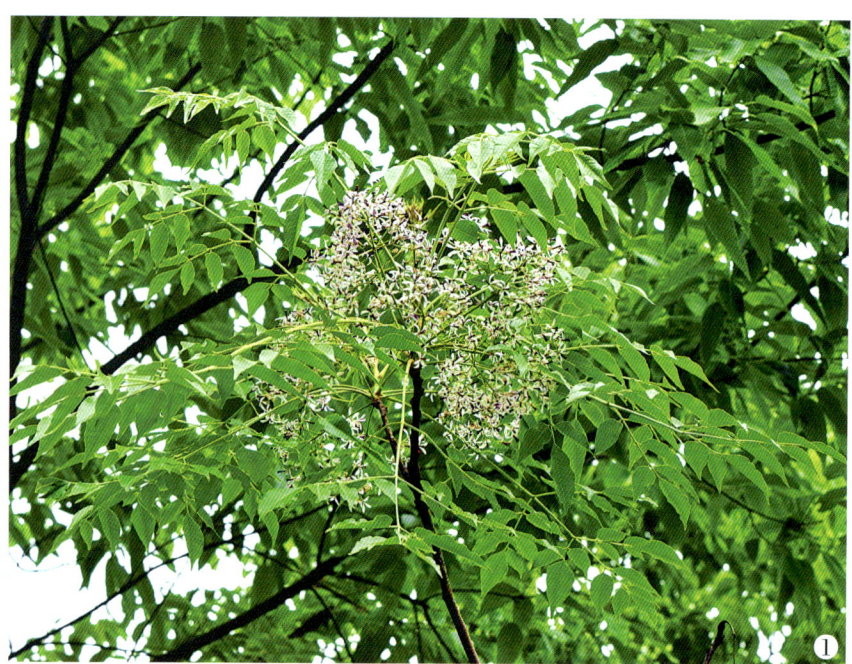
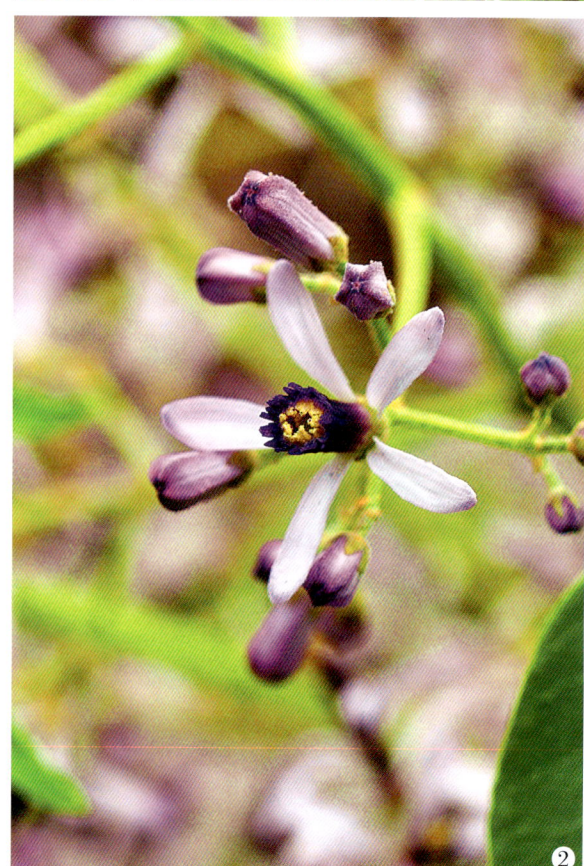
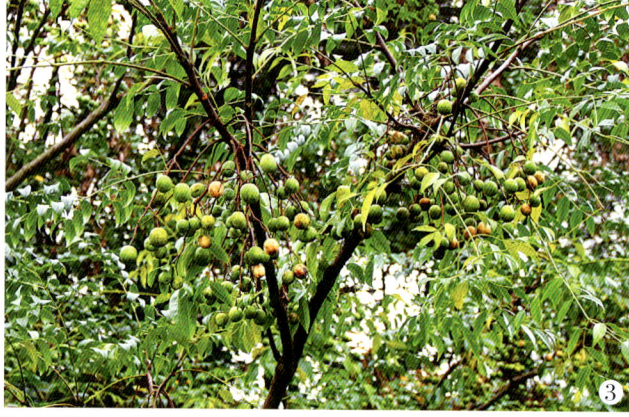
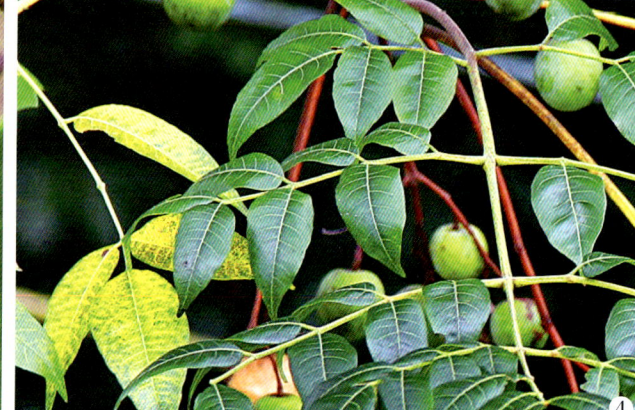

❶ 花枝　❷ 花
❸ 果序　❹ 叶

114 瓜子金

| 学　名 | *Polygala japonica* Houtt. | 科　名 | 远志科 |
| 畲族名 | 瓜子草、金钥匙、土远志 | 土　名 | 金锁匙 |

形态特征

多年生草本。茎、枝直立或外倾，绿褐色或绿色，具纵棱，被卷曲短柔毛。单叶互生，叶片厚纸质或亚革质，卵形或卵状披针形，稀狭披针形，上面绿色，下面淡绿色，两面无毛或被短柔毛。总状花序与叶对生。种子2粒，卵形，黑色，密被白色短柔毛。花期4～5月，果期5～8月。

分布与生境

分布于东北、华北、西北、华东、华中和西南地区。生于海拔200～2100米的山坡草地或林下。

药用价值

主治足底脓肿、子宫肌瘤、小儿疳积、咳嗽痰多、咽喉肿痛、跌打损伤、疔疮疖肿。中医另用于治疗虫蛇咬伤。现代药理研究表明还具有抗痴呆作用。

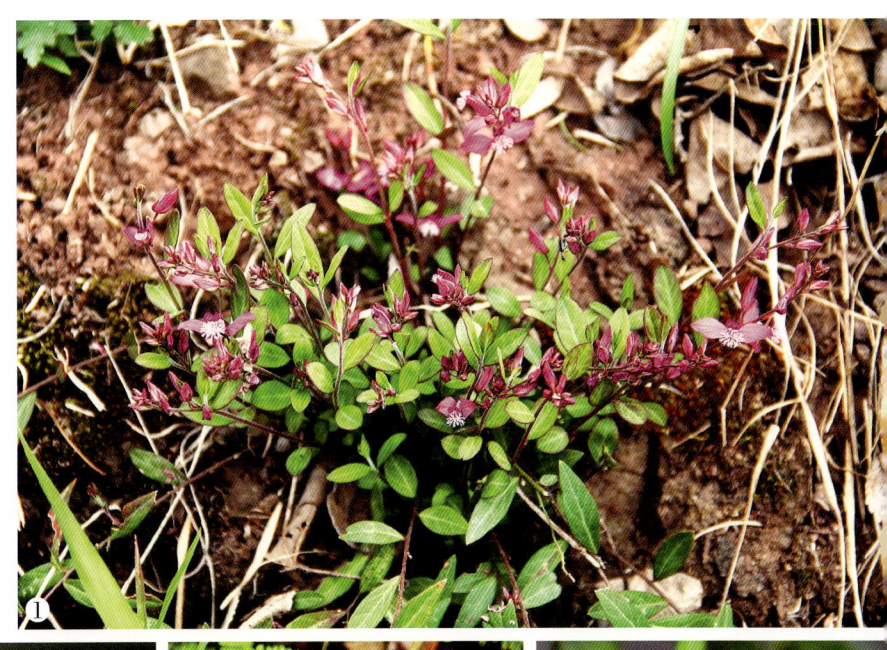
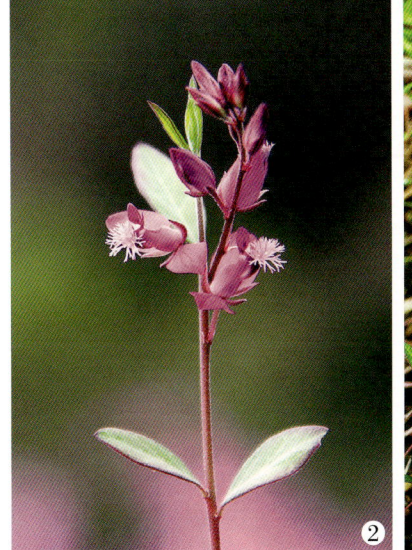
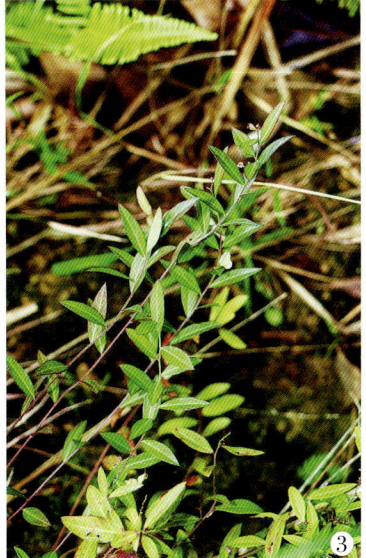
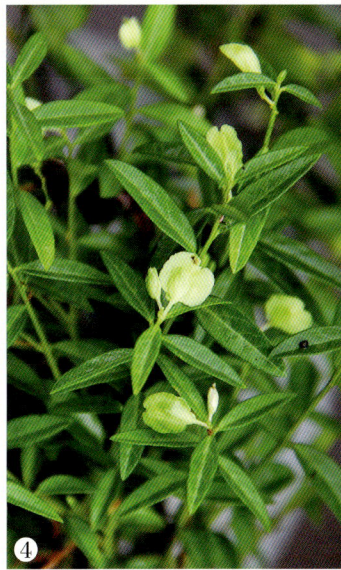

❶ 花期植株
❷ 花序
❸ 茎叶
❹ 果序

相似种 大叶金牛

Polygala latouchei Franch.

亚灌木。小枝、叶柄及花序被柔毛。叶纸质,卵状、倒卵状或椭圆状披针形,先端骤尖,基部近圆形,上面被白色刚毛,下面淡红色或暗紫色,无毛。总状花序,花密集;花瓣膜质,粉红色或紫红色。蒴果近球形,具翅。花期3~4月,果期4~5月。分布于浙江、江西、福建、广东、广西。生于海拔1250米的林下、林缘或山坡路边。景宁畲族自治县景南、雁溪等乡镇有分布,少见。

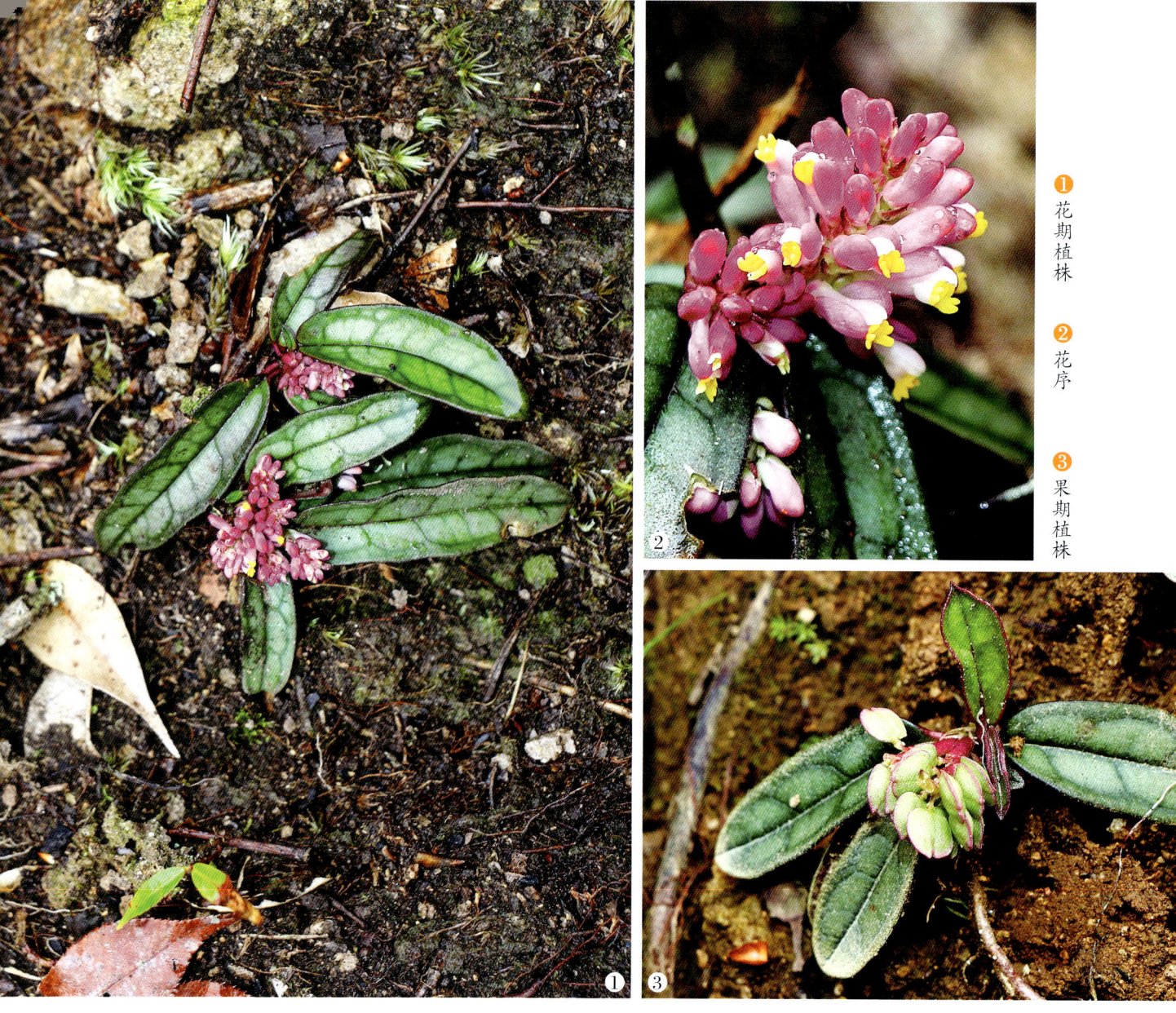

❶ 花期植株 ❷ 花序 ❸ 果期植株

相似种 香港远志

Polygala hongkongensis Hemsl.

直立草本至亚灌木。茎枝细,被卷曲短柔毛。单叶互生,叶片纸质或膜质,茎下部叶小,卵形,上面绿色,下面淡绿色至苍白色,两面均无毛,主脉上面稍凹。总状花序顶生。蒴果近圆形,具阔翅,先端具缺刻。种子2粒,卵形,黑色,被白色细柔毛。花期5~6月,果期6~7月。分布于浙江、江西、福建、广东、四川等地。生于海拔500~1400米的沟谷林下或灌丛中。

❶ 花期植株　❷ 花　❸ 花序　❹ 茎叶　❺ 果序

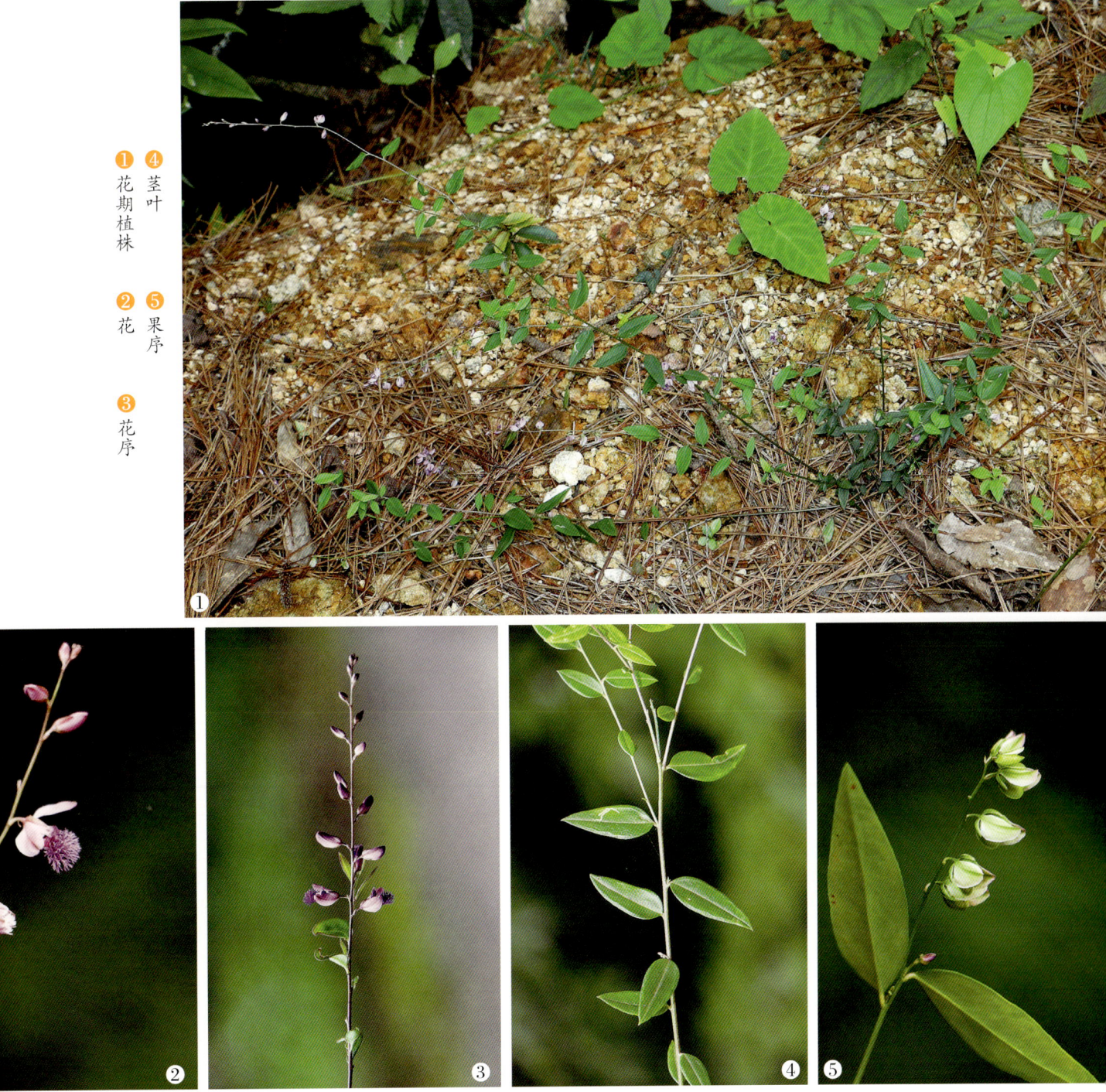

相似种 狭叶香港远志

Polygala hongkongensis Hemsl. var. *stenophylla* (Hay.) Migo

本变种不同于香港远志（原变种）的主要特征为叶狭披针形，内萼片椭圆形，花丝 4/5 以下合生成鞘。分布于江苏、安徽、浙江、江西、福建、湖南、广西等地。生于海拔 350～1150 米的沟谷林下、林缘或山坡草地。

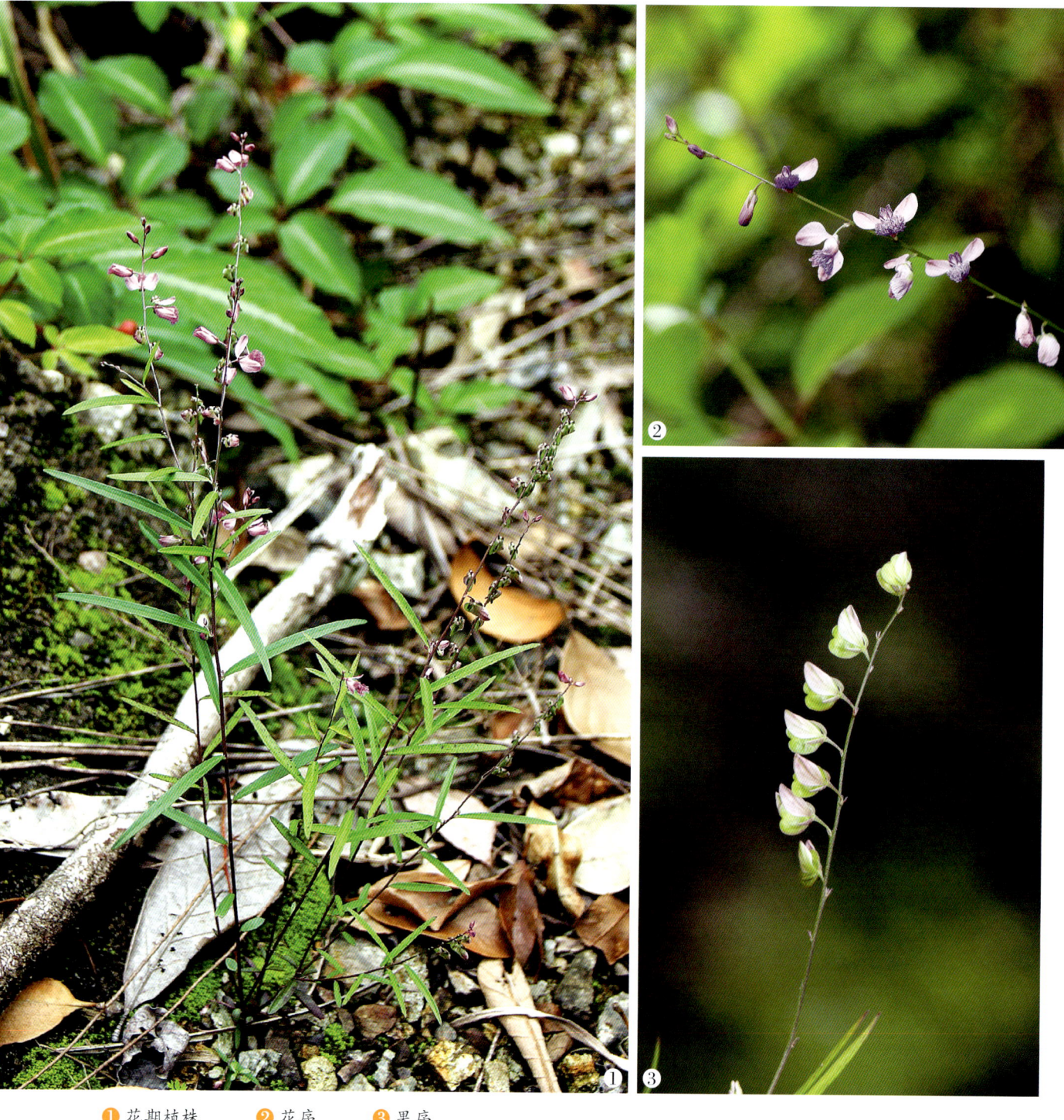

❶ 花期植株　　❷ 花序　　❸ 果序

115 地锦

学　名	*Euphorbia humifusa* Willd. ex Schlecht.
科　名	大戟科
畲族名	奶疳草
土　名	乳珠草

形态特征

一年生草本。根纤细，常不分杈。茎匍匐，基部常红色或淡红色。叶上面绿色，下背淡绿色，有时淡红色，两面被疏柔毛。蒴果三棱状卵球形。种子三棱状卵球形，灰色，每个棱面无横沟。花果期5～10月。

分布与生境

除海南外，分布于全国。生于荒地、路旁、田间、沙丘、海滩等处。

药用价值

主治女子阴疝血结、乳汁不通、小儿疳积、痢疾、崩漏。中医另用于治疗泄泻、咯血、尿血、便血、疮疖痈肿、湿热黄疸等。现代药理研究表明还具有抗炎、抗氧化、抑制肿瘤血管生成等作用。

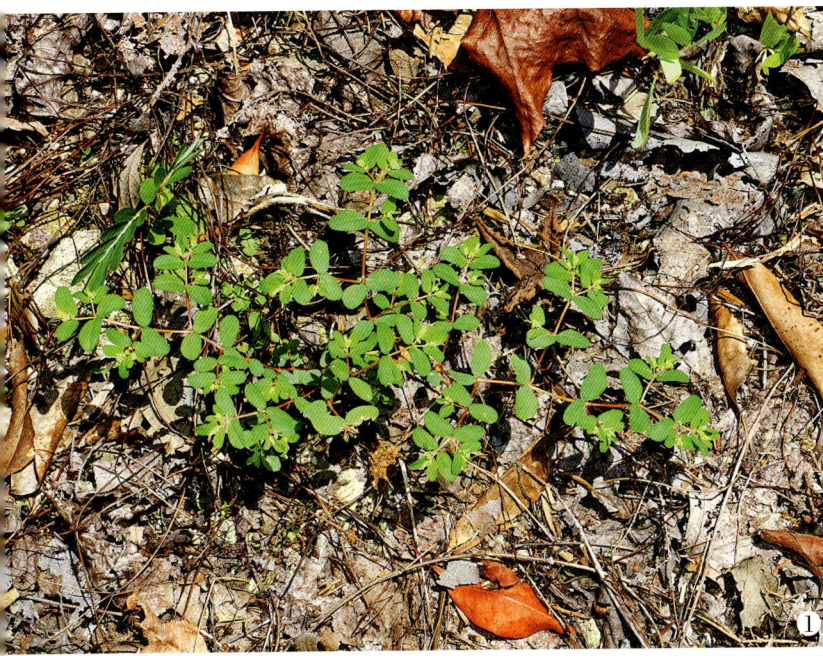
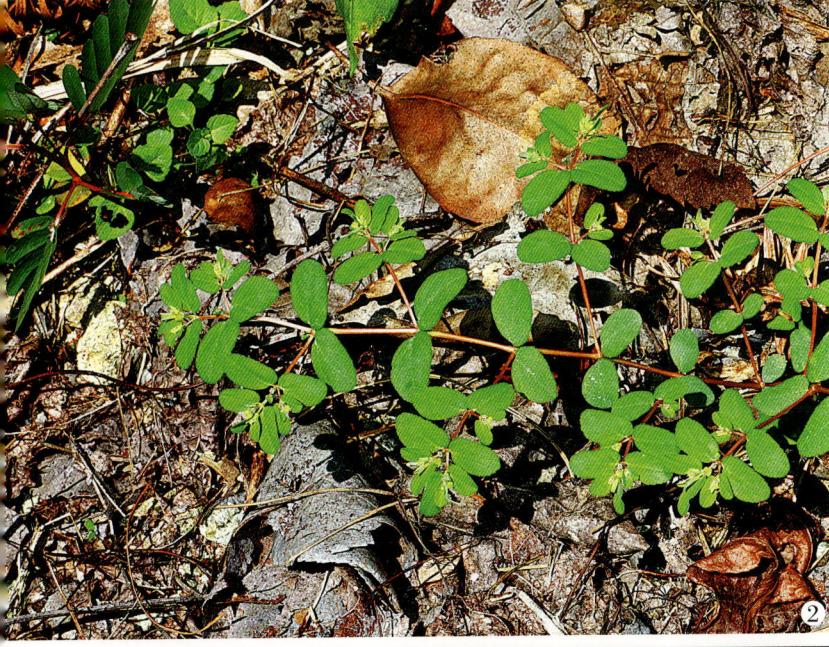
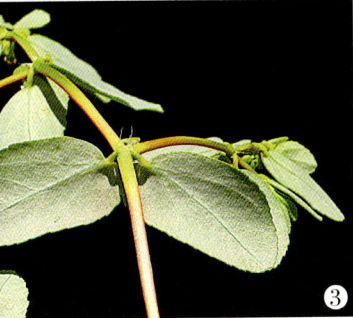
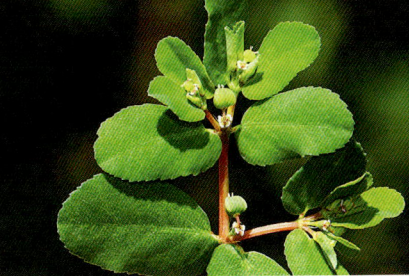

❶ 植株　　❷ 枝叶　　❸ 叶背　　❹ 花果

116 斑地锦

学　名	*Euphorbia maculata* Linn.
科　名	大戟科
畲族名	奶草
土　名	乳珠草

形态特征

一年生草本。根纤细。茎匍匐，被白色疏柔毛。叶对生，长椭圆形至肾状长圆形，先端钝，基部偏斜，不对称，上面绿色，中部常具有一个长圆形的紫色斑点，下面淡绿色或灰绿色，新鲜时可见紫色斑。花序单生于叶腋，基部具短柄。蒴果三角状卵形，被稀疏柔毛，成熟时易分裂为3个分果瓣。种子卵状四棱形，灰色或灰棕色，每个棱面具5个横沟。花果期4～9月。

分布与生境

原产北美，在我国分布于江苏、江西、浙江、湖北、河南、河北、台湾等地。生于平原或低山坡的路旁。

药用价值

主治痢疾。中医另用于治疗黄疸、泄泻、疳积、血痢、尿血、血崩、外伤出血、乳汁不多、痈肿疮毒。现代药理研究表明还具有降血压等作用。

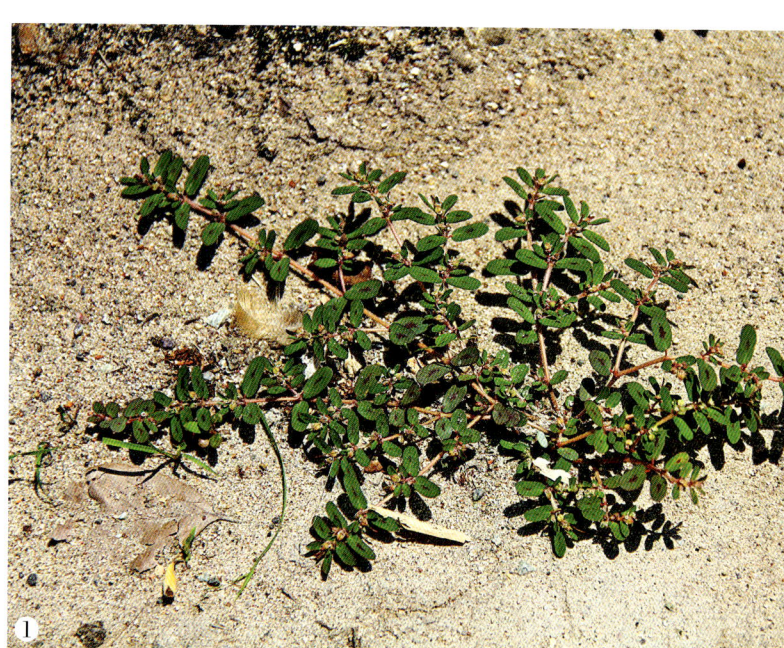
❶

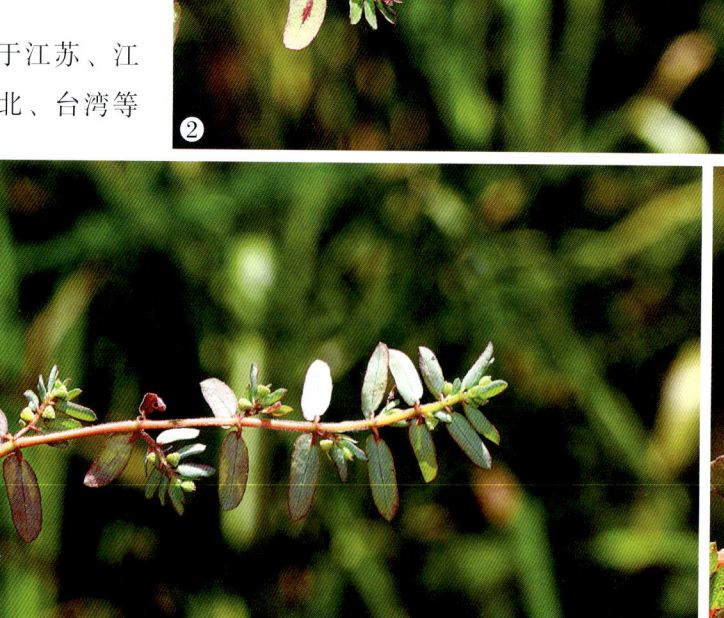
❷

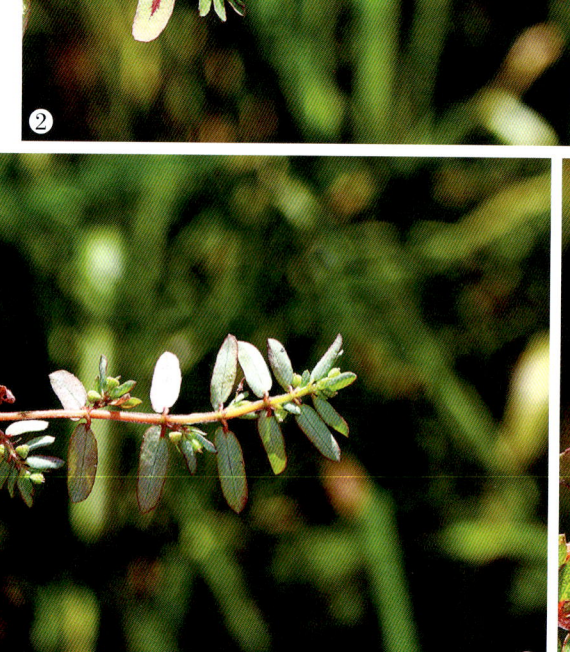
❸

❹

❶ 植株　❷ 茎叶　❸ 叶背　❹ 花果

相似种 细齿大戟

Euphorbia bifida Hook.

一年生草本。茎基部木质化，每个分枝再作二歧分枝，茎节环状明显。叶对生，长椭圆形至宽线形，边缘具细锯齿，有短尖，主脉隆起；托叶膜质，钻状三角形。花常聚生，总苞杯状。蒴果三棱状。种子三棱圆柱状，褐色，被稀疏的横纹，无种阜。花果期4～10月。分布于湖南、湖北、浙江、江西、广东、广西、贵州、云南等地。生于山坡、沟边、田野草丛中。

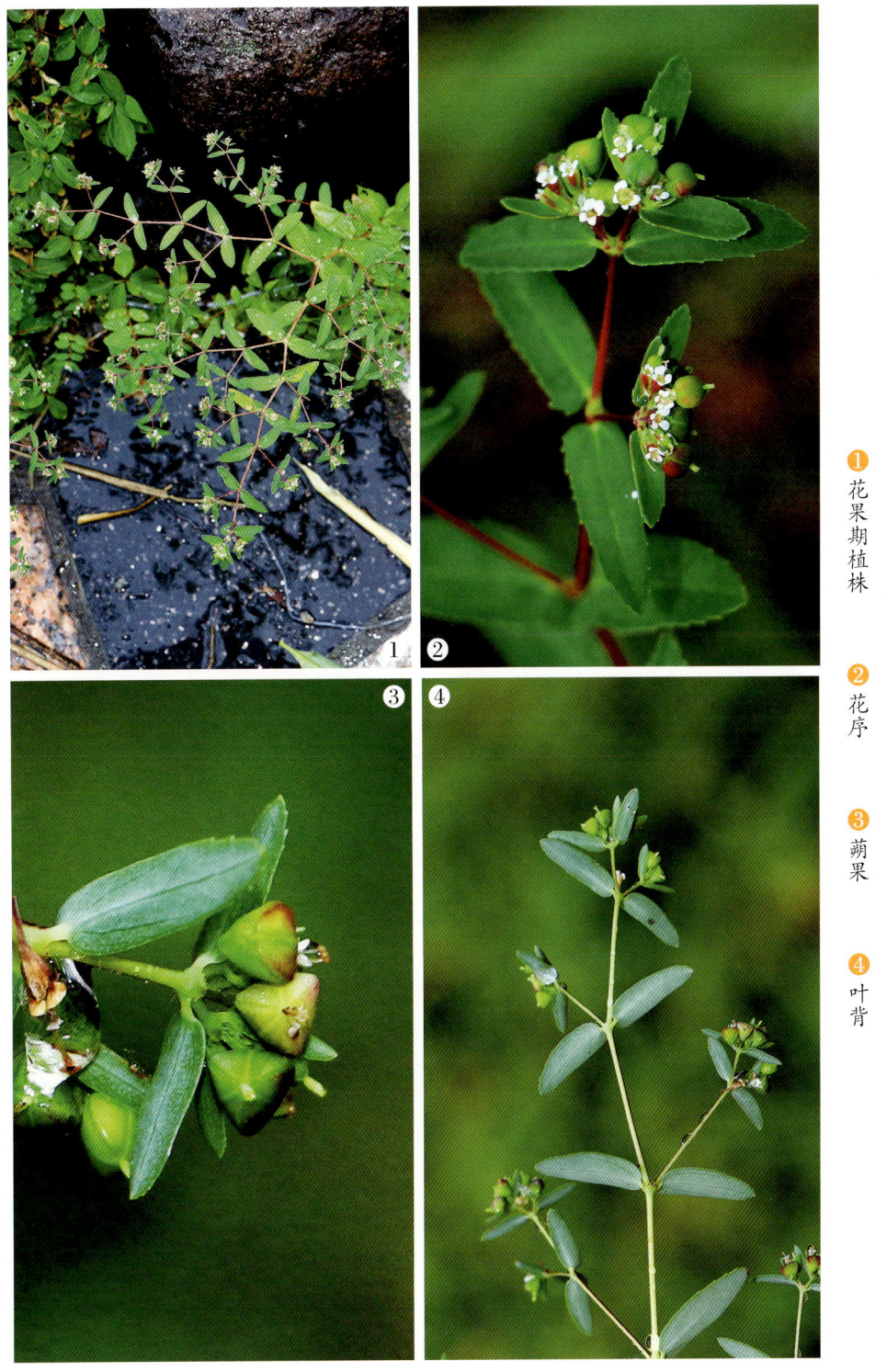

❶ 花果期植株 ❷ 花序 ❸ 蒴果 ❹ 叶背

相似种 飞扬草

Euphorbia hirta Linn.

一年生草本。根纤细，常不分杈。茎单一，自中部向上分枝或不分枝，被褐色或黄褐色的多细胞粗硬毛。叶对生，披针状长圆形、长椭圆状卵形或卵状披针形，上面绿色，下面灰绿色，有时具紫色斑，两面均具柔毛，下面脉上的毛较密。花序多数，于叶腋处密集成头状。种子近圆状四棱形，每个棱面有数个纵槽。花果期6～12月。分布于江西、湖南、浙江、福建、台湾、广东、广西、海南、四川、贵州、云南等地。生于路旁及草丛、灌丛中。

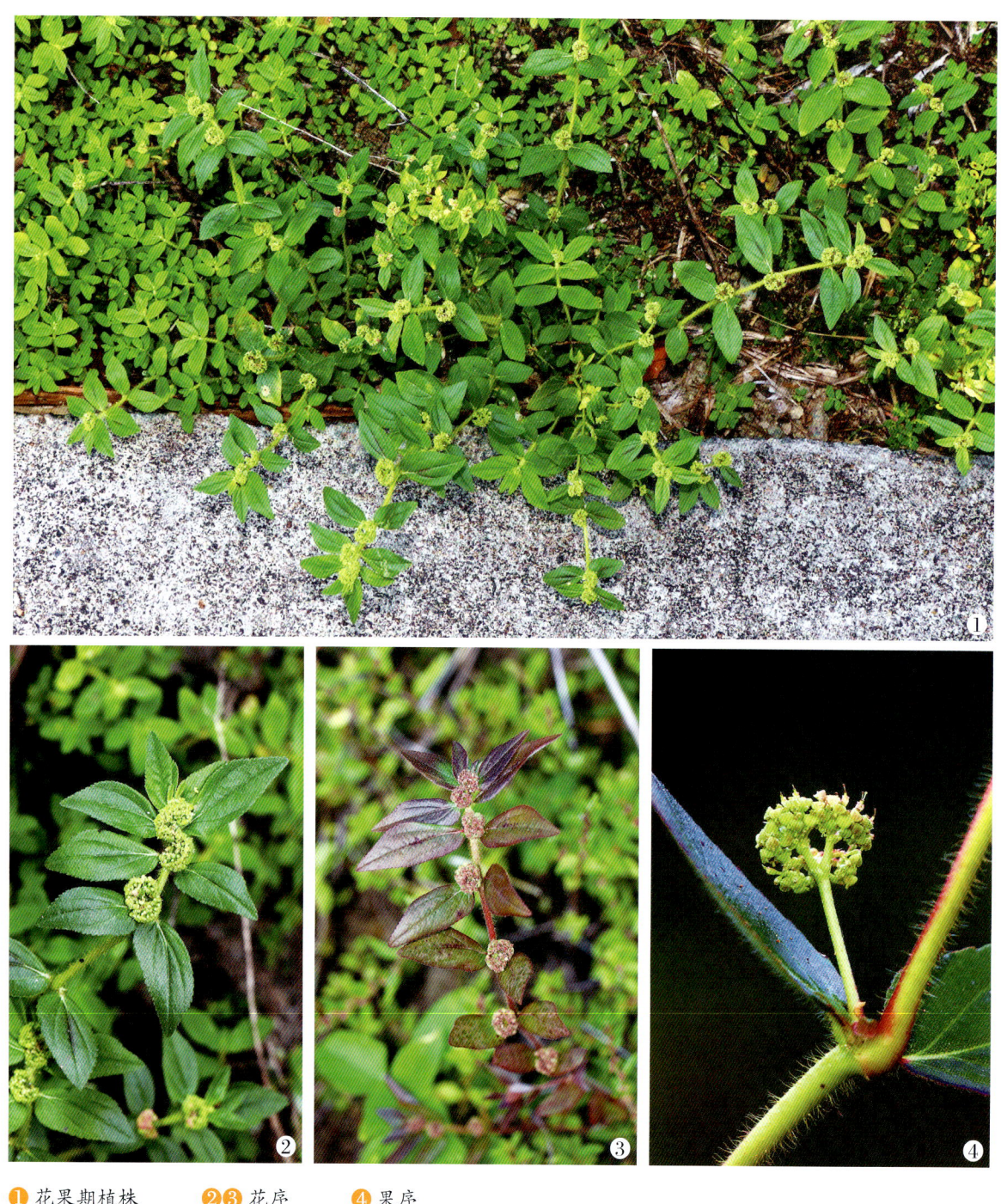

❶ 花果期植株　　❷❸ 花序　　❹ 果序

相似种 千根草

Euphorbia thymifolia Linn.

一年生草本。根纤细，具多数不定根。茎纤细，常呈匍匐状，自基部极多分枝，被稀疏柔毛。叶对生，椭圆形、长圆形或倒卵形，先端圆，基部偏斜，不对称。花序单生或数个簇生于叶腋，具短柄。蒴果卵状三棱形，被贴伏的短柔毛。种子长卵状四棱形，暗红色，每个棱面具4~5个横沟。花果期6~11月。分布于湖南、江苏、浙江、台湾、江西、福建、广东、广西、海南、云南等地。生于路边、屋旁及草丛、灌丛中。

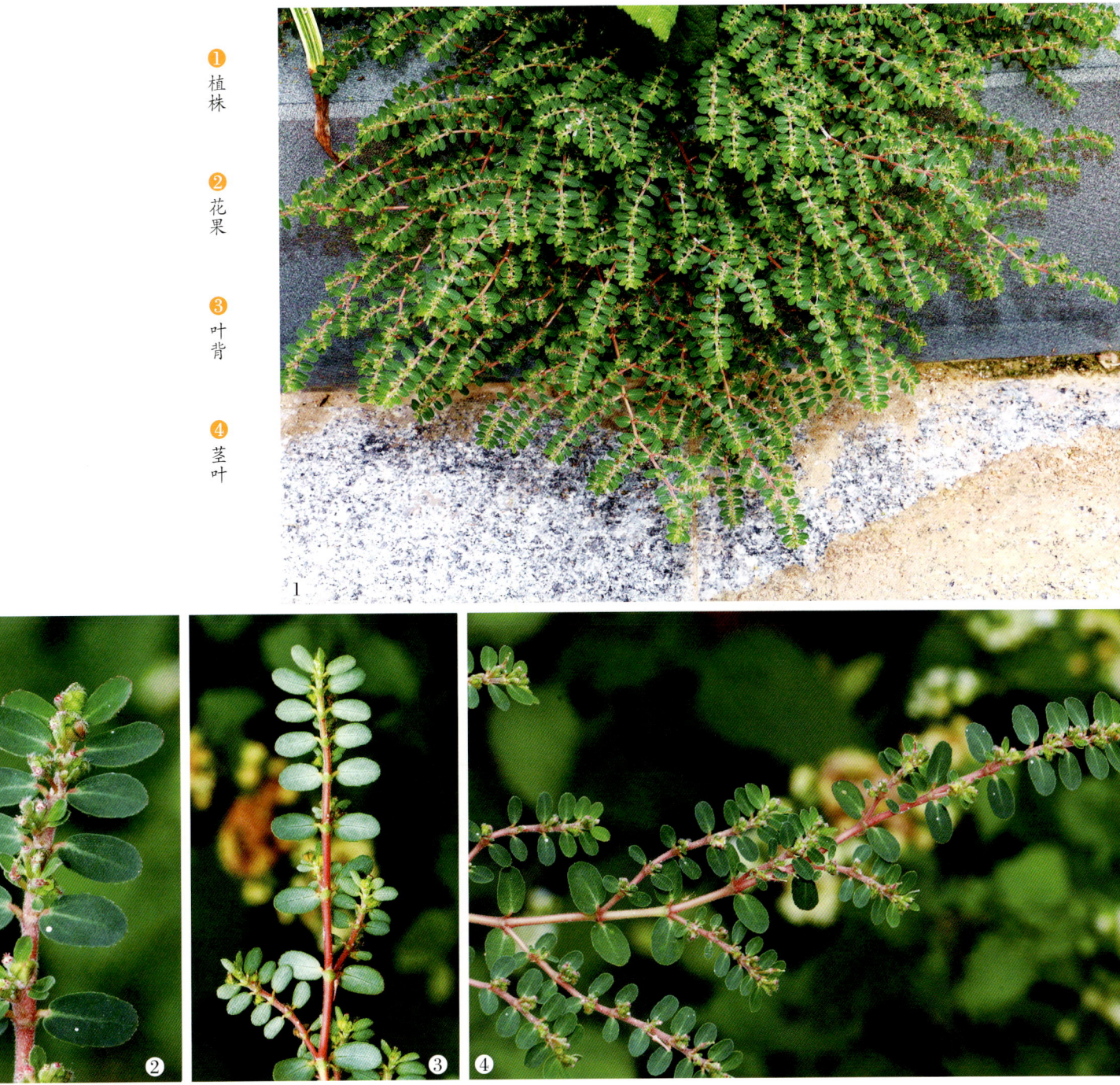

❶ 植株　❷ 花果　❸ 叶背　❹ 茎叶

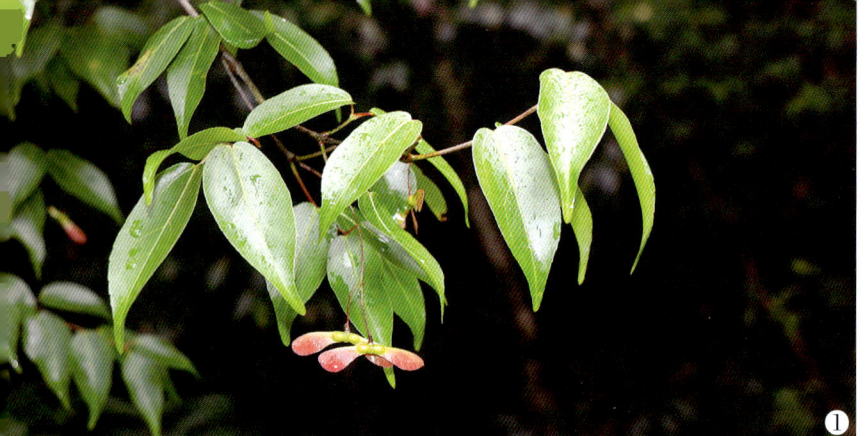

117 紫果槭

学 名	*Acer cordatum* Pax
科 名	槭树科
畲族名	油柴
土 名	油柴

形态特征

常绿乔木。树皮灰色或淡黑灰色，光滑。小枝细瘦，无毛。叶纸质或近于革质，卵状长圆形，稀卵形；叶柄紫色或淡紫色，细瘦，无毛。伞房花序，总花梗细瘦，淡紫色，无毛，着生于小枝顶端；萼片紫色，倒卵形；花瓣阔倒卵形，淡白色或淡黄白色。翅果嫩时紫色，成熟时黄褐色，小坚果突起，无毛；果梗细瘦，无毛。花期4月下旬，果期9月。

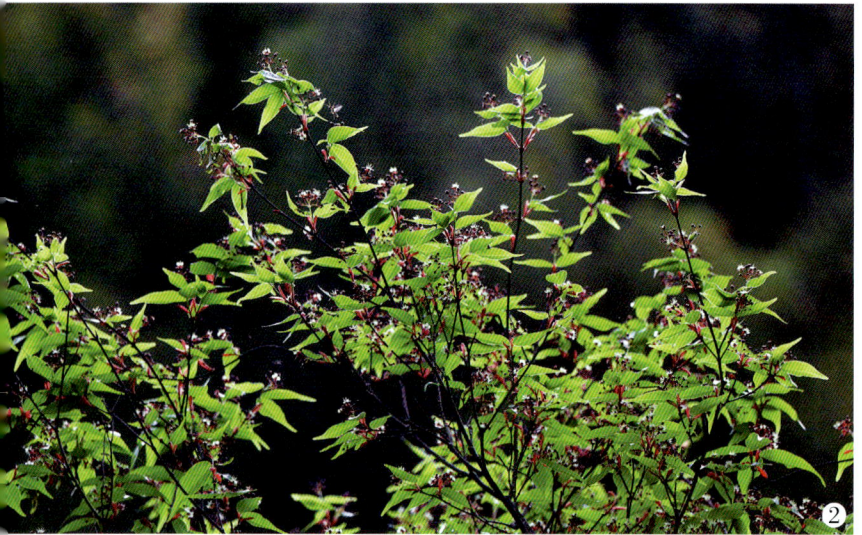

分布与生境

分布于湖北、四川、贵州、湖南、江西、安徽、浙江、福建、广东、广西等地。生于海拔200～1200米的山谷疏林中。

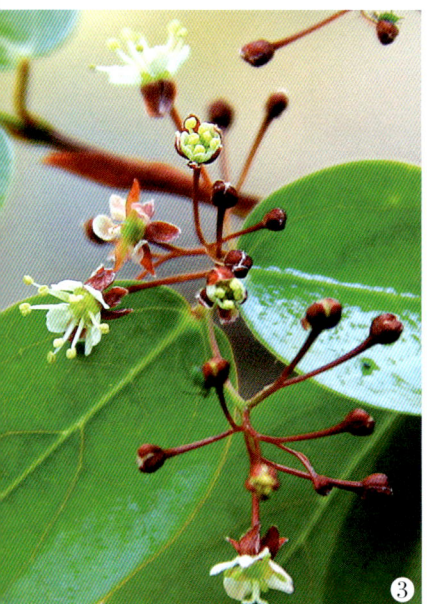
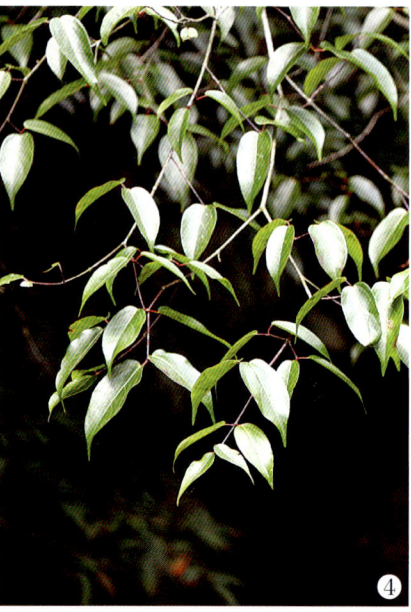

药用价值

主治黄疸肝炎、肝硬化、风湿性关节炎。中医另用于清热解毒、祛风除湿、利小便，还用于治疗跌打损伤及肝火引起的眼痛、眼屎多、头痛。

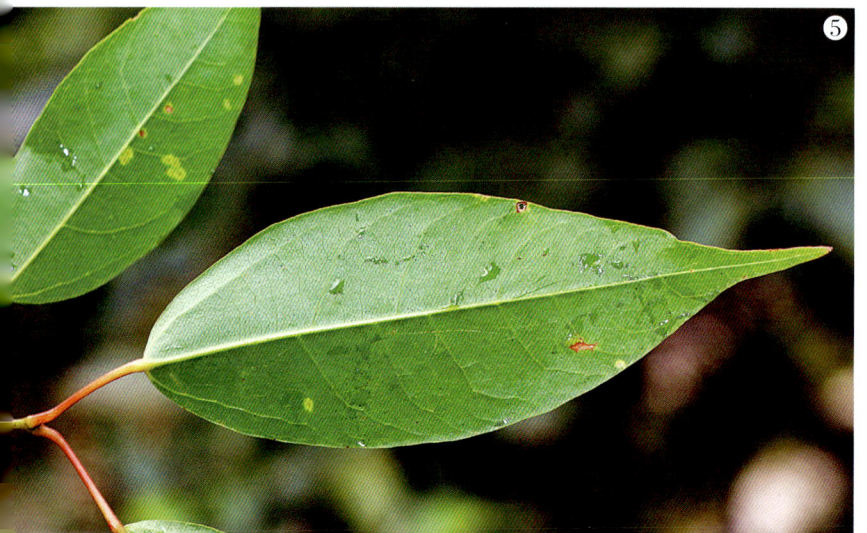

❶ 果序　❷ 花枝　❸ 花序
❹ 枝叶　❺ 叶背

相似种 三角槭

Acer buergerianum Miq.

　　落叶乔木。树皮褐色或深褐色，粗糙。小枝细瘦。叶纸质，椭圆形或倒卵形，通常3浅裂，上面深绿色，下面黄绿色或淡绿色，被白粉，略被毛，在叶脉上较密。花多数，常成顶生被短柔毛的伞房花序，淡黄色。翅果黄褐色，小坚果特别突起。花期4月，果期8月。分布于山东、河南、江苏、浙江、安徽、江西、湖北、湖南、贵州、广东等地。生于海拔300～1000米的阔叶林中。景宁畲族自治县鹤溪河边绿化带有零星栽培。

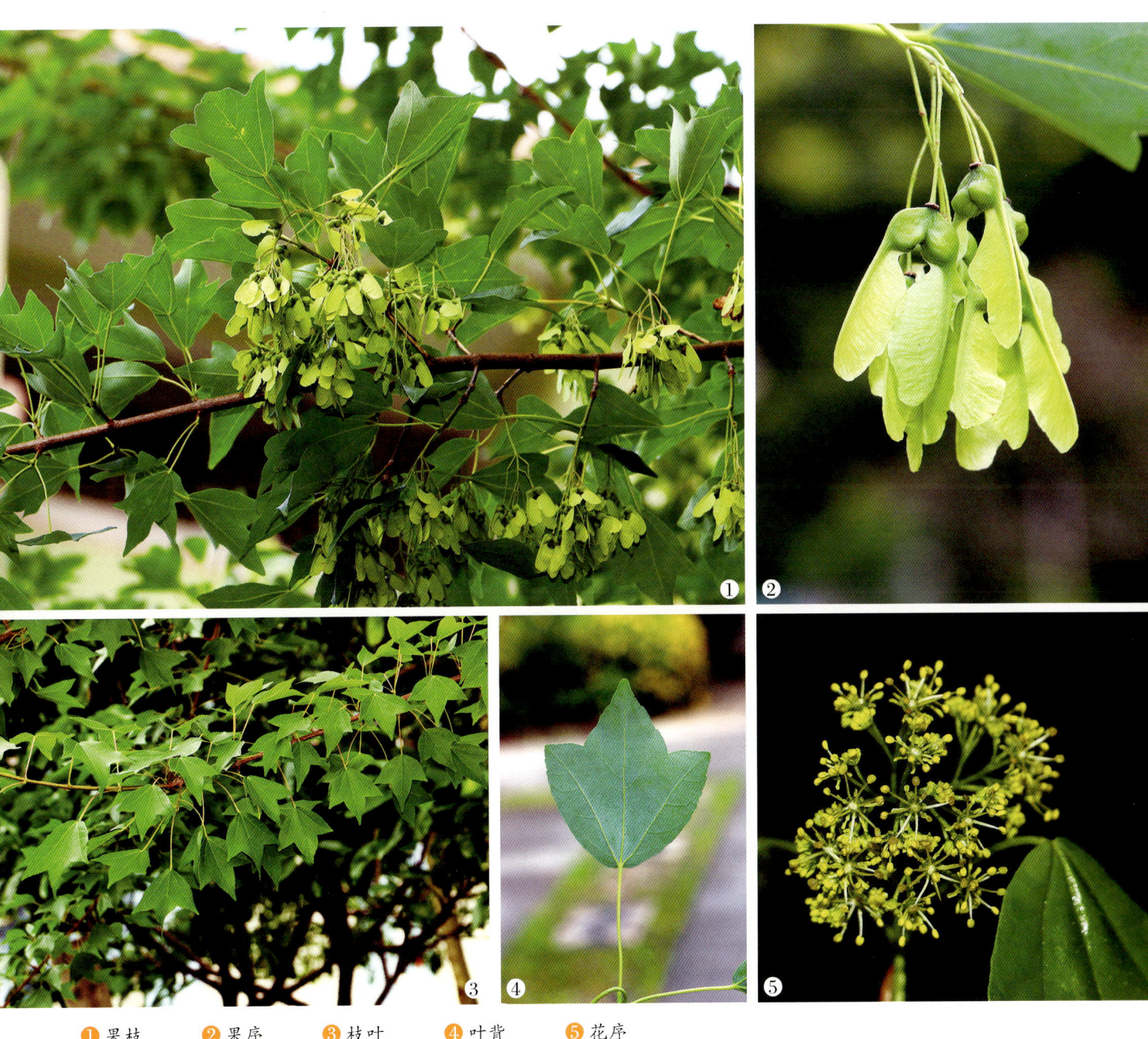

❶ 果枝　　❷ 果序　　❸ 枝叶　　❹ 叶背　　❺ 花序

相似种 青榨槭

Acer davidii Franch.

落叶乔木。树皮黑褐色或灰褐色，常纵裂成蛇皮状。小枝细瘦，圆柱形，无毛。叶纸质，长圆状卵形，边缘具不整齐的钝圆齿；主脉上无毛，下面嫩时沿叶脉被红褐色短柔毛，老时无毛；叶柄嫩时被褐色短柔毛，老渐脱落。花黄绿色，杂性，雄花与两性花同株，形成下垂的总状花序。翅果嫩时淡绿色，成熟后黄褐色。花期4月，果期9月。分布于华北、华东、华中、华南、西南各地。生于海拔500～1500米的疏林中。

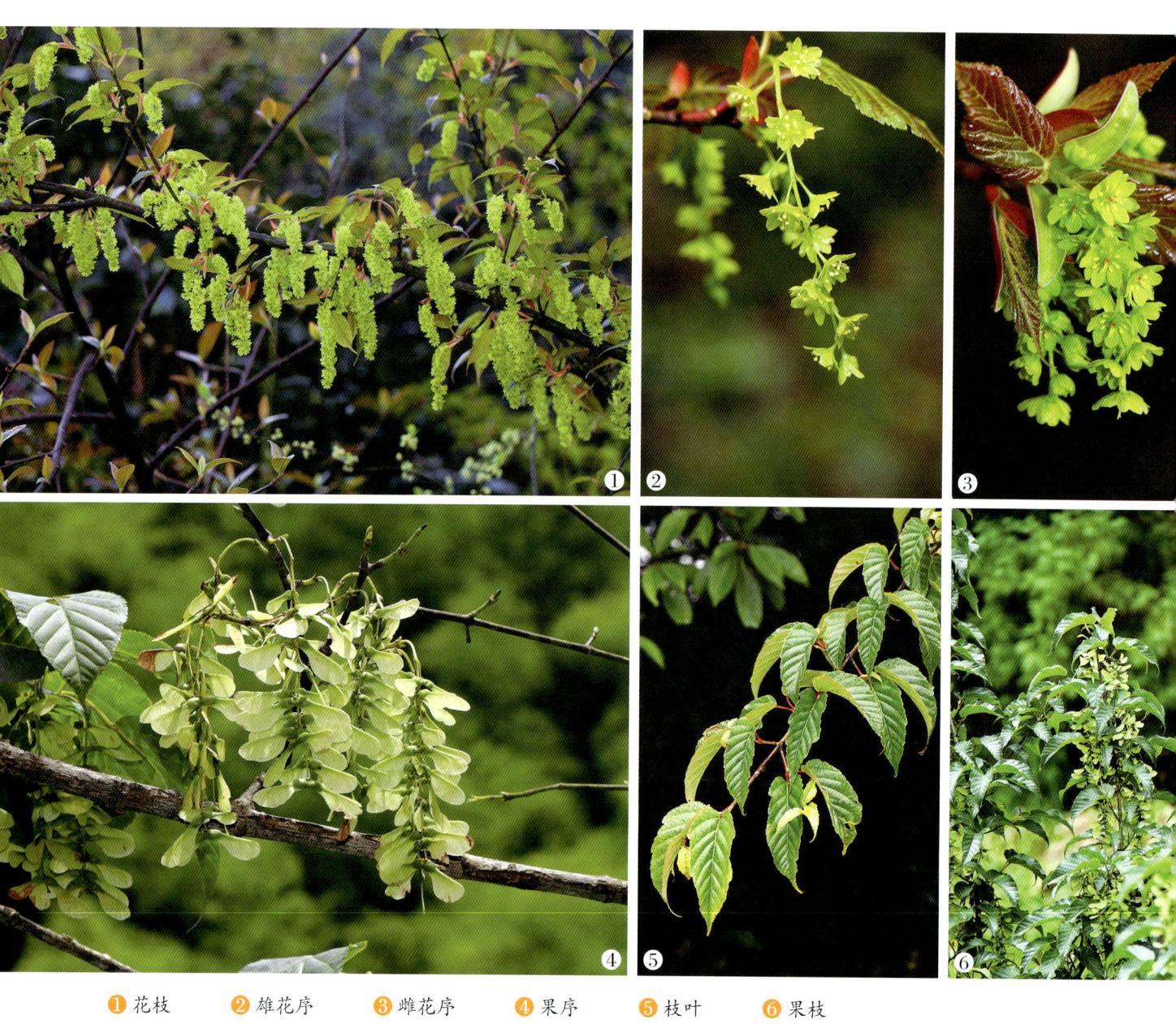

❶ 花枝　❷ 雄花序　❸ 雌花序　❹ 果序　❺ 枝叶　❻ 果枝

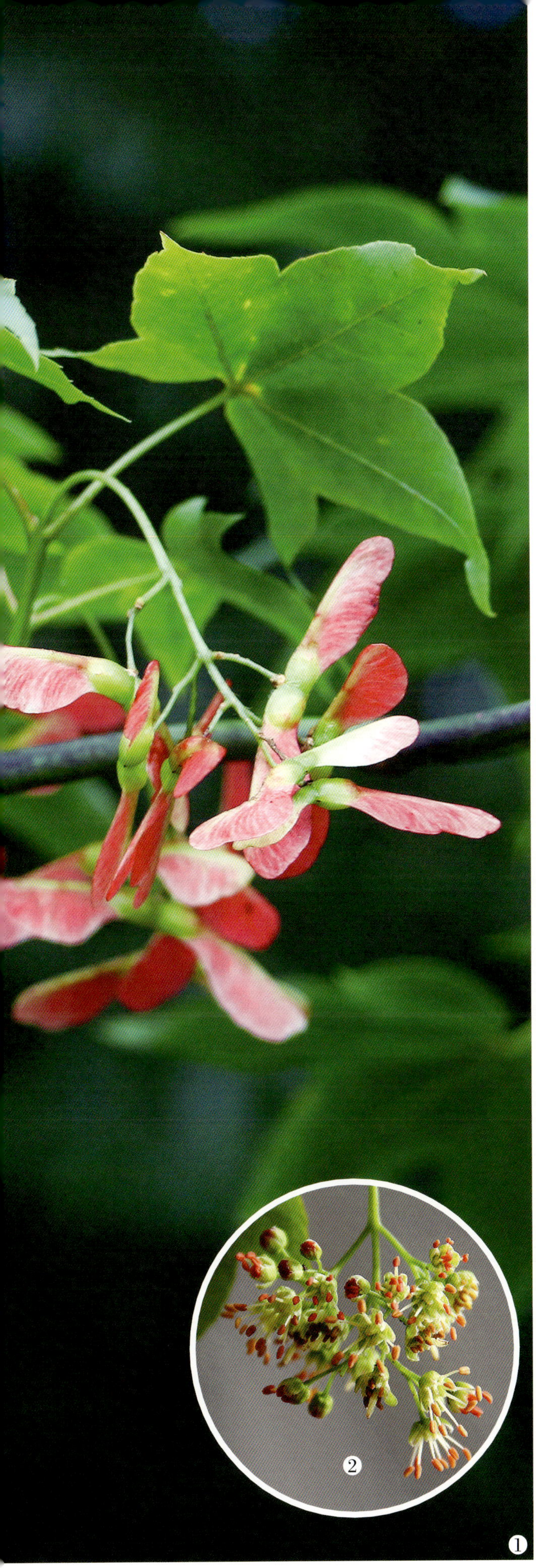

相似种 秀丽槭

Acer elegantulum Fang et P.L. Chiu

　　落叶乔木。树皮粗糙，深褐色。小枝圆柱形，无毛。叶薄纸质或纸质，初生脉5条，显著，次生脉10～11对。花序圆锥状，雄花与两性花同株，深绿色。翅果嫩时淡紫色，成熟后淡黄色，小坚果突起近球形。花期5月，果期9月。分布于浙江、安徽、江西等地。生于海拔700～1000米的疏林中。景宁畲族自治县鹤溪、东坑等乡镇（街道）有分布。

❶ 果序　　❷ 花序　　❸ 叶背　　❹ 叶

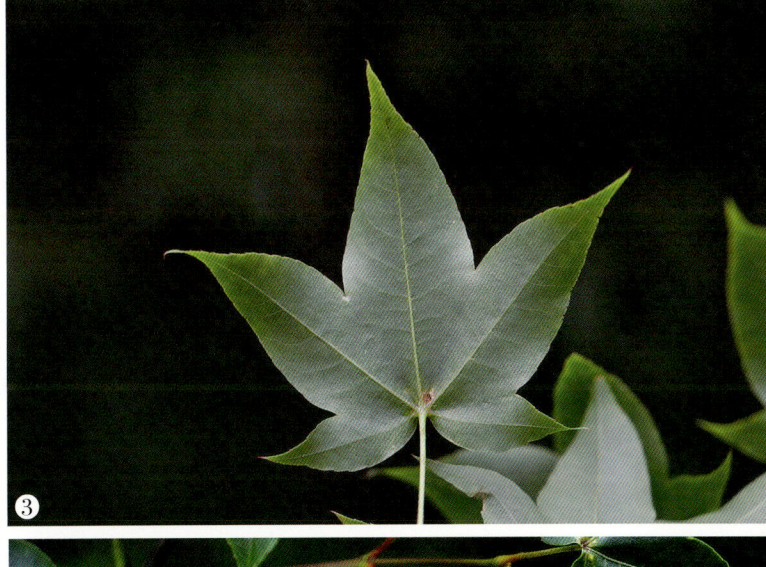

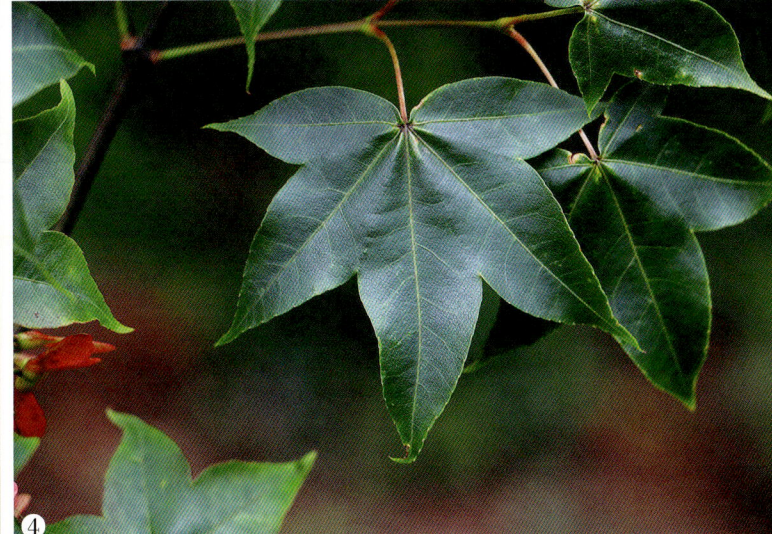

相似种 毛脉槭

Acer pubinerve Rehd.

落叶乔木。树皮深灰色，平滑。小枝圆柱形，无毛。叶纸质，主脉5条，在上面显著，在下面微突起，次生脉在下面微显著，小叶脉不显著。花序圆锥状，紫色，花杂性，雄花与两性花同株；花瓣5枚，白色，卵形。翅果嫩时紫色，后变淡黄色，小坚果突起，长圆形。花期4月下旬，果期10月。分布于浙江、福建、安徽、江西等地。生于海拔500～1200米的疏林中。

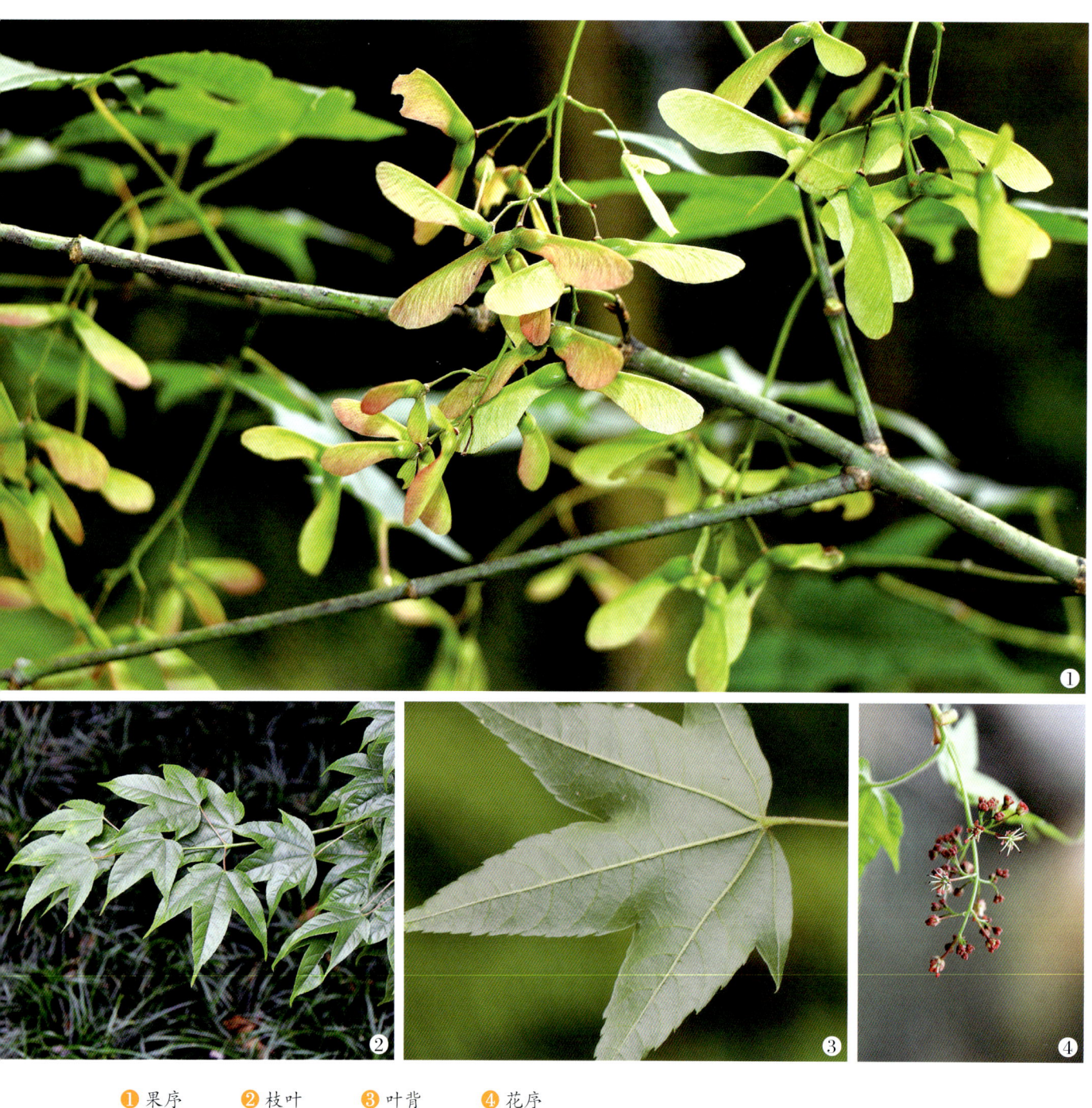

❶ 果序　❷ 枝叶　❸ 叶背　❹ 花序

118 匙叶黄杨

| 学　名 | *Buxus harlandii* Hance | 科　名 | 黄杨科 |
| 畲族名 | 万年青 | 土　名 | 黄柏树 |

形态特征

小灌木。枝近圆柱形；小枝近四棱形，纤细，被轻微的短柔毛。叶薄革质，匙形，叶面光亮，中脉两面突出，侧脉和细脉在叶面细密、显著。花序腋生兼顶生，头状，花密集。蒴果近球形，无光，平滑，末端稍外曲。花期5月，果期10月。

分布与生境

分布于广东、海南。生于溪边或疏林中。景宁畲族自治县有栽培。

药用价值

主治失音。中医另用于治疗咳嗽、咯血、疮疡肿毒。

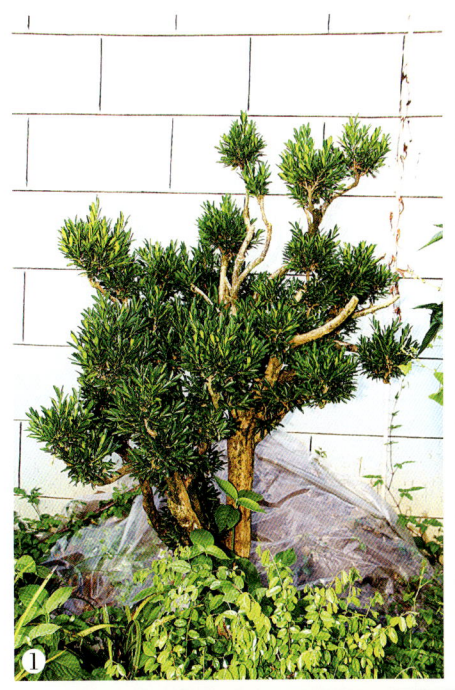
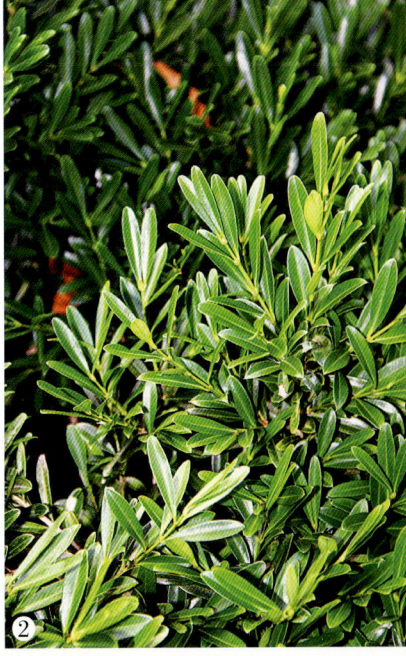
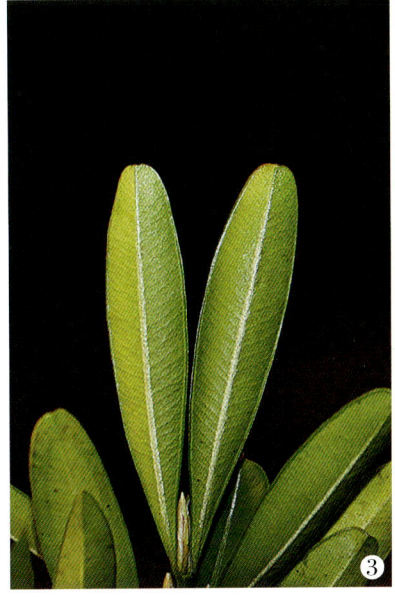
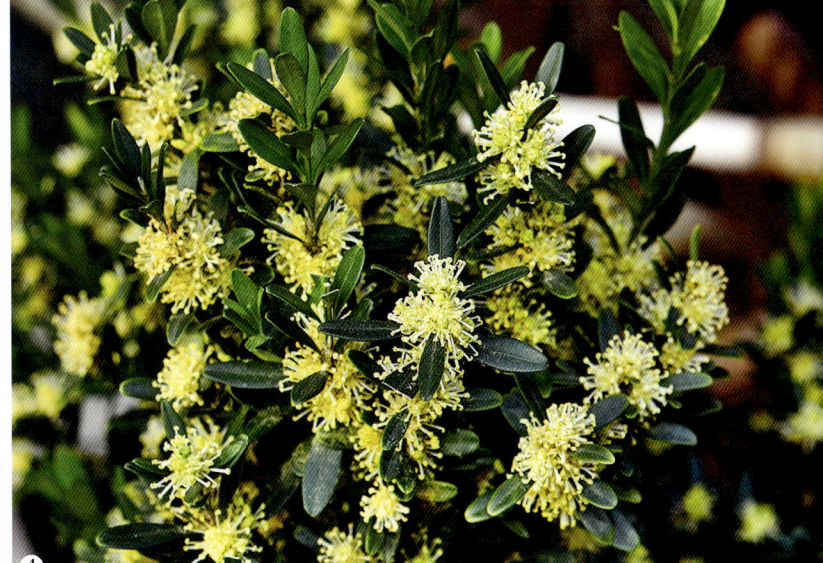

❶ 植株　❷ 枝叶　❸ 叶背　❹ 花枝

相似种 黄杨

Buxus sinica (Rehd. et Wils.) Cheng

灌木或小乔木。枝圆柱形，有纵棱，灰白色。叶革质，阔椭圆形、阔倒卵形、卵状椭圆形或长圆形，先端圆或钝。花序腋生，头状，花密集。蒴果近球形。花期3月，果期5～6月。分布于陕西、甘肃、湖北、四川、贵州、广西、广东、江西、浙江、安徽、江苏、山东等地。生于海拔1200～2600米的山谷、溪边、林下。景宁畲族自治县东坑、景南等乡镇有分布。

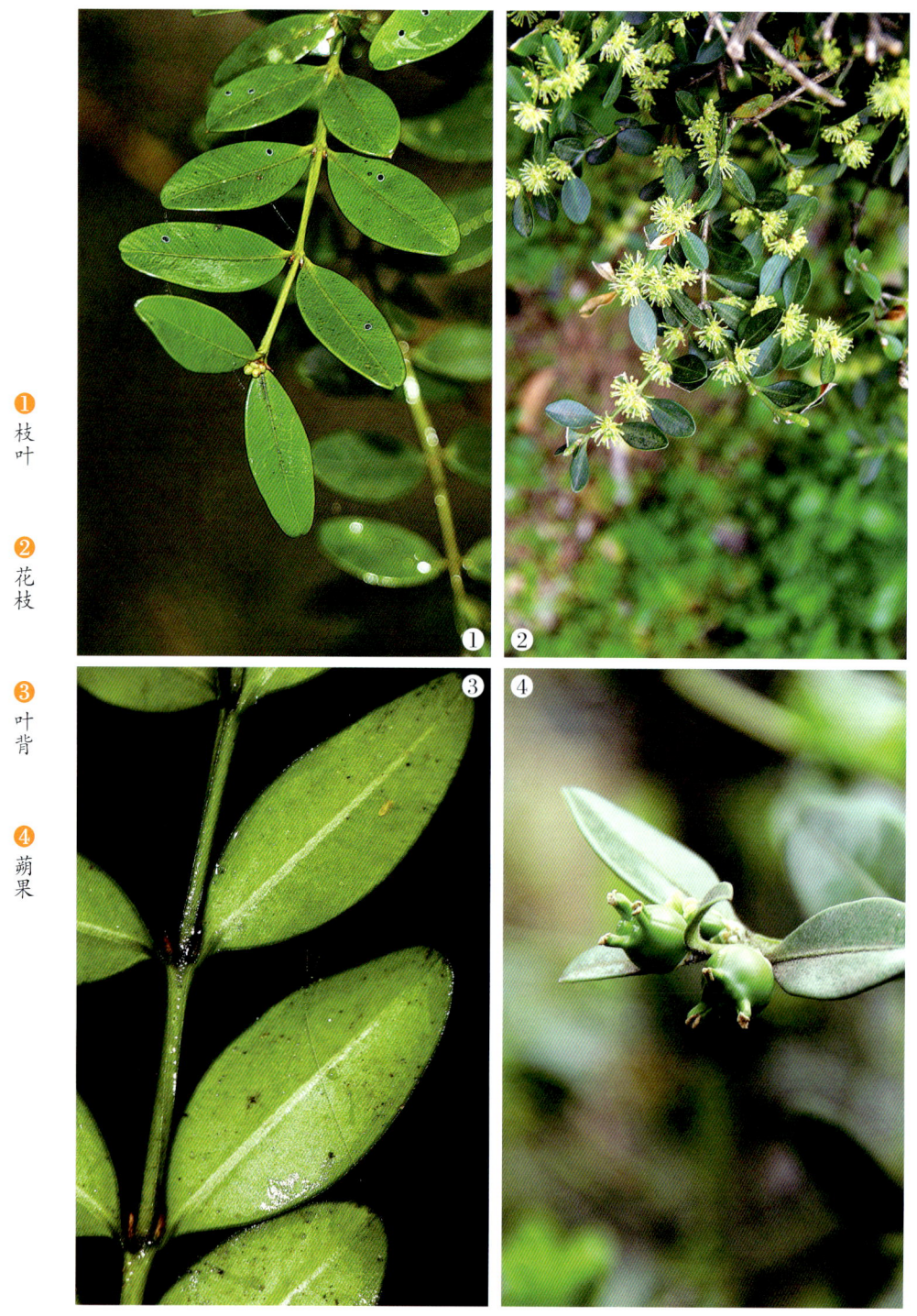

❶ 枝叶　❷ 花枝　❸ 叶背　❹ 蒴果

相似种 尖叶黄杨

Buxus sinica (Rehd. et Wils.) Cheng subsp. *aemulans* (Rehd. et Wils.) M. Cheng

灌木或小乔木。枝圆柱形，有纵棱，灰白色。叶革质，阔椭圆形、阔倒卵形、卵状椭圆形或长圆形，先端圆或钝，常有小凹口，不尖锐。花序腋生，头状，花密集，被毛，苞片阔卵形。蒴果近球形。花期3月，果期5~6月。分布于安徽、浙江、福建、江西、湖南、湖北、四川、广东、广西等地。生于海拔100~2000米的溪边岩石上或灌丛中。

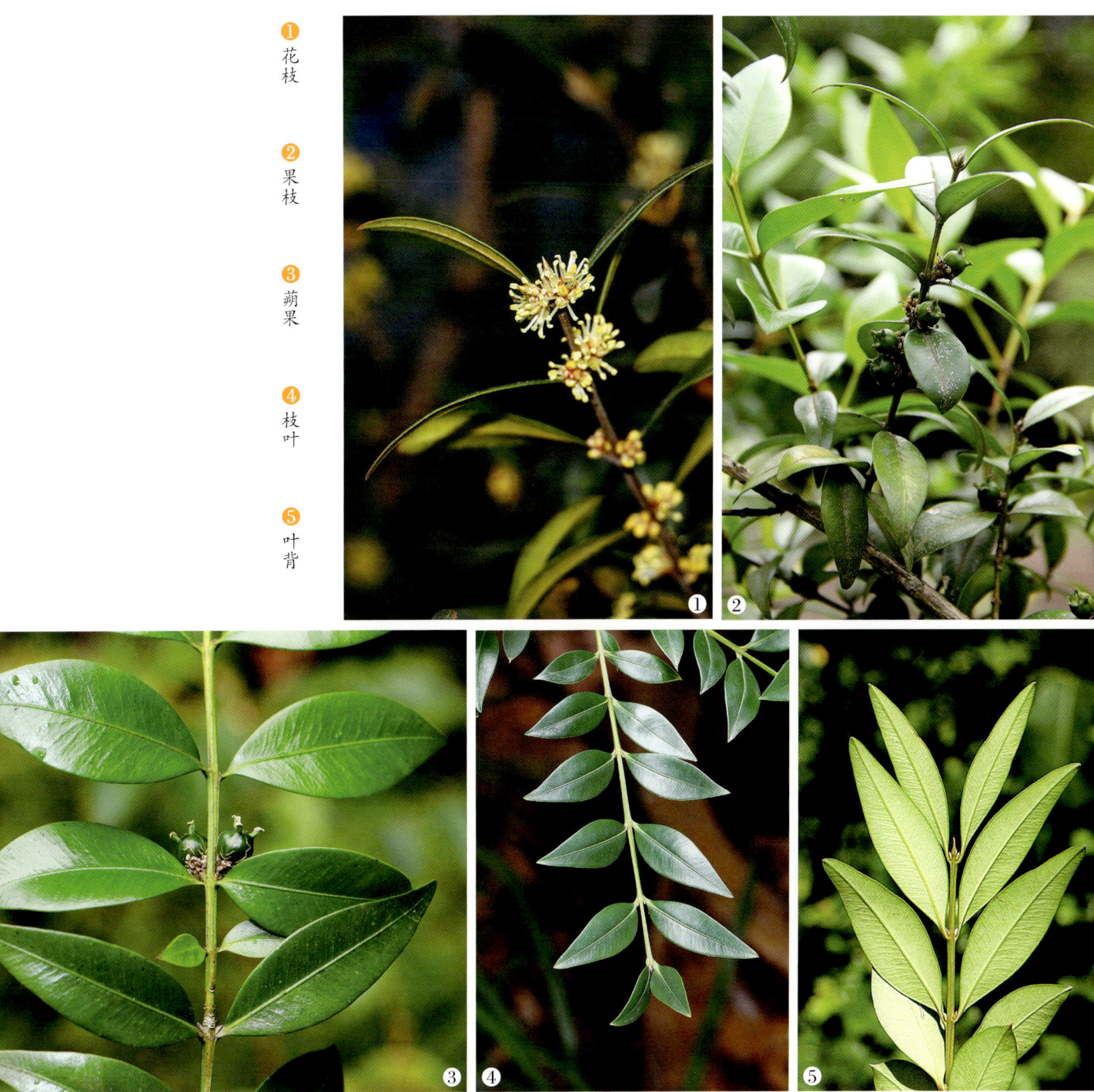

❶ 花枝　❷ 果枝　❸ 蒴果　❹ 枝叶　❺ 叶背

119 过山枫

| 学 名 | *Celastrus aculeatus* Merr. | 科 名 | 卫矛科 |
| 畲族名 | 过山虎、穿山龙 | 土 名 | 穿山龙 |

形态特征

小枝幼时被棕褐色短毛；冬芽圆锥状，基部芽鳞宿存，有时坚硬呈刺状。叶多椭圆形或长方形，先端渐尖或窄急尖，基部阔楔形，稀近圆形，边缘上部具疏浅细锯齿，下部多为全缘。聚伞花序短，腋生或侧生，通常3花，均被棕色短毛，关节在上部。蒴果近球状，宿萼明显增大。种子新月状或弯成半环状，表面密布小疣点。

分布与生境

分布于浙江、福建、江西、广东、广西、云南等地。生于海拔100~1000米的山地灌丛或路边疏林中。

药用价值

主治风寒湿痹引起的关节疼痛。中医另用于治疗胆经湿热引起的口苦、两胁不舒、一身黄疸、小便不利、色黄，肝阳上亢所致头晕、颜面潮红、目赤肿痛等。现代药理研究表明还具有抗类风湿性关节炎作用。

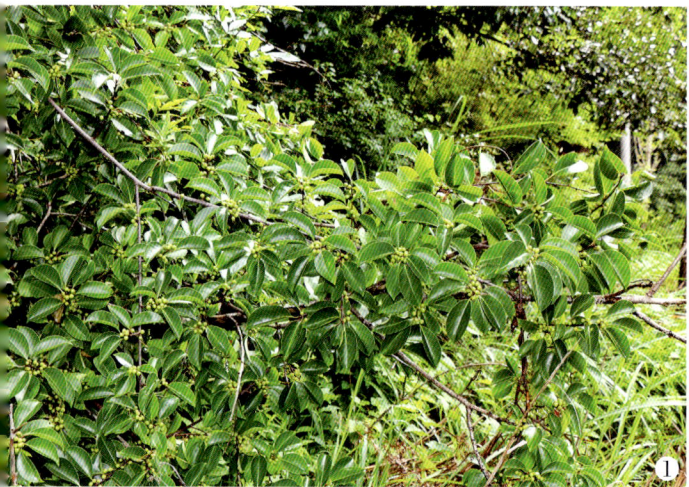

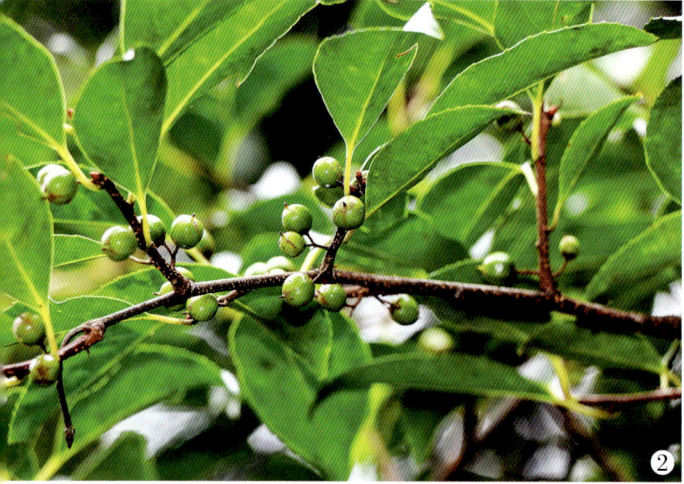

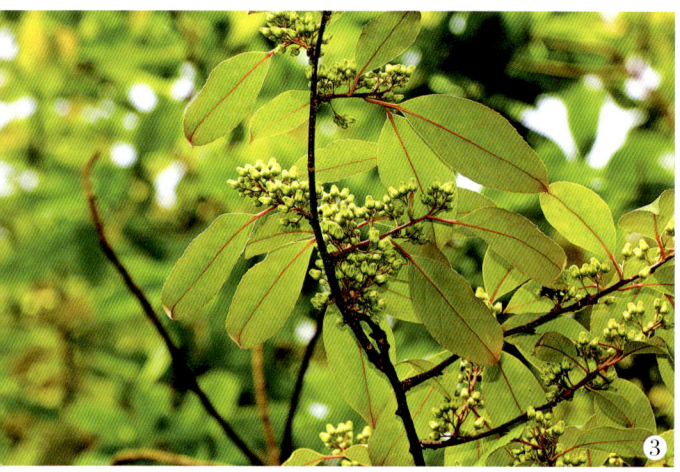

❶ 果枝　❷ 果序　❸ 花枝　❹ 枝叶　❺ 叶背

120 短梗南蛇藤

学　　名	*Celastrus rosthornianus* Loes.
科　　名	卫矛科
畲 族 名	坑底蛇、坭底蛇
土　　名	过山龙

形态特征

小枝具较稀皮孔，腋芽圆锥状或卵状。叶纸质，叶片长椭圆形。花序顶生及腋生，顶生者为总状聚伞花序。蒴果近球状，近果处较粗。种子阔椭圆状。花期4～5月，果期8～10月。

分布与生境

分布于甘肃、陕西、河南、安徽、浙江、江西、湖北、湖南、贵州、四川、福建、广东、广西、云南等地。生于海拔500～1800米的山坡林缘、林下。

药用价值

根皮入药，主治蛇咬伤及肿毒。

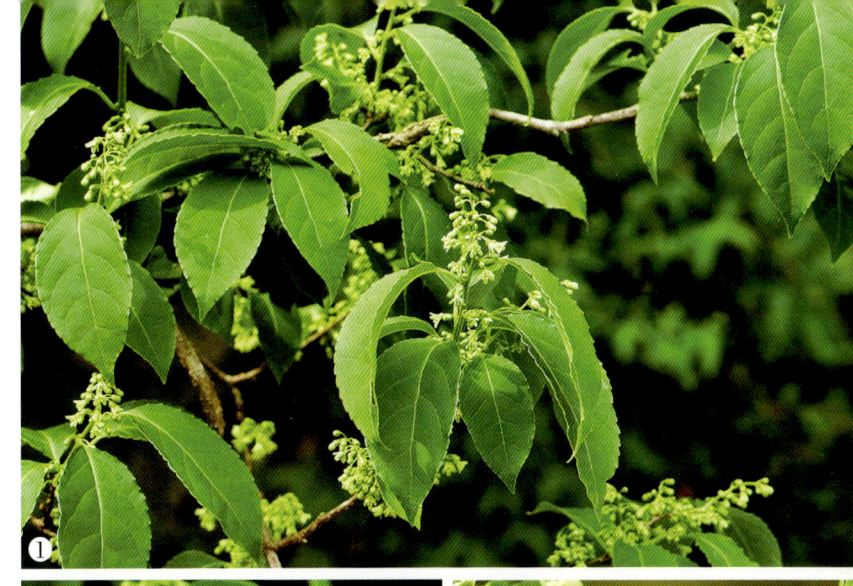
❶ 花枝

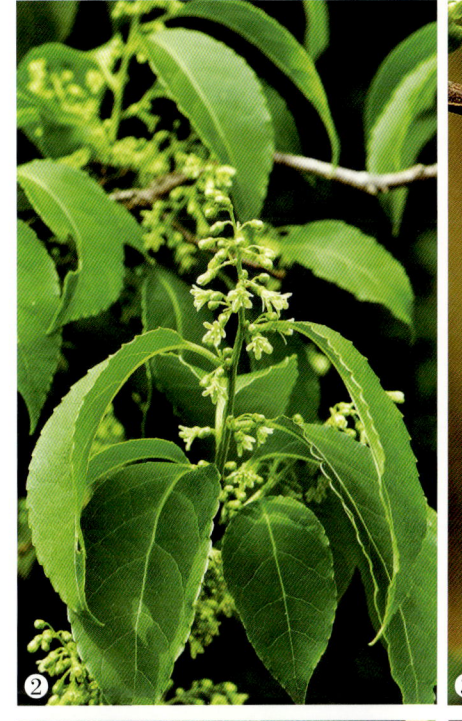
❷ 花序

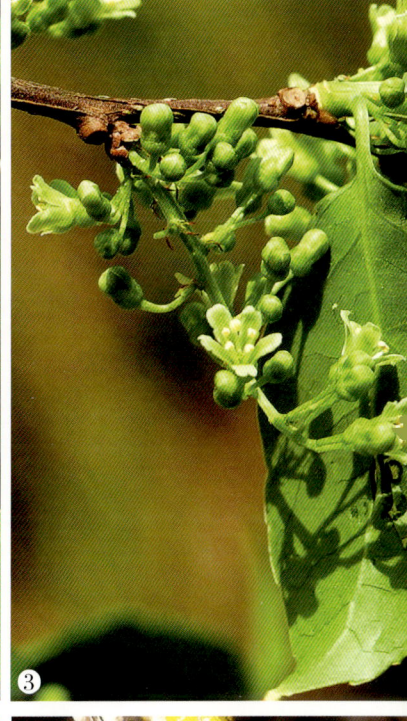
❸ 花

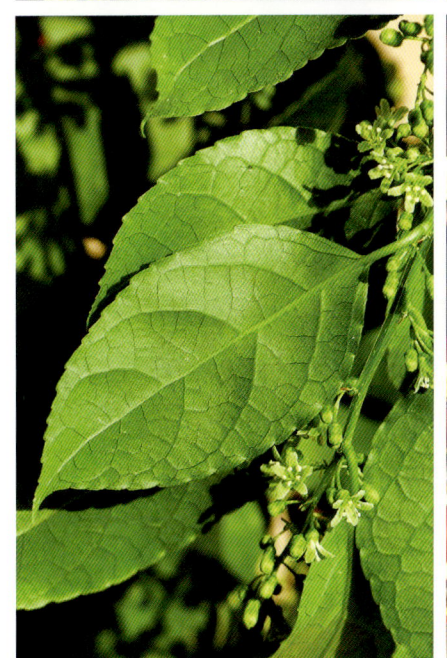
❹ 叶背

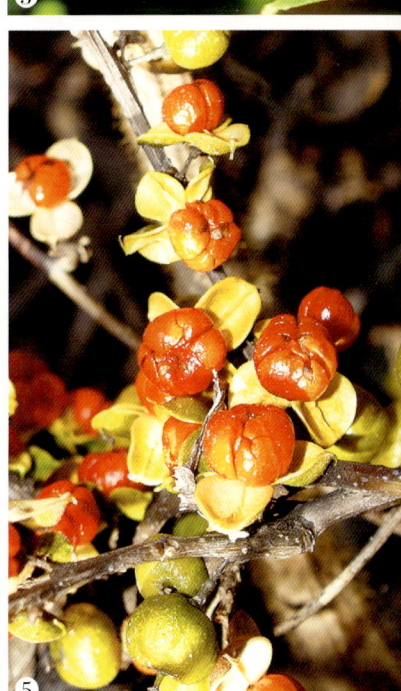
❺ 种子

相似种 窄叶南蛇藤

Celastrus oblanceifolius Wang et Tsoong

小枝密被棕褐色短毛。叶倒披针形，稀阔倒披针形。聚伞花序腋生或侧生。蒴果球状。种子新月状。花期3～4月，果期6～10月。分布于安徽、浙江、江西、湖南、福建、广东、广西等地。生于海拔500～1000米的山坡湿地或溪边灌丛中。

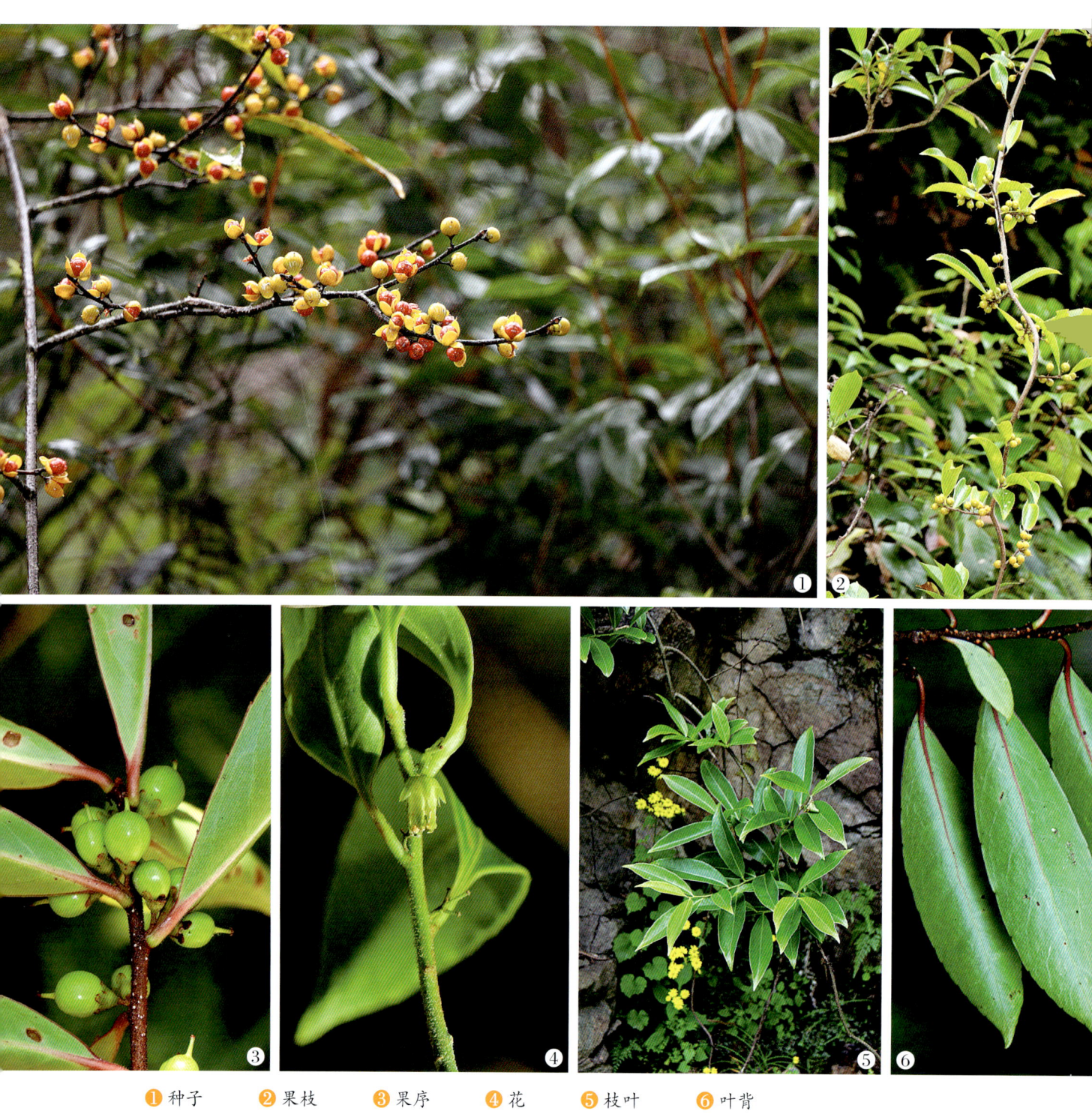

❶种子　❷果枝　❸果序　❹花　❺枝叶　❻叶背

121 卫矛

学　名	*Euonymus alatus* (Thunb.) Sieb.
科　名	卫矛科
畲族名	擂毒柴、四面风
土　名	鬼箭羽

形态特征

灌木。小枝常具2～4列宽阔木栓翅。叶卵状椭圆形、窄长椭圆形。花白绿色。蒴果1～4深裂，裂瓣椭圆状。种子椭圆状或阔椭圆状，种皮褐色或浅棕色，假种皮橙红色，全包种子。花期5～6月，果期7～10月。

分布与生境

除东北三省及新疆、青海、西藏、广东、海南以外，全国其他各地均产。生于山坡、沟地边缘。景宁畲族自治县偶见栽培，是否有野生分布有待于进一步考证。

药用价值

主治中风。中医另用于治疗经闭、症瘕、产后瘀血腹痛、虫积腹痛、漆疮。现代药理研究表明还具有抗肿瘤、抗炎、抗菌等作用。

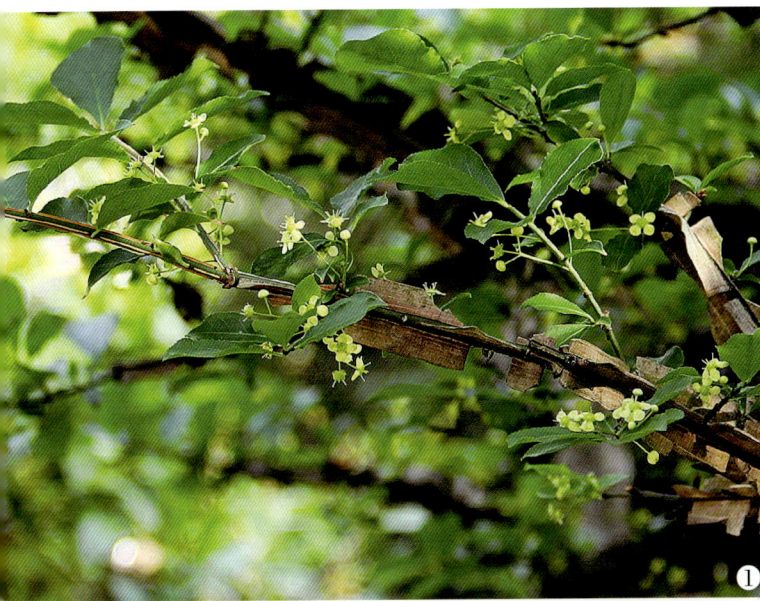

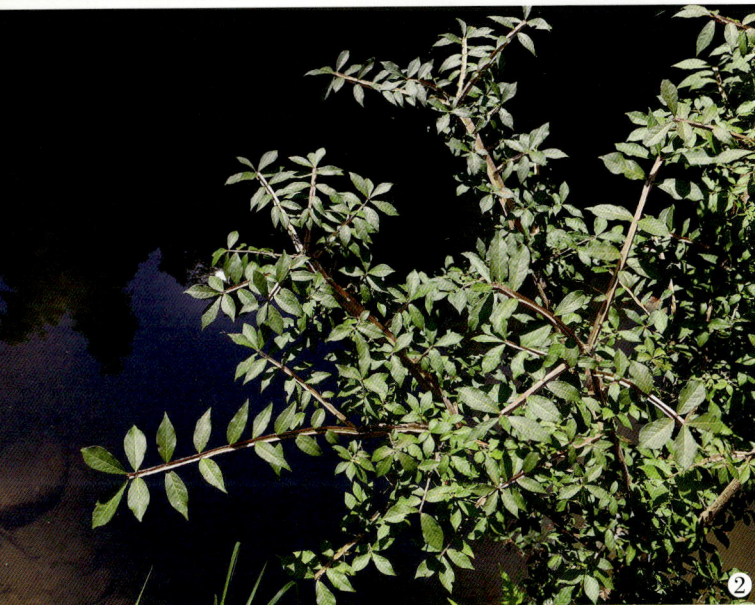

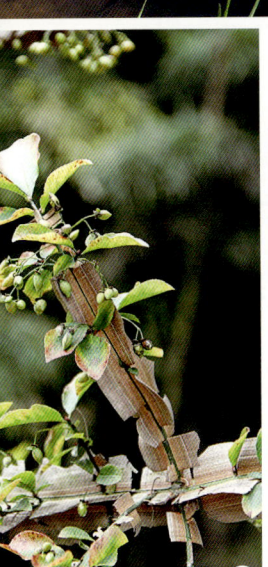
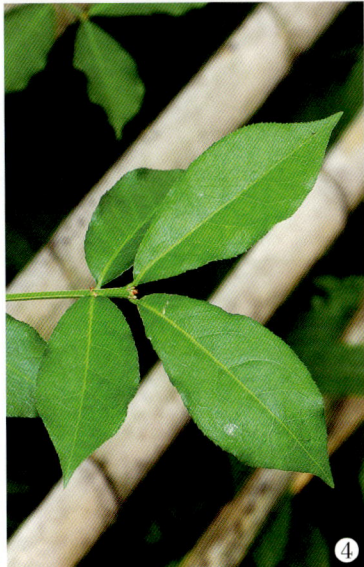
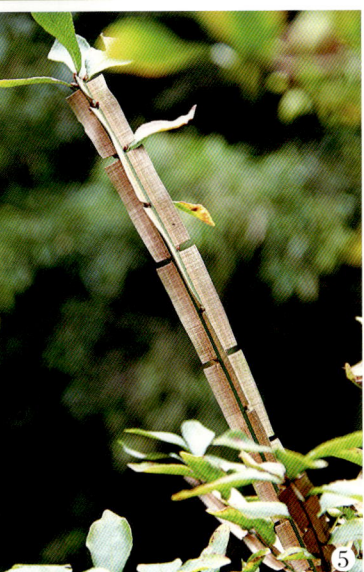

① 花枝　② 枝叶　③ 果枝　④ 叶　⑤ 木栓翅

相似种 百齿卫矛

Euonymus centidens Levl.

灌木。小枝棱状，常有窄翅棱。叶纸质或近革质。聚伞花序，具1~3花，稀多花。蒴果4深裂。种子长圆状，假种皮黄红色，末端窄缩成脊状。花期6月，果期9~10月。分布于云南、四川、安徽、浙江、江西、广东、广西、湖南等地。生于山坡或密林中。景宁畲族自治县渤海、东坑等乡镇有分布。

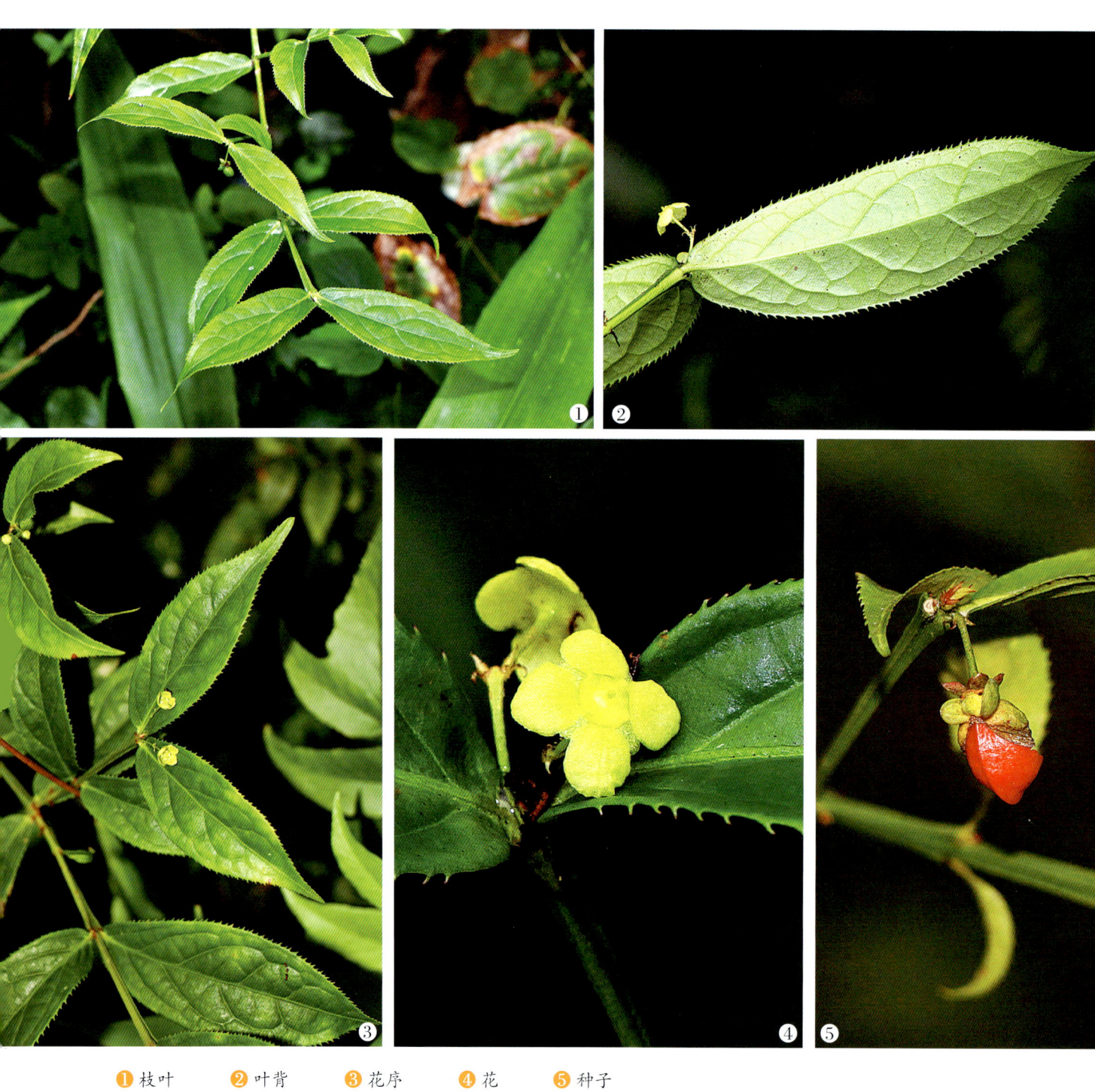

❶ 枝叶　❷ 叶背　❸ 花序　❹ 花　❺ 种子

相似种 鸦椿卫矛

Euonymus euscaphis Hand.–Mazz.

灌木，直立或倾斜。叶革质，披针形。聚伞花序，具3～7花；花序梗细，长达1.5厘米。小蒴果4深裂，裂瓣卵圆状。种子每瓣内1个，包围在橘红色假种皮内。花期4～5月，果期9～10月。分布于安徽、浙江、福建、江西、湖南、广东等地。生于山地林中或林缘。景宁畲族自治县鹤溪、东坑、景南等乡镇（街道）有分布。

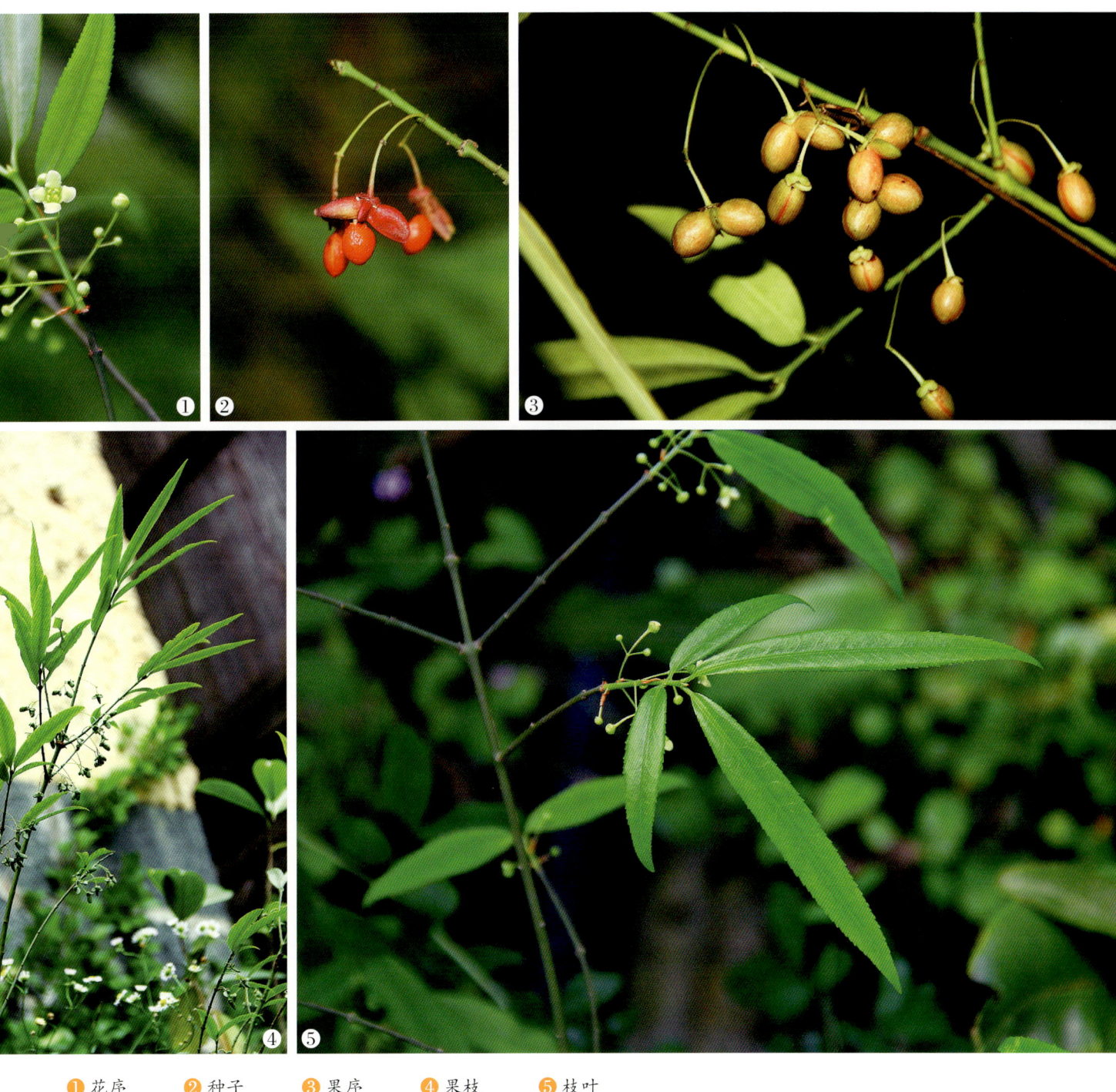

❶ 花序　　❷ 种子　　❸ 果序　　❹ 果枝　　❺ 枝叶

相似种 大果卫矛

Euonymus myrianthus Hemsl.

常绿灌木。叶革质，倒卵形、窄倒卵形或窄椭圆形。聚伞花序多聚生于小枝上部，常数序着生新枝顶端，2～4次分枝；花序梗长2～4厘米，分枝渐短。蒴果黄色，多呈倒卵状。花期4～6月，果期10～11月。分布于长江流域以南各地区。生于海拔1000米左右的溪边、沟谷较湿润处。景宁畲族自治县鹤溪、东坑、景南等乡镇（街道）有分布。

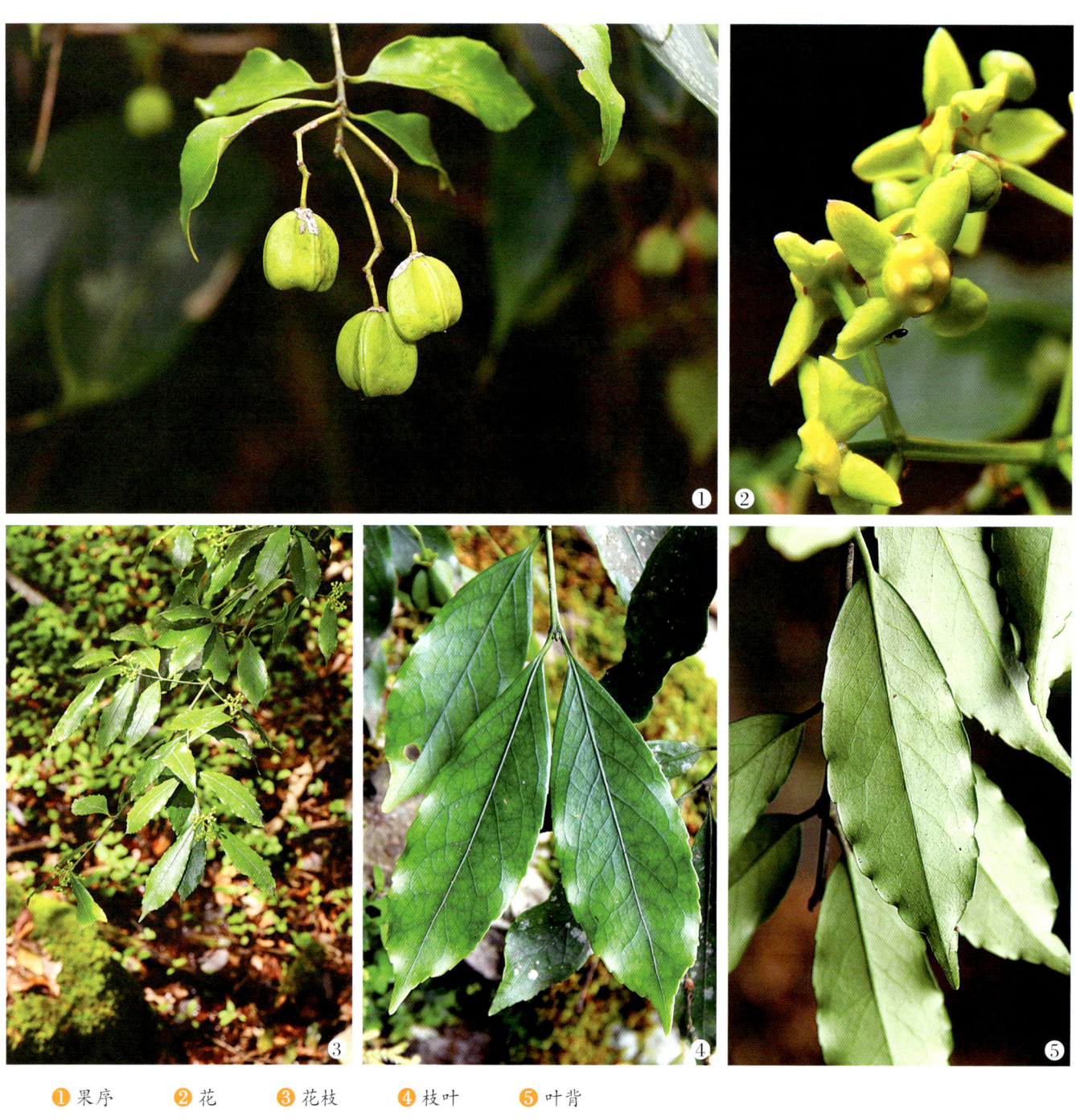

❶ 果序　　❷ 花　　❸ 花枝　　❹ 枝叶　　❺ 叶背

相似种 矩叶卫矛

Euonymus oblongifolius Loes. et Rehd

灌木或小乔木。叶薄革质，坚实稍有光泽，长椭圆形。聚伞花序多次分枝。蒴果倒锥状，果序梗长3～7厘米。种子近球状。花期5～6月，果期8～10月。分布于浙江、福建、江西、安徽、湖南、湖北、四川、云南、贵州、广西、广东等地。生于中低海拔的山谷及阴湿处。

❶ 花序　　❷ 花枝　　❸ 花　　❹ 蒴果　　❺ 果枝

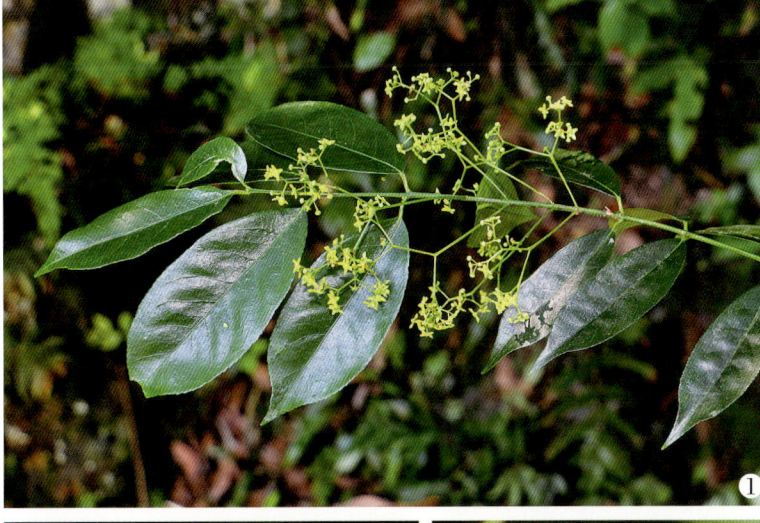
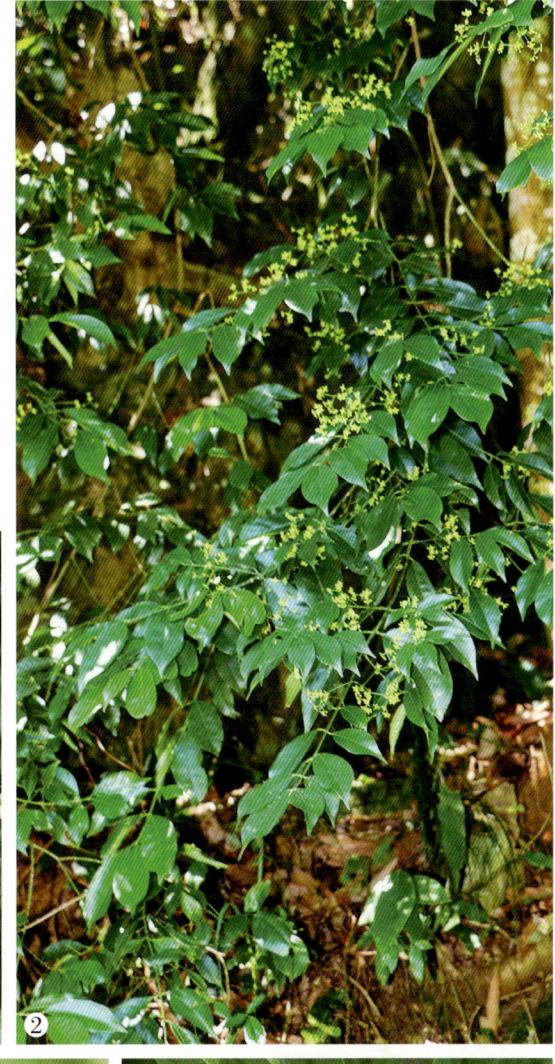
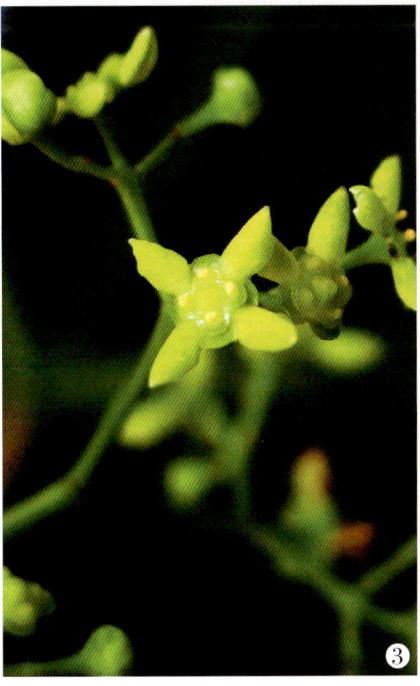
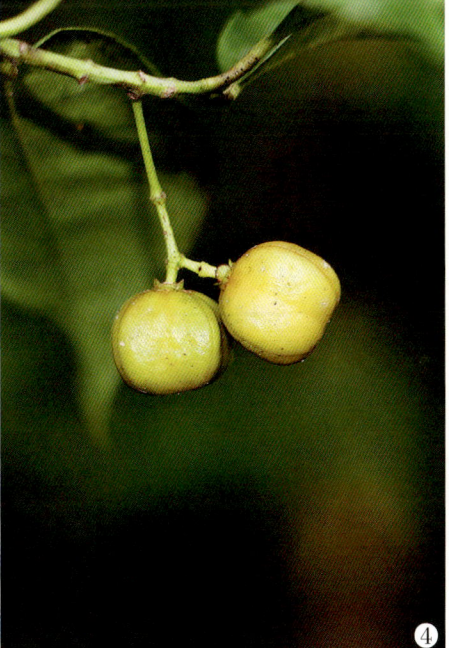
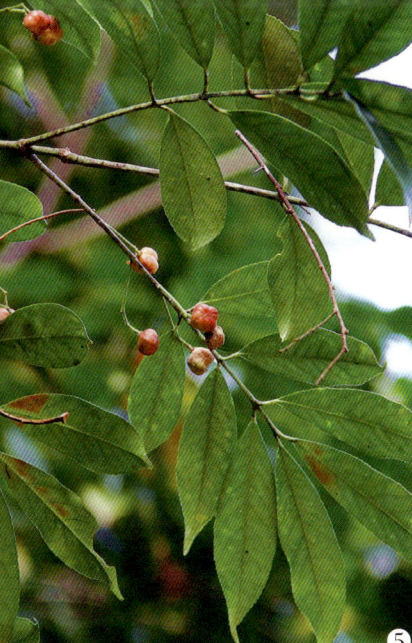

122 枳椇

学　　名	*Hovenia acerba* Lindl.
科　　名	鼠李科
畲族名	鸡爪梨、解酒梨
土　　名	鸡爪梨

形态特征

高大乔木。小枝褐色或黑紫色，被棕褐色短柔毛或无毛，有明显的白色皮孔。叶互生，厚纸质至纸质，宽卵形。二歧式聚伞圆锥花序，顶生和腋生；花两性。果序轴明显膨大。种子暗褐色或黑紫色。花期5~7月，果期8~10月。

分布与生境

分布于甘肃、陕西、河南、安徽、江苏、浙江、江西、福建、广东、广西、湖南、湖北、四川、云南、贵州等地。生于海拔2100米以下的山坡林缘或疏林中。

药用价值

主治酒精中毒。中医另用于治疗热病烦渴、打嗝、呕吐、二便不利等症。

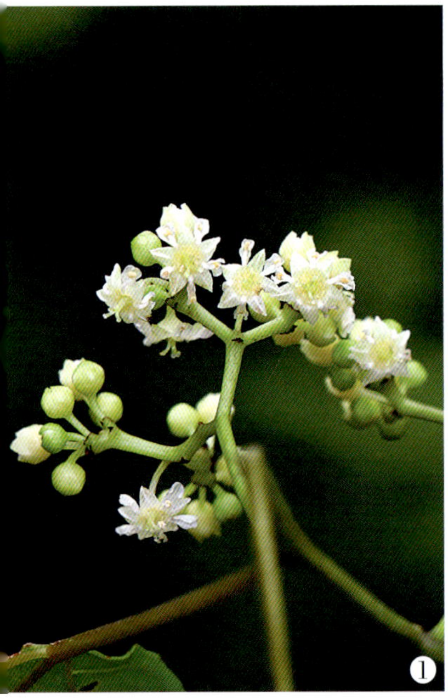

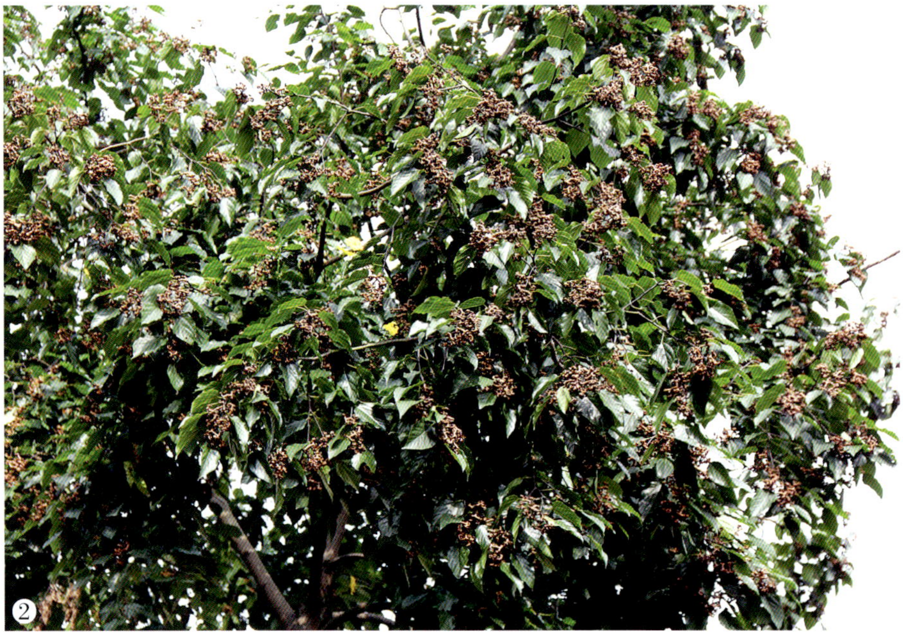

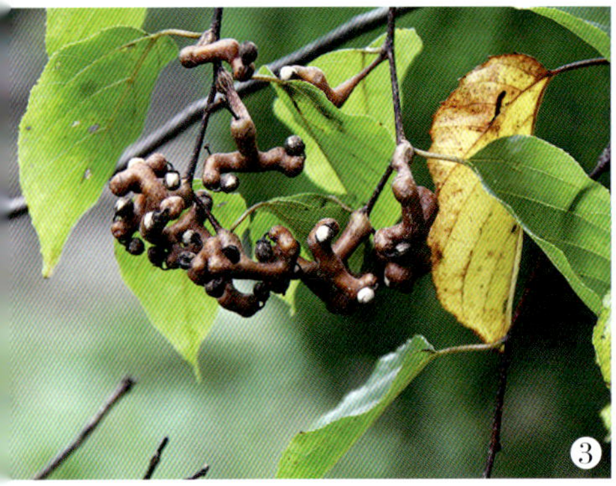

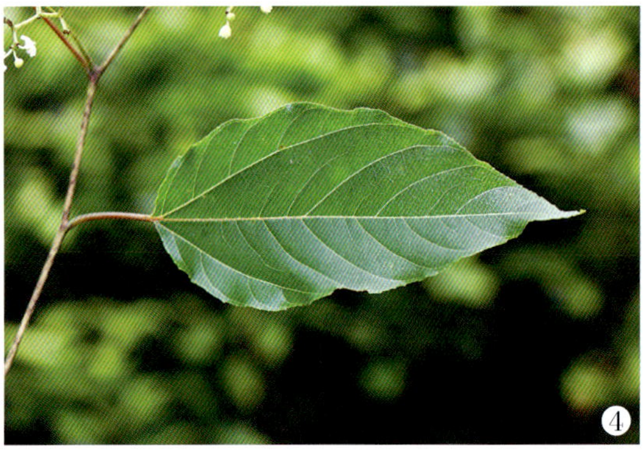

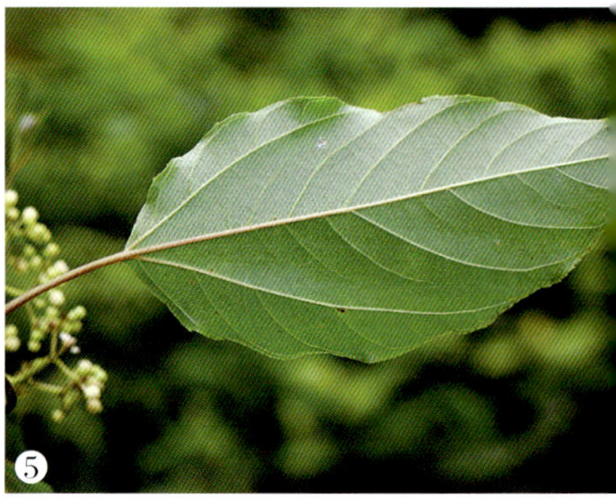

① 花序　② 果枝　③ 果序　④ 叶　⑤ 叶背

相似种 光叶毛果枳椇

Hovenia trichocarpa Chun et Tsiang var. *robusta* (Nakai et Y. Kimura) Y.L. Chen et P. K. Chou

高大落叶乔木。叶纸质，矩圆状卵形，两面无毛。二歧式聚伞花序，顶生或腋生。浆果状核果球形或倒卵状球形。种子黑色、黑紫色或棕色，近圆形。花期5～6月，果期8～10月。分布于江西、浙江、湖北、湖南、广东、贵州等地。生于海拔600～1300米的山地林中。

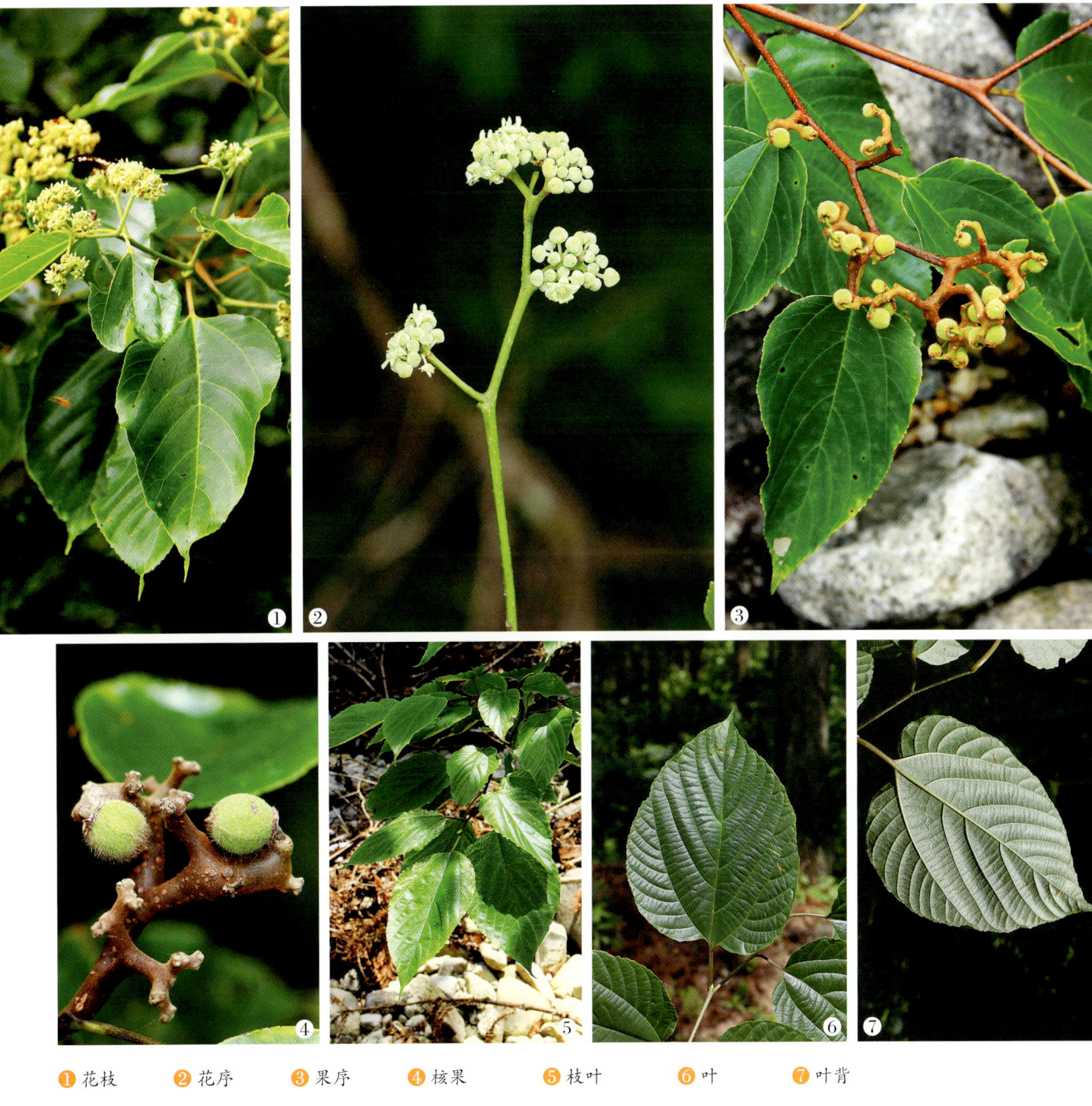

❶ 花枝　　❷ 花序　　❸ 果序　　❹ 核果　　❺ 枝叶　　❻ 叶　　❼ 叶背

123 雀梅藤

学 名	*Sageretia thea* (Osbeck) Johnst.	科 名	鼠李科
畲族名	酸梅根	土 名	对节刺

形态特征

藤状或直立灌木。叶纸质，近对生或互生，通常椭圆形。花2朵至数朵簇生排成疏散穗状或圆锥状穗状花序，顶生或腋生。核果近圆球形，成熟时黑色或紫黑色。种子扁平。花期7～11月，果期翌年3～5月。

分布与生境

分布于安徽、江苏、浙江、江西、福建、台湾、广东、广西、湖南、湖北、四川、云南等地。生于海拔2100米以下的丘陵、山地林下或灌丛中。

药用价值

主治寒蛇痧。中医另用于治疗疮疡肿毒、咳嗽气喘、水肿、鹤膝风、肝炎等症。现代药理研究表明还具有清除DPPH自由基的作用。

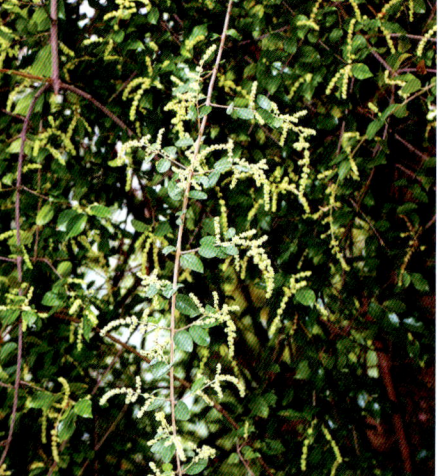
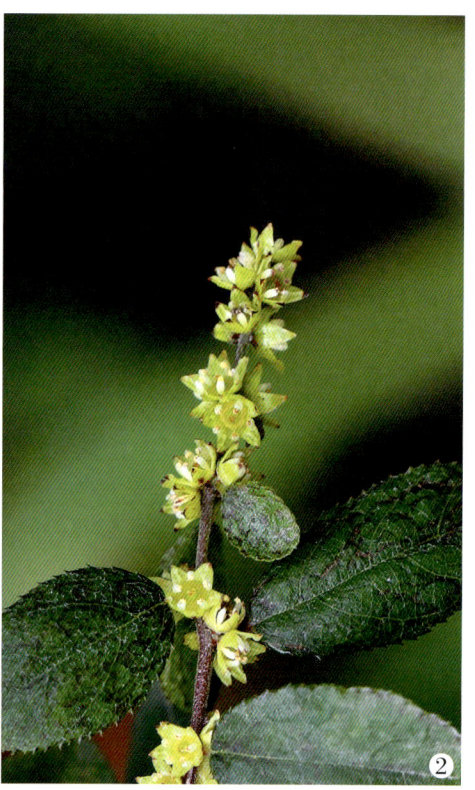
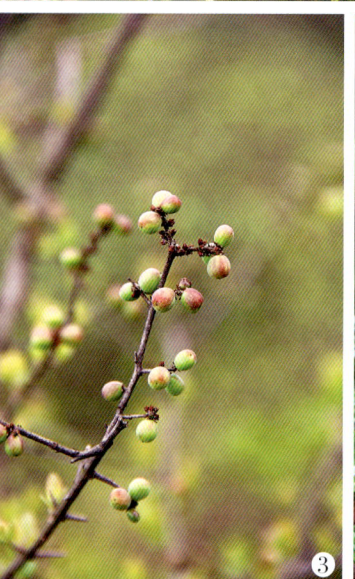
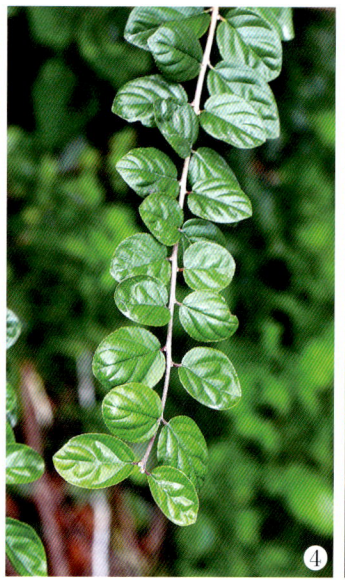
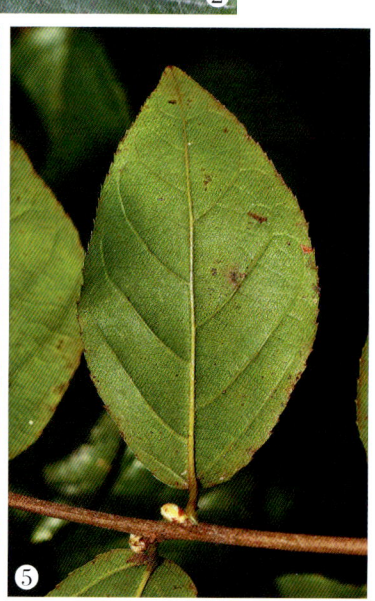

❶ 花枝　❷ 花序　❸ 果序　❹ 枝叶　❺ 叶背

124 爬山虎

学　　名	*Parthenocissus tricuspidata* (Sicb. et Zucc.) Planch.
科　　名	葡萄科
畲族名	穿山龙
土　　名	钻地风

形态特征

落叶大型攀缘藤本。枝较粗壮，卷须短，多分枝。叶片异形，能育枝上叶片宽卵形，不育枝上叶片常为三角裂或三出复叶；中间小叶片倒卵形，两侧小叶片斜卵形，有粗锯齿；幼枝上的叶片小而不裂。聚伞花序，通常生于具二叶的短枝上，无毛或偶有稀疏柔毛；花绿色。果为浆果，蓝色。花期6~7月，果期9月。

分布与生境

分布于华东、华南、华中、华北及东北各地。常攀缘于山坡、岩石及墙壁上。

药用价值

根可供药用，主治风湿性关节炎、偏头痛、半身不遂等。

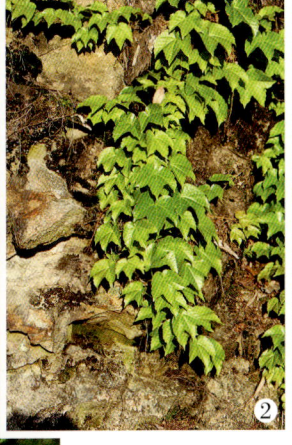 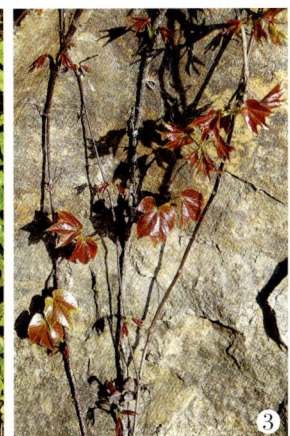 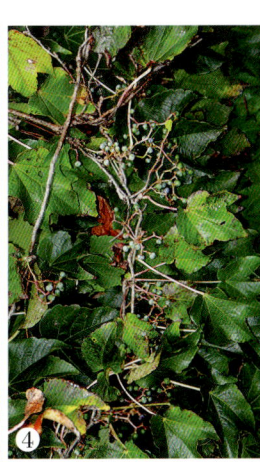

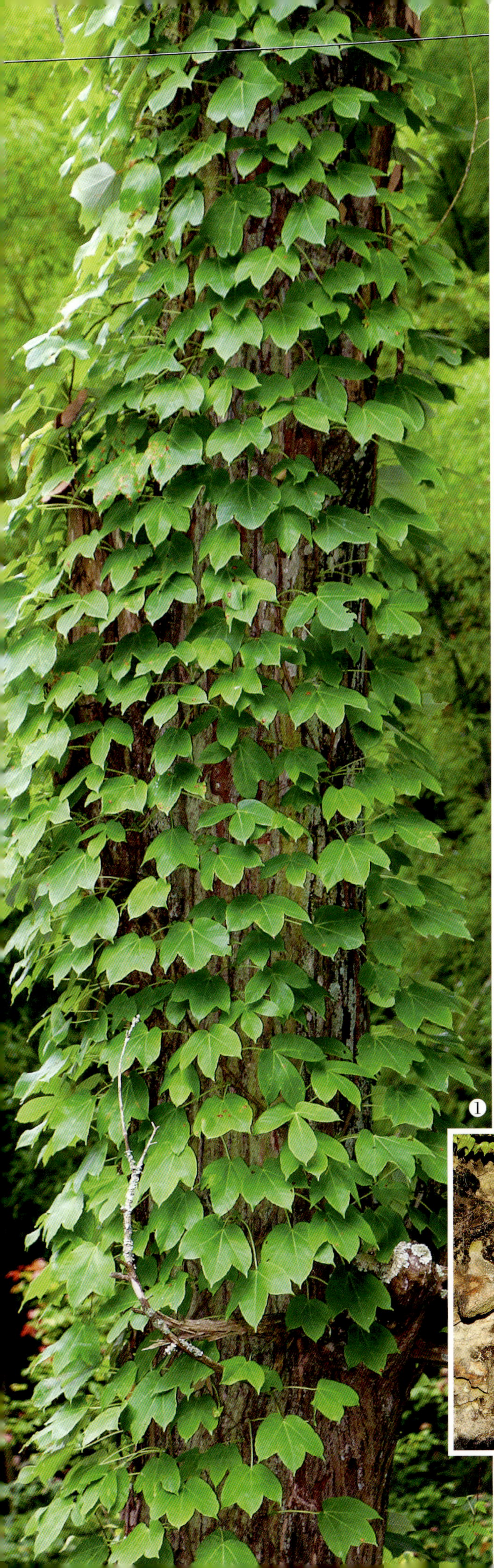

❶ 植株　　❷ 枝叶　　❸ 幼枝叶　　❹ 果枝

相似种 异叶爬山虎

Parthenocissus dalzielii Gagnep.

木质藤本。小枝圆柱形，无毛。二型叶，着生在短枝上常为3枚小叶，较小的单叶常着生在长枝上，叶为单叶者叶片卵圆形。果实近球形，成熟时紫黑色，有种子1~4颗。种子倒卵形，顶端近圆形，基部急尖。花期5~7月，果期7~11月。分布于河南、湖北、湖南、江西、浙江、福建、台湾、广东、广西、四川、贵州等地。生于海拔200~3800米的山坡岩石上。

❶ 植株
❷ 枝叶
❸ 果枝
❹ 花序

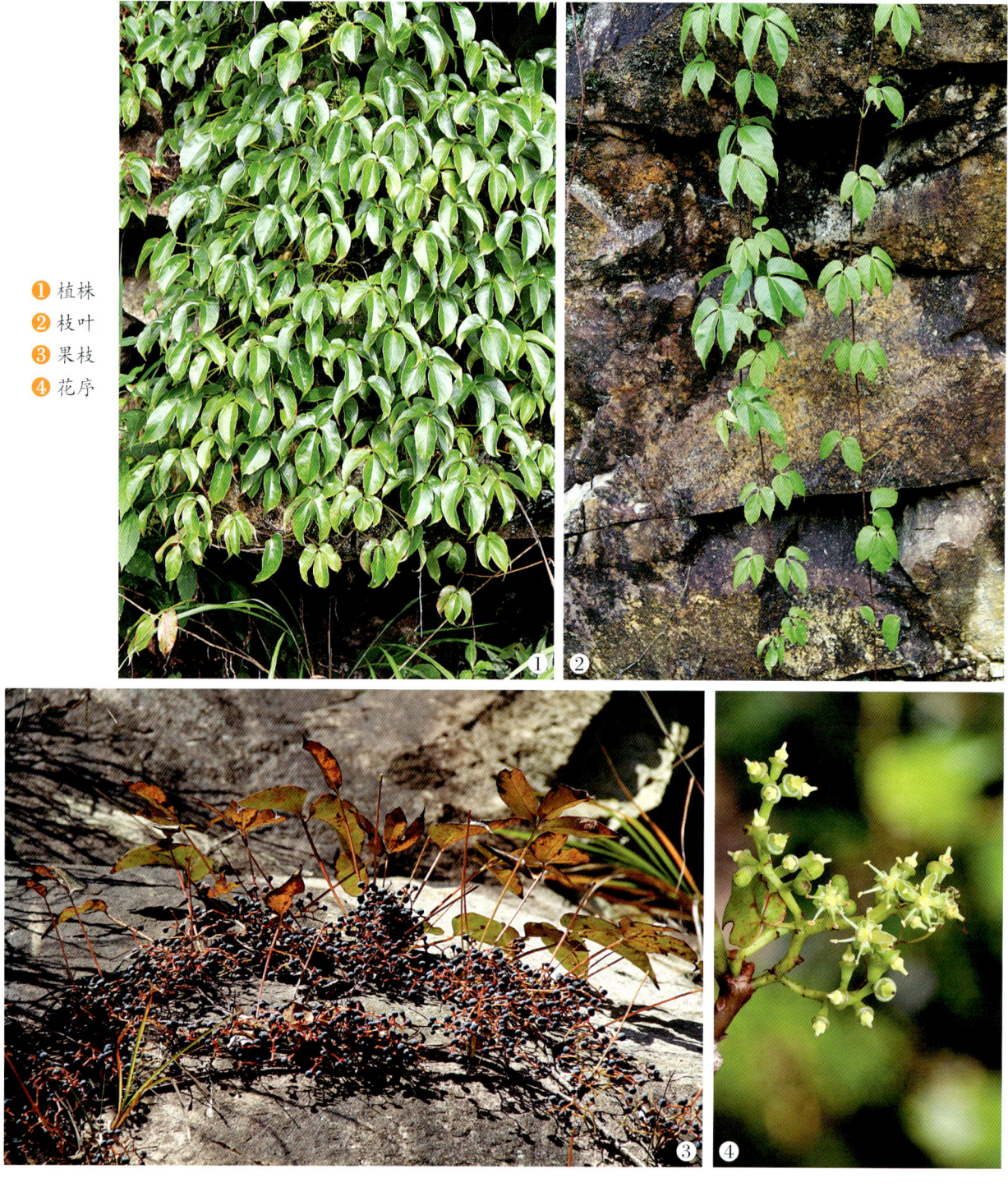

相似种 绿爬山虎

Parthenocissus laetevirens Rehd.

落叶攀缘藤本。末端吸盘常为黑色肥厚的弯钩。掌状复叶。聚伞花序开展，与叶对生或顶生于侧枝上；花小，黄绿色，两性。浆果蓝黑色。花期6~8月，果熟期9~10月。分布于湖北、湖南、安徽、江西、浙江、广东、广西、四川、贵州等地。生于山坡岩石或墙壁上。

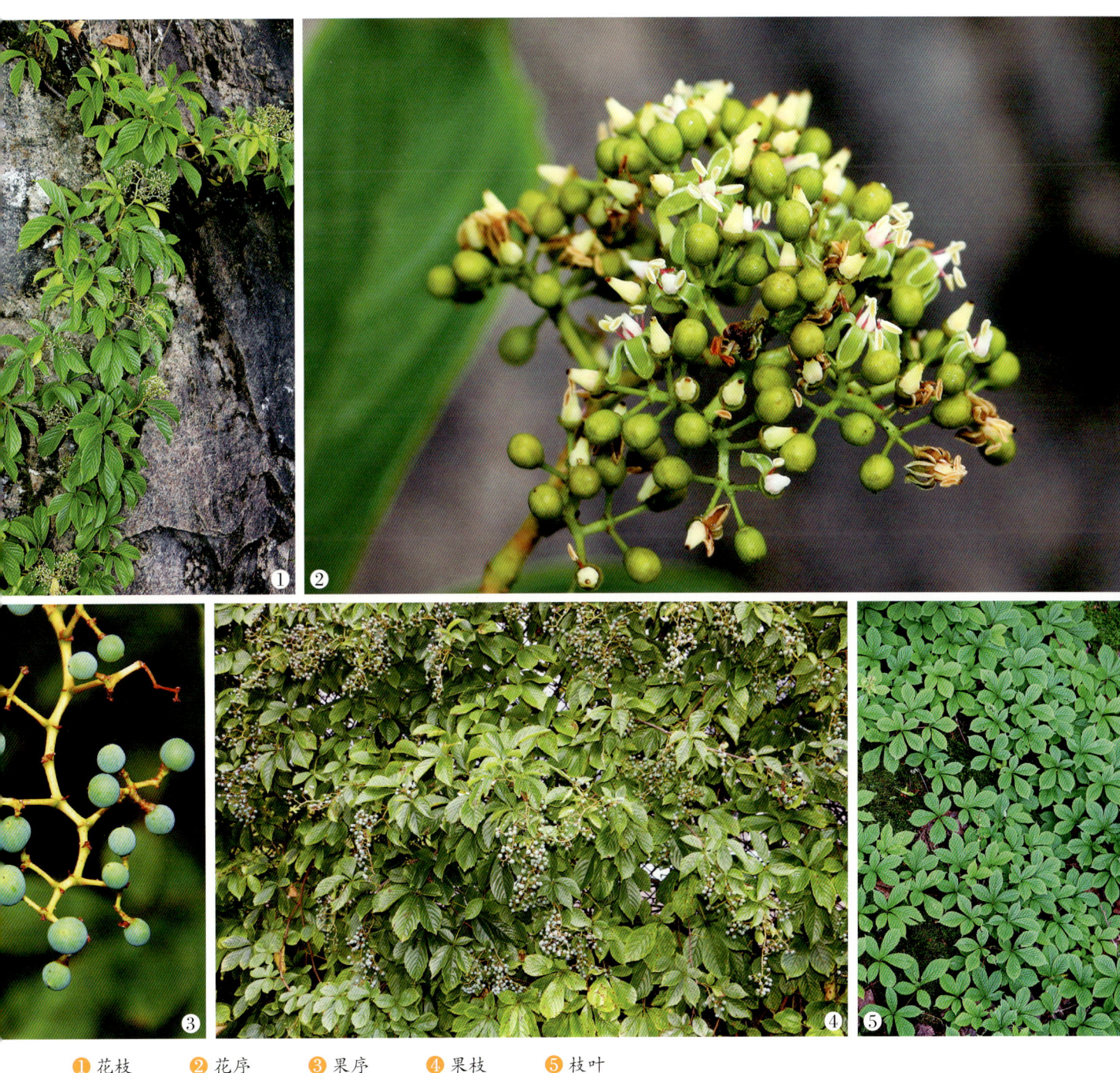

❶ 花枝　❷ 花序　❸ 果序　❹ 果枝　❺ 枝叶

相似种 俞藤

Yua thomsonii (Laws.) C.L. Li

木质藤本。小枝圆柱形，褐色，嫩枝略有棱纹，无毛。叶为掌状5枚小叶，草质。花序为复二歧聚伞花序，与叶对生，无毛。果实近球形，紫黑色，味淡甜。种子梨形。花期5~6月，果期7~9月。分布于安徽、江苏、浙江、江西、湖北、广西、贵州、湖南、福建、四川等地。生于海拔250~1300米的山坡林中或攀缘在树上。

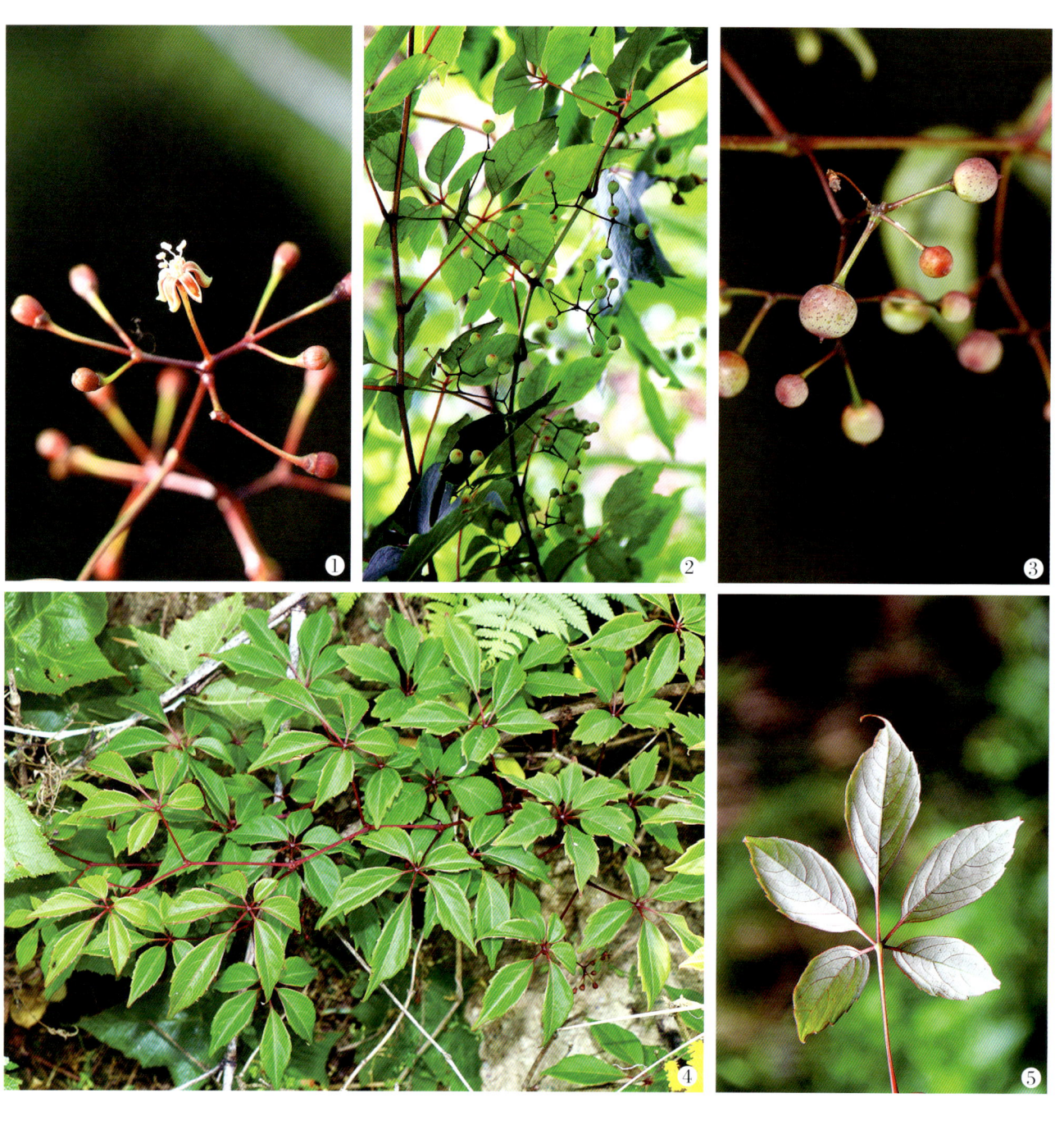

❶ 花序　　❷ 果枝　　❸ 果序　　❹ 枝叶　　❺ 叶背

125 木槿

学　　名	*Hibiscus syriacus* Linn.
科　　名	锦葵科
畲族名	新米花、咏梅花
土　　名	米烫花

形态特征

落叶灌木。小枝密被黄色星状绒毛。叶菱形至三角状卵形；叶柄长5~25毫米，上面被星状柔毛。花单生于枝端叶腋间；花钟形，淡紫色。蒴果卵圆形。种子肾形。花果期7~11月。

分布

台湾、福建、广东、广西、云南、贵州、四川、湖南、湖北、安徽、江西、浙江、江苏、山东、河北、河南、陕西等地均有分布或栽培。景宁畲族自治县广泛栽培，多为花粉红色或淡紫色、重瓣的变型牡丹木槿。

药用价值

花治咯血、烦咳、赤白痢；根治肠风、血痢、赤白带下、大便燥结。中医其他用途如下：内服主治反胃、痢疾、脱肛、吐血、下血、疟腮等，外敷主治疮疖肿。现代药理研究表明对金黄色葡萄球菌和伤寒杆菌有抑制作用，可治疗肠风泻血。

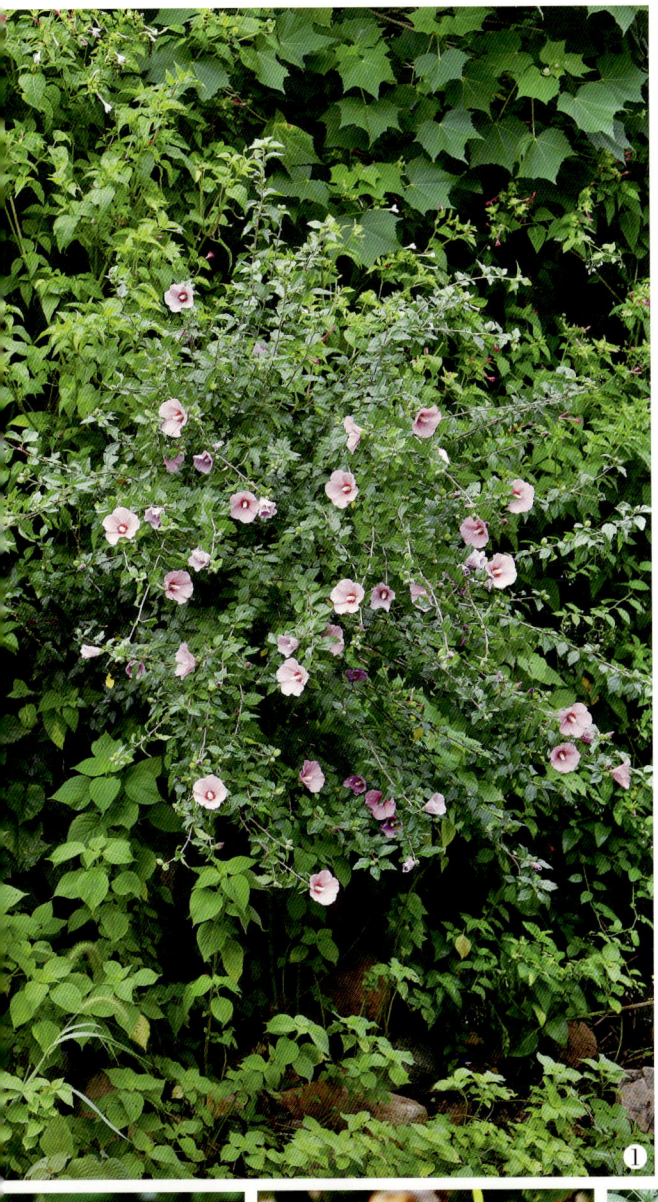
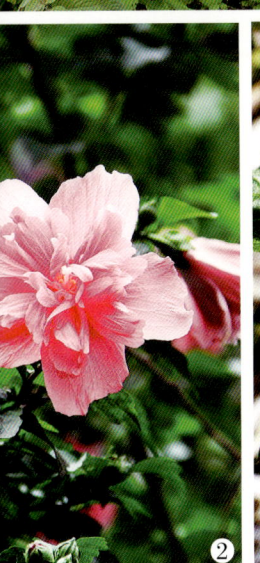
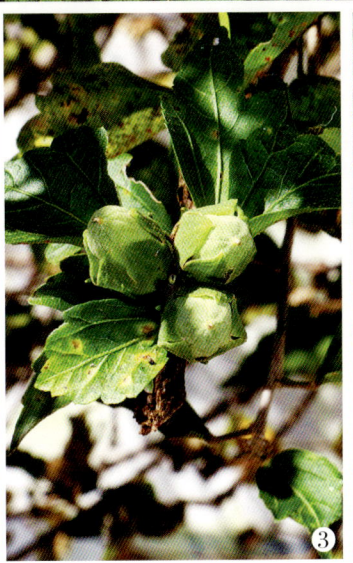
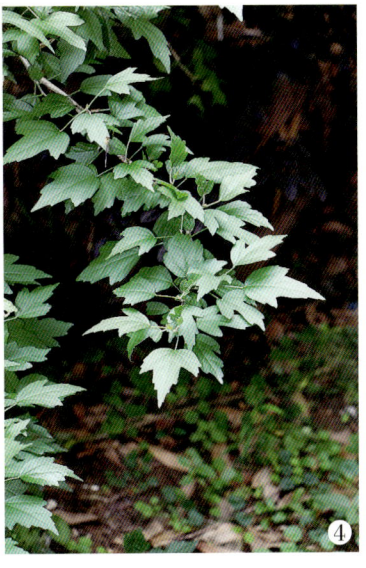

❶ 花期植株　❷ 牡丹木槿　❸ 蒴果　❹ 枝叶

126 白花单瓣木槿

学　　名	*Hibiscus syriacus* Linn. f. *totusalbus* T. Moore
科　　名	锦葵科
畲族名	白花新米花根
土　　名	白米烫花

形态特征

为木槿的变型。落叶灌木。小枝密被黄色星状绒毛。叶菱形至三角状卵形。花纯白色，单瓣。蒴果卵圆形。种子肾形。花果期7～11月。

分布

分布于台湾、福建、广东、江西、安徽、四川、云南、贵州、陕西等地，均系栽培种。目前景宁畲族自治县境内尚未发现有该变型分布，但有白花重瓣木槿栽培。照片摄于浙江省杭州市。

药用价值

主治白带增多等症。中医另用于治疗皮肤癣疮。

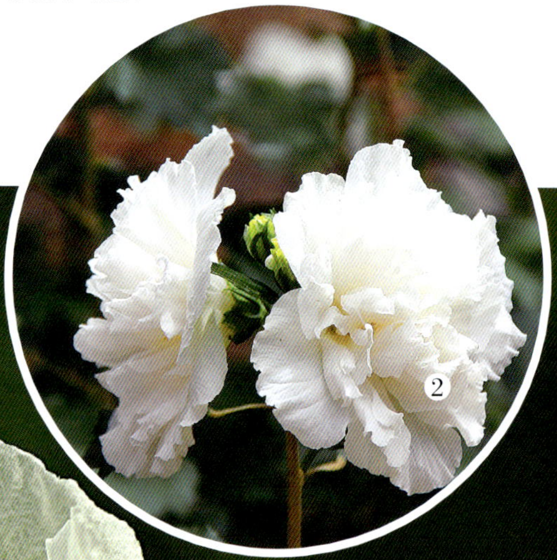

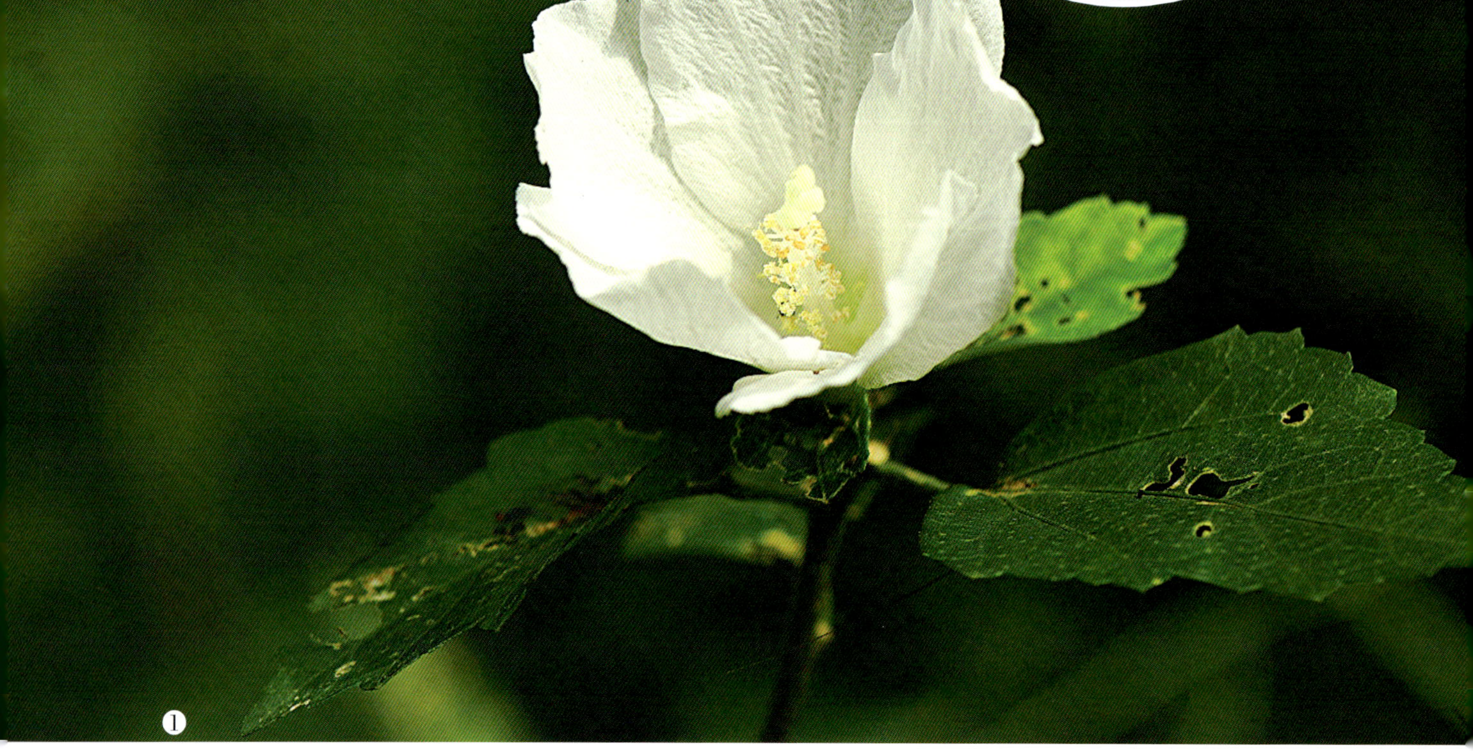

❶ 白花单瓣木槿（高亚红　摄）　　❷ 白花重瓣木槿

127 野葵

学　　名	*Malva verticillata* Linn.
科　　名	锦葵科
畲 族 名	马蹄菜

形态特征

二年生草本。茎干被星状长柔毛。叶肾形或圆形，叶柄长 2～8 厘米。花 3 朵至多朵簇生于叶腋，具极短柄至近无柄。种子肾形，直径约 1.5 毫米，无毛，紫褐色。花果期 3～11 月。

分布

分布于全国各地。景宁畲族自治县偶见于栽培。

药用价值

主治便秘。中医其他用途如下：种子、根和叶入药，可利水滑窍，润便利尿，下乳汁，去死胎；鲜茎叶和根入药，可拔毒排脓，疗疔疮疖痈。

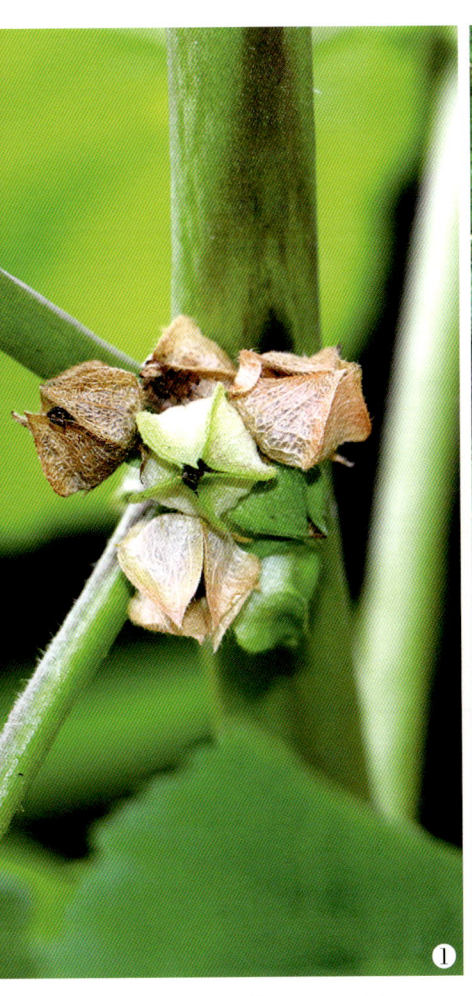
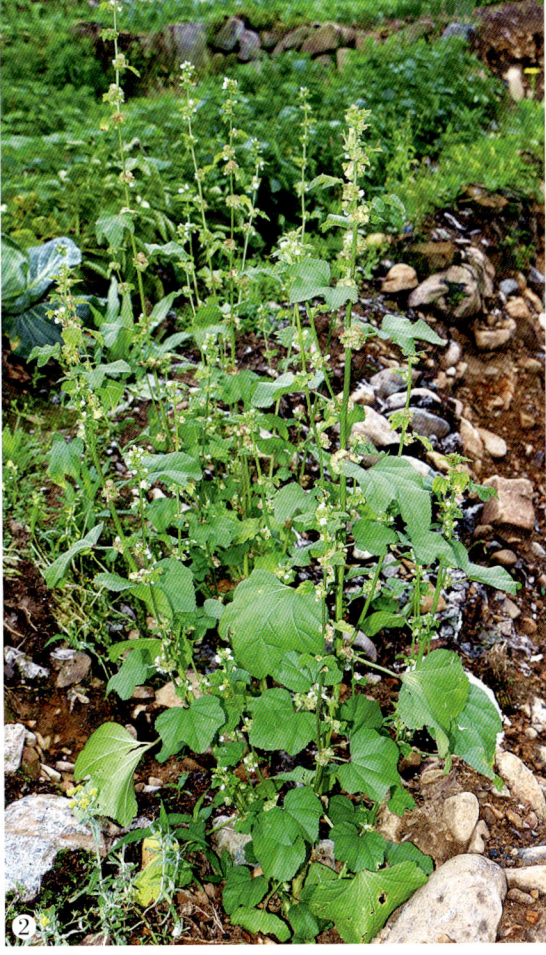
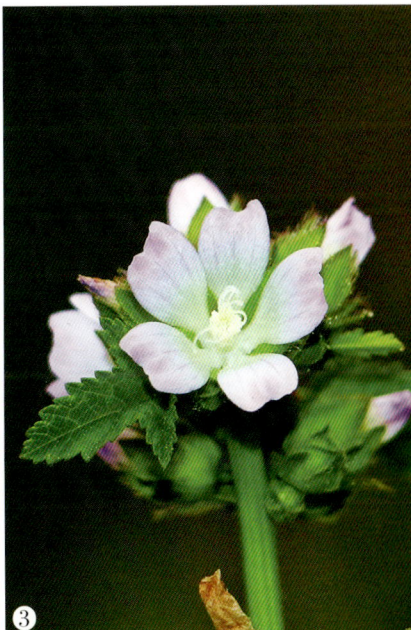
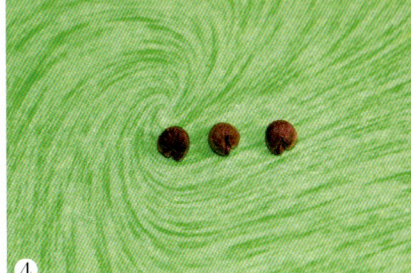

❶ 果序　❷ 花果期植株　❸ 花　❹ 种子

128 地桃花

学 名 *Urena lobata* Linn.
科 名 锦葵科

形态特征

直立亚灌木状草本。小枝被星状绒毛。茎下部的叶近圆形,基部圆形或近心形,边缘具锯齿,中部的叶卵形,上部的叶长圆形至披针形。花腋生、单生或稍丛生,淡红色,直径约15毫米。果扁球形,直径约1厘米。花果期7～11月。

分布

分布于长江以南各地。景宁畲族自治县红星街道有分布,较少见。

药用价值

主治糖尿病。中医另用于治疗风湿痹痛、痢疾、泄泻、淋证、月经不调、带下、跌打肿痛、喉痹、乳痈、毒蛇咬伤等症。现代药理研究表明还具有抗菌、抗氧化作用。

❶ 花期植株　❷ 花　❸ 果　❹ 枝叶

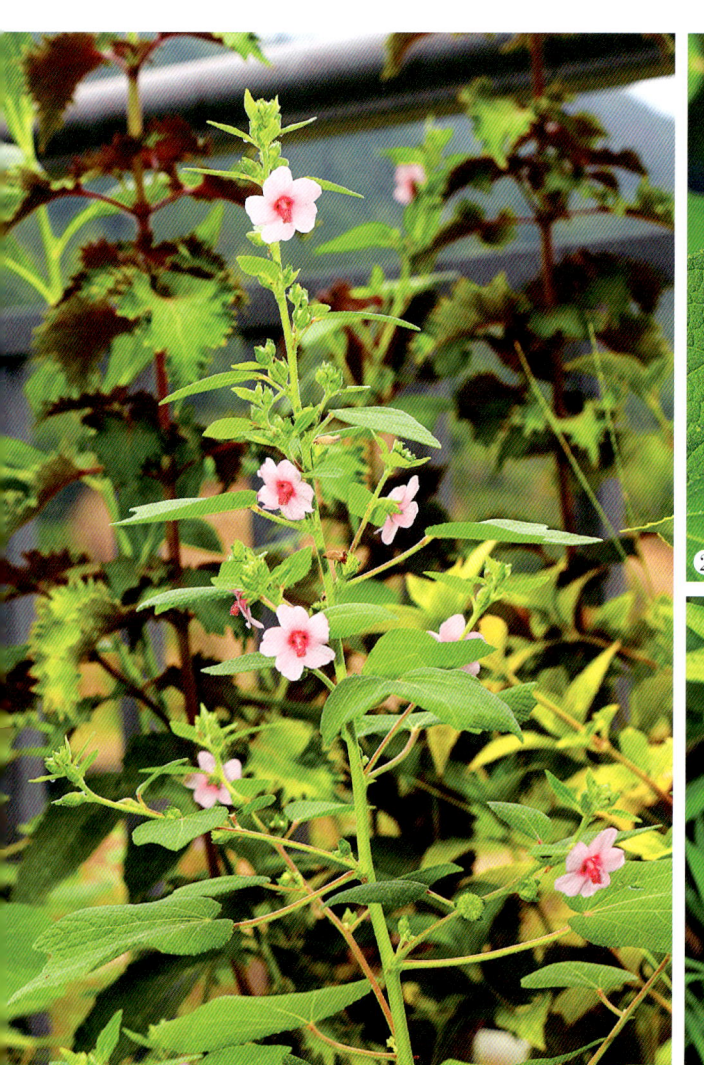
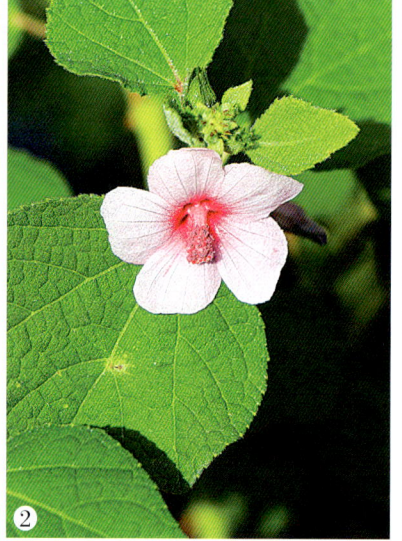
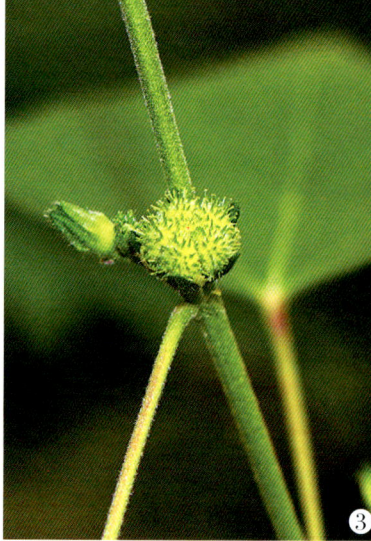
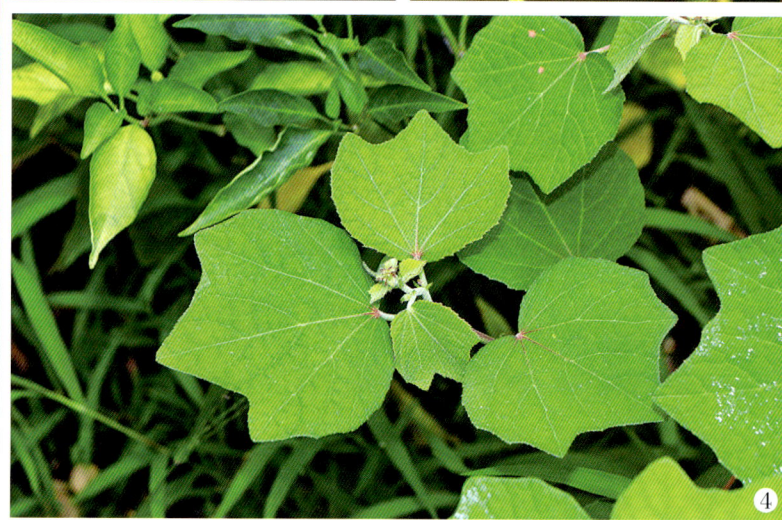

129 七星莲

| 学　名 | *Viola diffusa* Ging. | 科　名 | 堇菜科 |
| 畲族名 | 大肚芥、公鸡草、白花地丁 | 土　名 | 抽脓拔、拔脓白 |

形态特征

一年生草本，全体被糙毛或白色柔毛，或近无毛。叶片卵形或卵状长圆形。花较小，淡紫色或浅黄色，具长梗。蒴果长圆形，无毛，顶端常具宿存的花柱。花期3~5月，果期5~8月。

分布与生境

分布于浙江、台湾、四川、云南、西藏等地。生于林下、林缘、草坡、溪谷。

药用价值

全草入药，能清热解毒；外用可消肿、排脓。

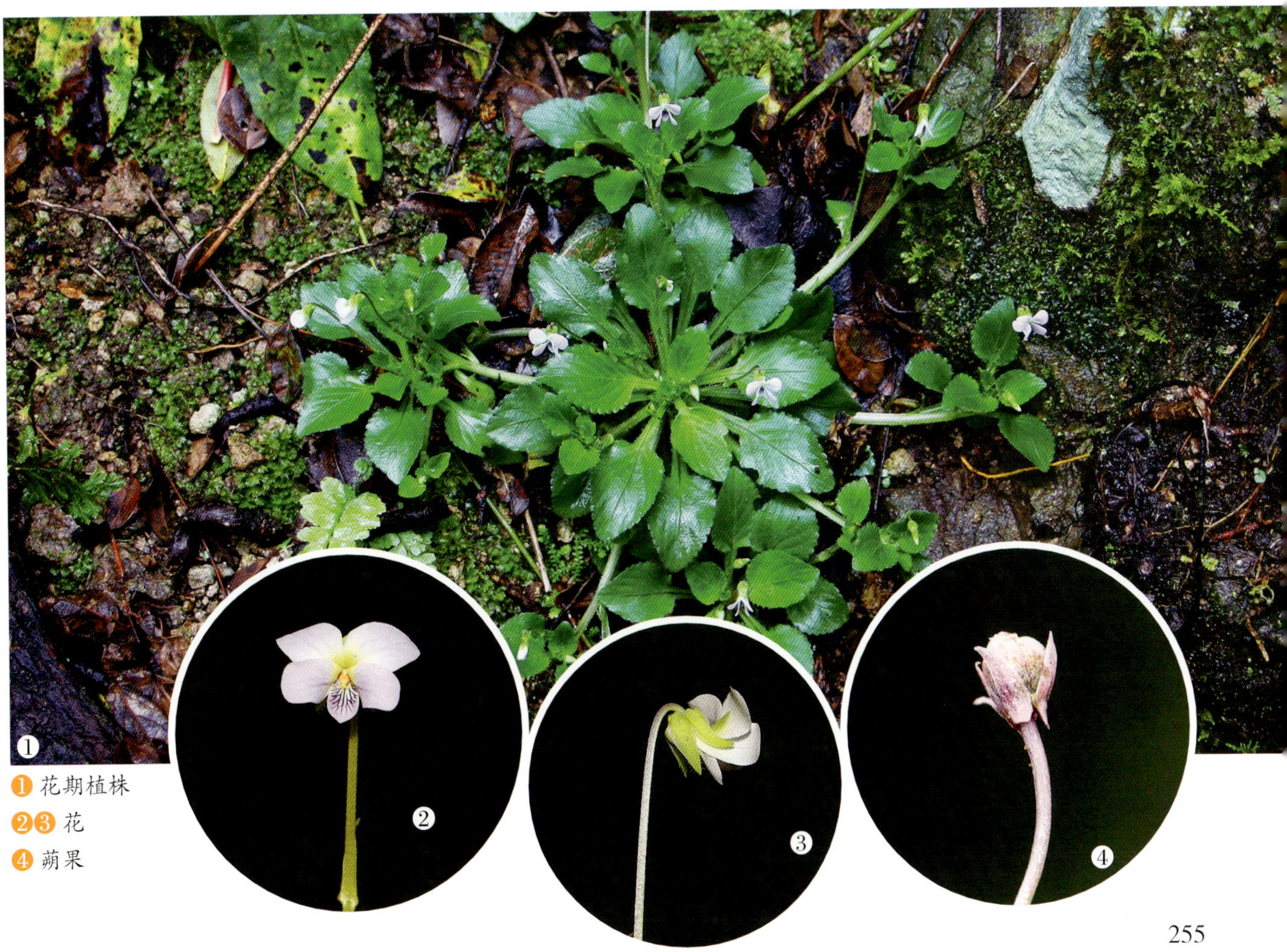

❶ 花期植株
❷❸ 花
❹ 蒴果

130 紫花地丁

学 名 *Viola philippica* Cav. ssp. *munde* W. Becker
畲族名 犁头尖
科 名 堇菜科
土 名 犁头草

形态特征

多年生草本，无地上茎。根状茎短、垂直、淡褐色。叶多数，基生，莲座状。花中等大，紫堇色或淡紫色，稀呈白色，喉部色较淡并带有紫色条纹。蒴果长圆形，无毛。种子卵球形，淡黄色。花果期4月中下旬至9月。

分布与生境

分布于黑龙江、吉林、辽宁、内蒙古、河北、山西、陕西、甘肃、山东、江苏、安徽、浙江、江西、福建、台湾、河南、湖北、湖南、广西、四川、贵州、云南等地。生于田间、荒地、草丛、林缘或灌丛中。

药用价值

主治疗疮肿毒、痈疖、丹毒、乳腺炎、咽炎及扁桃体炎、黄疸型肝炎。中医另用于治疗痛疽、毒蛇咬伤等。

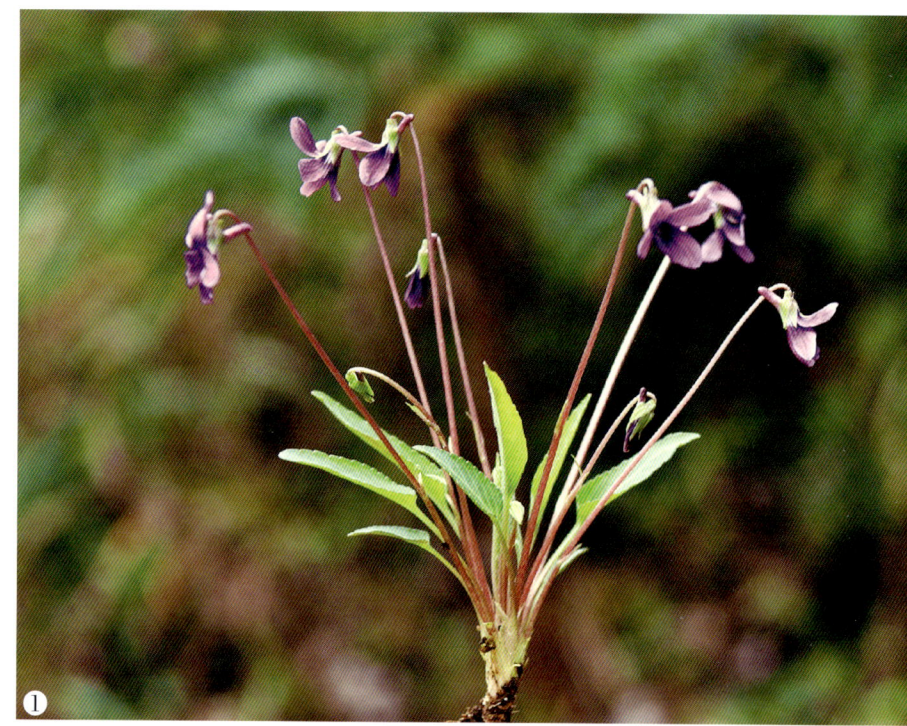
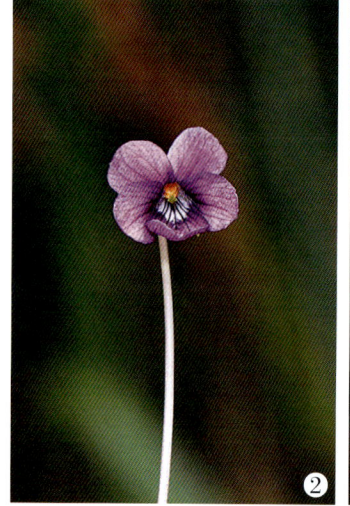
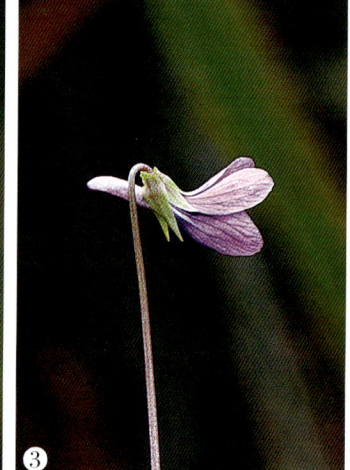
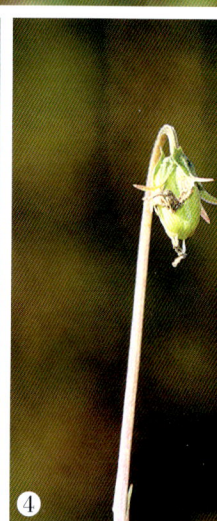

❶ 花期植株　❷❸ 花　❹ 蒴果

相似种 戟叶堇菜

Viola betonicifolia J.E. Smith

多年生草本，无地上茎。根状茎通常较粗短。叶多数，均基生，莲座状，叶片狭披针形。花白色或淡紫色，有深色条纹。蒴果椭圆形至长圆形，无毛。花果期4~9月。分布于陕西、甘肃、江苏、安徽、浙江、江西、福建、台湾、河南、湖北、湖南、广东、海南、四川、云南、西藏等地。生于田野、路边、草地、灌丛、林缘等处。

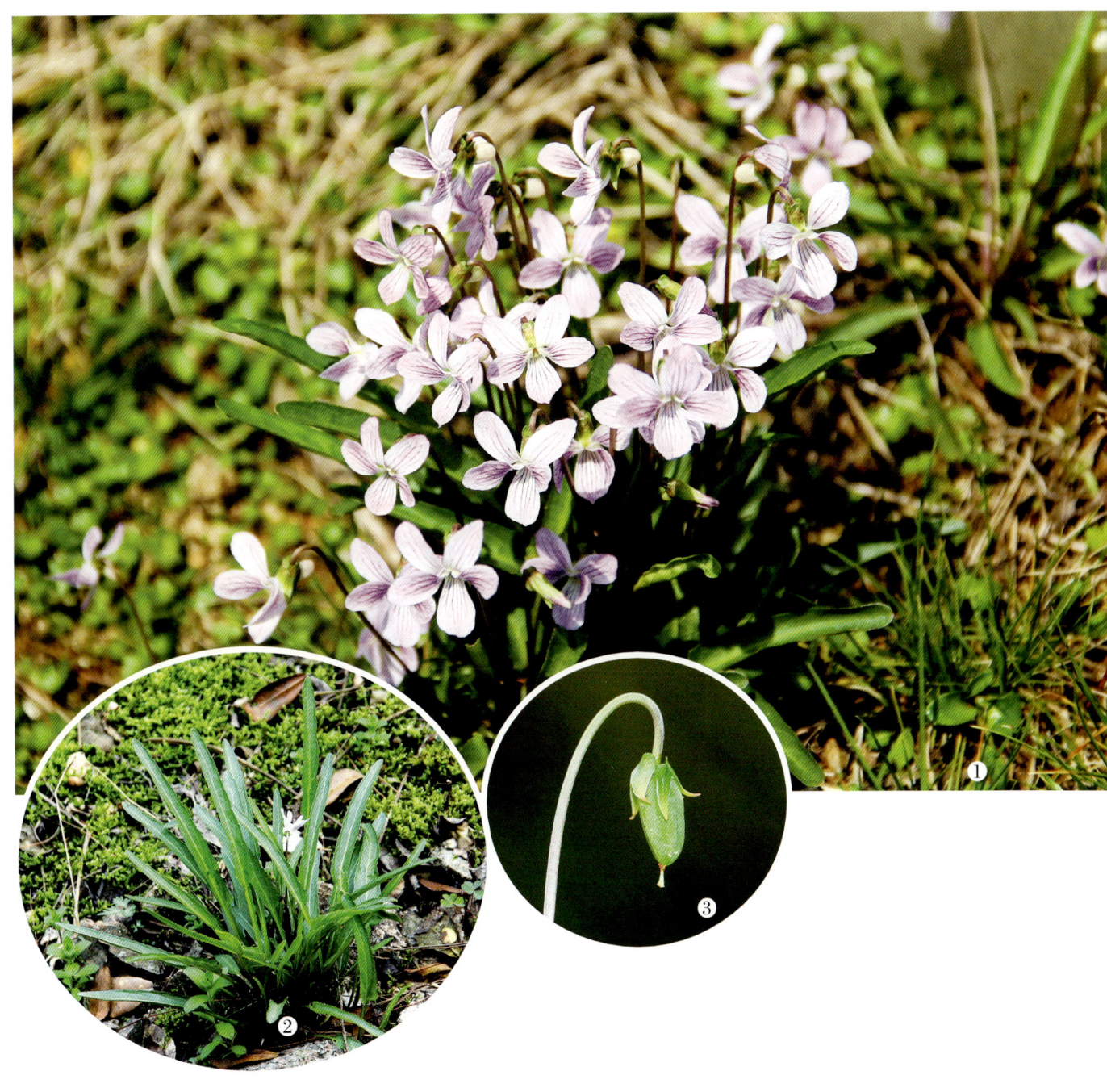

❶ 花期植株　　❷ 植株　　❸ 蒴果

相似种 深圆齿堇菜

Viola davidii Franch.

多年生细弱无毛草本，无地上茎或几无地上茎。叶基生，叶片圆形或有时肾形。花白色或有时淡紫色。蒴果椭圆形，无毛，常具褐色腺点。花期3～6月，果期5～8月。分布于浙江、陕西、湖北、湖南、福建、广东、广西、四川、贵州、云南等地。生于林下、林缘、溪谷或岩石荫蔽处。

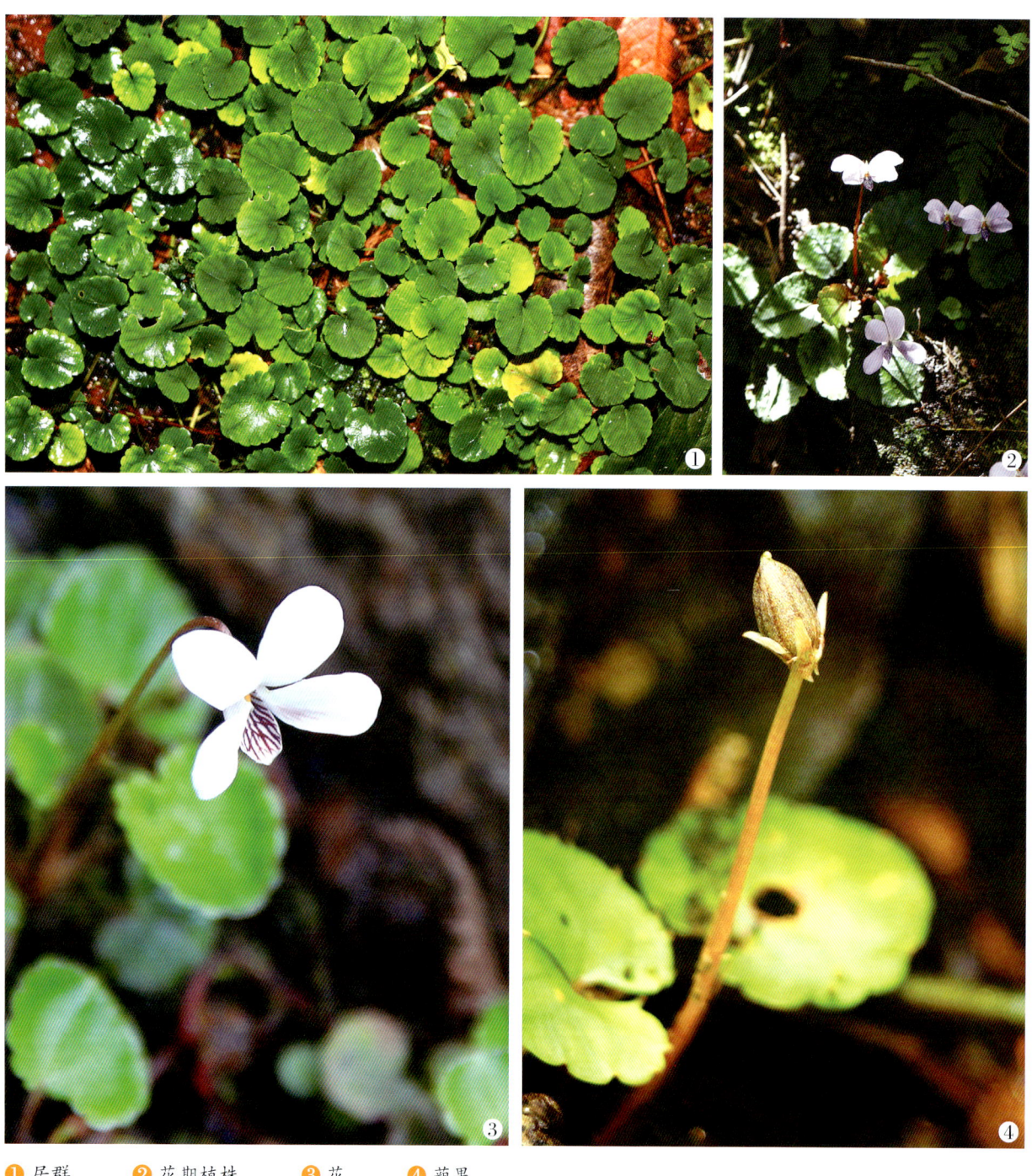

❶ 居群　　❷ 花期植株　　❸ 花　　❹ 蒴果

相似种 福建堇菜

Viola fukiensis W. Becker

多年生草本，具茎或无茎。基生叶多数，叶片卵形或三角状卵形，基部浅心形或楔形，叶缘具较尖锐的细锯齿，下面常紫红色。花深紫色、浅紫色或白色。蒴果长圆形，无毛。种子卵球形。花期3～4月，果期8～10月。分布于贵州、湖南、浙江、福建、江西、广东、广西等地。生于溪边、沟谷林中。

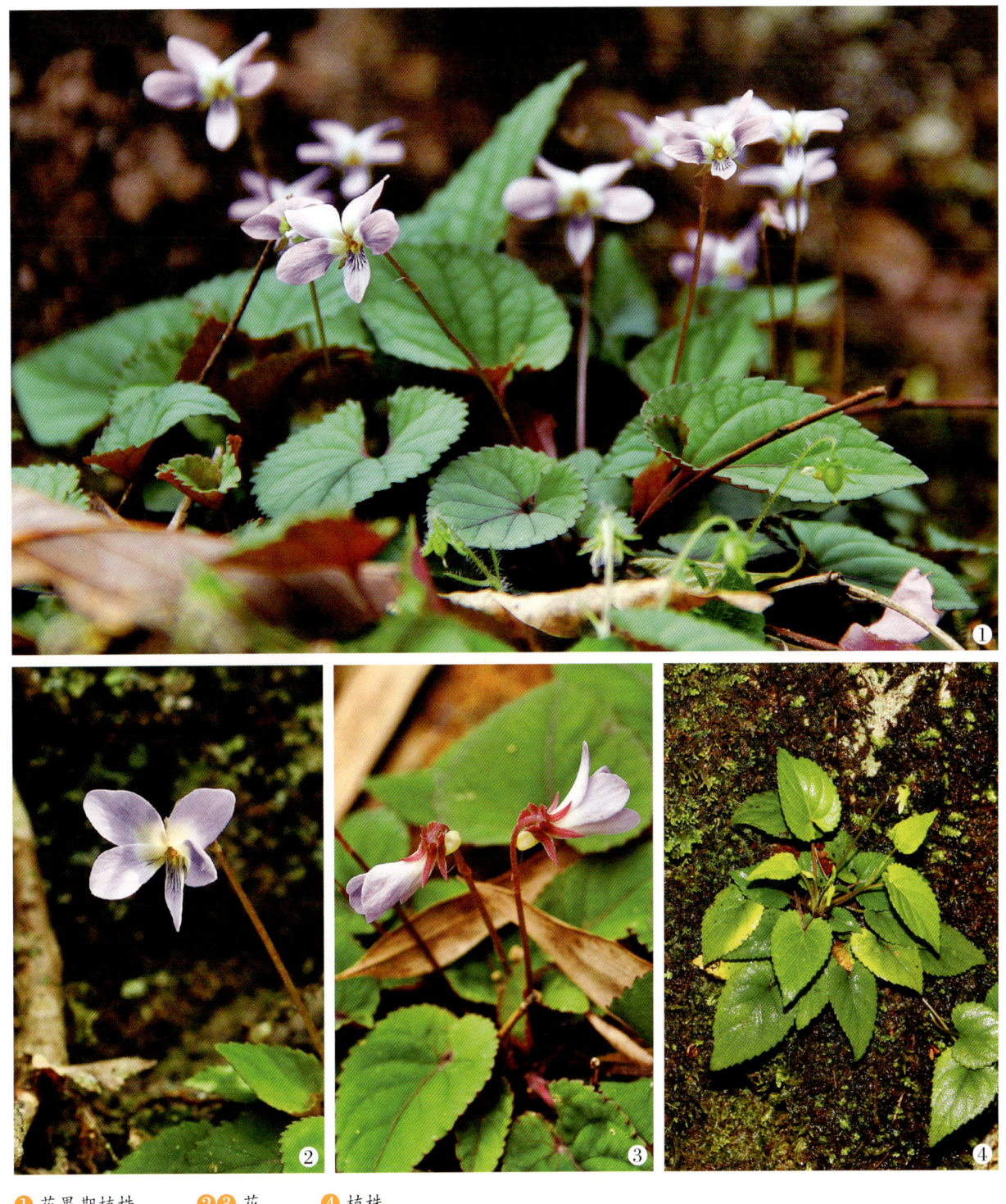

❶ 花果期植株　❷❸ 花　❹ 植株

相似种 紫花堇菜

Viola grypoceras A. Gray

多年生草本，具发达主根。基生叶心形或宽心形，茎生叶三角状心形或狭卵状心形。花淡紫色，无芳香。蒴果椭圆形，密生褐色腺点，先端短尖。花期4～5月，果期6～8月。分布于华北、华东、华中、华南、西南地区（除西藏、青海外）。生于山谷、林缘或路旁。

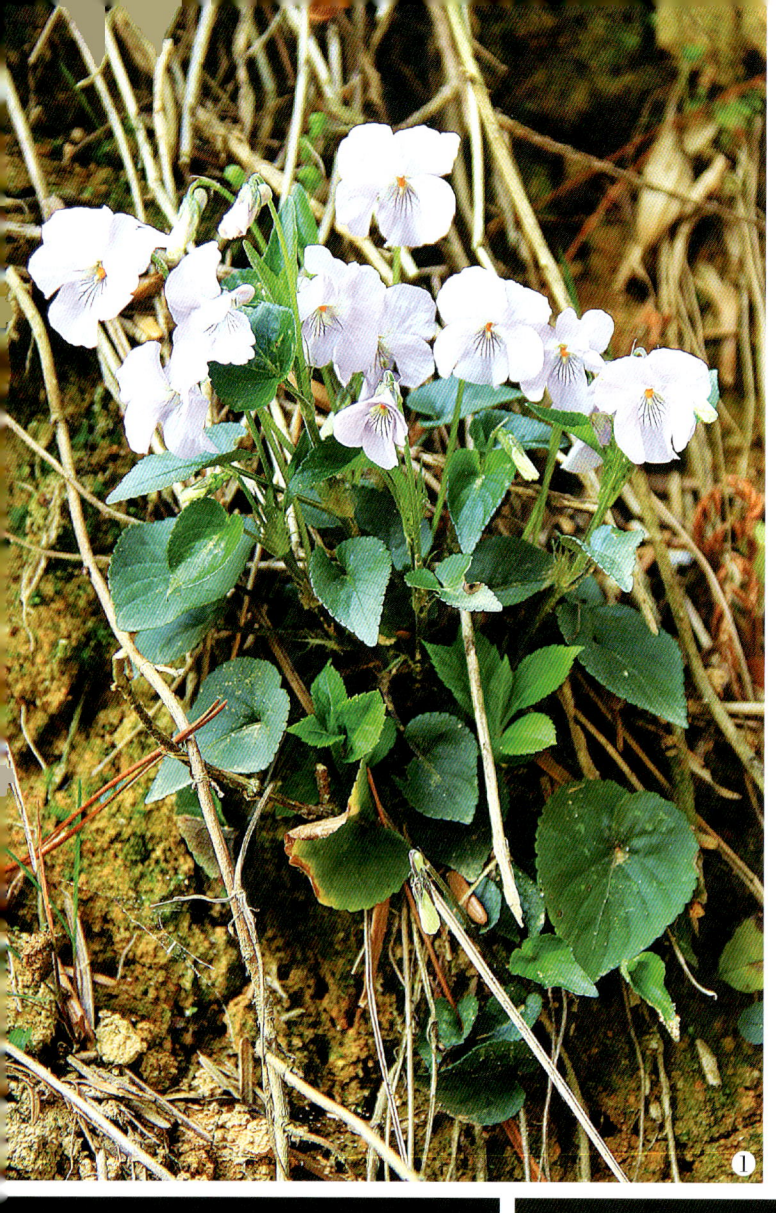
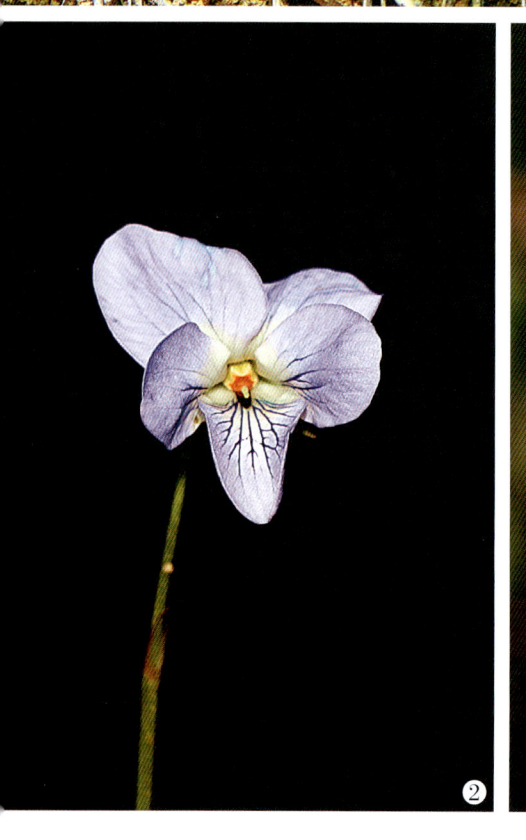
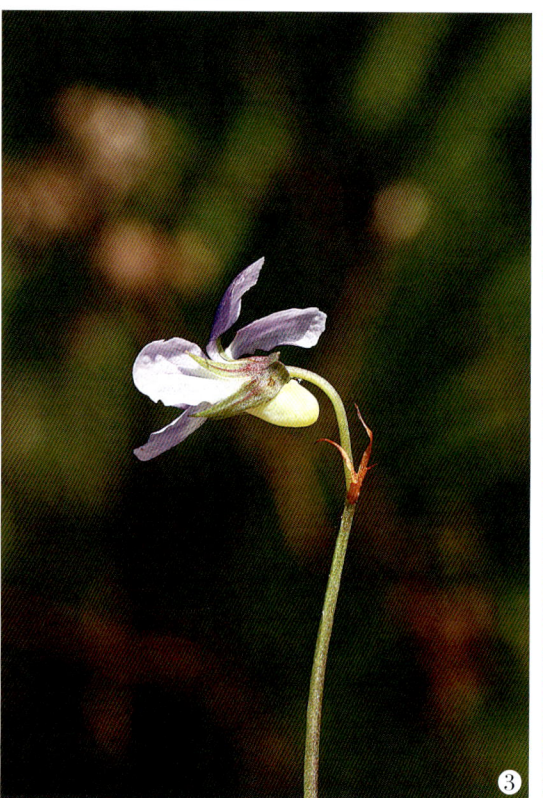
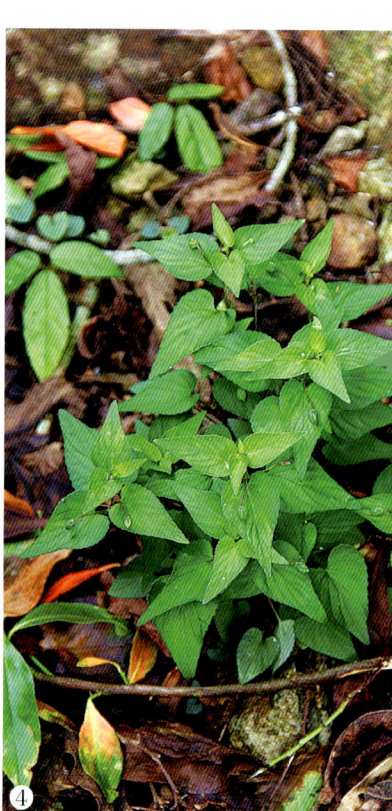

❶ 花期植株
❷❸ 花
❹ 果期植株

相似种 日本堇菜

Viola hondoensis W. Becker et H. Boiss.

多年生草本。根状茎粗壮。叶近基生兼2～3片簇生茎端。花腋生。蒴果近球形，直径5～6毫米，密被白色短柔毛。种子白色。花果期4～9月。分布于浙江。生于山地林下或溪边。景宁畲族自治县望东垟保护区有分布，少见。

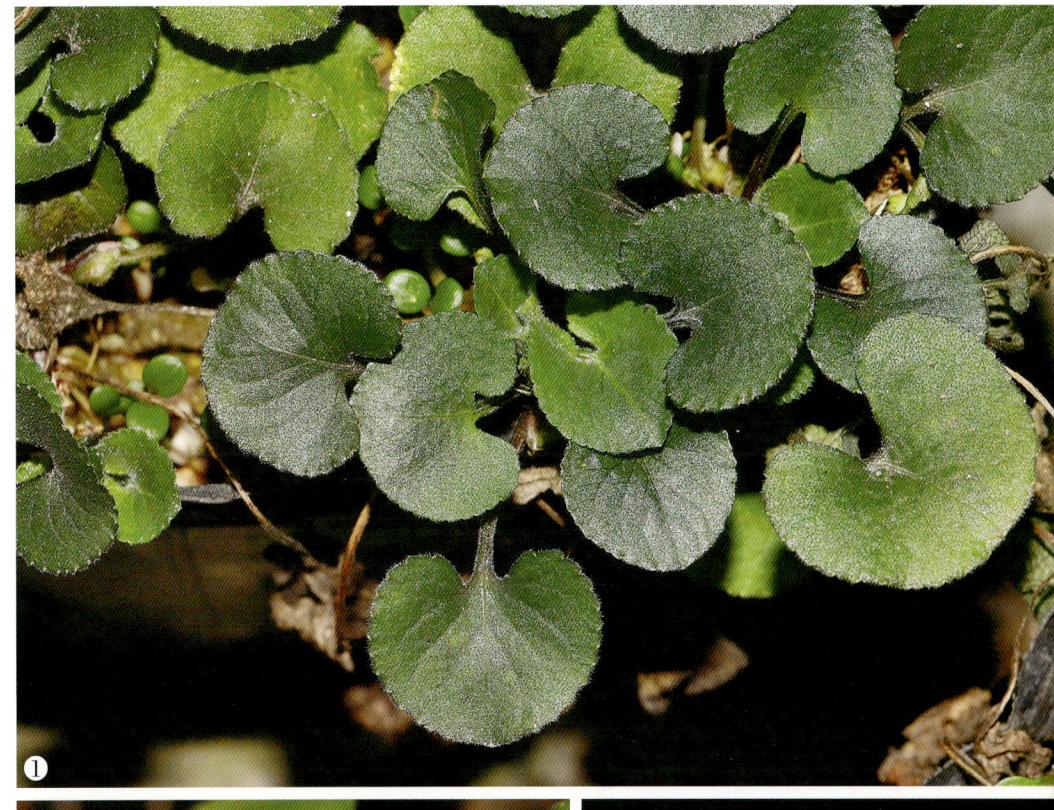

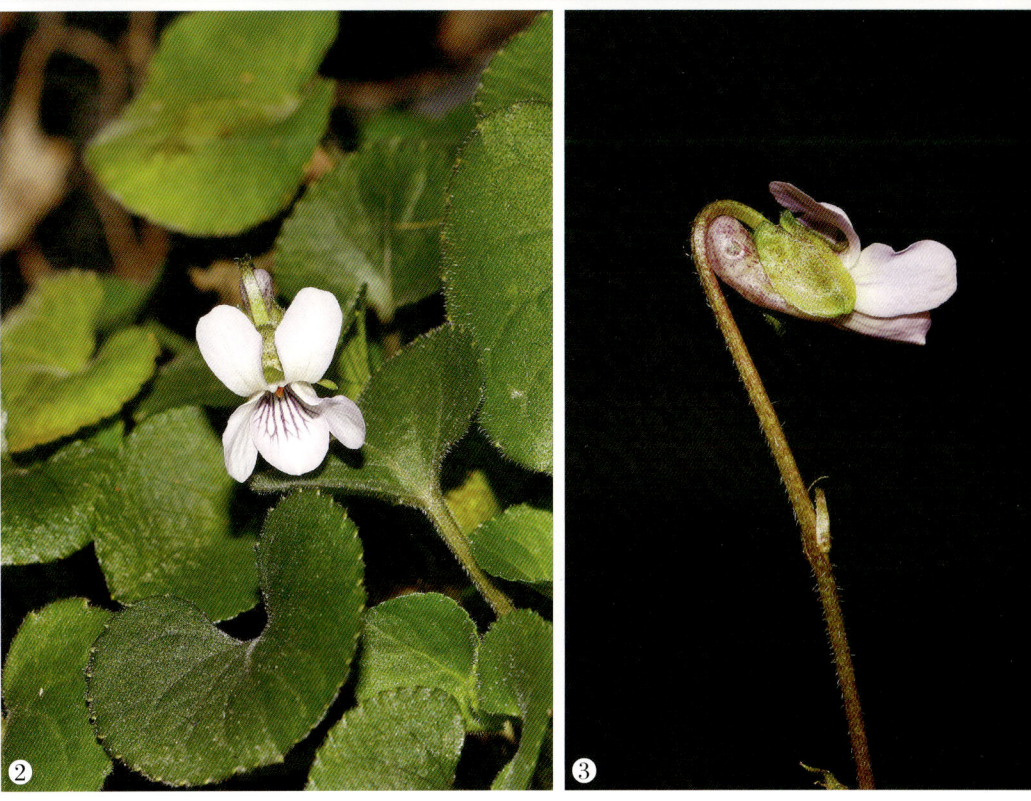

❶ 植株　❷❸ 花

相似种 亮毛堇菜

Viola lucens W. Beck.

低矮小草本，全体被白色长柔毛。叶基生，莲座状；叶片长圆状卵形或长圆形，两面密生白色长柔毛；叶柄细弱，长短不等。花淡紫色，花梗细弱，远高出于叶丛。蒴果卵圆形，无毛。花果期3～10月。分布于江西、福建、浙江、广东、四川、贵州等地。生于山涧岩石、草丛中。景宁畲族自治县鹤溪、东坑等乡镇（街道）有分布。

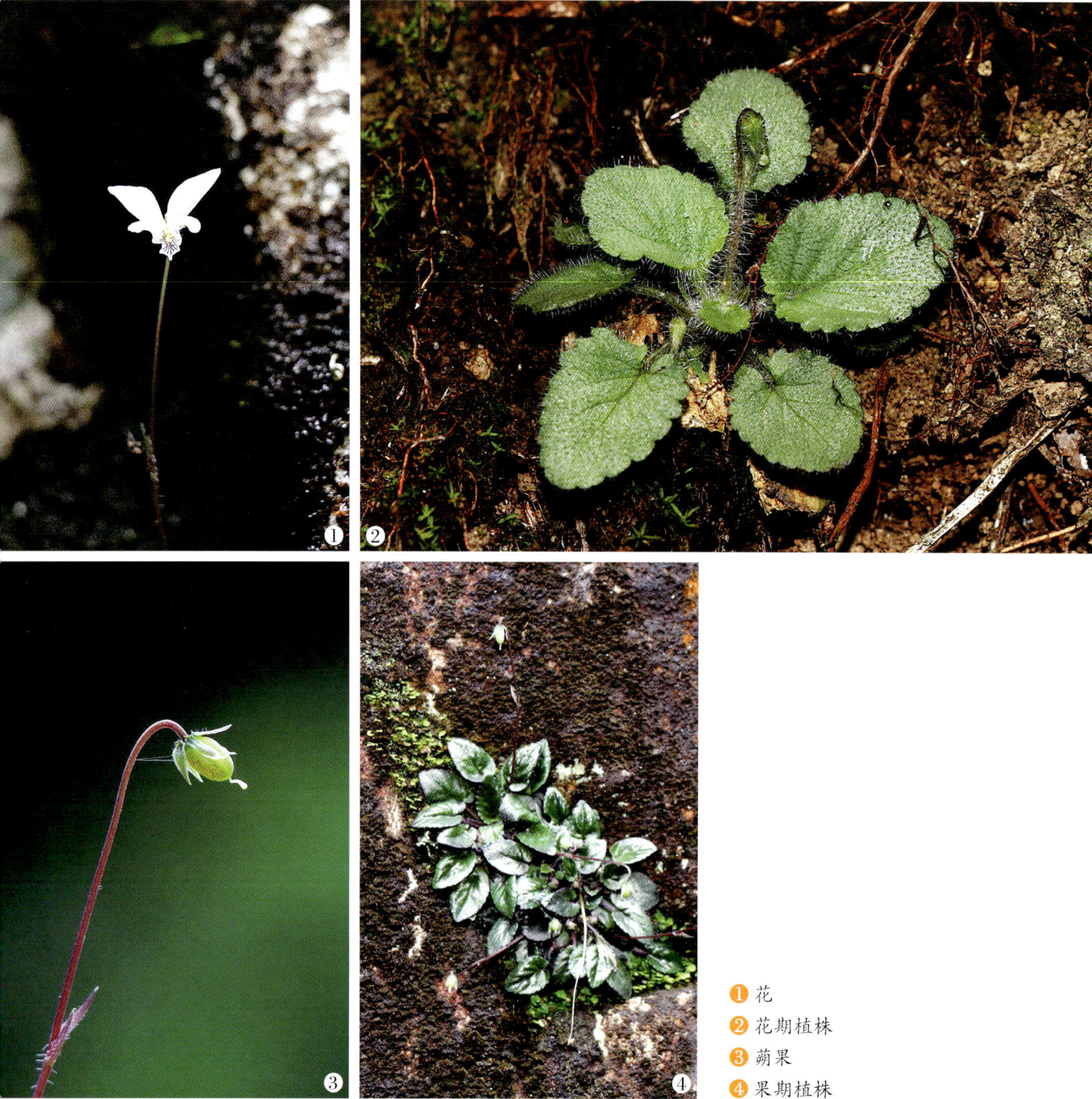

❶ 花
❷ 花期植株
❸ 蒴果
❹ 果期植株

相似种 柔毛堇菜

Viola principis H. Boiss

多年生草本，全体被开展的白色柔毛。根状茎较粗壮，匍匐枝较长。叶近基生或互生于匍匐枝上，叶片卵形或宽卵形。花白色，花瓣长圆状倒卵形。蒴果长圆形。花期3～6月，果期6～9月。分布于江苏、安徽、浙江、江西、福建、湖北、湖南、广东、广西、四川、贵州、云南、西藏等地。生于林下、林缘、溪谷、沟边。

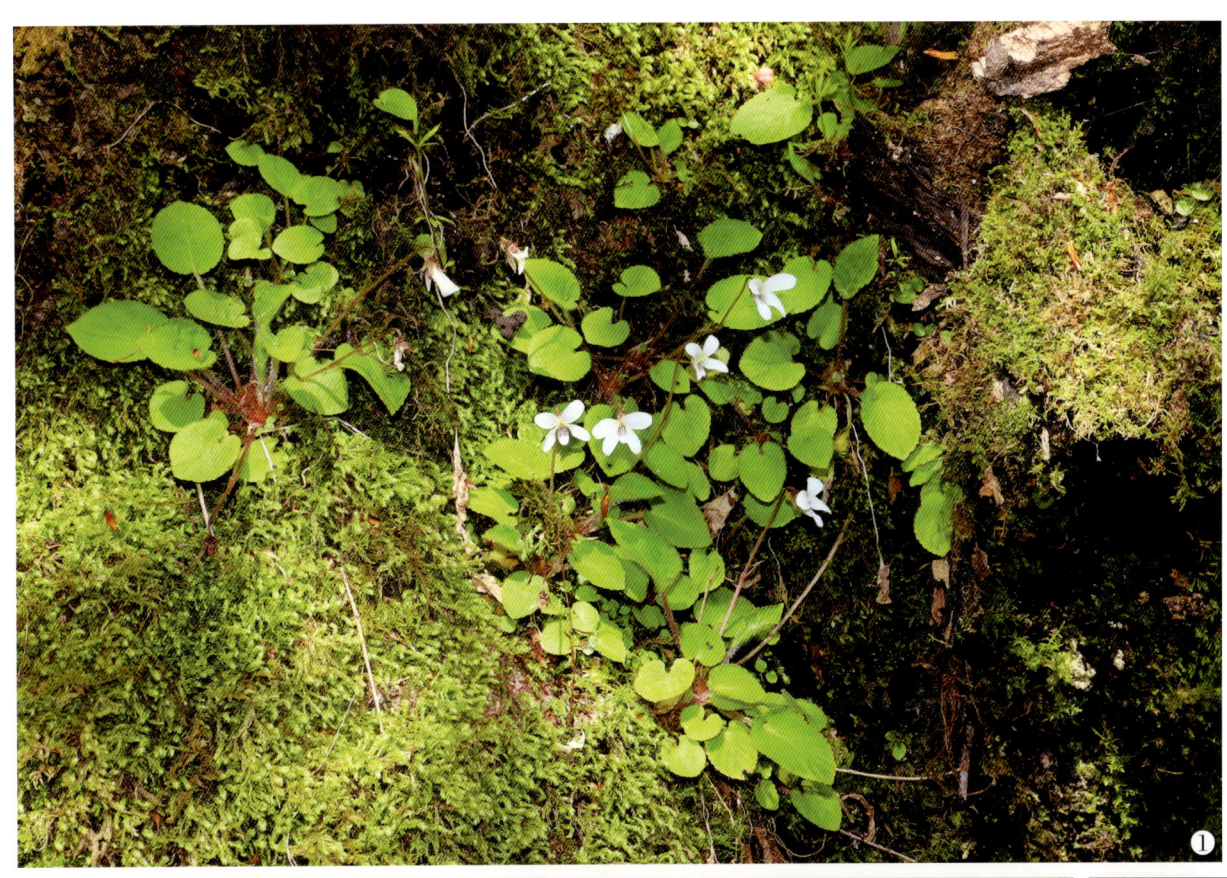
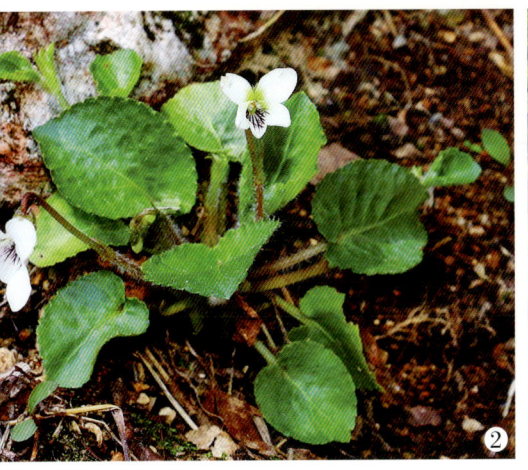
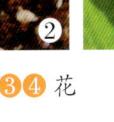
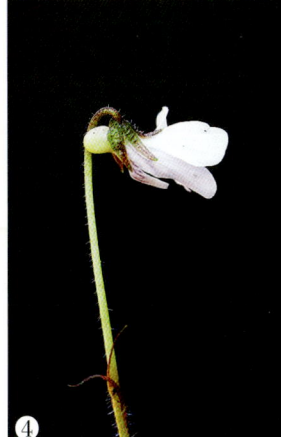

❶ 居群　　❷ 花期植株　　❸❹ 花

相似种 辽宁堇菜

Viola rossii Hemsl.

多年生草本，无地上茎。根状茎垂直或斜生。叶基生，叶片宽卵形或近肾形。花较大，淡紫色，具长梗。蒴果较大，椭圆形，先端短尖，无毛。种子苍白色，光滑，卵状球形。花期4～7月，果期6～8月。分布于辽宁、内蒙古、甘肃、山东、江苏、安徽、浙江、江西等地。生于阔叶林林下或林缘。景宁畲族自治县东坑等乡镇有分布，少见。

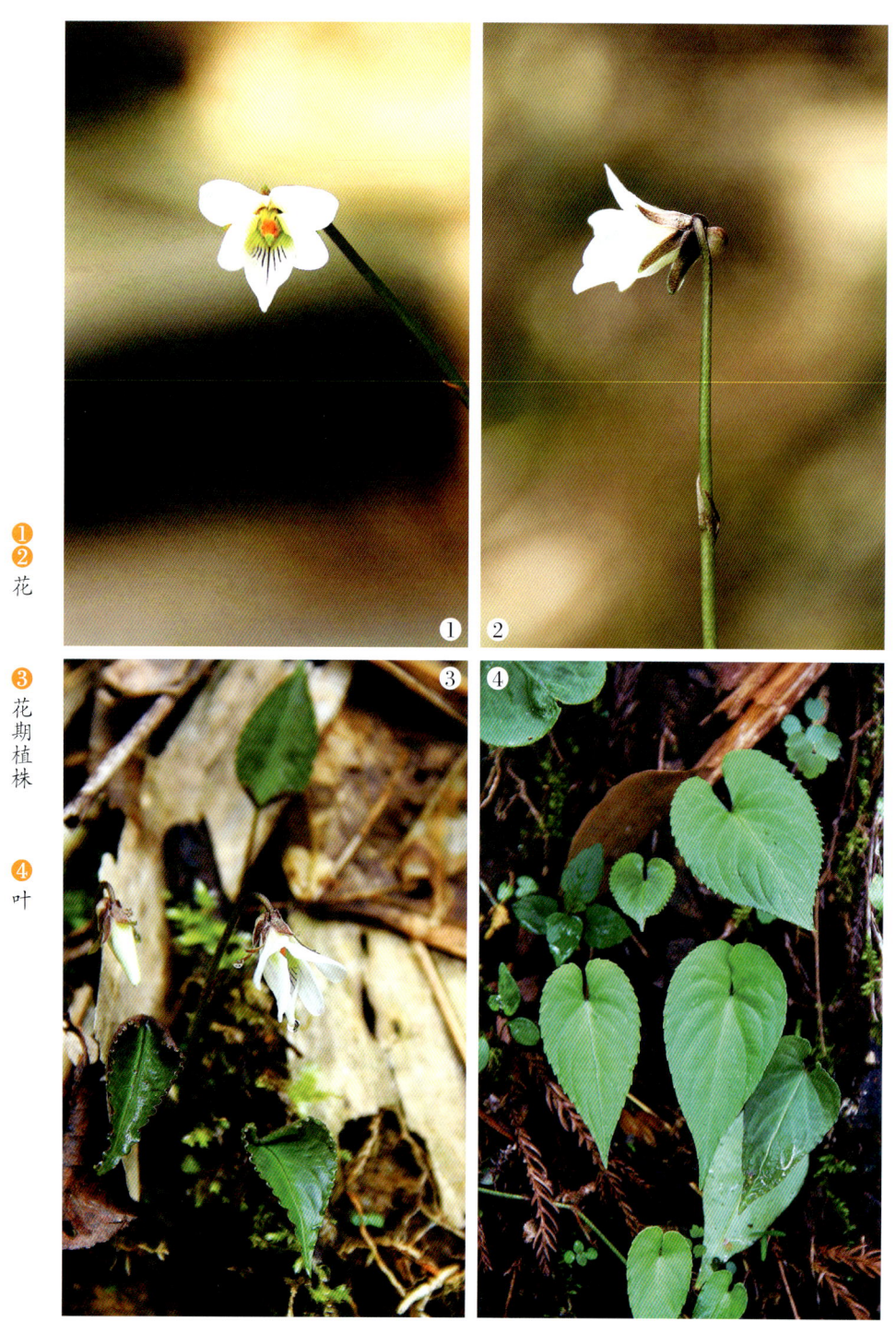

❶❷ 花
❸ 花期植株
❹ 叶

相似种 庐山堇菜

Viola stewardiana W. Beck.

多年生草本。主根长。根状茎粗壮，密生结节。叶片三角状卵形。花淡紫色，生于茎上部叶的叶腋，具长梗。蒴果近球形，散生褐色腺体，先端短尖。花期4~7月，果期5~9月。分布于陕西、甘肃、江苏、安徽、浙江、江西、福建、湖北、湖南、广东、广西、四川、贵州等地。生于海拔200~1500米的山沟、溪边石缝中。

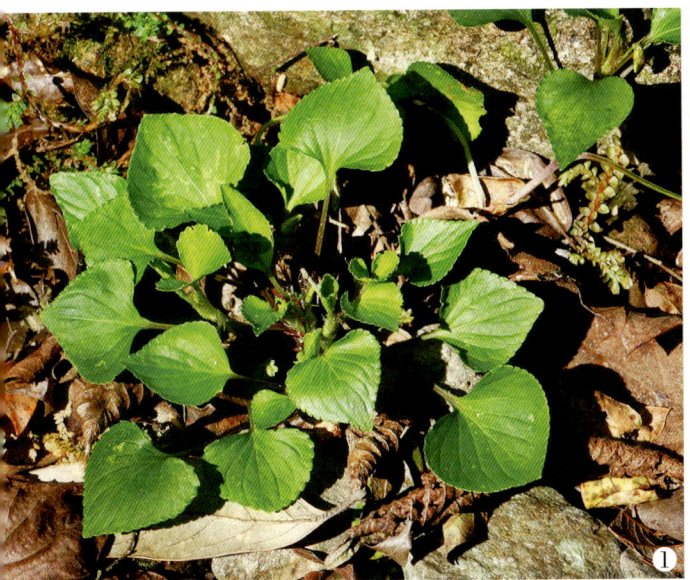
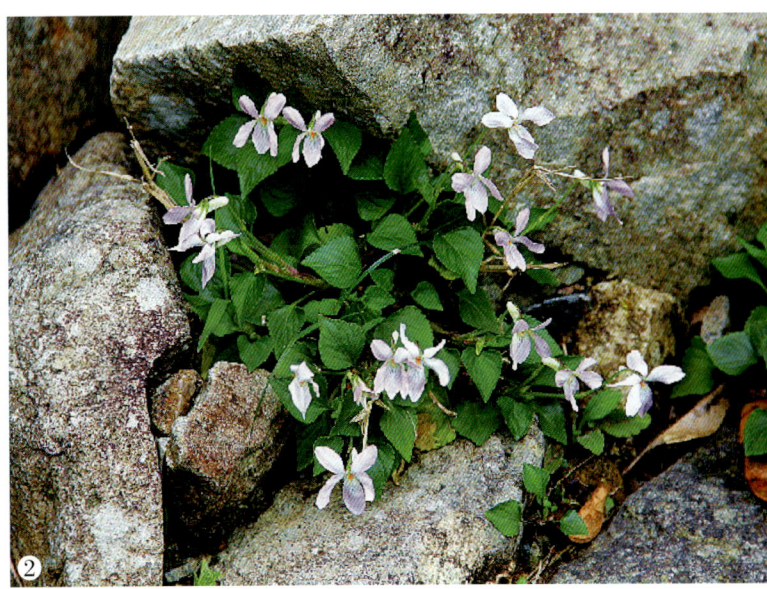
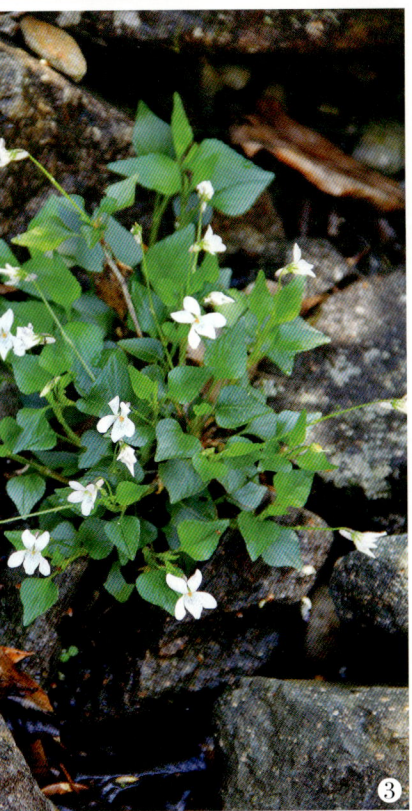
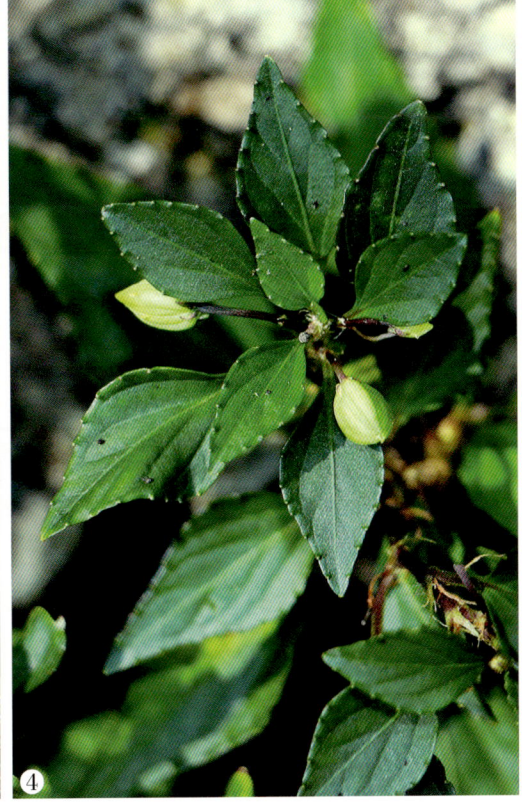

❶ 植株
❷❸ 花期植株
❹ 果期植株

相似种 三角叶堇菜

Viola triangulifolia W. Beck.

多年生草本，具地上茎。根状茎深褐色，粗短。叶片宽卵形或卵形，茎生叶卵状三角形至狭三角形。花小，白色有紫色条纹，单生于茎生叶的叶腋。蒴果较小，椭圆形，无毛。花果期4～6月。分布于浙江、江西、福建、湖南、广东、广西等地。生于山谷、溪旁、林缘或路旁。

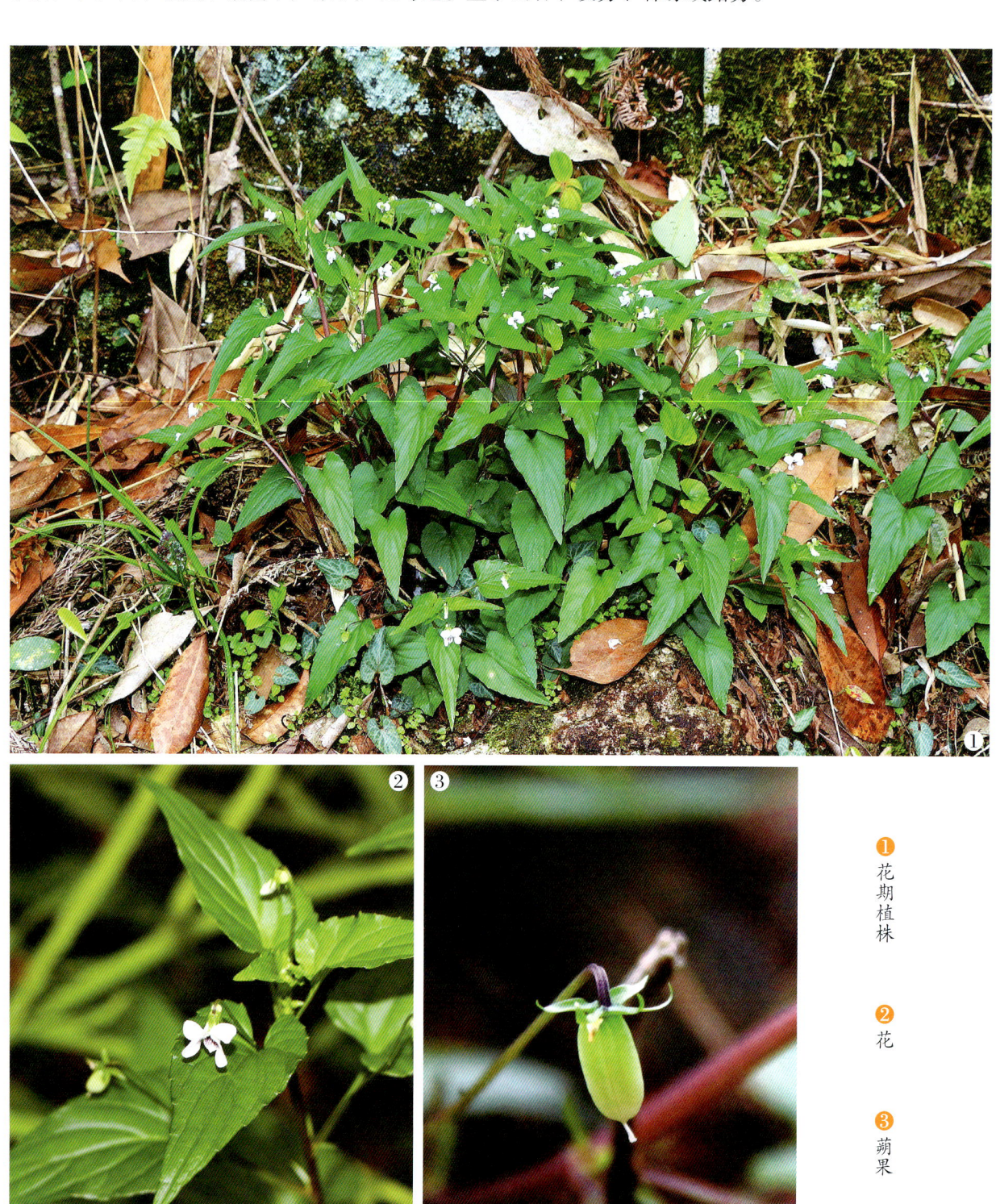

❶ 花期植株
❷ 花
❸ 蒴果

相似种 紫背堇菜

Viola violacea Makino

多年生草本，无地上茎。叶基生，莲座状；叶形变化较大，心形至三角状椭圆形；叶脉通常有斑纹，下面紫色。花瓣长圆状倒卵形，淡紫色。蒴果长圆形。种子卵球形。花果期3～11月。分布于陕西、甘肃、江苏、安徽、浙江、江西、福建、台湾、湖北、湖南、广东、海南、广西、四川、贵州、云南等地。生于林缘、草地、田边、溪旁等处。

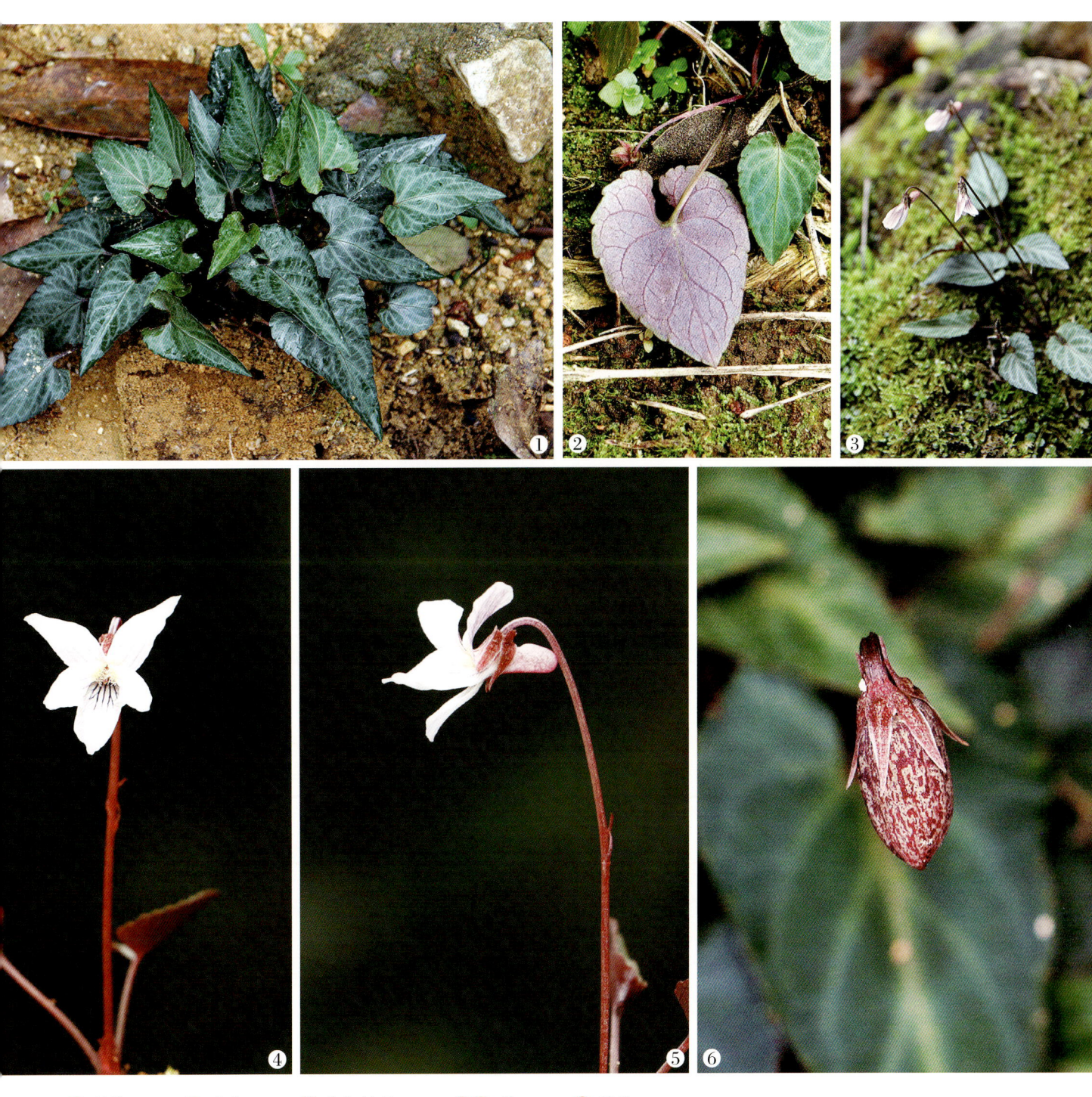

❶ 植株　　❷ 叶背　　❸ 花期植株　　❹❺ 花　　❻ 蒴果

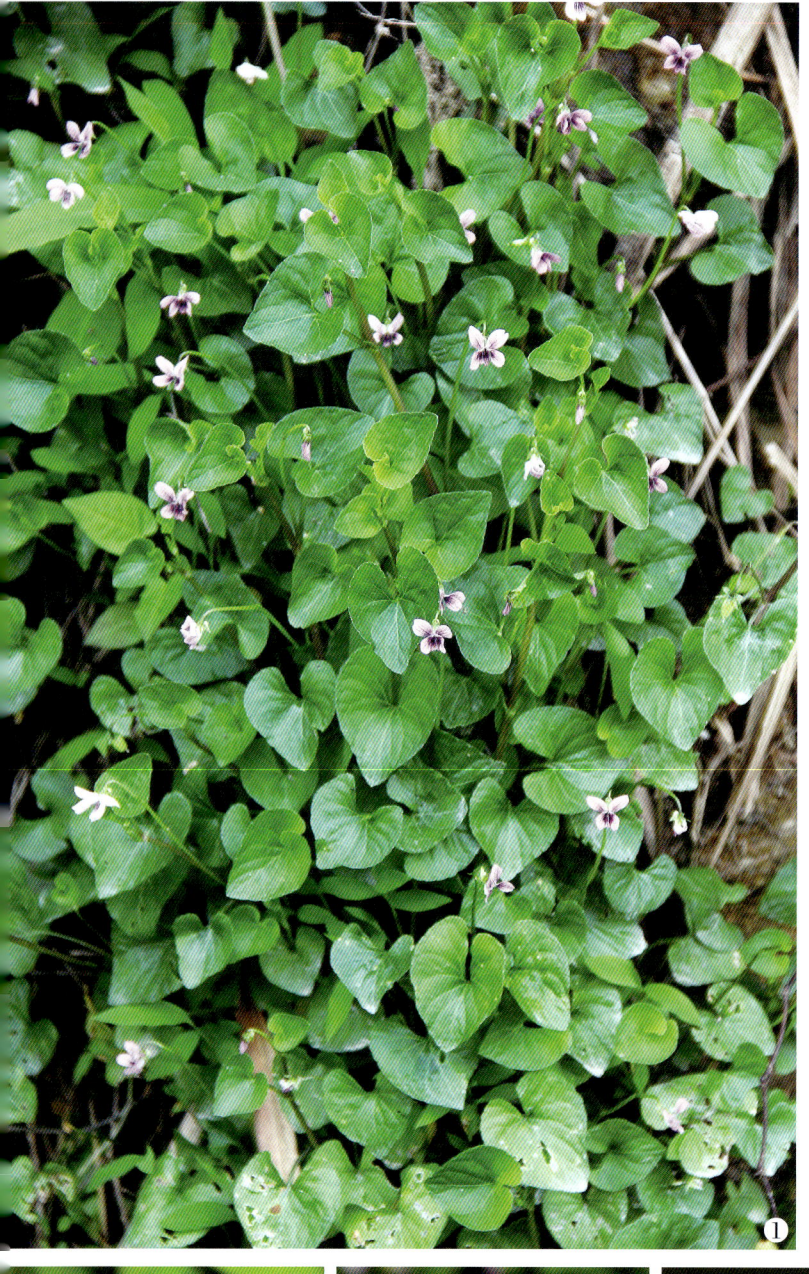

131 堇菜

学 名	*Viola verecunda* A. Gray
科 名	堇菜科
畲族名	白老鸦碗
土 名	三角金砖

形态特征

多年生草本。根状茎短粗。基生叶宽心形、卵状心形或肾形；茎生叶少，疏列，与基生叶相似。花小，白色或淡紫色，生于茎生叶的叶腋，具细弱的花梗。蒴果长圆形或椭圆形，先端尖，无毛。种子卵球形，淡黄色，基部具狭翅状附属物。花果期5～10月。

分布与生境

分布于吉林、辽宁、河北、陕西、甘肃、江苏、安徽、浙江、江西、福建、台湾、河南、湖北、湖南、广东、广西、四川、贵州、云南等地。生于湿地、草丛、灌丛、林缘、田野。

药用价值

主治产后水肿、败血崩漏、乳痈。中医另用于治疗疮疖、肿毒等症。

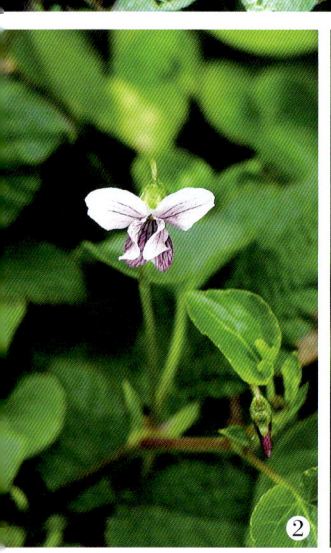 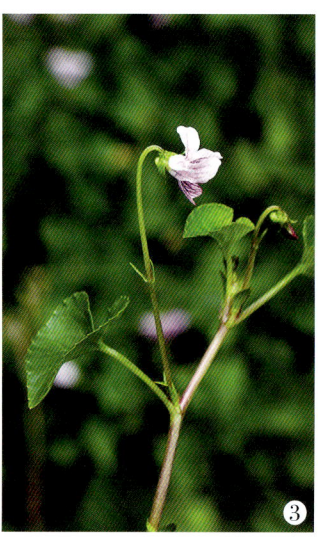 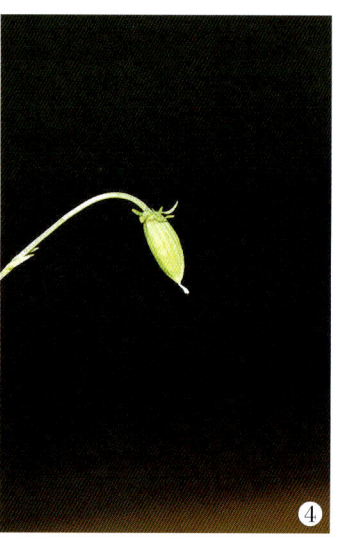

❶ 居群
❷❸ 花
❹ 蒴果

132 山桐子

学　名	*Idesia polycarpa* Maxim	科　名	大风子科
畲族名	地桃花	土　名	野棉花

形态特征

落叶乔木。树皮淡灰色，不裂。小枝圆柱形，细而脆，黄棕色，有明显的皮孔。叶薄革质或厚纸质，卵形或心状卵形，或为宽心形。花单性，雌雄异株或杂性，黄绿色，有芳香，花瓣缺，排列成顶生下垂的圆锥花序，花序梗有疏柔毛。浆果成熟期紫红色，扁圆形。种子红棕色，圆形。花期4~5月，果熟期10~11月。

分布与生境

分布于浙江、台湾至西南以及陕西、甘肃。生于海拔500~1100米的向阳山坡或林中。

药用价值

主治关节炎。中医其他用法如下：根入药，主治骨折、骨结核；皮入药，主治狂犬咬伤。

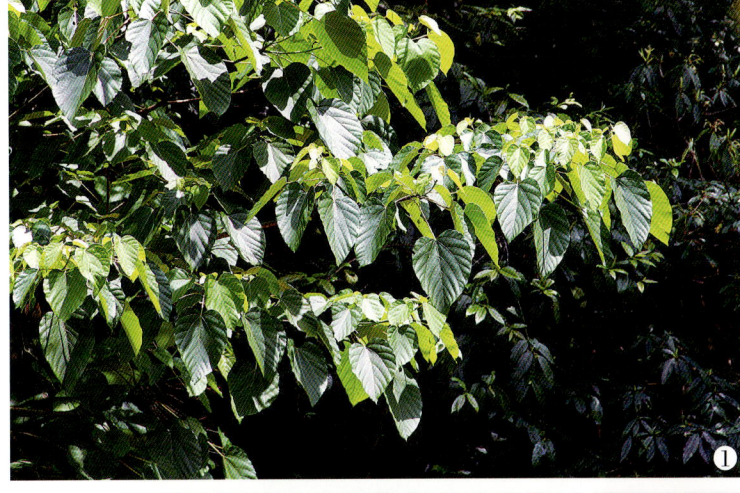
❶ 枝叶　❹ 叶柄　❼ 果序
❷ 叶背　❺ 雄花
❸ 叶　❻ 雌花

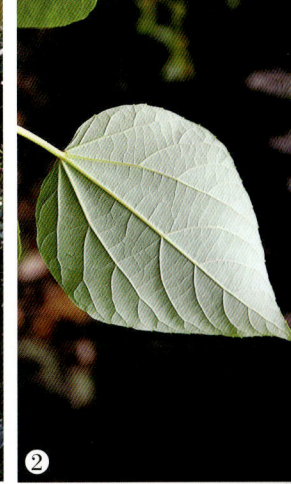

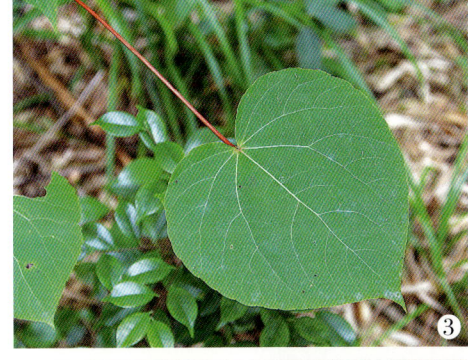

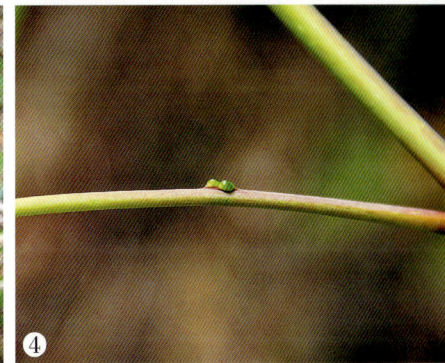

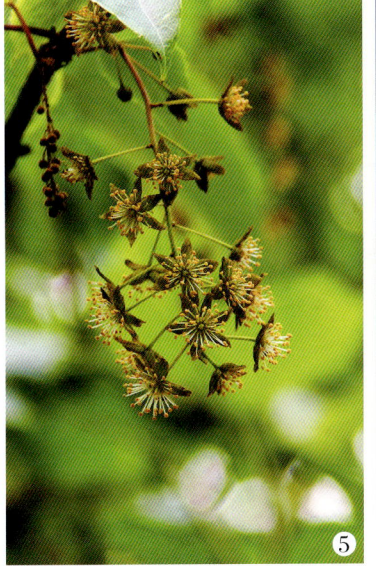

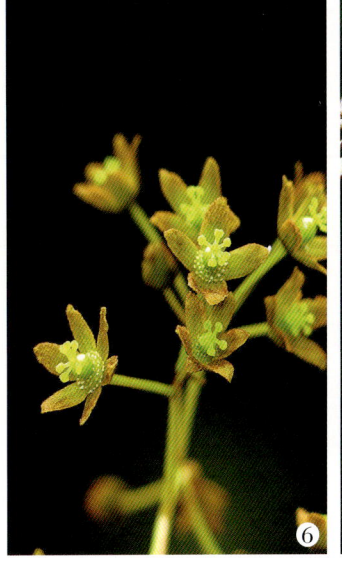

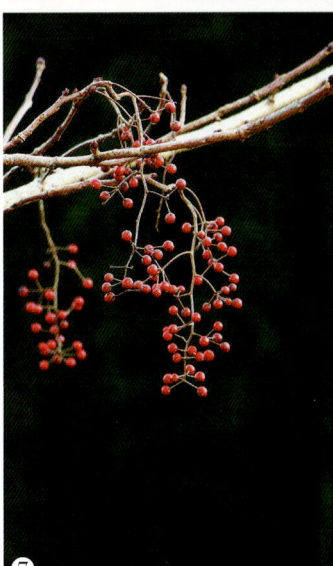

133 蔓胡颓子

学　名 *Elaeagnus glabra* Thunb.
科　名 胡颓子科
畲族名 乌柳绳

形态特征

常绿蔓生或攀缘灌木，无刺，稀具刺。幼枝密被锈色鳞片，老枝鳞片脱落，灰棕色。叶革质或薄革质，卵形或卵状椭圆形，稀长椭圆形。花淡白色，下垂，密被银白色鳞片，散生少数褐色鳞片。果实矩圆形，稍有汁，被锈色鳞片，成熟时红色。花期9～11月，果期翌年4～5月。

分布与生境

分布于江苏、浙江、福建、台湾、安徽、江西、湖北、湖南、四川、贵州、广东、广西等地。生于海拔1000米以下的向阳林中或林缘。

药用价值

主治气管炎、皮疹。中医其他用途如下：叶入药，有收敛止泻、平喘止咳之功效；根入药，主治风湿骨痛、跌打肿痛、肝炎、胃病。

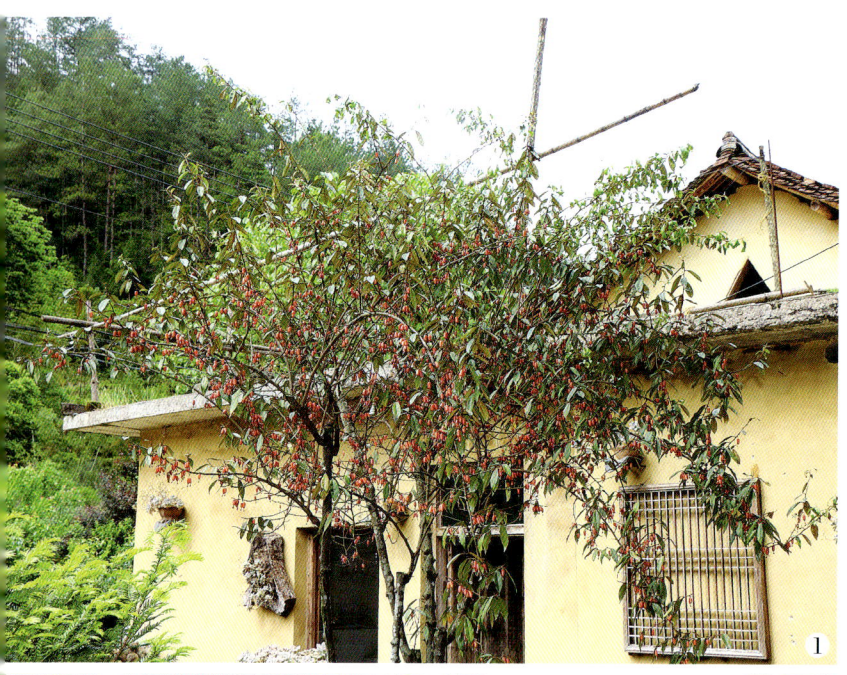
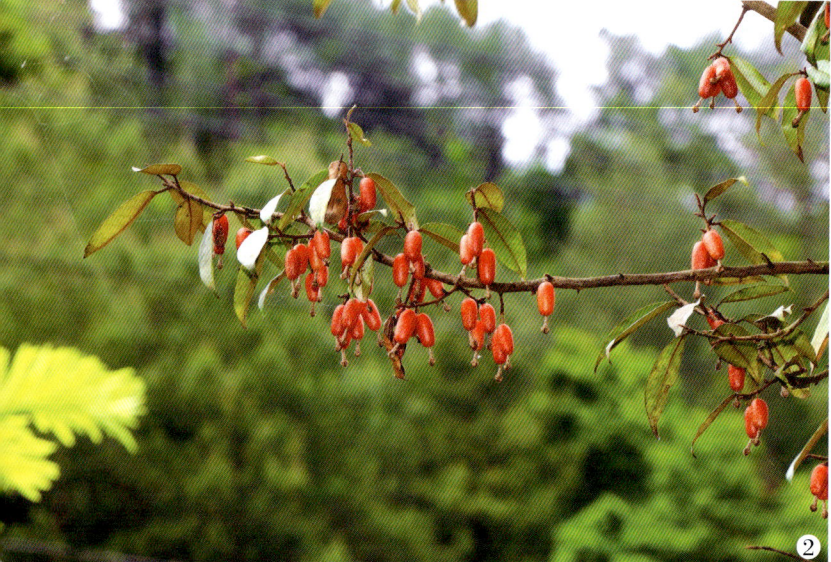
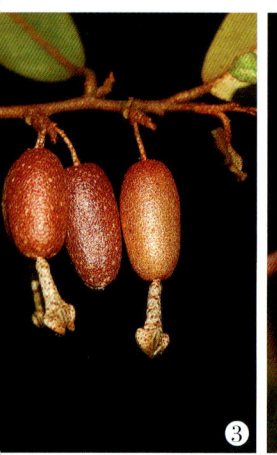
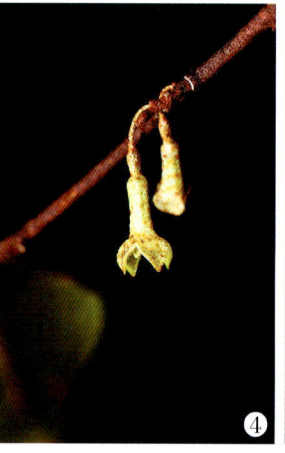
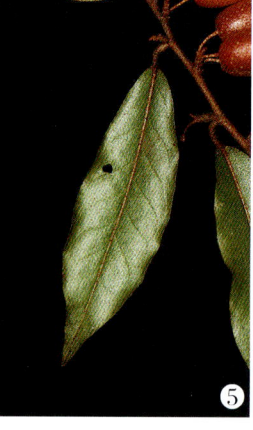

❶ 果期植株　❷ 果枝　❸ 果　❹ 花　❺ 叶背

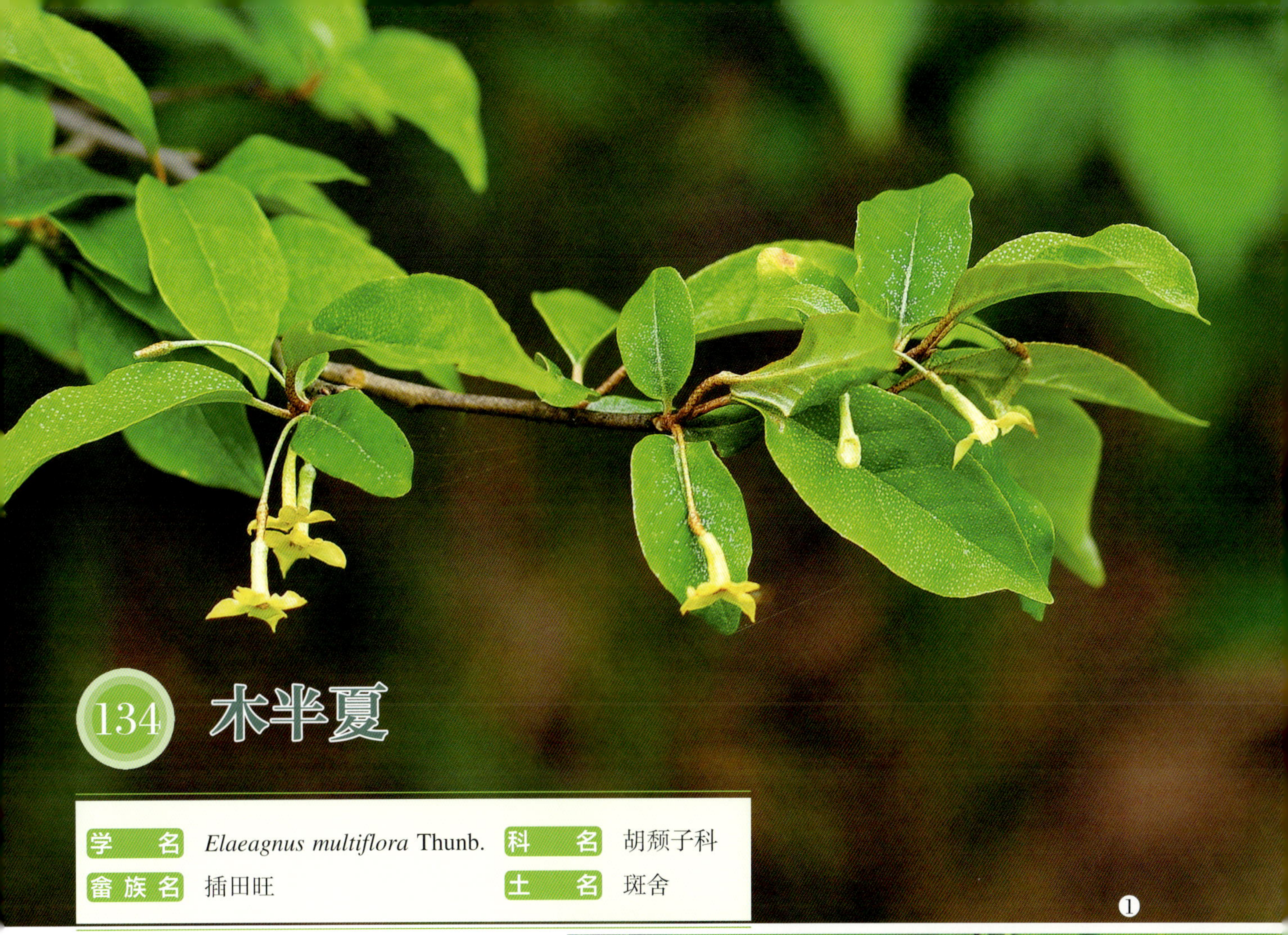

134 木半夏

学　名	*Elaeagnus multiflora* Thunb.	科　名	胡颓子科
畲族名	插田旺	土　名	斑舍

形态特征

落叶直立灌木，通常无刺，稀老枝上具刺。幼枝细弱伸长，密被锈色或深褐色鳞片，稀具淡黄褐色鳞片。叶膜质或纸质，椭圆形或卵形至倒卵状阔椭圆形。花白色，被银白色鳞片，散生少数褐色鳞片，常单生于新枝基部叶腋。果实椭圆形，密被锈色鳞片，成熟时红色。花期5月，果期6~7月。

分布与生境

分布于河北、山东、浙江、安徽、江西、福建、陕西、湖北、四川、贵州等地。生于荒野、山坡及路边。目前景宁畲族自治县境内尚未发现有该种分布。照片由叶喜阳摄于浙江省杭州市临安区。

药用价值

主治腹泻。中医另用于治疗哮喘、痢疾、跌打损伤、痔疮等症。

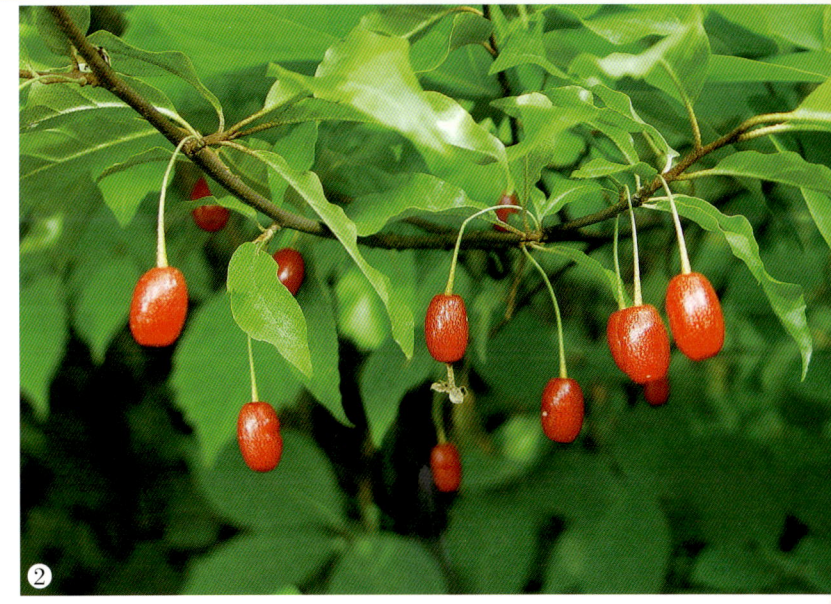

❶ 花枝　❷ 果枝

相似种 毛木半夏

Elaeagnus courtoisi Belval

　　落叶直立灌木，无刺。幼枝扁三角形，密被淡黄色星状长绒毛；老枝无毛，黑色，具光泽。叶纸质。花黄白色，密被黄色长柔毛，单生于新枝基部叶腋。果实椭圆形或矩圆形，红色，密被锈色或银白色鳞片，散生白色星状柔毛。花期 2～3 月，果期 4～5 月。分布于浙江、江西、安徽、湖北等地。生于海拔 300～1100 米的向阳山坡或路旁。

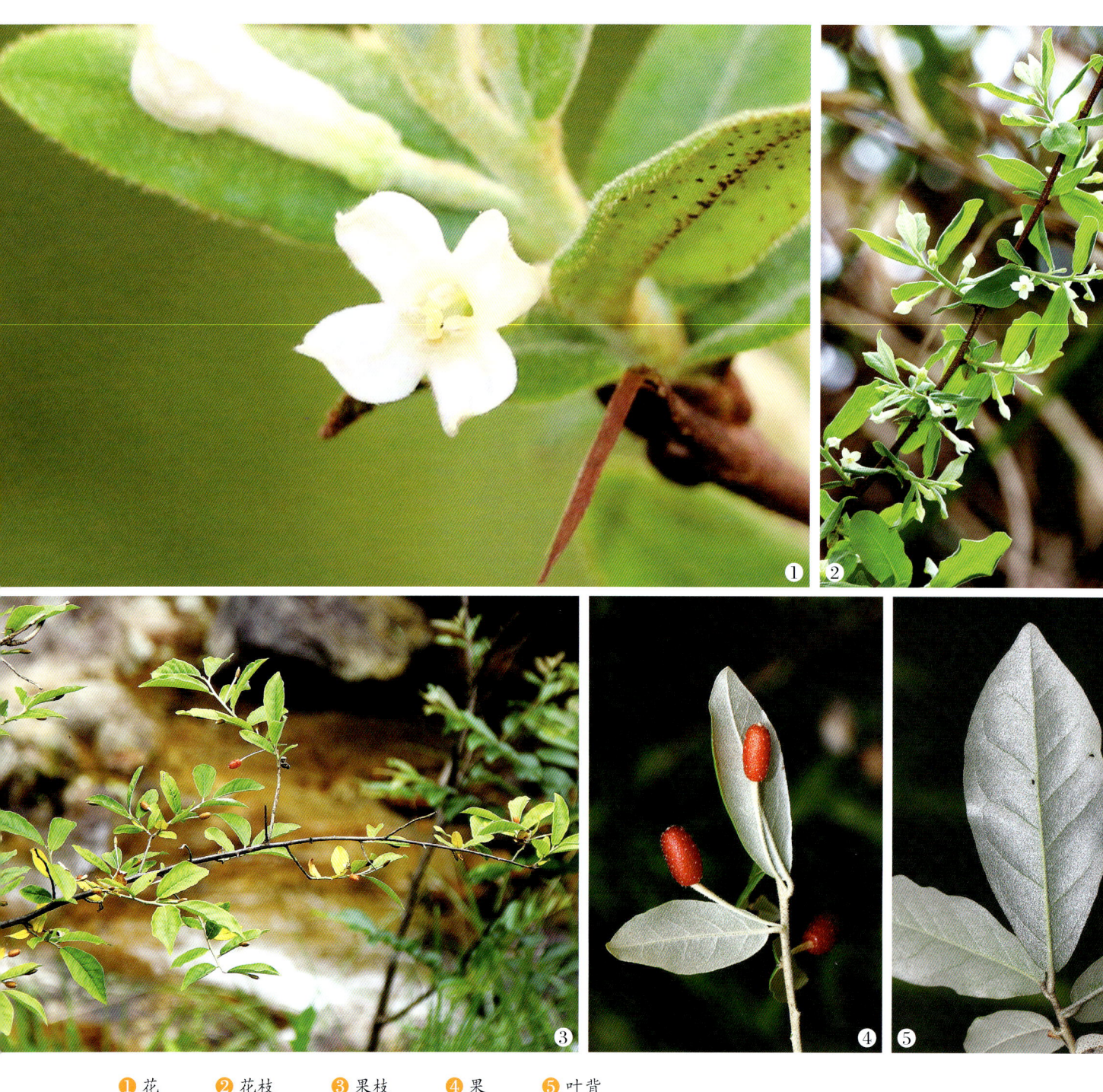

❶ 花　　❷ 花枝　　❸ 果枝　　❹ 果　　❺ 叶背

135 胡颓子

| 学　名 | *Elaeagnus pungens* Thunb. | 科　名 | 胡颓子科 |
| 畲族名 | 旗彭、狗屎满堂 | 土　名 | 拳瓜 |

形态特征

常绿直立灌木，具刺，刺顶生或腋生。幼枝微扁棱形，密被锈色鳞片；老枝鳞片脱落，黑色，具光泽。叶革质，椭圆形或阔椭圆形，稀矩圆形。花白色或淡白色，下垂，密被鳞片。果实椭圆形，幼时被褐色鳞片，成熟时红色，果核内面具白色丝状绵毛。花期9～12月，果期翌年4～6月。

分布与生境

分布于江苏、浙江、福建、安徽、江西、湖北、湖南、贵州、广东、广西等地。生于海拔1000米以下的向阳山坡或路旁。

药用价值

主治久年风湿、腰膝酸疼、肺虚咳喘、小便失禁、水肿、泻痢、月经不调。中医其他用法如下：根入药，主治吐血，煎汤外用对疥疮有一定疗效。

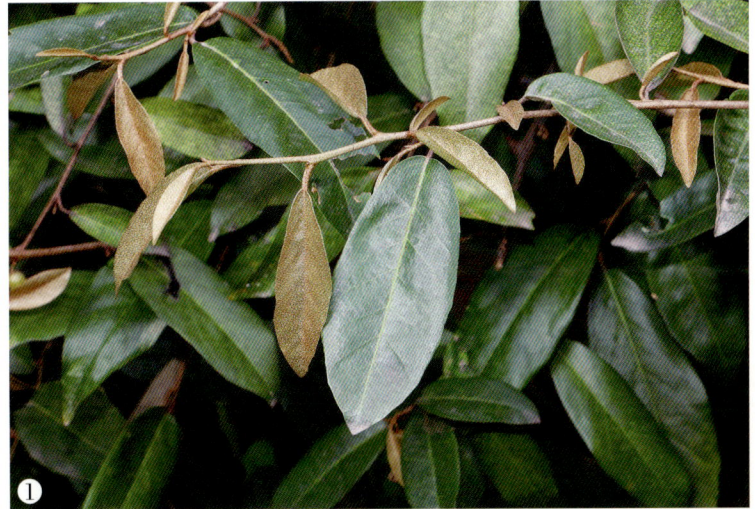
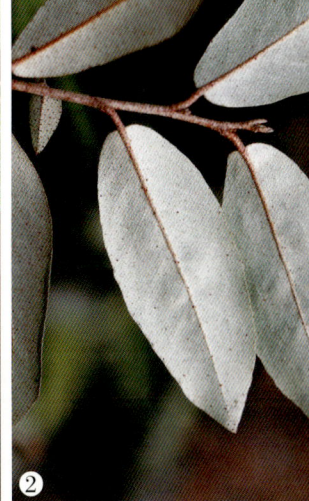
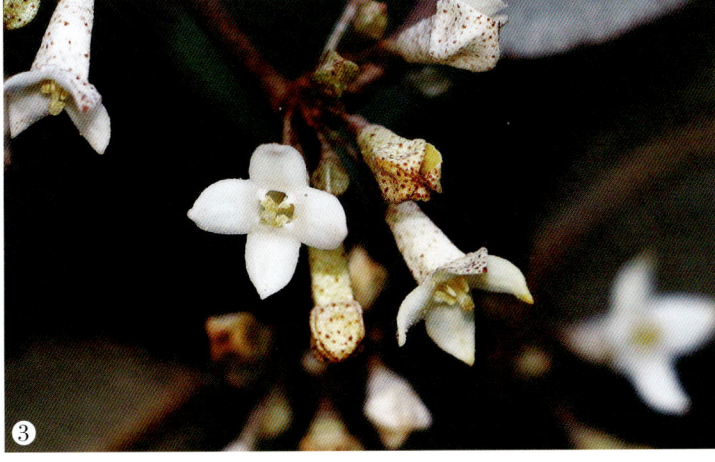
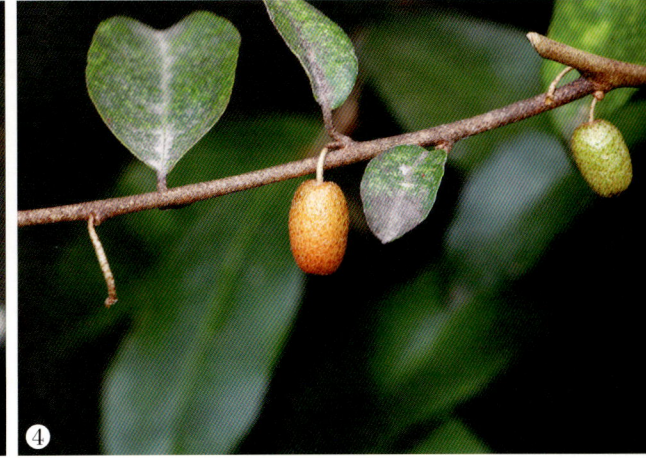

❶枝叶　❷叶背　❸花　❹果

136 南瓜

学　名	*Cucurbita moschata* (Duch. ex Lam.) Duch. ex Poiret
科　名	葫芦科
畲族名	金瓜龙
土　名	金瓜

形态特征

一年生蔓生草本。常茎节部生根，密被白色短刚毛。叶片宽卵形或卵圆形，质稍柔软，上面密被黄白色刚毛和绒毛。花冠黄色，钟状。果梗粗壮，有棱和槽，瓜蒂扩大成喇叭状，瓠果形状多样，因品种而异。种子多数，长卵形或长圆形，灰白色，边缘薄。花期6～8月，果期9～10月。

分布与生境

原产墨西哥到中美洲一带，世界各地普遍栽培。明代传入我国，现南北各地广泛栽培。

药用价值

主治跌打损伤、牙痛。中医另用于治疗咳嗽、哮喘、肺痈、便秘等症。现代药理研究表明还具有降血糖、降血压、降血脂、抗肿瘤、免疫调节、抗菌、杀虫、抗炎以及镇痛等作用。

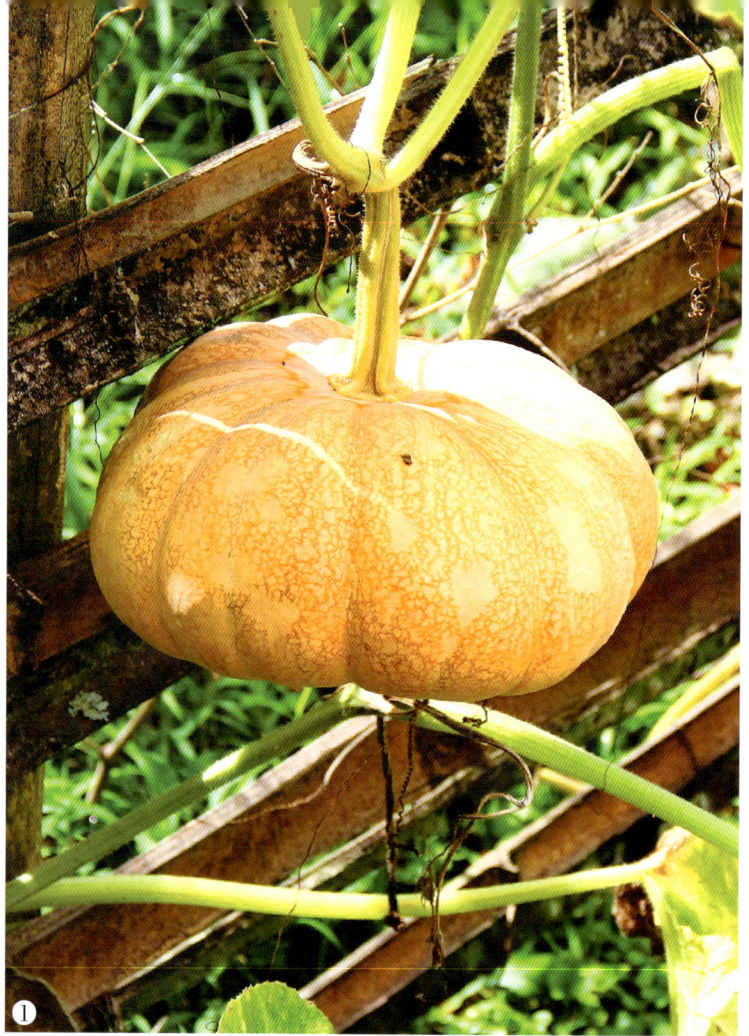
❶ 瓠果

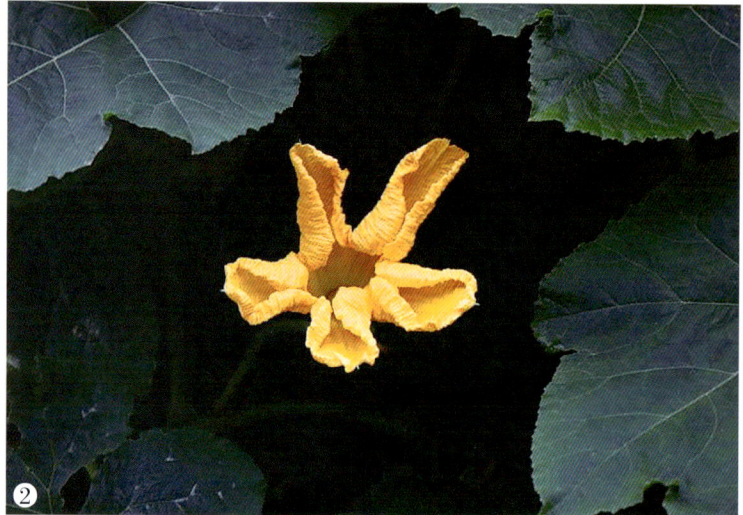

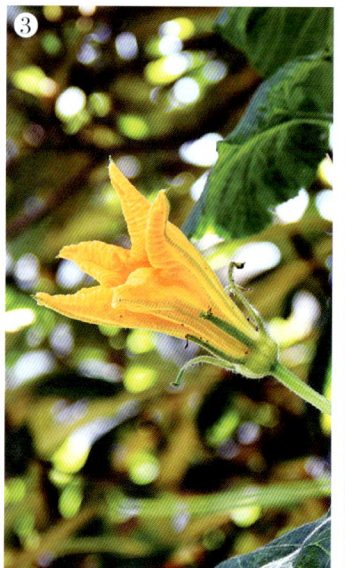

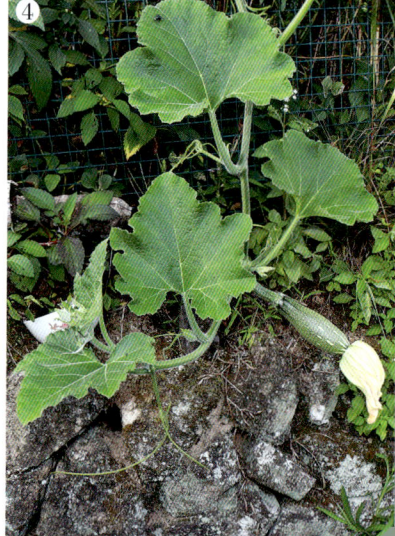

❶ 瓠果
❷❸ 花
❹ 茎叶

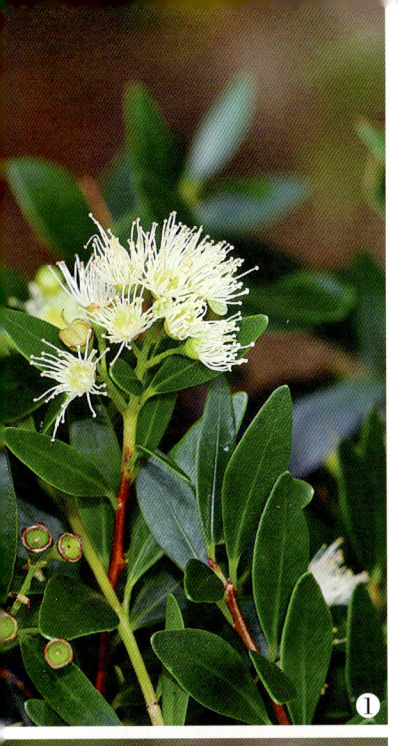
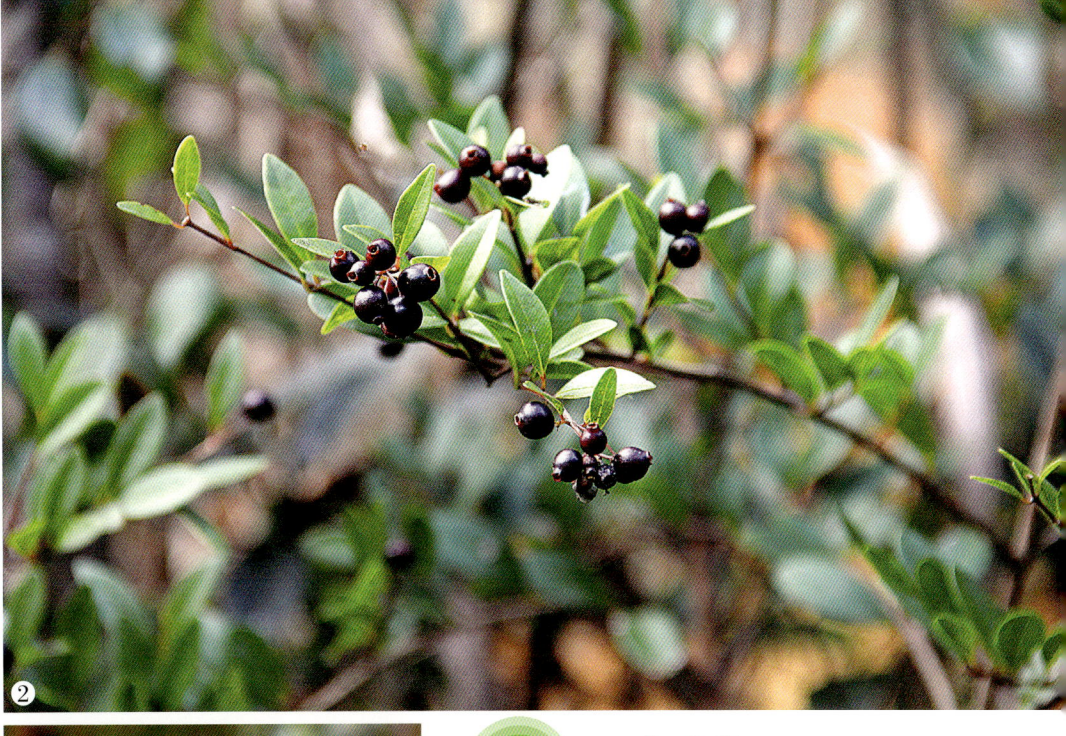
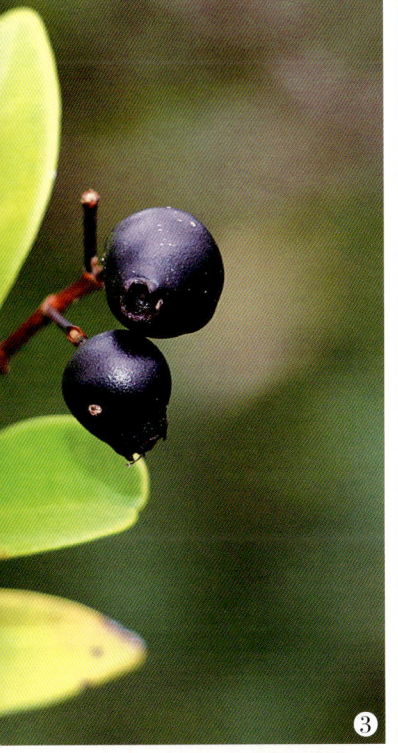
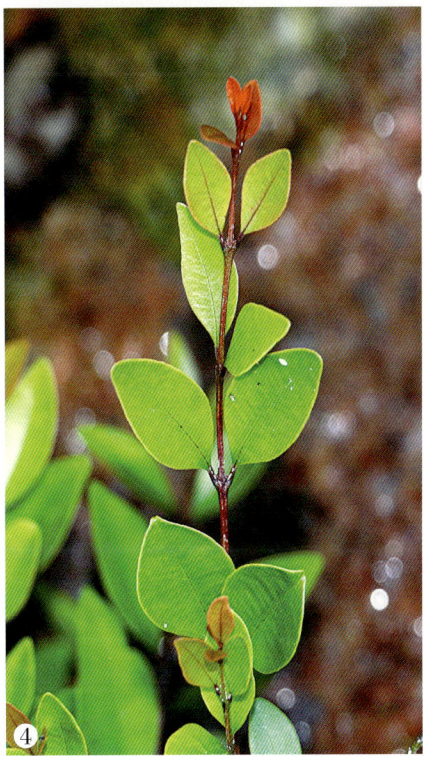
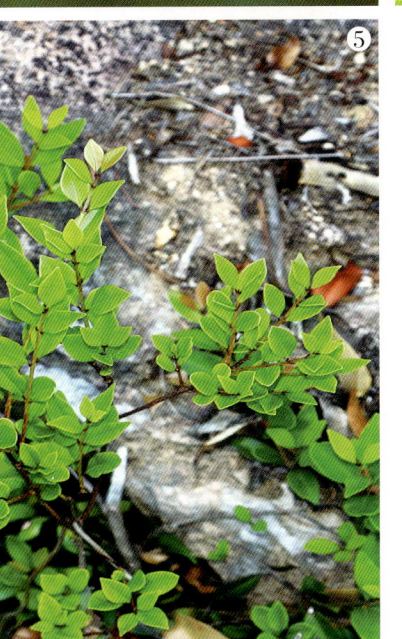

① 花序
② 果枝
③ 果
④ 枝叶
⑤ 植株

137 赤楠

学　名	*Syzygium buxifolium* Hook. et Arn.
科　名	桃金娘科
畲族名	赤木棍
土　名	乌铜罐

形态特征

灌木或小乔木。嫩枝有棱，干后黑褐色。叶片革质，阔椭圆形至椭圆形。聚伞花序顶生，有花数朵。果实球形。花期6～8月，果期10～11月。

分布与生境

分布于安徽、浙江、台湾、福建、江西、湖南、广东、广西、贵州等地。生于低山疏林或灌丛中。

药用价值

主治水火烫伤。中医另用于健脾利湿、平喘、散瘀。现代药理研究表明还具有抗菌、抗氧化等作用。

相似种 轮叶蒲桃

Syzygium grijsii (Hance) Merr. et Perry

灌木。嫩枝纤细。叶对生，叶片革质，细小，狭窄长圆形或狭披针形。聚伞花序顶生，少花。果实球形，紫黑色。花期5～6月，果期10月。分布于浙江、江西、福建、广东、广西等地。生于低山疏林或灌丛中。

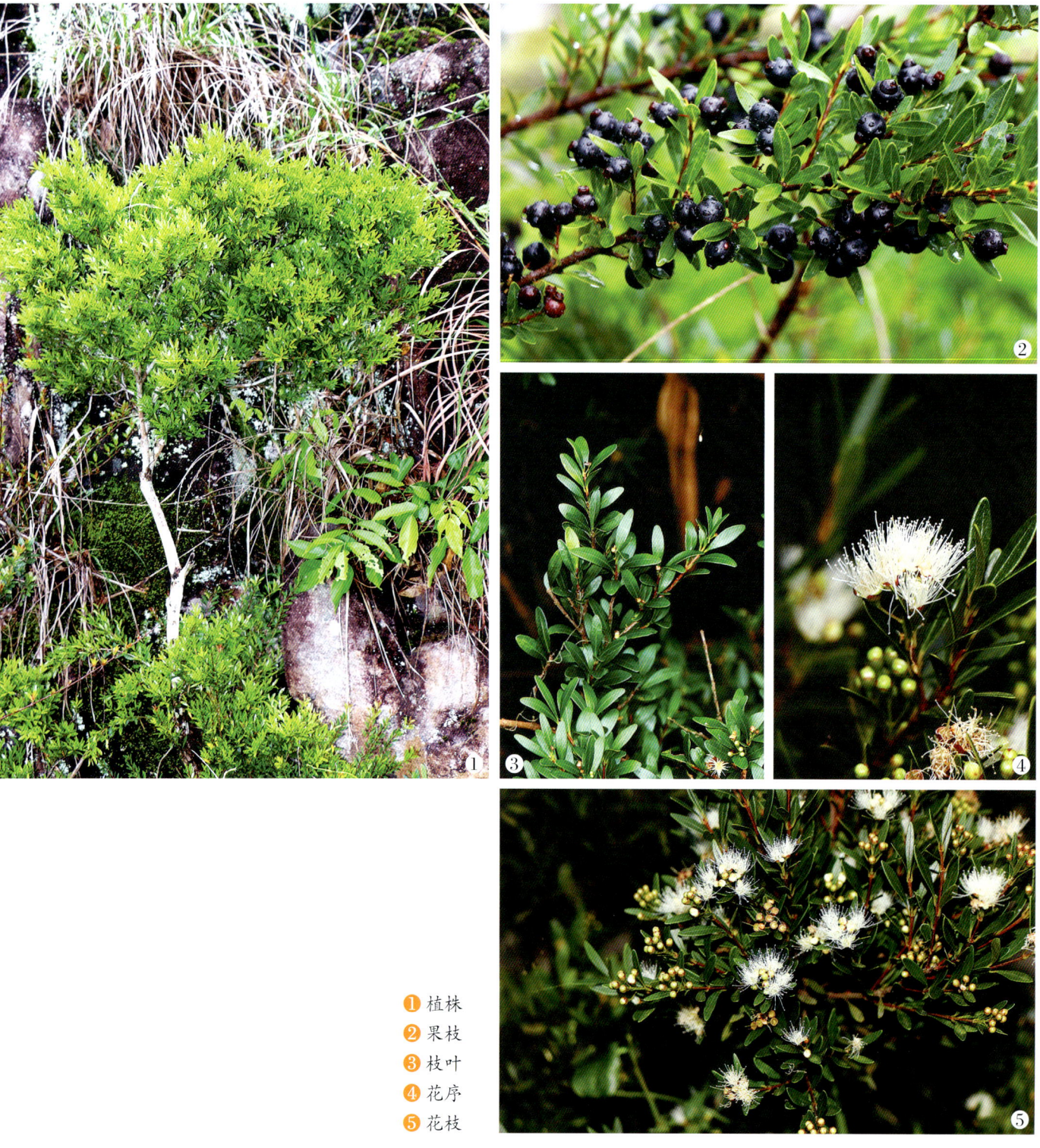

❶ 植株
❷ 果枝
❸ 枝叶
❹ 花序
❺ 花枝

相似种 巴西野牡丹

Tibouchina seecandra Cogn.

常绿小灌木。枝条红褐色。叶对生,椭圆形至披针形,两面具细绒毛。花顶生,大型,5 瓣,深紫蓝色;花萼 5 片,红色,披绒毛。蒴果坛状球形。花果期 8 月至翌年 4 月。原产巴西。景宁畲族自治县偶见栽培。

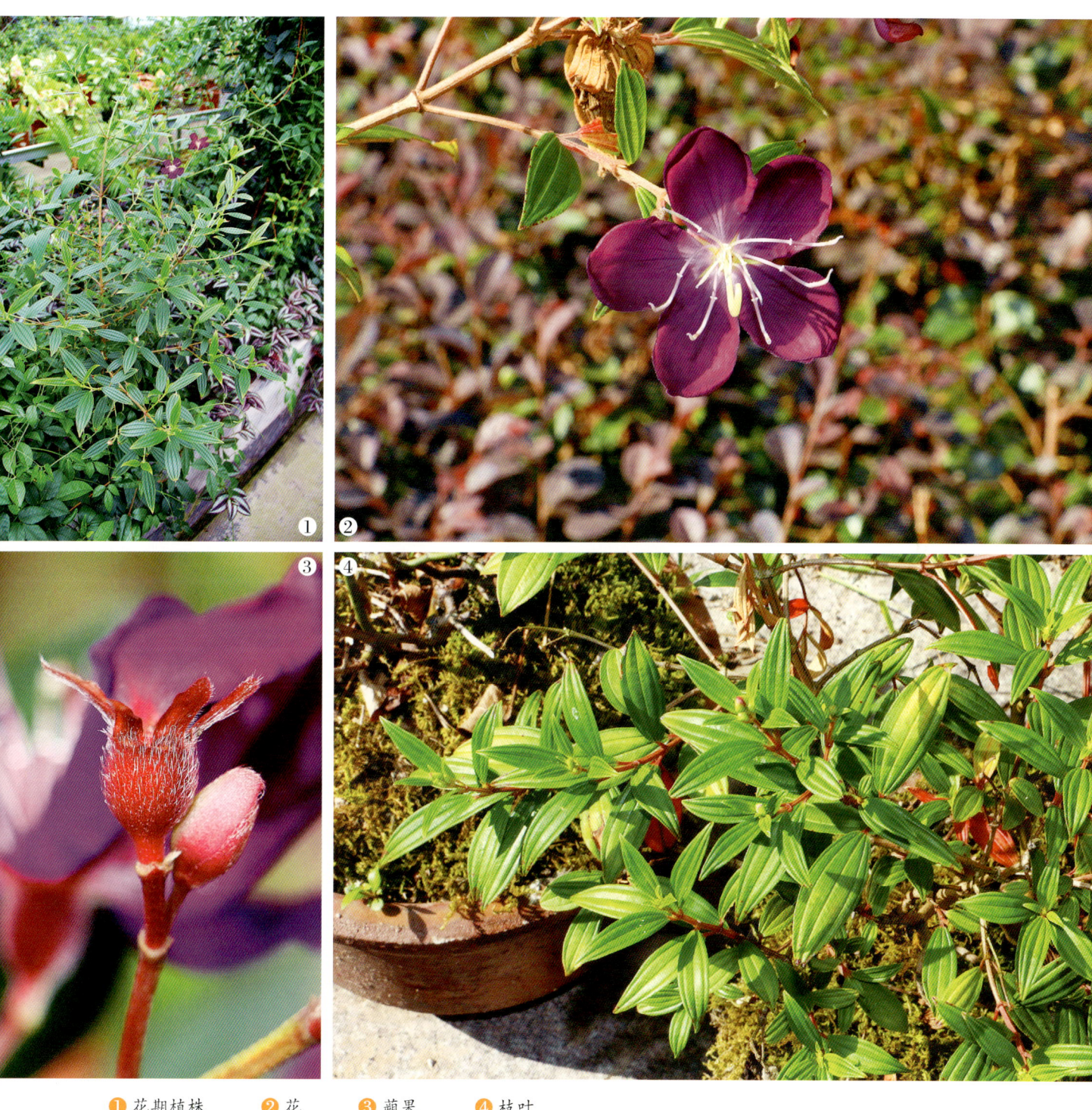

❶ 花期植株　　❷ 花　　❸ 蒴果　　❹ 枝叶

138 朝天罐

学　名	*Osbeckia opipara* C.Y. Wu et C. Chen	科　名	野牡丹科
畲族名	山鸡腿	土　名	山鸡腿

形态特征

灌木。茎四棱形或稀六棱形，被平贴的糙伏毛或上升的糙伏毛。叶对生或有时 3 枚轮生，叶片坚纸质，卵形至卵状披针形。花瓣深红色至紫色，卵形。蒴果长卵形。花果期 7～11 月。

分布与生境

分布于长江流域以南各地及台湾。生于海拔 250～800 米的山坡、山谷疏林或灌丛中。景宁畲族自治县有栽培。

药用价值

主治腰痛、肠炎、月经不调、乳汁稀少、产后腹痛、小儿疳积。中医另用于清热、抗菌消炎、护肝、抗肿瘤。

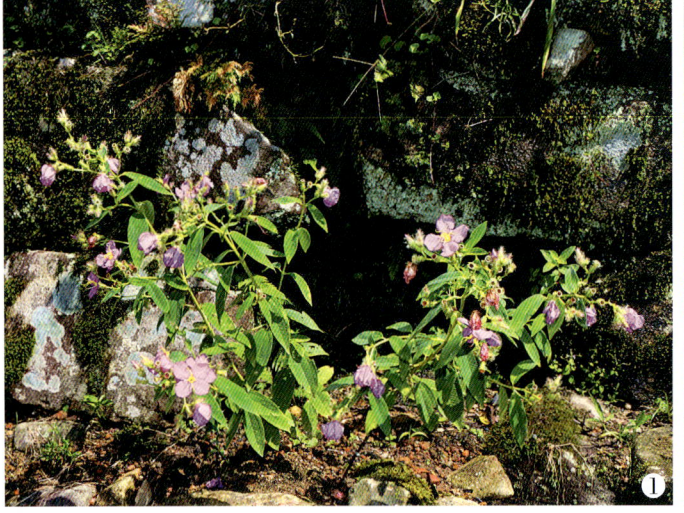
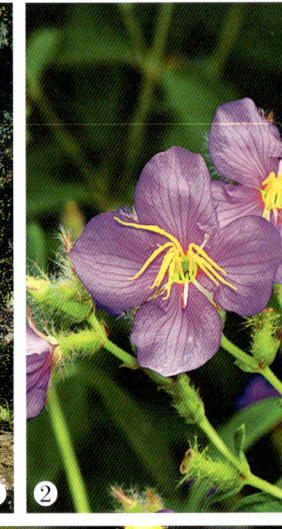

❶ 花期植株　❷ 花　❸ 植株　❹ 蒴果　❺ 茎

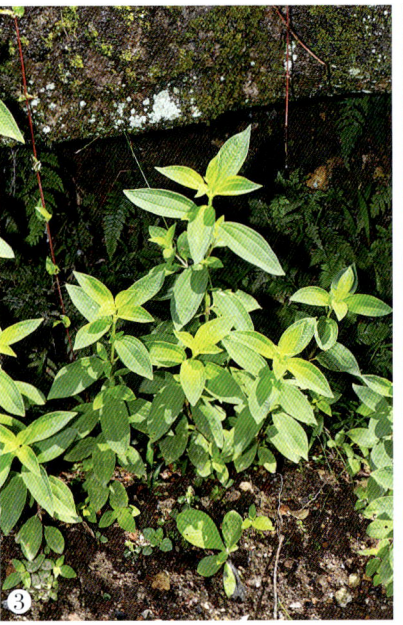
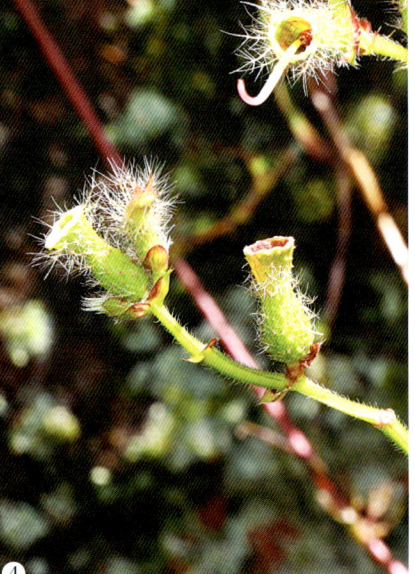
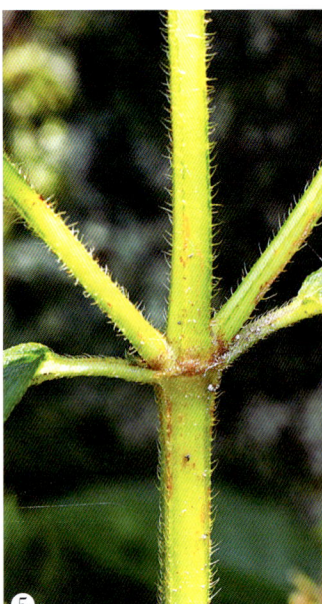

139 五加

学 名 *Acanthopanax gracilistylus* W.W. Smith
科 名 五加科
畲族名 五加皮
土 名 五加皮

形态特征

灌木。枝灰棕色，软弱而下垂，蔓生状，无毛，节上通常疏生反曲扁刺。叶有小叶5枚，稀3~4枚，在长枝上互生，在短枝上簇生。伞形花序单个，稀2个，腋生或顶生在短枝上，直径约2厘米，有花多朵。果实扁球形，黑色。花期4~8月，果期6~10月。

分布与生境

分布于华中、华东、华南和西南地区。生于灌丛、林缘、山坡、路旁。

药用价值

主治风寒湿痹、腰膝酸痛、跌打损伤、脚气、阳痿、阴囊湿疹。

❶ 果枝　❷ 果序　❸ 花序
❹ 枝叶　❺ 花枝

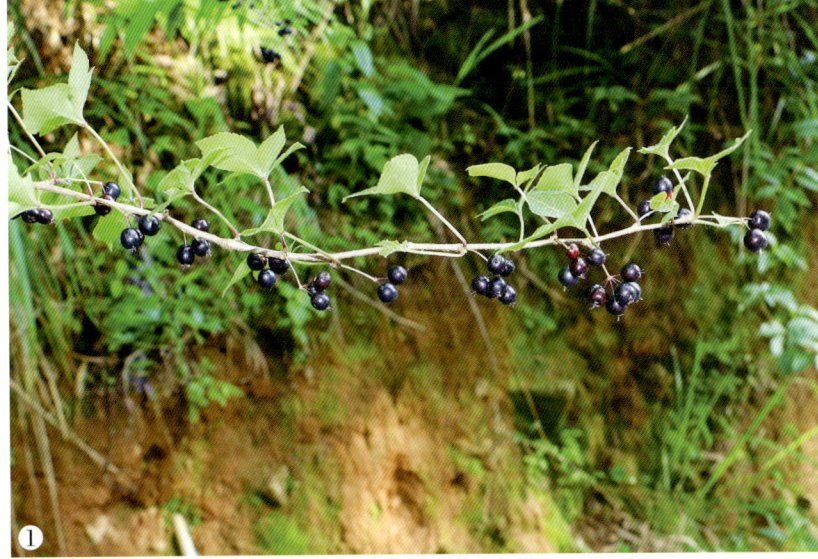
❶
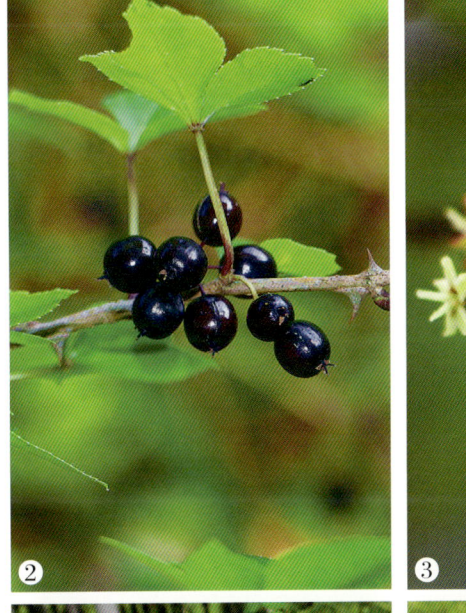
❷
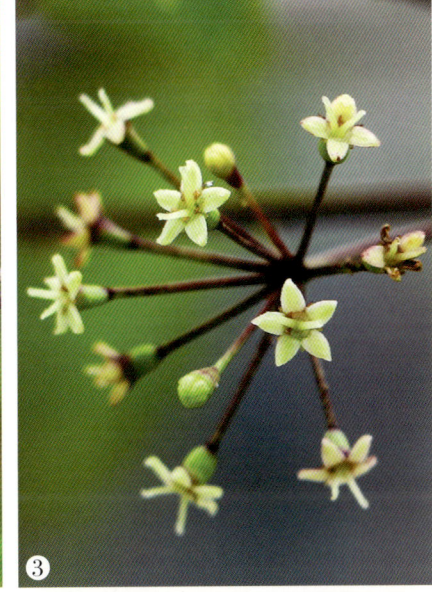
❸
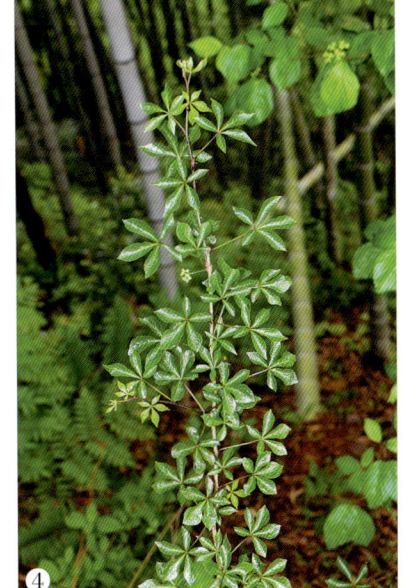
❹
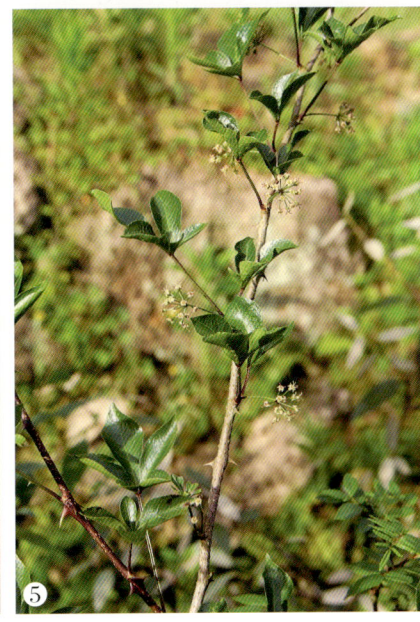
❺

140 白簕

学　名	*Acanthopanax trifoliatus* (Linn.) Merr.	科　名	五加科
畲族名	三叶五加	土　名	三加皮

形态特征

灌木。枝软弱铺散，常依持他物上升，老枝灰白色，新枝黄棕色，疏生下向刺。小叶 3 枚，稀 4～5 枚。伞形花序，有花多数，稀少数，黄绿色。果实扁球形，黑色。花期 8～11 月，果期 9～12 月。

分布与生境

分布于浙江、福建、江西、湖北、湖南、贵州、广东、广西、台湾、四川、贵州、西藏等地。生于村落边、林缘、灌丛中。

药用价值

主治腰痛。中医其他用法如下：根入药，主治风湿劳伤、骨折；叶入药，主治痈肿、疔疮、胃痛及咳嗽、支气管炎等症。现代药理研究表明还具有止咳、祛痰的作用。

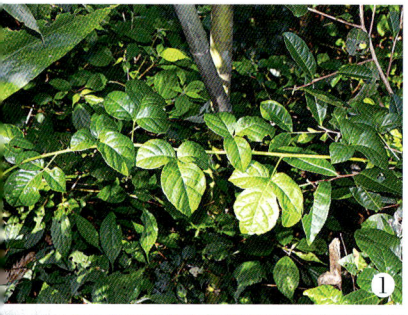
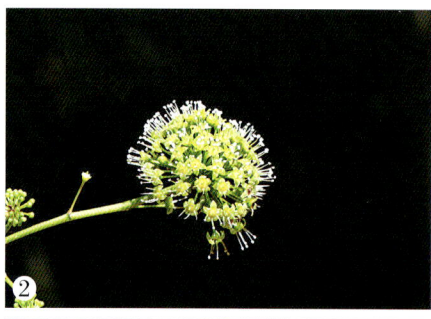
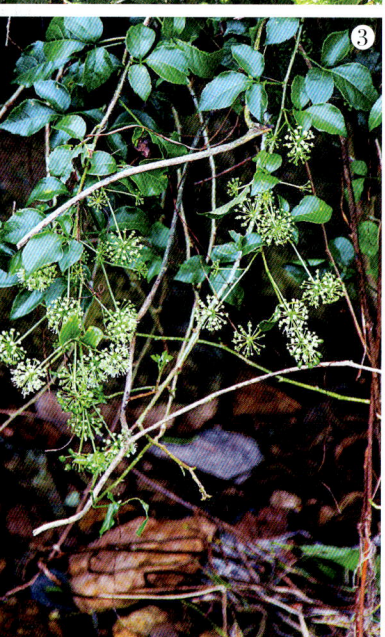
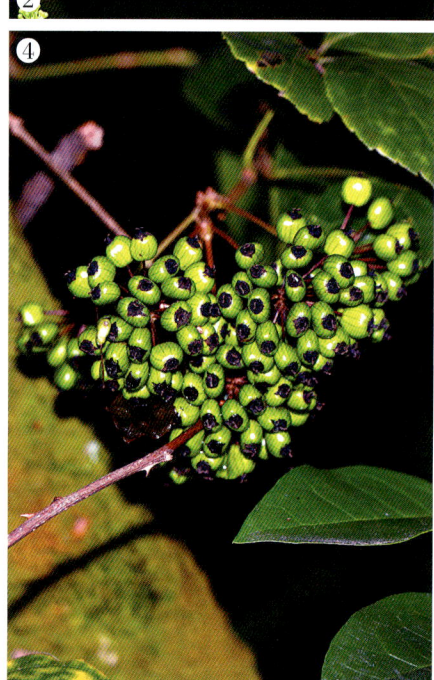
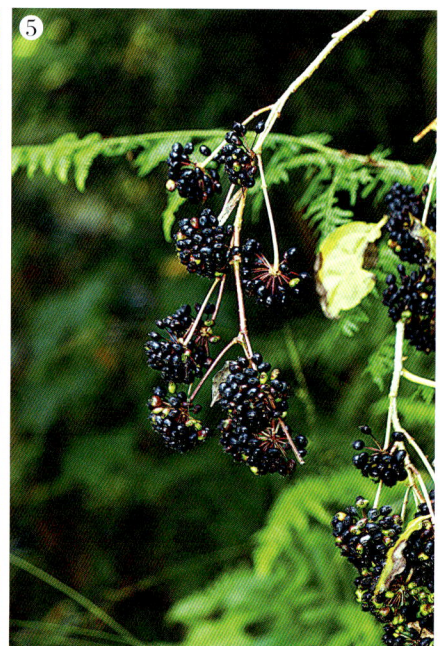

❶ 枝叶　❷ 花序　❸ 花枝　❹ 未成熟果　❺ 成熟果

相似种 吴茱萸五加

Acanthopanax evodiaefolius Franch.

灌木或乔木。枝暗色，无刺，新枝红棕色，无毛，无刺。小叶3枚，在长枝上互生，在短枝上簇生。伞形花序有多数或少数花，通常几个组成顶生复伞形花序，稀单生。果实球形或略长，黑色。花期5~7月，果期8~10月。分布于浙江、安徽、江西、湖北、湖南、广西、台湾、四川、贵州、云南、陕西、西藏等地。生于海拔1000~3300米的森林中。

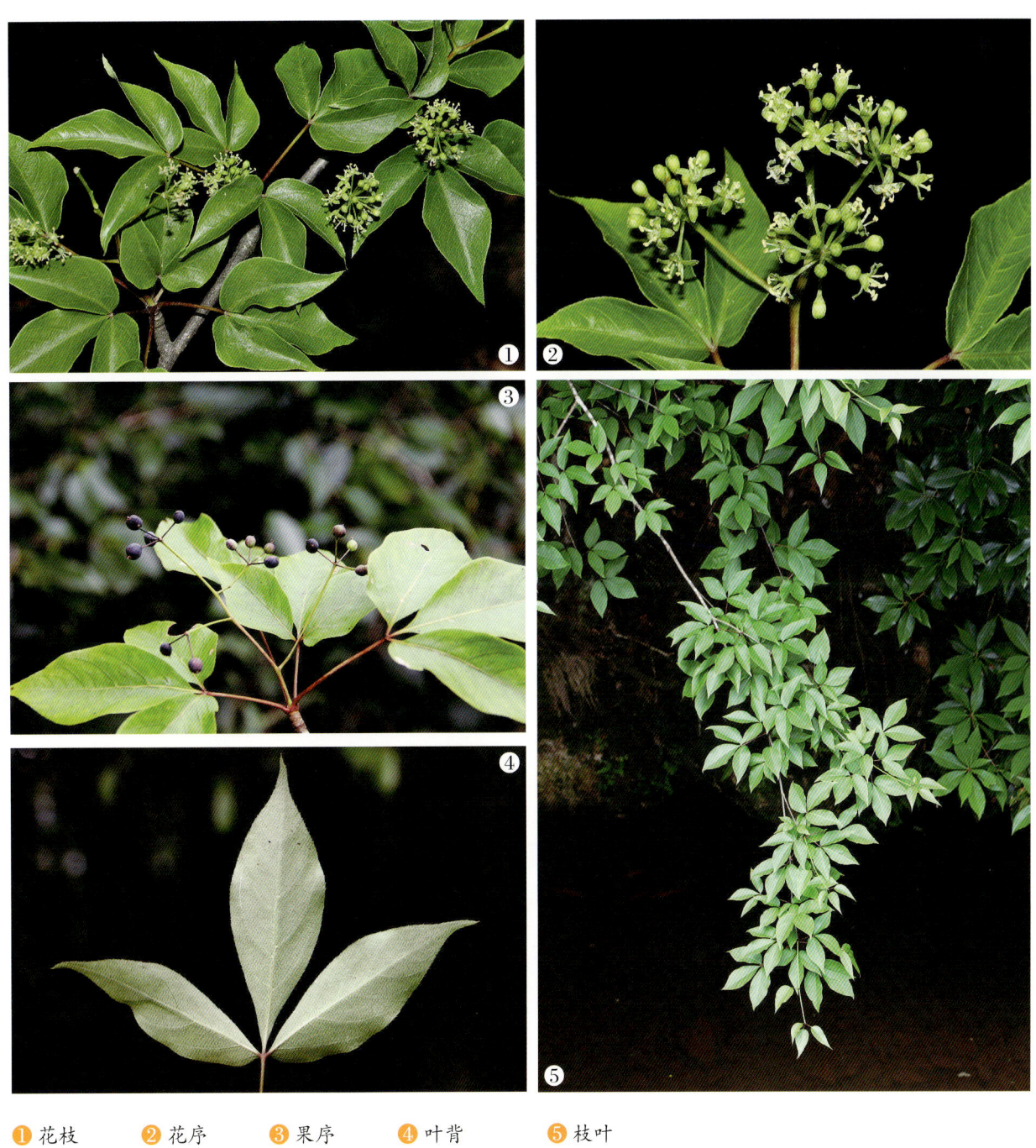

❶花枝　❷花序　❸果序　❹叶背　❺枝叶

141 树参

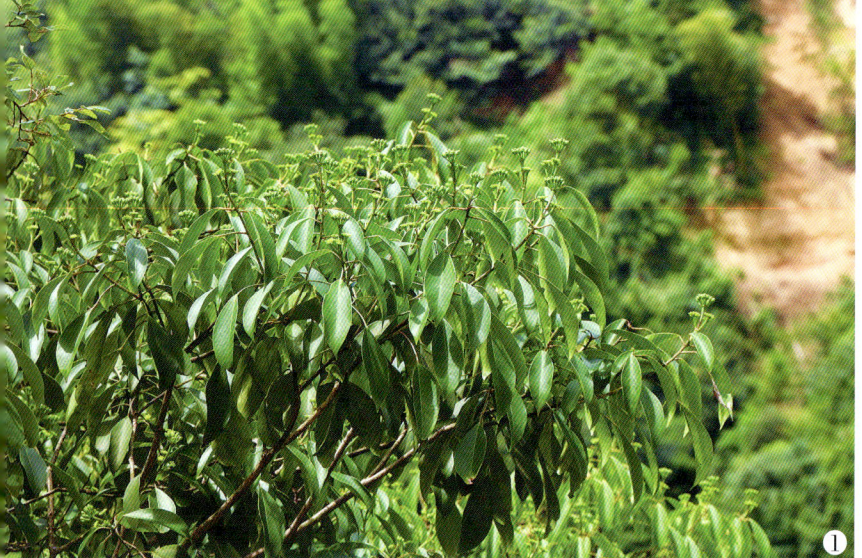

学　名	*Dendropanax dentiger* (Harms) Merr.
科　名	五加科
畲族名	鸭掌柴、半架风
土　名	半边枫

形态特征

乔木或灌木。叶片厚纸质或革质，叶形变异很大，不分裂叶片通常为椭圆形。伞形花序顶生，单生或2~5个聚生成复伞形花序，有花20朵以上。果实长圆状球形，稀近球形。花期8~10月，果期10~12月。

分布与生境

分布于浙江、安徽、江西、福建、台湾、湖北、湖南、贵州、广西、广东、四川、贵州、云南等地。生于海拔200~1800米的常绿阔叶林或灌丛中。

药用价值

主治风湿及类风湿性关节炎、半身不遂。中医另用于治疗臂丛神经炎、偏头痛、瘫痪、扭伤、痈疖、月经不调、小儿麻痹后遗症等症。现代药理研究表明还具有抗炎、抗肿瘤、杀虫、抗氧化等作用。

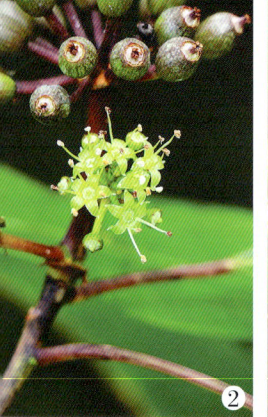
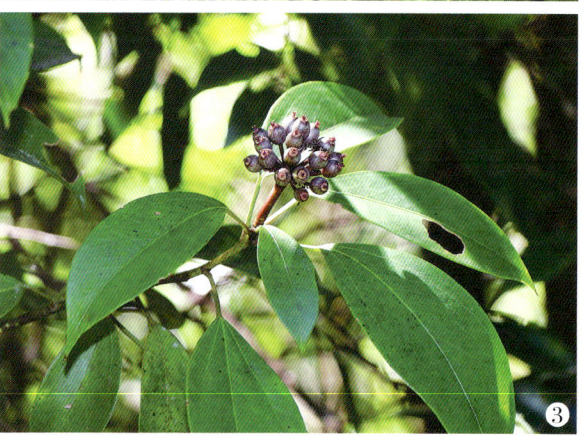
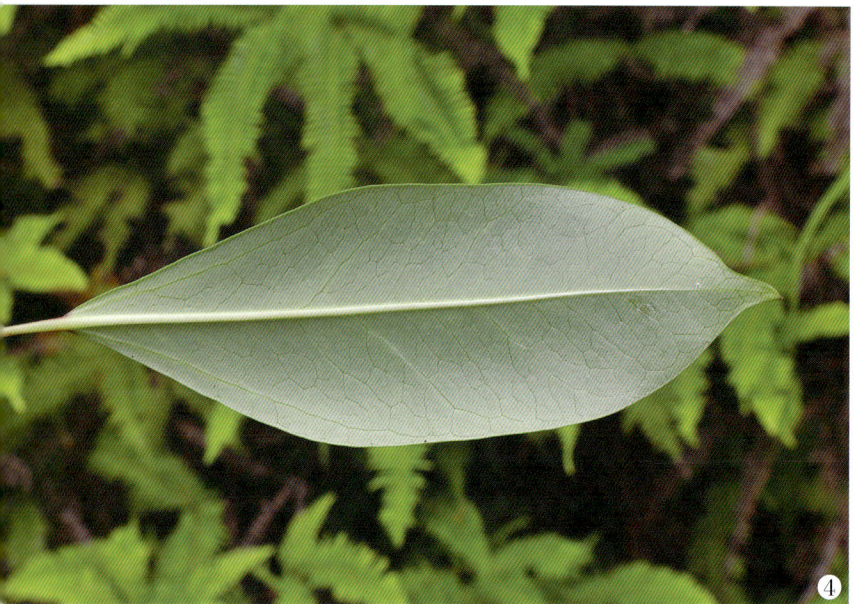
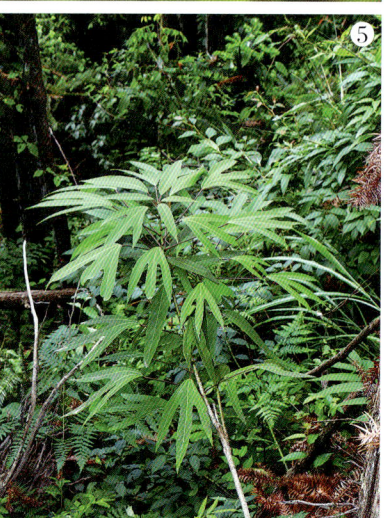

① 花枝
② 花序
③ 果枝
④ 叶背
⑤ 小树

142 中华常春藤

学　名	*Hedera nepalensis* K. Koch var. *sinensis* (Tobl.) Rehd.
科　名	五加科
畲族名	三角枫绳
土　名	三角枫

形态特征

常绿藤本，茎以气根攀缘。一年生枝疏生锈色鳞片。叶二型，不育枝上的叶片常为三角状卵形或戟形，能育枝上的叶片常为长椭圆状卵形、椭圆状披针形或披针形。伞形花序单生或2～7个组成总状或伞房状；花淡绿白色或淡黄白色，芳香。果球形，熟时红色或黄色。花期10～11月，果期翌年3～5月。

分布与生境

分布于华北、华东、华南和西南地区。常攀缘于林缘树木、岩石和房屋墙壁上。

药用价值

主治腰肌劳损、伤风。中医另用于治疗关节酸痛、痈肿毒疮。

❶ 花序　❷ 植株　❸ 果枝　❹ 果序　❺ 不育枝叶　❻ 能育枝叶

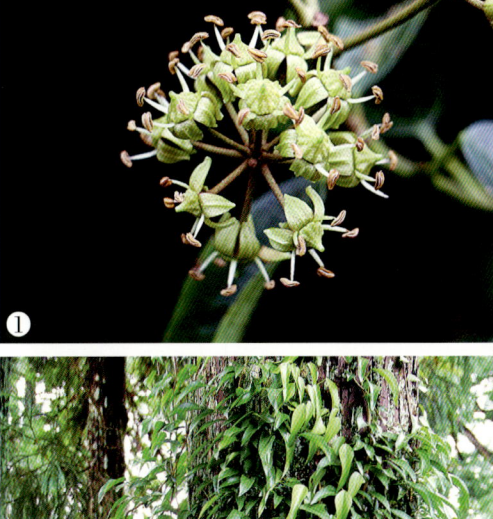
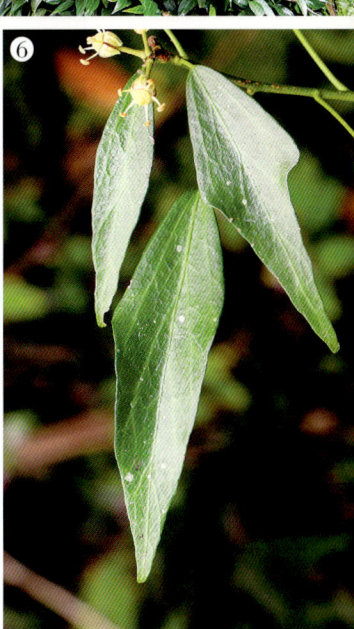
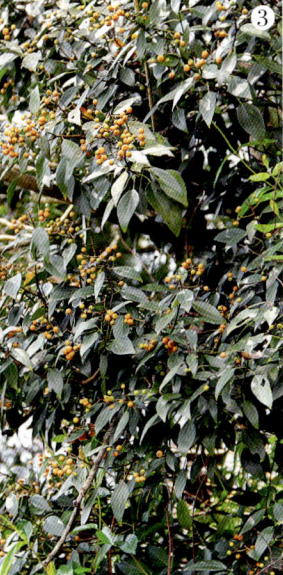
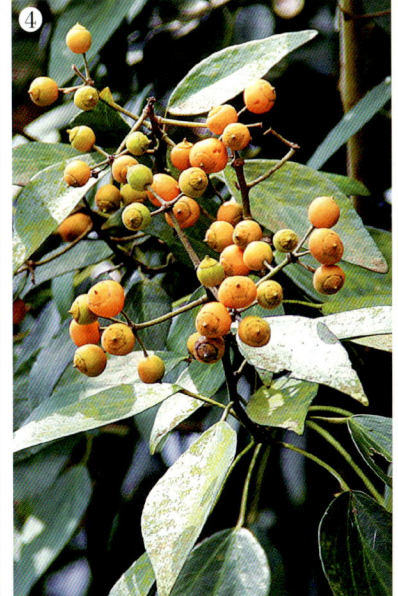
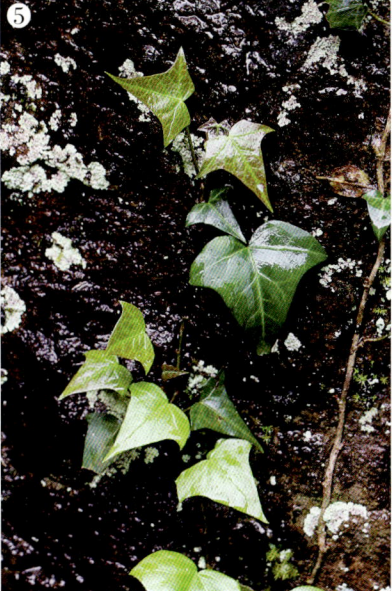

143 通脱木

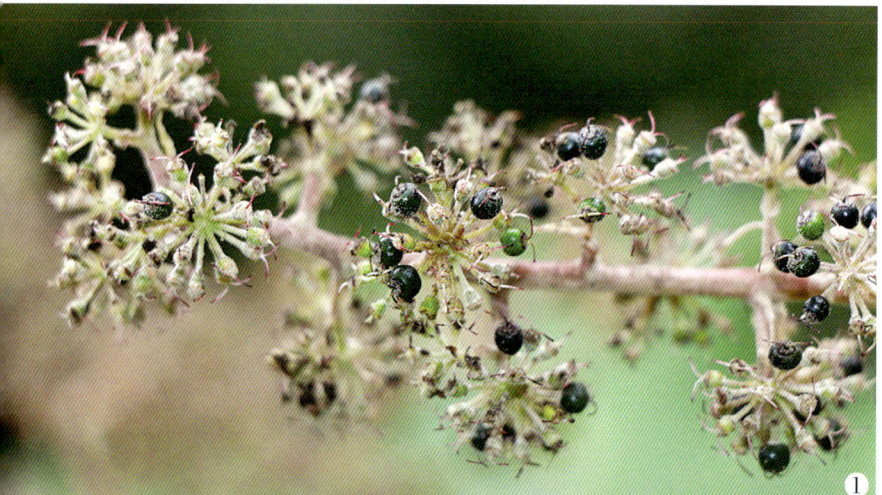

学　　名	*Tetrapanax papyrifer* (Hook.) K. Koch
科　　名	五加科
畲 族 名	五角枫
土　　名	大叶五加皮

形态特征

常绿灌木或小乔木。树皮深棕色，略有皱裂。叶大，集生茎顶，叶片纸质或薄革质。伞形花序，有花多数，花淡黄白色。果实球形，紫黑色。花期 10~12 月，果期翌年 1~2 月。

分布与生境

分布于浙江、江西、湖北、湖南、贵州、广西、台湾、四川等地。生于村落边。景宁畲族自治县有栽培。

药用价值

主治通气下乳。中医另用于清热利尿，还可用于治疗湿热尿赤。

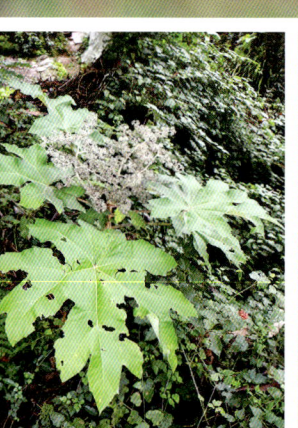
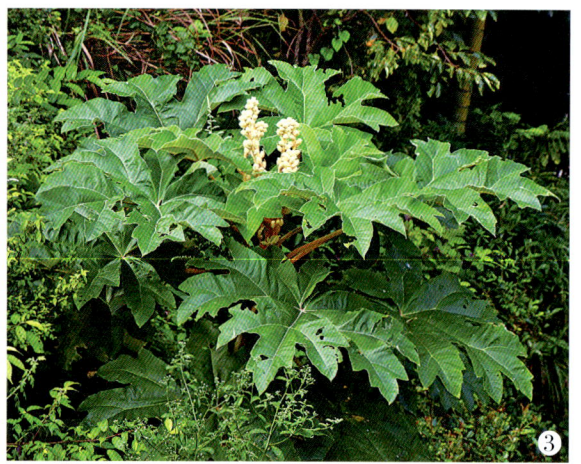
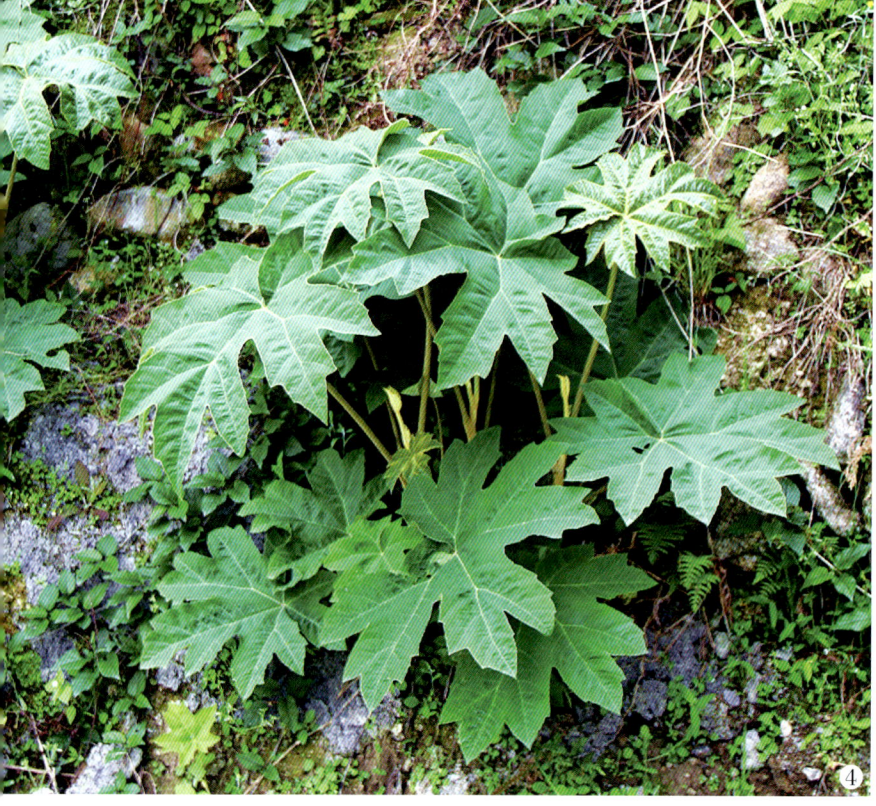

❶ 果序
❷ 果期植株
❸ 花期植株
❹ 植株

相似种 八角金盘

Fatsia japonica (Thunb.) Decne. et Planch.

灌木或小乔木。叶为单叶，叶片掌状分裂，托叶不明显。花两性或杂性，聚生为伞形花序，再组成顶生圆锥花序。果实卵形。花期10～11月，果熟期翌年4月。原产日本。景宁畲族自治县绿化带有栽培。

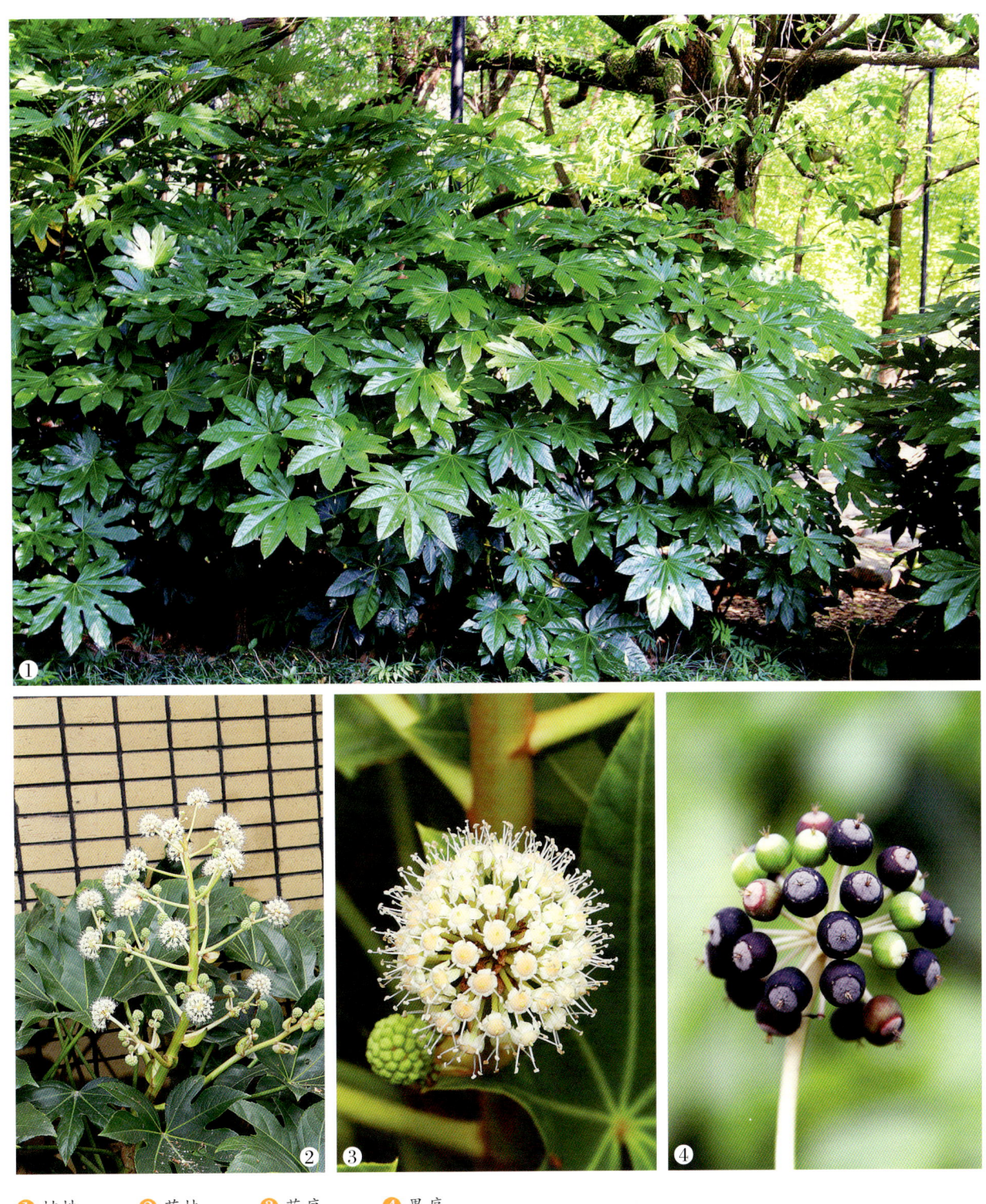

❶ 植株　　❷ 花枝　　❸ 花序　　❹ 果序

144 鸭儿芹

| 学　名 | *Cryptotaenia japonica* Hassk. | 科　名 | 伞形科 |
| 畲族名 | 鸭掌草 | 土　名 | 鸭掌草 |

形态特征

多年生草本。主根短，侧根多数，细长。茎直立，光滑，有分枝。基生叶或上部叶有柄，叶鞘边缘膜质，叶片三角形至广卵形。复伞形花序呈圆锥状。分生果线状长圆形，合生面略收缩，胚乳腹面近平直。花期4～5月，果期6～10月。

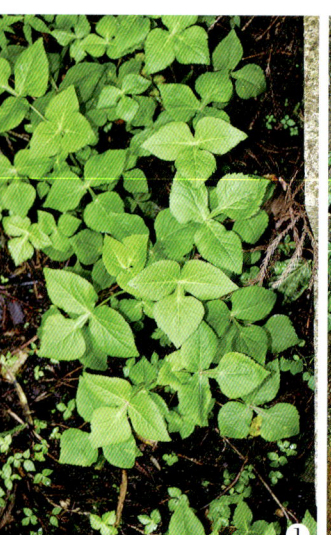
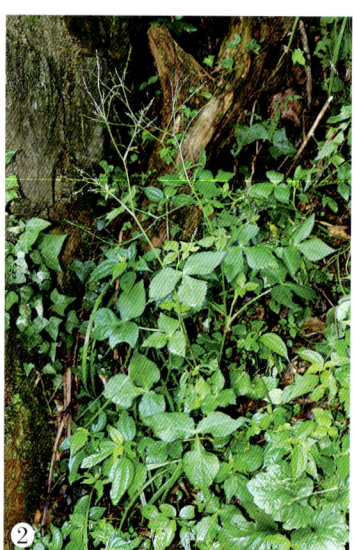
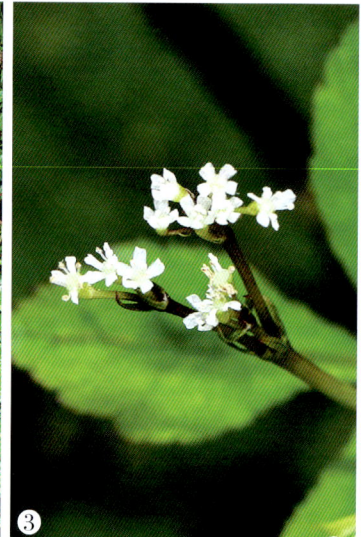

分布与生境

分布于河北、安徽、江苏、浙江、福建、江西、广东、广西、湖北、湖南、山西、陕西、甘肃、四川、贵州、云南等地。生于海拔200～2400米的山地、山沟及林下较阴湿处。

药用价值

主治毒蛇咬伤后溃烂。中医另用于治疗小儿肺炎、肺脓肿、流行性脑脊髓膜炎、各种疮毒、带状疱疹、皮肤瘙痒等症。

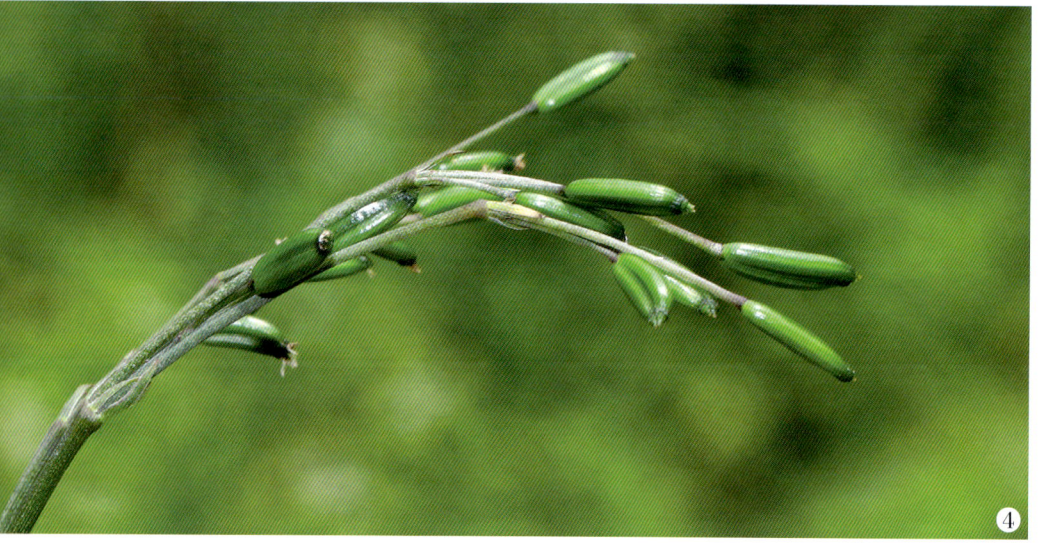

❶ 居群　　❷ 花果期植株　　❸ 花序　　❹ 果序

145 藁本

| 学　名 | *Ligusticum sinense* Oliv. | 科　名 | 伞形科 |
| 畲族名 | 茶叶香 | 土　名 | 茶芎 |

形态特征

多年生草本。茎直立，圆柱形，中空，具条纹。叶片宽三角形，二回三出式羽状全裂。复伞形花序，四棱形，花白色，花瓣倒卵形，先端微凹，具内折小尖头，花柱向下反曲。分生果成熟时长圆状卵形。花期8~9月，果期10月。

分布与生境

分布于湖北、四川、陕西、河南、湖南、江西、浙江等地。生于海拔1000~2700米的林下、沟边草丛中。景宁畲族自治县见于栽培，是否有野生分布有待进一步考证。

药用价值

主治风寒头痛、寒湿腹痛、泄泻、疥癣、神经性皮炎。中医另用于治疗巅顶痛、疝瘕。现代药理研究表明还具有镇痛等作用。

❶ 植株　❷ 复伞形花序　❸ 小伞形花序
❹ 果序　❺ 茎叶

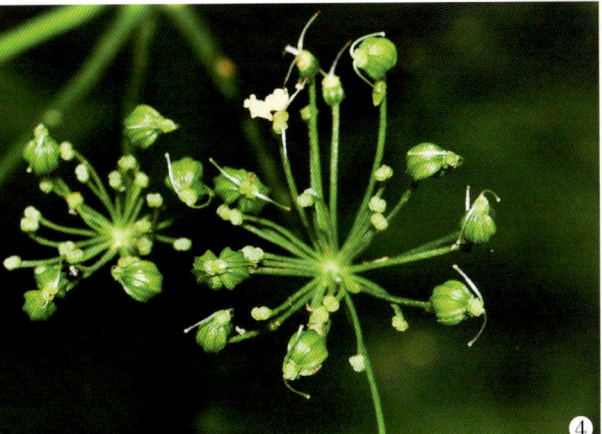

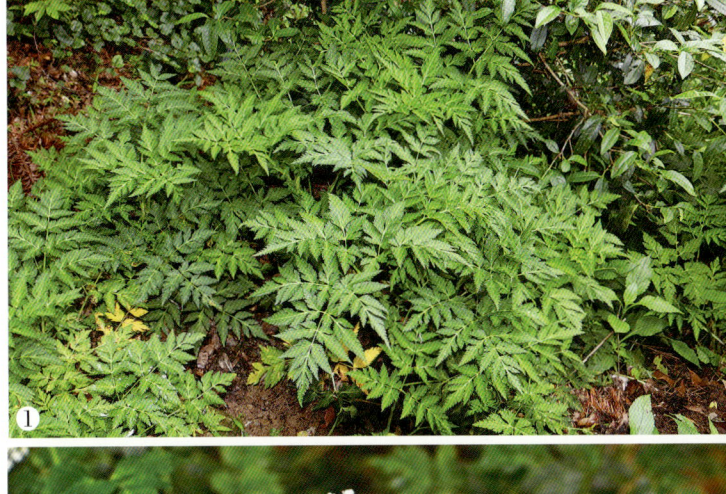

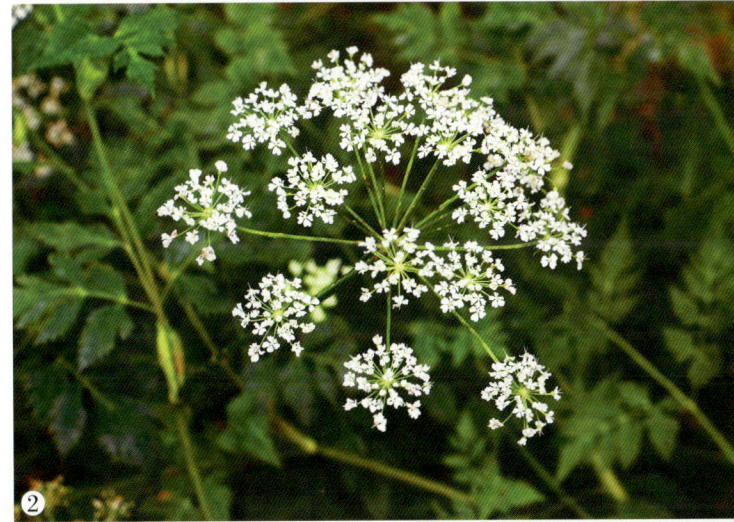

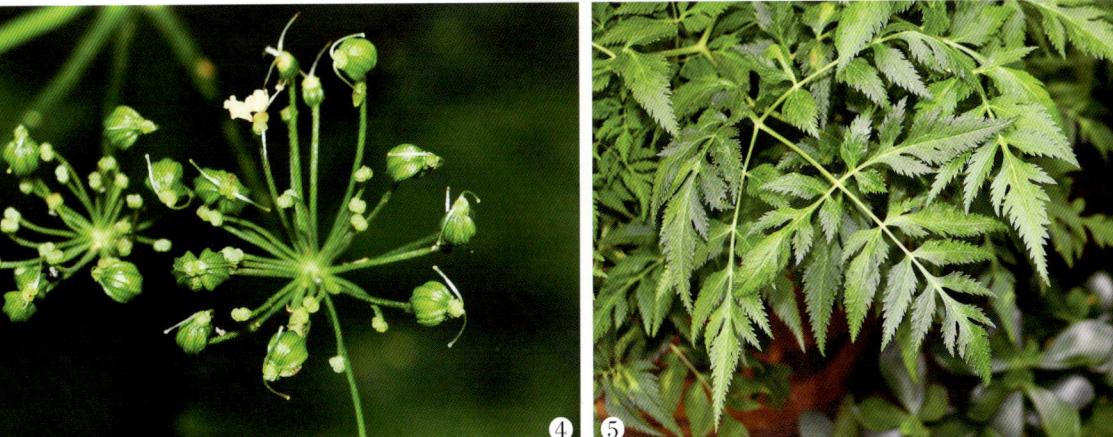

相似种 湘桂羊角芹

Aegopodium handelii Wolff

直立草本。茎较粗壮,圆柱形,有沟纹,中空,有分枝,枝开展。叶片呈阔三角形,3~4回羽状分裂,末回裂片呈卵形或阔卵形。复伞形花序,花瓣白色,倒卵圆形或近圆形,先端微凹,有内折的小舌片。果实长圆状卵形至长卵形,主棱呈丝状。分生果横剖面近圆形,胚乳腹面近平直。花果期7~8月。分布于浙江、湖南、广西、贵州等地。生于海拔850~1150米的山谷灌木丛中。

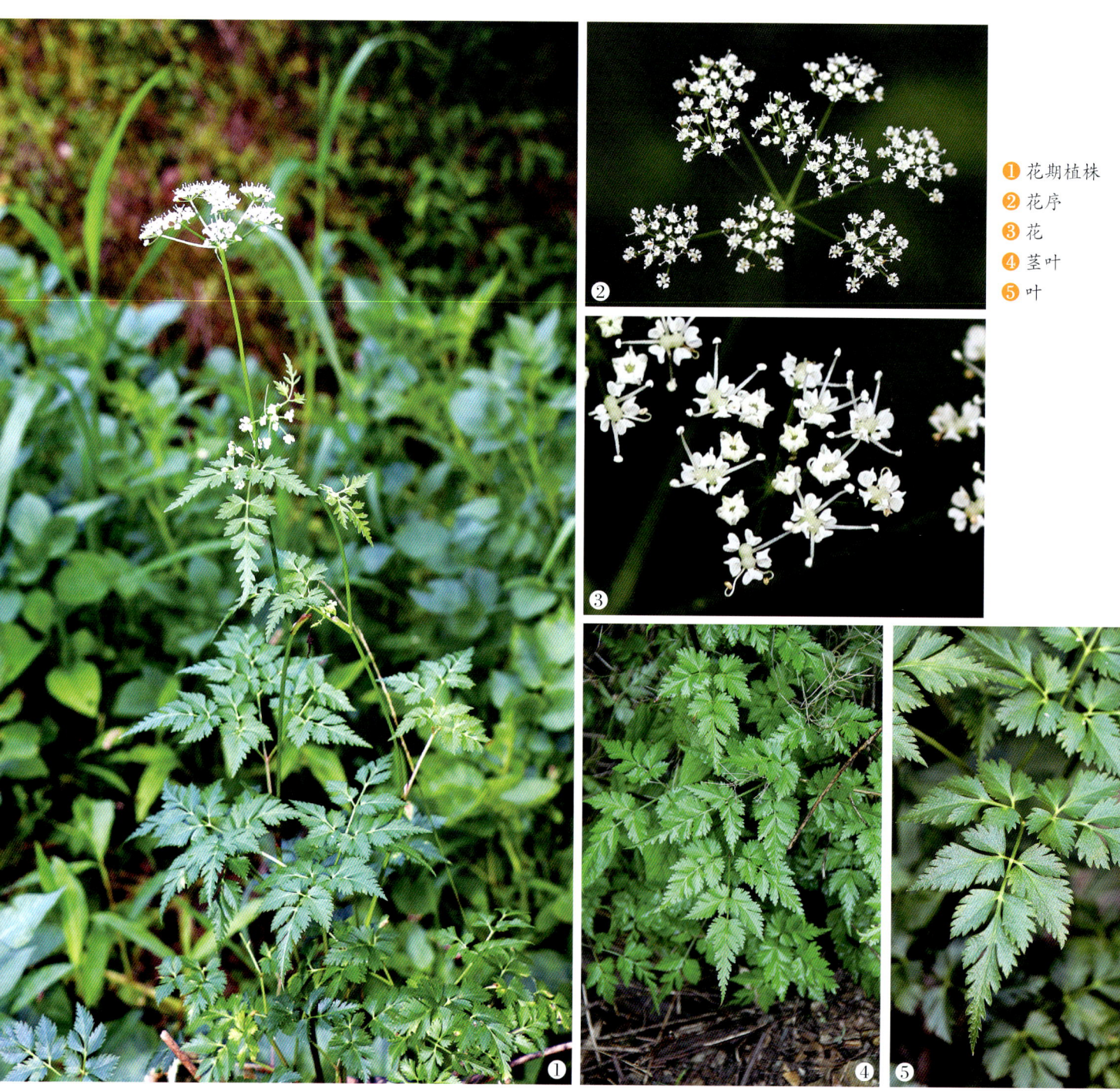

❶ 花期植株
❷ 花序
❸ 花
❹ 茎叶
❺ 叶

146 水芹

学　名 *Oenanthe javanica* (Bl.) DC.　　**科　名** 伞形科
畲族名 水芹菜

形态特征

多年生草本。茎直立或基部匍匐。基生叶有柄，基部有叶鞘；叶片三角形，1~2回羽状分裂，末回裂片卵形至菱状披针形。复伞形花序顶生，花瓣白色，倒卵形。果实近于四角状椭圆形或筒状长圆形，侧棱较背棱和中棱隆起，木栓质，分生果横剖面近于五边状的半圆形。花期6~7月，果期8~9月。

分布与生境

分布于全国各地。生于浅水低洼地或池沼、水沟旁。系景宁畲族自治县主要野菜之一。

药用价值

主治产后口渴、风湿、发热。中医另用于治疗呕吐腹泻、尿路感染、崩漏、水肿、高血压等症。

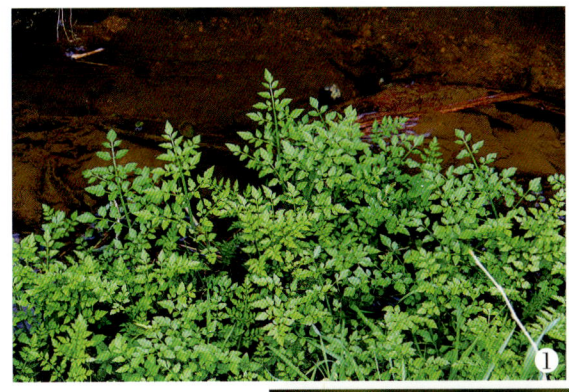
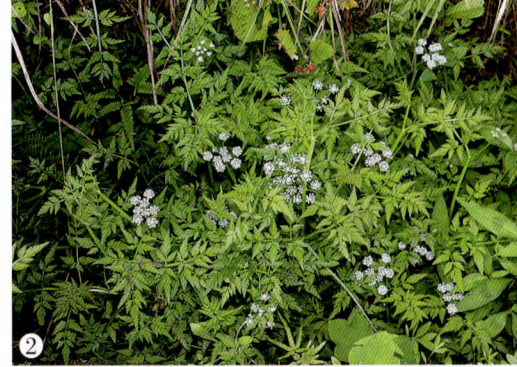
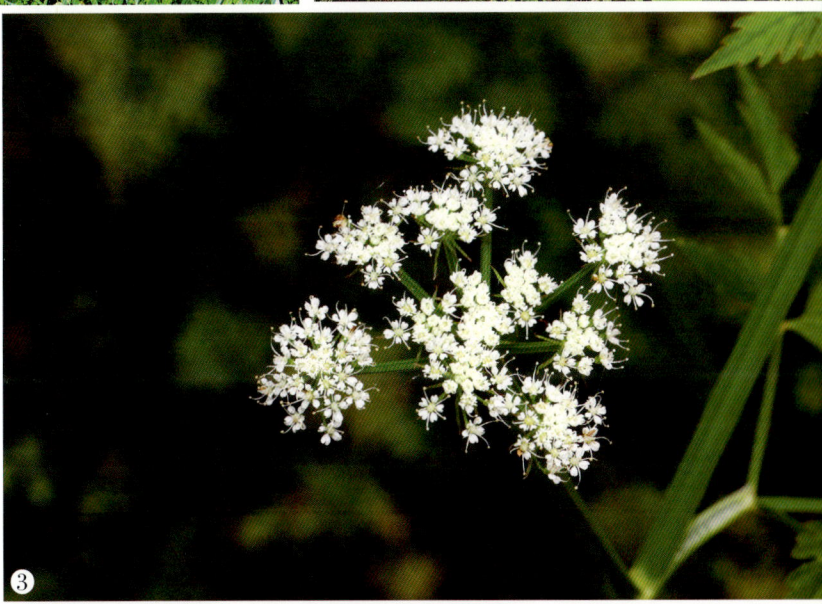
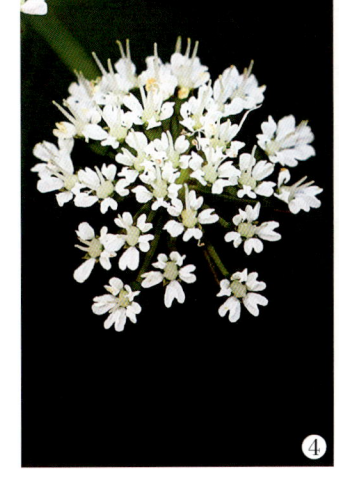
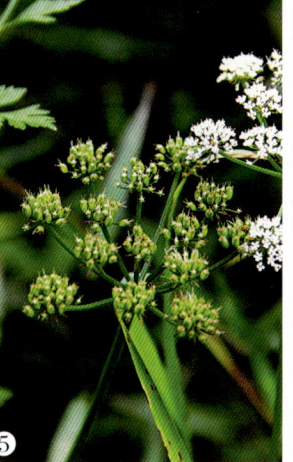
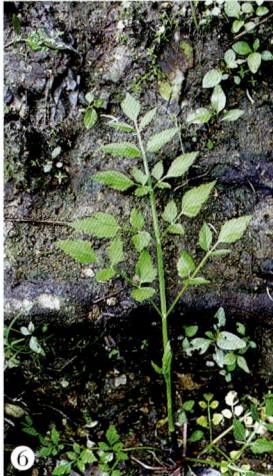

❶ 居群　　❷ 花期植株
❸ 复伞形花序　　❹ 小伞形花序
❺ 果序　　❻ 茎叶

相似种 细叶旱芹

Apium leptophyllum (Pers.) F. Muell.

一年生草本。茎多分枝，光滑。基生叶有柄，叶片长圆形至长圆状卵形；茎生叶通常三出式羽状多裂，裂片线形。复伞形花序顶生或腋生，花瓣白色、绿白色或略带粉红色，卵圆形。果实圆形或圆卵形，分生果有棱5条，圆钝；胚乳腹面平直。花期5月，果期6~7月。分布于江苏、浙江、福建、台湾、广东等地。生于杂草地、水沟边。景宁畲族自治县多见于绿化带。

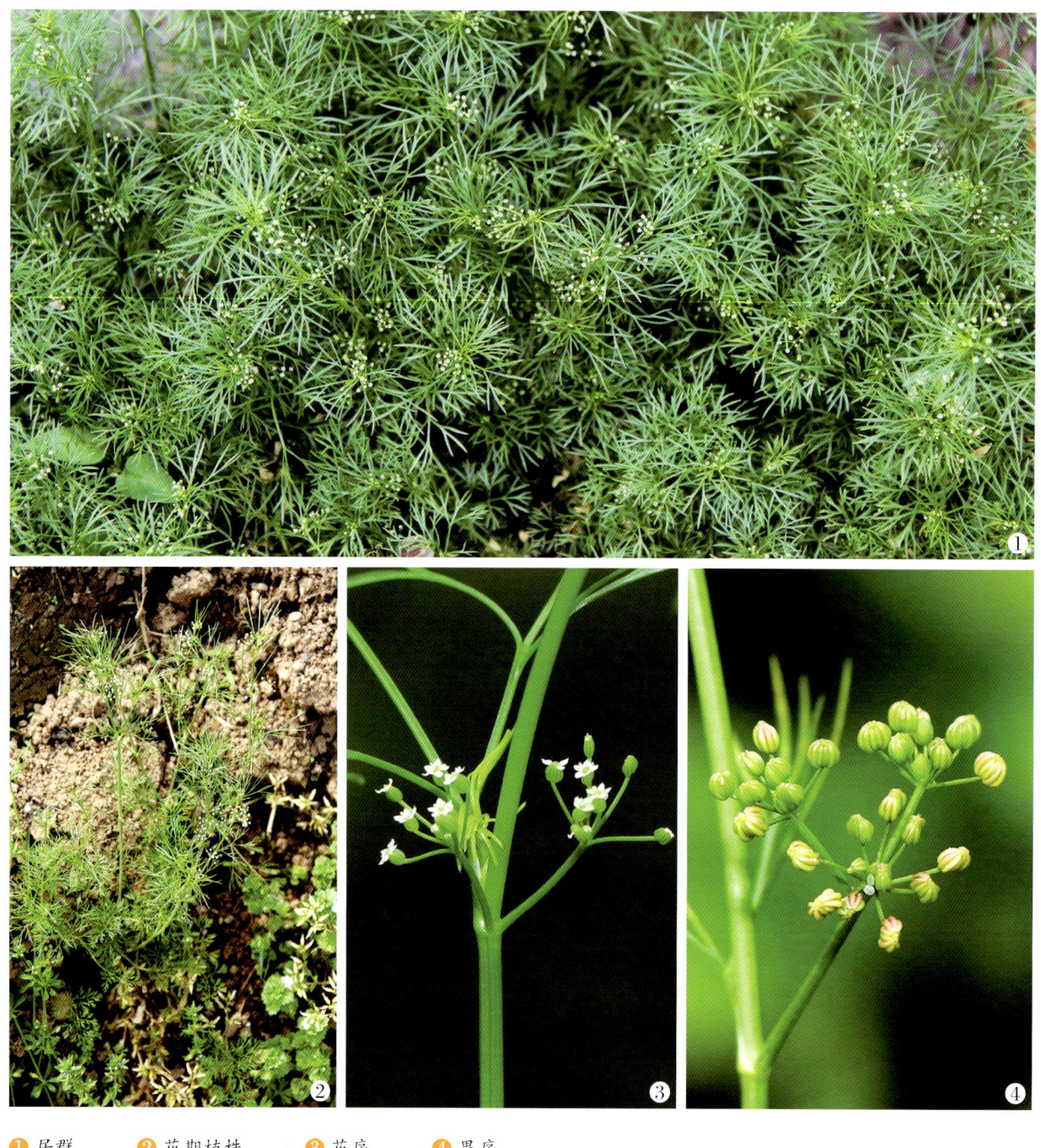

❶ 居群　❷ 花期植株　❸ 花序　❹ 果序

相似种 西南水芹

Oenanthe dielsii H. Boiss.

多年生草本，全体无毛。有短根茎，支根须状或细长纺锤形；茎直立或匍匐，下部节上生根，上部叉式分枝。叶片三角形，末回羽片条裂成短而钝的线形小裂片。小伞形花序有 13～30 朵花。果实长圆形或近圆球形，背棱和中棱明显，侧棱较膨大，棱槽显著，分生果横剖面呈半圆形。花期 6～8 月，果期 8～10 月。分布于广西、浙江、江西、四川、陕西等地。生于海拔 400～2000 米的湿地、溪边、林下阴湿处。

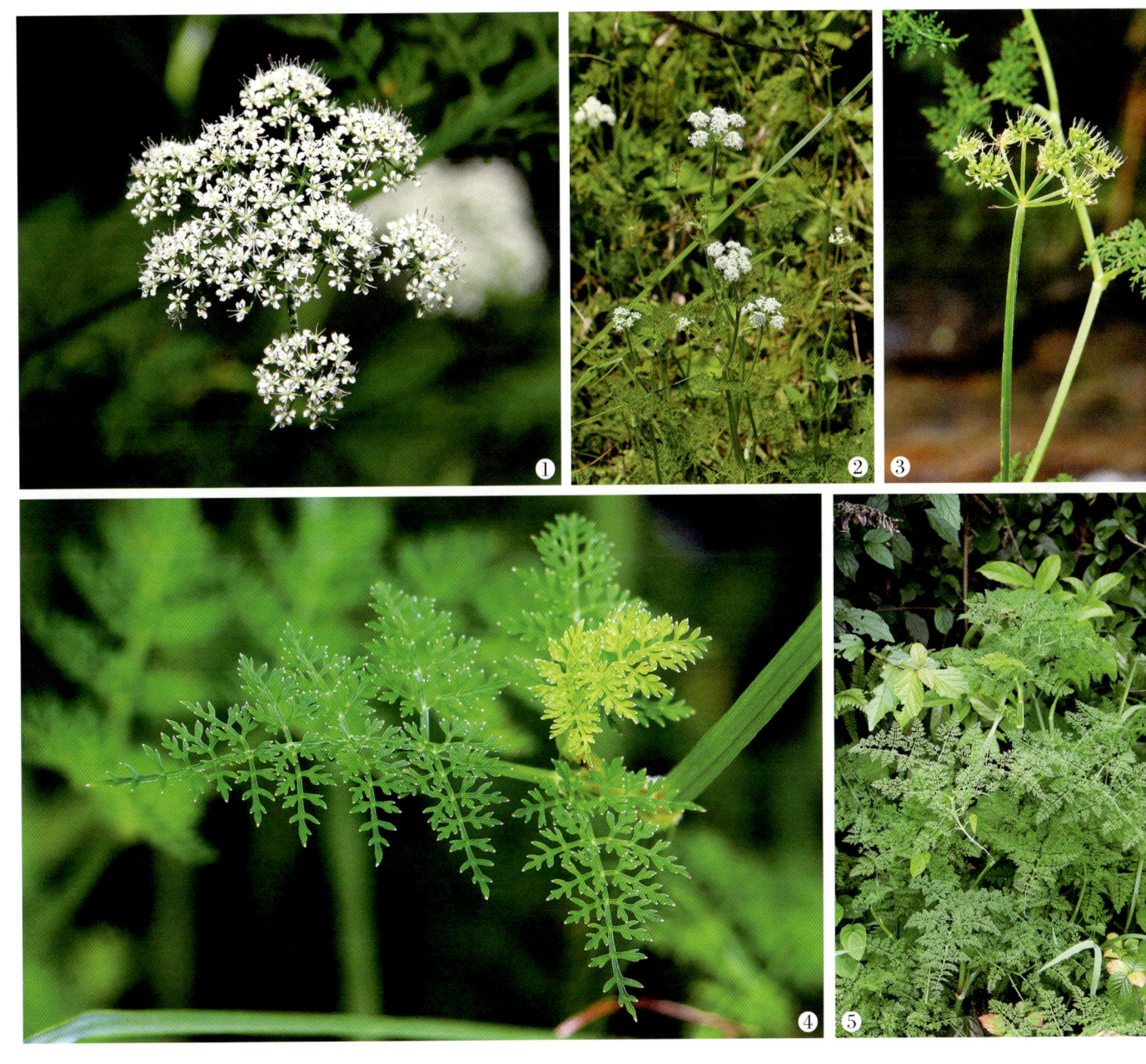

❶ 花序　❷ 花期植株　❸ 果序　❹ 茎叶　❺ 植株

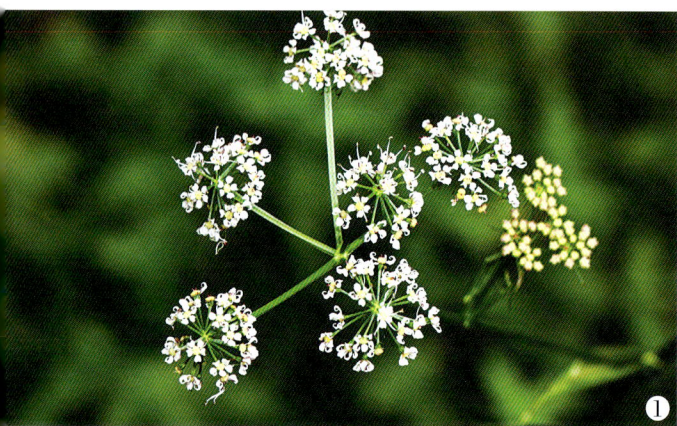
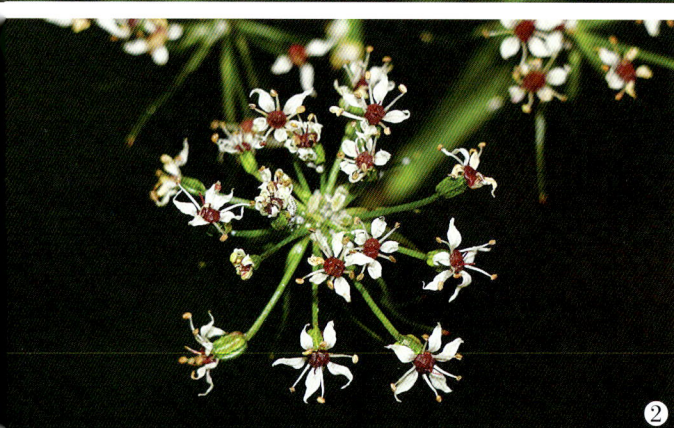

147 大齿山芹

学　　名	*Ostericum grosseserratum* (Maxim.) Yuan et Shan
科　　名	伞形科
畲族名	困桥
土　　名	水芹菜

形态特征

多年生草本。根细长，圆锥状或纺锤形。茎直立，圆管状，有浅纵沟纹。叶有柄，边缘白色，透明；叶片广三角形，薄膜质，2~3回三出式分裂。复伞形花序，伞辐及花柄的纵沟上有短糙毛，花白色。分生果广椭圆形，基部凹入，背棱突出，尖锐，侧棱为薄翅状，与果体近等宽。花期7~9月，果期8~10月。

分布与生境

分布于吉林、辽宁、河北、山西、陕西、河南、安徽、江苏、浙江、福建等地。生于山坡、草地、溪沟旁、林缘及灌丛中。

药用价值

根入药，有温脾散寒、补中益气之功效。

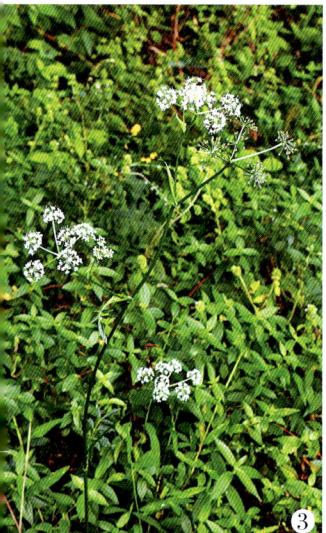
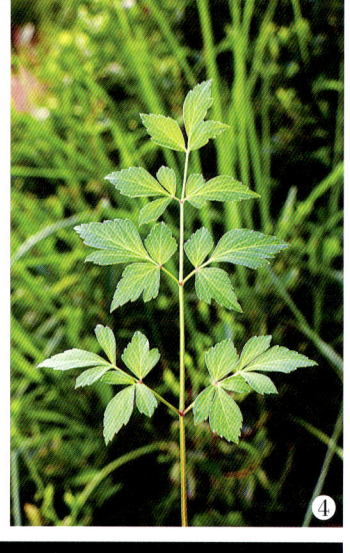
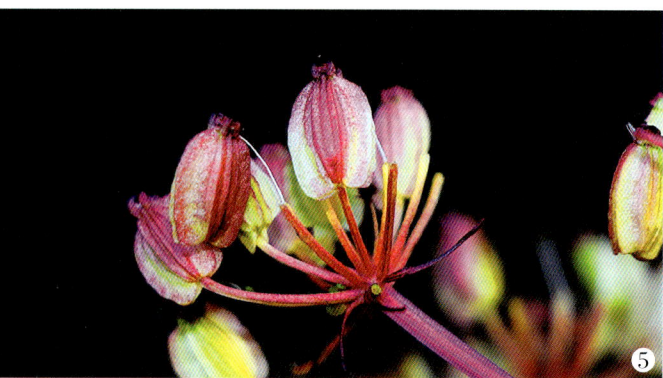
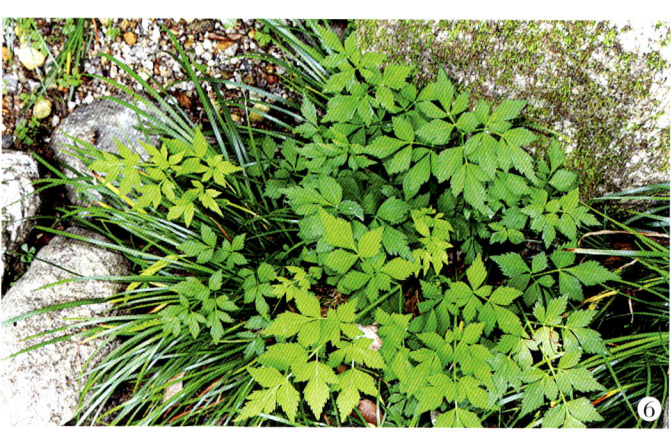

❶ 花序　　❷ 花　　❸ 花期植株　　❹ 茎叶　　❺ 果序　　❻ 植株

148 异叶茴芹

学 名	*Pimoinella diversifolia* DC.	**科 名**	伞形科
畲族名	三脚风炉	**土 名**	八月白、百路通

形态特征

多年生草本。茎直立，有条纹，被柔毛。叶异形；叶片羽状分裂或3裂，裂片披针形，边缘有锯齿，纸质，小总苞片短于花柄。小伞形花序，花瓣倒卵形，白色，顶端凹陷，小舌片内折，花柱基部圆锥形。幼果卵形，有毛，成熟时卵球形，近于无毛，果棱线形。花果期5～10月。

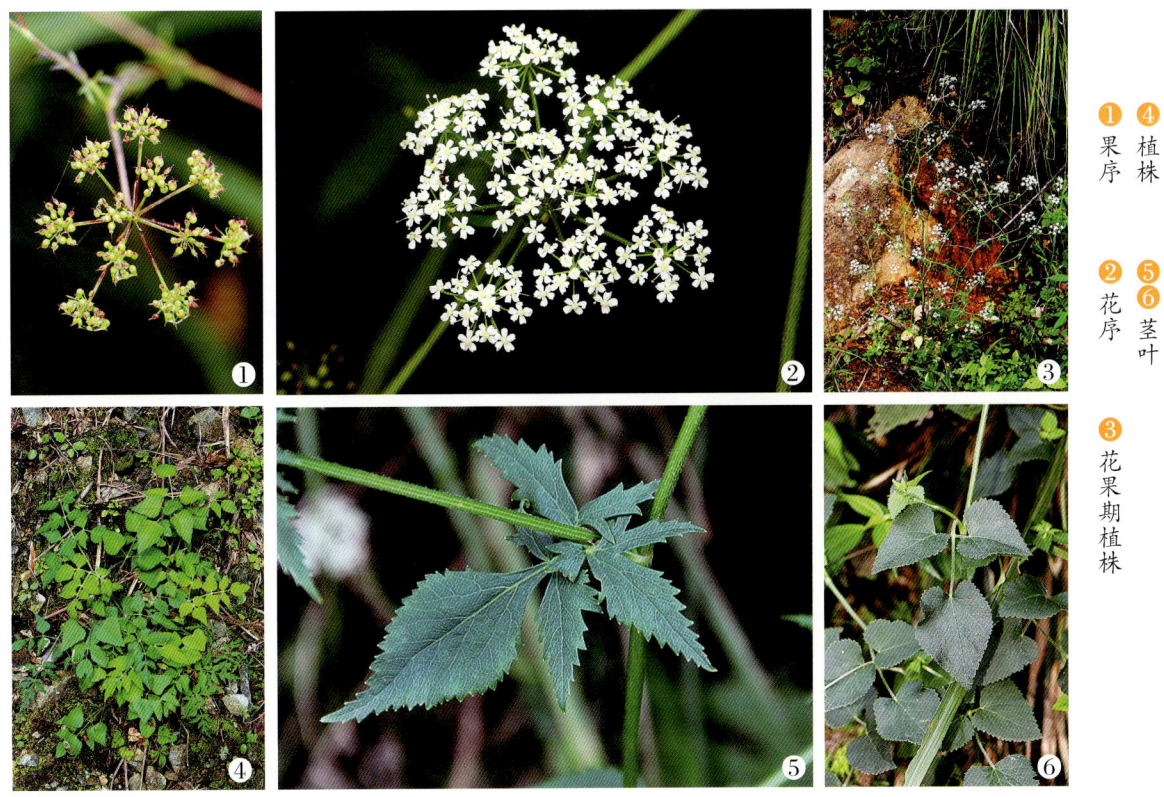

❶ 果序　❷ 花序　❸ 花果期植株　❹ 植株　❺❻ 茎叶

分布与生境

分布于西藏、云南、贵州、四川、陕西、甘肃、河南、安徽、江苏、浙江、江西、湖南、湖北、福建、广西、广东、台湾等地。生于海拔160～3300米的山坡草丛中、沟边或林下。

药用价值

主治咽炎、冷痧、毒蛇咬伤、风寒感冒、痢疾、小儿疳积、皮肤瘙痒、跌伤。现代药理研究表明还具有抗氧化、抗炎、抗菌、提高免疫力等作用。

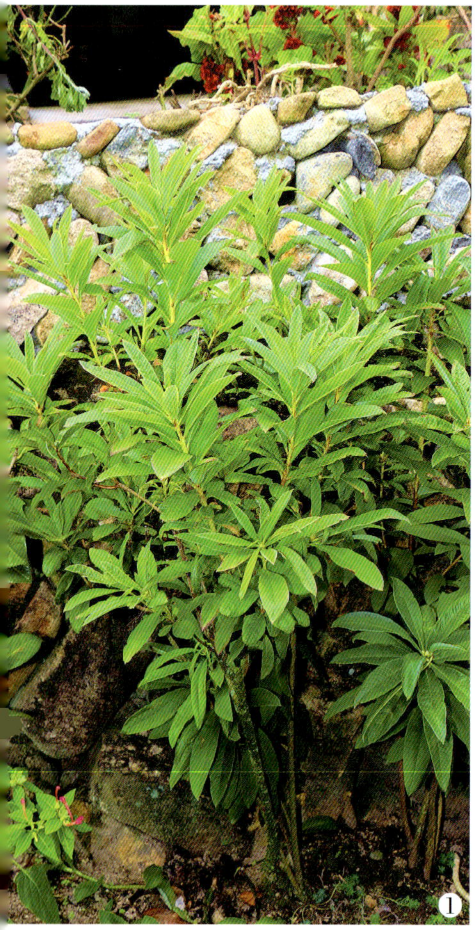

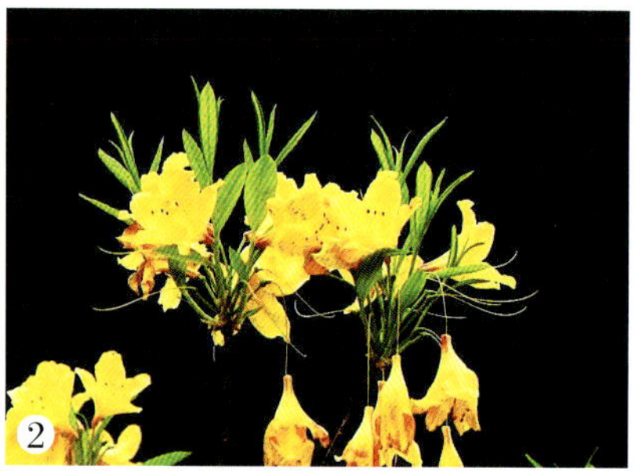

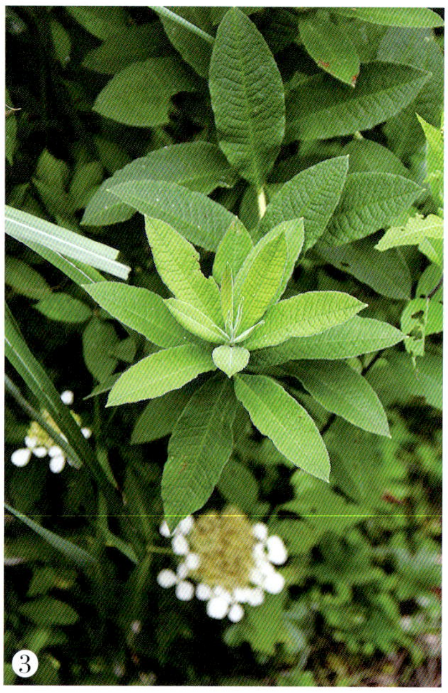

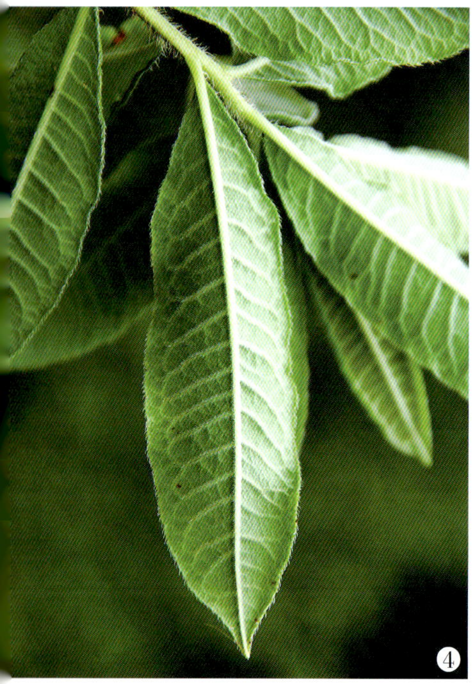

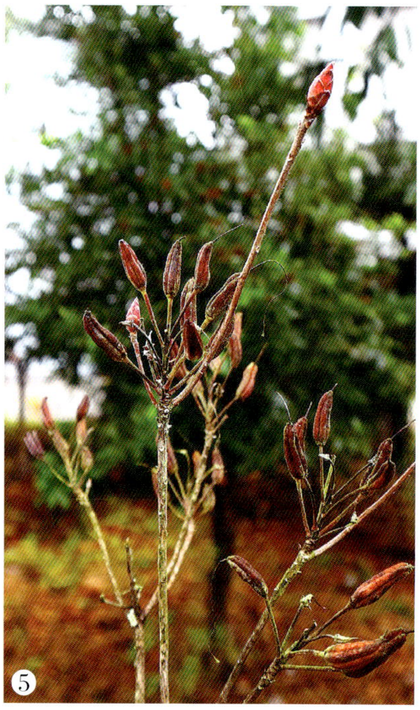

149 羊踯躅

学　名 *Rhododendron molle* (Blume) G. Don
科　名 杜鹃花科
畲族名 黄樟表、黄行花
土　名 黄樟豹

形态特征

落叶灌木。分枝稀疏，枝条直立。叶纸质，长圆形至长圆状披针形。总状伞形花序顶生。蒴果圆锥状长圆形，具5条纵肋，被微柔毛和疏刚毛。花期3~5月，果期7~8月。

分布与生境

分布于江苏、安徽、浙江、江西、福建、河南、湖北、湖南、广东、广西、四川、贵州、云南等地。生于山地林中。景宁畲族自治县有栽培，是否有野生分布有待于进一步考证。

药用价值

主治鬼剃头、风湿性关节炎、慢性气管炎、跌打损伤、顽癣、疟母、蛊毒。

❶植株　❷花枝　❸枝叶　❹叶背　❺果序

150 马银花

| 学　名 | *Rhododendron ovatum* (Lindl.) Planch. ex Maxim. | 科　名 | 杜鹃花科 |
| 畲族名 | 白扎花 | 土　名 | 痢疾药 |

形态特征

常绿灌木。小枝灰褐色，疏被具柄腺体和短柔毛。叶革质，卵形或椭圆状卵形，有光泽，无毛。花单生于枝顶叶腋；花冠淡紫色、紫色或粉红色，辐状，5深裂，裂片长圆状倒卵形或阔倒卵形。蒴果阔卵球形，密被灰褐色短柔毛和疏腺体。花期4~5月，果期7~10月。

分布与生境

分布于江苏、安徽、浙江、江西、福建、台湾、湖北、湖南、广东、广西、四川、贵州等地。生于海拔1000米以下的林下或灌丛中。

药用价值

主治下黄浊水等白带相关病症。

❶ 花期植株　❷ 花枝　❸ 花　❹ 果枝　❺ 枝叶　❻ 蒴果

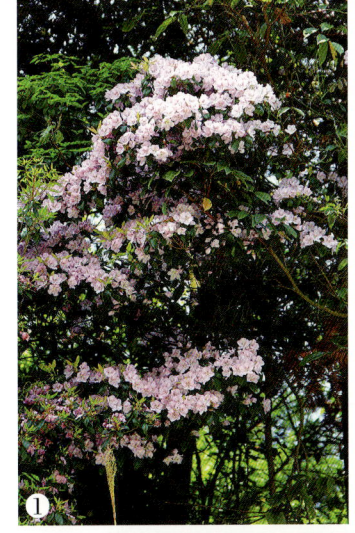
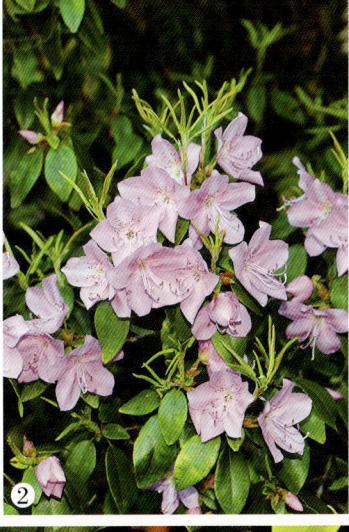
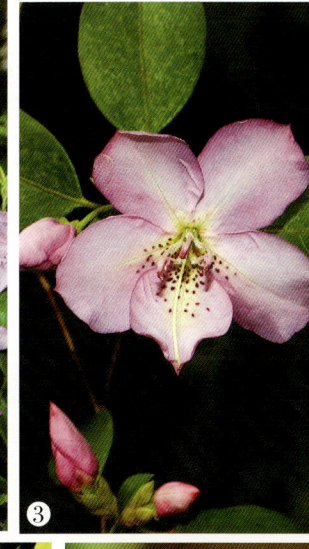
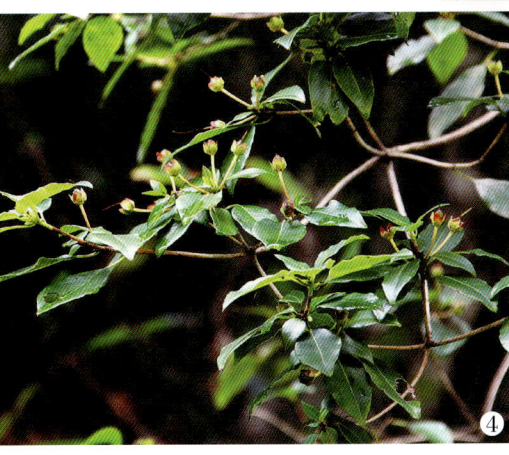
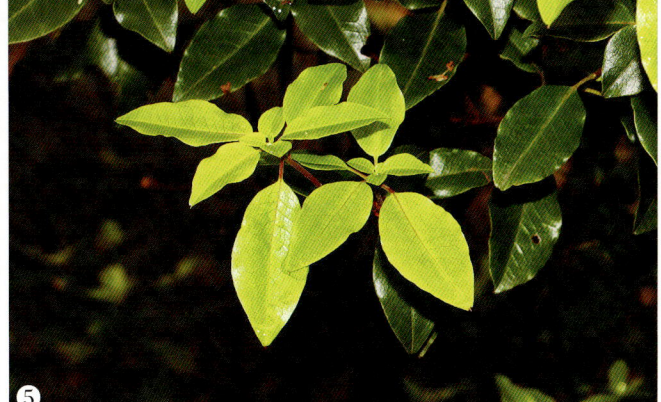
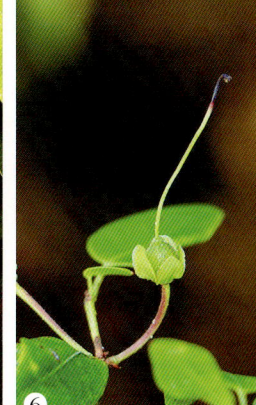

相似种 刺毛杜鹃

Rhododendron championae Hook.

常绿灌木。枝褐色，被开展的腺头刚毛和短柔毛。叶厚纸质，长圆状披针形。伞形花序生于枝顶叶腋，有花 2~7 朵，无毛。蒴果圆柱形，微弯曲，具 6 条纵沟，密被腺头刚毛和短柔毛。花期 4~5 月，果期 5~11 月。分布于浙江、江西、福建、湖南、广东、广西等地。生于海拔 200~1300 米的山谷疏林内。

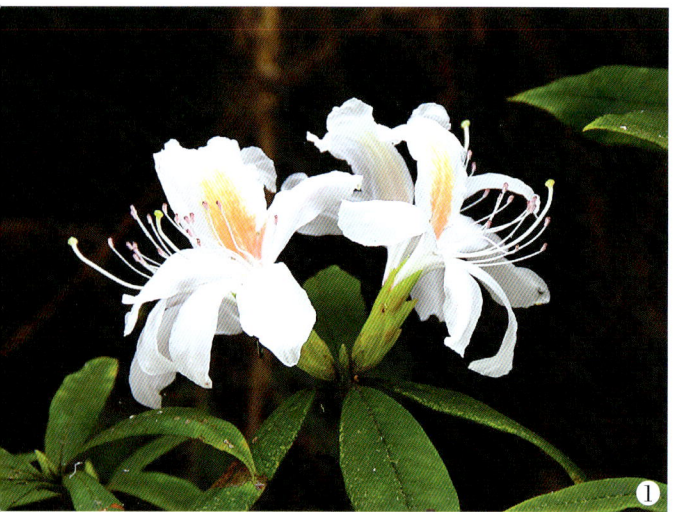
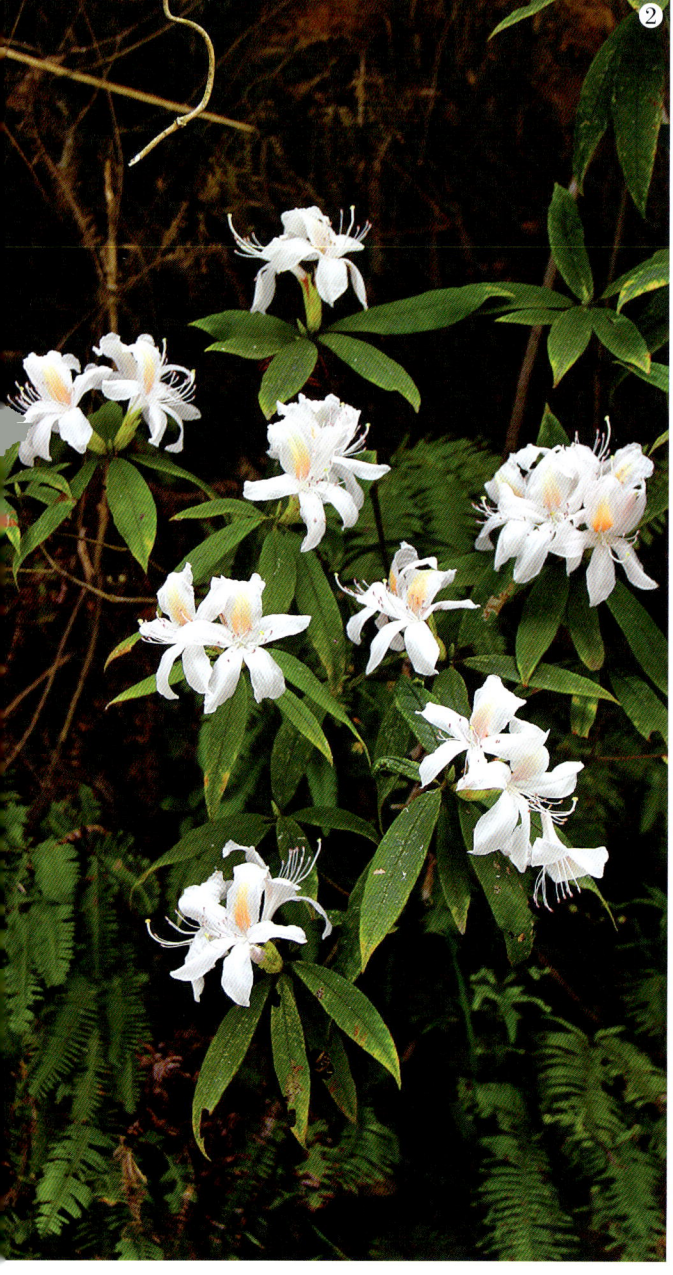
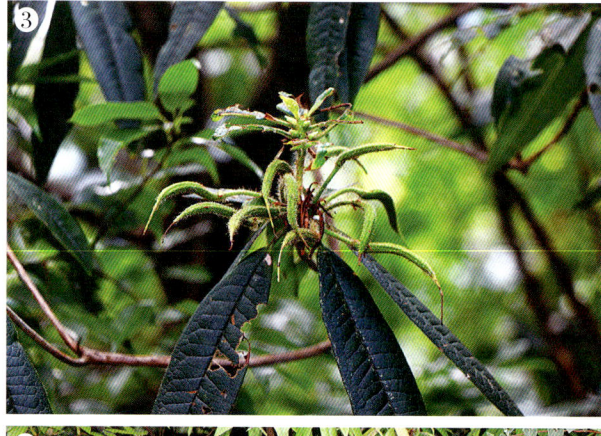
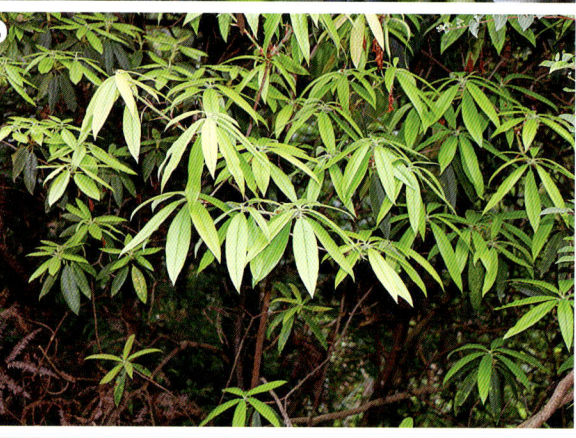
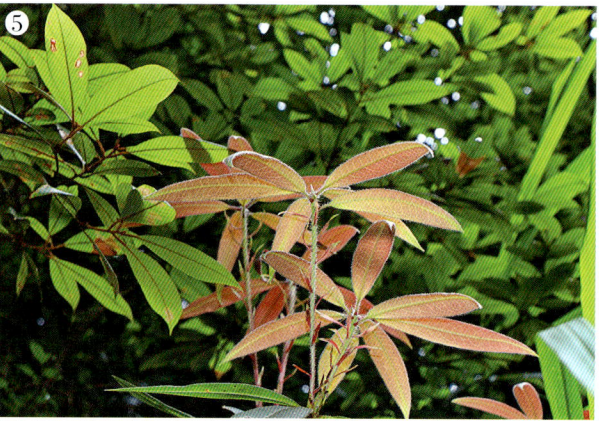

❶ 花　❷ 花枝　❸ 果序　❹ 枝叶　❺ 嫩枝叶

相似种 鹿角杜鹃

Rhododendron latoucheae Franch.

常绿灌木或小乔木。小枝开展，灰色或淡白色，无毛。叶集生枝顶，近于轮生，革质，卵状椭圆形或长圆状披针形。花单生于枝顶叶腋，无毛。蒴果圆柱形，具纵肋，先端截形。花期3～4月，果期7～10月。分布于浙江、江西、福建、湖北、湖南、广东、广西、四川、贵州等地。生于海拔400～2000米的杂木林内。

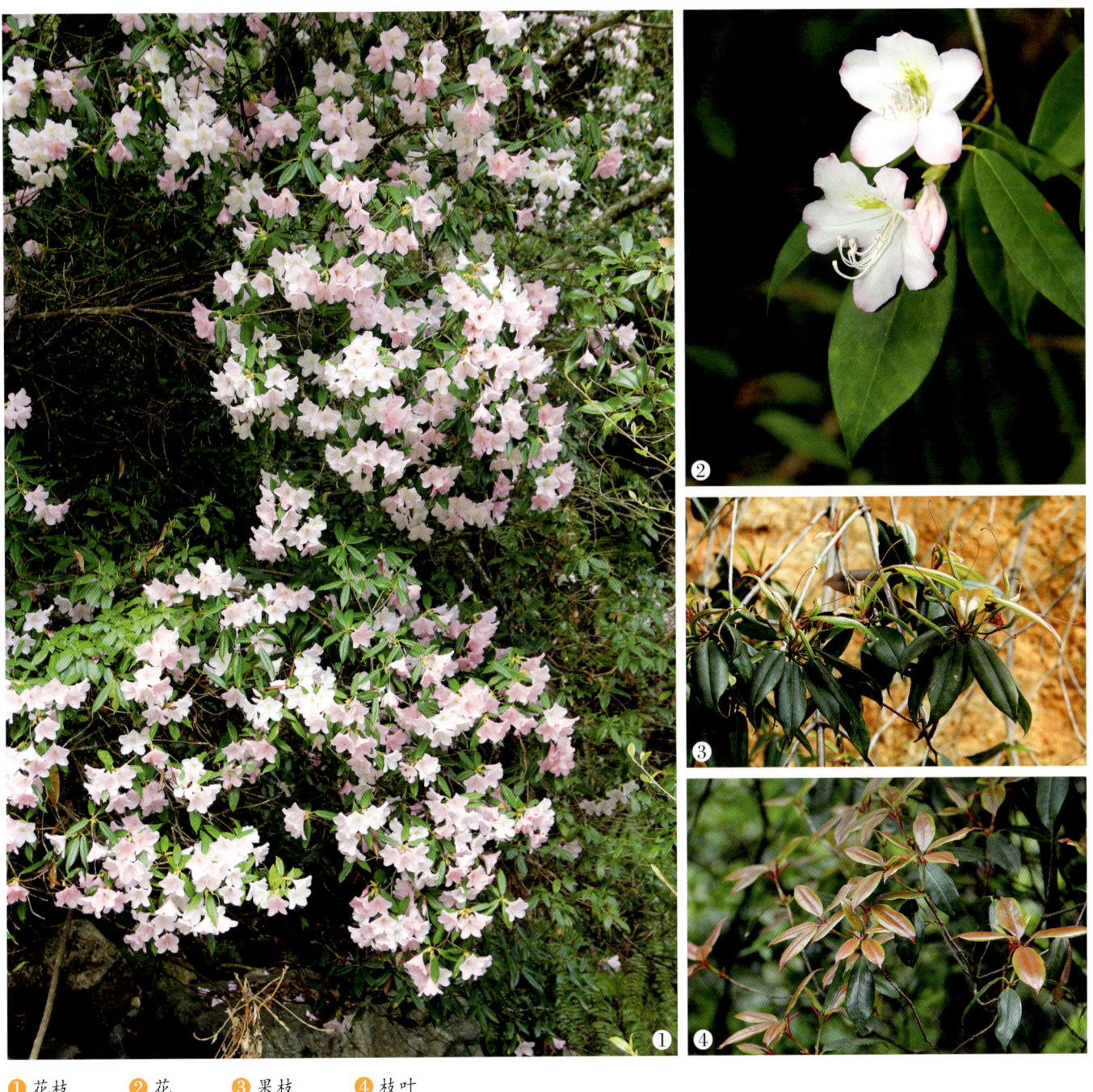

❶ 花枝　❷ 花　❸ 果枝　❹ 枝叶

相似种 猴头杜鹃

Rhododendron simiarum Hance

常绿灌木。幼枝表面光滑，淡棕色，老枝表面有层状剥落，淡灰色或灰白色。叶常密生于枝顶，厚革质，倒卵状披针形至椭圆状披针形。顶生总状伞形花序；花冠钟状，乳白色至粉红色，喉部有紫红色斑点。蒴果长椭圆形，被锈色毛，后变无毛。花期4～5月，果期7～9月。分布于浙江、江西、福建、湖南、广东、广西等地。生于海拔500～1800米的山坡林中。

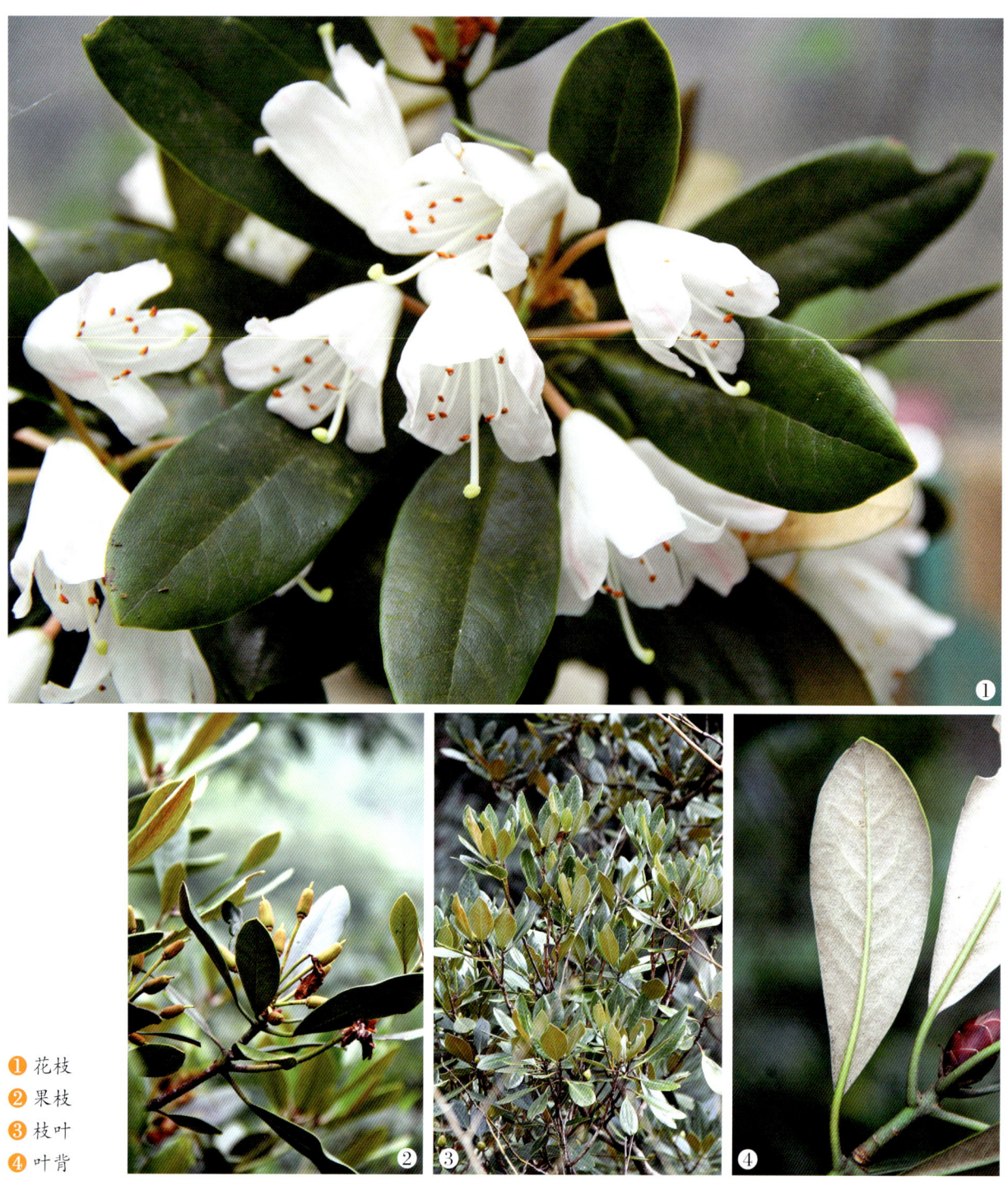

❶ 花枝
❷ 果枝
❸ 枝叶
❹ 叶背

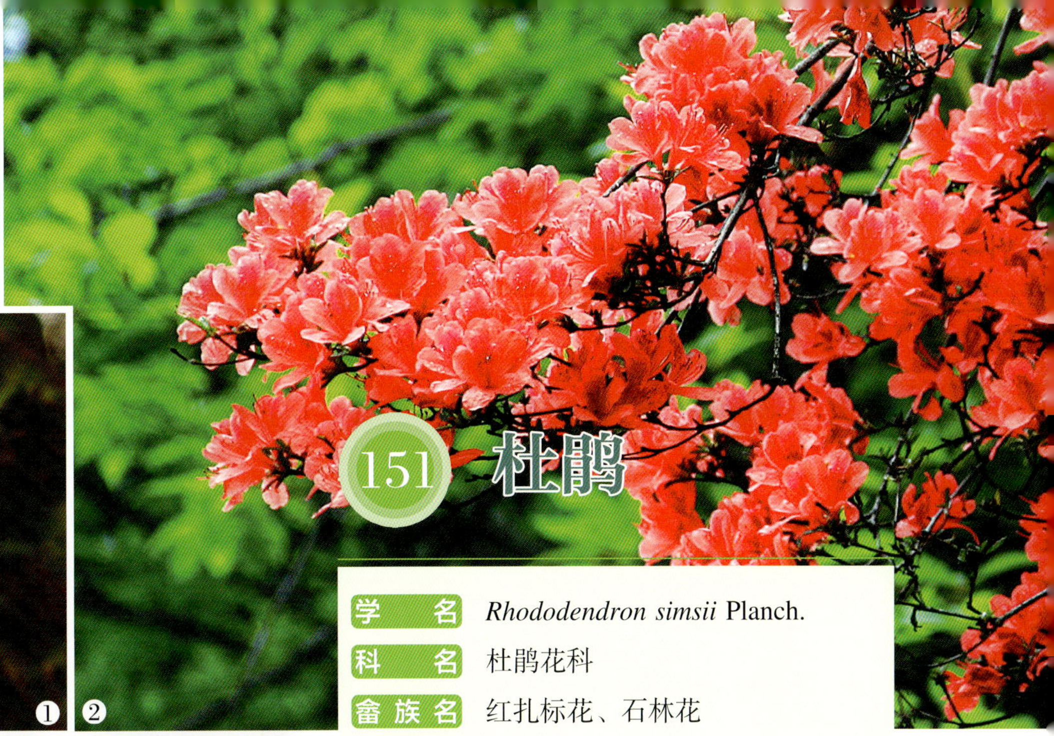

151 杜鹃

学　名	*Rhododendron simsii* Planch.
科　名	杜鹃花科
畲族名	红扎标花、石林花
土　名	扎标花

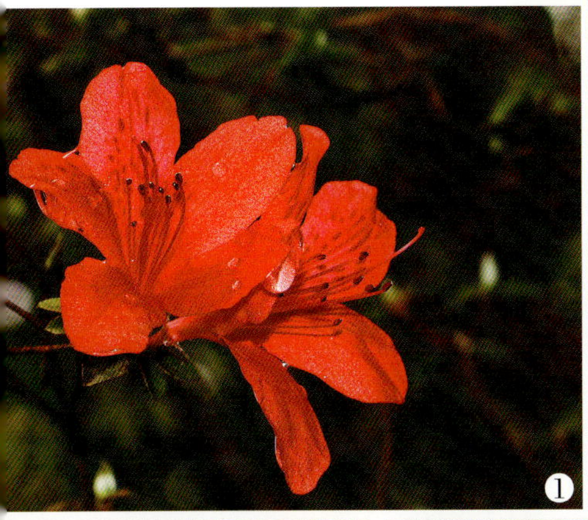

形态特征

落叶灌木。分枝多而纤细，密被亮棕褐色扁平糙伏毛。叶革质，常集生枝端，卵形、椭圆状卵形或倒卵形。花冠阔漏斗形，玫瑰色、鲜红色或暗红色。蒴果卵球形，密被糙伏毛。花期4~5月，果期6~8月。

分布与生境

分布于江苏、安徽、浙江、江西、福建、台湾、湖北、湖南、广东、广西、四川、贵州、云南等地。生于海拔100~2500米的山地灌丛或林缘。

药用价值

主治风湿性关节炎、腰腿酸痛、风火牙痛、刀伤出血。中医另用于治疗内伤咳嗽、肾虚耳聋、月经不调等症。

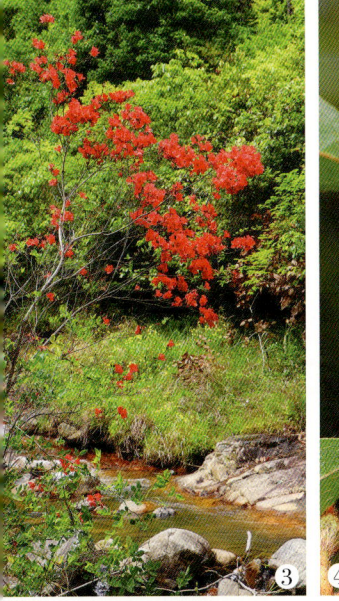
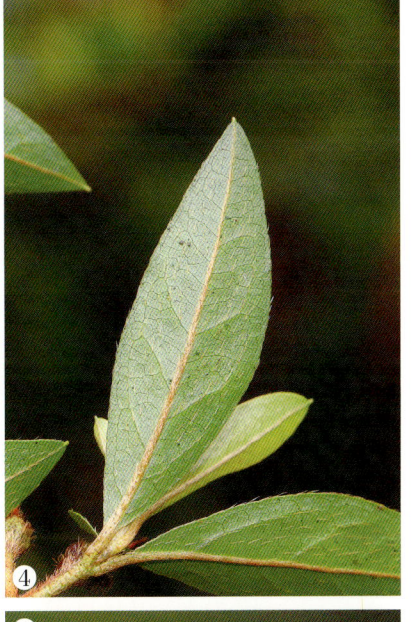
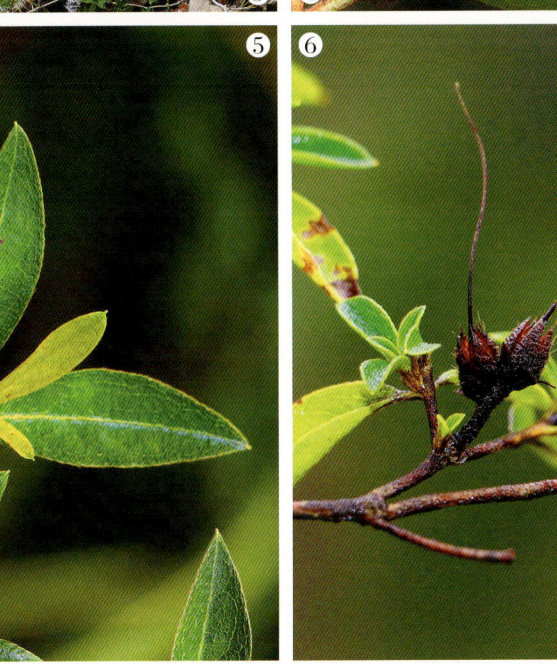

❶ 花　　❷ 花枝　　❸ 花期植株
❹ 叶背　　❺ 枝叶　　❻ 蒴果

相似种 白花满山红

Rhododendron mucronatum (Bl.) G. Den

常绿或半常绿灌木。分枝多而密，幼枝密被灰色柔毛。叶近轮生，二型；夏叶宿存，半革质，椭圆形或椭圆状披针形。花序顶生，有花1～3朵，芳香；花冠宽钟形，纯白色，有时有红色条纹。蒴果圆锥状卵形，被微毛。花期3～5月，果期8～9月。分布于河北、陕西、江苏、安徽、浙江、江西、福建、台湾、河南、湖北、湖南、广东、广西、四川、贵州等地。生于海拔100～1500米的山地灌丛或林缘。

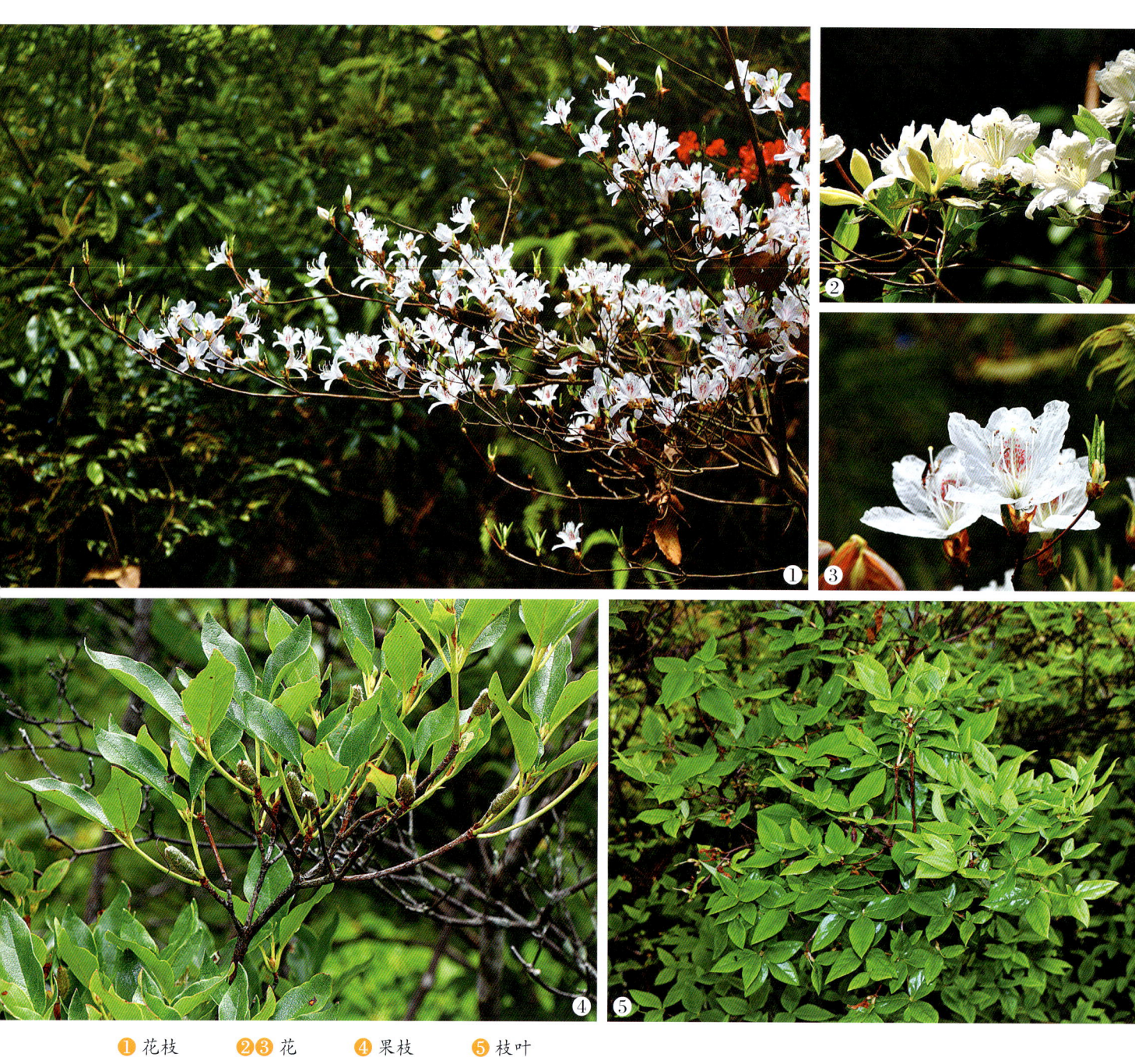

❶ 花枝　❷❸ 花　❹ 果枝　❺ 枝叶

152 乌饭树

学　名	*Vaccinium bracteatum* Thunb.
科　名	杜鹃花科
畲族名	硬柴碎、乌饭奴
土　名	糯饭柴

形态特征

常绿灌木或小乔木。分枝多，幼枝被短柔毛或无毛，老枝紫褐色，无毛。叶片薄革质，椭圆形、菱状椭圆形、披针状椭圆形至披针形。花冠白色，筒状，有时略呈坛状，外面密被短柔毛。浆果成熟时呈紫黑色，外面通常被短柔毛。花期6～7月，果期8～10月。

分布与生境

分布于华东、华中、华南、西南地区及台湾。生于海拔200～1400米的山地林内或灌丛中。景宁畲族自治县民间采其叶榨汁做乌米饭。

药用价值

主治脱肛、白带。中医另用于治疗跌打损伤、痿软乏力、滑精、刀伤出血、腰脚无力、牙痛等症。现代药理研究表明还具有抗氧化、抗菌、抗肿瘤、降血糖、降血脂等功效。

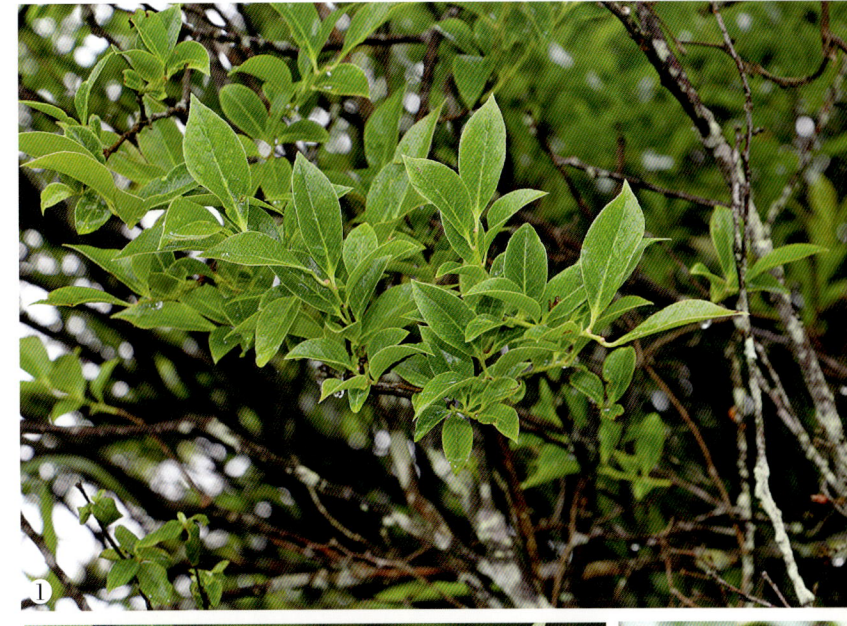
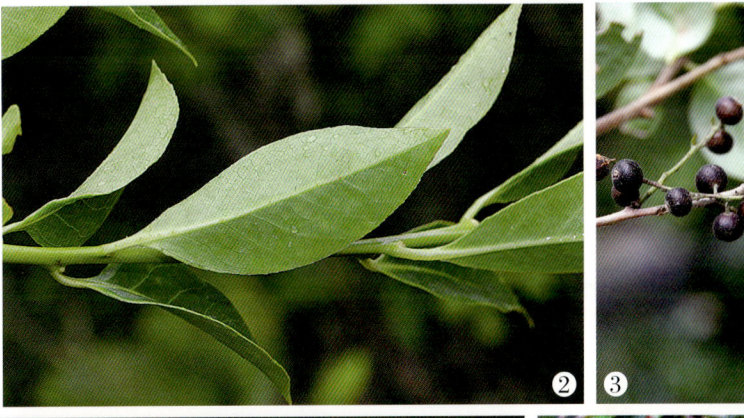
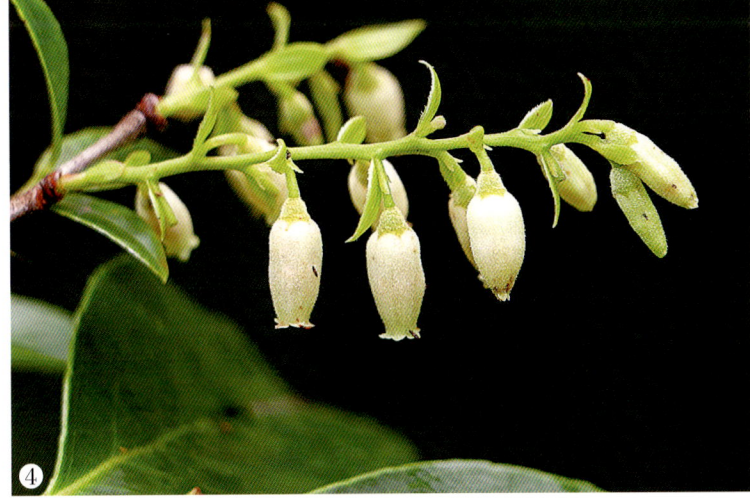

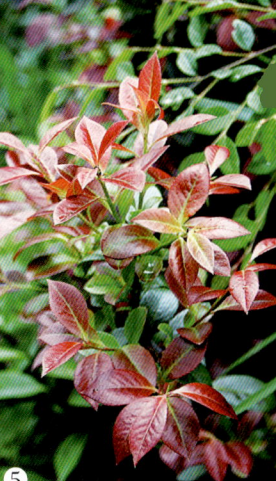

❶ 枝叶　❷ 叶背　❸ 浆果　❹ 花序　❺ 嫩枝叶

相似种 有梗越桔

Vaccinium henryi Hemsl. var. *chingii* (Sleumer) C.Y. Wu et R.C. Fang

落叶灌木。茎多分枝，幼枝淡褐色，密被短柔毛，生花的枝条细而短，呈左右曲折，老枝褐色，渐变无毛。叶多数，散生枝上，生花的枝条上叶较小；叶片纸质，卵形。花冠黄绿色，钟状，外面无毛。浆果球形，略呈扁压状，成熟时紫黑色。花期6～7月，果期9～10月。分布于安徽、浙江、江西、福建等地。生于海拔750～2100米的杂木林下。景宁畲族自治县鹤溪、东坑、雁溪等乡镇（街道）有分布。

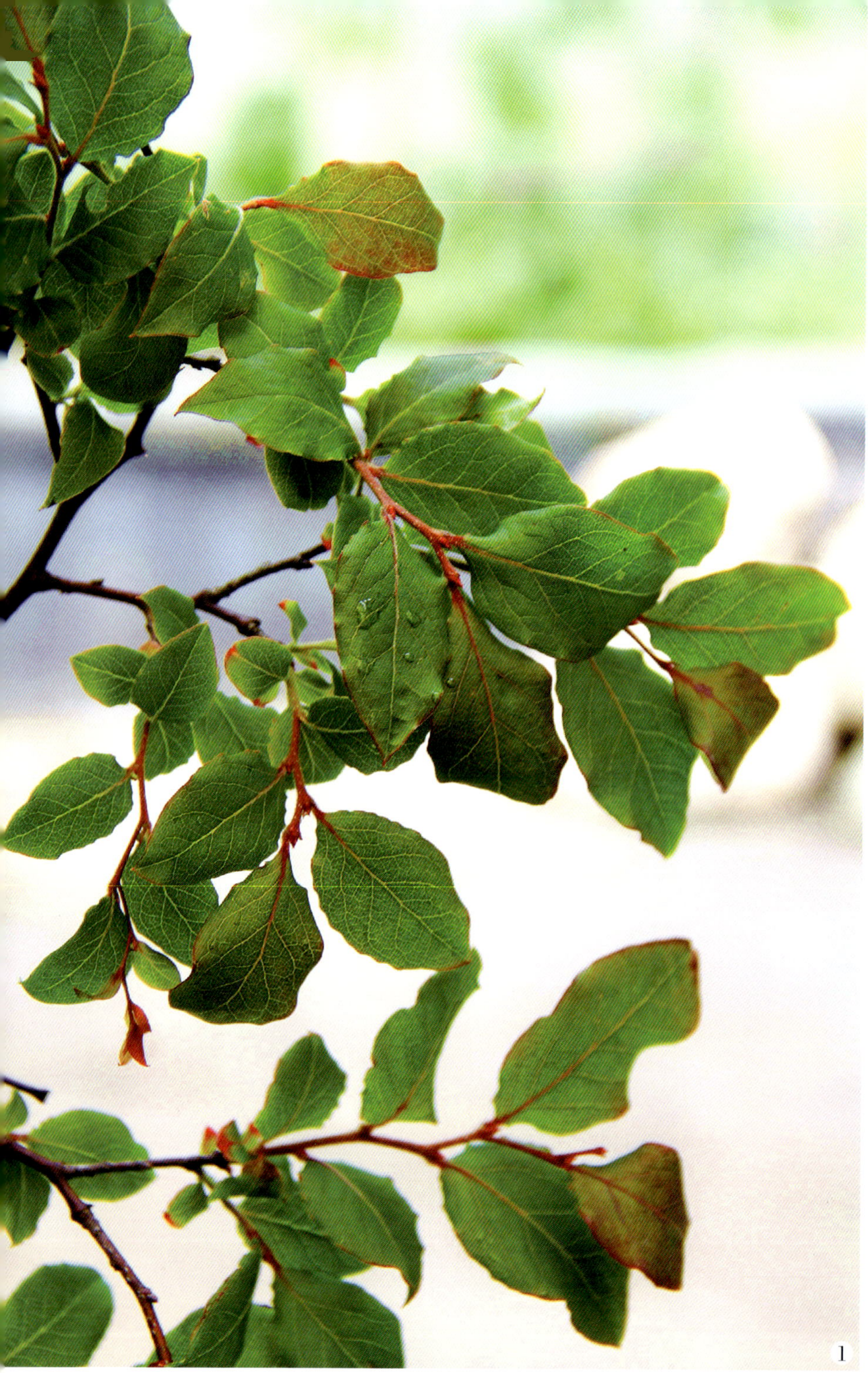

❶ 枝叶
❷ 浆果
❸❹ 花

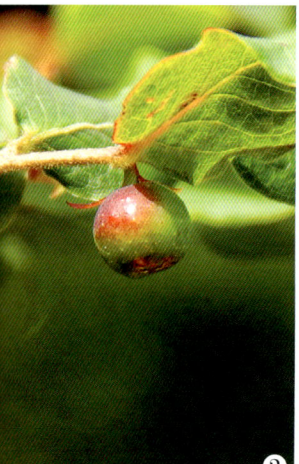
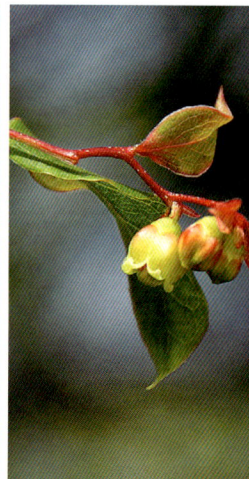
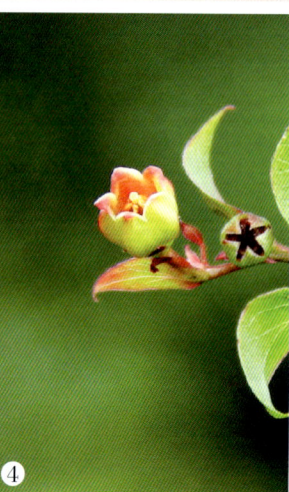

相似种 江南越桔

Vaccinium mandarinorum Diels

常绿灌木或小乔木。幼枝通常无毛，老枝紫褐色或灰褐色，无毛。叶片厚革质，卵形或长圆状披针形，两面无毛。花冠白色，微香，筒状或筒状坛形，外面无毛，内面有微毛。浆果成熟时紫黑色，无毛。花期4～6月，果期6～10月。分布于江苏、安徽、浙江、江西、福建、湖北、湖南、广东、广西、四川、贵州、云南等地。生于海拔180～1600米的山坡灌丛或杂木林中、林缘。

❶ 花枝　❹ 嫩枝叶　❷ 花序　❺ 果序　❸ 枝叶

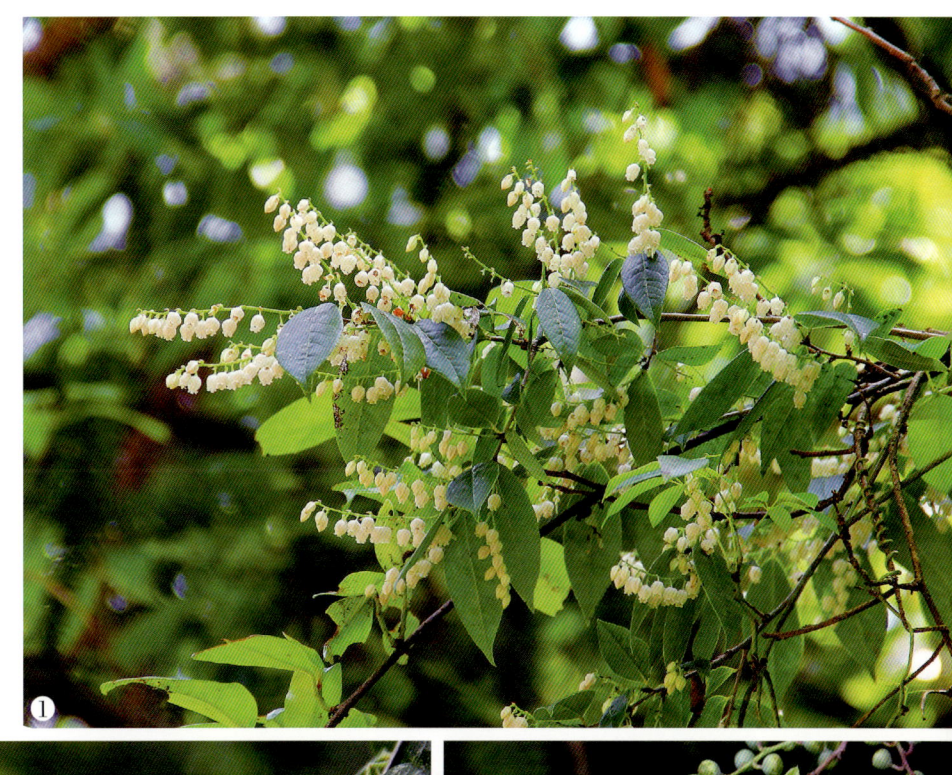
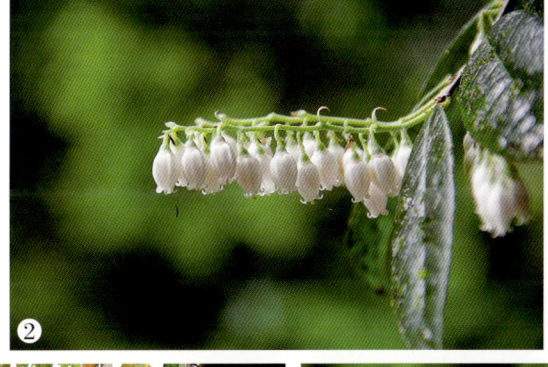
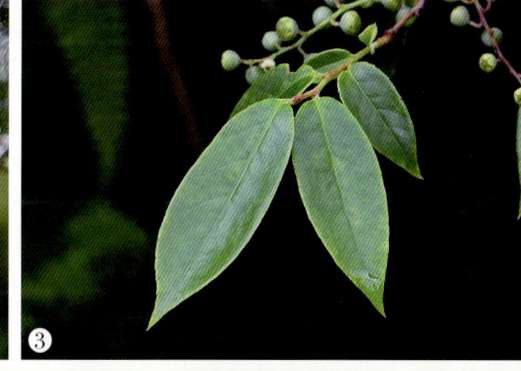
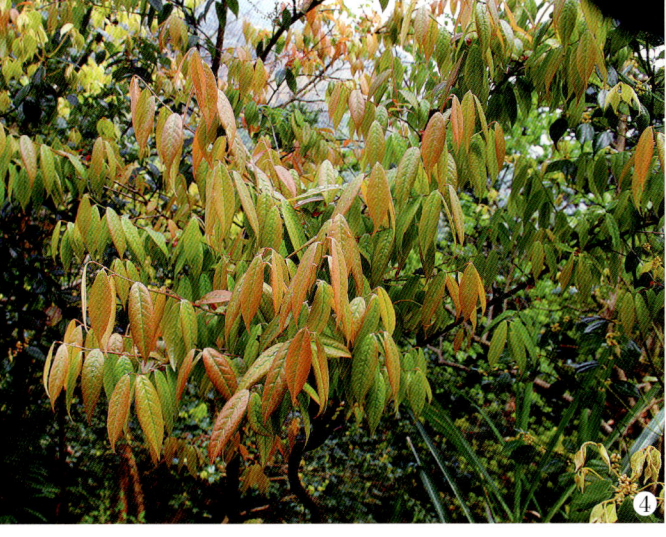
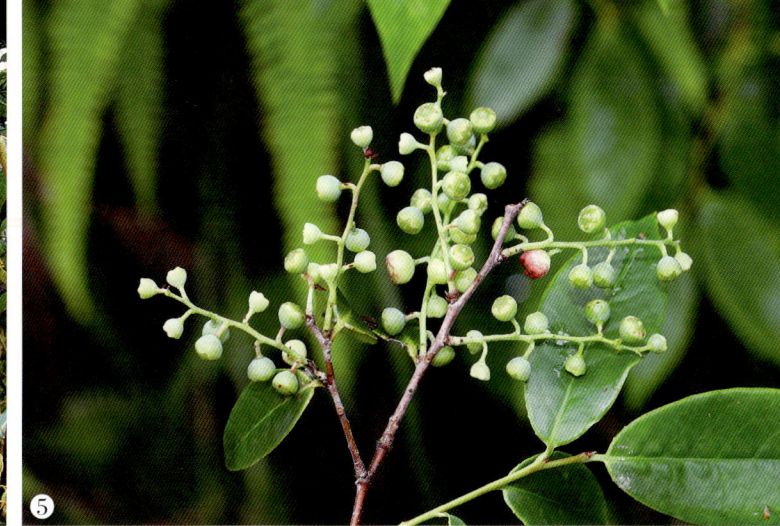

153 扁枝越桔

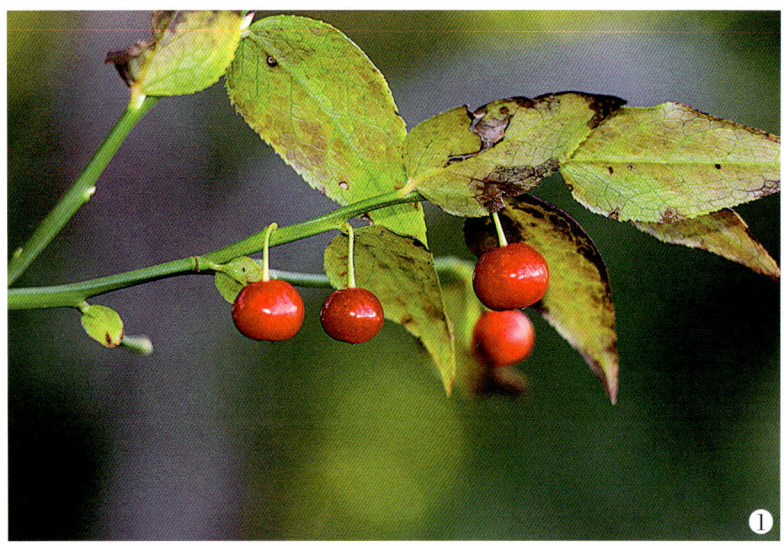

学　　名	*Vaccinium japonicum* Miq. var. *sinicum* (Nakai) Pehd.
科　　名	杜鹃花科
畲族名	洋速面
土　　名	山速面

形态特征

落叶灌木。枝条绿色，扁平无毛。叶纸质，散生枝上，卵形，顶端渐尖或急尖，基部宽楔形，边缘有细锯齿，齿尖有具腺短芒，表面无毛或偶有短柔毛，下面近无毛或中脉向基部有短柔毛。花单生于叶腋，下垂，未开放时筒状，花开后向外反卷。浆果绿色，成熟后转红色。花期6月，果期9～10月。

分布与生境

分布于安徽、浙江、江西、福建、湖北、湖南、广东、广西、四川、贵州、云南等地。生于海拔800～1900米的山坡林下或灌丛中。

药用价值

主治痢疾。

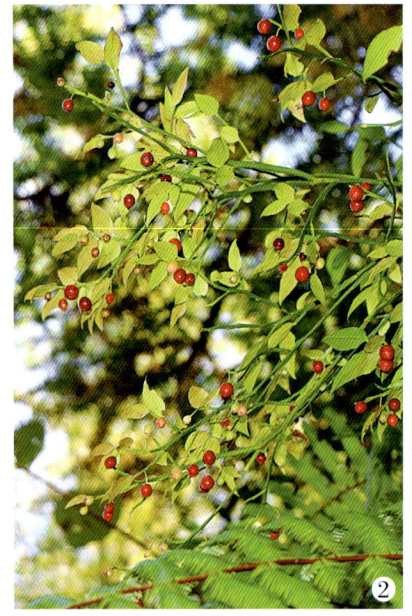
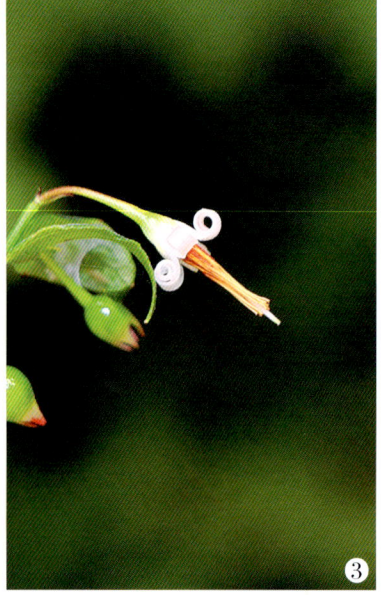
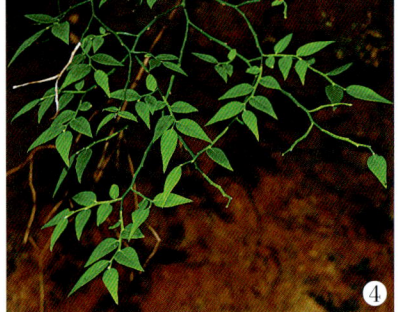
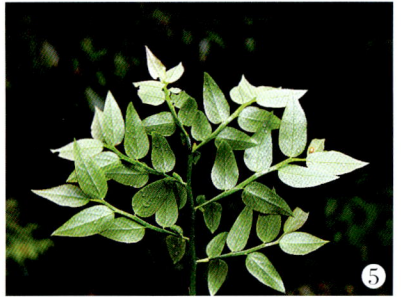
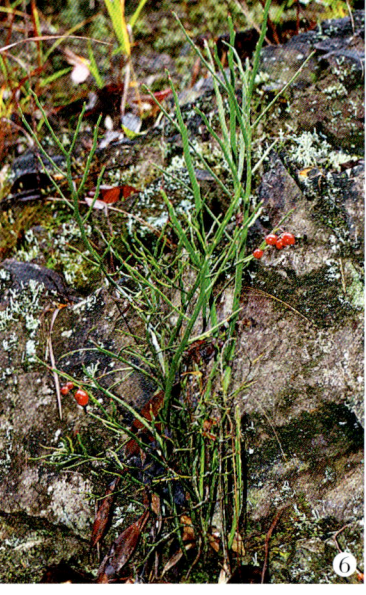

❶ 浆果
❷ 果枝
❸ 花
❹ 枝叶
❺ 叶背
❻ 冬季植株

154 硃砂根

| 学　名 | *Ardisia crenata* Sims | 科　名 | 紫金牛科 |
| 畲族名 | 高骨矮茶 | 土　名 | 铁雨伞 |

形态特征

灌木，无分枝。叶片革质或坚纸质，椭圆形至倒披针形，顶端急尖或渐尖，基部楔形，边缘具皱波状或波状齿，具明显的边缘腺点，两面无毛。伞形花序或聚伞花序，着生于侧生花枝顶端，顶端常具叶。果球形，鲜红色，具腺点。花期5~6月，果期10~12月。

分布与生境

分布于长江流域以南地区及西藏。生于海拔60~2400米的林下阴湿灌木丛中。

药用价值

主治眼结膜充血、结膜炎。中医另用于治疗上呼吸道感染、咽喉肿痛、扁桃体炎、白喉、支气管炎、风湿性关节炎、腰腿痛、跌打损伤、丹毒、淋巴结炎；外用治外伤肿痛、骨折、毒蛇咬伤。现代药理研究表明还具有抗肿瘤、防治心血管疾病、抗菌、抗病毒、镇痛抗炎、抗氧化、避孕等作用。

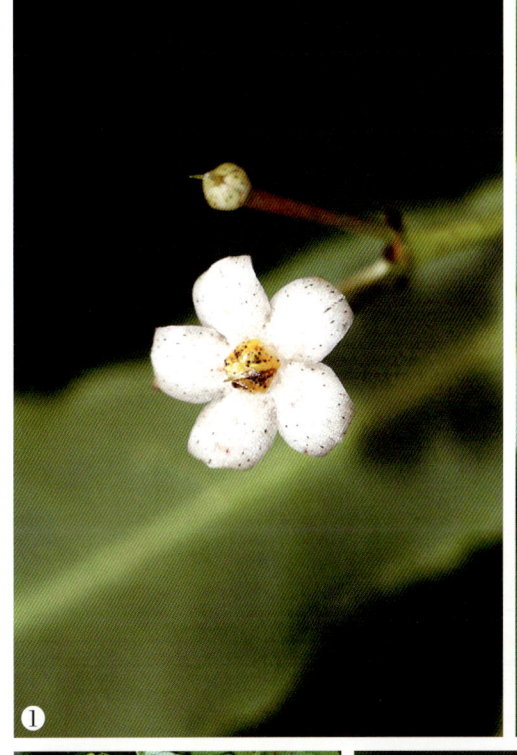
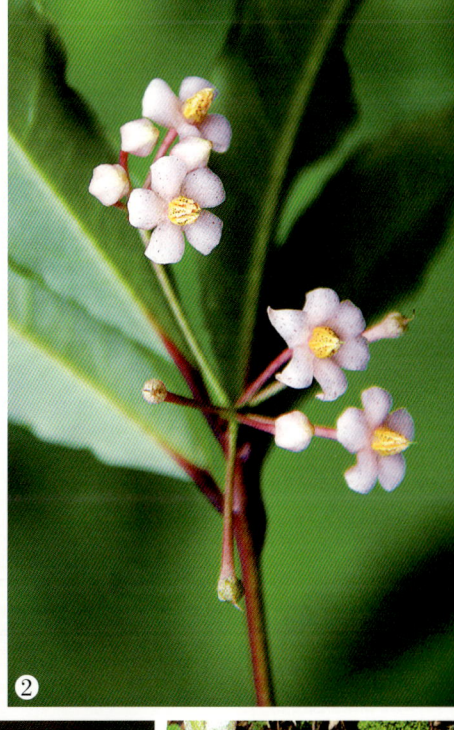
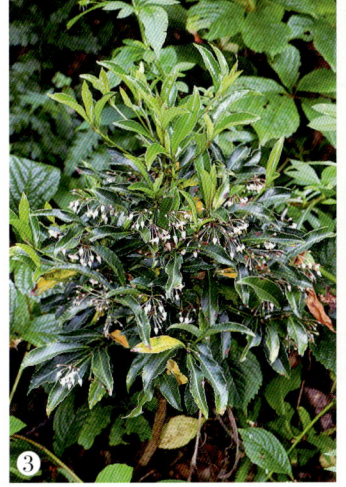
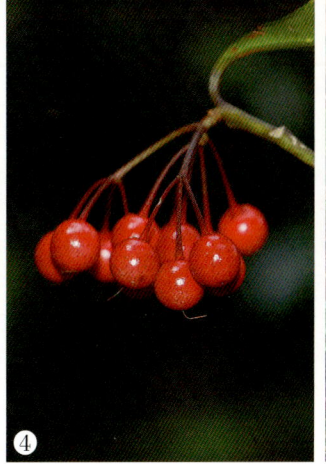
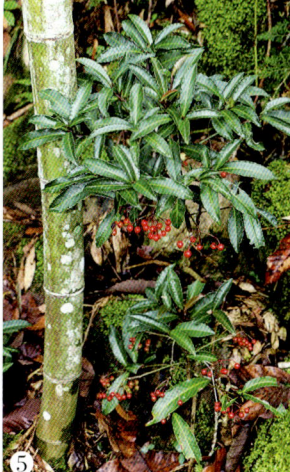

❶ 花　　❷ 花序
❸ 花期植株　❹ 果序
❺ 果期植株

相似种 少年红

Ardisia alyxiaefolia Tsiang ex C. Chen

小灌木，具匍匐茎。茎纤细，具细纵纹。叶片厚坚纸质至革质，卵形、披针形至长圆状披针形，顶端渐尖，基部钝至圆形，边缘具浅圆齿，齿间具边缘腺点。亚伞形花序或伞房花序，密被微柔毛。果球形，略肉质，具腺点。花期6～7月，果期10～12月。分布于浙江、湖南、贵州、广西、广东等地。生于海拔400～1200米的山谷、山坡密林下。景宁畲族自治县鹤溪、红星、雁溪等乡镇（街道）有分布，较少见。

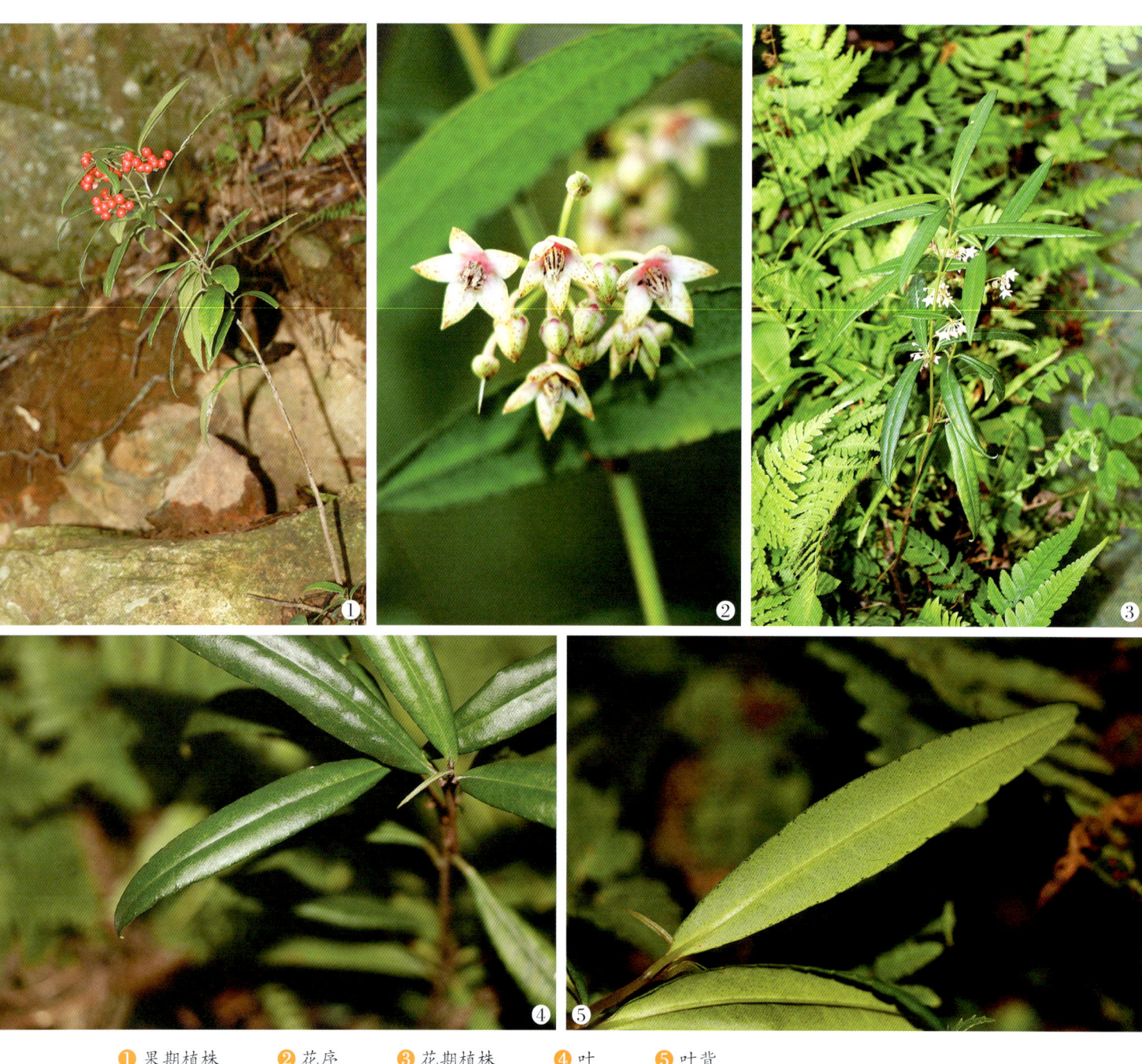

❶ 果期植株　❷ 花序　❸ 花期植株　❹ 叶　❺ 叶背

相似种 百两金

Ardisia crispa (Thunb.) A. DC

灌木，具匍匐生根的根茎，花枝多。叶片膜质或近坚纸质，椭圆状披针形或狭长圆状披针形，顶端长渐尖，基部楔形，全缘或略波状，具明显的边缘腺点，两面无毛，下面多少具细鳞片，无腺点或具极疏的腺点。亚伞形花序。果球形，鲜红色，具腺点。花期5～6月，果期10～12月。分布于长江流域以南地区（海南未发现）。生于海拔100～2400米的山谷、山坡林下或林缘。

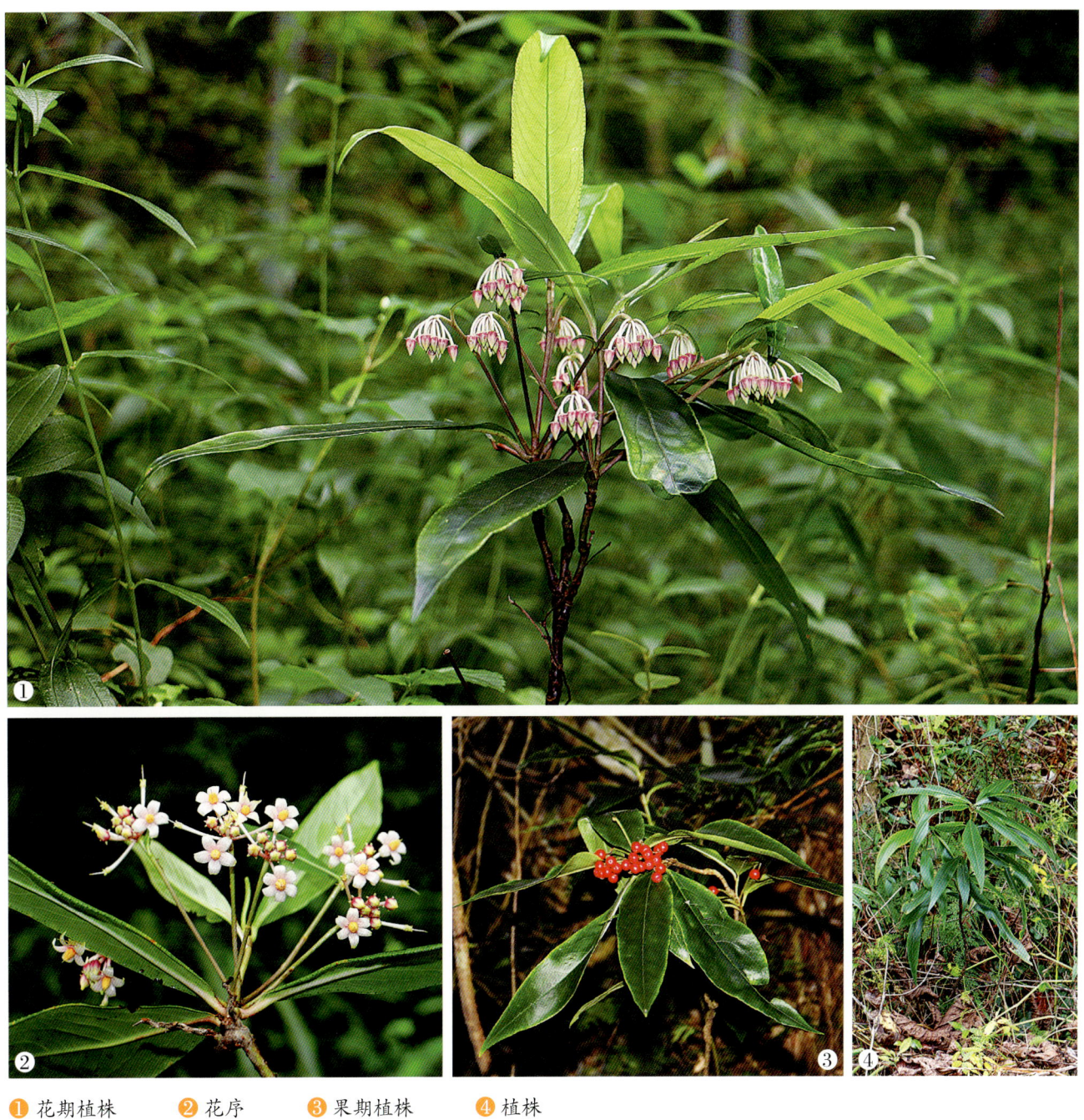

❶ 花期植株　❷ 花序　❸ 果期植株　❹ 植株

相似种 大罗伞树

Ardisia hanceana Mez

灌木。茎无毛粗壮，无分枝。叶片坚纸质或略厚，椭圆状或长圆状披针形，顶端长急尖或渐尖，基部楔形，近全缘或具边缘反卷的疏突尖锯齿，齿尖具边缘腺点，两面无毛，下面近边缘通常具隆起的疏腺点，其余腺点极疏或无，被细鳞片。果球形，深红色，腺点不明显。花期5～6月，果期11～12月。分布于浙江、安徽、江西、福建、湖南、广东、广西等地。生于海拔400～1500米的山谷、山坡林下或林缘。

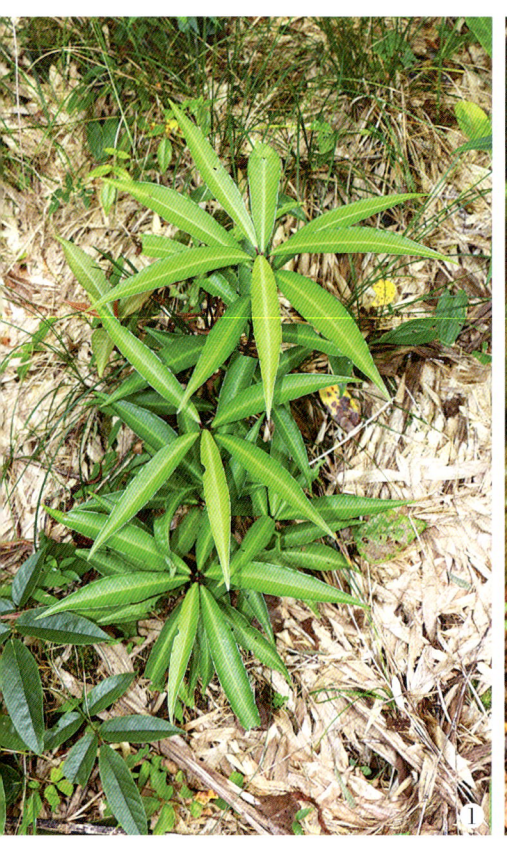 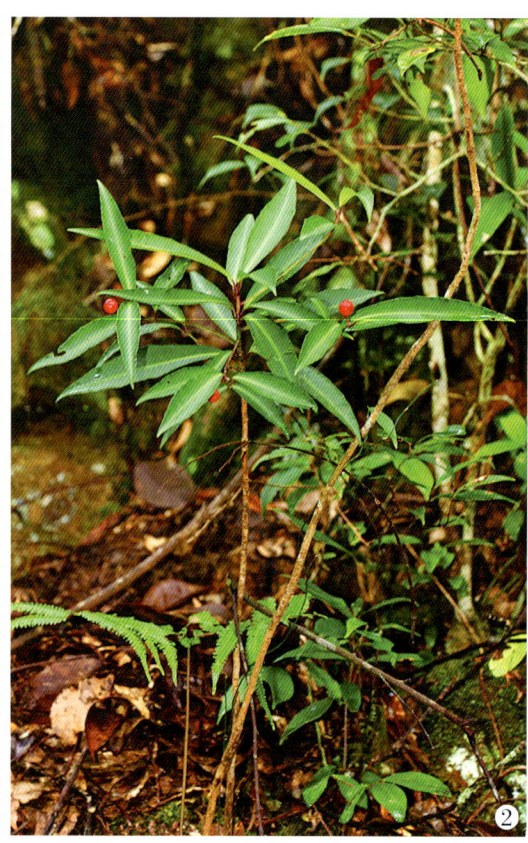 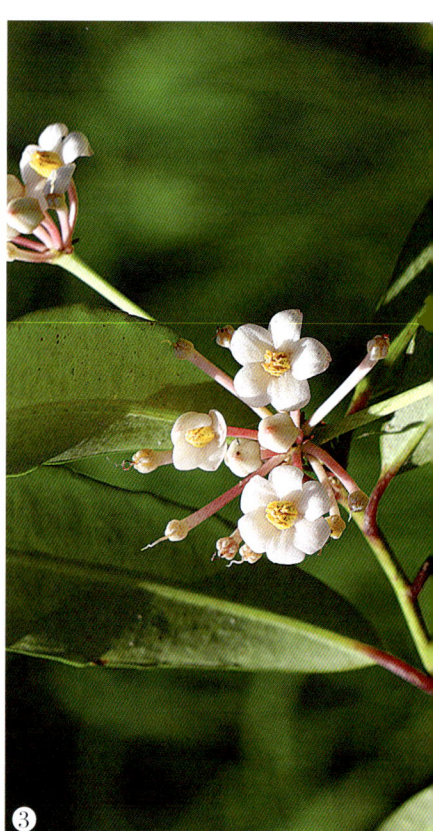

❶ 植株　❷ 果期植株　❸ 花序

相似种 山血丹

Ardisia punctate Lindl.

灌木或小灌木，无分枝。叶片革质或近坚纸质，长圆形至椭圆状披针形，顶端急尖或渐尖，基部楔形，近全缘或具微波状齿，齿尖具边缘腺点，边缘反卷，叶上面无毛，下面被细微柔毛。亚伞形花序，着生于侧生花枝顶端，常具叶状苞片。果球形，深红色，微肉质，具疏腺点。花期5～7月，果期10～12月。分布于浙江、江西、福建、湖南、广东、广西等地。生于海拔200～1200米的山谷、山坡密林下。

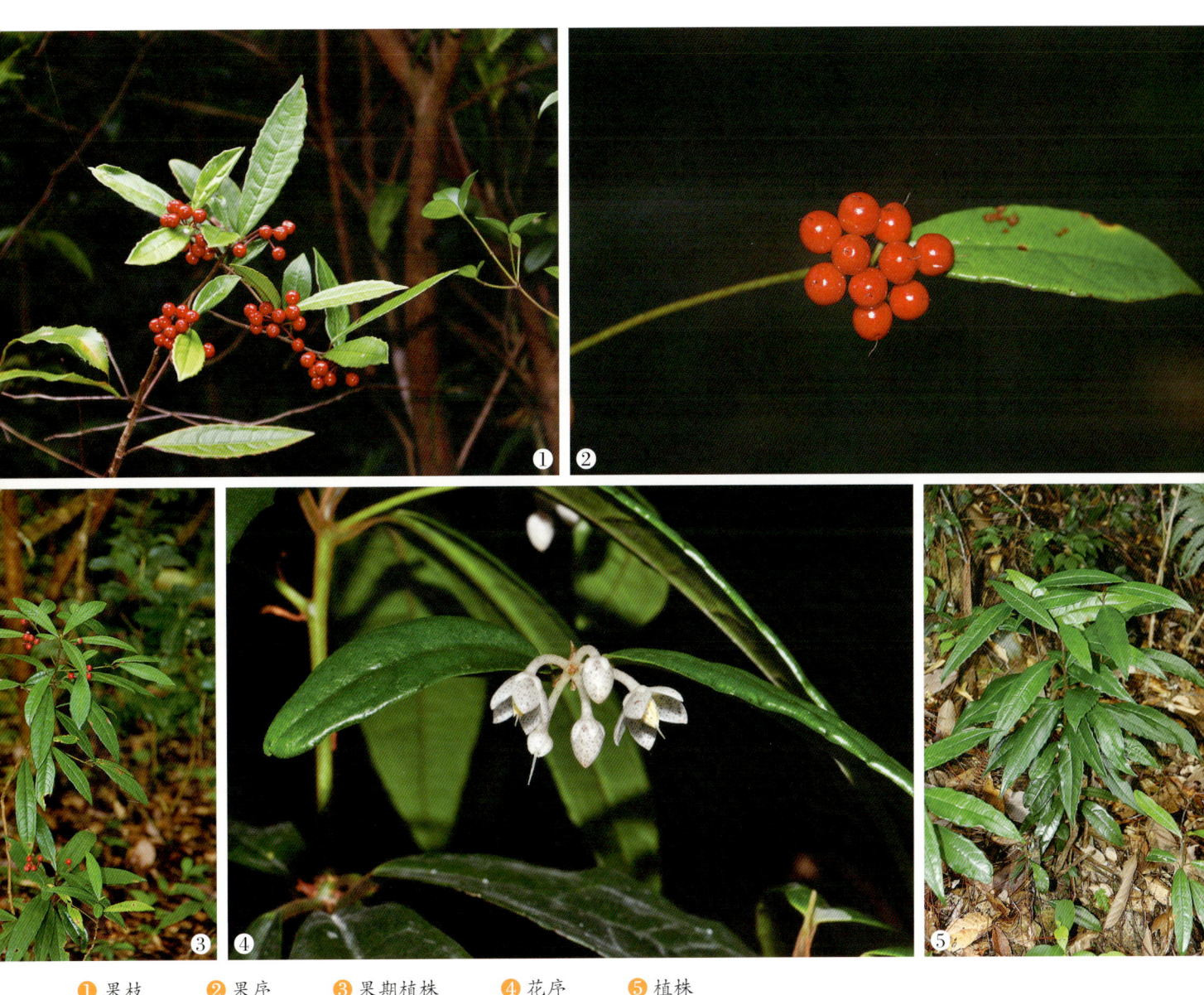

❶ 果枝　　❷ 果序　　❸ 果期植株　　❹ 花序　　❺ 植株

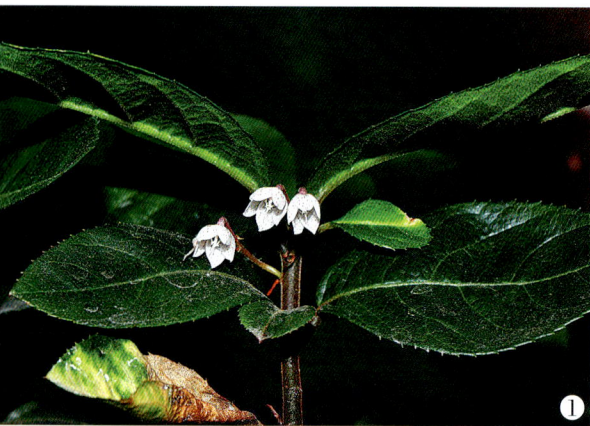
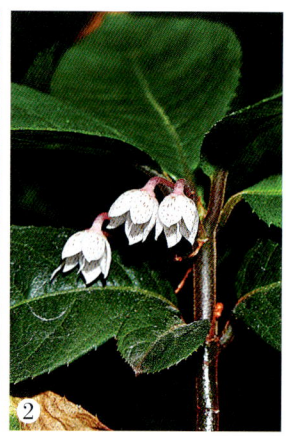
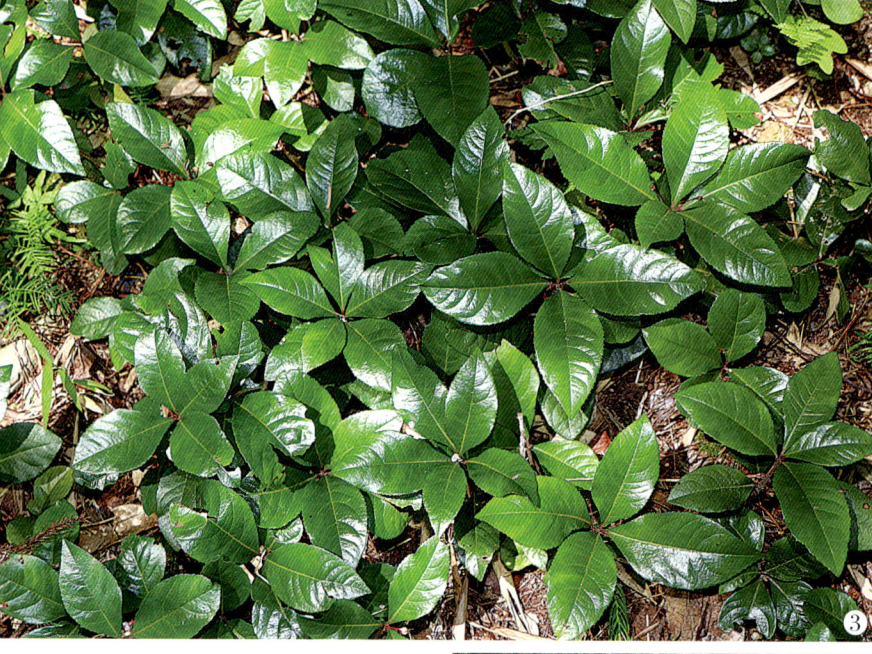

155 紫金牛

学　名	*Ardisia japonica* (Thunb.) Blume
科　名	紫金牛科
畲族名	矮茶
土　名	老勿大

形态特征

小灌木或亚灌木，近蔓生，具匍匐生根的根茎。叶对生或近轮生，叶片坚纸质或近革质，椭圆形至椭圆状倒卵形，顶端急尖，基部楔形，边缘具细锯齿，两面无毛或有时下面仅中脉被细微柔毛。亚伞形花序，花瓣粉红色或白色。果球形，鲜红色转黑色，具疏腺点。花期5~6月，果期11~12月。

分布与生境

分布于陕西及长江流域以南地区（海南未发现）。生于海拔1200米以下的山谷、山坡林下或林缘。

药用价值

主治肝炎、疝气、风湿、产后腹痛。中医另用于治疗肺结核咳嗽引起的咯血、慢性气管炎、吐血、脱力劳伤、筋骨酸痛、痢疾、急慢性肾炎、高血压、肿毒等症。现代药理研究表明还具有抗病毒、抗肿瘤、避孕、驱虫杀虫、抗衰老等作用。

❶ 花期植株
❷ 花序
❸ 居群
❹ 果期植株

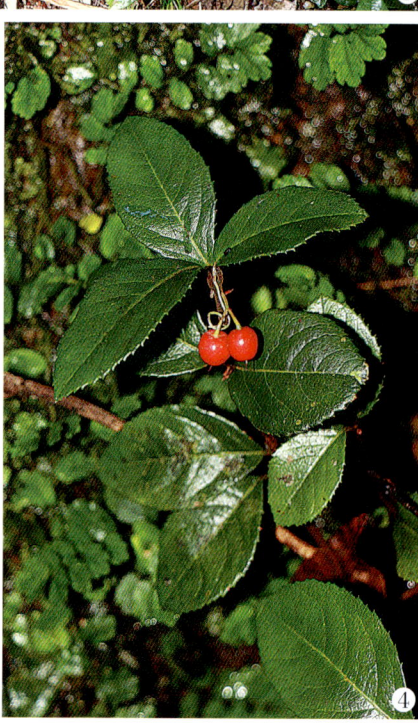

相似种 九管血

Ardisia brevicaulis Diels

矮小灌木，具匍匐生根的根茎。叶片坚纸质，狭卵形或卵状披针形，或椭圆形至近长圆形，顶端急尖或渐尖，基部楔形或近圆形，近全缘，具不明显的边缘腺点，上面无毛，下面被细微柔毛，尤以中脉为多，具疏腺点。伞形花序，花瓣粉红色。果球形，鲜红色，具腺点。花期6~7月，果期10~12月。分布于浙江、江西、福建、湖北、湖南、广东、广西、四川、贵州、云南、台湾等地。生于海拔300~1300米的山谷、山坡林下或林缘。

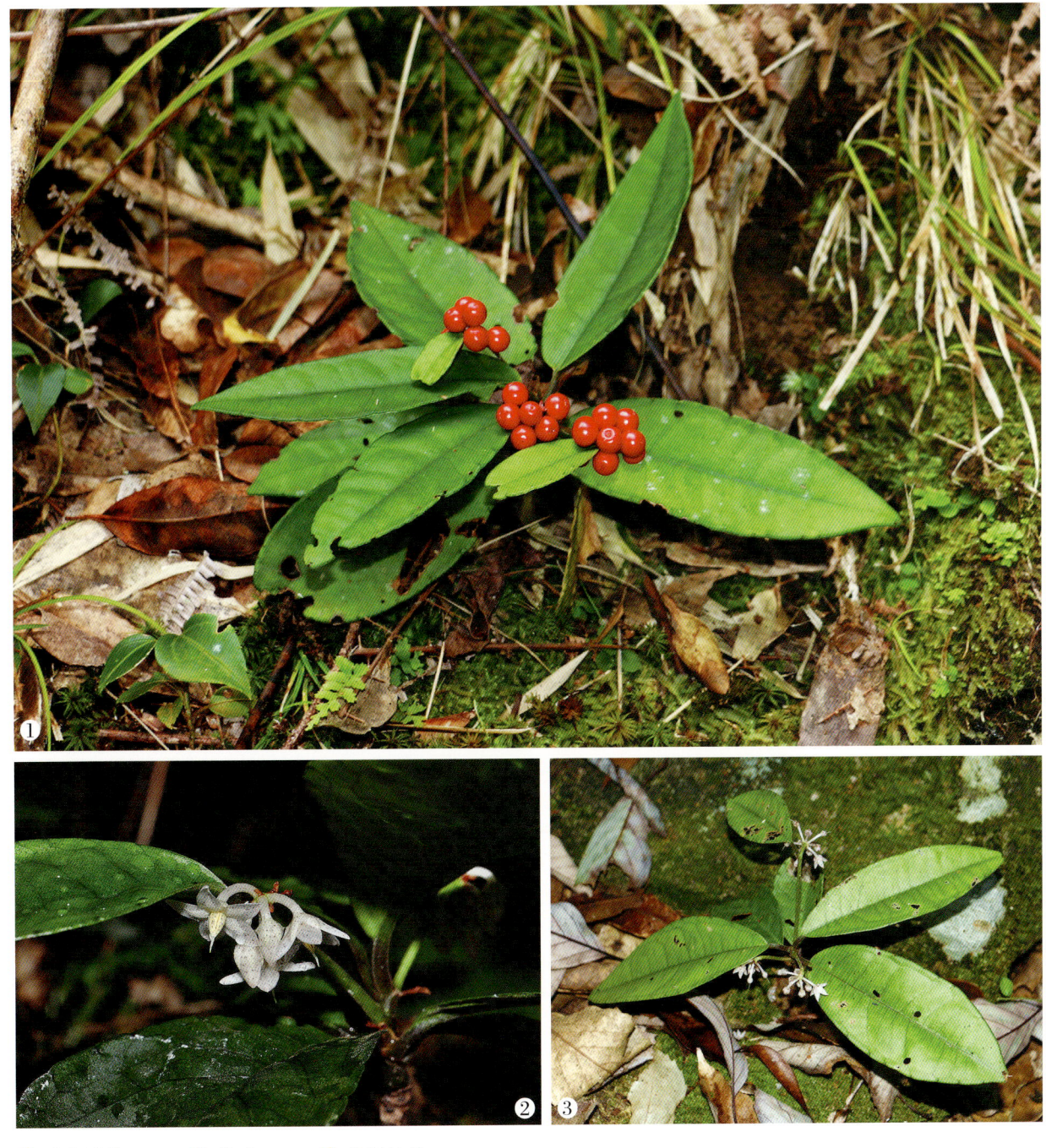

❶ 果期植株　　❷ 花序　　❸ 花期植株

相似种 九节龙

Ardisia pusilla A. DC

亚灌木状小灌木，蔓生，具匍匐茎，逐节生根。叶对生或近轮生，叶片坚纸质，椭圆形或倒卵形，边缘具明显或不甚明显的锯齿和细齿，具疏腺点，上面被糙伏毛，下面被柔毛及长柔毛。伞形花序，花瓣白色或带微红色。果球形，红色，具腺点。花期5～7月，罕见于12月。分布于四川、贵州、湖南、广西、广东、浙江、江西、福建、台湾等地。生于海拔200～700米的山谷、山坡林下或林缘。

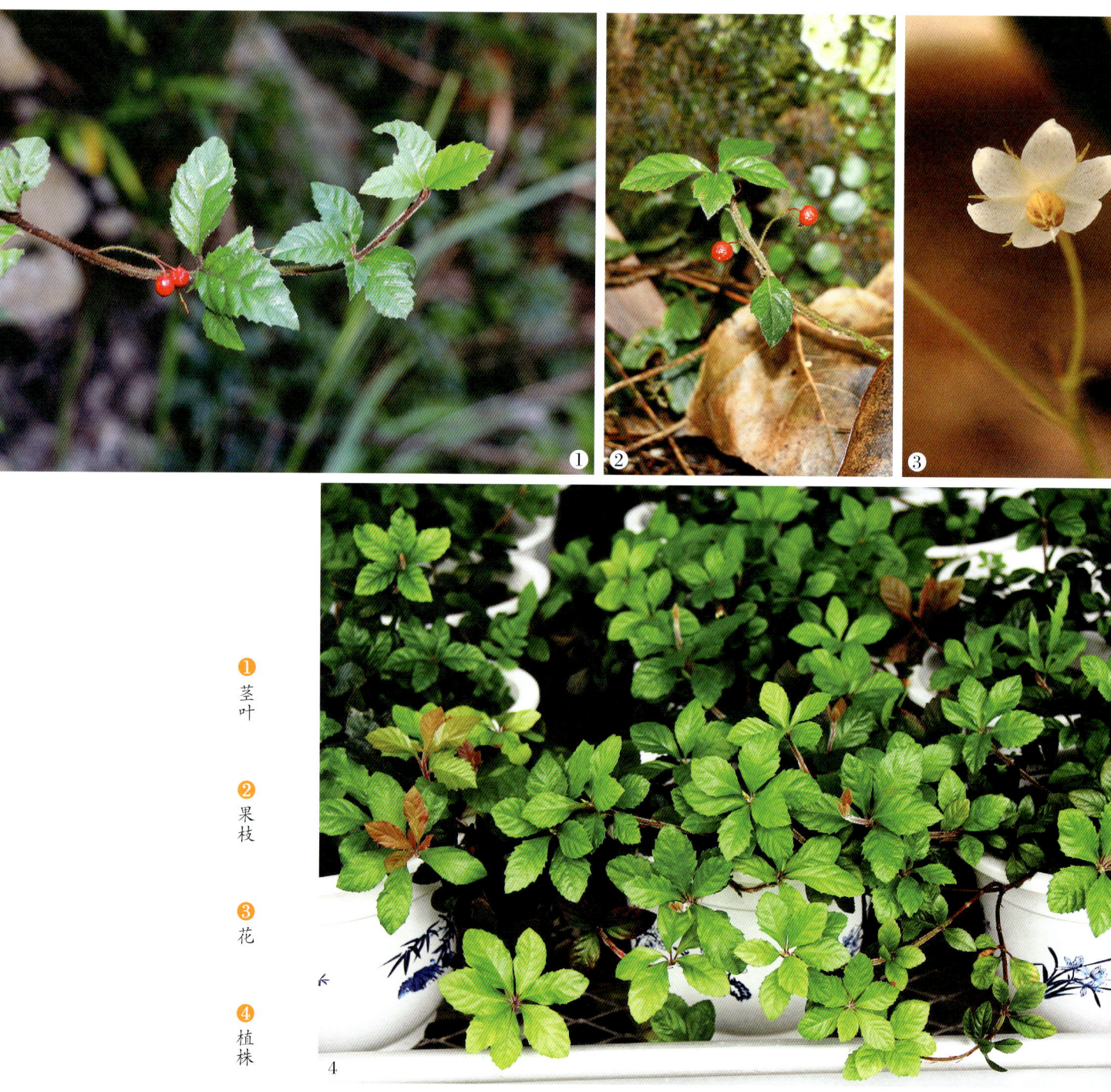

❶ 茎叶 ❷ 果枝 ❸ 花 ❹ 植株

156 过路黄

学　名	*Lysimachia christinae* Hance
科　名	报春花科
畲族名	天油草
土　名	老鼠耳朵

形态特征

茎柔弱，平卧延伸。叶对生，卵圆形、近圆形至肾圆形，先端锐尖或圆钝至圆形，基部截形至浅心形。花单生于叶腋，花冠黄色。蒴果球形，无毛，有稀疏黑色腺条。花期5～7月，果期7～10月。

分布与生境

分布于云南、四川、贵州、陕西、河南、湖北、湖南、广西、广东、江西、安徽、江苏、浙江、福建等地。生于海拔2300米以下的山坡林下、沟边、路旁。目前景宁畲族自治县境内尚未发现有该种分布。照片摄于浙江省丽水市云和县。

药用价值

主治肝胆炎症、乳腺炎。中医另用于治疗跌打损伤以及毒蛇咬伤、毒蕈、结石及药物引起的中毒；外用治化脓性炎症、烧烫伤。现代药理研究表明还具有镇痛、免疫抑制、抗痛风等作用。

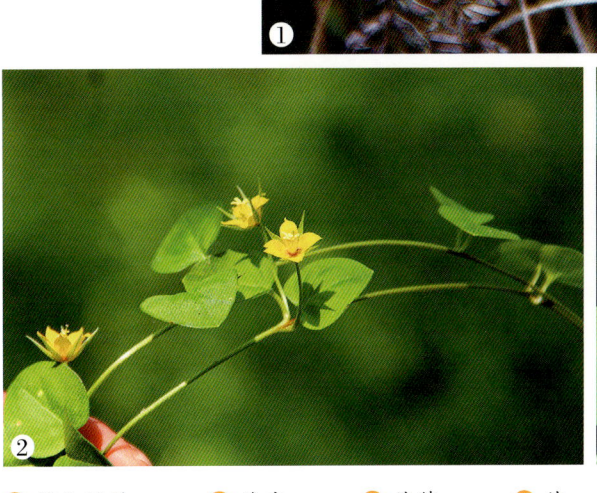
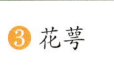
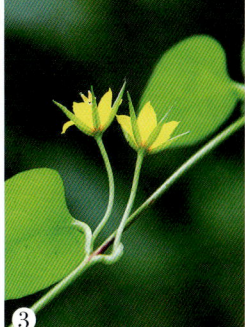
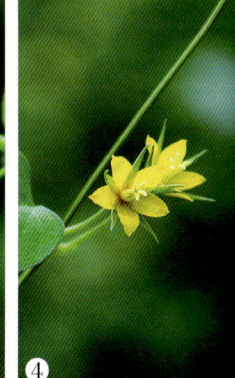

❶ 花期植株　　❷ 花序　　❸ 花萼　　❹ 花

157 点腺过路黄

| 学 名 | *Lysimachia hemsleyana* Maxim. | 科 名 | 报春花科 |
| 畲族名 | 水寒草 | 土 名 | 女儿红 |

形态特征

茎簇生，平铺地面，先端伸长呈鞭状，密被多细胞柔毛。叶对生，卵形或阔卵形，先端锐尖，基部近圆形、截形至浅心形；上面密被小糙伏毛，下面被毛较疏或近于无毛，两面均有褐色或黑色粒状腺点，极少为透明腺点，网脉隐蔽。花单生于茎中部叶腋，花冠黄色。蒴果近球形。花期4～6月，果期5～7月。

分布与生境

分布于陕西、四川、河南、湖北、湖南、江西、安徽、江苏、浙江、福建等地。生于海拔1000米以下的林缘、溪旁、路边。

药用价值

主治赤痢。中医另用于治疗肝炎、肾盂肾炎、膀胱炎、闭经。

❶ 花期植株　❷ 花序　❸ 花萼　❹ 果序

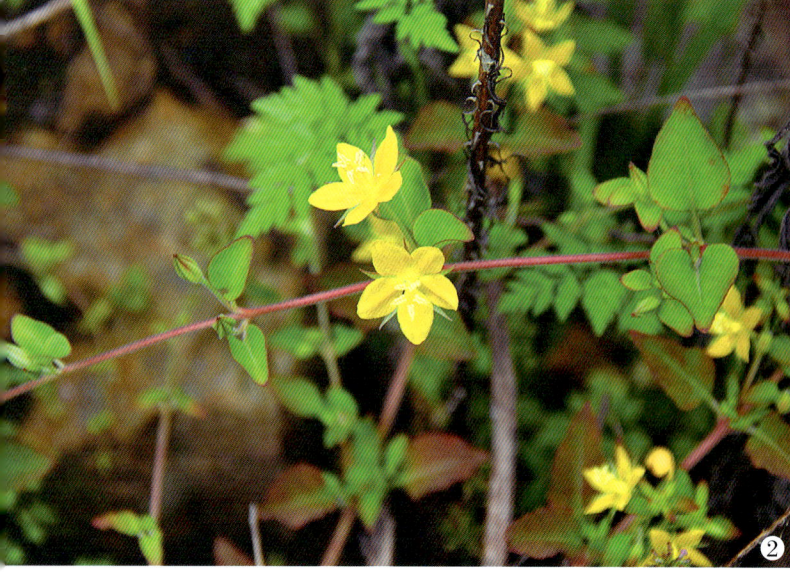
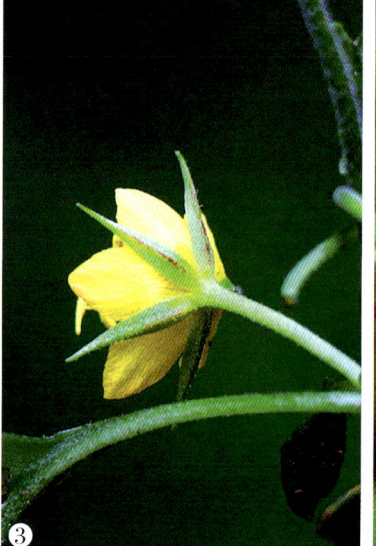
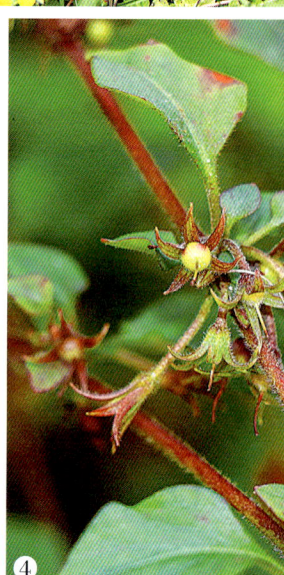

158 巴东过路黄

学　名　*Lysimachia patungensis* Hand.-Mazz.
科　名　报春花科
畲族名　二花针

形态特征

多年生匍匐草本。茎匍匐纤细，节上生根，密被铁锈色柔毛。叶对生，叶片阔卵形或近圆形，草质而稍厚，两面密布具节糙伏毛，边缘透光可见透明粗腺条，中肋稍宽，在下面微隆起，侧脉不明显。花黄色，内面基部橙红色。蒴果球形。花期5~6月，果期7~8月。

分布与生境

分布于湖北、湖南、广东、江西、安徽、浙江、福建等地。生于海拔1000米以下的山谷林下、溪边、路旁。

药用价值

主治疔疮。

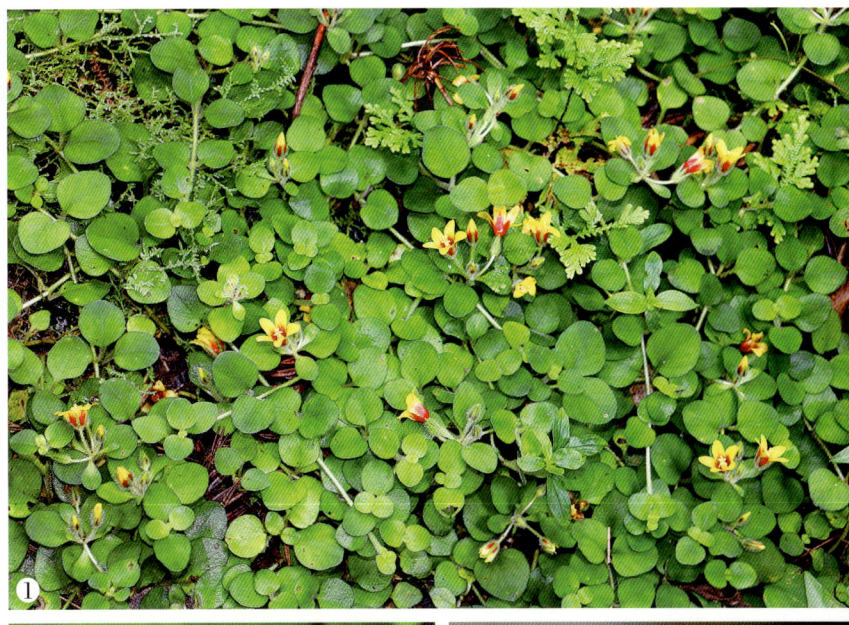
❶ 居群

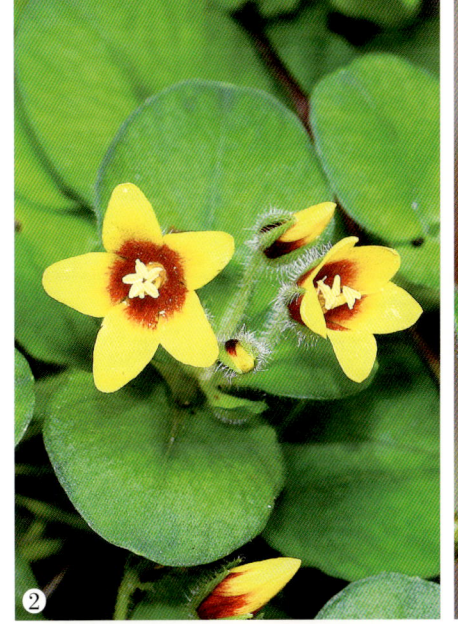
❷ 花

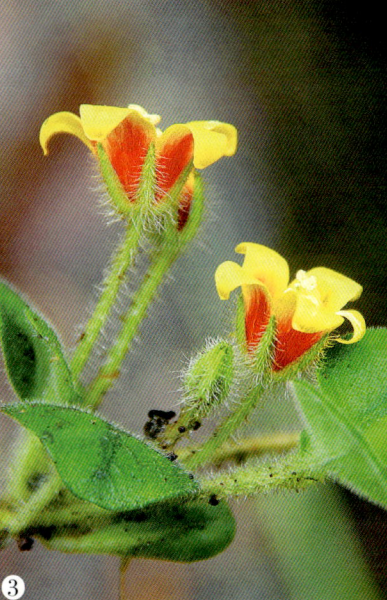
❸ 花萼

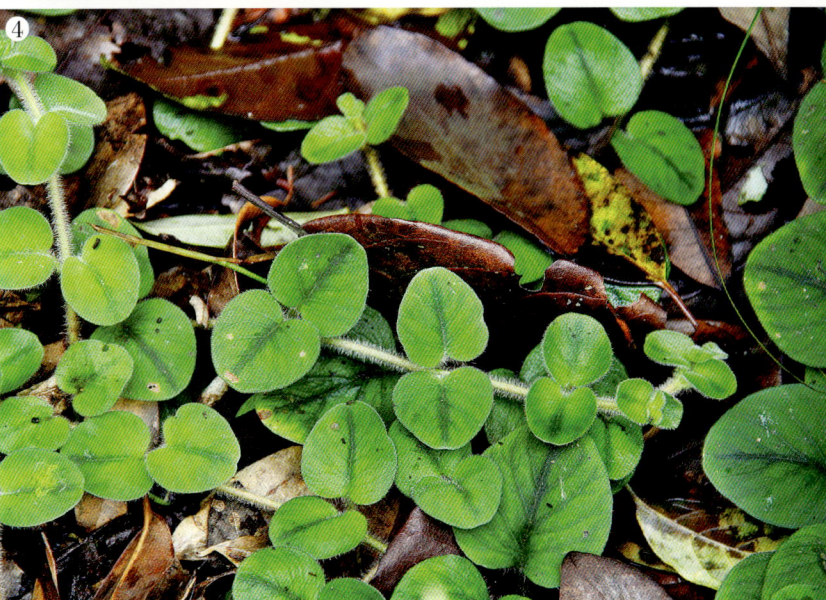
❹ 茎叶

相似种 浙江过路黄

Lysimachia chekiangensis C.C. Wu

多年生匍匐草本。茎被铁锈色多细胞柔毛及少数无柄腺体。叶对生,阔卵形,稀近圆形,质地稍厚,先端钝或近圆形,基部截形,上面深绿而稍带紫色,下面淡灰色,密被多细胞柔毛,有透明腺点。蒴果球形。花期5~6月,果期6~7月。产于浙江。生于山坡阴处草丛和灌丛中。

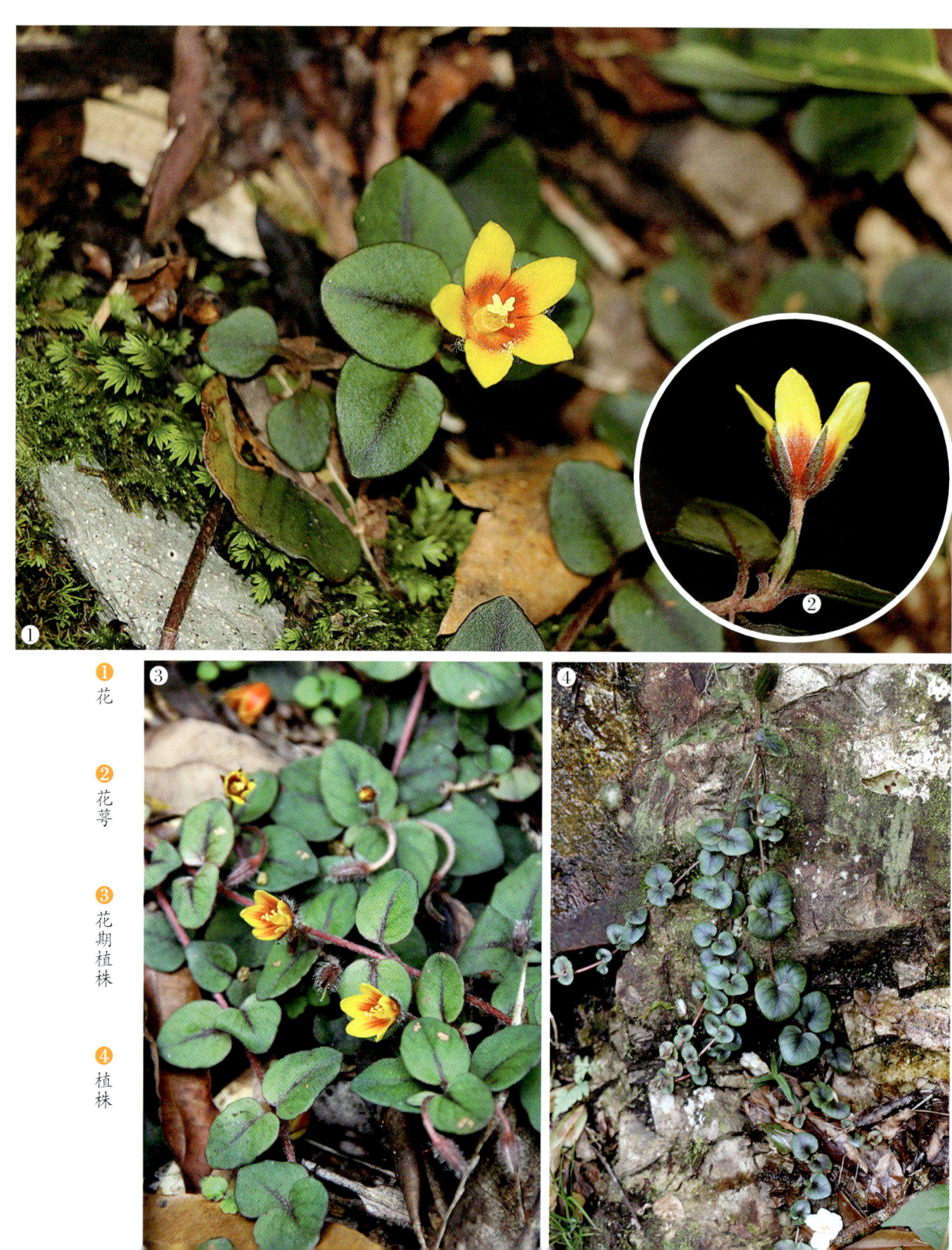

❶ 花
❷ 花萼
❸ 花期植株
❹ 植株

相似种 临时救

Lysimachia congestiflora Hemsl.

茎下部匍匐，节上生根，密被多细胞卷曲柔毛。叶对生，叶片卵形至近圆形，上面绿色，下面较淡。花2~4朵集生于茎端和枝端，形成近头状的总状花序，在花序下方的一对叶腋有时具单生花；花冠黄色，内面基部紫红色。蒴果球形。花期5~6月，果期7~10月。分布于长江以南各地及陕西、甘肃、台湾等地。生于海拔2100米以下的沟边、田塍、林缘、草地等湿润处。

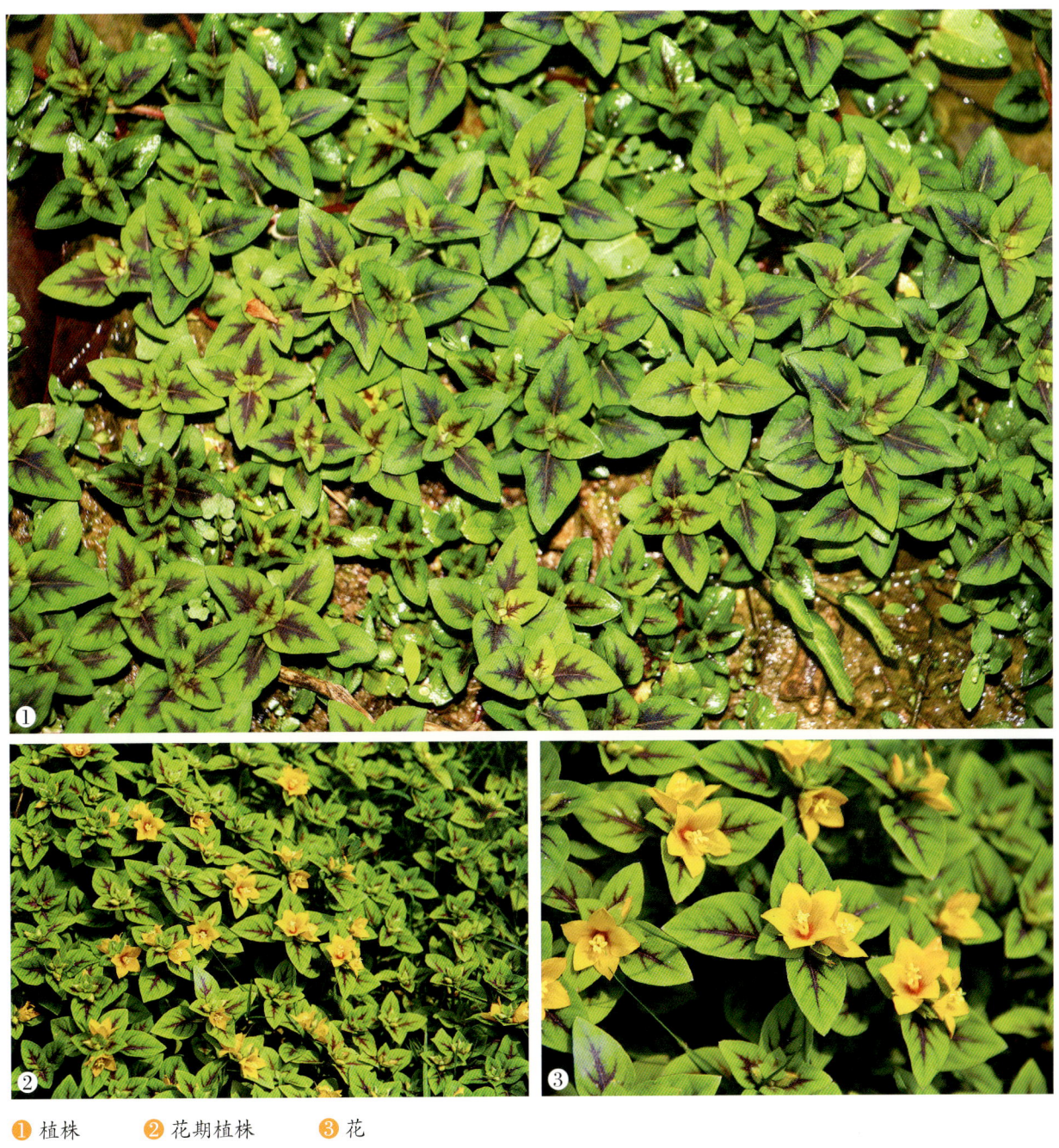

❶ 植株　　❷ 花期植株　　❸ 花

相似种 五岭管茎过路黄

Lysimachia fistulosa Hand.–Mazz. var. *wulingensis* Chen et C.M. Hu

茎明显四棱形。叶对生，茎端的2~3对叶密聚成轮生状，常较下部叶大2~3倍，叶片披针形。缩短的总状花序生于茎端和枝端，形成头状花序，花黄色。蒴果球形。除叶面被稀疏小刚毛外，全体无毛。分布于云南、贵州、广西、湖南、浙江、江西、广东等地。生于海拔500~1100米的山谷溪边和林下草地。景宁畲族自治县红星街道有分布，少见。

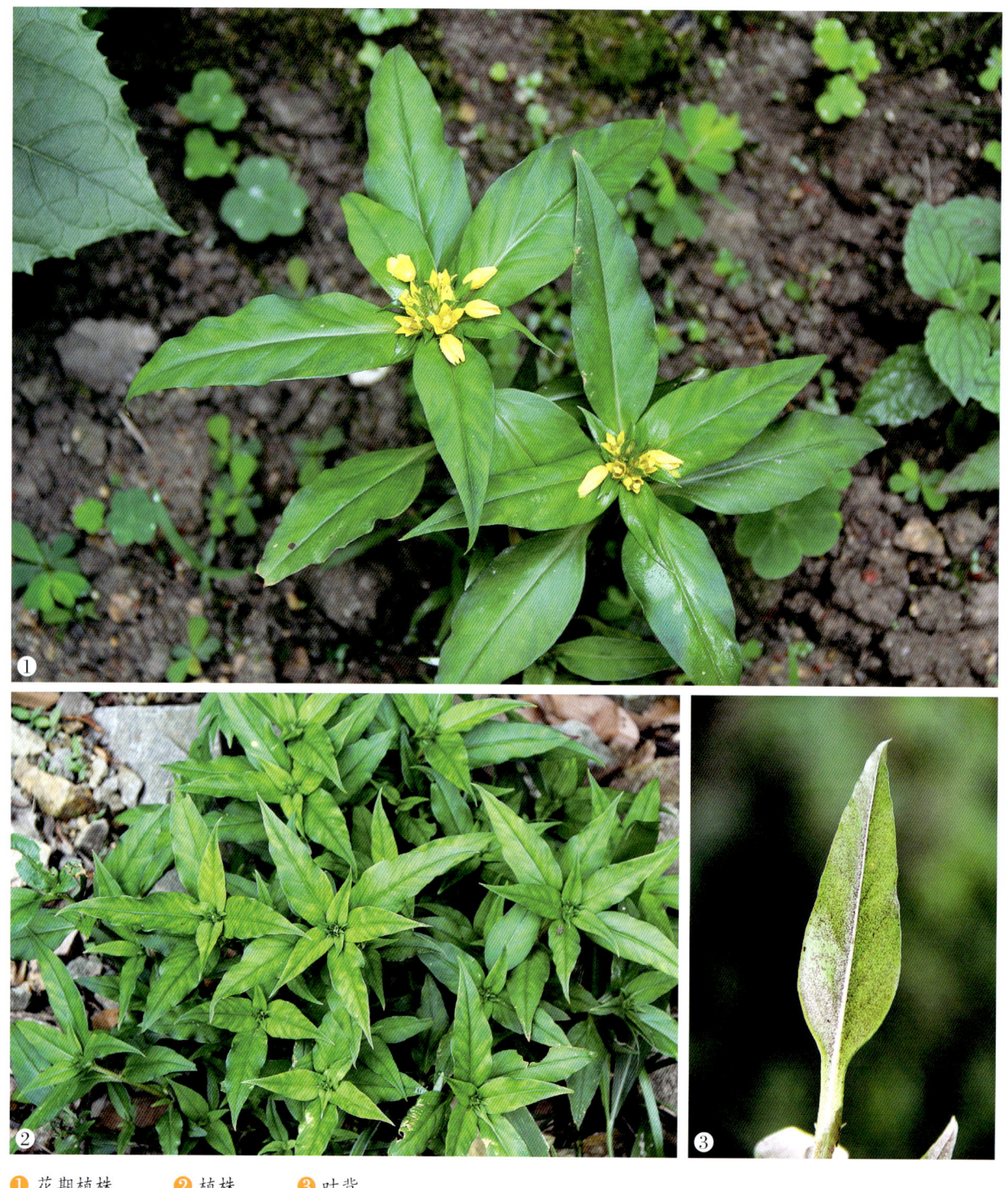

❶ 花期植株　　❷ 植株　　❸ 叶背

相似种 红毛过路黄

Lysimachia rufopilosa Y.Y. Fang et C.Z. Cheng

全株密被红色多节毛。茎匍匐，节上生不定根。单叶对生，叶片肾形或近圆形，先端圆钝，基部心形，散生透明腺条。花单生于叶腋，下面和边缘被红色多节毛，花冠橘黄色。蒴果球形，无毛，散生红褐色短腺条。花果期6～9月。生于山坡、山沟岩石上或路边灌丛和草丛中。

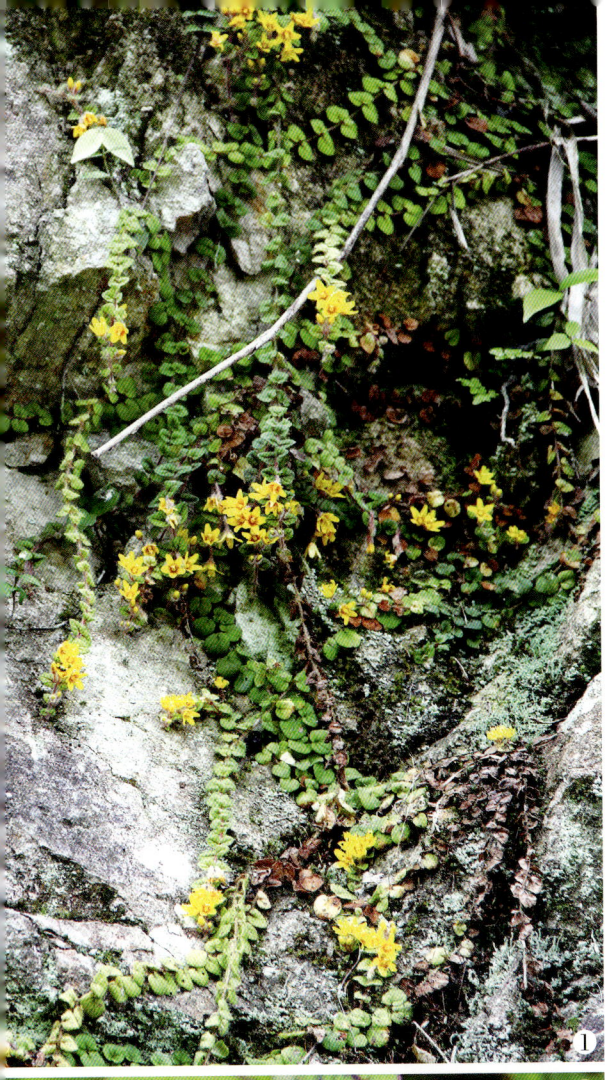
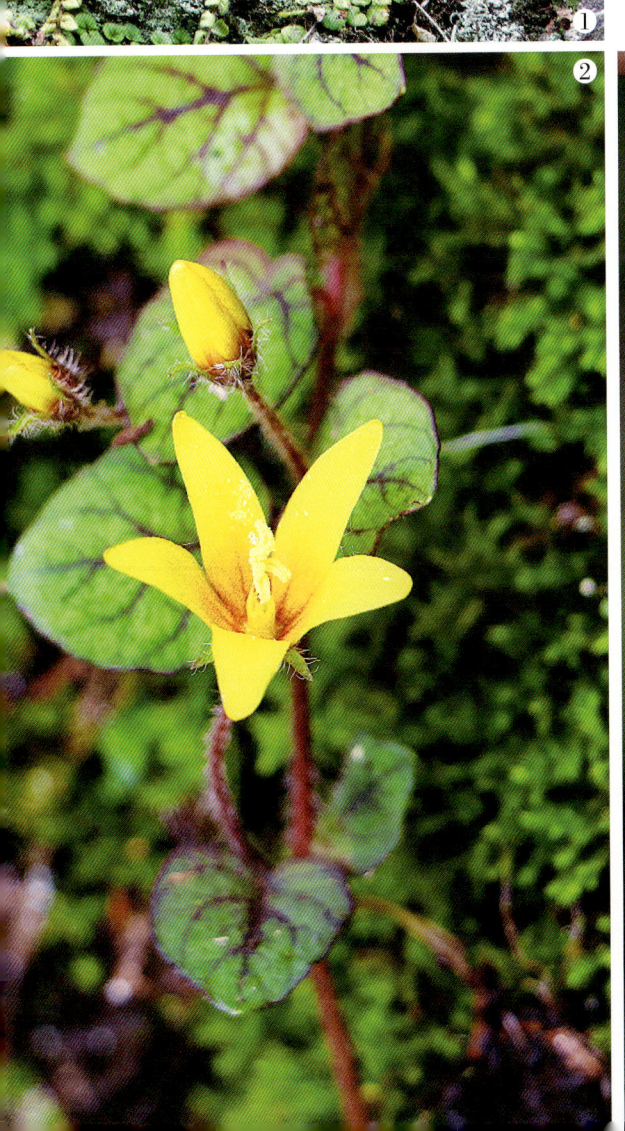
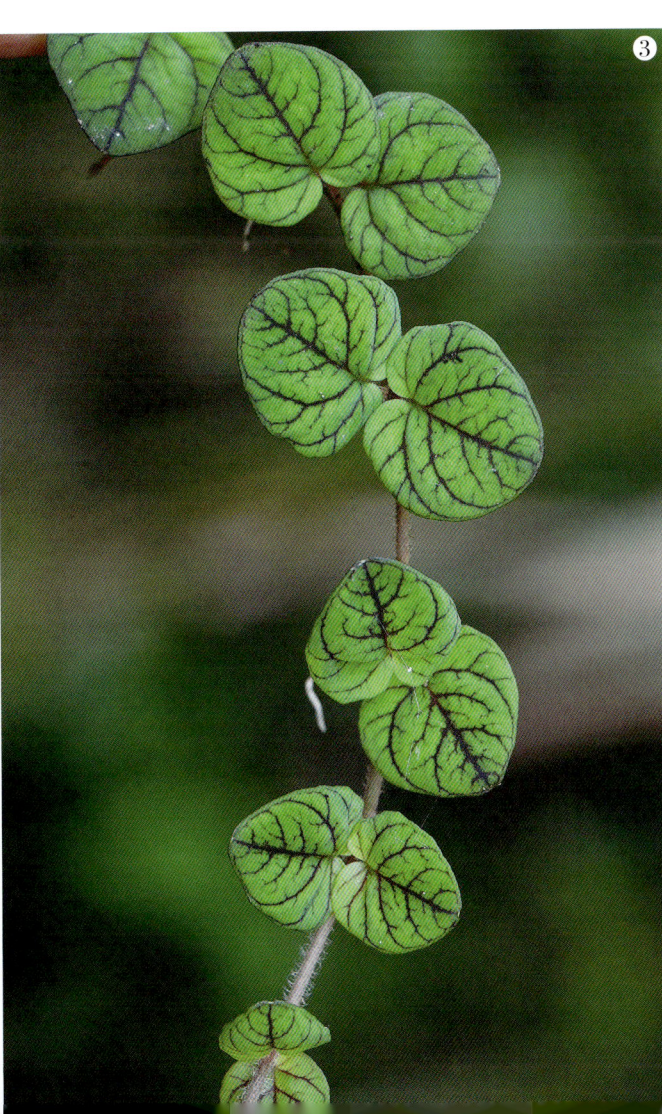

❶ 花期植株　❷ 花　❸ 茎叶

159　老鸦柿

学　名	*Diospyros rhombifolia* Hemsl.	**科　名**	柿科
畲族名	山柿	**土　名**	乌皮柴

形态特征

　　落叶小乔木。树皮灰色，平滑；多枝，有枝刺；枝深褐色或黑褐色，无毛，散生椭圆形的纵裂小皮孔，小枝略曲折，有柔毛。叶纸质，菱状倒卵形，上面深绿色，下面浅绿色，疏生伏柔毛。花冠壶形。果单生，球形。花期4～5月，果期9～10月。

分布与生境

　　分布于浙江、江苏、安徽、江西、福建等地。生于山坡灌丛或山谷林中。景宁畲族自治县东坑等乡镇有分布，常见于村庄房前屋后栽培，野外少见。

药用价值

　　主治肝硬化、急性黄疸型肝炎、骨结核及跌打损伤。中医另用于治疗早泄、月经不调。

❶ 花　　❷ 果枝　　❸ 果　　❹ 果期植株　　❺ 叶

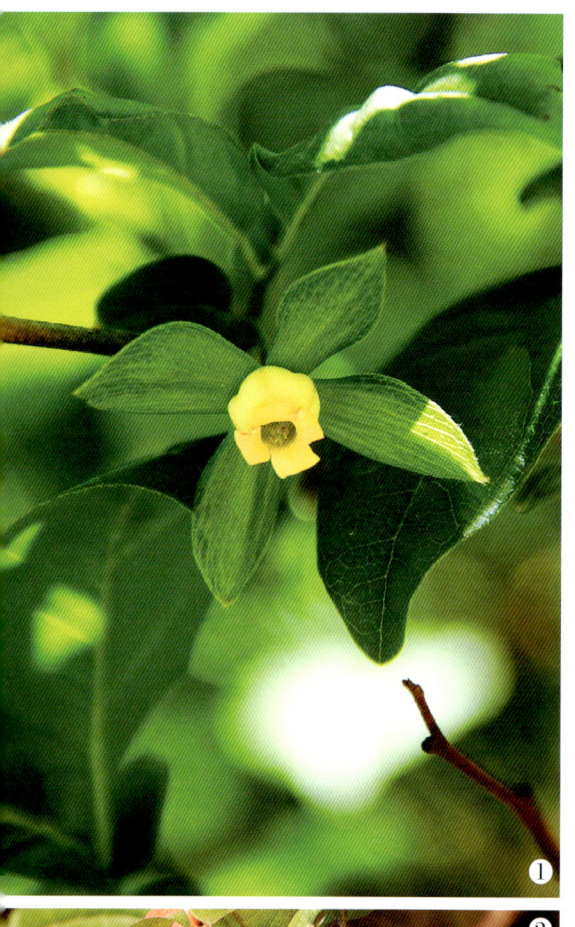

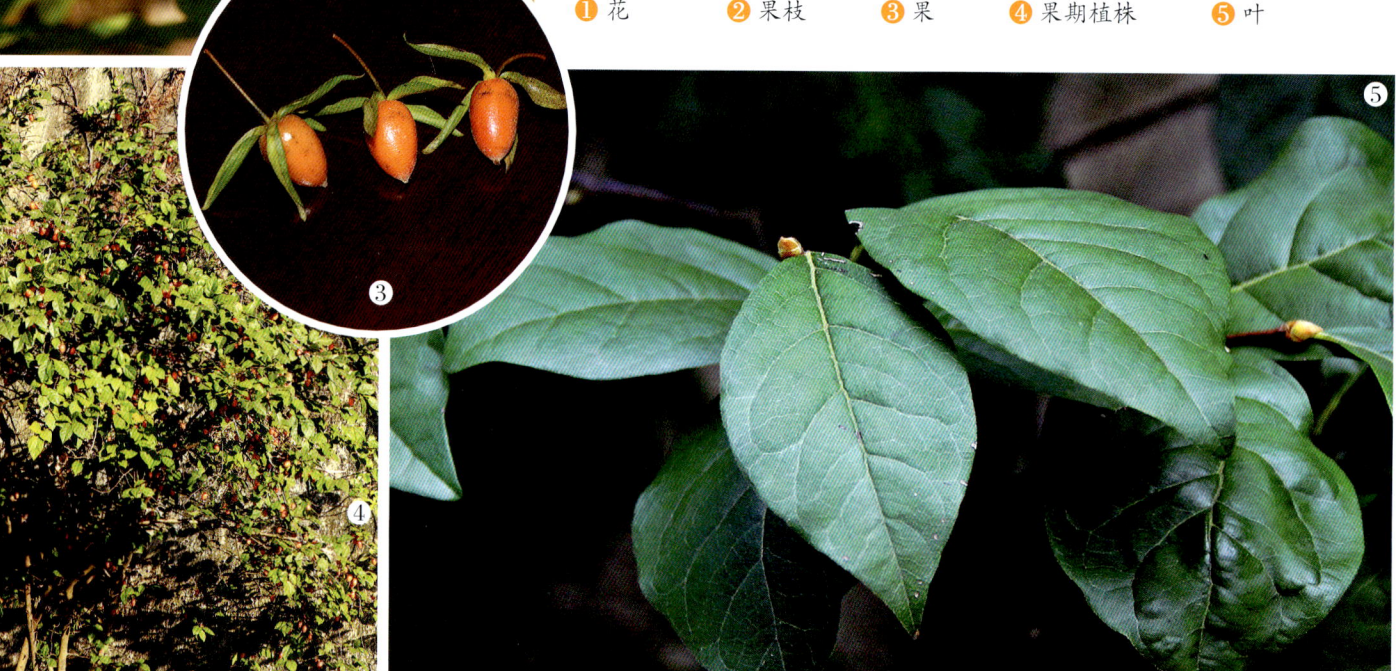

相似种 粉叶柿

Diospyros glaucifolia Metc.

落叶乔木。树皮灰黑色或灰褐色。叶革质，宽椭圆形、卵形或卵状披针形，上面深绿色无毛，下面粉绿色，无毛或疏生贴伏柔毛。花雌雄异株，雄花集成聚伞花序，通常有3朵，雌花单生或2～3朵丛生，花冠壶形。果球形或扁球形。花期4～5（～7）月，果期9～10月。分布于浙江、江苏、安徽、福建、江西等地。生于山坡、山谷林中。

❶ 花枝　❷ 成熟果
❸ 果枝　❹ 枝叶
❺ 叶背

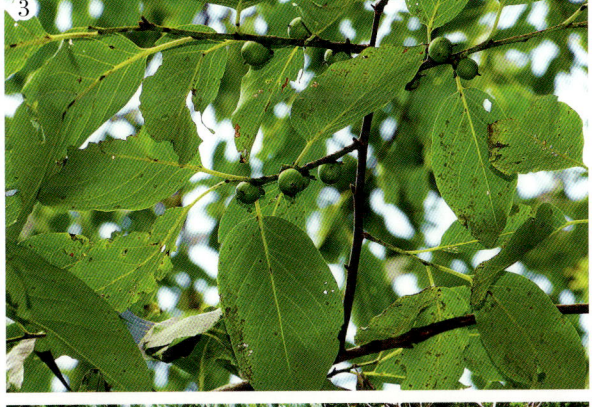

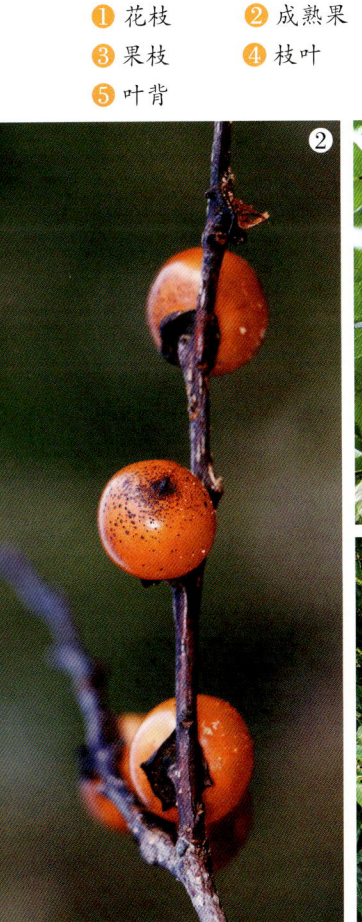

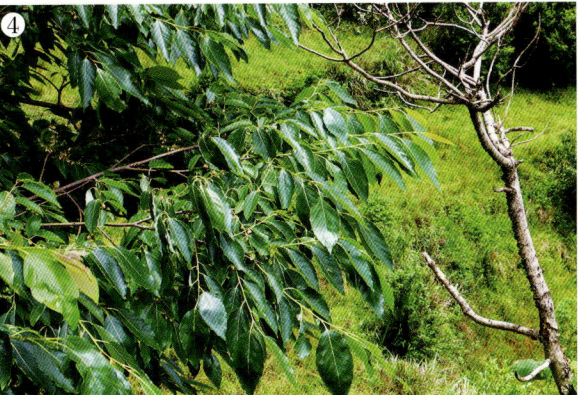

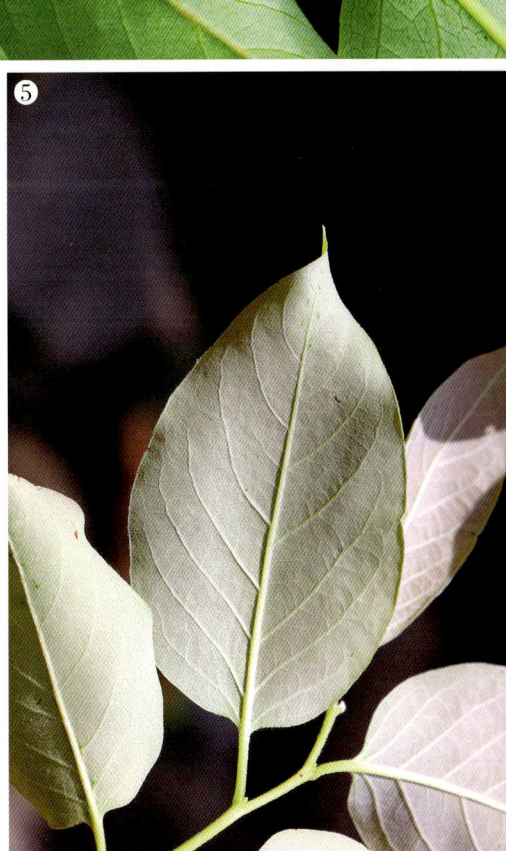

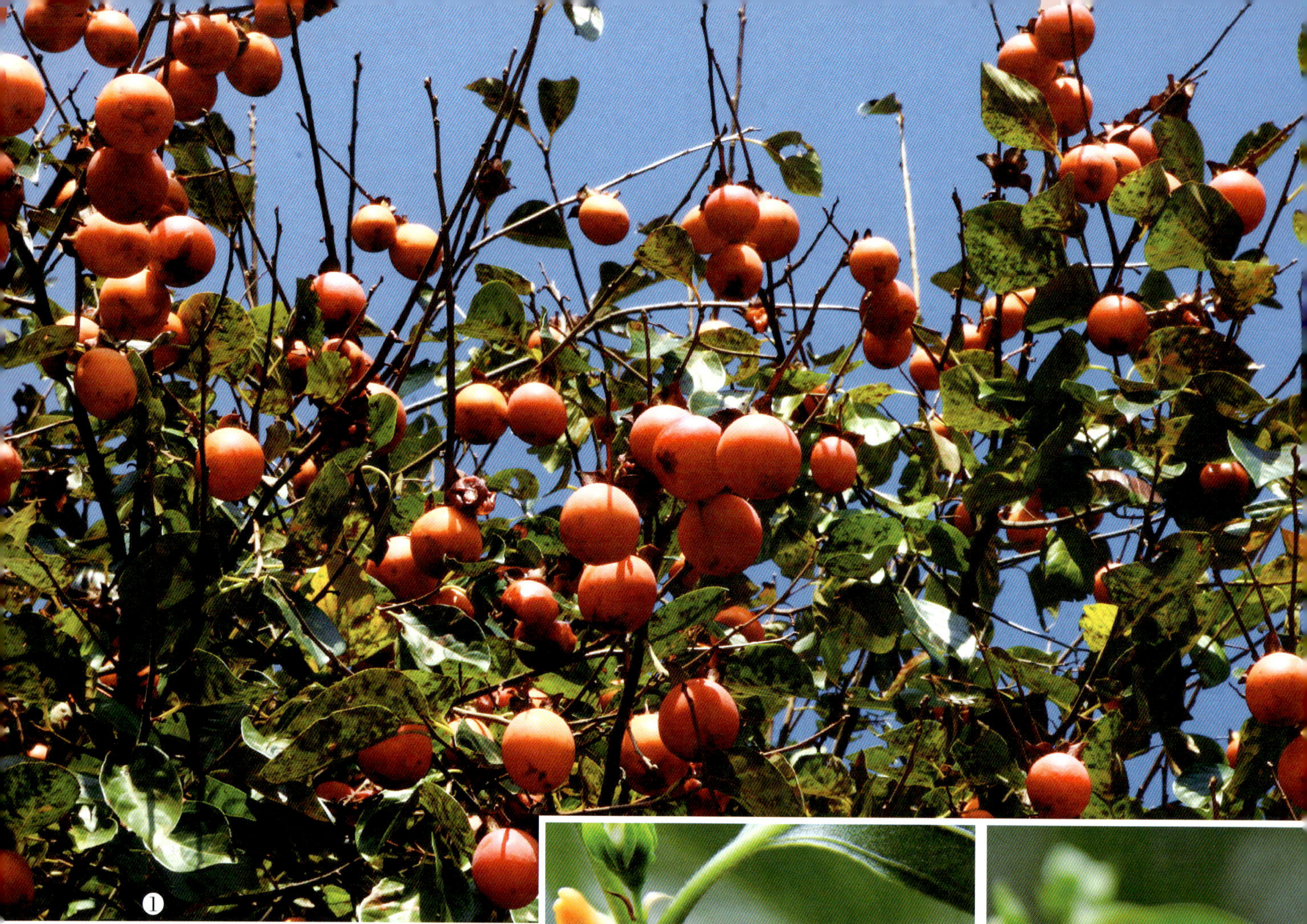

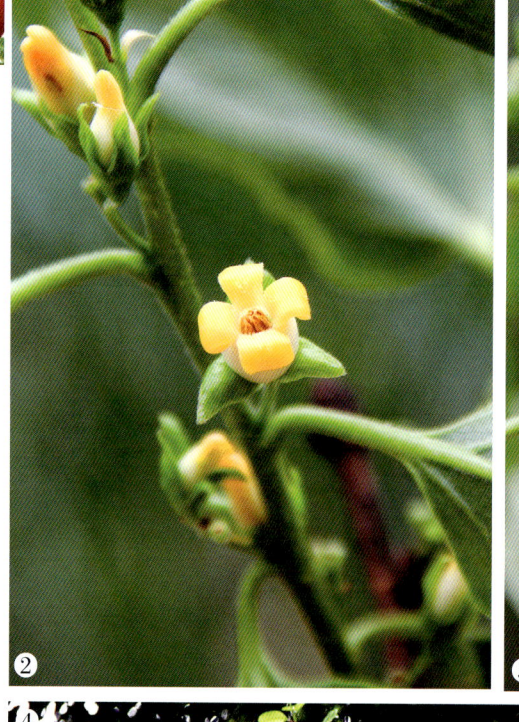

相似种 野柿

Diospyros kaki Thunb. var. *silvestris* Makino

落叶大乔木。树皮深灰色至灰黑色，沟纹较密，裂成长方块状，树冠球形或长圆球形。叶纸质，卵状椭圆形至倒卵形或近圆形。花雌雄异株，聚伞花序；花冠淡黄白色或黄白色带紫红色，壶形或近钟形。果实呈球形、扁球形、球形略方形、卵形等。花期5～6月，果期9～10月。分布于华东、华中、华南、西南地区。生于海拔1600米以下的山坡林下或灌丛中。

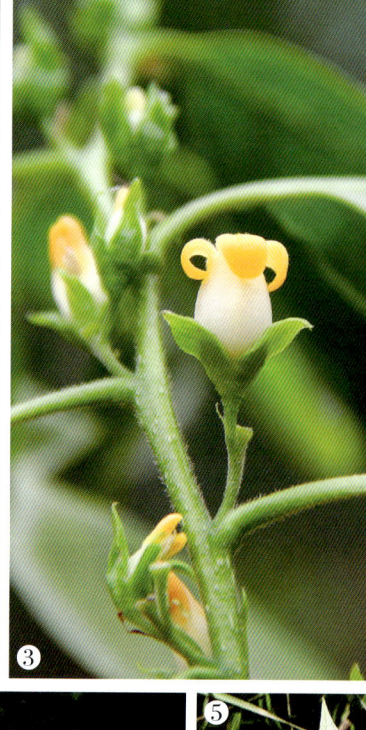

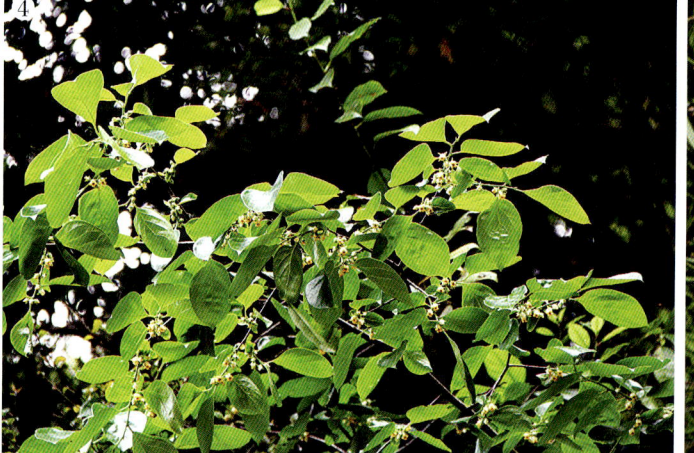

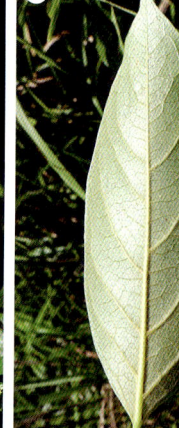

❶ 果枝　❷❸ 花
❹ 花枝　❺ 叶背

相似种 罗浮柿

Diospyros morrisiana Hance

乔木或小乔木。树皮呈片状剥落，表面黑色。叶薄革质，长椭圆形或下部的为卵形，叶缘微背卷。雄花序短小，聚伞花序，带白色，花萼钟状；雌花单生，花冠近壶形。果球形。花期5~6月，果期11月。分布于广东、广西、福建、台湾、浙江、江西、湖南、贵州、云南、四川等地。生于海拔1450米以下的山坡、山谷林中。

❶ 果枝　❷ 花序　❸ 果
❹ 叶　❺ 叶背

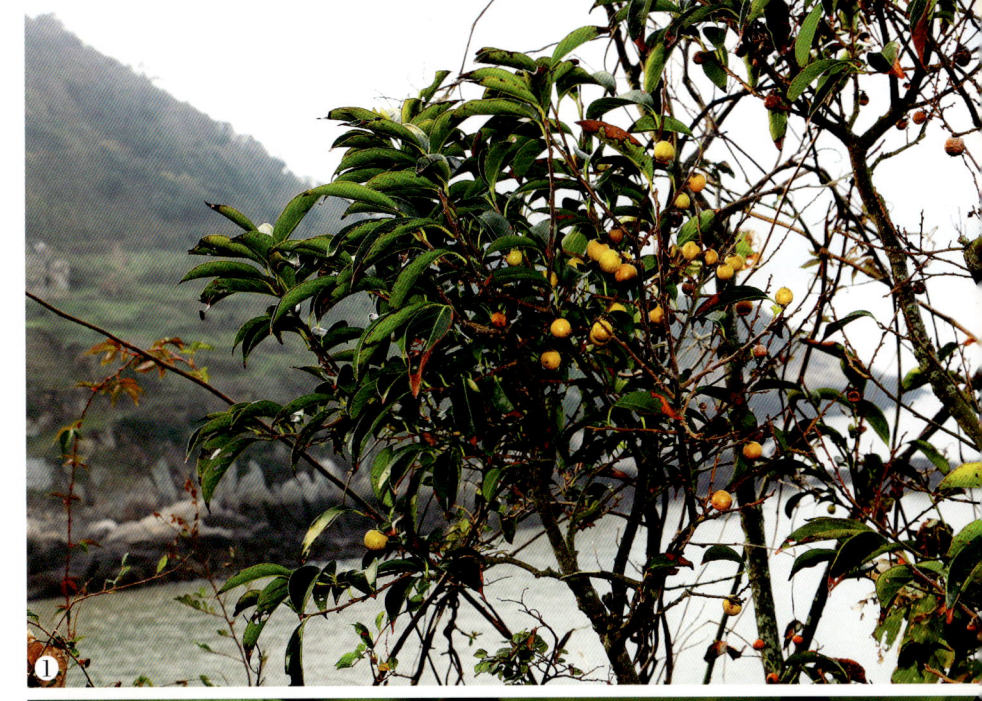
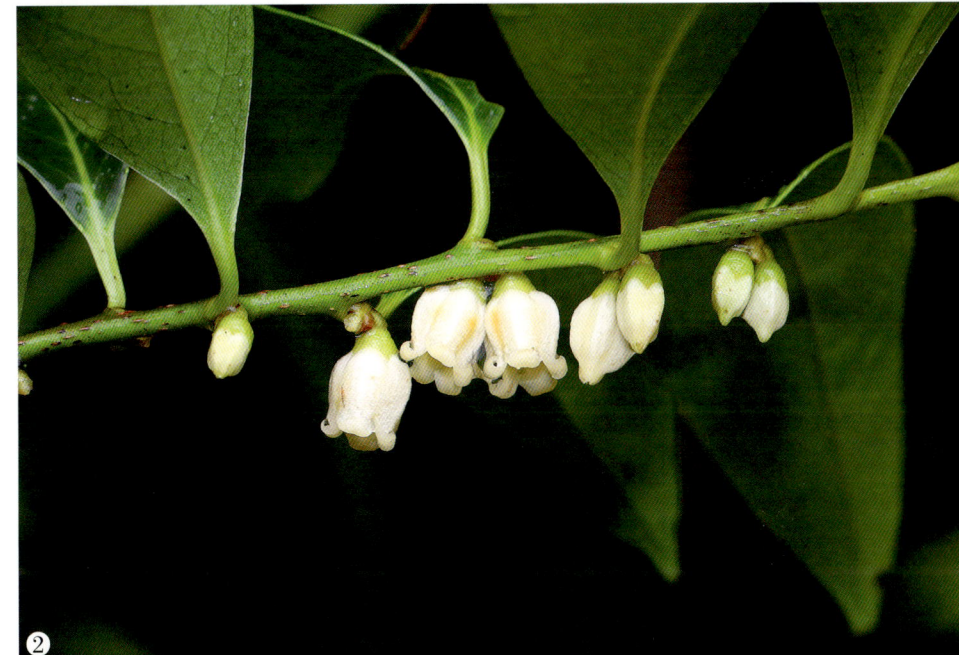
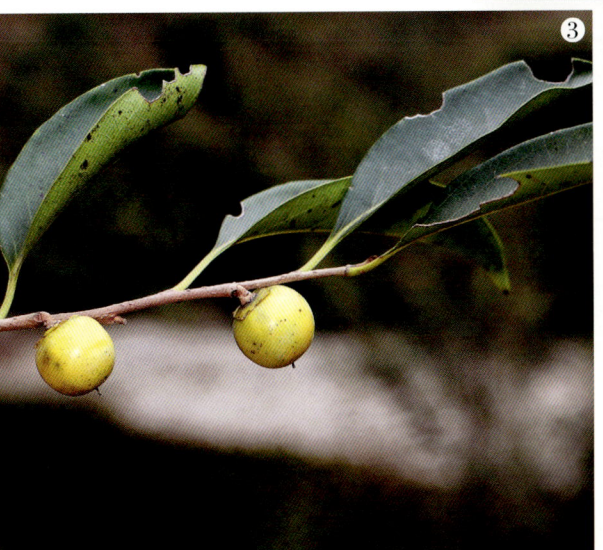
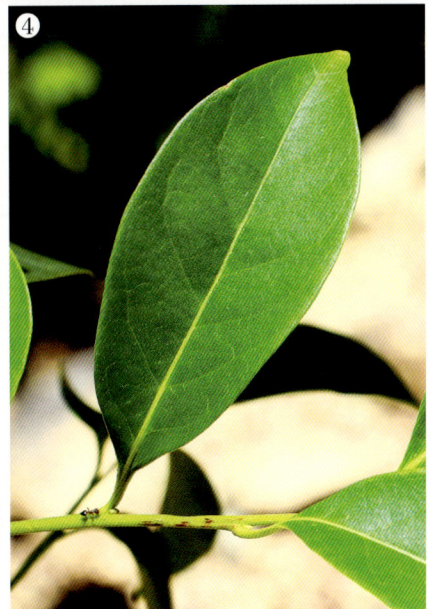
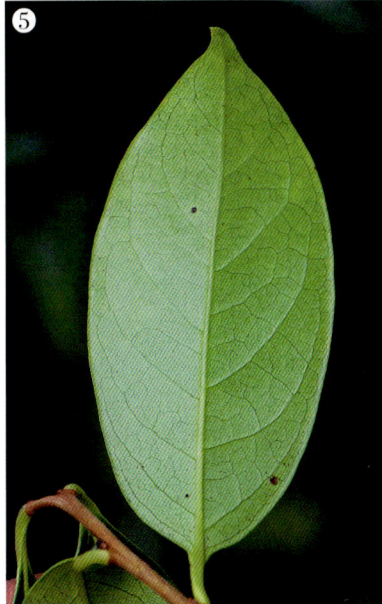

160 华山矾

学　　名	*Symplocos chinensis* (Lour.) Druce
科　　名	山矾科
畲族名	白桑
土　　名	黄金柴

形态特征

灌木，嫩枝、叶柄、叶背均被灰黄色柔毛。叶纸质，椭圆形或倒卵形，边缘有细尖锯齿，叶面有短柔毛。圆锥花序顶生或腋生，花冠白色，芳香。核果卵状圆球形，歪斜，被紧贴的柔毛，成熟时蓝色。花期4～5月，果期8～9月。

分布与生境

分布于浙江、福建、台湾、安徽、江西、湖南、广东、广西、云南、贵州、四川等地。生于海拔1000米以下的丘陵、山坡、杂木林中。

药用价值

主治骨折、刀伤出血。中医另用于治疗疮疡肿毒、汤火烫伤、溃疡烂疮、感冒发热、心烦口渴、急性肾炎、疟疾、泻痢、肠炎、狂犬和毒蛇咬伤。现代药理研究表明还具有抗肿瘤、抗氧化、抑制α-葡糖苷酶等作用。

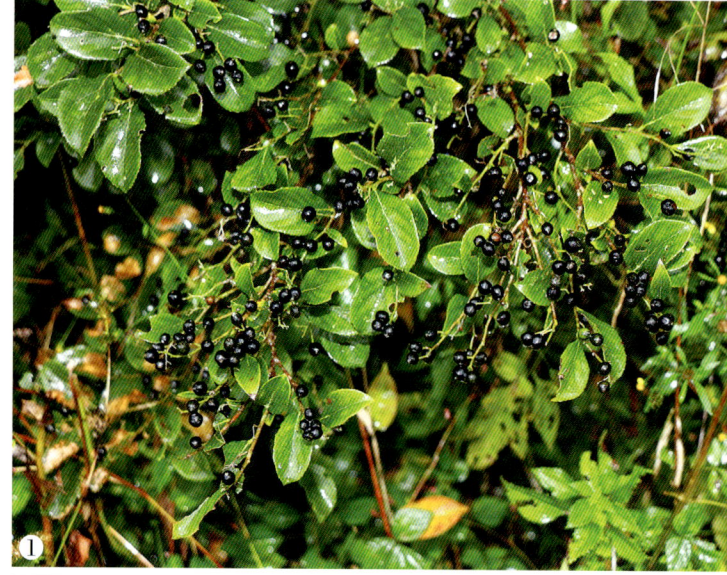
❶

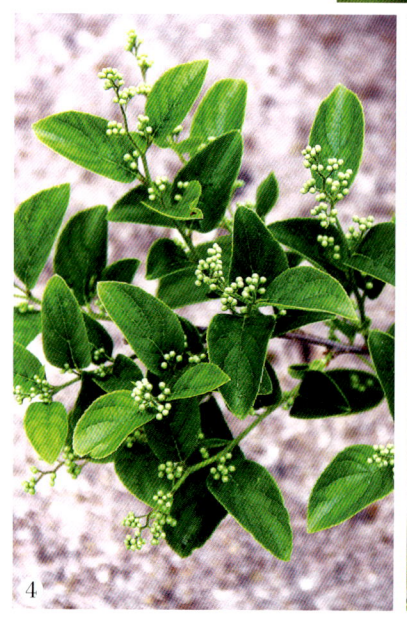
❷

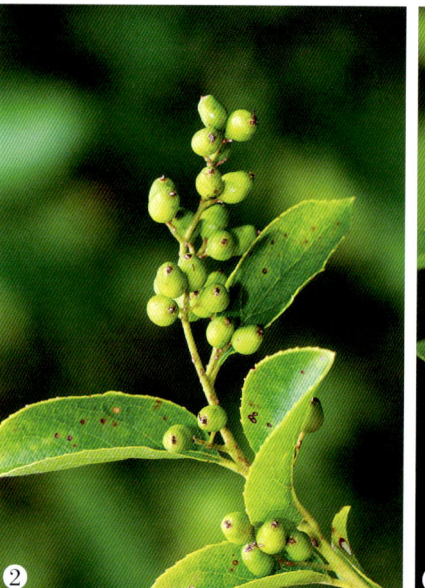

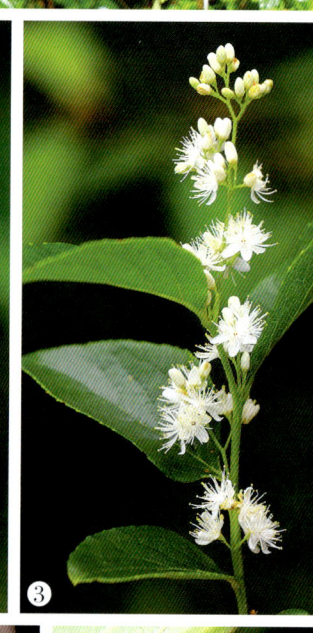
❸

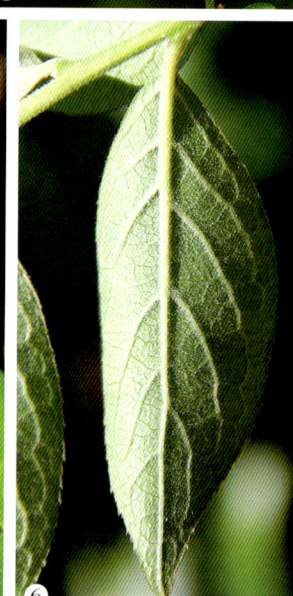

❶ 果枝　❷ 果序　❸ 花序　❹ 花枝　❺ 枝叶　❻ 叶背

161 徐长卿

学　　名	*Cynanchum paniculatum* (Bunge) Kitagawa
科　　名	萝藦科
畲族名	硬秆天竹
土　　名	细叶天竹

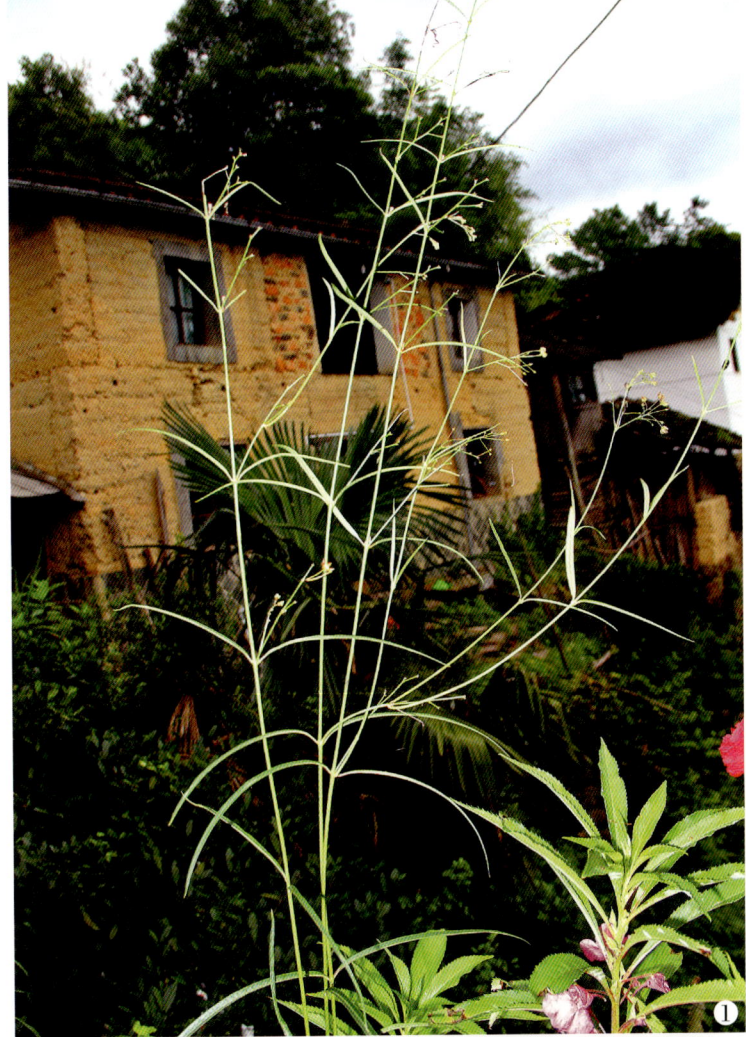

形态特征

多年生直立草本，根须状。茎不分枝，无毛或被微毛。叶对生，纸质，披针形至线形，两面无毛或叶面具疏柔毛。圆锥状聚伞花序生于顶端的叶腋内，花冠黄绿色，近辐状。蓇葖单生，披针形，向端部渐尖，种毛白色绢质。花期5～7月，果期9～12月。

分布与生境

分布于辽宁、内蒙古、山西、河北、河南、陕西、甘肃、四川、贵州、云南、山东、安徽、江苏、浙江、江西、湖北、湖南、广东、广西等地。生于向阳山坡及草丛中。景宁畲族自治县英川、大际等乡镇有分布，少见。

药用价值

主治腹胀满痛、绞肠痧痛、咳嗽痰多、瘟疫、疟、跌打损伤、毒蛇咬伤。中医另用于治疗风湿痹痛、牙痛、腰痛、风疹、湿疹、腹水等。现代药理研究表明还具有降胆固醇、增强免疫力的作用。

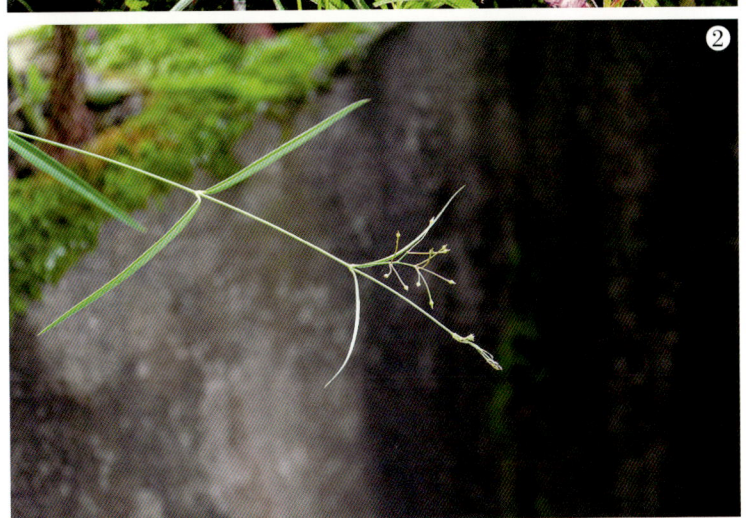

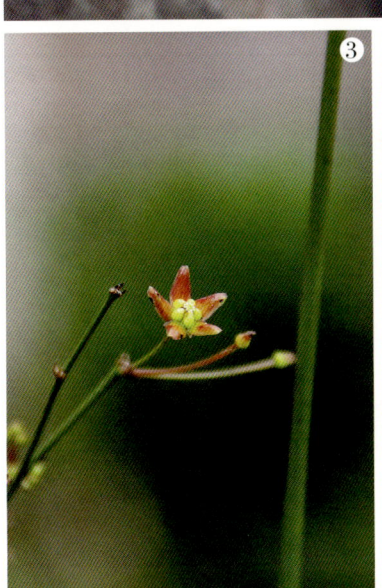
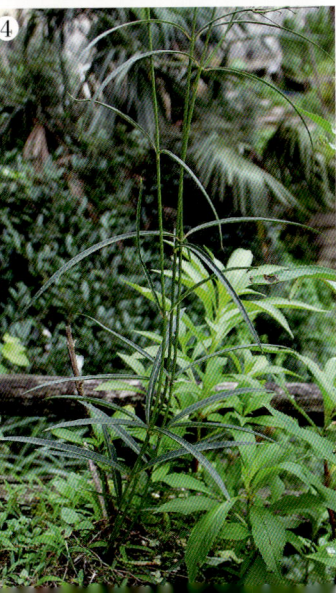

❶ 花期植株　❷ 花序
❸ 花　　　　❹ 茎叶

162 柳叶白前

学 名	*Cynanchum stauntonii* (Decne.) Schltr. ex Levl.				
科 名	萝藦科	畲族名	水天竹	土 名	水杨柳

形态特征

直立半灌木，无毛，分枝或不分枝。须根纤细，丛生节上。叶对生，纸质，狭披针形。伞形聚伞花序，腋生，花冠紫红色，辐状，内面具长柔毛；副花冠裂片盾状，隆肿，比花药短。蓇葖单生，长披针形。花期5～8月，果期9～10月。

分布与生境

分布于甘肃、安徽、江苏、浙江、湖南、江西、福建、广东、广西、贵州等地。生于低海拔山谷湿地、水旁。

药用价值

主治肝硬化、水湿风、瘟症、湿疹。中医另用于治疗肺气壅实、咳嗽痰多、胸满喘急。现代药理研究表明还具有镇痛抗炎、抗肿瘤等作用。

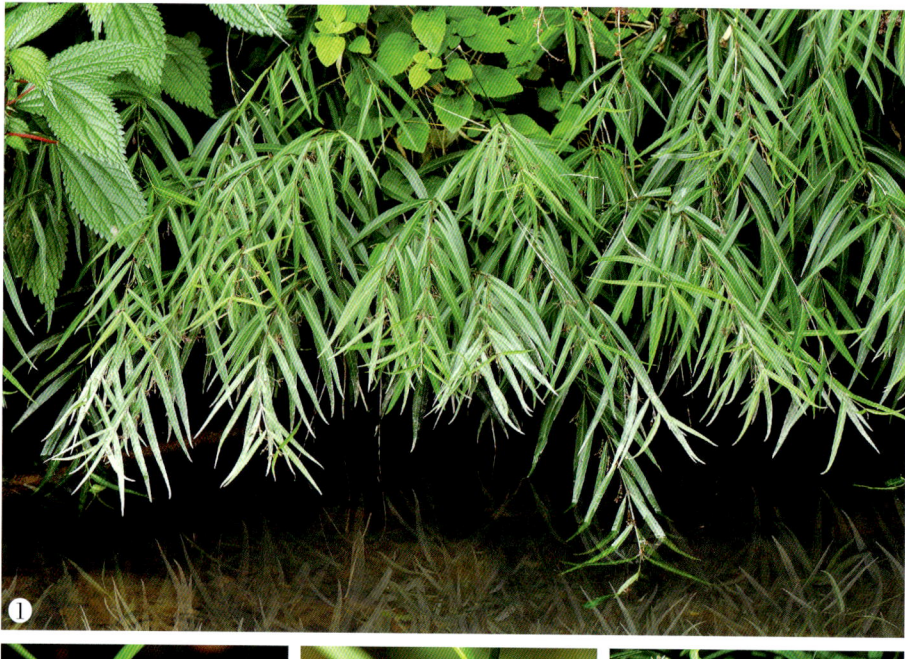

① 植株
② 花序
③ 花
④ 蓇葖果

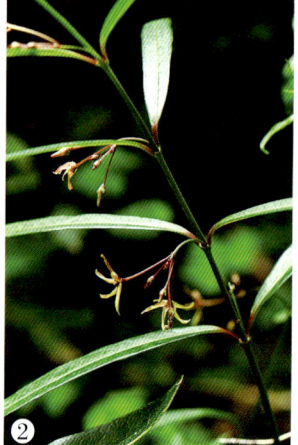
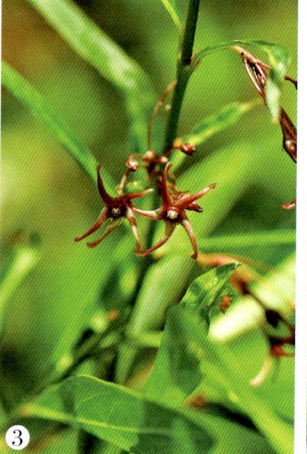
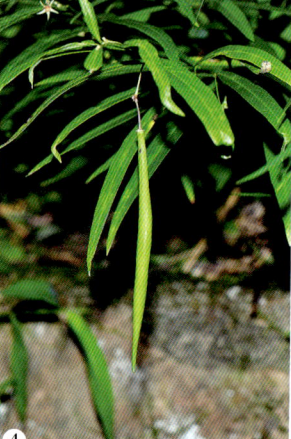

163 黑鳗藤

学　名	*Stephanotis mucronata* (Blanco) Merr.
科　名	萝藦科　　畲族名　白藤扭
土　名	白地牛

形态特征

藤状灌木。茎被2列柔毛，枝被短柔毛。叶纸质，卵圆状长圆形，侧脉每边约8条，斜曲上升，在叶缘前网结。聚伞花序假伞形状，腋生或腋外生；花冠圆筒形，白色，含紫色汁液。蓇葖果长披针形。花期5~6月，果期9~10月。

分布与生境

分布于四川、贵州、广西、广东、湖南、福建、浙江、台湾等地。生于海拔500米以下的山地林中。

药用价值

主治风湿性关节炎。中医另用于治疗坐骨神经痛。现代药理研究表明还具有免疫调节作用。

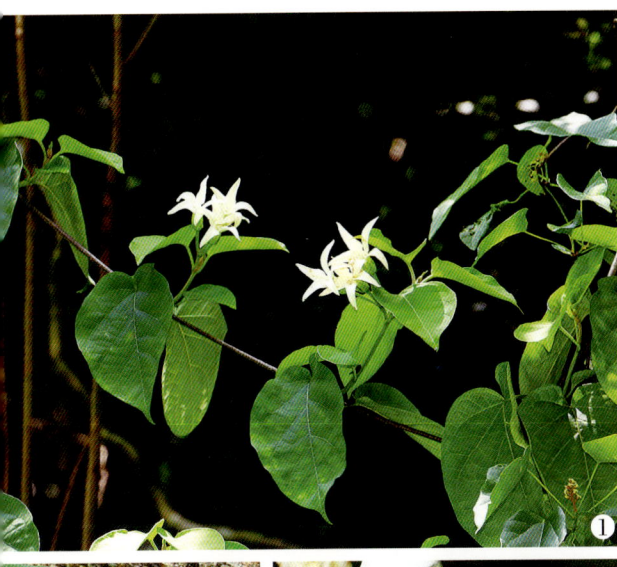
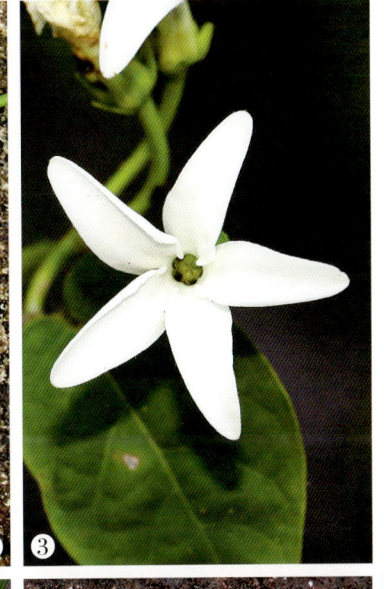
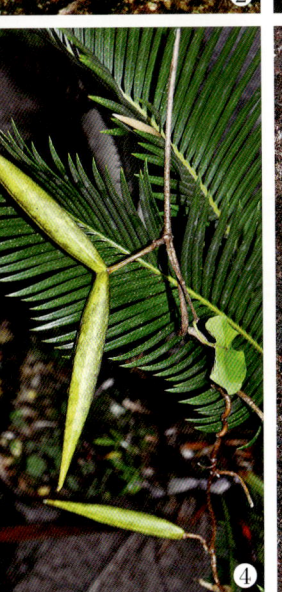
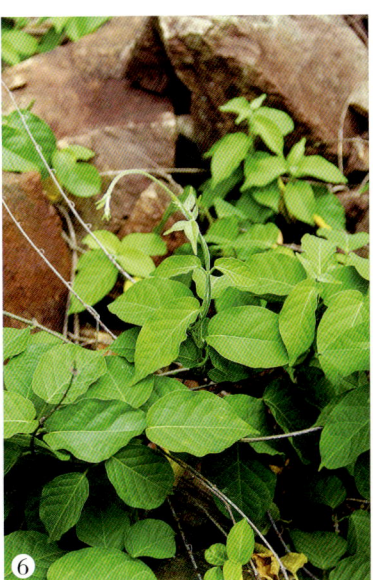
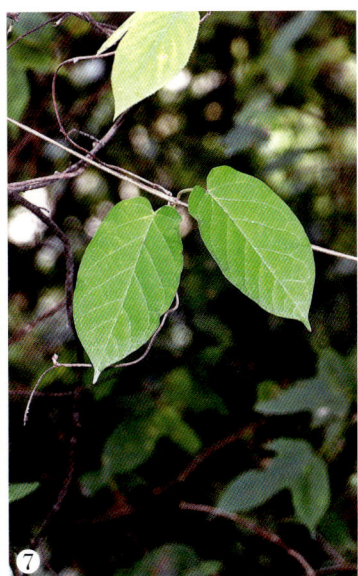

❶ 花枝　❷ 花序　❸ 花　❹ 蓇葖果　❺ 种子　❻ 植株　❼ 茎叶

相似种 牛奶菜

Marsdenia sinensis Hemsl.

木质藤本，粗壮，全株被绒毛。叶卵圆状心形，上面被稀疏微毛，下面被黄色绒毛，侧脉5～6对，弧形上升，在边缘网结。伞形状聚伞花序腋生，花冠白色或淡黄色。蓇葖纺锤状，外果皮被黄色绒毛。花期夏季，果期秋季。分布于浙江、江西、湖北、湖南、福建、广东、广西、四川等地。生于海拔300米以下的山谷疏林中。

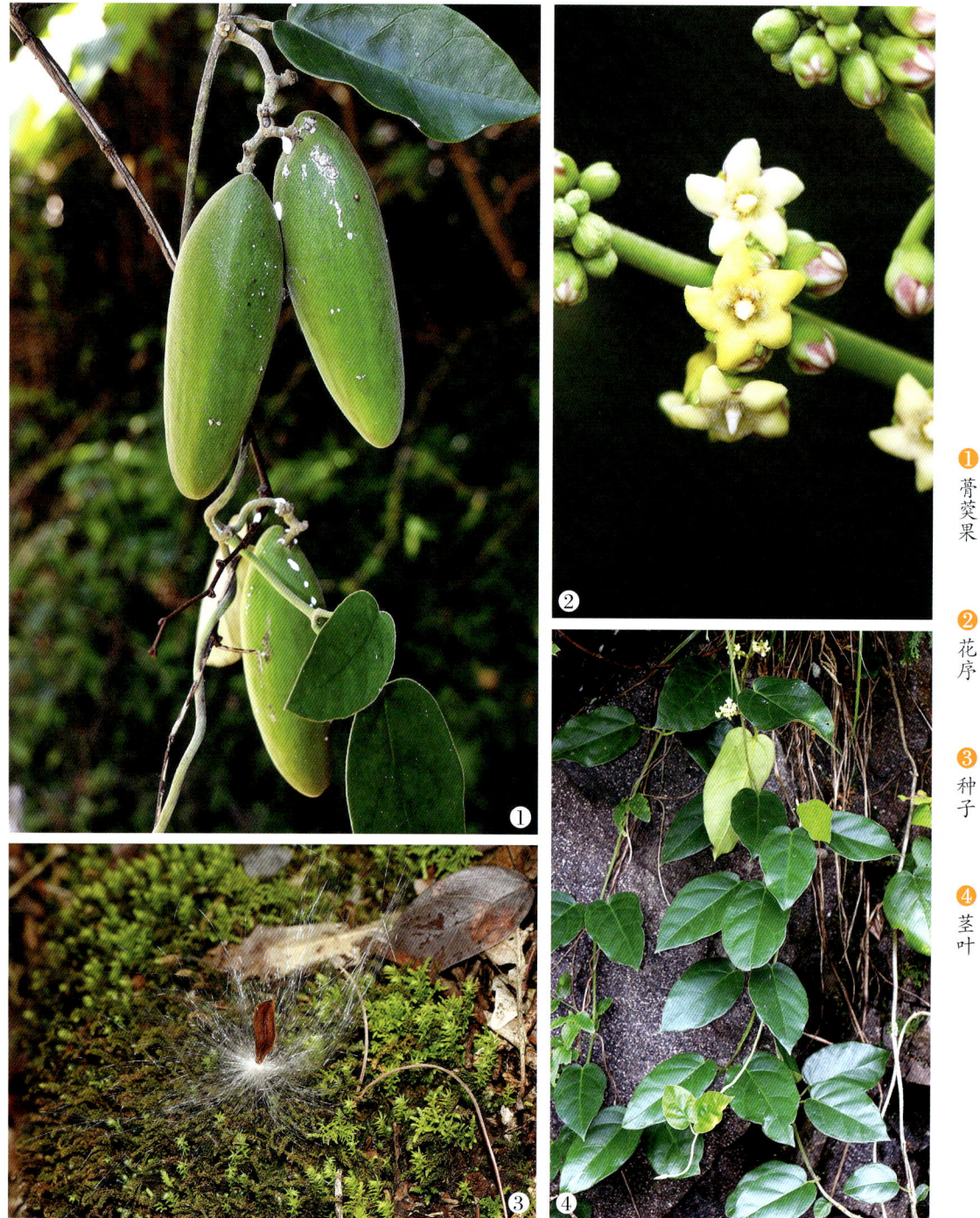

❶ 蓇葖果　❷ 花序　❸ 种子　❹ 茎叶

164 虎刺

学　名	*Damnacanthus indicus* Gaertn.
科　名	茜草科
畲族名	白老鼠刺
土　名	黄鸡丹

形态特征

具刺灌木。具肉质链珠状根，节上托叶腋常生一针状刺。叶卵形、心形或圆形，中脉上面隆起，下面突出。花两性，1～2朵生于叶腋，2朵者花柄基部常合生；花冠白色，管状漏斗形。核果红色，近球形。花期3～5月，果熟期冬季至翌年春季。

分布与生境

分布于西藏、云南、贵州、四川、广西、广东、湖南、湖北、江苏、安徽、浙江、江西、福建、台湾等地。生于山地林下或灌丛中。

药用价值

主治胃痛、月经不调。中医另用于治疗痛风、风湿痹痛、痰饮咳嗽、肺痈、水肿、痞块、黄疸、小儿疳积、荨麻疹、跌打损伤、龋齿痛等症。现代药理研究表明还具有抗炎、抗氧化、抗菌、保护肝脏等作用。

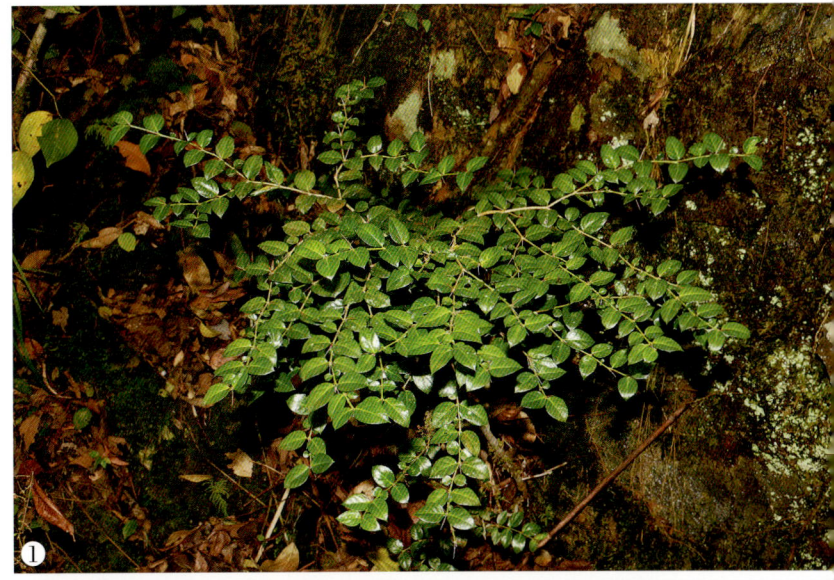

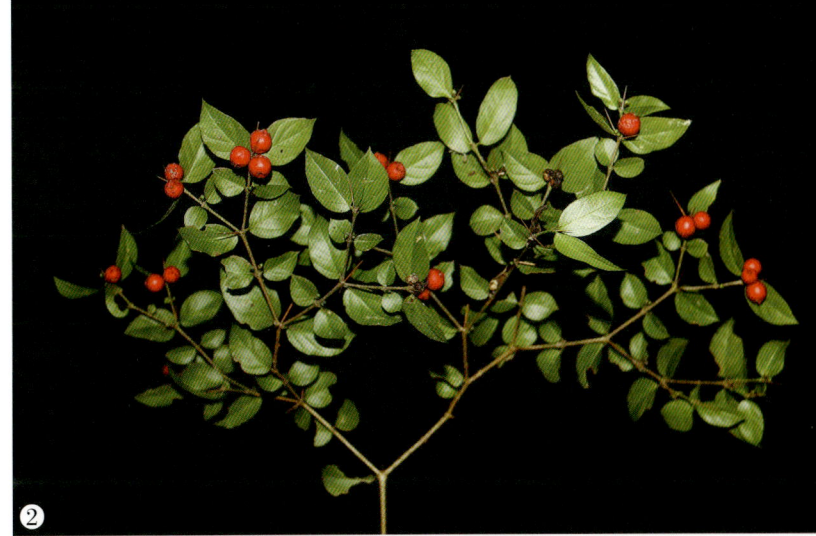

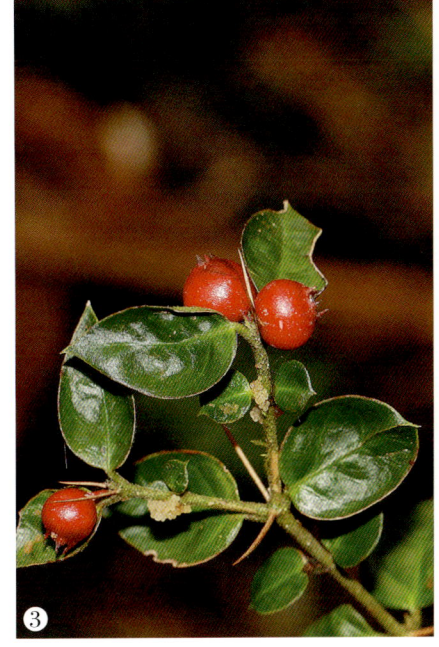

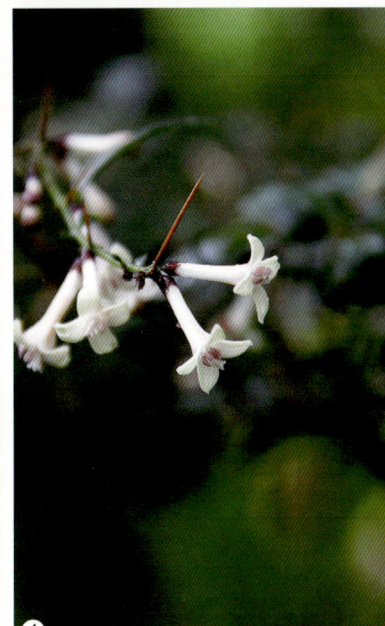

❶ 植株
❷ 果枝
❸ 核果
❹ 花

相似种 短刺虎刺

Damnacanthus giganteus (Mak.) Nakai

具短刺灌木。根肉质，链珠状。叶革质，披针形，中脉下面突出，上面凹陷，侧脉每边5～7条，弯拱相连，下面突出，上面不明显地凹陷或平。花2～3朵簇生于叶腋，花冠白色，革质，管状漏斗形。核果红色，近球形。种子近球形，角质。花期3～5月，果熟期11月至翌年1月。分布于安徽、浙江、江西、福建、湖南、广东、广西、贵州、云南等地。生于山地林下或灌丛中。

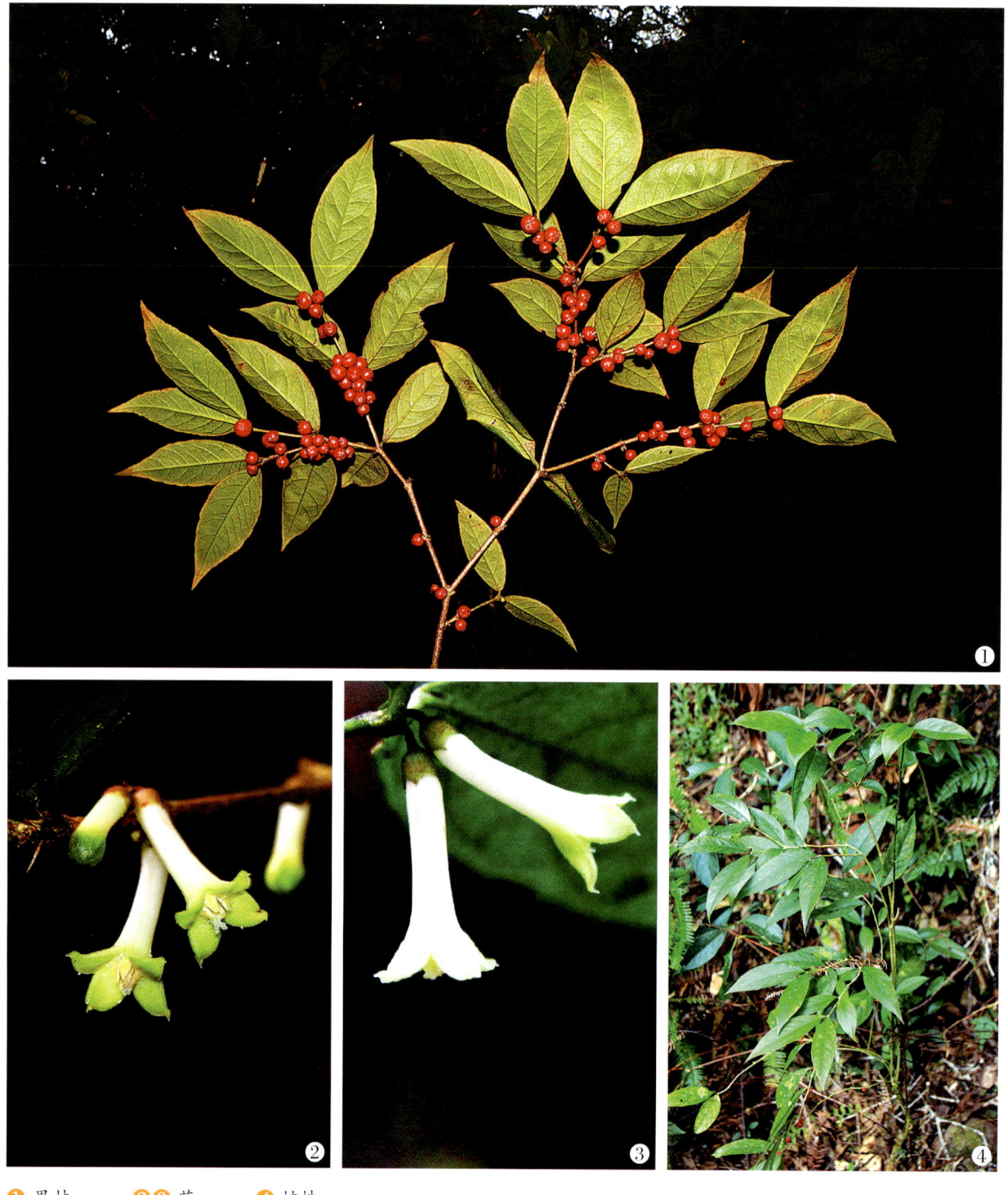

❶ 果枝　　❷❸ 花　　❹ 植株

165 猪殃殃

| 学　名 | *Galium aparine* Linn. var. *tenerum* (Gren. et Godr.) Rchb. |
| 科　名 | 茜草科　　畲族名　细粒草　　土　名　锉刀草 |

形态特征

蔓生或攀缘状草本，植株矮小柔弱。茎具4棱，棱上、叶缘、叶脉上均有倒生的小刺毛。叶纸质或近膜质，披针形，两面常有紧贴的刺状毛。花序常单花，花冠黄绿色或白色，辐状。果有1～2个近球状的分果爿，密被钩毛。花期3～7月，果期4～9月。

分布与生境

分布于辽宁、河北、山西、陕西、甘肃、青海、新疆、山东、江苏、安徽、浙江、江西、福建、台湾、湖北、湖南、广东、四川、云南、西藏等地。生于海拔100～4300米的山坡、旷野、沟边、林缘、草地。

药用价值

主治尿路感染。中医另用于治疗感冒、牙龈出血、痛经，外用可治疗乳腺炎初期水肿、痢疾、便血尿血、跌打损伤、痈肿疔疮、虫蛇咬伤、中耳炎等。现代药理研究表明还具有抗肿瘤、抗氧化等作用。

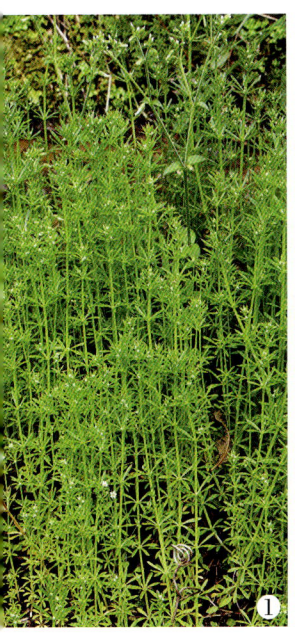
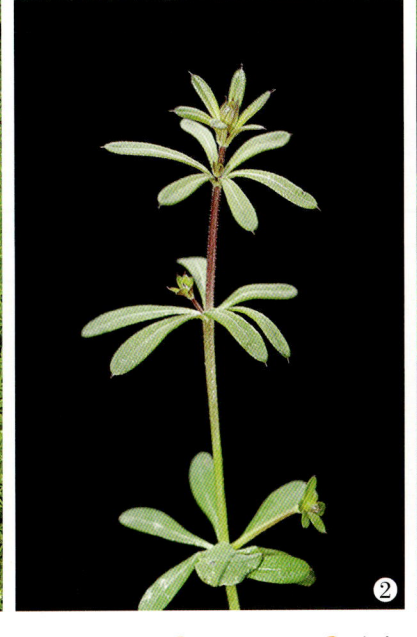
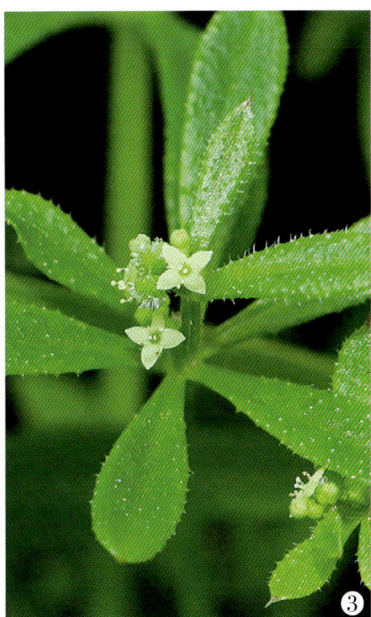
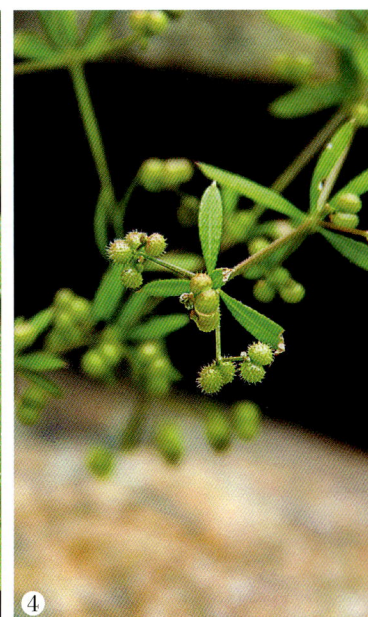

❶ 居群　　❷ 茎叶　　❸ 花序　　❹ 果序

相似种 小叶猪殃殃

Galium trifidum Linn.

多年生丛生草本。茎纤细,多分枝,具四棱,棱上具倒生小刺毛。叶4~5片轮生;叶片椭圆状倒披针形,稀长椭圆状倒披针形,先端圆钝,基部长楔形,边缘具倒生小刺毛;近无柄。聚伞花序腋生和顶生,有3~4朵花;花小,花梗纤细,花冠白色。果爿近球状,双生或单生。花期4~5月,果期5~6月。分布于我国华东地区至西南地区。生于海拔700米以下的山坡、溪边、路旁湿润处。

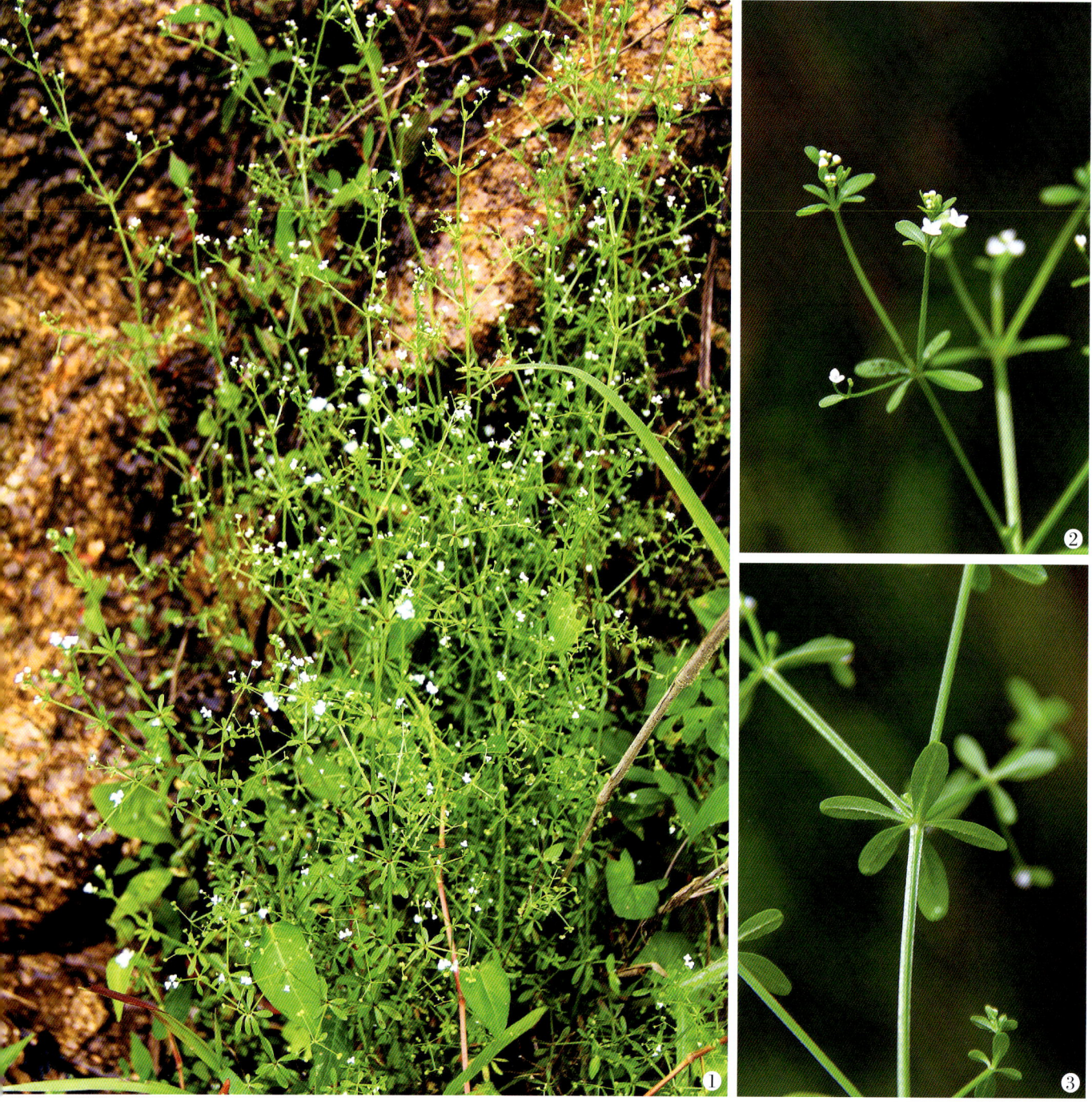

❶ 花期植株　　❷ 花序　　❸ 茎叶

166 六月雪

学　名	*Serissa japonica* (Thunb.) Thunb.
科　名	茜草科
畲族名	千年勿大树
土　名	白马骨

形态特征

灌木，有臭气。叶革质，卵形至倒披针形，顶端短尖至长尖，边全缘，无毛，叶柄短。花单生或数朵丛生于小枝顶部，或腋生，有被毛、边缘浅波状的苞片，萼檐裂片细小锥形，被毛；花冠淡红色或白色，裂片扩展，顶端3裂；雄蕊突出冠管喉部外；花柱长，突出。果小，干燥。花期5~7月，果期7~8月。

分布与生境

分布于江苏、安徽、江西、浙江、福建、广东、香港、广西、四川、云南等地。生于海拔100~800米的溪河边、山坡谷地或岩石上。

药用价值

主治感冒。中医另用于治疗头痛、急慢性肝炎、风湿腰腿痛、痈肿恶疮、蛇咬伤、脾虚泄泻、小儿疳积、带下病、目翳、肠痈、狂犬病、肾盂肾炎、水肿、急性角膜炎，也用于盛夏解暑。现代药理研究表明还具有抗氧化、保护胃黏膜、促凝血、耐缺氧、提高免疫力等作用。

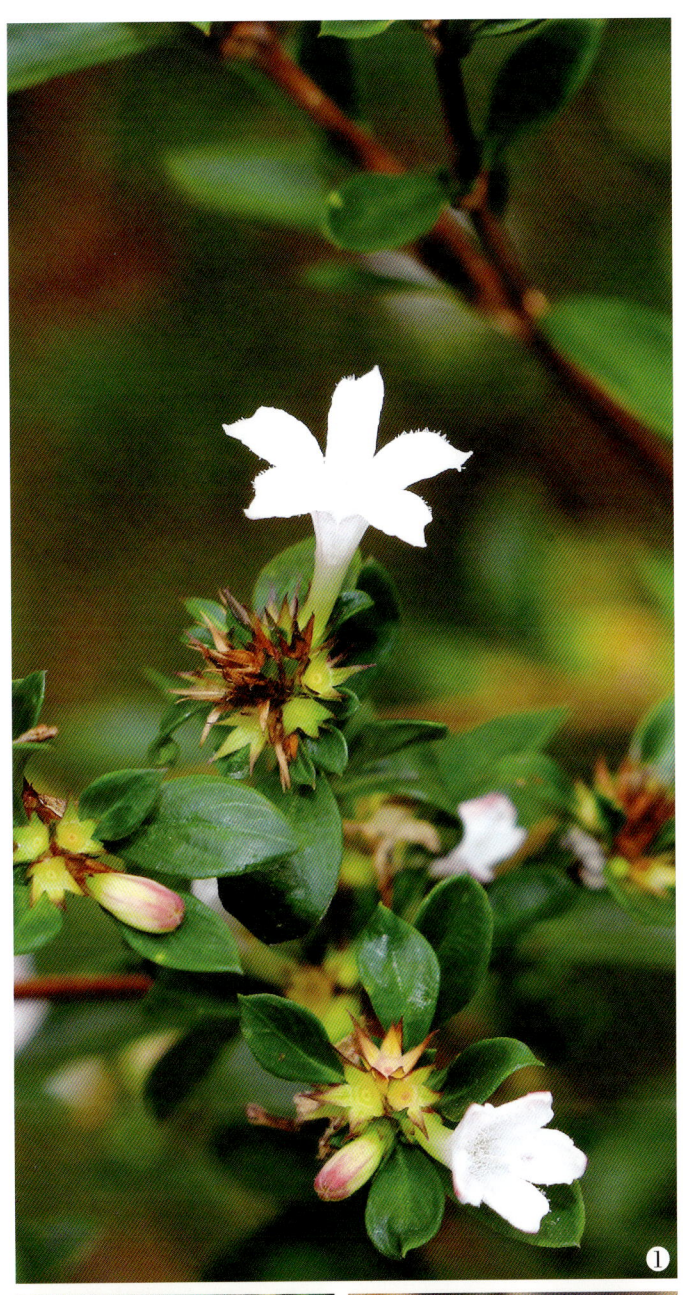
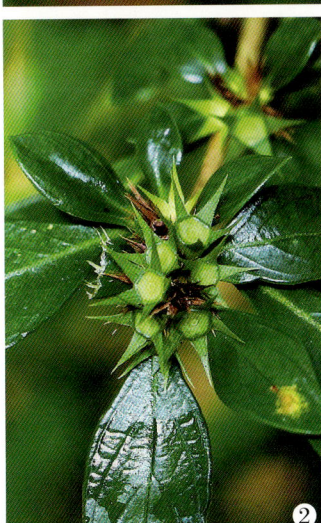
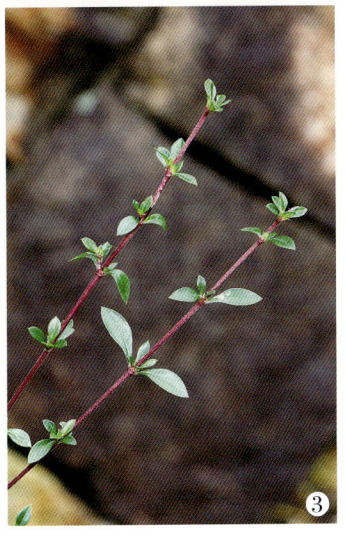

❶ 花　　❷ 花萼　　❸ 枝叶

167 白马骨

学　名	*Serissa serissoides* (DC.) Druce	科　名	茜草科
畲族名	六月雪	土　名	白马骨

形态特征

小灌木。枝粗壮，灰色。叶通常丛生，薄纸质，倒卵形或倒披针形，侧脉每边2～3条上举，在叶片两面均突起，小脉疏散不明显。托叶对生，基部膜质，顶有锥尖状裂片数枚。花朵簇生无梗，花冠白色，漏斗状。核果球形。花期4～6月，果期9～11月。

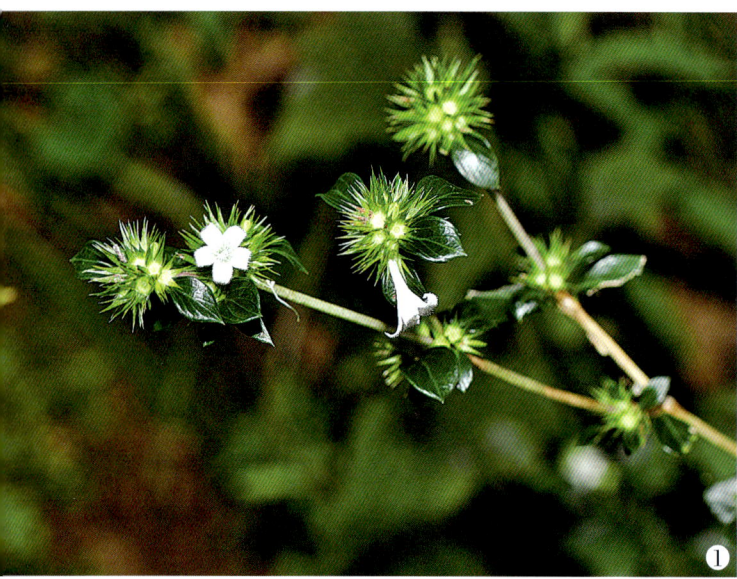

分布与生境

分布于江苏、安徽、浙江、江西、福建、台湾、湖北、广东、香港、广西等地。生于海拔500米以下的溪河边、山坡谷地或岩石上。

药用价值

主治泻痢、小儿疳积、食欲缺乏。中医另用于治疗感冒、咳嗽咽痛、牙龈肿痛、目赤肿痛、痈疽肿毒、瘰疬、恶疮。现代药理研究表明还具有防治肝炎、保护肝脏、抗氧化、保护胃黏膜、促凝血、耐缺氧、提高免疫力等作用。

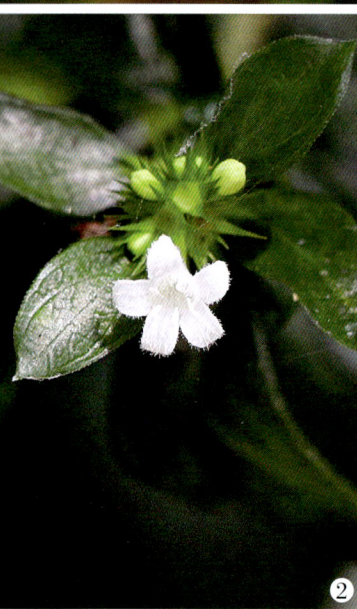
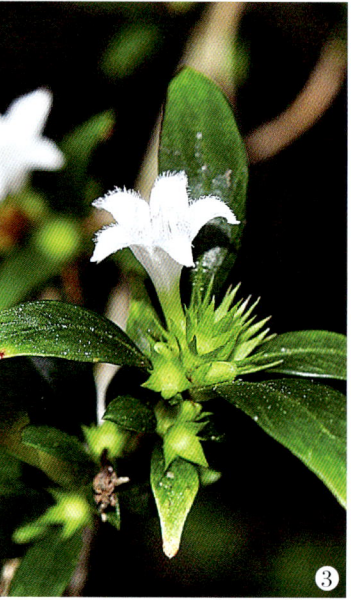
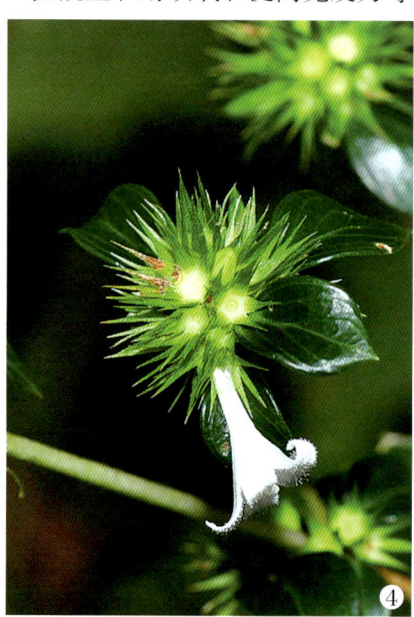

❶ 花枝　❷❸ 花　❹ 花萼

168 番薯

学　名	*Ipomoea batatas* (Linn.) Lam.
科　名	旋花科
畲族名	山粉
土　名	番薯粉

形态特征

一年生草本。地下块根的形状、皮色和肉色因品种或土壤不同而异。茎多分枝，圆柱形或具棱，绿色或紫色，茎节易生不定根。叶片形状、颜色常因品种不同而异。聚伞花序腋生，花冠粉红色、白色、淡紫色或紫色，钟状或漏斗状。蒴果卵形或扁圆形。

分布

我国大多数地区普遍栽培。

药用价值

主治水火烫伤。中医另用于治疗妇人乳汁不通、痛疮久不溃脓、大便带血、腹泻等症。现代药理研究表明还具有抗肿瘤作用。

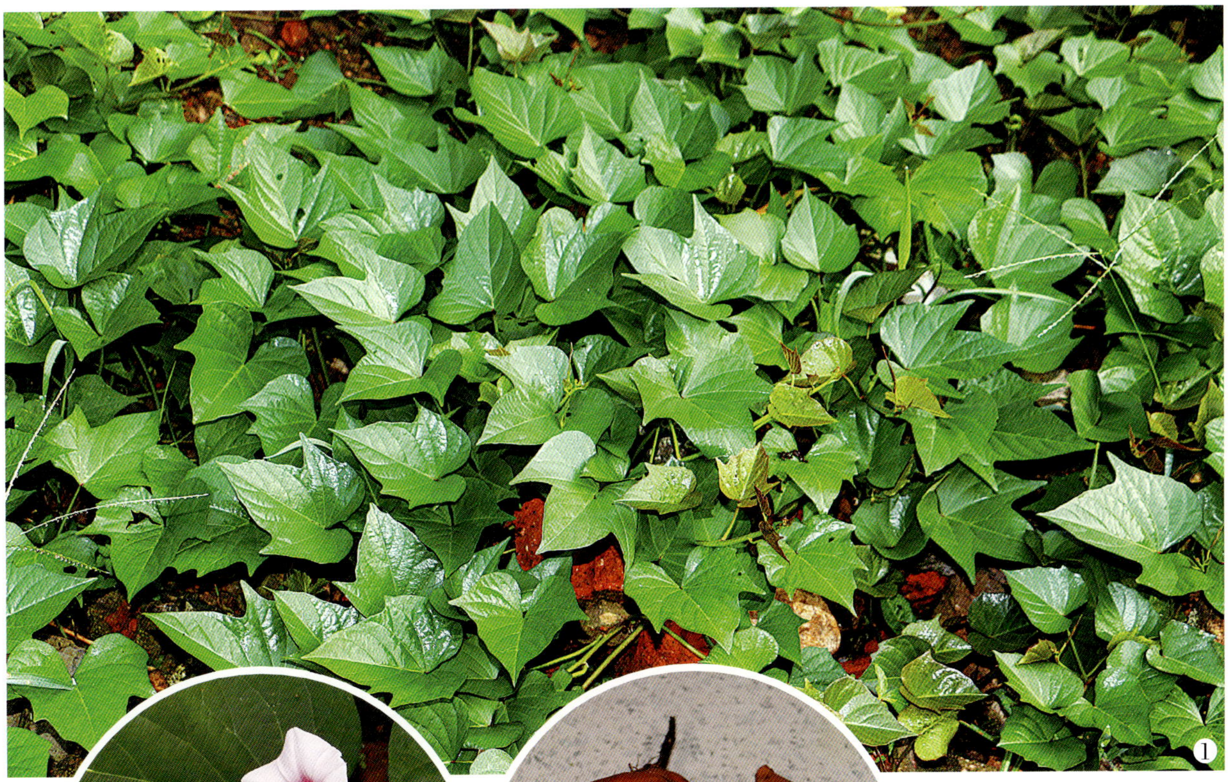

❶❷❸ 茎叶　花　块根

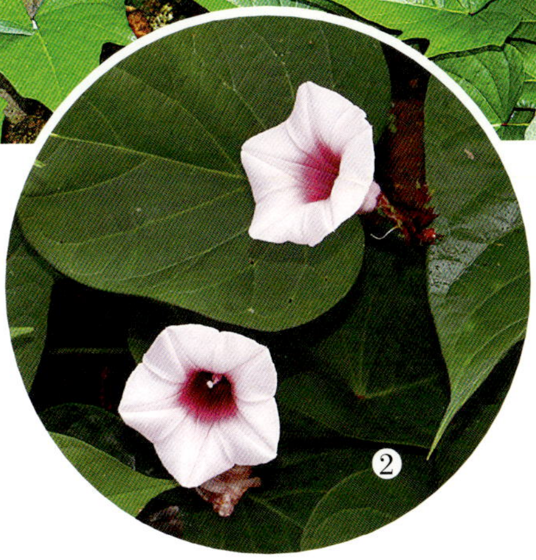

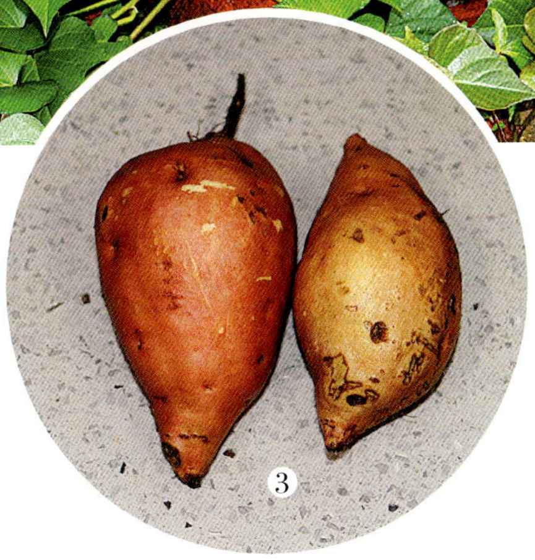

169 粗糠树

学 名	*Ehretia macrophylla* Wall.	科 名	紫草科
畲族名	粗糠柴	土 名	粗糠柴

形态特征

落叶乔木。树皮灰褐色纵裂，枝条被柔毛。叶宽椭圆形、卵形或倒卵形，边缘具锯齿，上面密生具基盘的短硬毛，下面密生短柔毛。聚伞花序顶生，呈伞房状或圆锥状，花冠筒状钟形，白色至淡黄色，芳香。核果黄色，近球形。花期3~5月，果期6~7月。

分布与生境

分布于陕西、甘肃、四川、贵州、安徽、江苏、浙江、福建、台湾、江西、湖北、湖南、广东等地。生于山坡岩石旁。目前景宁畲族自治县境内尚未发现有该种分布。照片由朱鑫鑫摄于云南省昆明市植物所。

药用价值

主治跌打损伤。

❶ 花枝　❷ 花
❸ 果　　❹ 叶

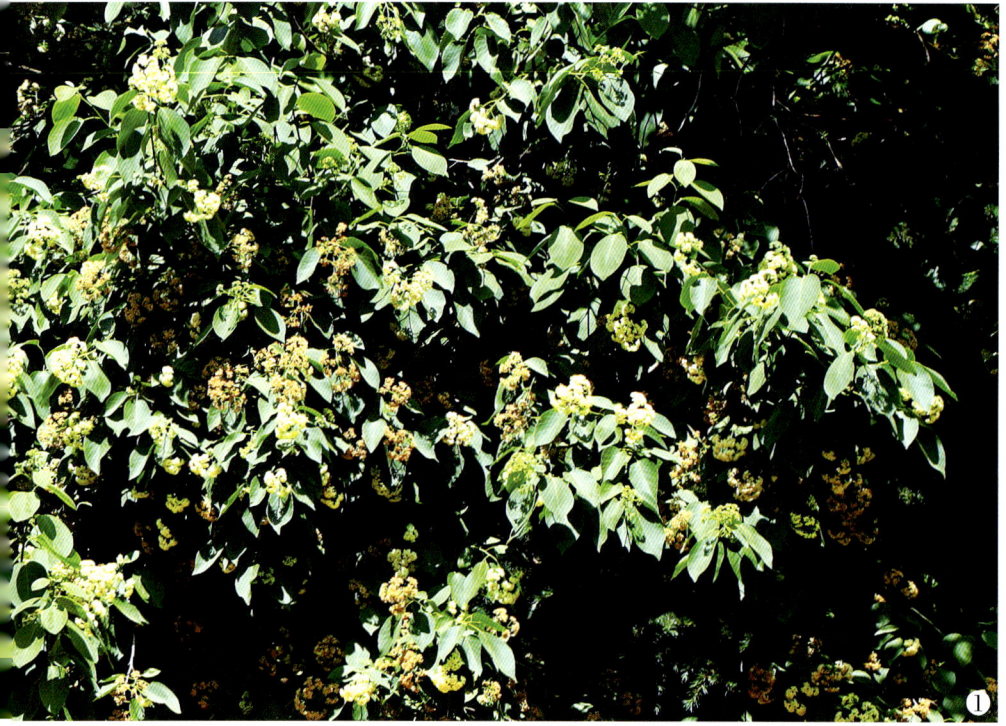
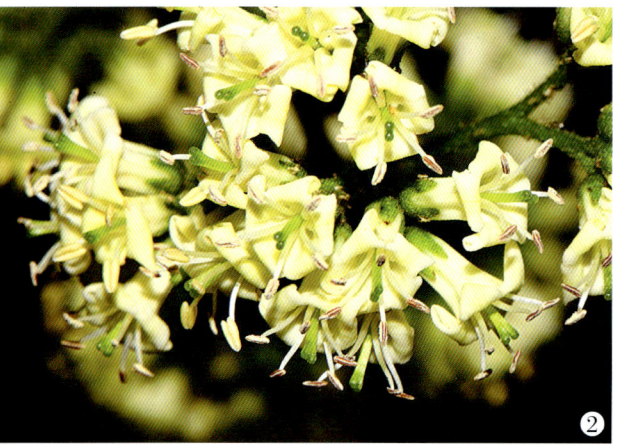
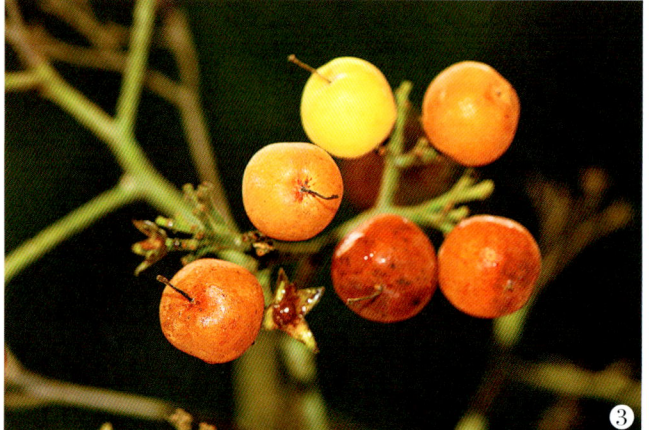
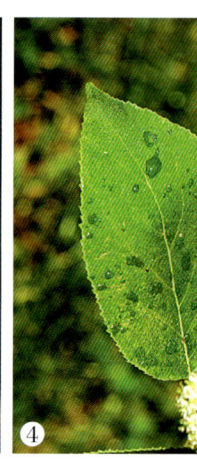

相似种 厚壳树

Ehretia thyrsiflora (Sieb. et Zucc.) Nakai

落叶乔木，具条裂的黑灰色树皮。叶椭圆形、倒卵形或长圆状倒卵形，边缘有整齐的锯齿，齿端向上而内弯，无毛或被稀疏柔毛。聚伞花序圆锥状，被短毛或近无毛，花小型多数，密集芳香，花冠钟状，白色。核果黄色或橘黄色。花期6月，果期7~8月。分布于华中、西南、华南、华东地区及台湾、山东、河南等地。生于海拔100~1700米的灌丛及山林中。景宁畲族自治县鹤溪、红星、标溪等乡镇（街道）有分布，较少见。

❶ 花枝
❷ 花序
❸ 果序
❹ 叶背
❺ 植株

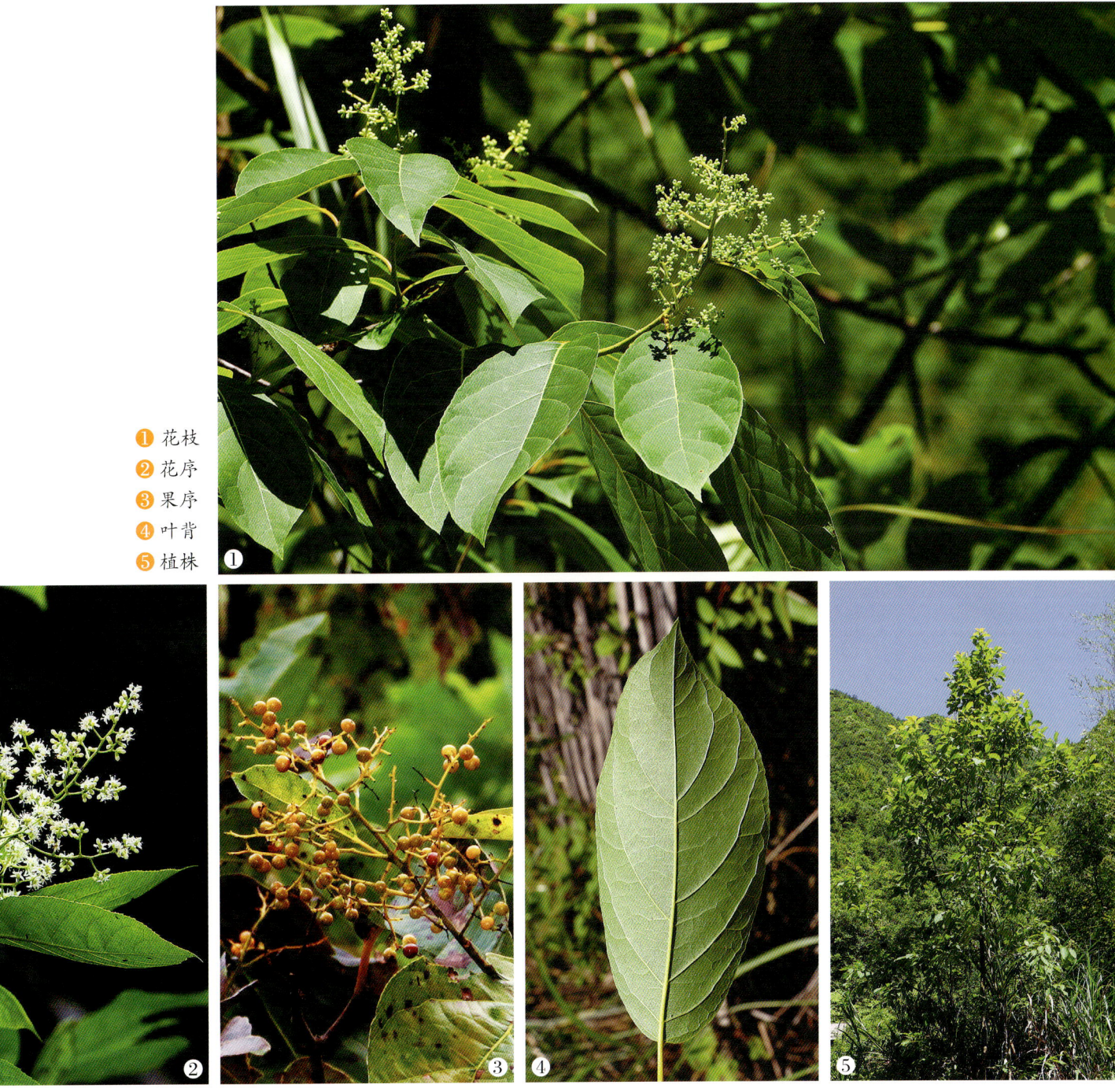

170 华紫珠

学　名	*Callicarpa cathayana* H.T. Chang	科　名	马鞭草科
畲族名	珍珠莲	土　名	鱼泻子

形态特征

灌木。小枝纤细，幼嫩梢有星状毛。叶片椭圆形或卵形，两面近于无毛，有显著的红色腺点，侧脉5～7对，在两面均稍隆起，细脉和网脉下陷，边缘密生细锯齿。聚伞花序细弱，花冠紫色，疏生星状毛，有红色腺点。果实球形，紫色。花期5～7月，果期8～11月。

分布与生境

分布于河南、江苏、湖北、安徽、浙江、江西、福建、广东、广西、云南等地。生于海拔1200米以下的山坡、谷地丛林中。景宁畲族自治县红星街道有分布，较少见。

药用价值

主治吊眉风（眼睑突然上翻，不能闭合）。中医另用于治疗化脓性炎症和内外伤出血。现代药理研究表明还具有镇痛、护肝等作用。

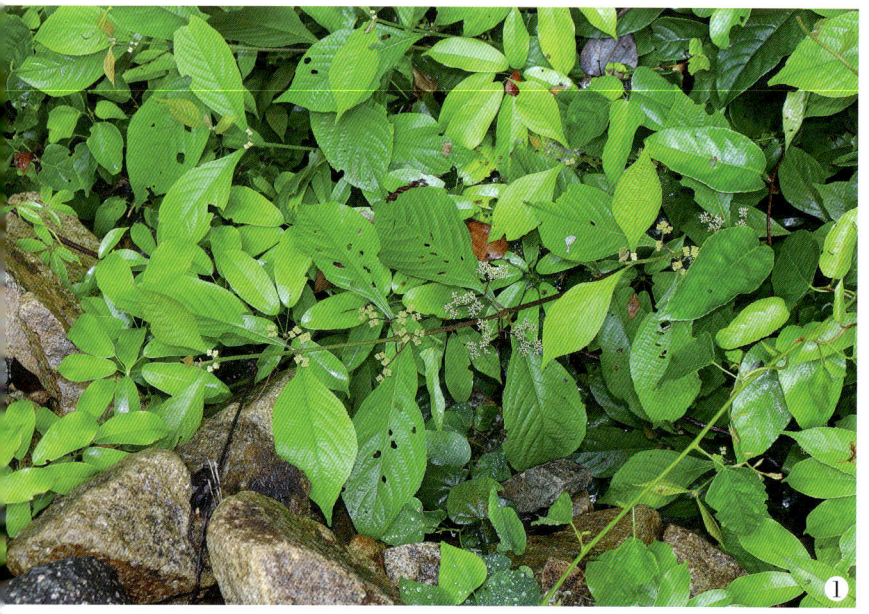
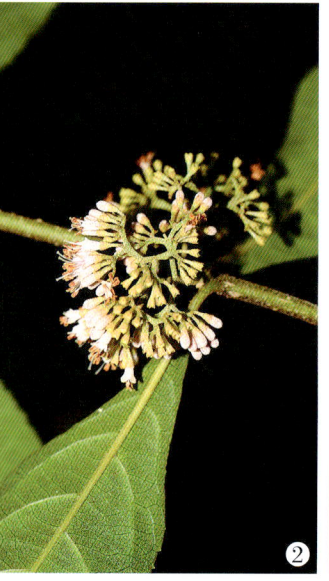
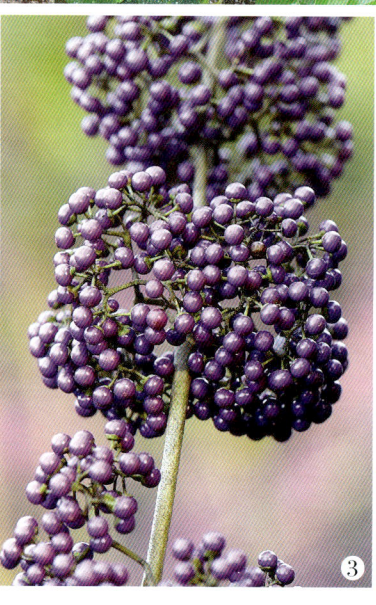
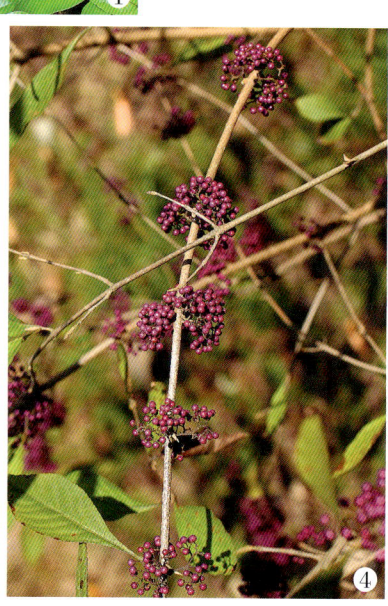

❶ 花枝
❷ 花序
❸ 果序
❹ 果枝

相似种 钝齿红紫珠

Callicarpa rubella Lindl. var. *rubella* f. *crenata* P'ei

与原变种红紫珠的区别是叶形较狭，倒卵状披针形至倒披针形，中部以下渐狭，基部略扩展，边缘有细钝锯齿，并有小尖头，小枝、叶片和花序均被多节单毛和腺毛，花梗和花各部疏被毛。分布于江西、湖南、广东、广西、贵州、云南等地。生于海拔400～1200的山坡、谷地、溪边林中及林缘灌丛中。

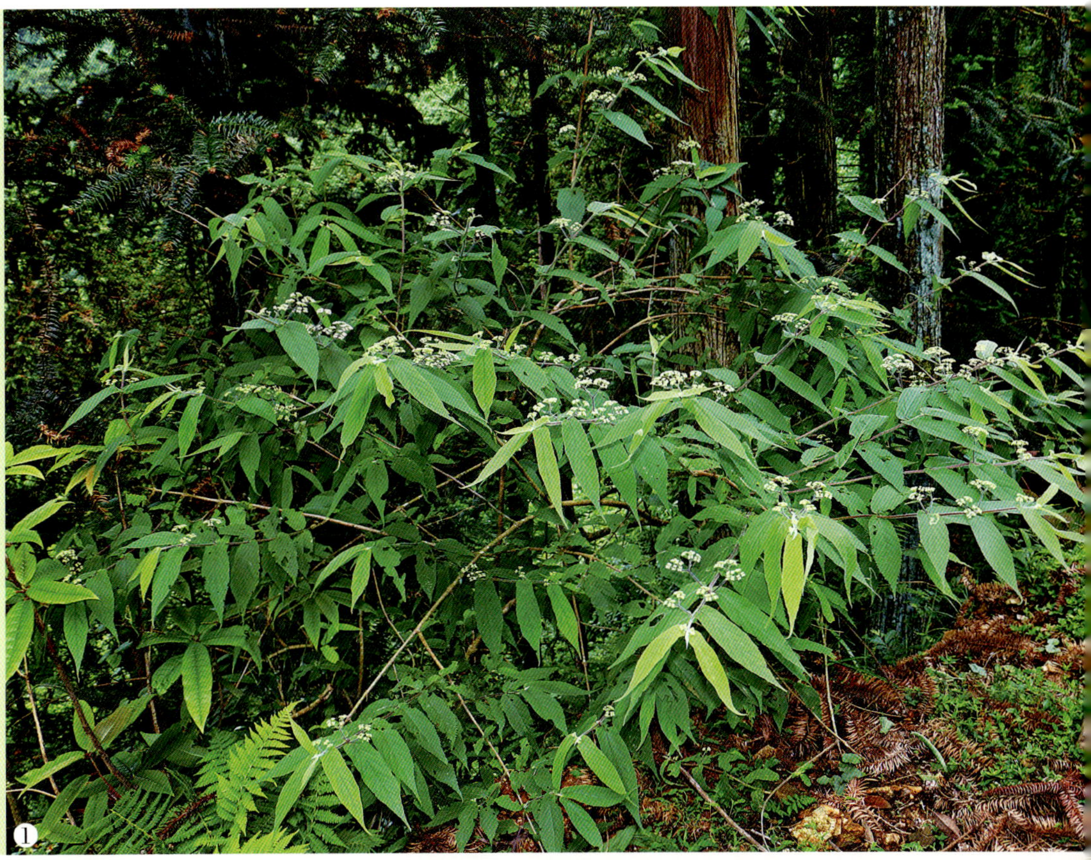

❶ 花期植株
❷ 花枝
❸ 花序
❹ 果序

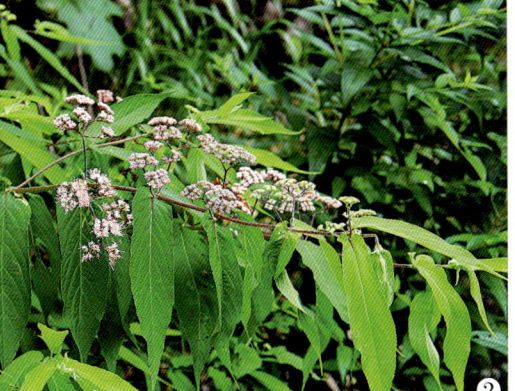
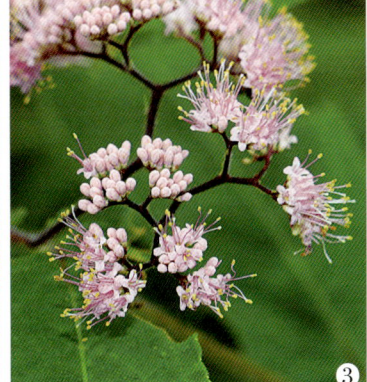
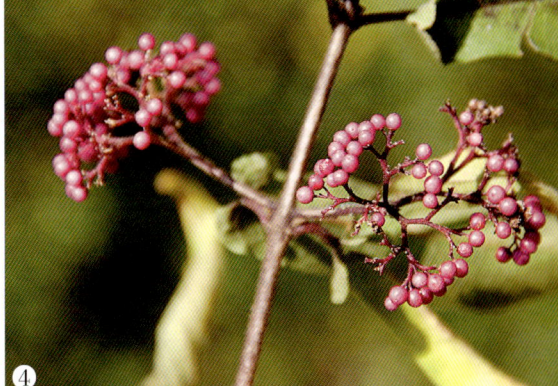

相似种 藤紫珠

Callicarpa peii H.T. Chang

藤本或蔓性灌木。老枝棕褐色，无毛，幼枝、叶柄和花序梗被黄褐色星状毛。叶片宽椭圆形或宽卵形，下面被黄褐色星状毛和细小黄色腺点，侧脉6～9对，主脉、侧脉和细脉在下面均隆起。聚伞花序，花冠紫红色至蓝紫色。果实紫色。花期5～7月，果期8～11月。分布于湖北、四川、江西、浙江、广东、广西等地。生于海拔250～1500米的山坡林中、林缘或溪边。

❶ 花枝
❷ 果枝
❸ 花序
❹ 叶背

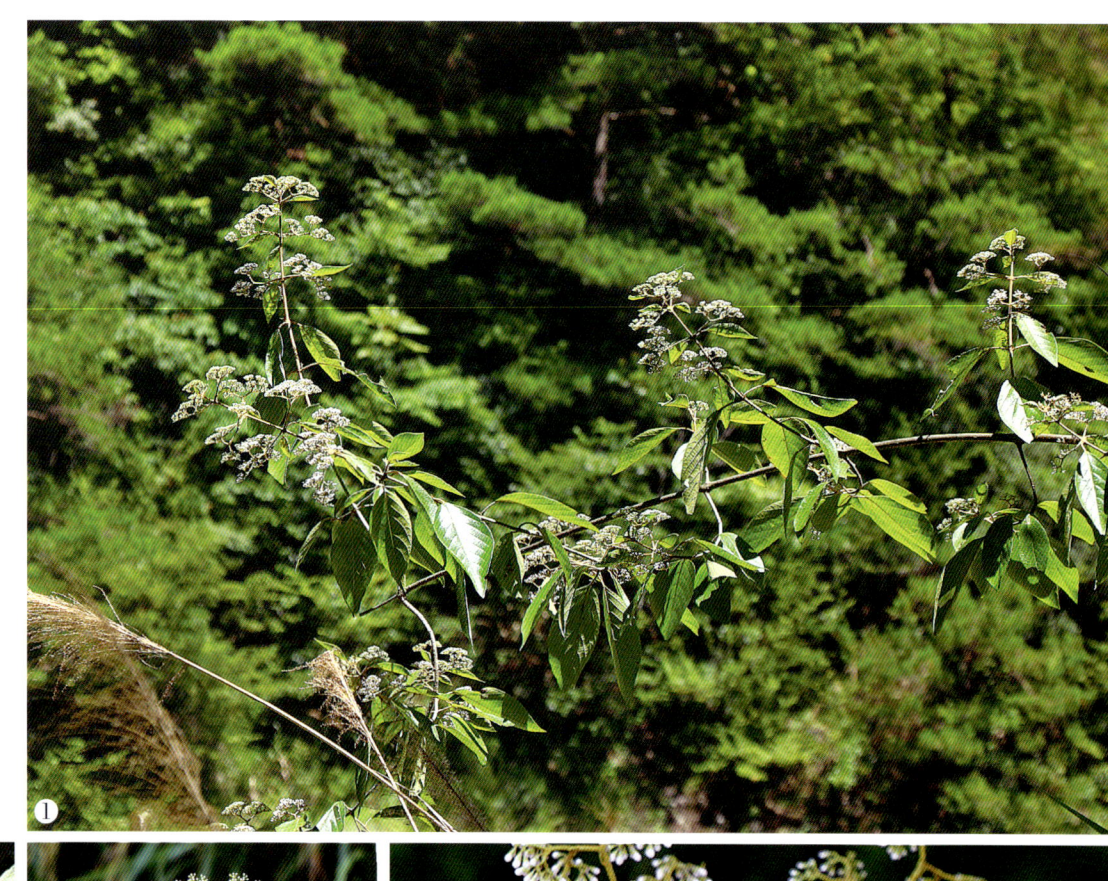
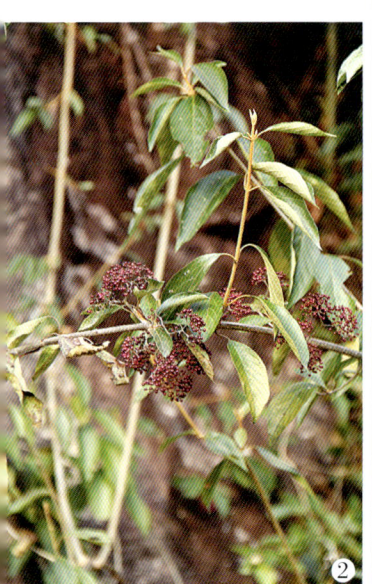
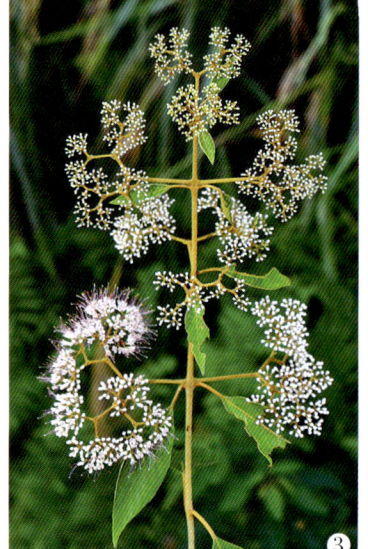
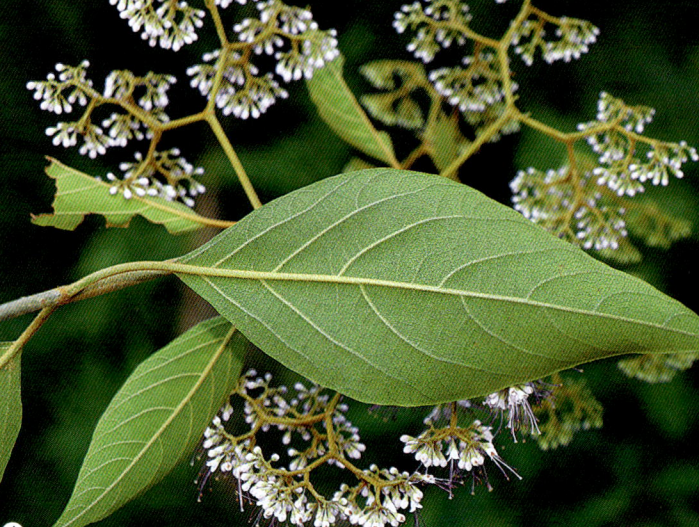

相似种 红紫珠

Callicarpa rubella Lindl.

灌木。小枝被黄褐色星状毛并杂有多细胞的腺毛。叶片倒卵形或倒卵状椭圆形，边缘具细锯齿或不整齐的粗齿，叶上面稍被多细胞的单毛，下面被星状毛并杂有单毛和腺毛，有黄色腺点。聚伞花序，花冠紫红色、黄绿色或白色。果实紫红色。花期5~7月，果期7~11月。分布于安徽、浙江、江西、湖南、广东、广西、四川、贵州、云南等地。生于海拔300~1900米的林缘或灌丛中。

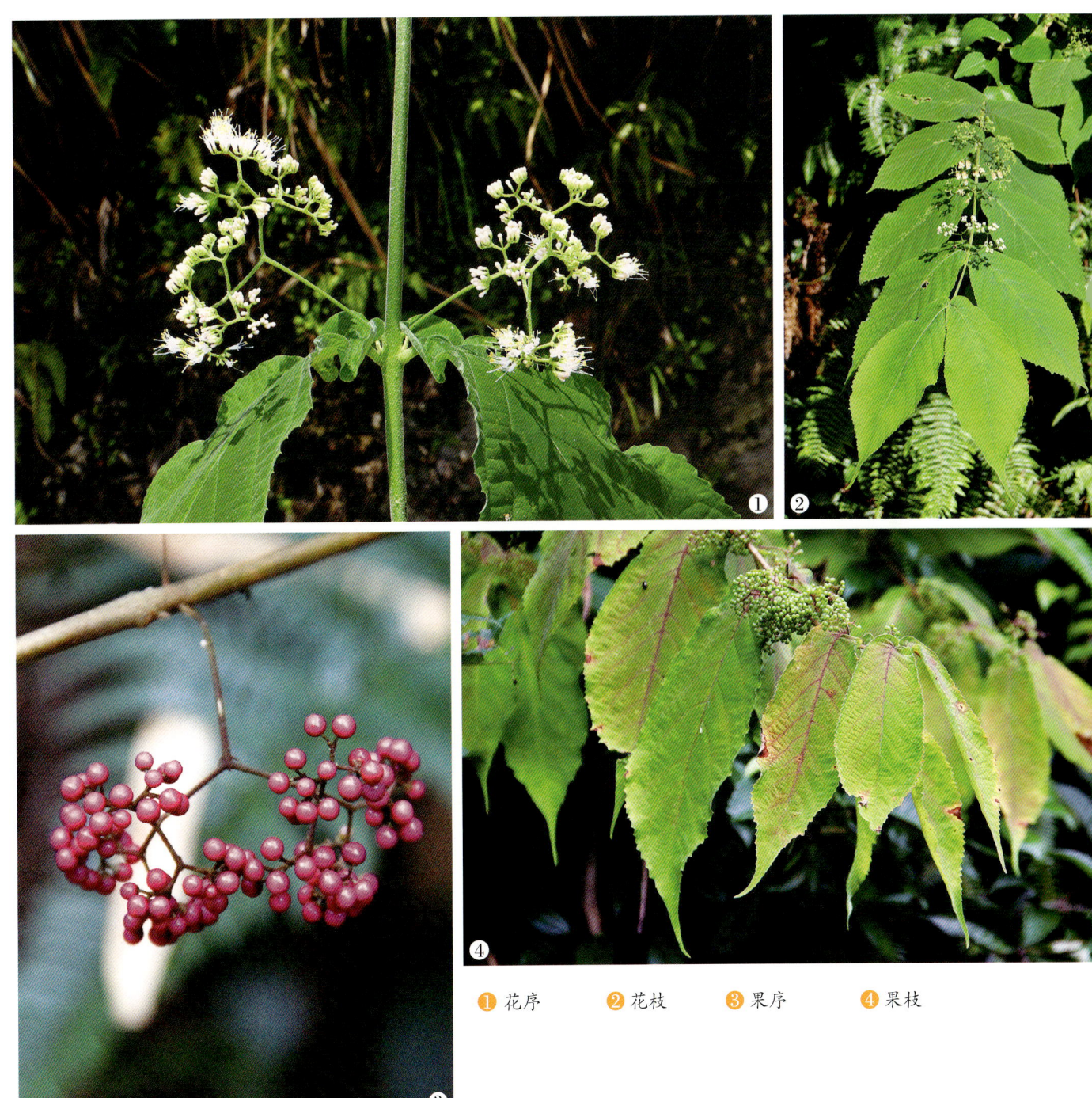

❶花序　❷花枝　❸果序　❹果枝

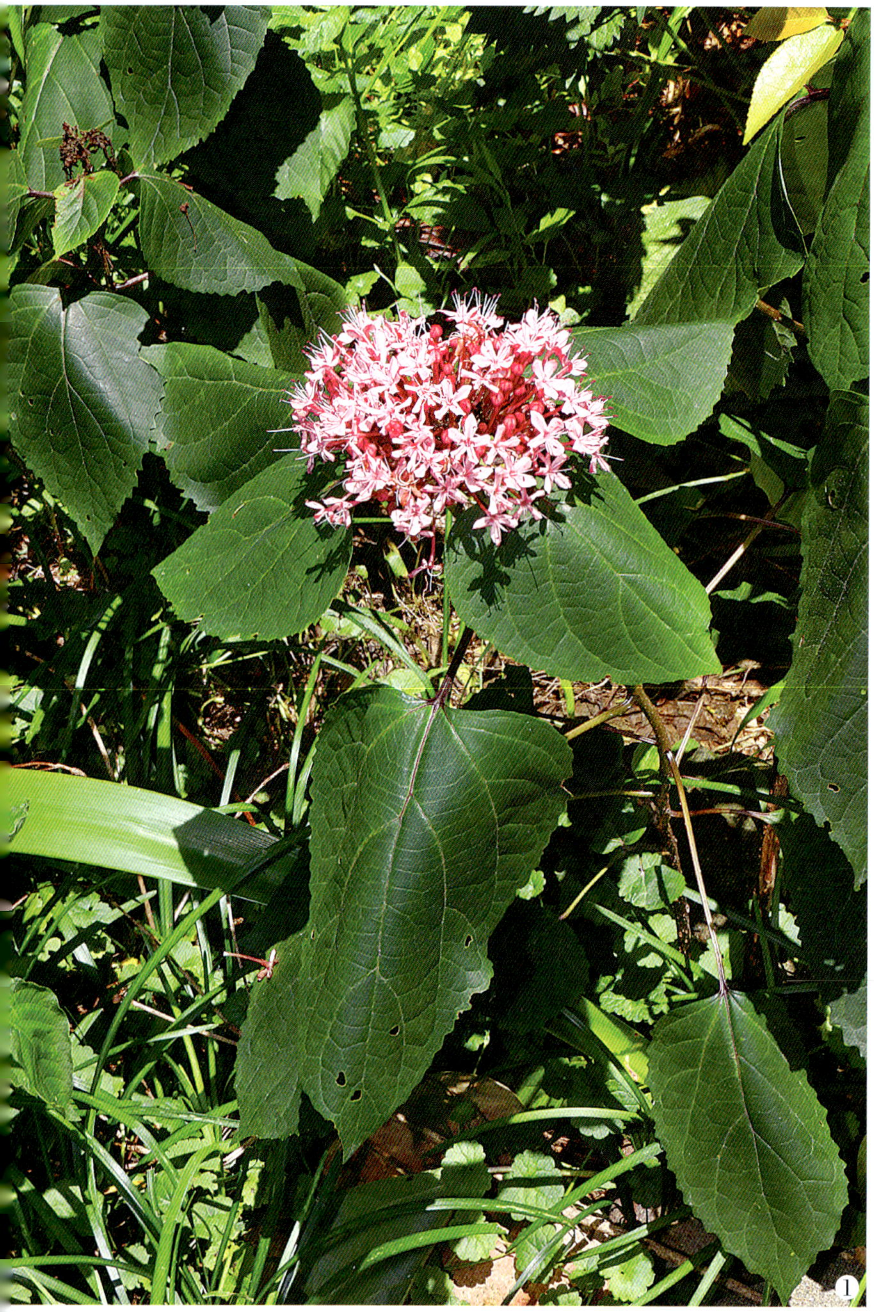

171 臭牡丹

学　名　*Clerodendrum bungei* Steud.
科　名　马鞭草科
畲族名　臭桐柴
土　名　鸡虱药

形态特征

灌木，有臭味。叶片纸质，宽卵形或卵形，边缘具粗或细锯齿，侧脉表面散生短柔毛，下面疏生短柔毛和散生腺点或无毛，基部脉腋有数个盘状腺体。伞房状聚伞花序顶生，萼齿三角形成狭三角形，花冠淡红色、红色或紫红色。核果近球形，成熟时蓝黑色。花果期5～11月。

分布与生境

分布于华北、西北、西南地区及江苏、安徽、浙江、江西、湖南、湖北、广西等地。生于海拔2500米以下的山坡、林缘、沟谷、路旁、灌丛湿润处。景宁畲族自治县见于村庄房前屋后栽培。

药用价值

主治睾丸肿大、偏头痛。中医另用于治疗风湿关节痛、跌打损伤、高血压、痈疖疮疡、痔疮、湿疹、子宫脱垂、乳腺炎、淋病、脱肛等。现代药理研究表明还具有抗菌、抗肿瘤等作用。

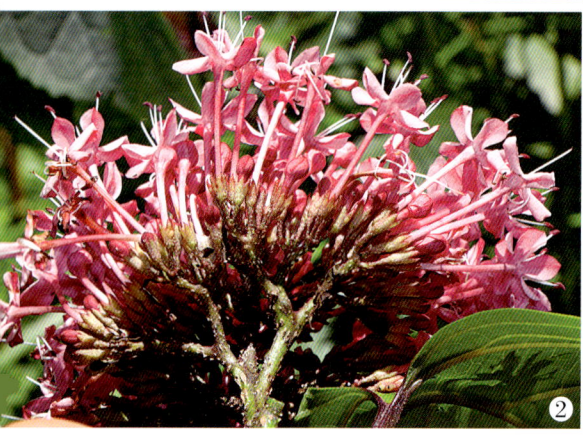
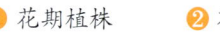
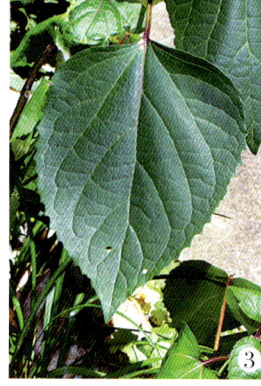

❶ 花期植株　❷ 花萼　❸ 叶

相似种 尖齿臭茉莉

Clerodendrum lindleyi Decne ex Planch.

灌木。幼枝近四棱形，老枝近圆形，皮孔不显，被短柔毛。叶片纸质，宽卵形或心形，有短柔毛，基部脉腋有数个盘状腺体，叶缘有不规则锯齿或波状齿。伞房状聚伞花序，萼齿披针形或线状披针形，花冠紫红色或淡红色。核果近球形，大半被增大的紫红色宿萼所包。花果期6~11月。分布于浙江、江苏、安徽、江西、湖南、广东、广西、贵州、云南等地。生于海拔2300米以下的山坡、沟边、路边或杂木林中。景宁畲族自治县常见于村庄房前屋后栽培，数量远比臭牡丹多。

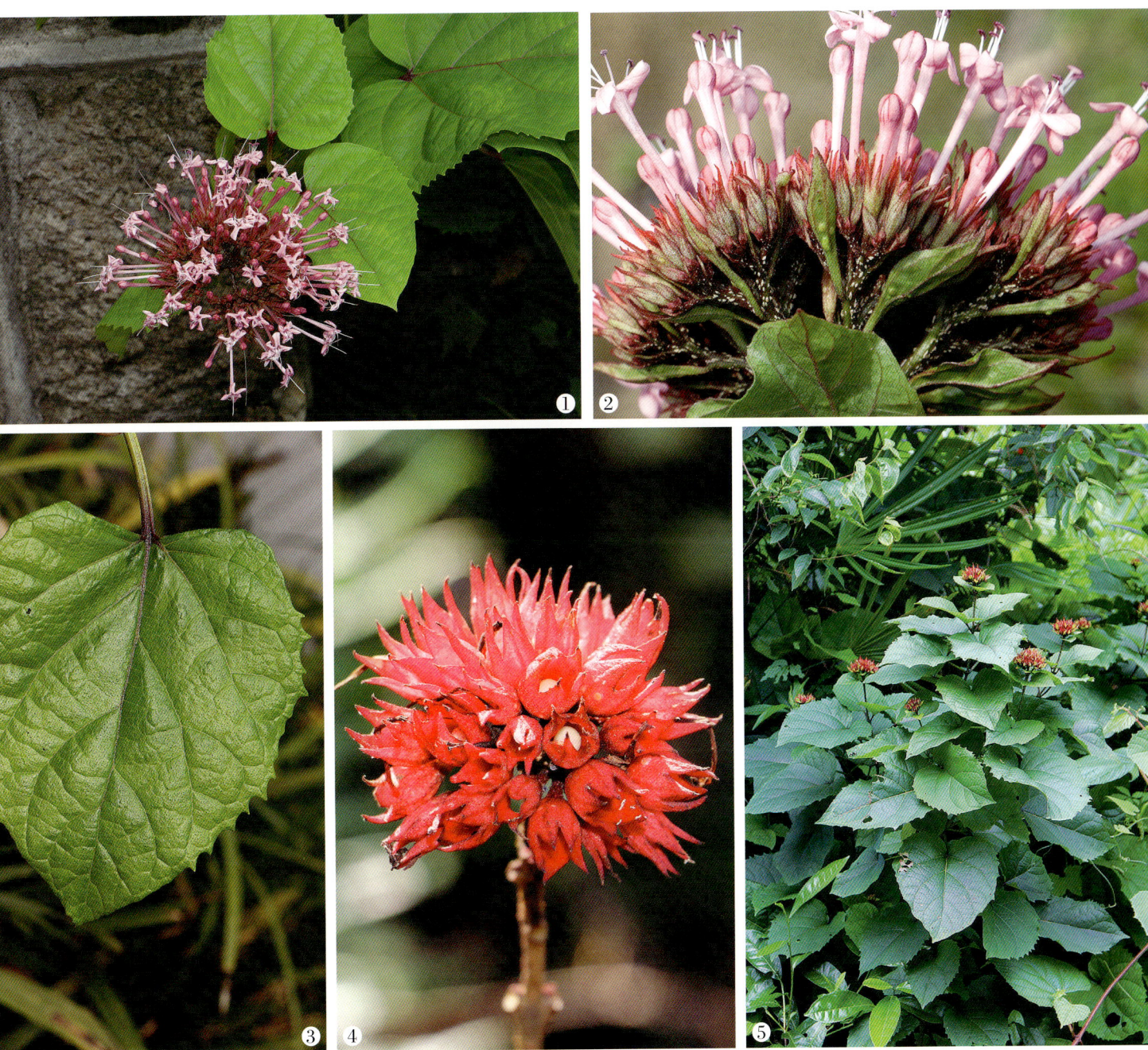

❶ 花序　❷ 花萼　❸ 叶　❹ 果序　❺ 果期植株

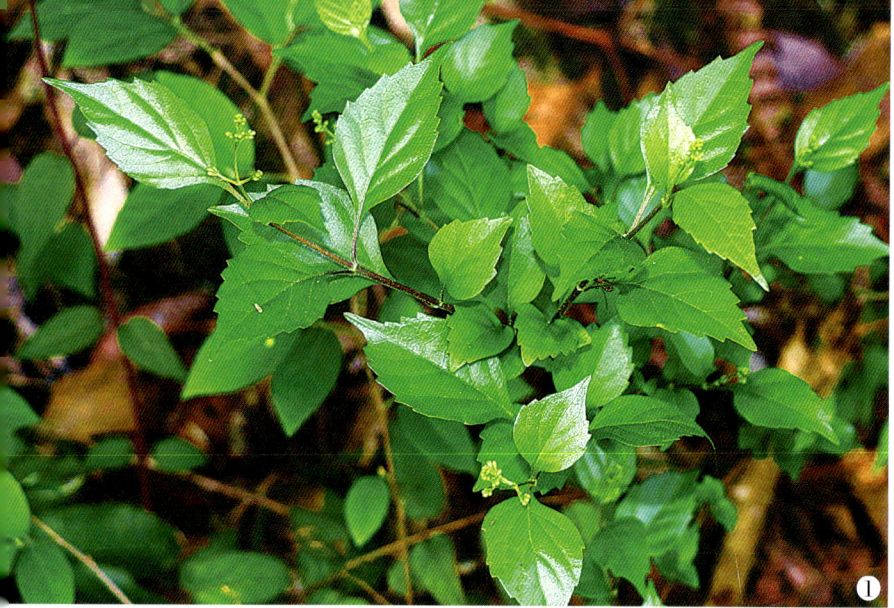

172 豆腐柴

学　　名	*Premna microphylla* Turcz.
科　　名	马鞭草科
畲族名	苦蓼
土　　名	山麻兹

形态特征

直立灌木。幼枝有柔毛，老枝变无毛。叶揉之有臭味，卵状披针形、椭圆形或倒卵形，全缘至有不规则粗齿，无毛至有短柔毛。聚伞花序组成顶生塔形的圆锥花序，花冠淡黄色，外有柔毛和腺点。核果紫色，球形至倒卵形。花果期5～10月。

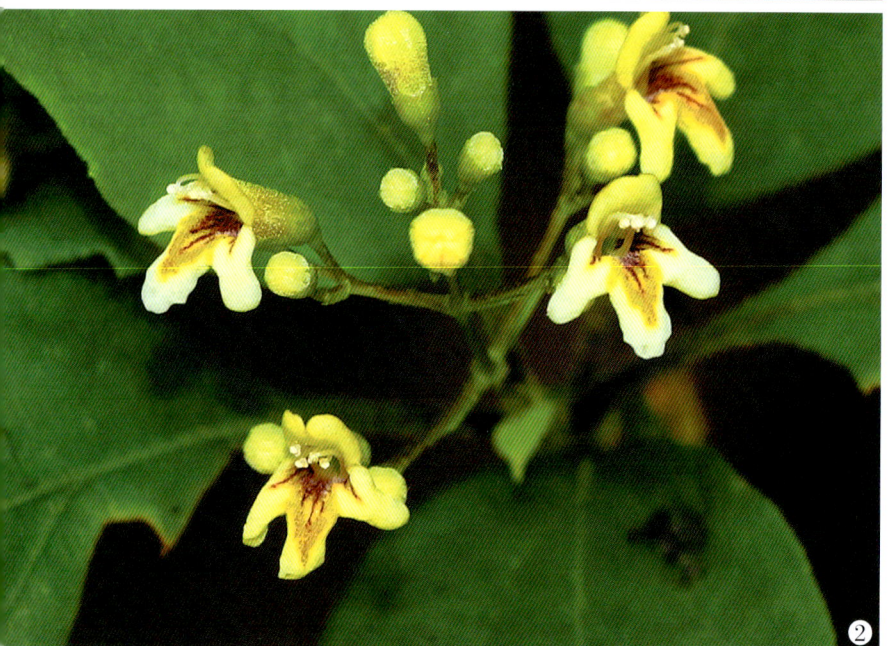

分布与生境

分布于华东、华中、华南以及四川、贵州等地。生于山坡林下或林缘。景宁畲族自治县民间常采其叶榨汁制作豆腐。

药用价值

主治骨折、疝气。中医另用于治疗毒蛇咬伤、无名肿毒、创伤出血。现代药理研究表明还具有抗炎、降胆固醇、抗疲劳等作用。

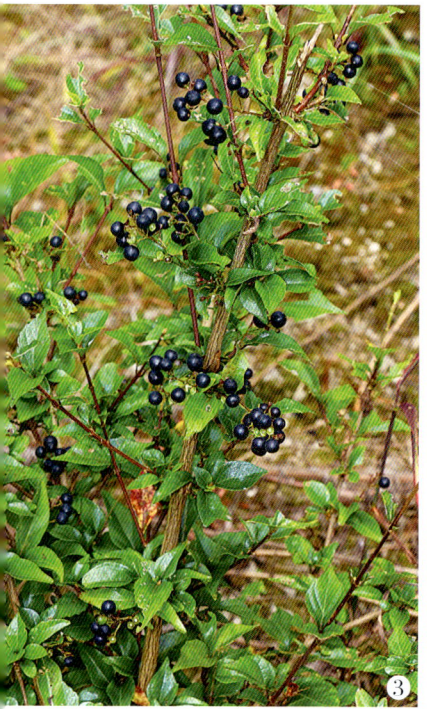
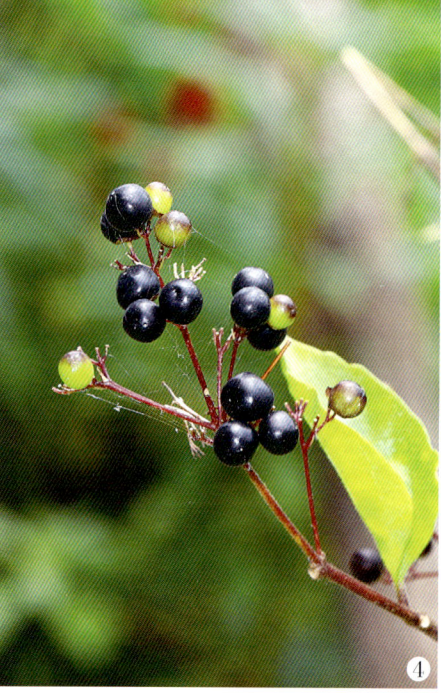

❶ 枝叶
❷ 花序
❸ 果枝
❹ 果序

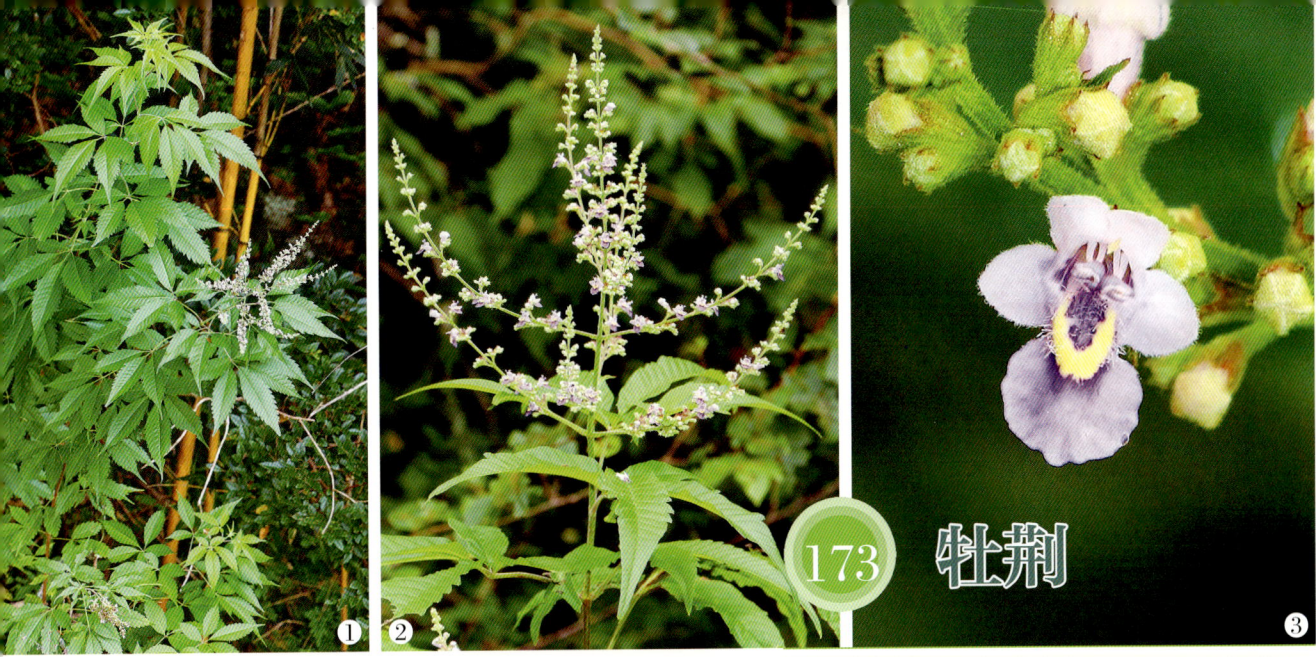

173 牡荆

学　名	*Vitex negundo* L. var. *cannabifolia* (Sieb. et Zucc.) Hand.-Mazz.
科　名	马鞭草科
畲族名	黄荆条
土　名	黄荆秋

形态特征

落叶灌木或小乔木。小枝四棱形。掌状复叶对生，小叶片披针形或椭圆状披针形，顶端渐尖，基部楔形，边缘有粗锯齿，叶上面绿色，下面淡绿色，通常被柔毛。圆锥花序顶生，花冠淡紫色。果实近球形，黑色。花期6~7月，果期8~11月。

分布与生境

分布于华东地区及河北、湖南、湖北、广东、广西、四川、贵州、云南等地。生于山坡灌丛中。

药用价值

主治小儿夜尿、头痛、风湿痹痛、急性肝炎。中医另用于治疗白带、小肠疝气、痰湿白浊、出血等症。现代药理研究表明还具有缓解支气管平滑肌痉挛、保护心血管系统、抗氧化、抗菌等作用。

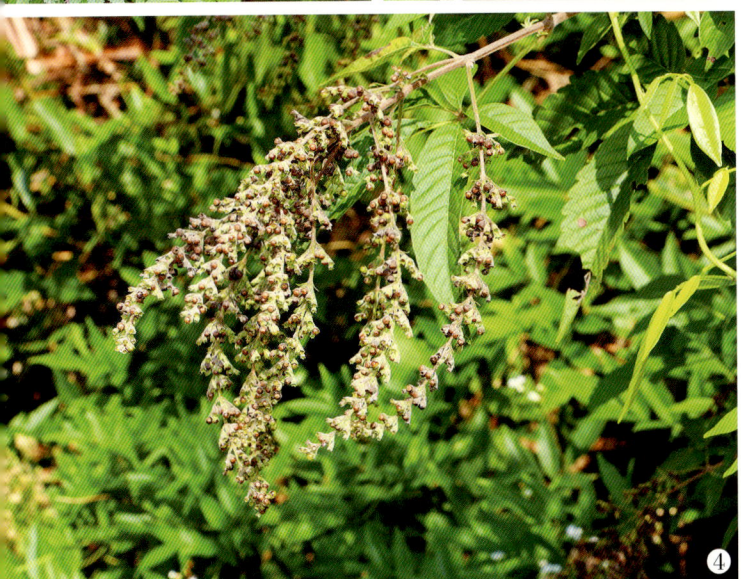
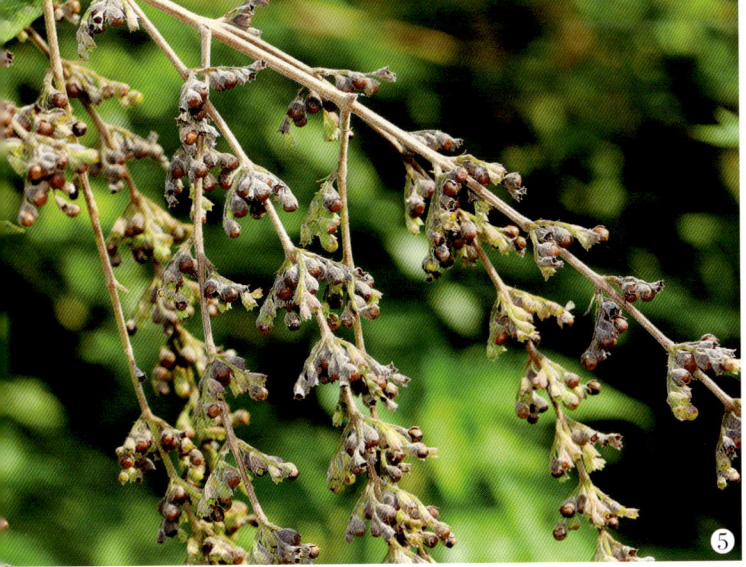

❶ 花期植株　❷ 花序　❸ 花
❹ 果枝　❺ 果序

174 金疮小草

学　名	*Ajuga decumbens* Thunb.	**科　名**	唇形科
畲族名	苦草	**土　名**	白花夏枯草

形态特征

一年生或二年生草本。匍匐茎被白色或绵状长柔毛。叶片薄纸质，匙形或倒卵状披针形，具缘毛，两面被疏糙伏毛或疏柔毛。轮伞花序排列成穗状花序，花冠淡蓝色或淡红紫色，稀白色。小坚果倒卵状三棱形，背部具网状皱纹，腹部有果脐。花期3～7月，果期5～11月。

分布与生境

分布于长江以南地区。生于海拔200～1400米的溪边、路旁及湿润草坡上。

药用价值

主治腮腺炎、无名肿毒、扁桃体炎。中医另用于治疗痈疽疔疮、火眼、乳痈、鼻衄、咽喉炎、肠胃炎、急性结膜炎、烫伤、狂犬咬伤、毒蛇咬伤、外伤出血等症。现代药理研究表明还具有抗菌、抗肿瘤等作用。

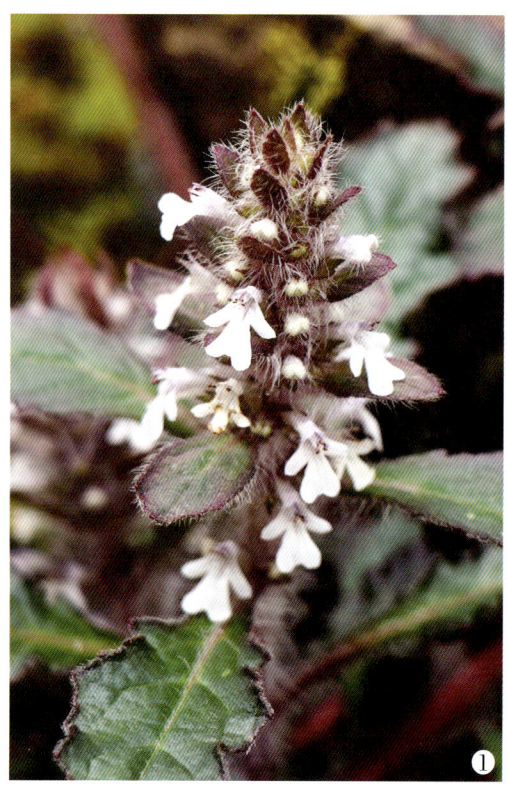
❶ 花序

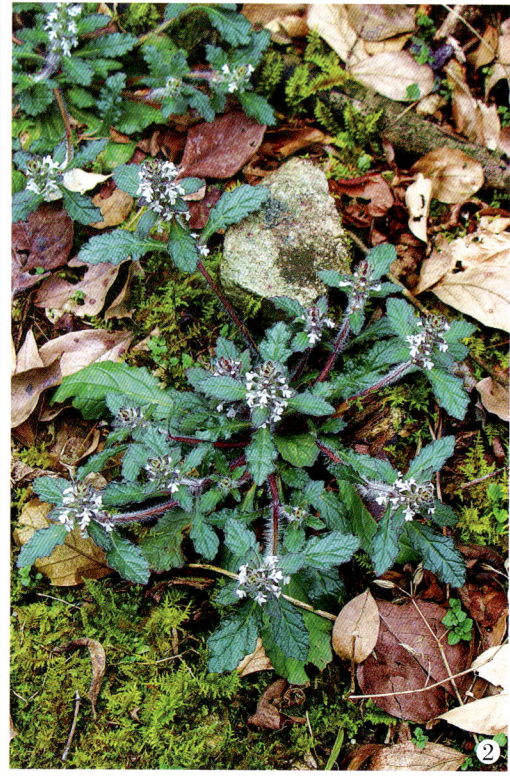
❷ 花期植株

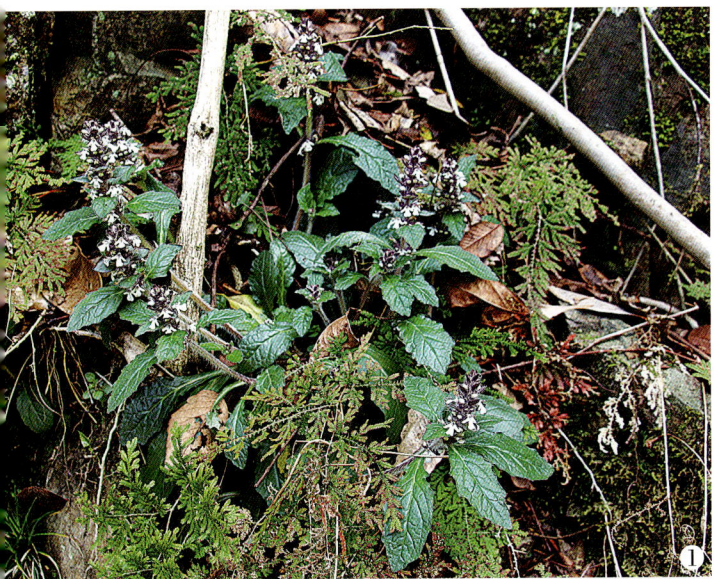

175 紫背金盘

学　名	*Ajuga nipponensis* Makino
科　名	唇形科
畲族名	白地蜂蓬
土　名	白花夏枯草

形态特征

　　一年生或二年生草本。茎柔软被长柔毛或疏柔毛。叶片纸质，阔椭圆形，两面被疏糙伏毛或疏柔毛，侧脉4～5对。轮伞花序多花，向上渐密集组成顶生穗状花序；花冠淡蓝色或蓝紫色，具深色条纹，筒状。小坚果卵状三棱形，背部具网状皱纹。花期4～7月，果期12月至翌年7月。

分布与生境

　　分布于我国东部、南部及西南地区。生于海拔1000米以下的溪边、林下或林缘。

药用价值

　　主治扁桃体炎、腮腺炎、无名肿痛。中医另用于治疗肺脓肿、肺炎、咽喉炎、气管炎、急性胆囊炎、肝炎、痔疮肿痛、鼻衄、牙痛、目赤肿痛、便血、白尿、血瘀肿痛、产后瘀血、妇女血气痛等症；外用治金疮、刀伤、外伤出血、跌打扭伤、骨折、疮疖痈肿、狂犬咬伤等症。现代药理研究表明还具有解热、抗肿瘤、降血压等作用。

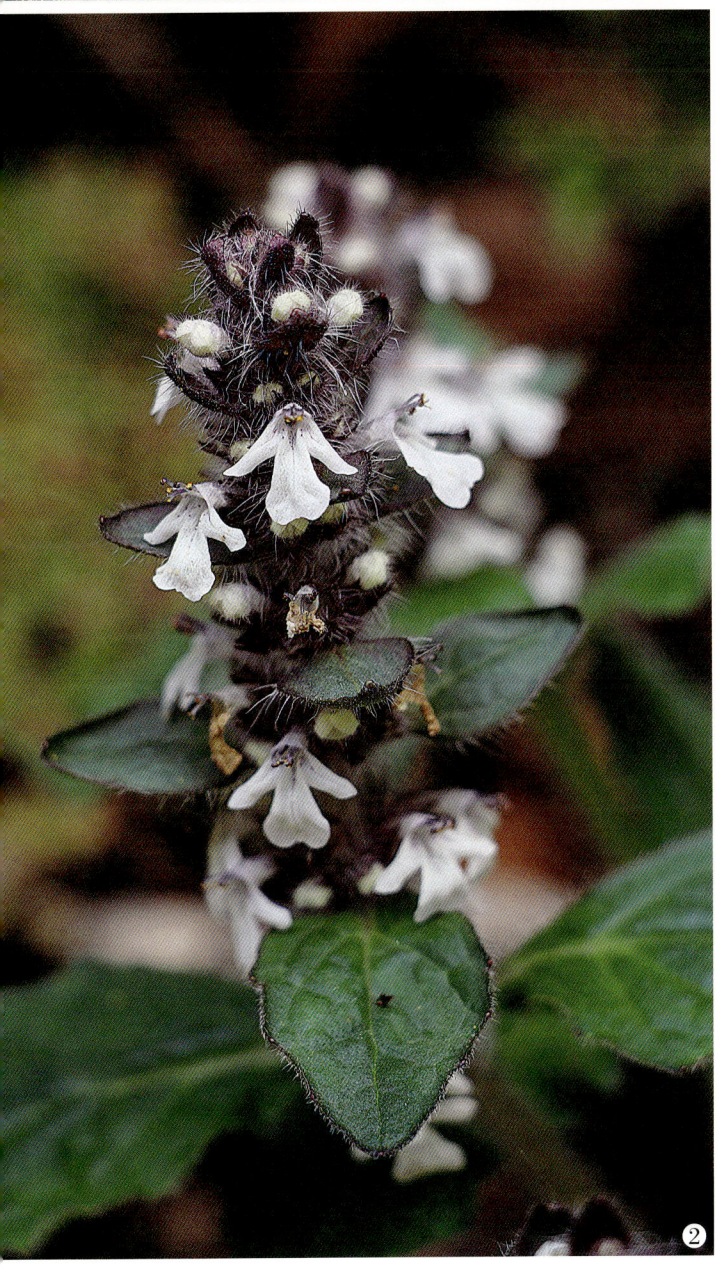

❶ 花期植株　　❷ 花序

176 香薷

学　　名	*Elsholtzia ciliate* (Thunb.) Hyland
科　　名	唇形科
畲族名	大叶香薷、细叶黄荆
土　　名	大叶野苏

形态特征

直立草本，具密集的须根。茎钝四棱形，具槽，呈麦秆黄色，老时变紫褐色。叶卵形或椭圆状披针形，边缘具锯齿，疏被小硬毛；叶柄背平腹凸，边缘具狭翅。穗状花序，苞片宽卵圆形或扁圆形，先端具芒状突尖，疏布松脂状腺点；花冠淡紫色，冠檐二唇形。小坚果长圆形，棕黄色，光滑。花期7~10月，果期10月至翌年1月。

分布与生境

除新疆、青海外，全国各地有分布。生于海拔3400米以下的路旁、山坡、荒地、林内、河岸。

药用价值

主治急性肠胃炎、腹痛吐泻、夏秋阳暑、头痛发热、恶寒无汗、霍乱、水肿、脚气、鼻衄、口臭。现代药理研究表明还具有抗病原微生物、镇静、增强免疫力、抗氧化等作用。

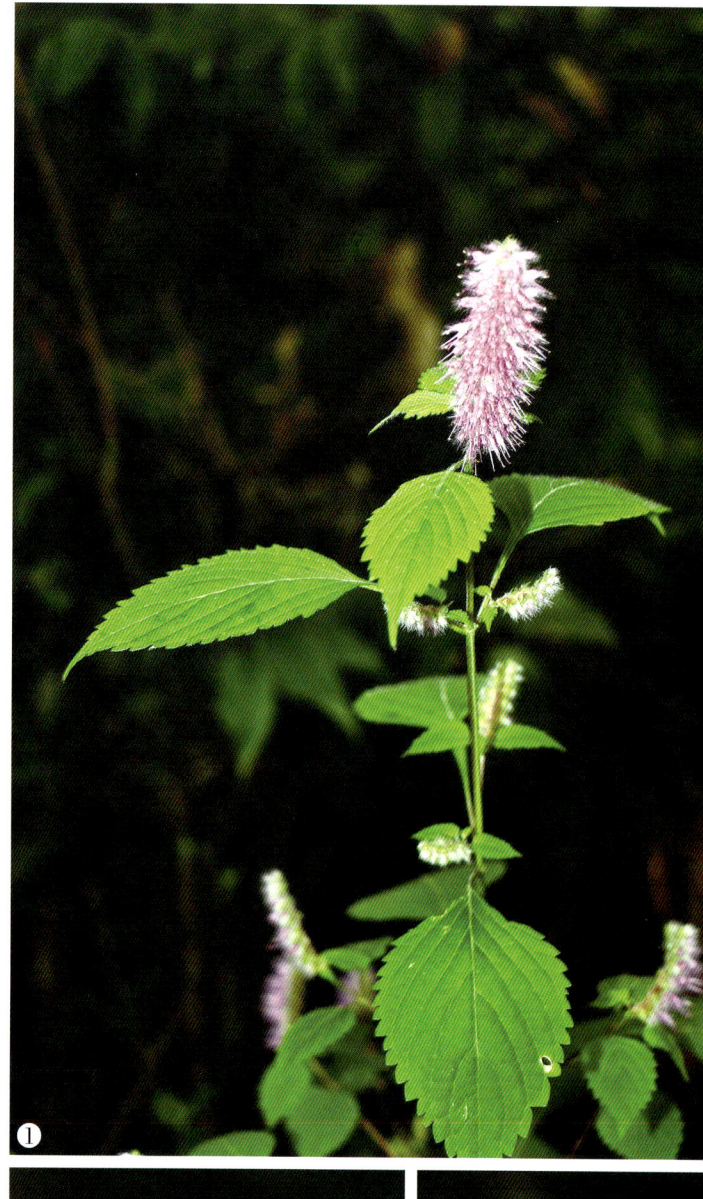

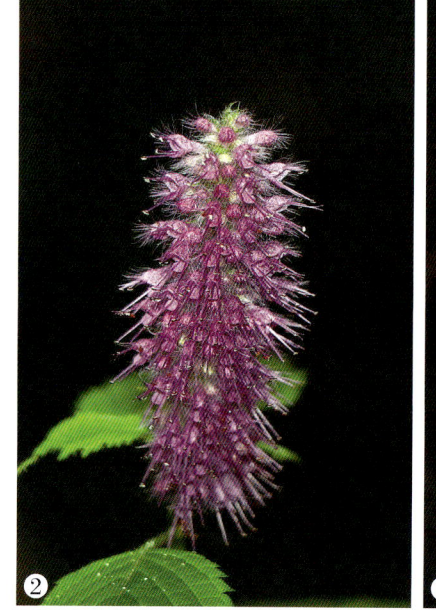

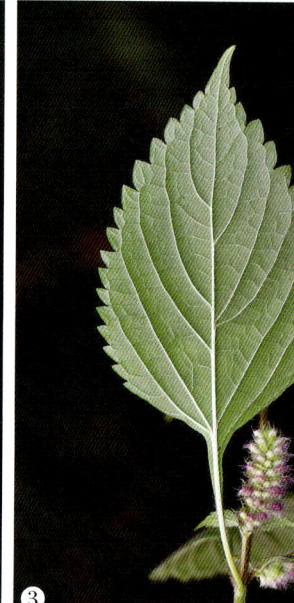

❶花期植株　❷花序　❸叶背

177 凉粉草

学　名	*Mesona chinensis* Benth.	科　名	唇形科
畲族名	仙人草	土　名	山苏

形态特征

草本。茎被脱落的长疏柔毛或细刚毛。叶狭卵圆形至阔卵圆形，纸质或近膜质，两面被细刚毛或柔毛，侧脉6~7对，与中肋在上面平坦或微凹下面微隆起。轮伞花序多数，组成间断或近连续的顶生总状花序，花冠白色或淡红色。小坚果长圆形，黑色。花果期7~10月。

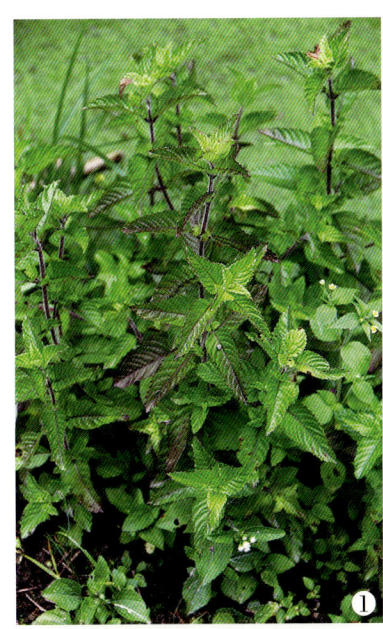
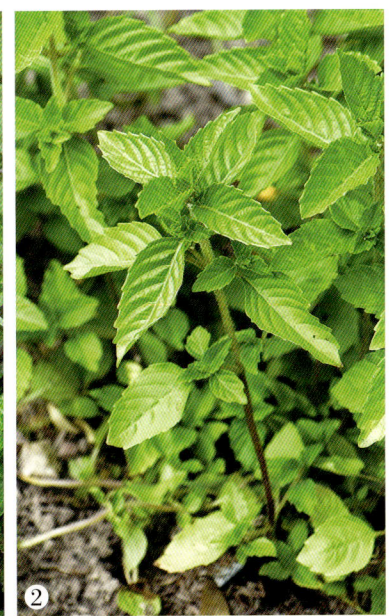

分布与生境

分布于浙江、台湾、江西、广东、广西等地。生于水沟边及沙地草丛中。景宁畲族自治县偶见于栽培。

药用价值

主治疗疖疮肿、急性肾炎等。中医另用于治疗中暑、感冒、黄疸、高血压、糖尿病、关节肌肉疼痛、酒风。现代药理研究表明还具有抗氧化、抗缺氧等作用。

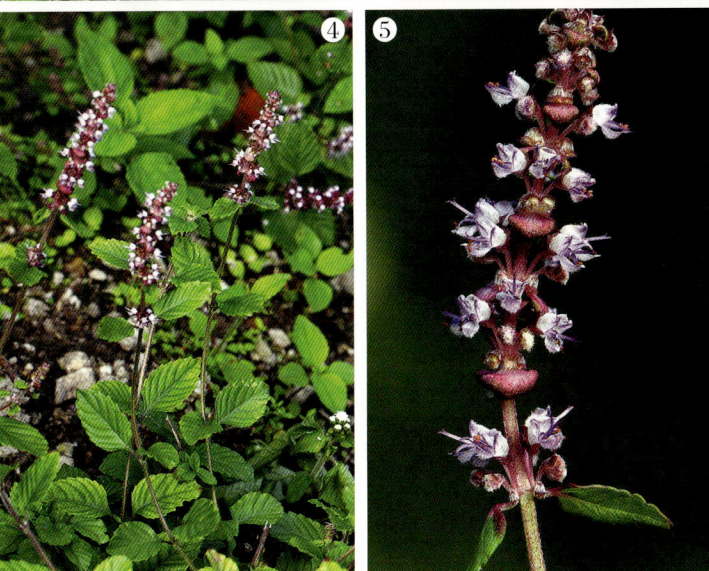

❶❷ 植株
❸ 叶背
❹ 花期植株
❺ 花序

178 南丹参

学　名	*Salvia bowleyana* Dunn	科　名	唇形科
畲族名	热红草	土　名	丹参

形态特征

多年生草本。根肥厚，外表红赤色，切面淡黄色。茎粗大，被向下长柔毛。羽状复叶草质，脉上略被小疏柔毛，侧脉5～6对，与中脉在上面平坦下面明显。轮伞花序顶生成总状花序或总状圆锥花序，花冠淡紫色、紫色至蓝紫色。小坚果椭圆形，褐色，顶端有毛。花期3～7月，果期6～8月。

分布与生境

分布于浙江、湖南、江西、福建、广东、广西等地。生于海拔30～960米的山地、山谷、路旁、林下或水边。景宁畲族自治县红星街道有分布，少见。

药用价值

主治月经不调、经闭、盆腔炎。中医另用于治疗胸痹绞痛、心烦心悸、脘腹疼痛、痛经、崩漏、肝脾肿大、关节痛、疝气痛、疮肿等症。现代药理研究表明还具有抗炎、抗肿瘤、保护神经、提高免疫力等作用。

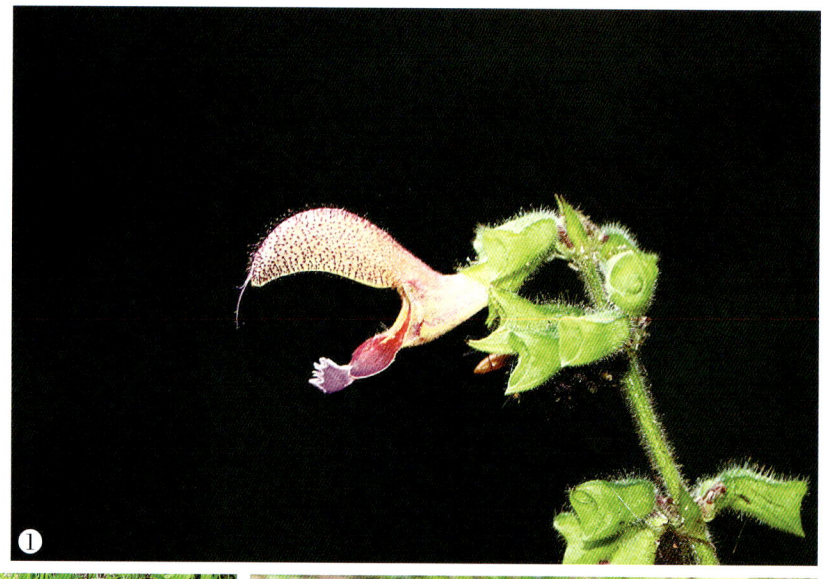

❶ 花序
❷ 植株
❸ 根

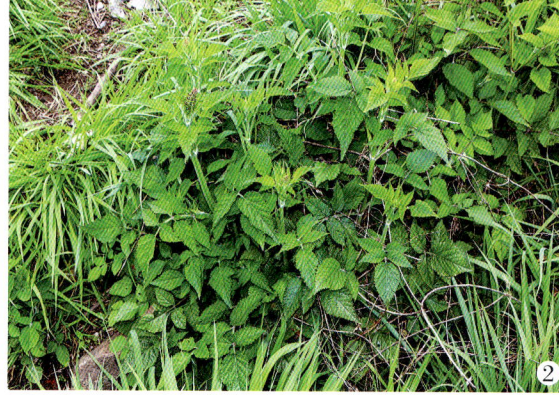
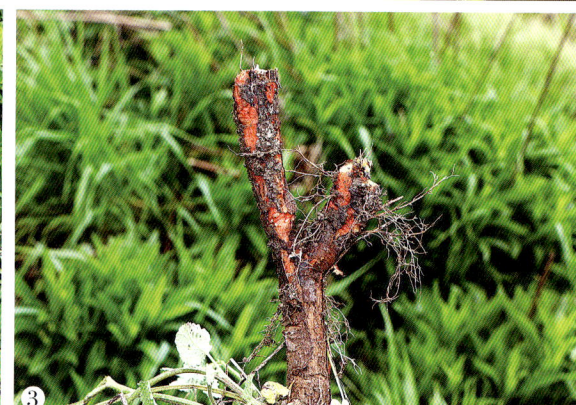

179 华鼠尾草

学　　名	*Salvia chinensis* Benth.
科　　名	唇形科
畲族名	细叶活血丹
土　　名	石见穿

形态特征

一年生草本。根略肥厚，多分支，紫褐色。茎被短柔毛或长柔毛。叶片卵圆形或卵圆状椭圆形，边缘有圆齿或钝锯齿，两面除叶脉被短柔毛外余部近无毛，基生叶为三出复叶。轮伞花序组成顶生的总状花序或总状圆锥花序，花冠蓝紫色或紫色。小坚果椭圆状卵圆形，褐色，光滑。花期8～10月，果期9～11月。

分布与生境

分布于山东、江苏、安徽、浙江、湖北、江西、湖南、福建、台湾、广东、广西、四川等地。生于海拔120～500米的山坡林荫处或草丛中。

药用价值

主治肝炎。中医另用于治疗面神经麻痹、乳腺炎、痈疖、痛经及骨痛等症。现代药理研究表明还具有抗肿瘤作用。

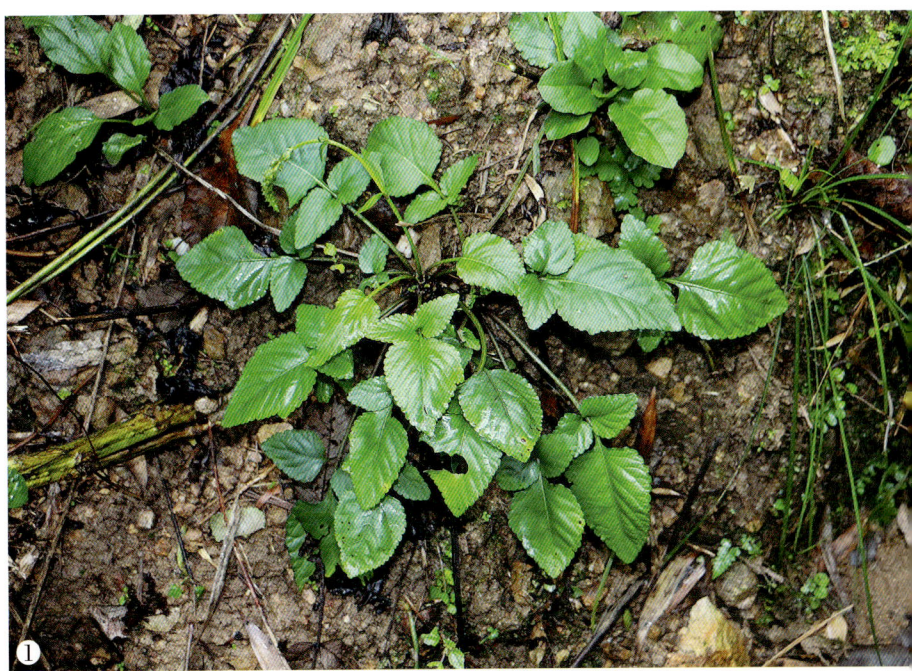

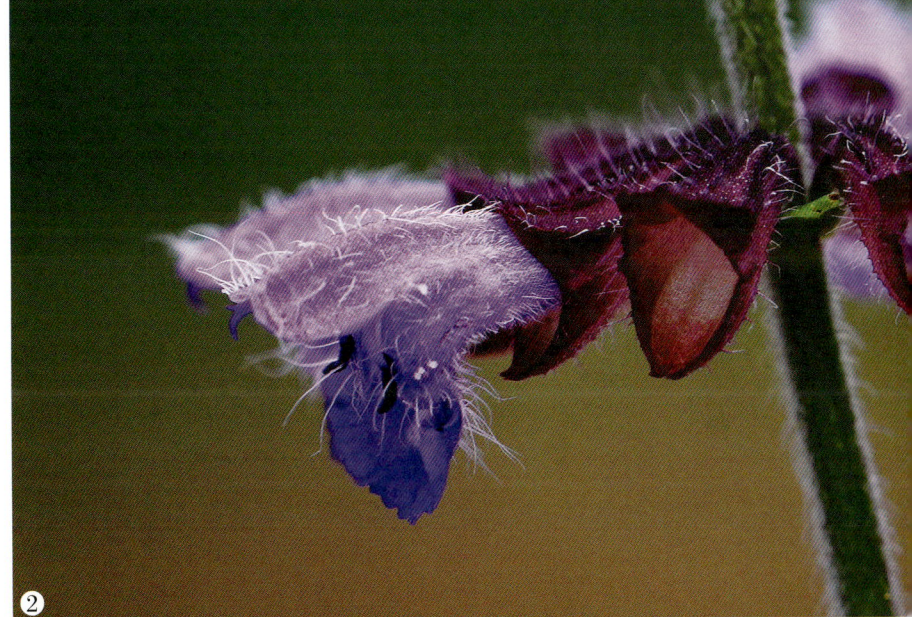

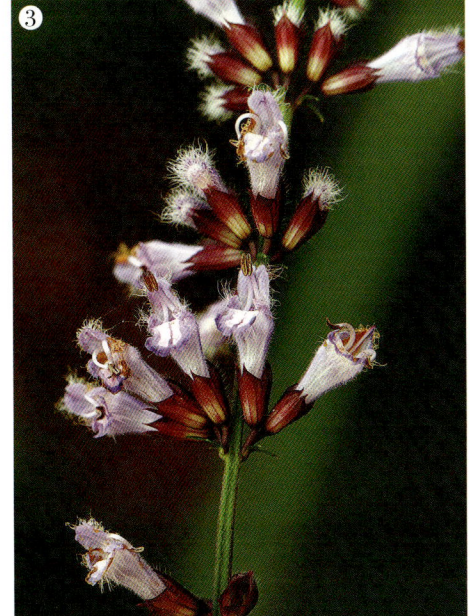

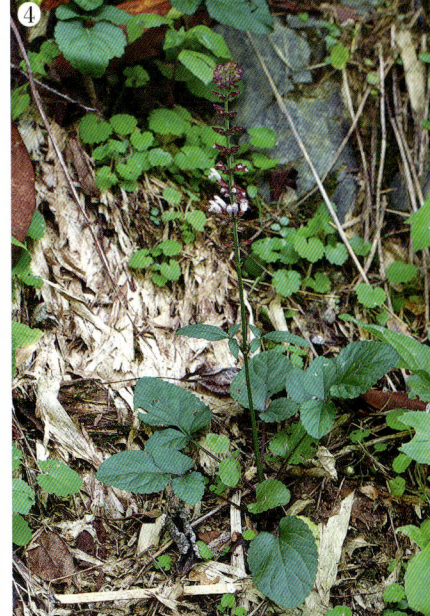

❶ 植株
❷ 花
❸ 花序
❹ 花期植株

相似种 鼠尾草

Salvia japonica Thunb.

一年生草本，茎沿枝上被疏长柔毛或近无毛。茎下部叶为二回羽状复叶，被疏长柔毛或无毛，茎上部叶为一回羽状复叶，顶生小叶披针形或菱形，被疏柔毛或两面无毛，侧生小叶卵圆状披针形。轮伞花序，组成总状花序，花冠淡红色、淡紫色、淡蓝色至白色。小坚果椭圆形，褐色，光滑。花期6～9月。分布于浙江、安徽、江苏、江西、湖北、福建、台湾、广东、广西等地。生于海拔220～1100米的山坡、路旁、草丛及林荫下。

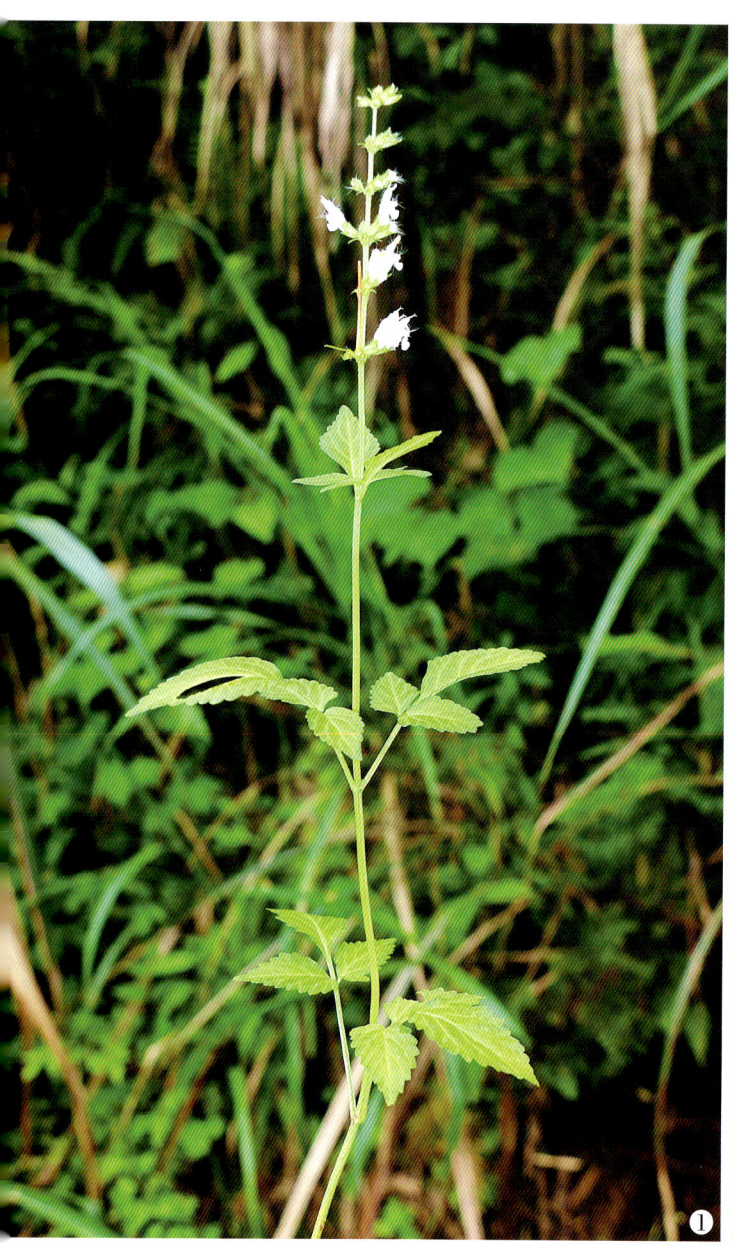 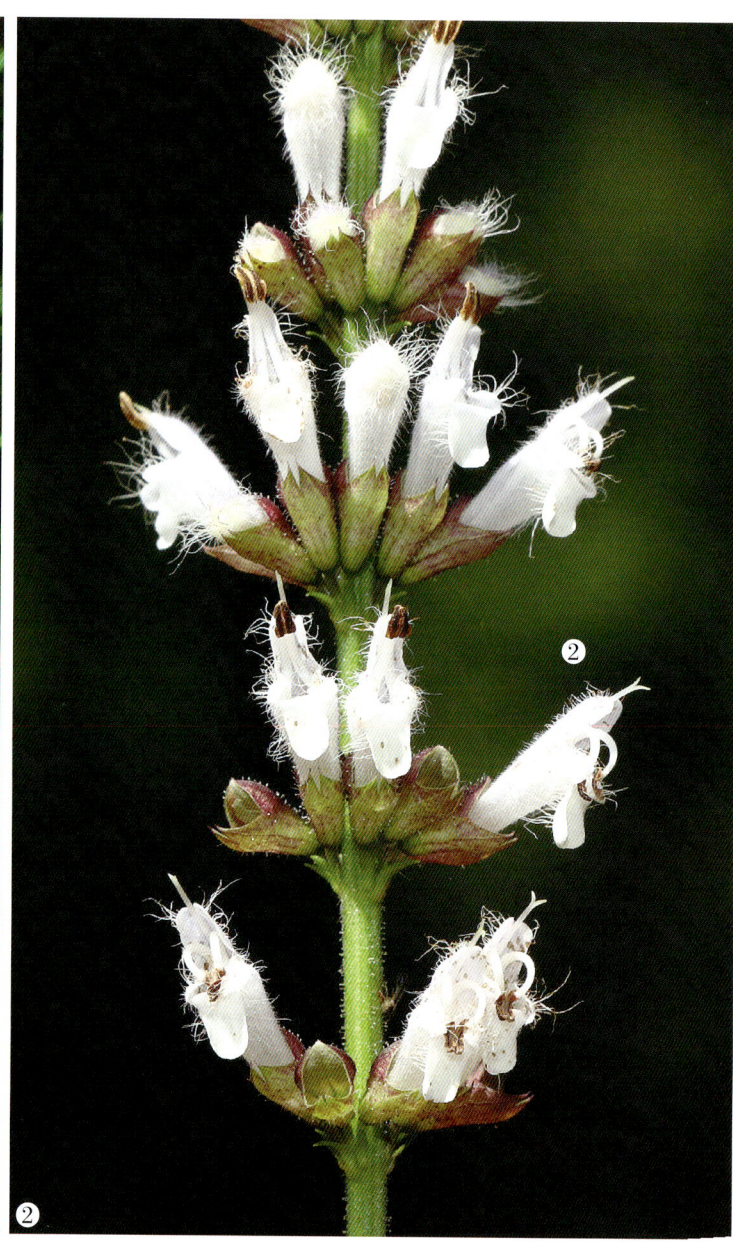

❶ 花期植株　　❷ 花序

相似种 浙江琴柱草

Salvia nipponica subsp. *zhejiangensis*

多年生直立草本。根肥厚，纺锤形，表面紫红色。茎粗壮，密被开展的多节柔毛及腺毛，间有疏生的长柔毛。茎生叶多对，叶片卵圆形、三角状卵圆形或三角状戟形，沿脉密被短粗硬毛。轮伞花序在茎顶端组成总状或窄圆锥状花序，花冠黄色，喉部以上密被紫色大斑点。成熟小坚果卵圆形。花期7~8月，果期9~10月。分布于浙江。景宁畲族自治县家地乡有分布，稀见。

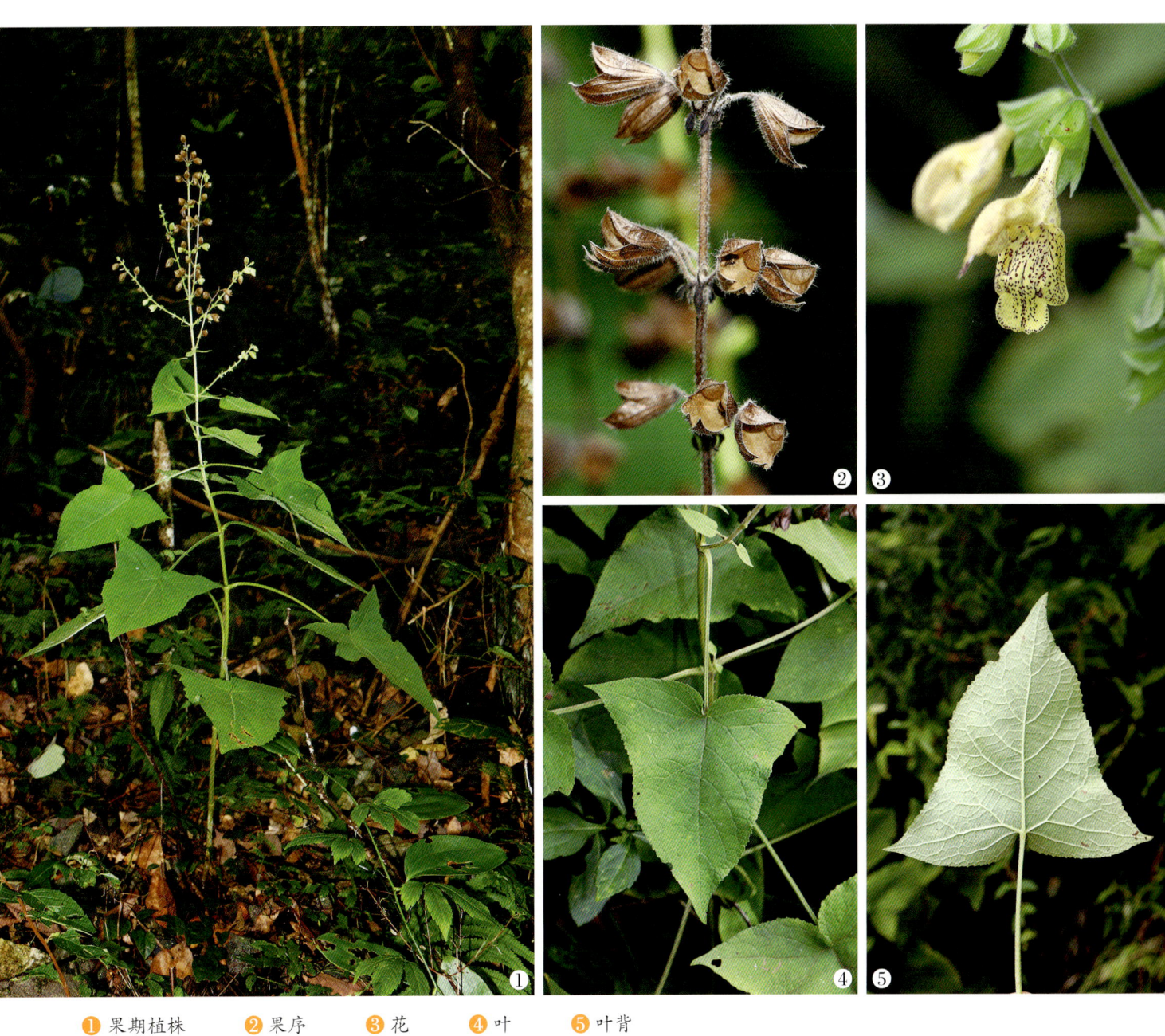

❶ 果期植株　❷ 果序　❸ 花　❹ 叶　❺ 叶背

180 丹参

学　名	*Salvia miltiorrhiza* Bunge	**科　名**	唇形科
畲族名	活血丹	**土　名**	丹参

形态特征

多年生直立草本。根肥厚，肉质，外面朱红色，内面白色。茎直立，密被长柔毛，多分枝。叶常为奇数羽状复叶，卵圆形或宽披针形，草质，两面被疏柔毛。轮伞花序组成总状花序，花冠紫蓝色，外被具腺短柔毛。小坚果黑色，椭圆形。花期4～8月，花后见果。

分布与生境

分布于河北、山西、陕西、山东、河南、江苏、安徽、江西、湖南等地。生于海拔120～1300米的山坡、溪边、林下、草丛。景宁畲族自治县偶见于栽培。

药用价值

主治月经不调、经闭。中医另用于治疗子宫出血、血瘀腹痛、痛经，对治疗冠心病有良好效果。此外亦治神经衰弱失眠、关节痛、贫血、乳腺炎、淋巴结炎、关节炎、疮疖痈肿、丹毒、急慢性肝炎、肾盂肾炎、跌打损伤、晚期血吸虫病肝脾肿大、癫痫；外用又可洗漆疮。现代药理研究表明还具有护血管内皮细胞、抗心律失常、抗动脉粥样硬化、改善微循环等作用。

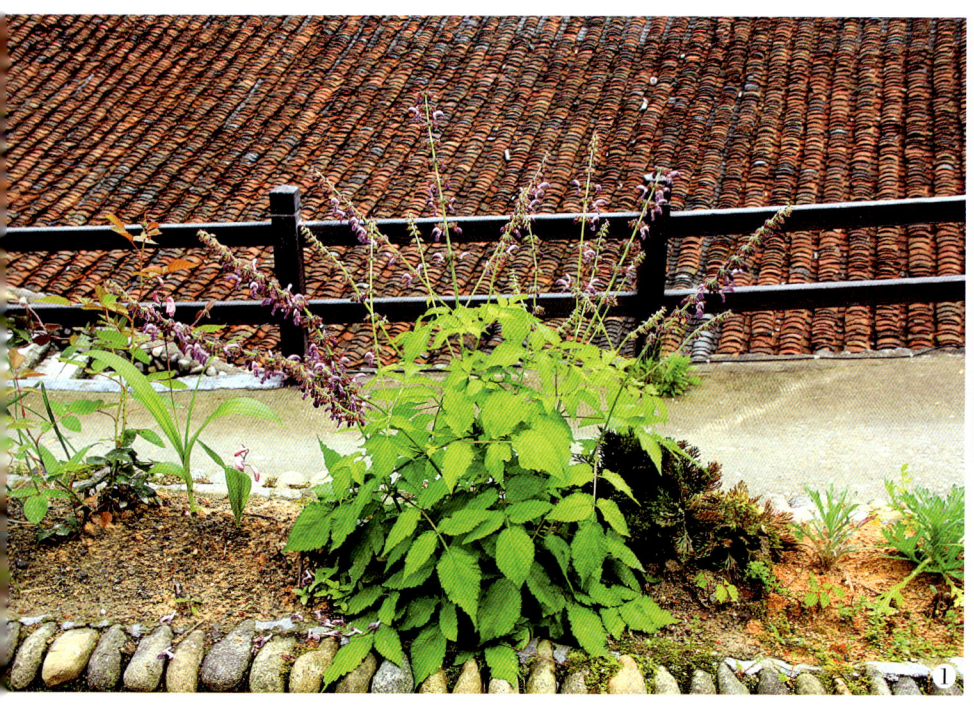
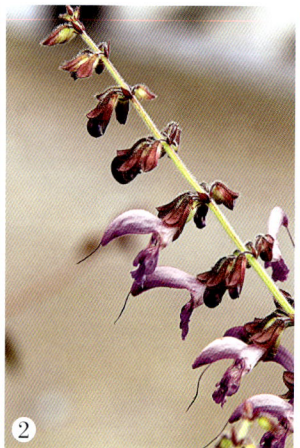
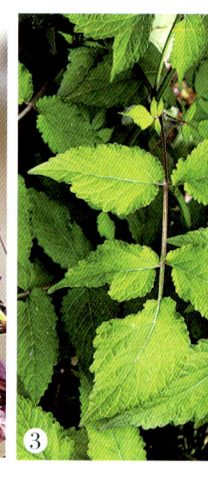

❶ 花期植株
❷ 花序
❸ 茎叶

181 挂金灯

学　名	*Physalis alkekengi* Linn. var. *franchetii* (Mastsumura) Makino
科　名	茄科
畲族名	灯笼草
土　名	火炮草

形态特征

多年生草本。茎较粗壮，茎节膨大。叶仅叶缘有短毛。花梗近无毛或仅有稀疏柔毛，果时无毛；花萼除裂片密生毛外筒部毛被稀疏，果萼毛被脱落而光滑无毛。浆果球形。种子多数，淡黄色，肾形。花期7～10月，果期10～11月。

分布与生境

除西藏外，其他各地均有分布。生于田野、沟边、草地、林下或路旁。景宁畲族自治县境内目前尚未发现有该种分布。照片摄于浙江省丽水市莲都区，为栽培种。

药用价值

主治骨蒸劳热、咳嗽、咽喉肿痛、黄疸、水肿、湿疮。

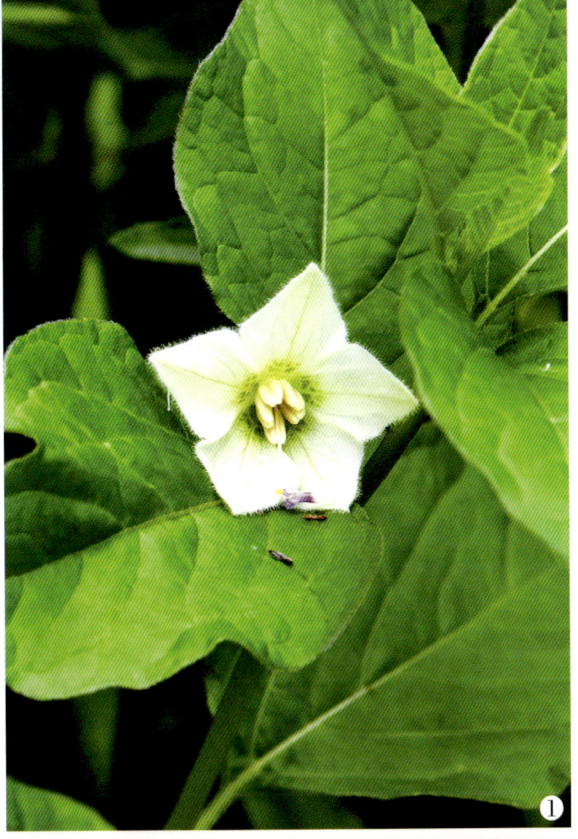
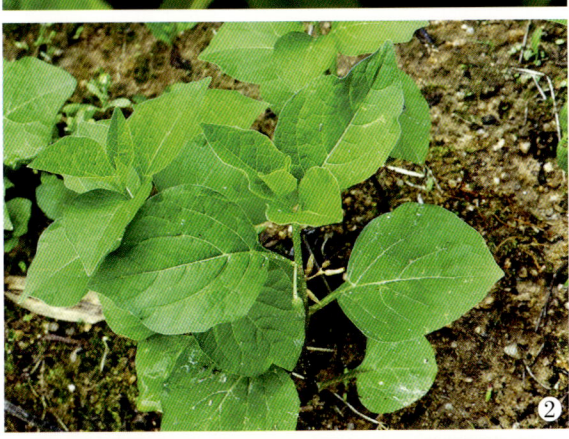
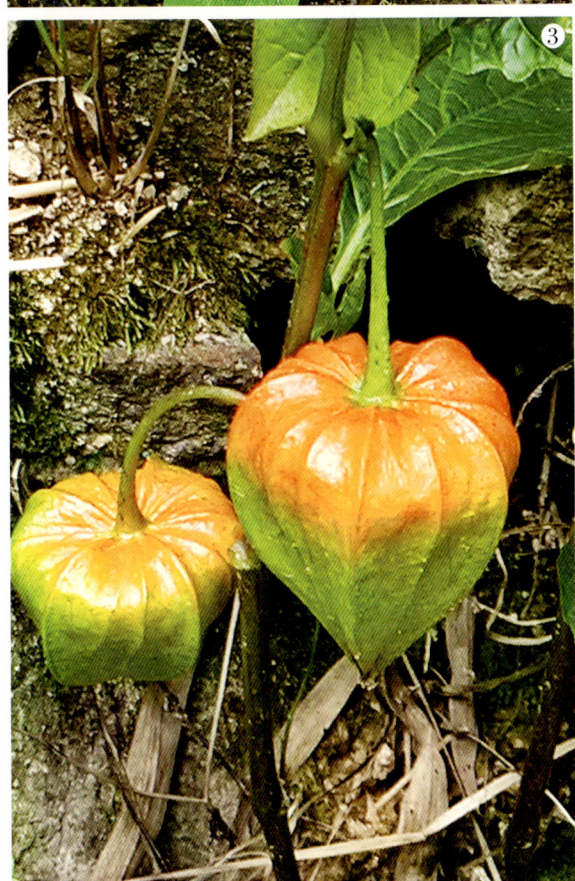

❶ 花
❷ 植株
❸ 果萼

182 白花泡桐

| 学　名 | *Paulownia fortunei* (Seem.) Hemsl. | 科　名 | 玄参科 |
| 畲族名 | 泡桐 | 土　名 | 泡桐 |

形态特征

乔木。树皮灰褐色。叶片长卵状心脏形，新枝上的叶有时2裂，下面有星状毛及腺毛，成熟叶片下面密被绒毛，有时毛很稀疏至近无毛。小聚伞花序有花3～8朵，花冠管状漏斗形，白色仅背面稍带紫色或浅紫色。蒴果长圆形或长圆状椭圆形，果皮木质。花期3～4月，果期7～8月。

❶ 花期植株　❷ 花序　❸ 果序　❹ 枝叶　❺ 叶背

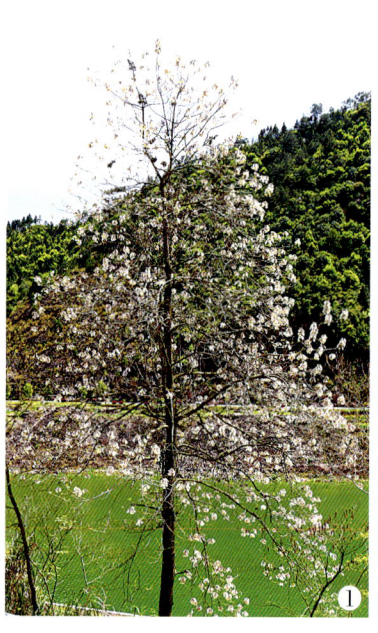
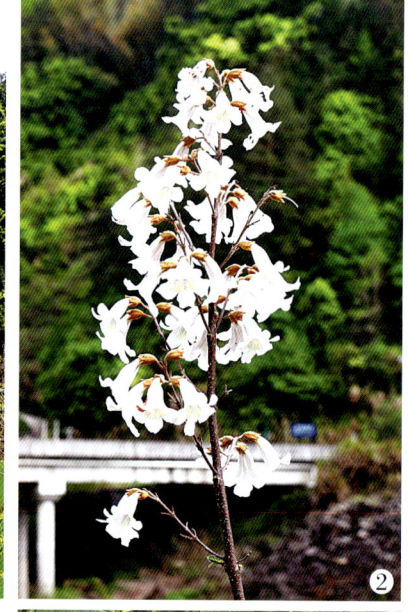
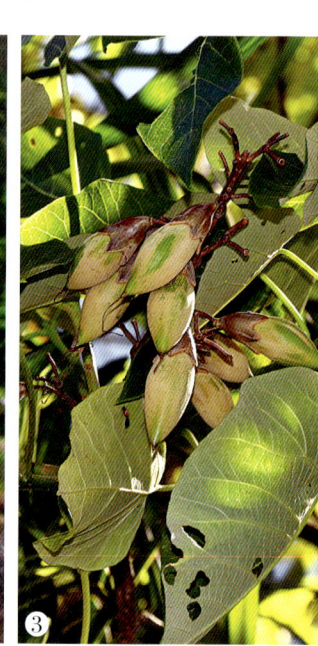
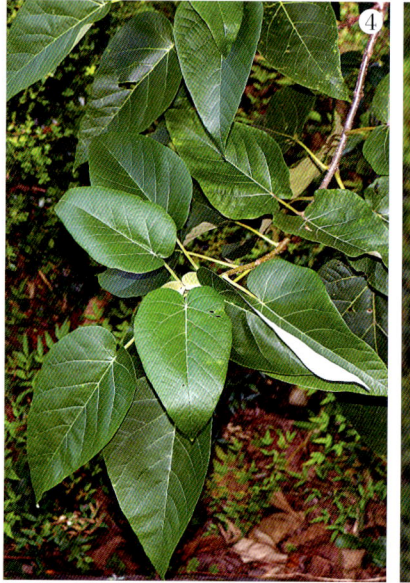
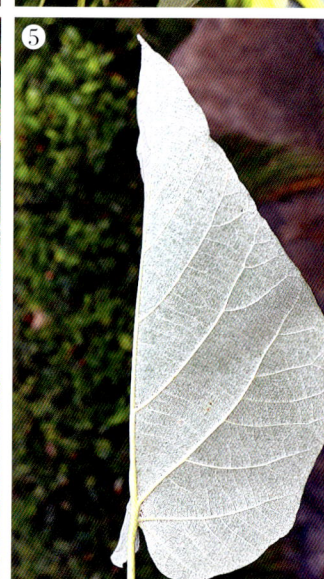

分布与生境

分布于安徽、浙江、福建、台湾、江西、湖北、湖南、四川、云南、贵州、广东、广西、山东、河北、河南、陕西等地。生于海拔2000米以下的山坡、林中、山谷及荒地。

药用价值

主治疔疮、骨折。现代药理研究表明还具有抗菌消炎、利尿和止血等作用，同时还具有杀虫、治手足癣与烧伤、消肿等功效。

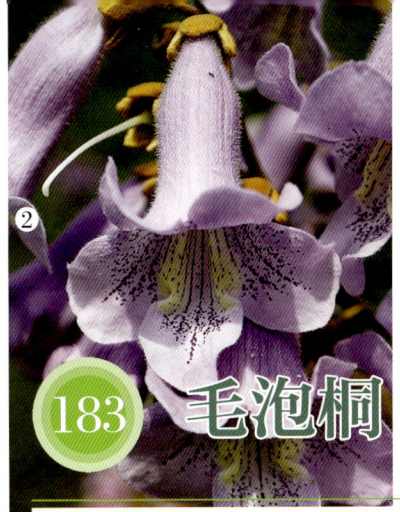

183 毛泡桐

学　名	*Paulownia tomentosa* (Thunb.) Steud.
科　名	玄参科
畲族名	毛桐
土　名	毛桐

形态特征

乔木。树皮褐灰色，小枝有明显皮孔。叶片心脏形，全缘或波状浅裂，上面毛稀疏，下面毛密或较疏。花序枝的侧枝不发达，花序为金字塔形或狭圆锥形；花冠紫色，漏斗状钟形。蒴果卵圆形，幼时密生黏质腺毛。花期4~5月，果期8~9月。

分布与生境

分布于辽宁、河北、河南、山东、江苏、安徽、湖北、浙江、江西等地。生于海拔1800米以下的山坡、林中、山谷及荒地。目前景宁畲族自治县境内尚未发现有该种分布。照片由叶喜阳摄于浙江省湖州市安吉县。

药用价值

主治烂足。中医另用于治疗咳嗽、痰多、咽喉肿痛、痔疮、淋病、支气管炎等。现代药理研究表明还具有抑菌、抗肿瘤等作用。

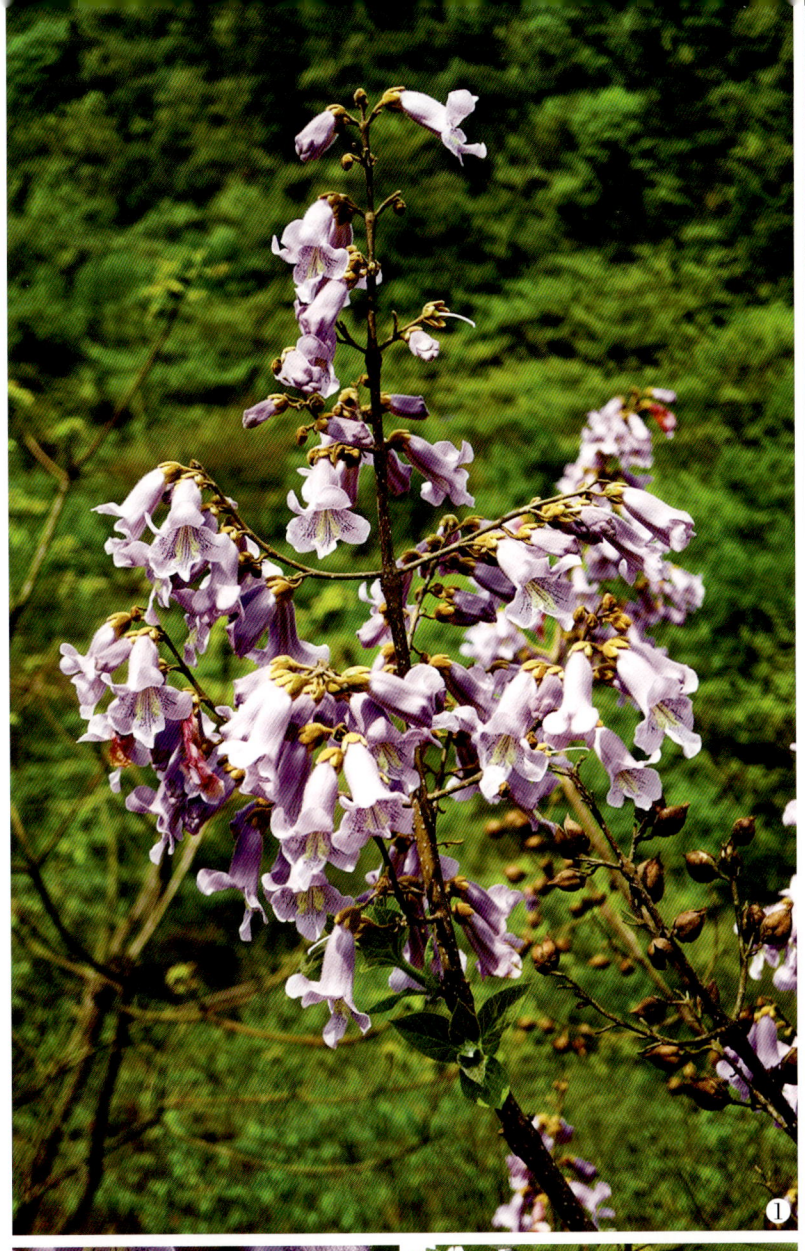

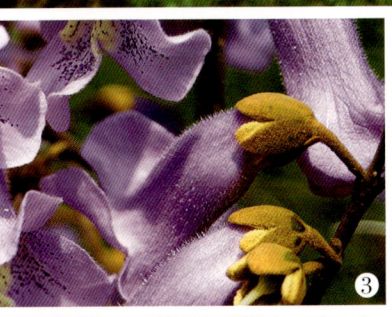

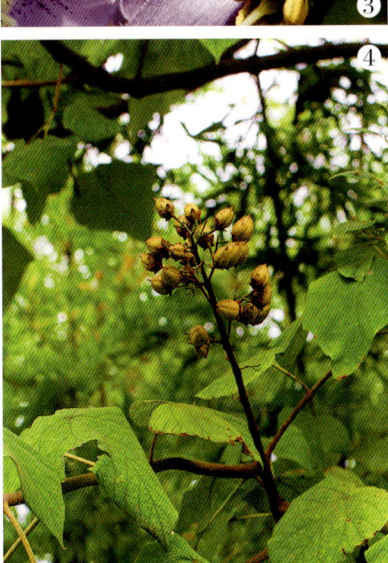

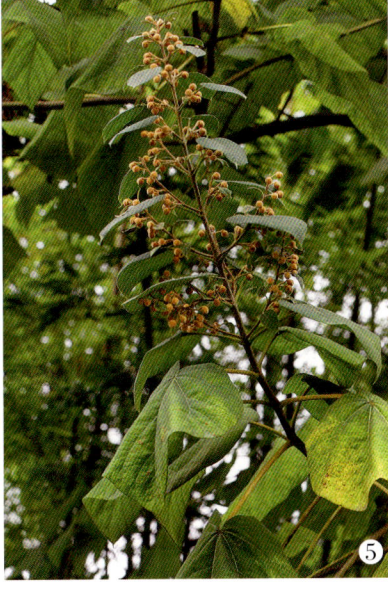

❶ 花序　　❷ 花
❸ 花萼　　❹ 花苞
❺ 果序

相似种 台湾泡桐

Paulownia kawakamii Ito

小乔木。小枝褐灰色,有明显皮孔。叶片心脏形,两面均有黏毛。花序枝的侧枝发达而几与中央主枝等势或稍短,花序为宽大圆锥形;花冠近钟形,浅紫色至蓝紫色。蒴果卵圆形,顶端有短喙,果皮薄。花期4~5月,果期8~9月。分布于湖北、湖南、江西、浙江、福建、台湾、广东、广西、贵州。生于海拔200~1500米的山坡灌丛、疏林及荒地。

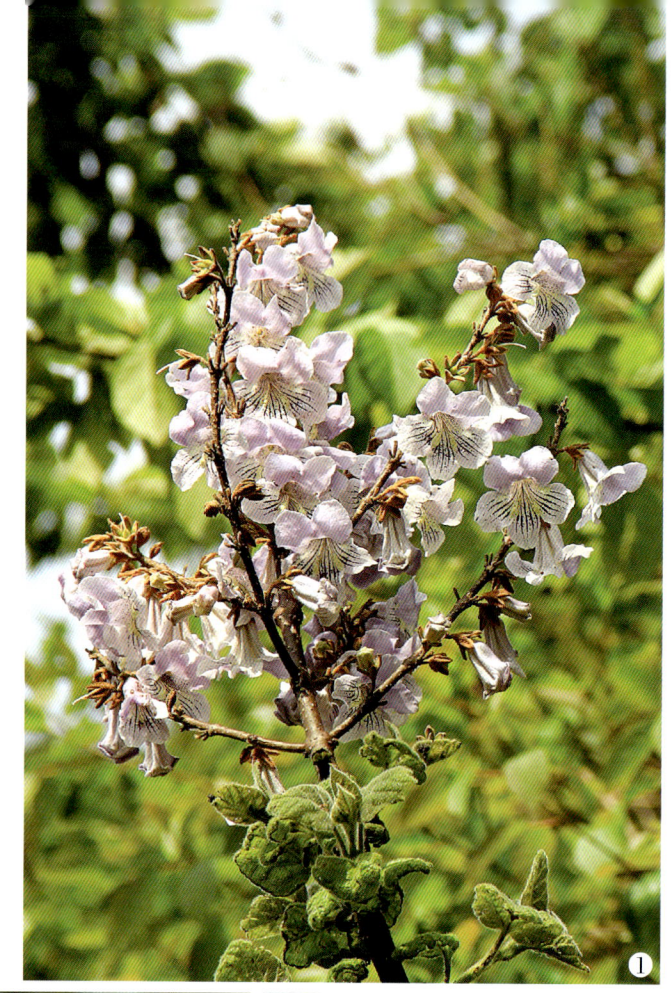

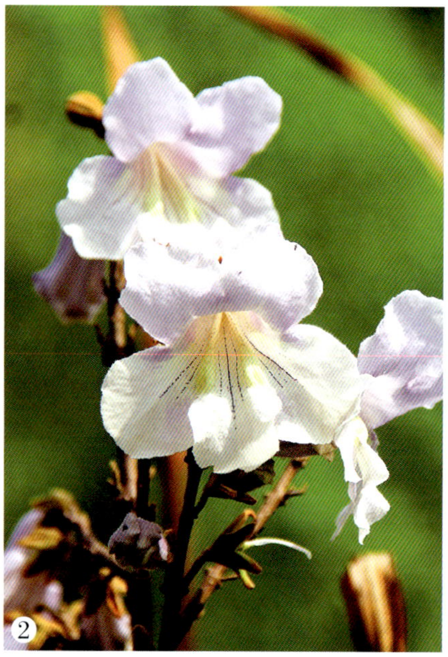

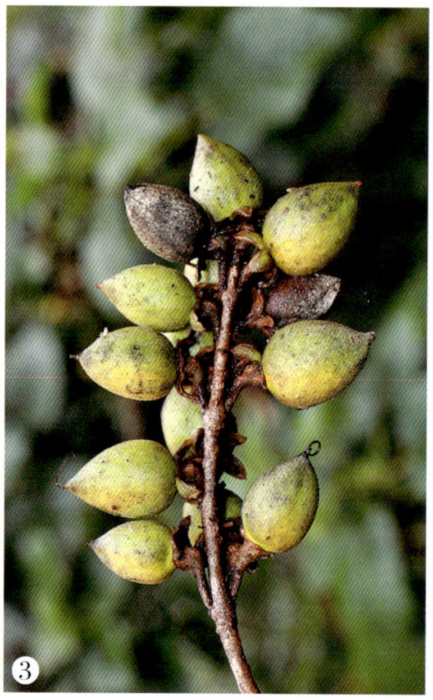

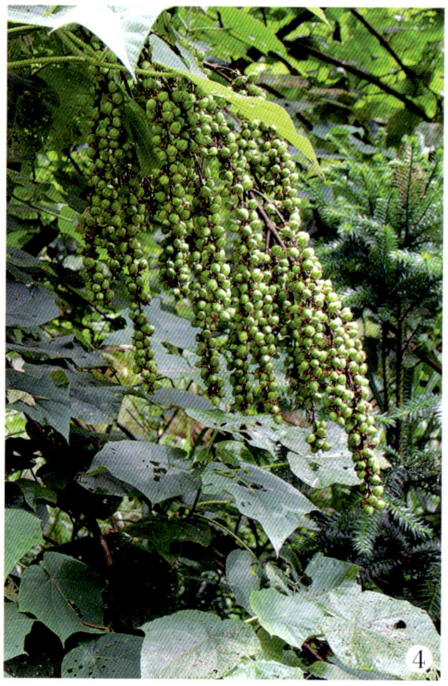

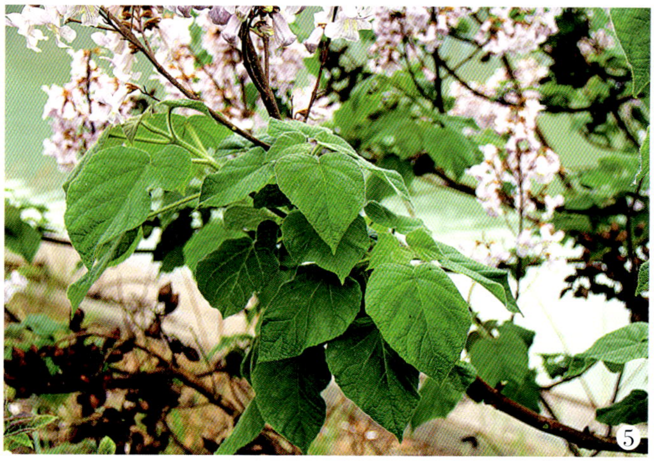

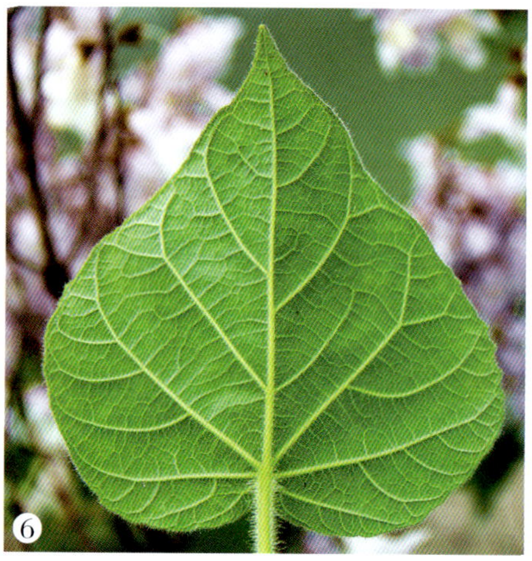

❶❸❺ 花序 果序 枝叶
❷❹❻ 花 果枝 叶背

184 腺毛阴行草

学　名	*Siphonostegia laeta* S. Moore	科　名	玄参科
畲族名	山油麻	土　名	山茵陈

形态特征

一年生草本，全体密被腺毛。茎常单条，基部木质化。叶对生，膜质，密被腺毛，三角状长卵形，两面密被细腺毛，中肋在下面微突。花序总状，长卵形，花冠黄色，有时盔背部微带紫色。蒴果黑褐色，卵状长椭圆形。种子多数。花期7~9月，果期9~10月。

分布与生境

分布于湖北、湖南、安徽、江西、江苏、浙江、福建、广东等地。生于路旁、山坡和草丛中。

药用价值

主治急性肝炎、慢性肝炎、黄疸型肝炎及小便不利。中医另用于治疗胆囊炎、水肿腹胀、血痢、腹痛等。现代药理研究表明还具有抗血小板凝聚、降胆固醇、活血化瘀、抗菌等作用。

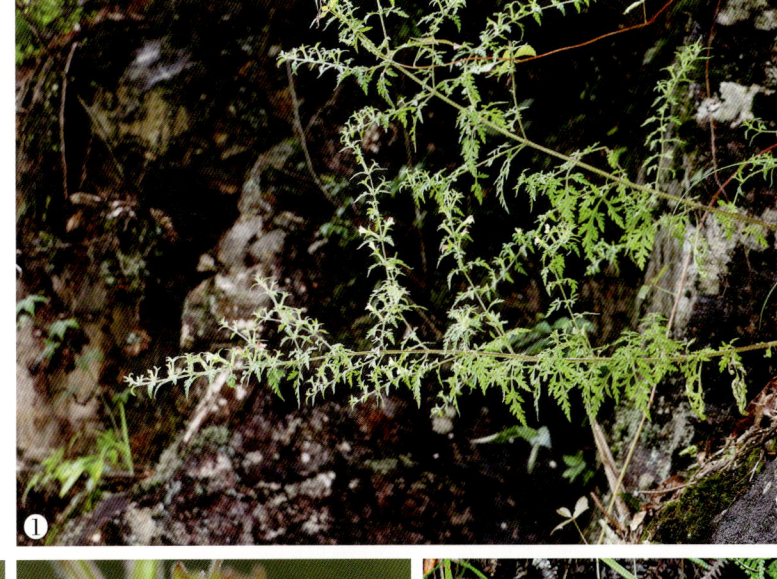

❶❸ 花果期植株　蒴果
❷❹ 花　植株

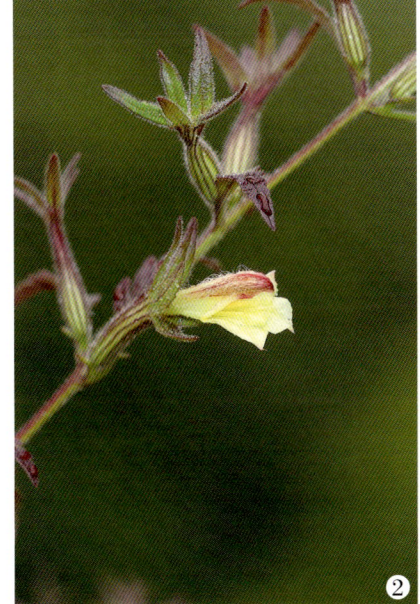
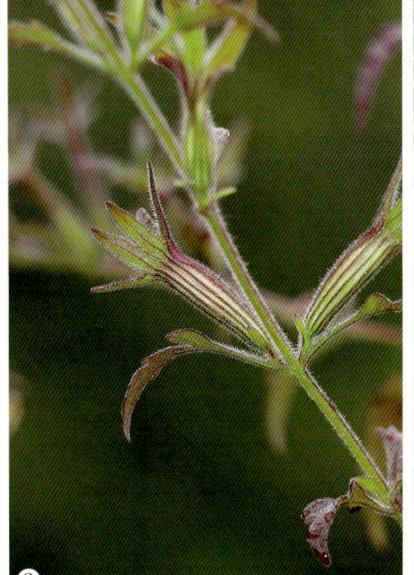
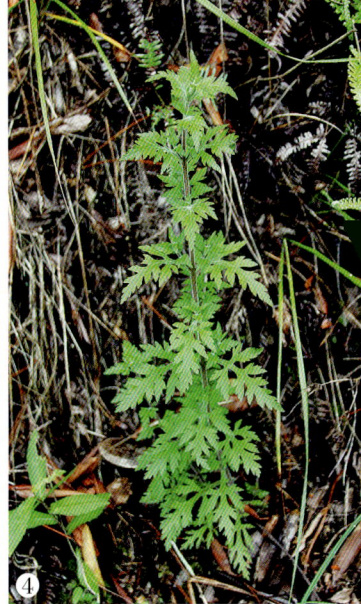

相似种 松蒿

Phtheirospermum japonicum (Thunb.) Kanitz

一年生草本，植物体被多细胞腺毛。茎直立或弯曲而后上升，通常多分枝。叶片长三角状卵形，近基部的羽状全裂，向上则为羽状深裂。花冠紫红色至淡紫红色，外面被柔毛，上唇裂片三角状卵形，下唇裂片先端圆钝。蒴果卵珠形。种子卵圆形，扁平。花果期6~10月。分布于除新疆、青海以外的各省区。生于海拔150~1900米的山坡、灌丛阴湿处。

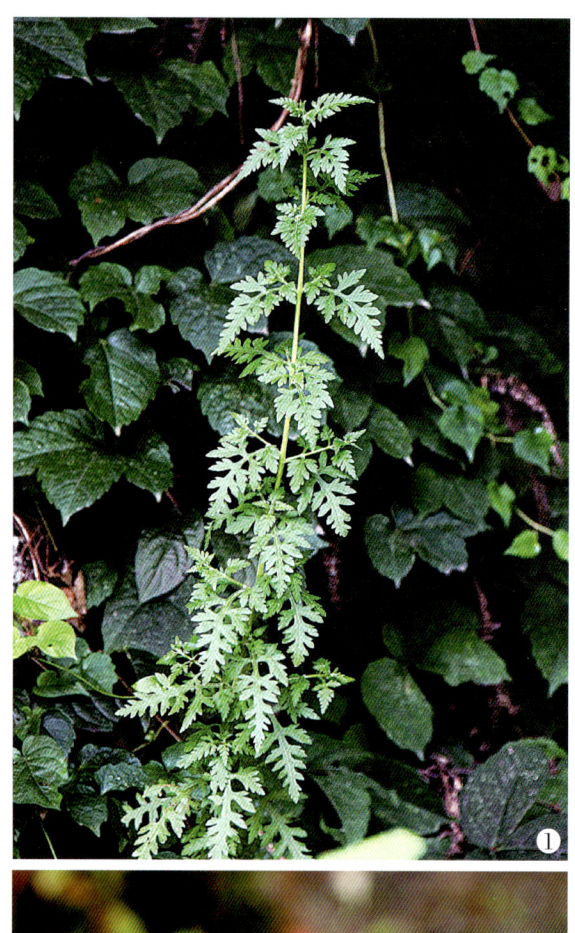
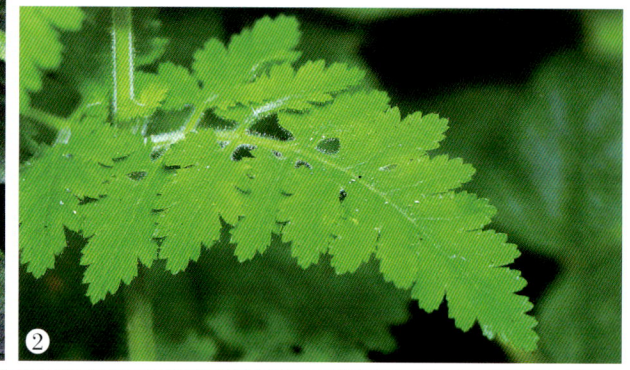
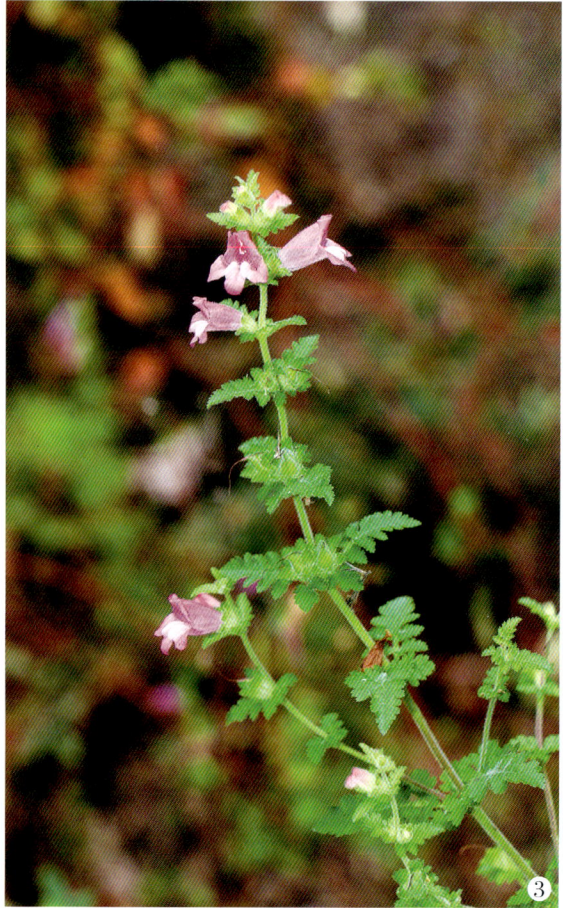
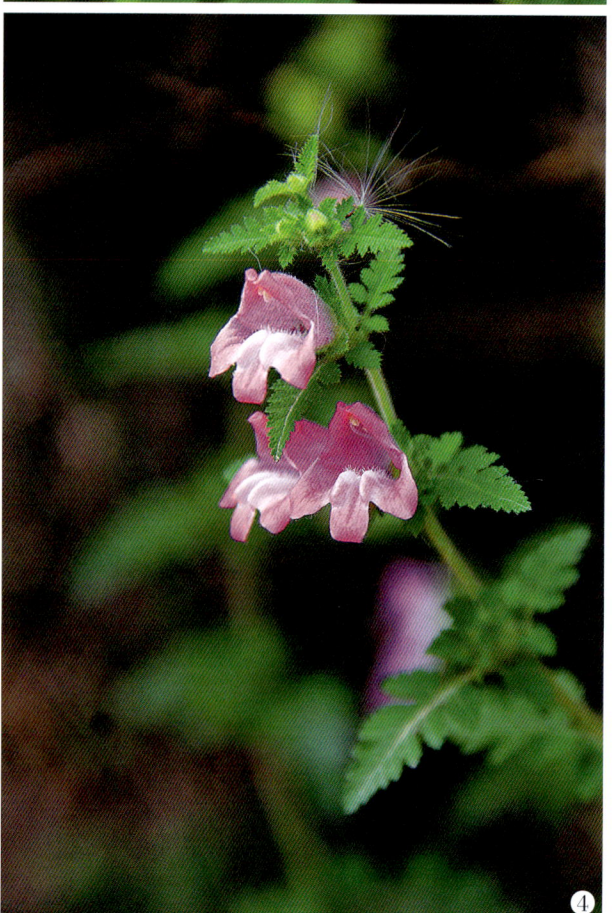

❶ 植株　❷ 叶　❸ 花期植株　❹ 花

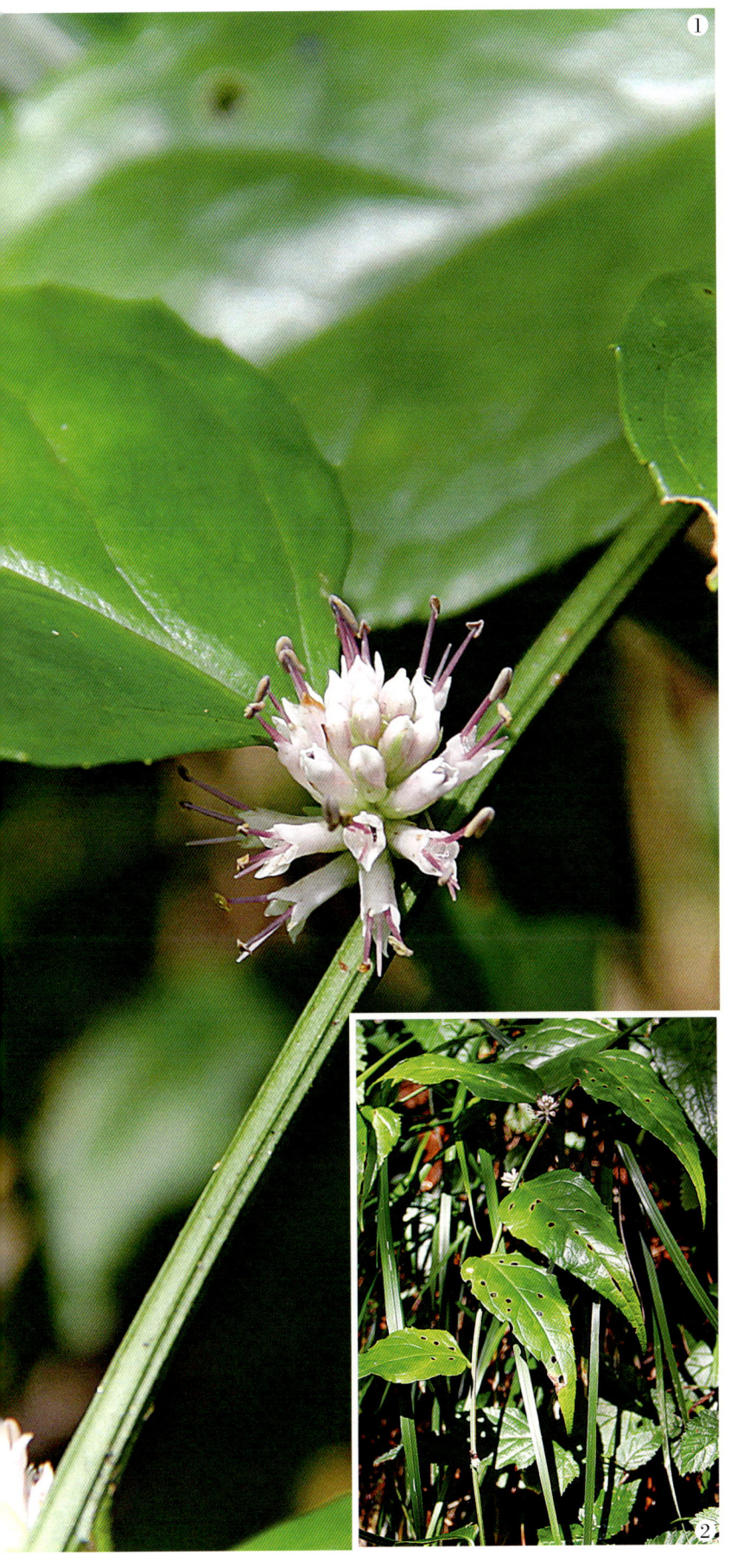

185 铁钓竿

学　名 *Veronicastrum villosulum* (Miq.) Yamazaki var. *glabrum* Chin et Hong
科　名 玄参科
畲族名 两头吊
土　名 两头牢

形态特征

茎叶完全无毛。叶片长卵形至卵状披针形，通常厚纸质，表面多少有光泽，边缘具向叶顶端偏斜的三角状锯齿，有时叶缘浅波状凹缺，而在凹口下缘有一个小突尖。花冠紫色、淡紫色或紫蓝色。蒴果卵形。花果期6～10月。

分布与生境

分布于浙江、安徽等地。生于林下及灌丛中。

药用价值

主治扭伤、阑尾炎、白带。中医另用于治疗水肿、小便不利、肝炎、月经不调、疔疮痈肿、汤火烫伤，以及血吸虫病和外伤。现代药理研究表明还具有抗菌作用。

❶ 花序　　❷ 花期植株

相似种 毛叶腹水草刚毛变种

Veronicastrum villosulum var. *hirsutum* Chin et Hong

茎通常被多细胞棕黄色卷毛，少数被棕色多细胞长腺毛。叶多为卵形、卵圆形，被短刚毛，少数被棕色多细胞长腺毛，极少仅主脉被短毛；苞片及花萼裂片被长腺毛或短腺毛。花冠紫色，狭三角形。花果期6～10月。分布于浙江、福建、江西等地。生于林下。

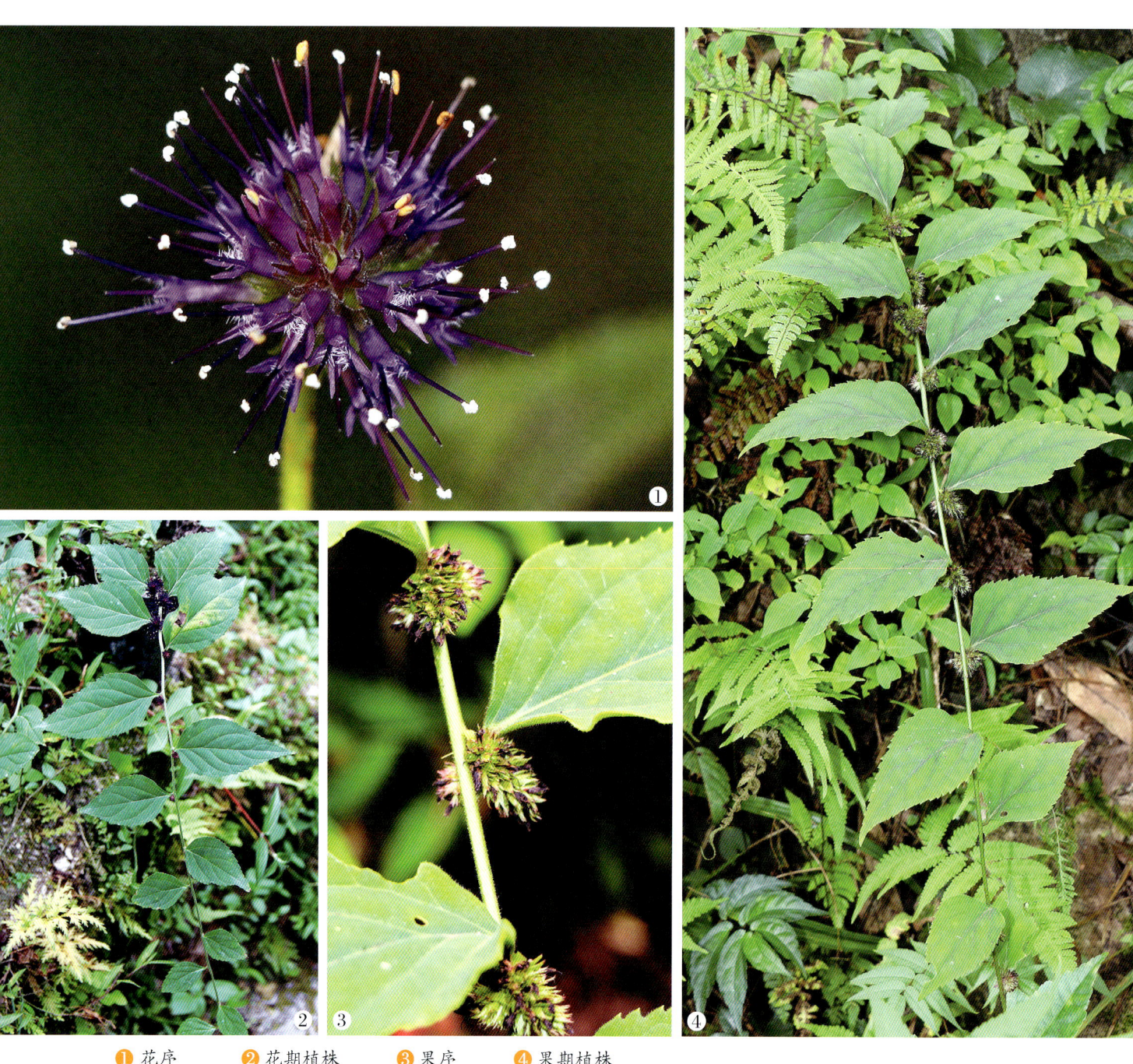

❶ 花序　❷ 花期植株　❸ 果序　❹ 果期植株

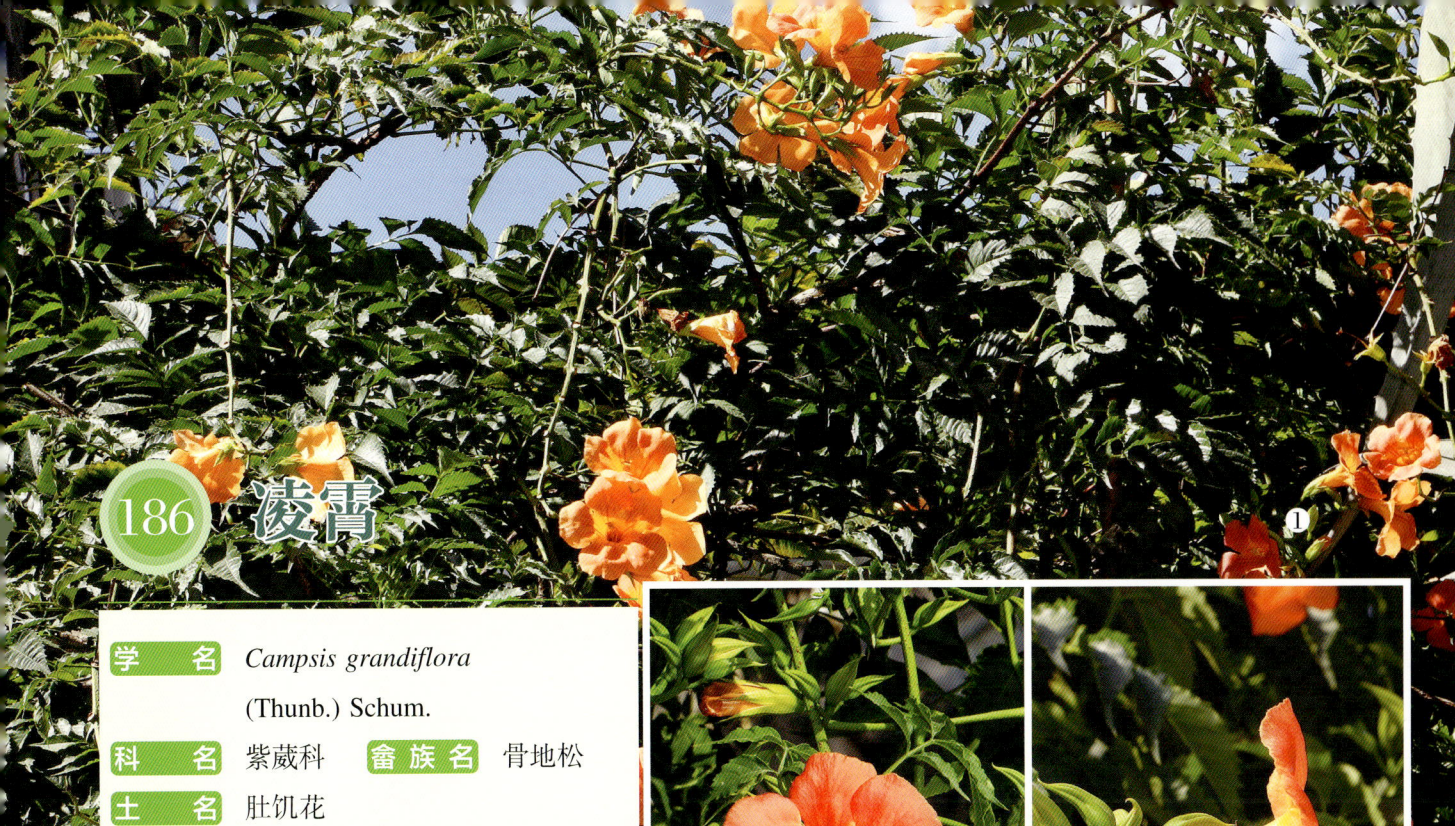

186 凌霄

学　名	*Campsis grandiflora* (Thunb.) Schum.
科　名	紫葳科
畲族名	骨地松
土　名	肚饥花

形态特征

攀缘藤本。茎木质，枯褐色，以气生根攀附于他物之上。叶对生，为奇数羽状复叶，小叶 7～9 枚，卵形至卵状披针形，侧脉 6～7 对，两面无毛，边缘有粗锯齿。顶生疏散的短圆锥花序；花萼 5 枚，裂至中部；花冠内面鲜红色，外面橙黄色。蒴果顶端钝。花期 5～8 月，果期 11 月。

分布与生境

分布于长江流域及河北、山东、河南、福建、广东、广西、陕西、台湾等地。景宁畲族自治县常见于栽培，渤海等乡镇有野生分布。

药用价值

主治腰背酸痛、闭经。中医另有其他用途：花用于产后乳肿、风疹发红、皮肤瘙痒、痤疮；根用于风湿痹痛、跌打损伤、骨折、脱臼、吐泻；茎叶用于血热生风、皮肤瘙痒、瘾疹、手脚麻木、咽喉肿痛。现代药理研究表明还具有抑制血小板凝集、胰岛素类似物和胰岛素增敏活性、清除自由基活性、灭虫和灭昆虫活性等作用。

❶ 花枝
❷ 花
❸ 花萼
❹ 蒴果
❺ 叶背

相似种 厚萼凌霄

Campsis radicans (Linn.) Seem

　　藤本，具气生根。小叶9～11枚，椭圆形至卵状椭圆形，顶端尾状渐尖，基部楔形，边缘具齿，上面深绿色，下面淡绿色，被毛，沿中肋被短柔毛。花萼5枚裂至1/3处，花冠筒细长，漏斗状，橙红色至鲜红色。蒴果长圆柱形，顶端具喙尖，沿缝线具龙骨状突起，具柄，硬壳质。花期7～10月，果期11月。原产美洲，我国广西、江苏、浙江、湖南等地有栽培。景宁畲族自治县有栽培。

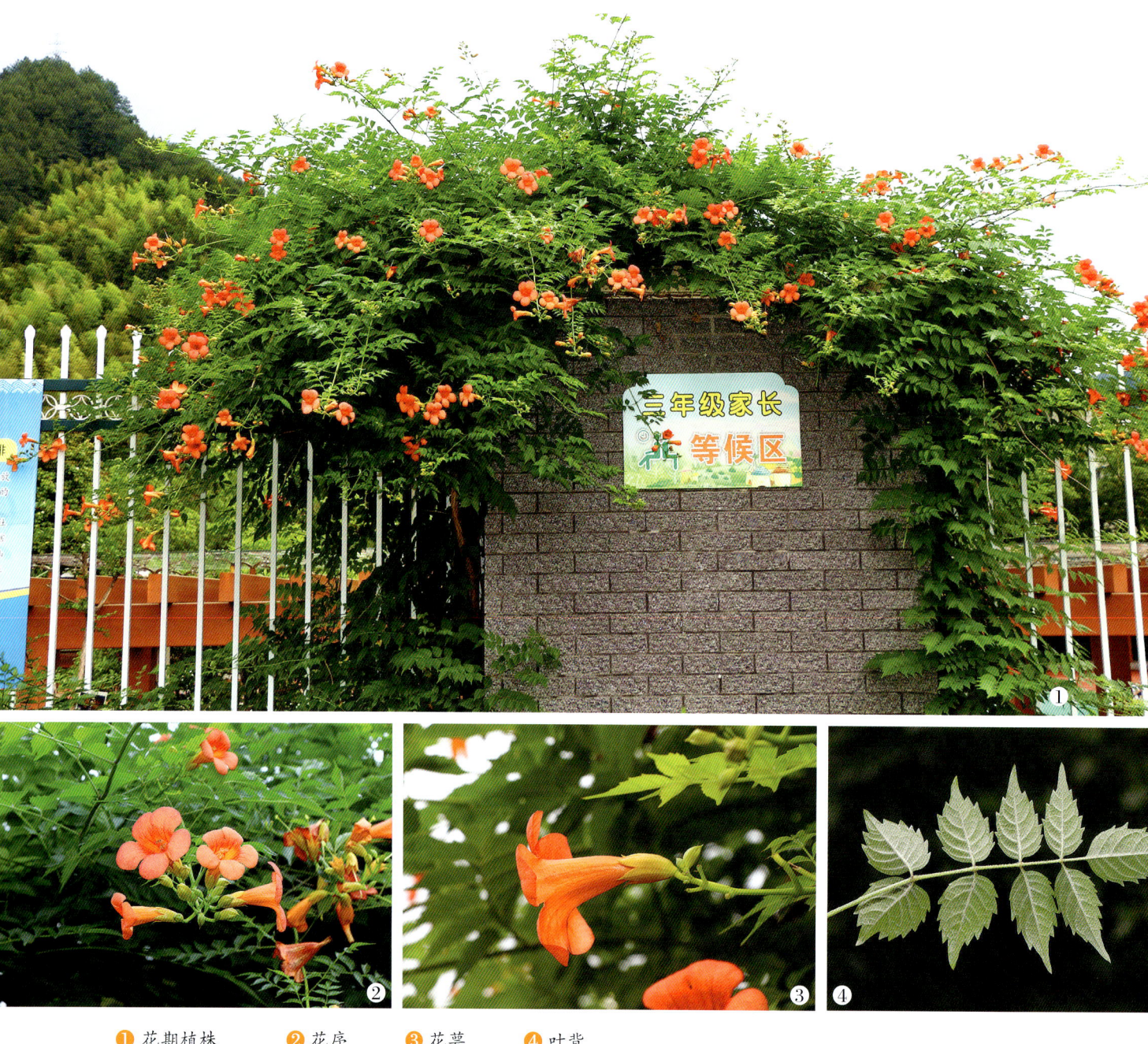

❶ 花期植株　　❷ 花序　　❸ 花萼　　❹ 叶背

相似种 硬骨凌霄

Tecomaria capensis (Thunb.) Spach

半藤状或近直立灌木。枝带绿褐色，常有上瘤状突起。叶对生，奇数羽状复叶，小叶多为7枚，卵形至阔椭圆形，边缘有不甚规则的锯齿，两面无毛或于下面脉腋内有绵毛。总状花序顶生，萼钟状，花冠漏斗状，略弯曲，橙红色至鲜红色，有深红色的纵纹。蒴果线形，略扁。花期春季，果期夏季。原产非洲，我国华南和西南地区多有栽培。景宁畲族自治县偶见于栽培。

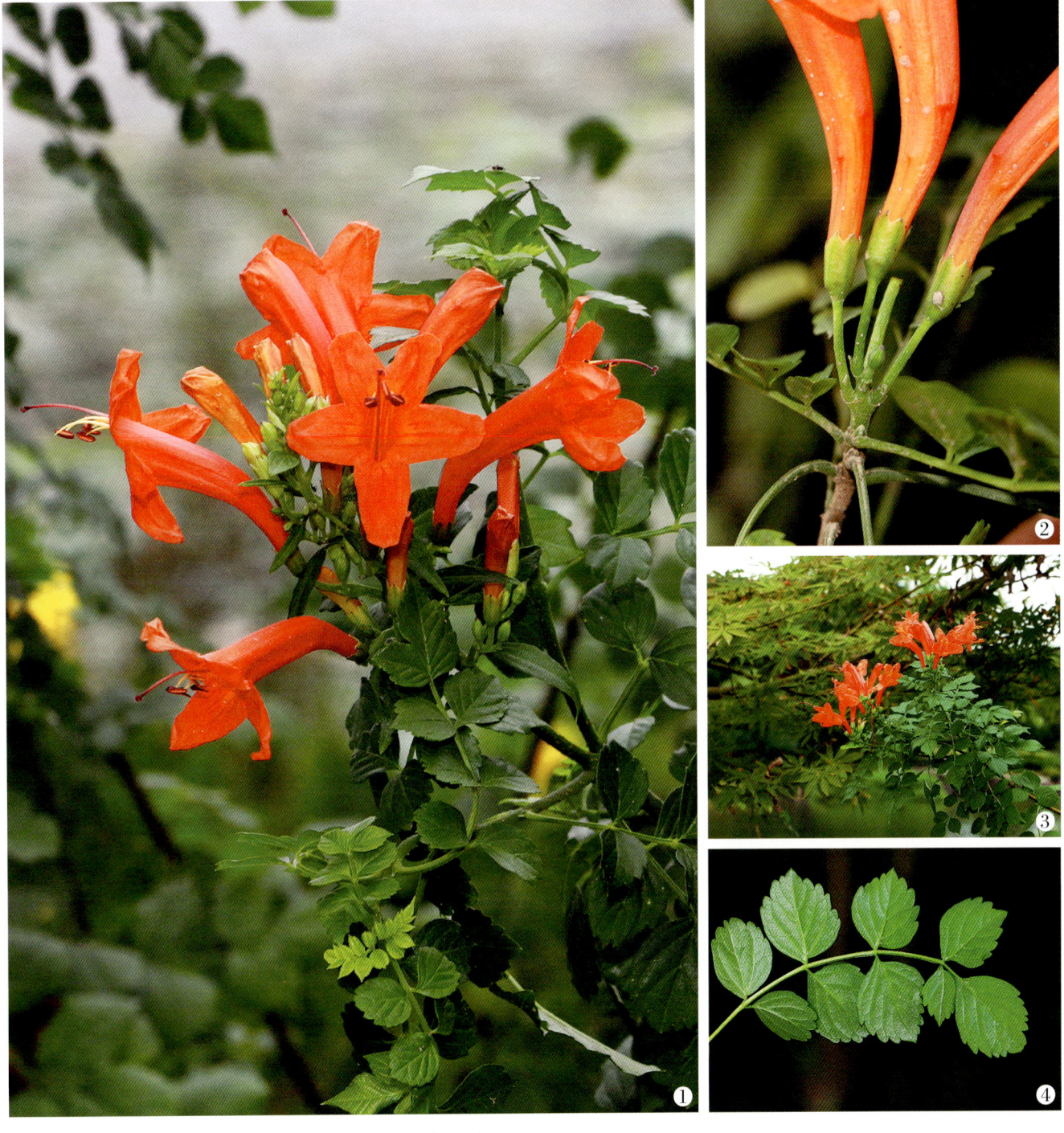

❶ 花序　　❷ 花萼　　❸ 花枝　　❹ 叶背

187 菰腺忍冬

| 学　名 | *Lonicera hypoglauca* Miq. | 科　名 | 忍冬科 |
| 畲族名 | 双色花 | 土　名 | 双花 |

形态特征

落叶藤本，密被上端弯曲的淡黄褐色短柔毛。叶纸质，卵形至卵状矩圆形，下面有时粉绿色。双花单生至多朵集生于侧生短枝上，或于小枝顶集合成总状花序；花冠白色，有时有淡红晕，后变黄色。果实成熟时黑色，近圆形。花期 4～5（～6）月，果熟期 10～11 月。

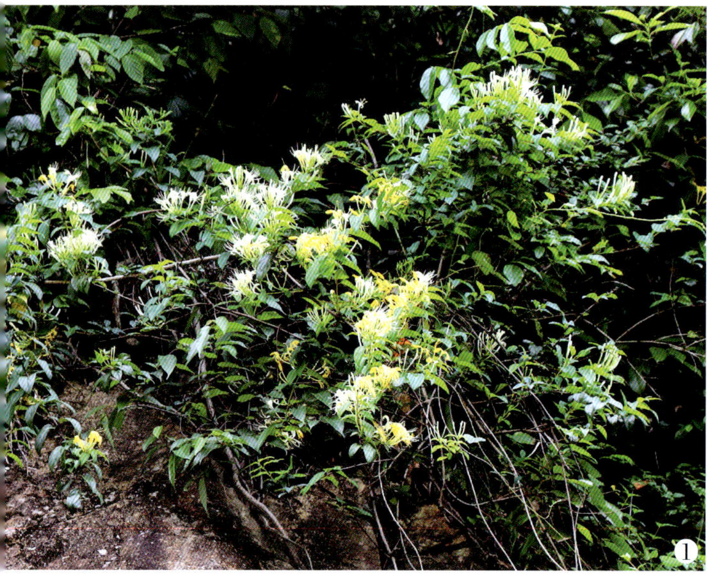

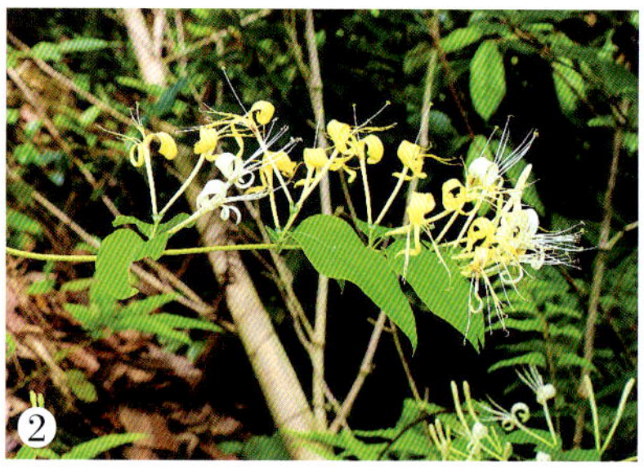

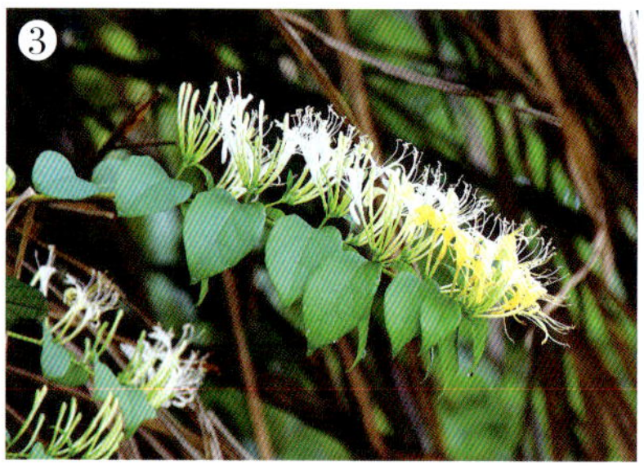

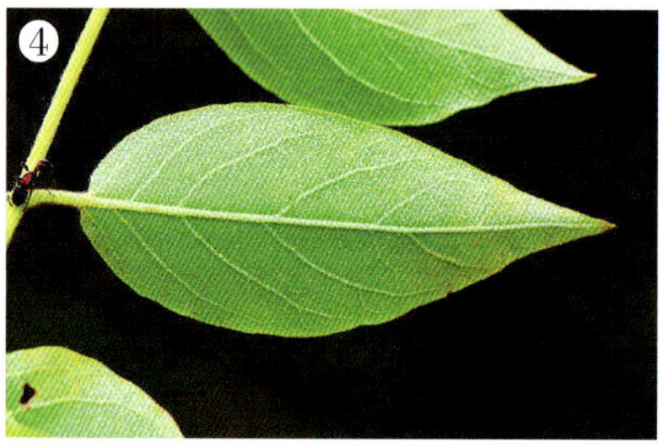

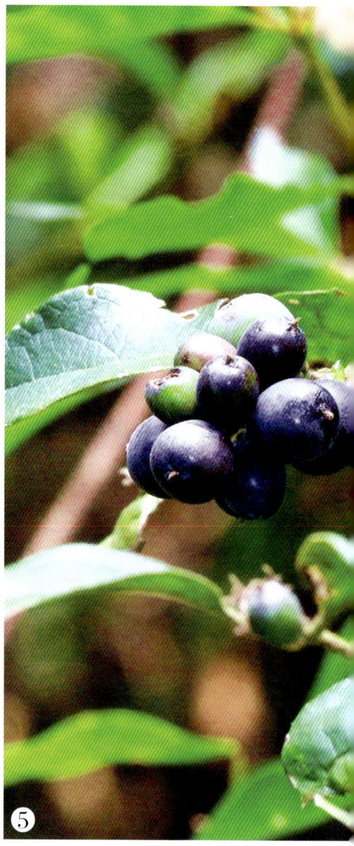

❶ 花期植株　❷❸ 花序
❹ 叶背　　　❺ 果序

分布与生境

分布于安徽、浙江、江西、福建、台湾、湖北、湖南、广东、广西、四川、贵州、云南等地。生于海拔 200～1500 米的灌丛或疏林中。

药用价值

主治风热感冒、温病发热。中医另用于治疗疔疮痈肿、喉痹、丹毒、热毒血痢、胃炎、湿疹。现代药理研究表明还具有抗炎、抑菌、解热、保护肝脏、利胆、止血、抗氧化及免疫调节等作用。

相似种 灰毡毛忍冬

Lonicera macranthoides Hand.–Mazz.

藤本。叶革质，卵形，上面无毛，下面被由短糙毛组成的灰白色或有时带灰黄色的毡毛，并散生暗橘黄色微腺毛，网脉突起而呈明显蜂窝状。花有香味，双花常密集于小枝梢组成圆锥状花序。果实黑色，常有蓝白色粉，圆形。花期6月中旬至7月上旬，果熟期10～11月。分布于安徽、浙江、江西、福建、湖北、湖南、广东、广西、四川、贵州等地。生于海拔500～1800米的山谷溪流旁、山地林内或灌丛中。

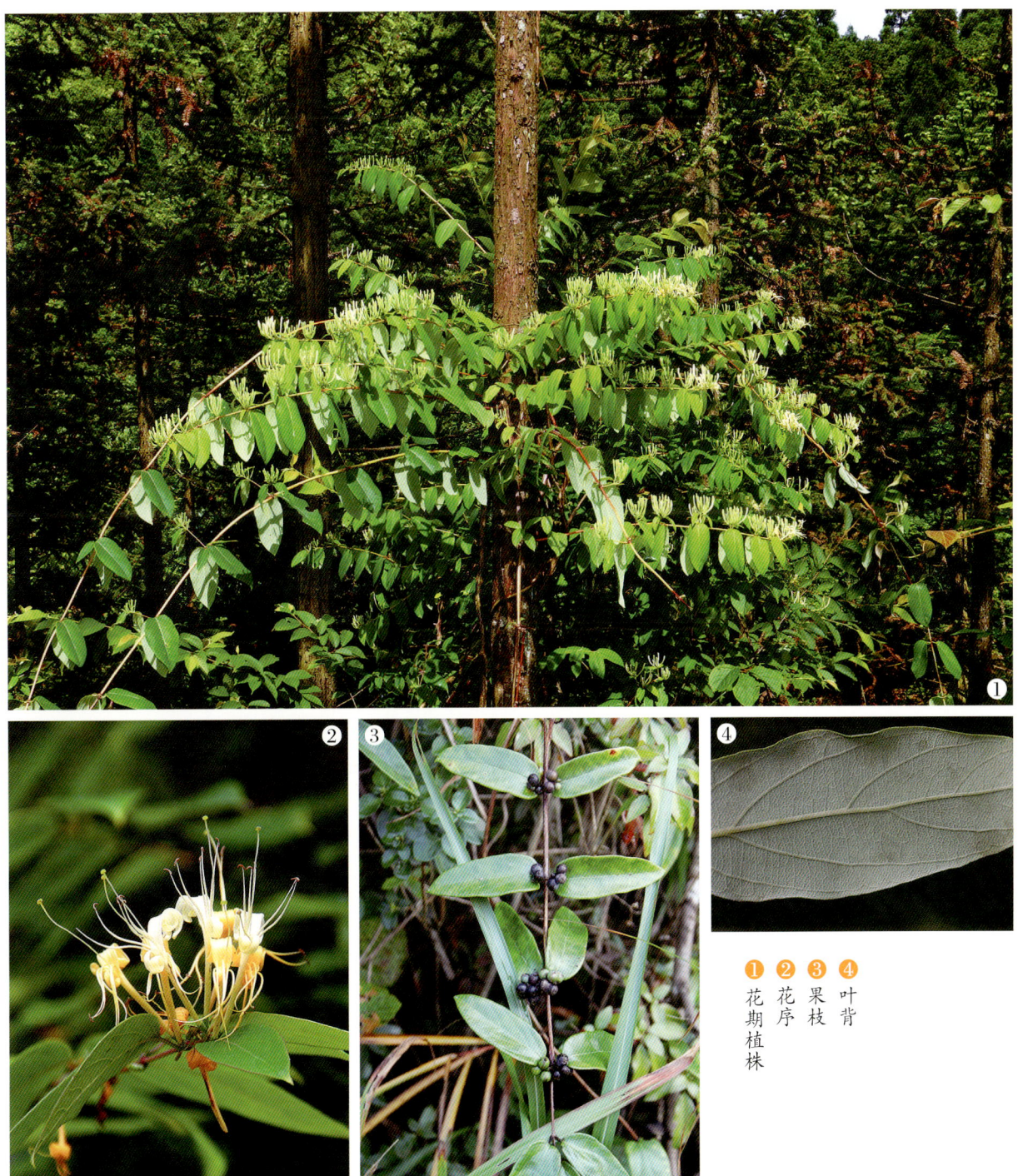

❶ 花期植株　❷ 花序　❸ 果枝　❹ 叶背

188 忍冬

| 学　名 | *Lonicera japonica* Thunb. | 科　名 | 忍冬科 |
| 畲族名 | 双色花、变色花 | 土　名 | 双花 |

形态特征

半常绿藤本。叶纸质，卵形，小枝上部叶通常两面密被短糙毛，下部叶常平滑无毛。花冠白色，有时基部向阳面呈微红，后变黄色。果实圆形，成熟时蓝黑色，有光泽。种子卵圆形或椭圆形，褐色，中部有一条突起的脊，两侧有浅的横沟纹。花期4~6月（秋季亦常开花），果熟期10~11月。

分布与生境

除黑龙江、内蒙古、宁夏、青海、新疆、海南、西藏外，全国各地均有分布。生于海拔1500米以下的山坡灌丛或疏林中。

药用价值

主治风热感冒、温病发热。中医另用于治疗疔疮痈肿、喉痹、丹毒、热毒血痢、胃炎、湿疹。现代药理研究表明还具有免疫调节、抗氧化、保肝利胆、抗肿瘤、降血糖、降血脂等作用。

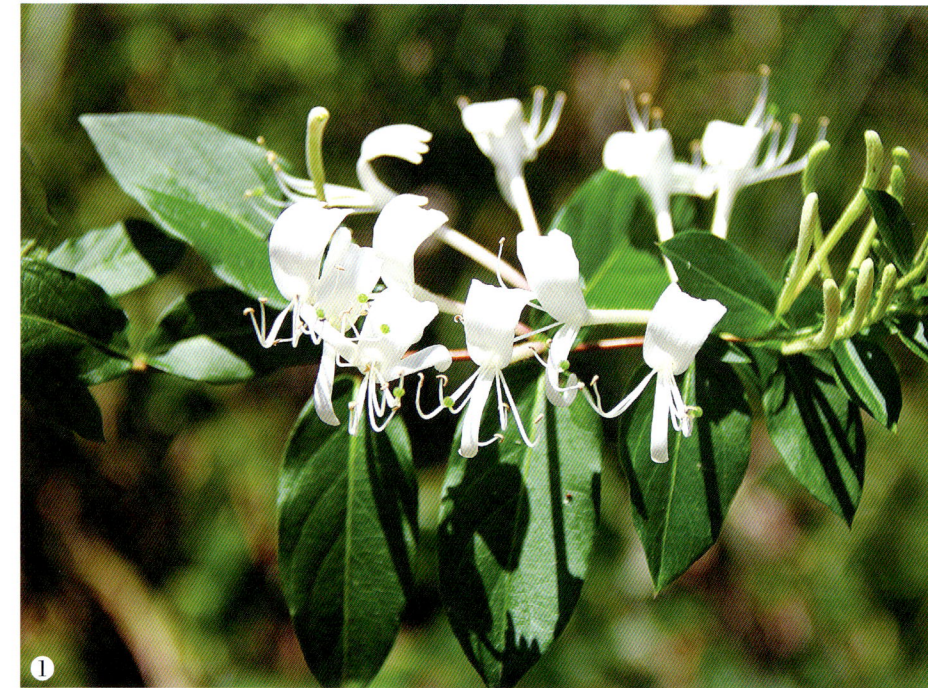

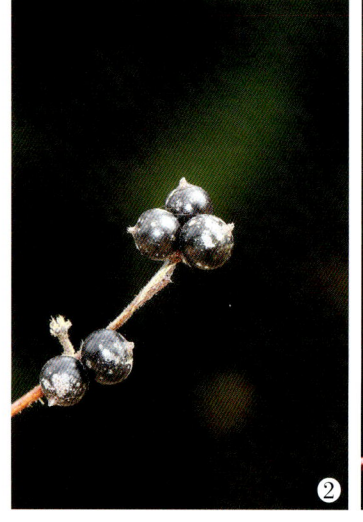
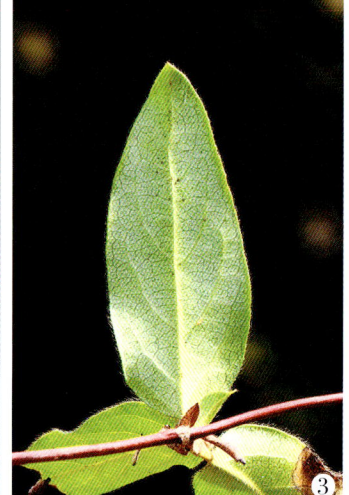
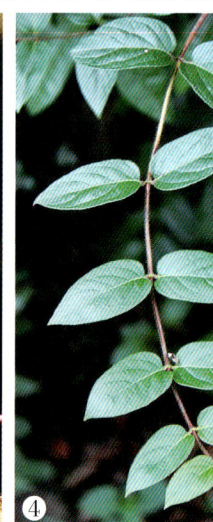

❶ 花序　❷ 果　❸ 叶背　❹ 茎叶

相似种 红白忍冬

Lonicera japonica Thunb. var. *chinensis* (Wats.) Bak.

　　为忍冬的变种。半常绿藤本，幼枝紫黑色。幼叶带紫红色，小苞片比萼筒狭。花冠外面紫红色，内面白色，上唇裂片较长，裂隙深超过唇瓣的1/2。花果期4～11月。分布于安徽，江苏、浙江、江西、云南等地有栽培。生于海拔800米的山坡。景宁畲族自治县有栽培。

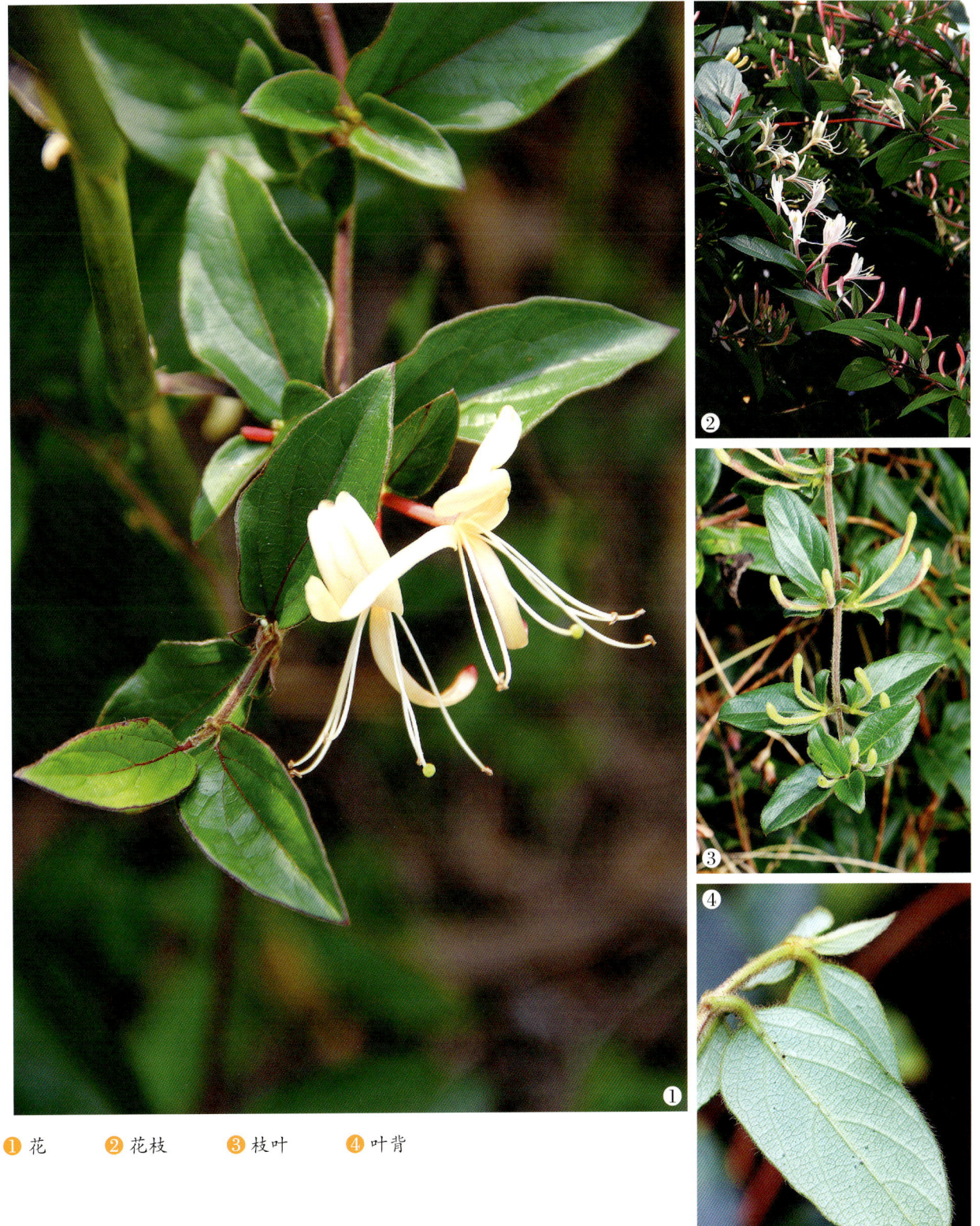

❶ 花　　❷ 花枝　　❸ 枝叶　　❹ 叶背

相似种 无毛淡红忍冬

Lonicera acuminata Wall. var. *depilata* Hsu et H.J. Wang

落叶或半常绿藤本，植物体完全无毛或仅叶柄有少数糙毛。叶薄革质至革质，卵状矩圆形、矩圆状披针形至条状披针形，叶下面常带粉绿色。双花在小枝顶集合成近伞房状花序或单生于小枝上部叶腋，花冠黄白色而有红晕，漏斗状。果实蓝黑色，卵圆形。花期6月，果熟期10～11月。分布于浙江、江西、福建、台湾、广东、湖北、四川。生于海拔500～3200米的山地林缘或灌丛中。

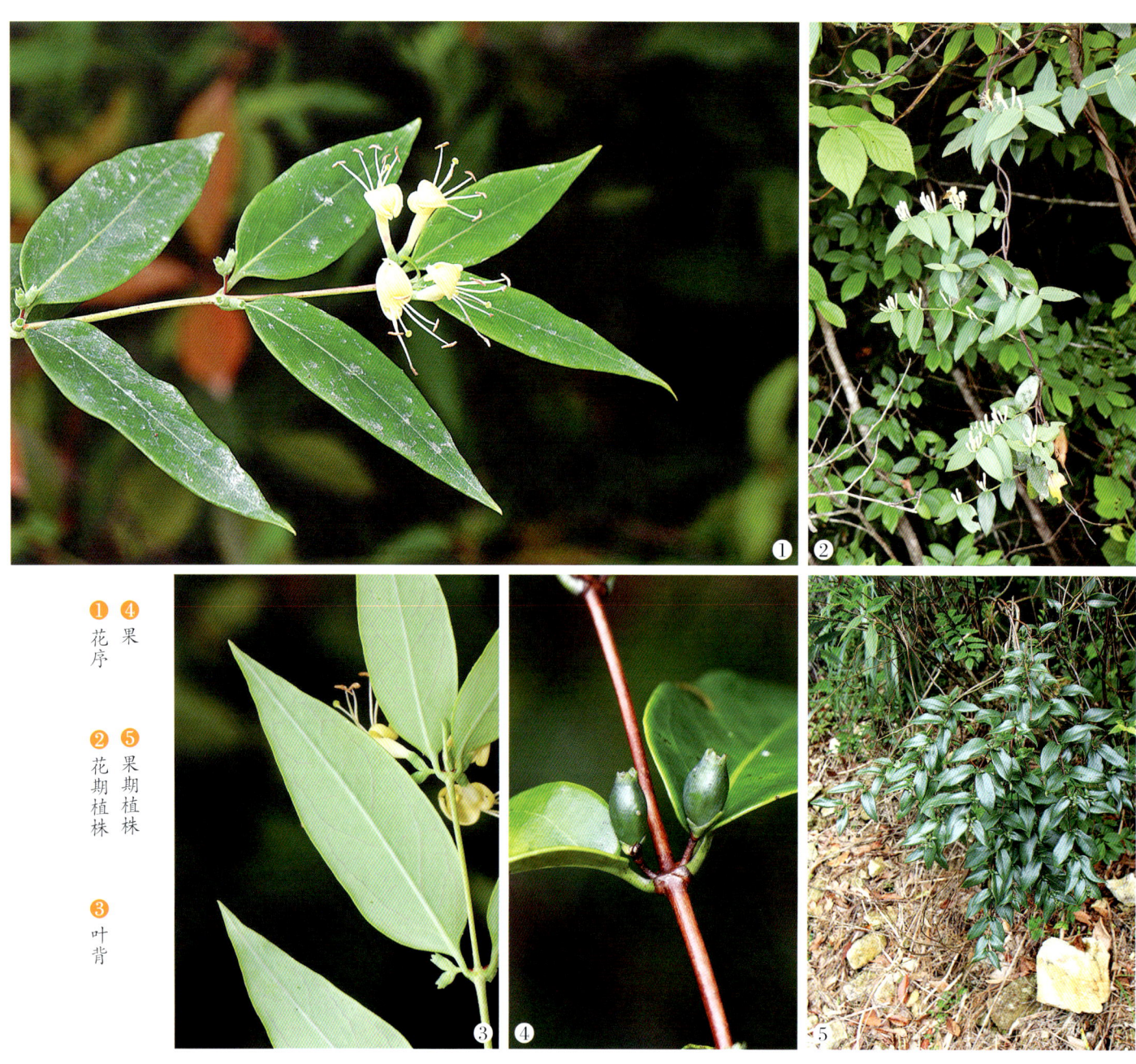

❶ 花序　❷ 花期植株　❸ 叶背　❹ 果　❺ 果期植株

189 接骨草

学 名	*Sambucus chinensis* Lindl.	科 名	忍冬科
畲族名	燥棒	土 名	青淳伞

形态特征

高大草本或半灌木。茎有棱条，髓部白色。小叶2～3对，互生或对生，狭卵形。复伞形花序顶生，大而疏散，杯形不孕性花不脱落，可孕性花小，花冠白色，仅基部连合。果实红色，近圆形，核2～3粒，卵形，表面有小疣状突起。花期4～5月，果熟期8～9月。

分布与生境

分布于陕西、甘肃、江苏、安徽、浙江、江西、福建、台湾、河南、湖北、湖南、广东、广西、四川、贵州、云南、西藏等地。生于海拔300～2600米的山坡、林下、沟边和草丛中。

药用价值

主治疔疮。中医另用于治疗风湿痹痛、肾炎、脚气、慢性气管炎、跌打损伤、骨折等。现代药理研究表明还具有防治肝炎、活血化瘀、抗菌消炎等作用。

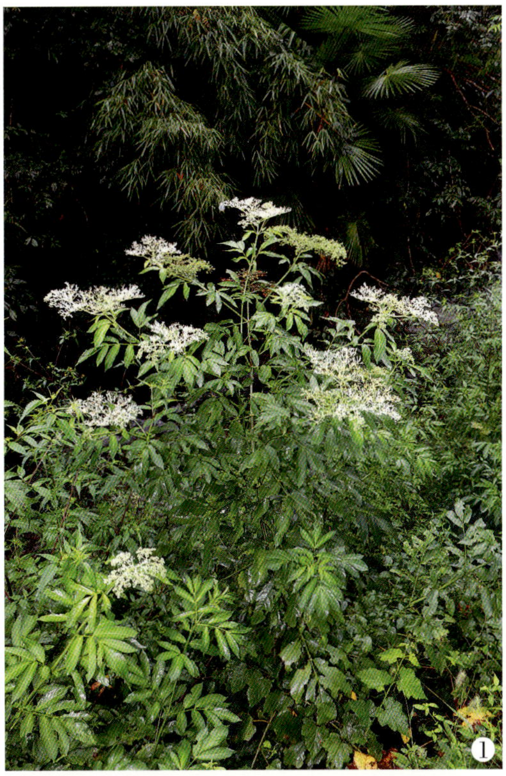

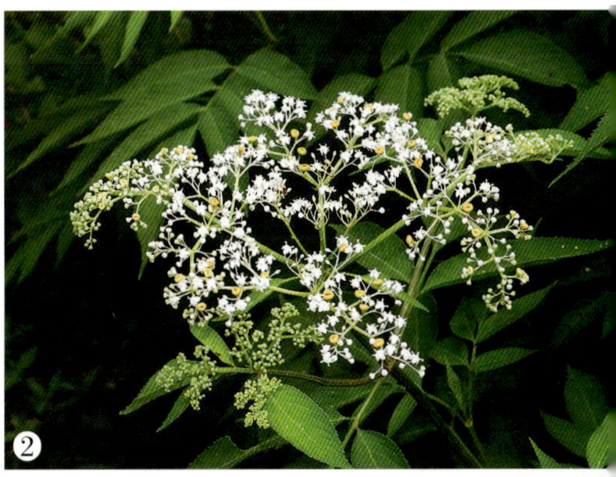

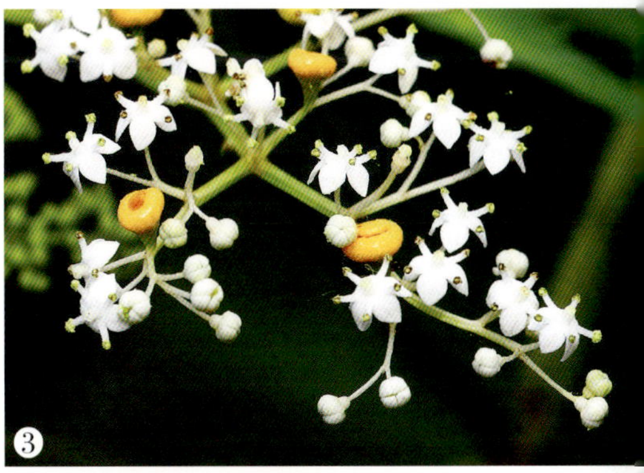

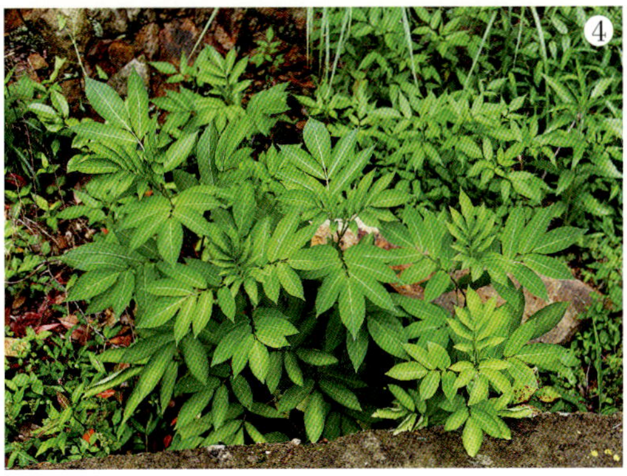

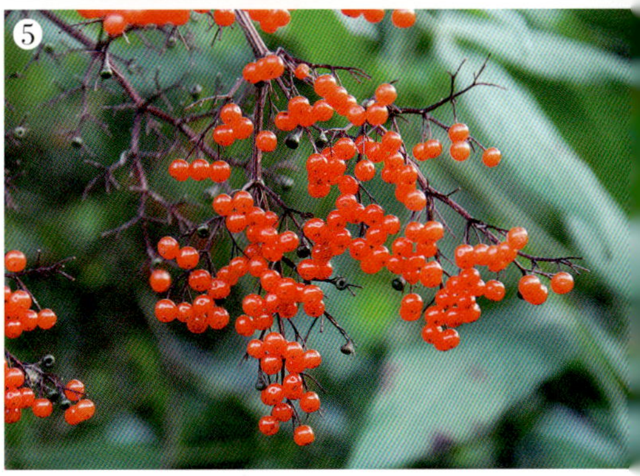

❶❷❸❹❺
花果期植株 花序 花 植株 果序

190 攀倒甑

学名 *Patrinia villosa*(Thunb.) Juss.
科名 败酱科　　**畲族名** 苦野菜
土名 白苦叶菜

形态特征

多年生草本，地下根状茎长而横走。茎密被白色倒生粗毛，或仅沿两侧各1列。基生叶丛生，茎生叶对生，叶卵形至长圆状披针形，叶上面绿色，下面绿白色。由聚伞花序组成顶生圆锥花序或伞房花序，分枝达5~6级，花冠钟形，白色。瘦果倒卵形。花期8~10月，果期9~11月。

分布与生境

分布于江苏、浙江、台湾、江西、安徽、河南、湖北、湖南、广东、广西、贵州、四川等地。生于海拔50~2000米的山地林下、林缘、灌丛或草丛中。系景宁畲族自治县主要野菜之一。

药用价值

主治毒蛇咬伤、瘰疬，也用于产后虚汗。中医另用于治疗肠痈、肺痈和痈疮肿毒、痢疾、肠炎、肝炎、结膜炎、产后瘀血腹痛。现代药理研究表明还具有抗肿瘤、镇静、促进胃肠功能、抗氧化等作用。

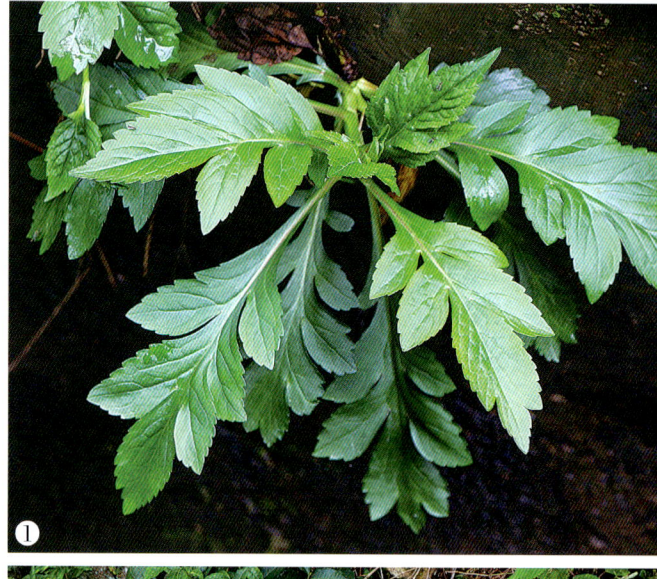
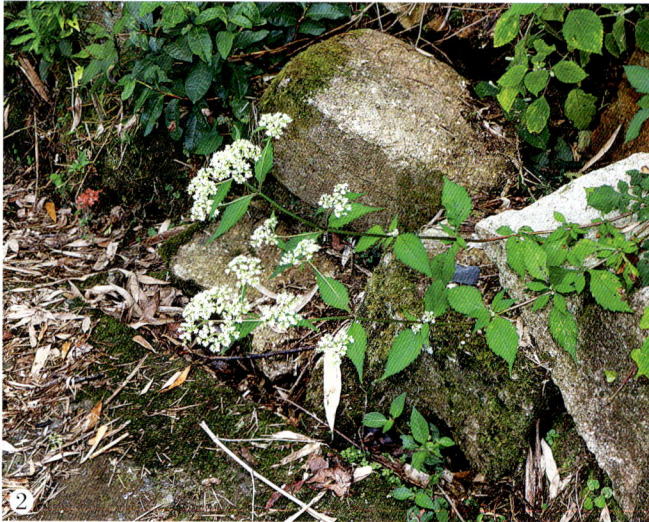
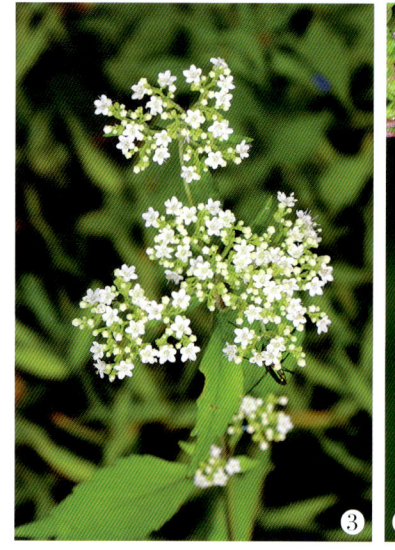
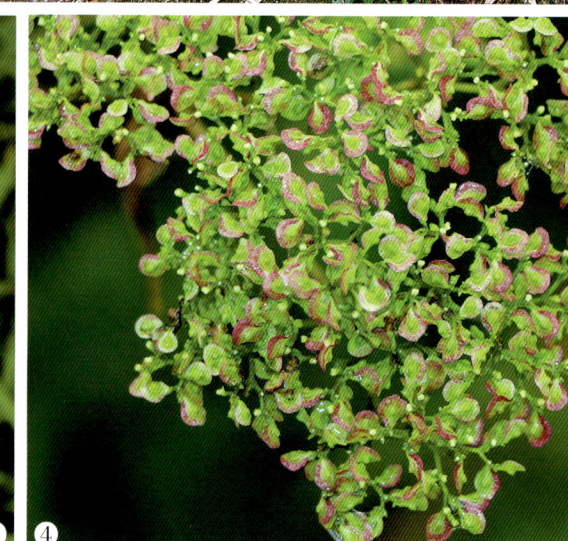

❶ 植株　❷ 花期植株　❸ 花序　❹ 果序

相似种 斑花败酱

Patrinia punctiflora Hsu et H.J. Wang

多年生草本，主根系粗壮。茎密被倒生粗伏毛，上部毛常排成2纵列，周围有疏粗毛。单叶对生，纸质，卵形至长圆状披针形，两面有棕褐色微腺毛至疏生糙伏毛。聚伞花序组成顶生疏散伞房花序，被白色倒生粗糙毛，花冠钟状，淡黄色或兼具白色花。瘦果倒卵状椭圆形。花期7~10月，果期8~10月。分布于河南、陕西、安徽、江苏、浙江、江西、福建、湖北、湖南、广东、广西、贵州、四川等地。生于海拔100~1600米的山坡林缘、路旁草丛中。

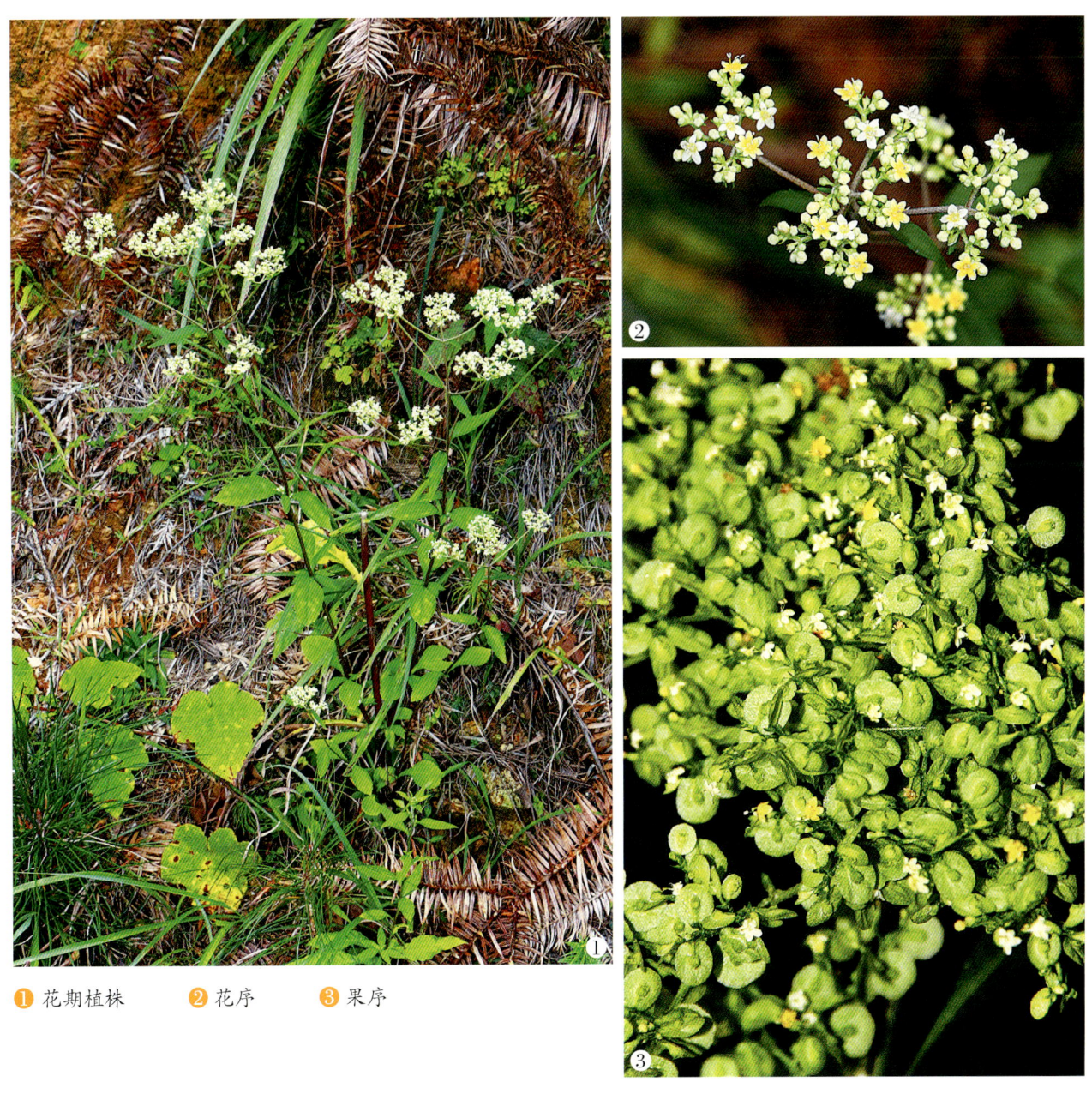

❶ 花期植株　　❷ 花序　　❸ 果序

191 杏香兔儿风

| 学 名 | *Ainsliaea fragrans* Champ. | 科 名 | 菊科 |
| 畲族名 | 叶下红 | 土 名 | 一支香 |

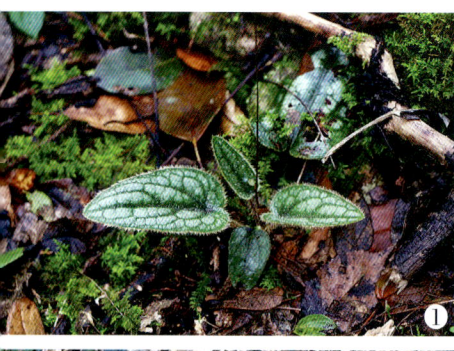
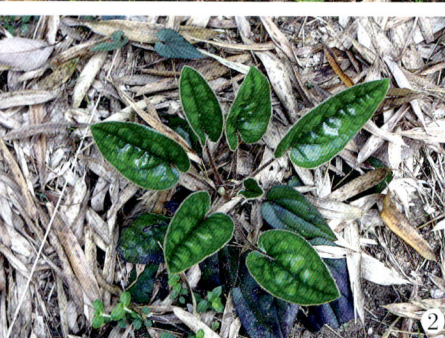
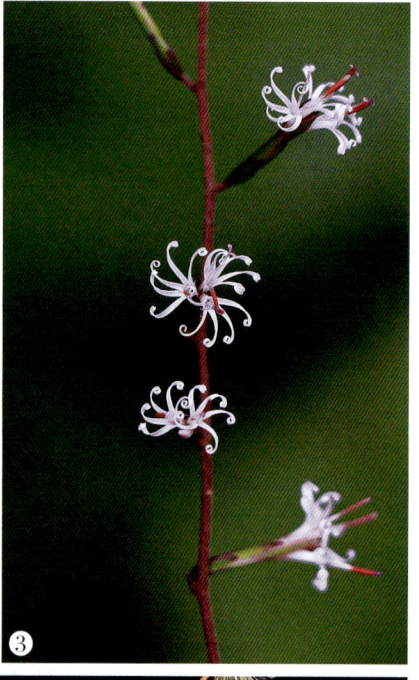
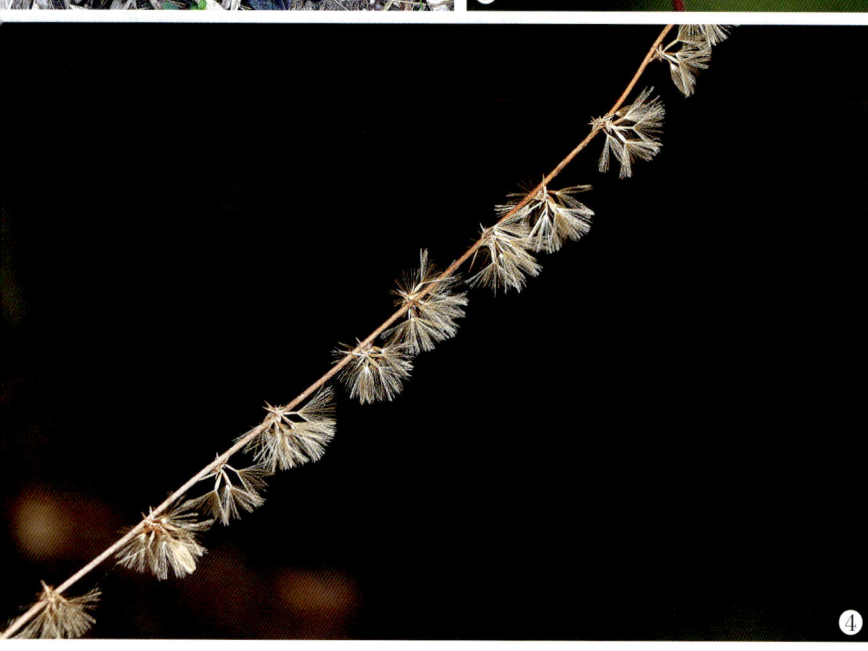

形态特征

多年生草本。根状茎短，根颈被褐色绒毛，具簇生细长须根；花葶状茎直立，被褐色长柔毛。叶聚生于茎的基部，莲座状或假轮生；叶片厚纸质，卵形，边缘全缘或具疏离的胼胝体状小齿，有向上弯拱的缘毛。头状花序通常有小花3朵，花全部两性，白色，开放时具杏仁香气。瘦果棒状圆柱形或近纺锤形，栗褐色。花果期8～12月。

分布与生境

分布于福建、浙江、台湾、安徽、江苏、江西、湖北、四川、湖南、广东、广西等地。生于海拔30～850米的山坡林下、林缘。

药用价值

主治喉蛾、鹅口疮。中医另用于治疗感冒咳喘、风湿痹痛、跌打损伤、肠炎痢疾、咽喉炎、泌尿系统及妇科疾病等，还可用于活血、止血。现代药理研究表明还具有抗肿瘤等作用。

❶❷ 植株　❸ 花序　❹ 果序

相似种 灯台兔儿风

Ainsliaea macroclinidioides Hayata

多年生草本。根状茎短，根颈密被深褐色绒毛，茎密被长柔毛或有时脱毛。叶聚生于茎的上部呈莲座状，或在叶丛下面有数片散生，叶片纸质，阔卵形至卵状披针形，网状脉明显。头状花序具花3朵，于茎的上部作总状花序式排列，花全部两性，花冠管状。瘦果近圆柱形。花期8～12月。分布于广西、广东、湖南、湖北、江西、安徽、浙江、福建、台湾等地。生于海拔500～1000米的山坡林下或河边。

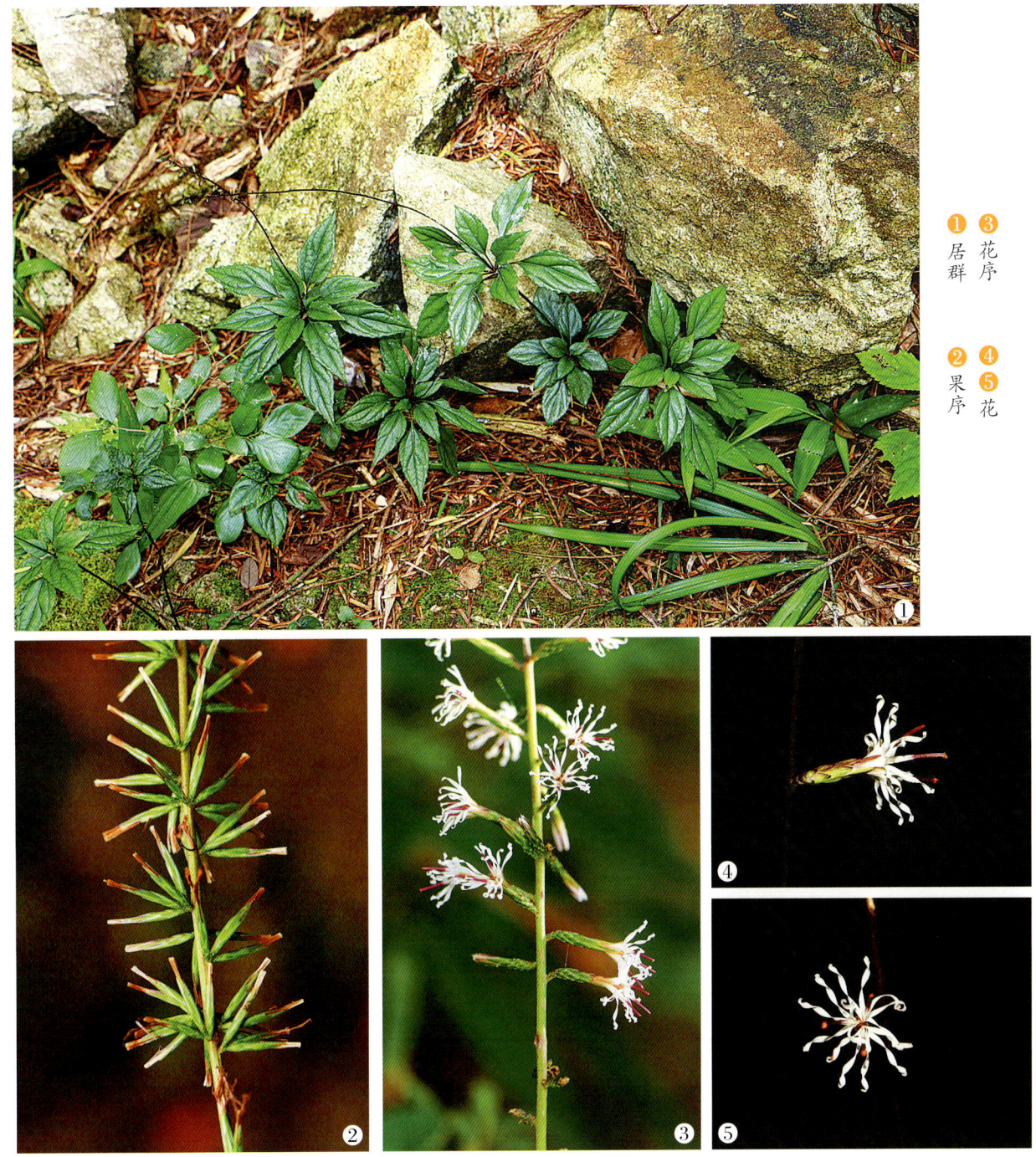

❶居群 ❷果序 ❸花序 ❹❺花

192 翅茎香青

学　名 Anaphalis sinica Hance f. pterocaula (Franch. et Savat.) Ling
科　名 菊科　　　　**畲族名** 白百里风　　　　**土　名** 香绵蓬

形态特征

多年生草本，具特殊芳香，全株被白色绵毛。茎簇生，单一不分枝。叶互生，无柄，倒披针形或线状披针形，先端钝圆而微突尖，基部下延成翅，使茎呈棱角状。头状花序顶生，多数排列成伞房状，全部为管状花，黄白色。瘦果有小腺点。花果期夏秋。

分布与生境

分布于我国东部、南部、中部及北部。生于林下、向阳草坡或岩石缝中。

药用价值

主治咳嗽。中医另用于治疗风寒感冒、急慢性气管炎、痢疾、肠炎以及胆囊炎等症。现代药理研究表明还具有平喘、镇咳祛痰、消炎、镇静等作用。

❶ 植株　　❷ 花序　　❸ 茎

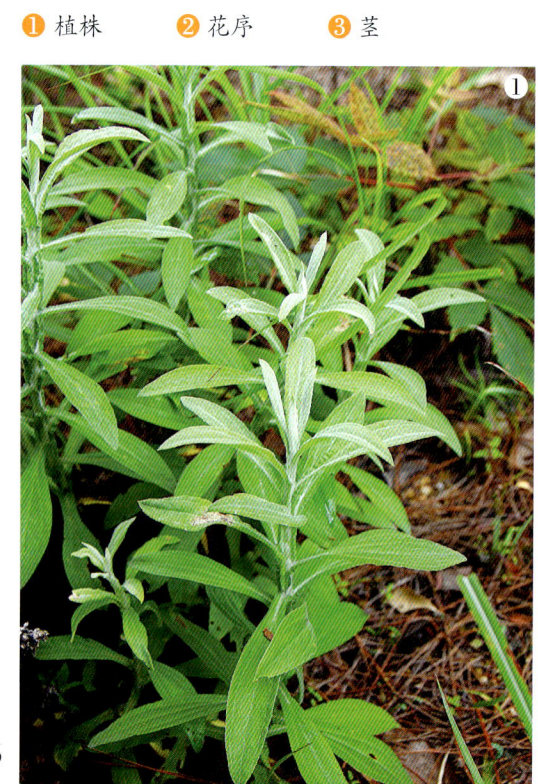
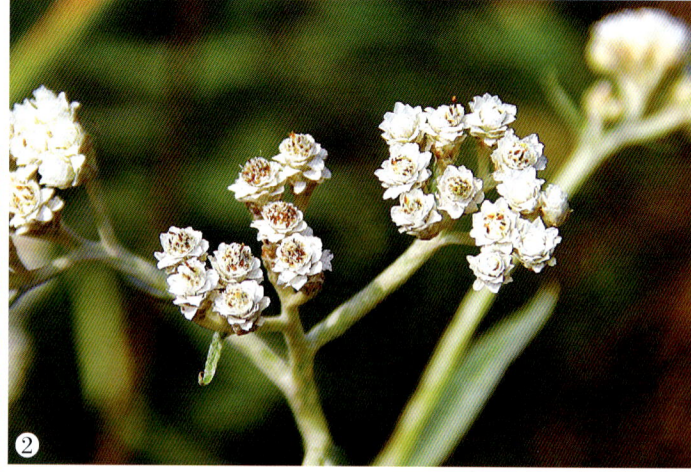
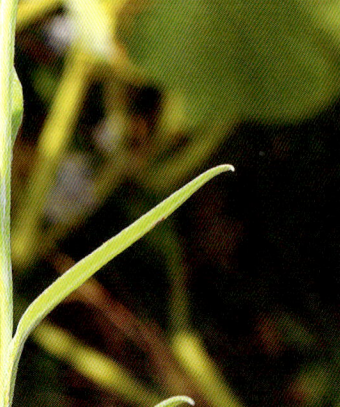

193 牡蒿

学 名	*Artemisia japonica* Thunb.	科 名	菊科
畲族名	马仁菜	土 名	青蓬

形态特征

多年生草本，植株有香气。主根稍明显，侧根多，常有块根，根状茎稍粗短。茎单生或少数，有纵棱，紫褐色或褐色。叶纸质，基生叶与茎下部叶倒卵形或宽匙形。头状花序多数，卵球形或近球形，两性花5～10朵，不孕育，花冠管状。瘦果小，倒卵形。花果期7～10月。

分布与生境

分布于辽宁、河北、山西、陕西、甘肃、山东、江苏、安徽、浙江、江西、福建、台湾、河南、湖北、湖南、广东、广西、四川、贵州、云南、西藏等地。生于海拔3300米以下的林缘、旷野、灌丛、路旁。

药用价值

主治乳腺炎。中医另用于治疗夏季感冒、肺结核午后潮热、咯血、小儿疳积、衄血、便血、崩漏、带下、黄疸型肝炎、丹毒、毒蛇咬伤等。现代药理研究表明还具有免疫调节、抗肿瘤、降血糖、降血脂、保护肝脏以及延缓衰老等作用。

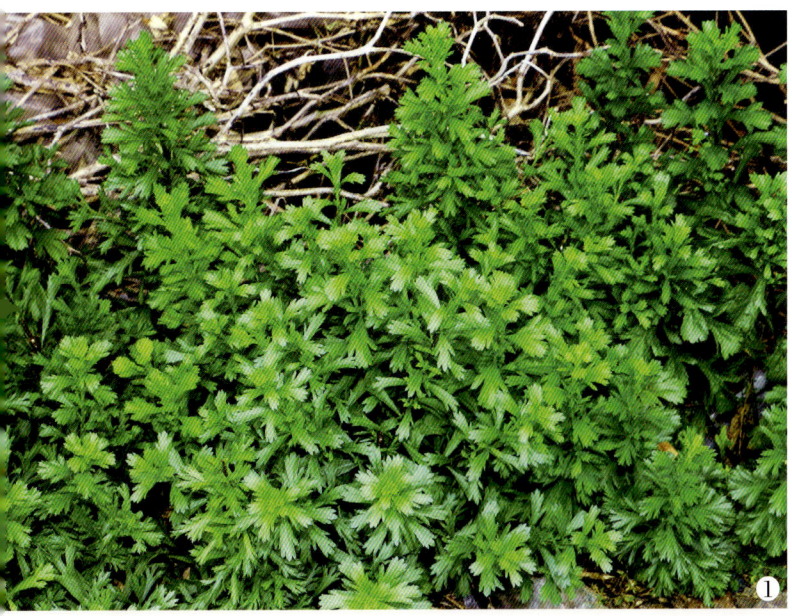
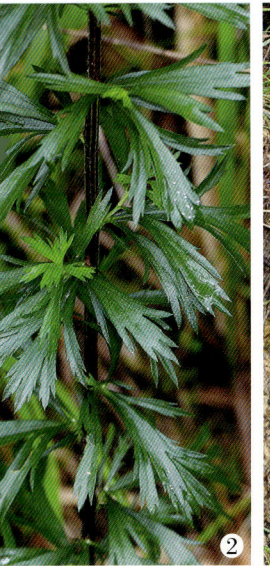
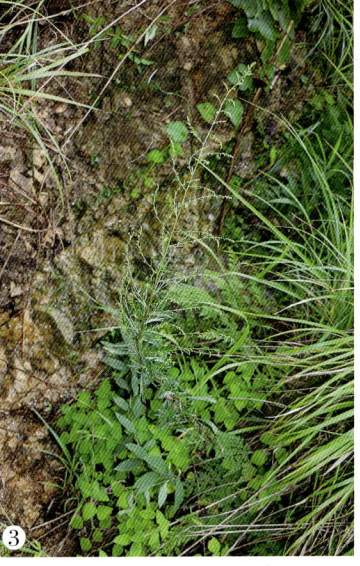
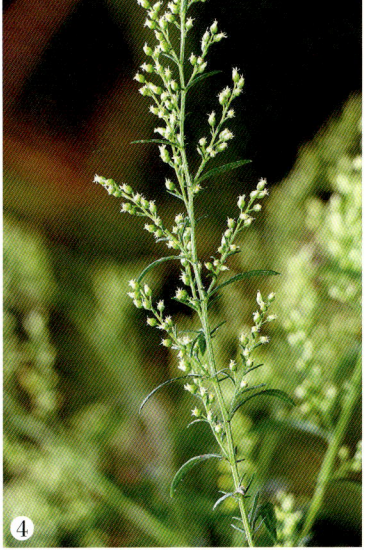

① 居群　② 茎叶　③ 花期植株　④ 花序

194 白苞蒿

| 学　名 | *Artemisia lactiflora* Wall. ex DC. | 科　名 | 菊科 |
| 畲族名 | 假蓳菜 | 土　名 | 四季菜 |

形态特征

多年生草本。主根明显，侧根细而长。茎绿褐色或深褐色，纵棱稍明显。叶薄纸质或纸质，中部叶卵圆形或长卵形，边缘常有细裂齿或锯齿，或近全缘，中轴微有狭翅。头状花序长圆形，无梗，基部无小苞叶。瘦果倒卵形或倒卵状长圆形。花果期8～11月。

分布与生境

分布于陕西、甘肃、江苏、安徽、浙江、江西、福建、台湾、河南、湖北、湖南、广东、广西、四川、贵州、云南等地。生于海拔3000米以下的林缘、灌丛、草坡、路边。

药用价值

主治皮肤瘙痒、胃癌、腰扭伤、白带。中医另用于治疗慢性肝炎、肝硬化、肾炎、水肿、疝气等症，近年也用于治疗血丝虫病。现代药理研究表明还具有抗菌、抗氧化作用。

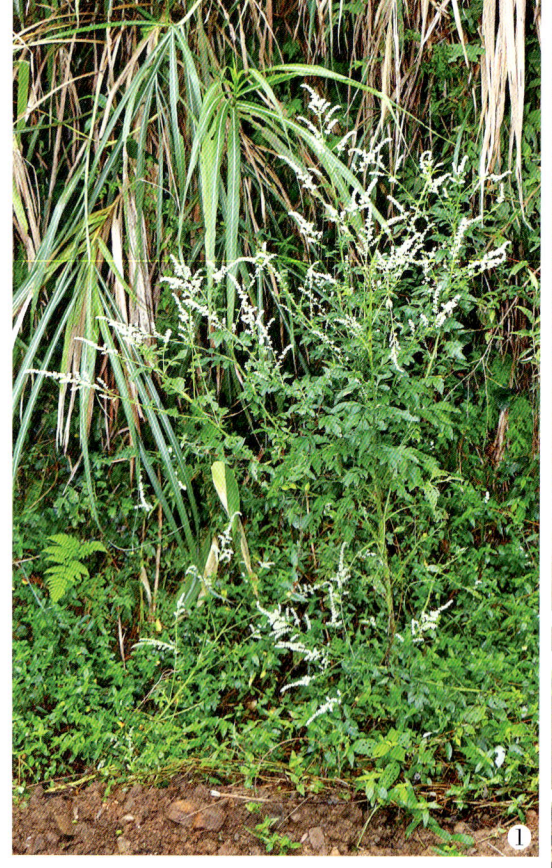
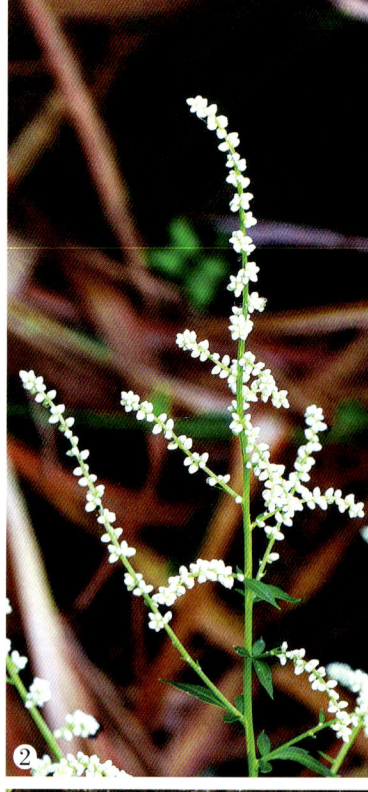
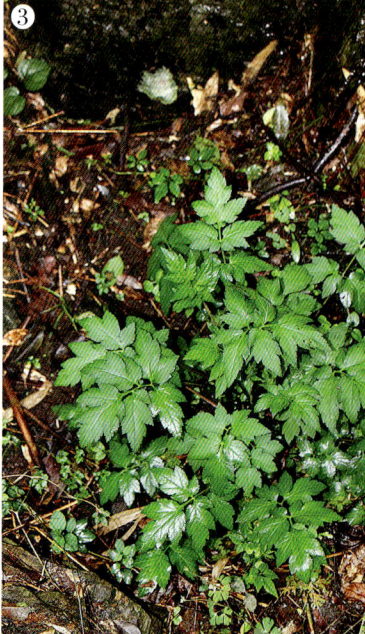

❶ 花期植株　　❷ 花序　　❸ 植株

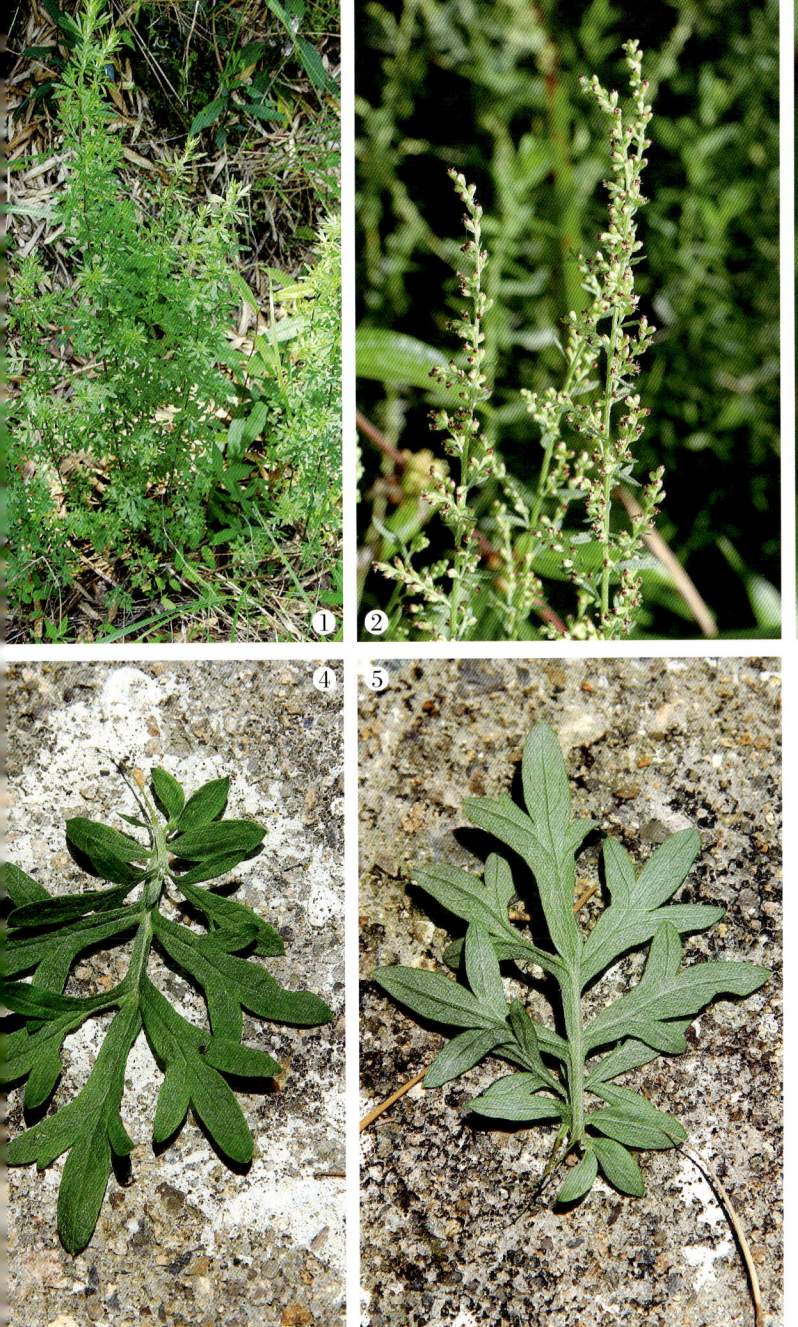

❶植株　　❷❸花序　　❹叶　　❺叶背

195　野艾蒿

学　名	*Artemisia lavandulaefolia* DC.
科　名	菊科
畲族名	茶水蓬
土　名	蓬

形态特征

多年生草本，植株有香气。茎少数，具纵棱，分枝多，茎、枝被灰白色蛛丝状短柔毛。叶纸质，具密集白色腺点及小凹点，下面除中脉外密被灰白色密绵毛，基生叶与茎下部叶宽卵形或近圆形。头状花序极多数，椭圆形或长圆形，花冠狭管状，檐部具2裂齿，紫红色。瘦果长卵形或倒卵形。花果期8~10月。

分布与生境

分布于黑龙江、吉林、辽宁、内蒙古、河北、山西、陕西、甘肃、山东、江苏、安徽、江西、河南、湖北、湖南、广东、广西、四川、贵州、云南等地。多生于林缘、山坡、草地、灌丛。

药用价值

主治感冒发热、胃溃疡、呕逆。中医另用于治疗胆囊炎、肝硬化、口腔炎、支气管炎。现代药理研究表明还具有抗菌、止血、抗氧化、抗过敏、抗肿瘤等作用。

196 鬼针草

学 名 *Bidens pilosa* Linn.
畲族名 一包针
科 名 菊科
土 名 介狗针

形态特征

一年生草本。茎直立，钝四棱形，无毛或上部被极稀疏的柔毛。茎下部叶较小，3裂或不分裂；中部叶三出，小叶3枚，稀5（7）枚，两侧小叶椭圆形或卵状椭圆形，顶生小叶较大；上部叶小，3裂或不分裂，条状披针形。头状花序，无舌状花，盘花筒状。瘦果黑色，条形略扁，具棱，上部具稀疏瘤状突起及刚毛，顶端芒刺3~4枚，具倒刺毛。花果期8~11月。

分布与生境

分布于我国华东、华中、华南、西南地区。生于村旁、路边及荒地。

药用价值

主治乳腺炎。中医另用于治疗感冒发热、咽喉肿痛、肠炎、阑尾炎、痔疮、跌打损伤、冻疮、毒蛇咬伤。现代药理研究表明还具有保护肝脏、抗肝纤维化、抗衰老、降血糖、抗肿瘤、镇痛、抗疟疾、抗菌、防石溶石等作用。

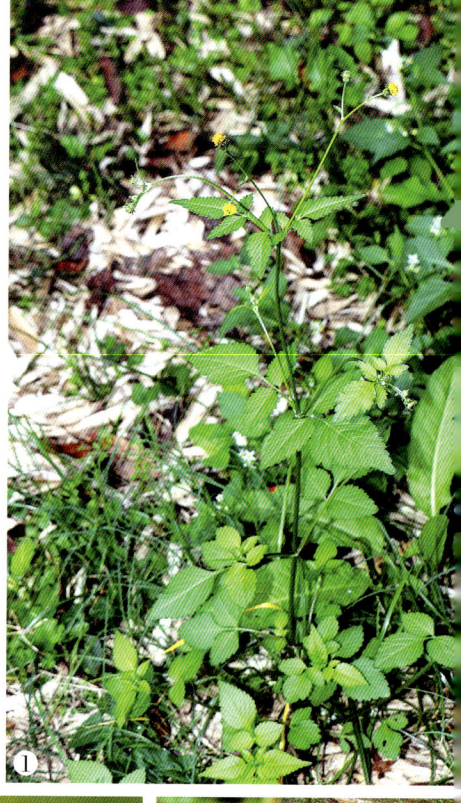

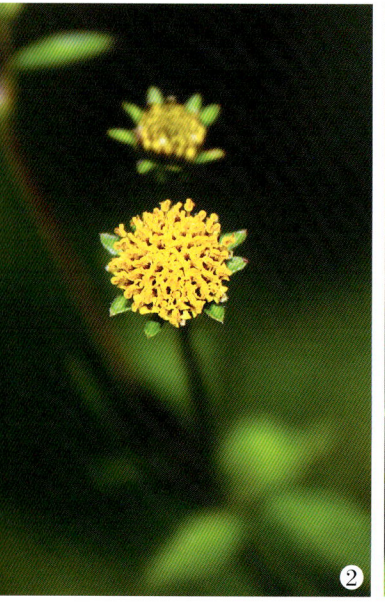
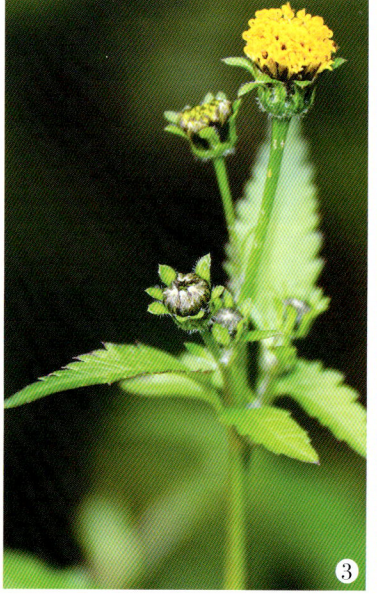
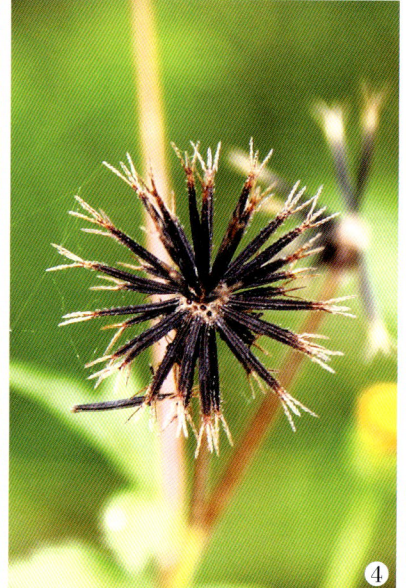
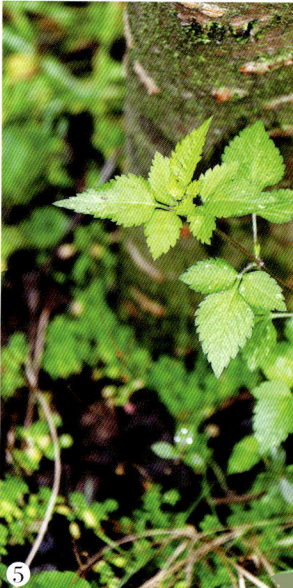

❶ 花期植株　❷ 花　❸ 花苞　❹ 果序　❺ 茎叶

相似种 大狼杷草

Bidens frondosa Linn.

一年生草本。茎直立，分枝，被疏毛或无毛，常带紫色。叶对生，具柄，为一回羽状复叶，小叶3～5枚，披针形，通常下面被稀疏短柔毛，至少顶生者具明显的柄。头状花序单生茎端和枝端，无舌状花或舌状花不发育，极不明显，筒状花两性。瘦果扁平，狭楔形，顶端芒刺2枚，有倒刺毛。花果期8～10月。分布于江苏、浙江。生于路边、荒野。

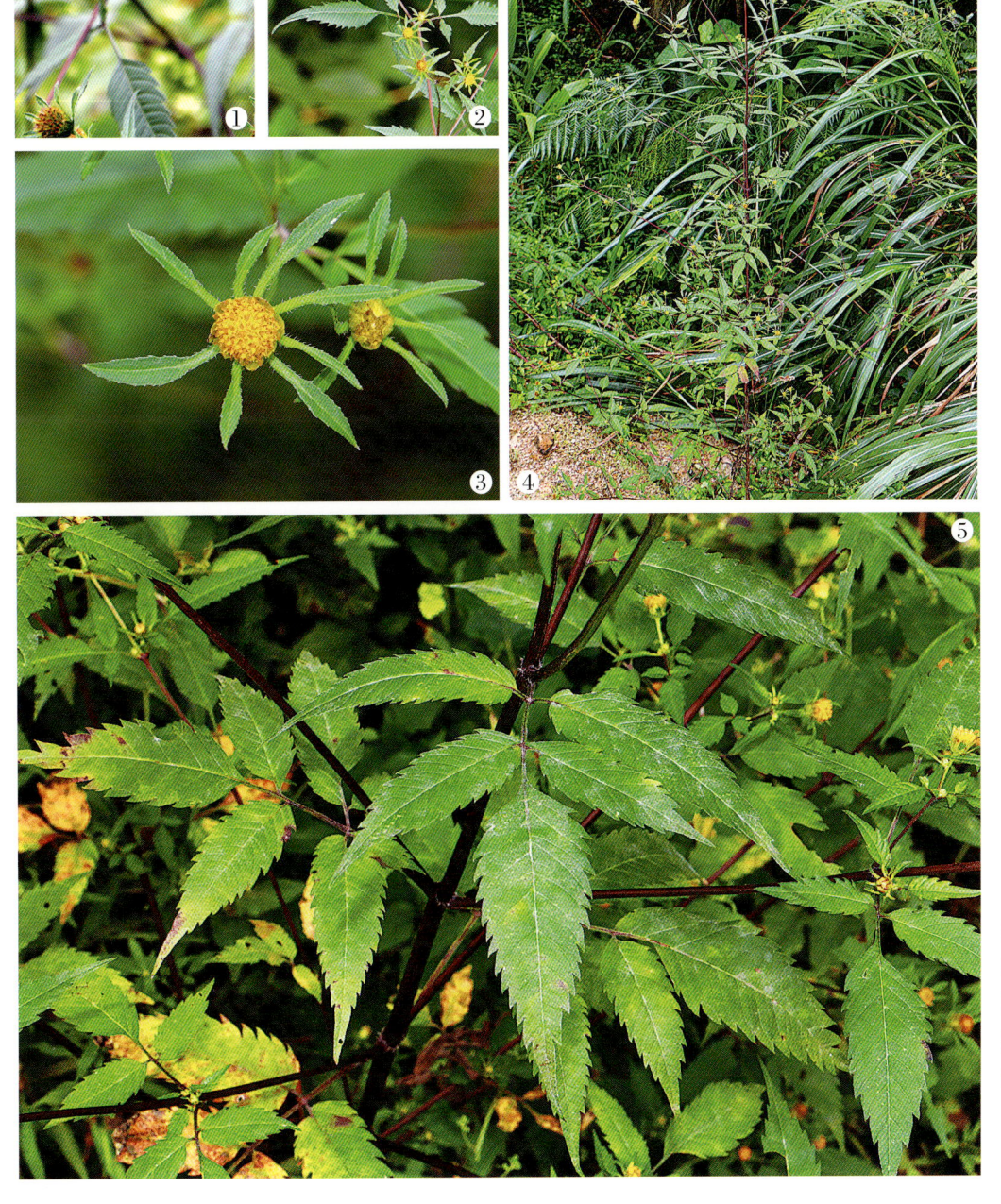

① 果序
② 花茎
③ 花序
④ 花期植株
⑤ 茎叶

相似种 狼杷草

Bidens tripartita Linn.

一年生草本。茎柱状或具钝棱而稍呈四方形，无毛，绿色或带紫色。叶对生，叶片无毛或下面有极稀疏的小硬毛，长椭圆状披针形，常3～5深裂。头状花序单生茎端及枝端，无舌状花，全为筒状两性花。瘦果扁，楔形或倒卵状楔形，边缘有倒刺毛；顶端芒刺通常2枚，两侧有倒刺毛。花果期8～10月。分布于我国华东、华中、华北、东北、西南地区及陕西、甘肃、新疆等地。生于路边、荒野。

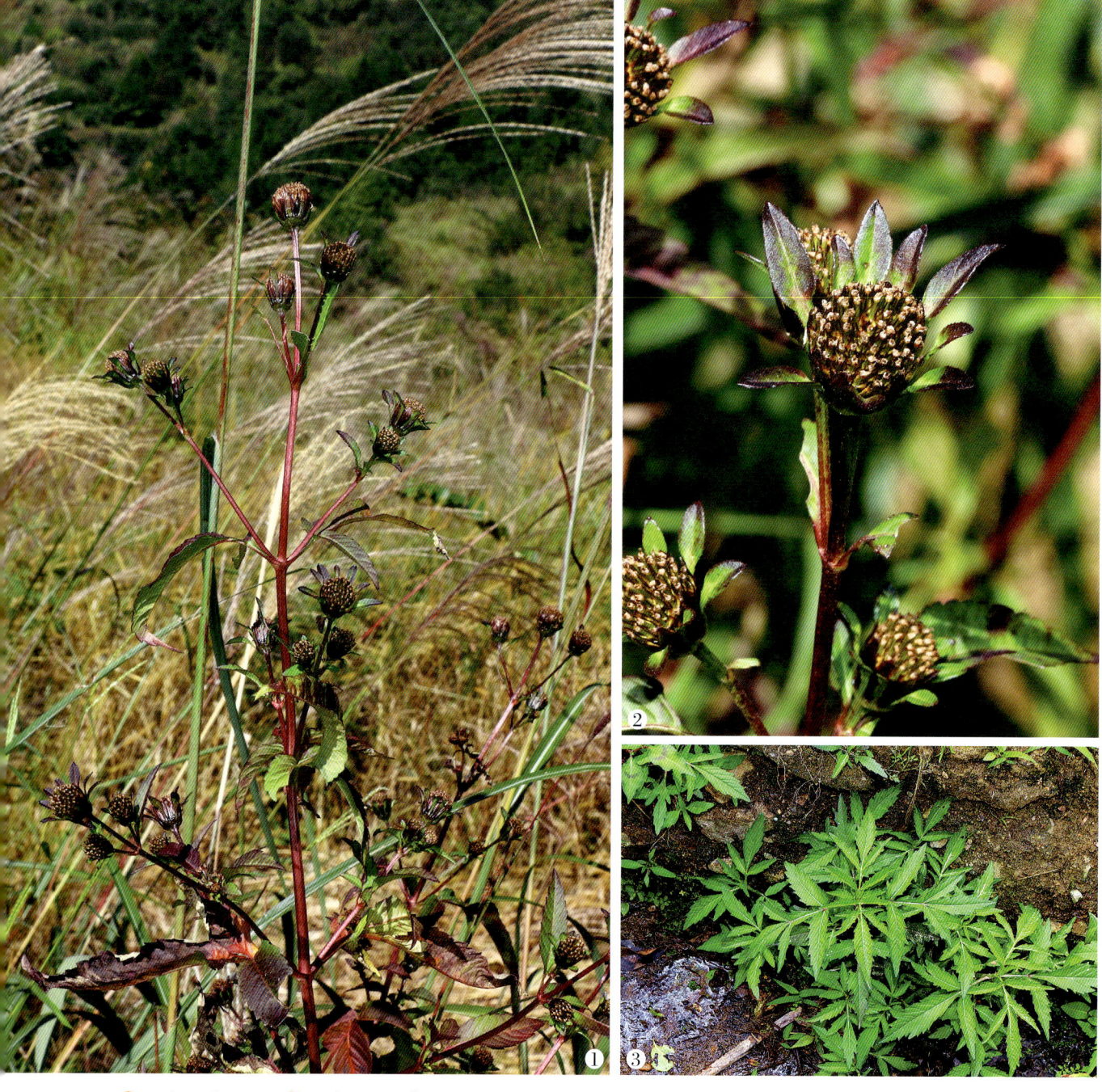

❶ 果期植株　　❷ 果序　　❸ 植株

197 长圆叶艾纳香

| 学　名 | *Blumea oblongifolia* Kitam. | 科　名 | 菊科 |
| 畲族名 | 庙风 | 土　名 | 四面风 |

形态特征

多年生草本。主根粗壮，纺锤形。茎直立有分枝，具条棱，下部被疏毛或后脱毛，上部被较密且较长的毛。基部叶花期宿存或凋萎，中部叶长圆形，上面被短柔毛，下面多少被长柔毛，上部叶渐小。头状花序多数，排列成顶生开展的疏圆锥花序，花冠管状，被白色疏毛和较密的腺体。瘦果圆柱形。花果期8月至翌年4月。

分布与生境

分布于浙江、江西、福建、广东、台湾等地。生于路边、山坡、草地。

药用价值

主治乳腺炎。中医另用于治疗寒湿泻痢、腹痛肠鸣、肿胀、胫骨疼痛、跌打损伤、风湿瘙痒等症。现代药理研究表明还具有保护肝脏的作用。

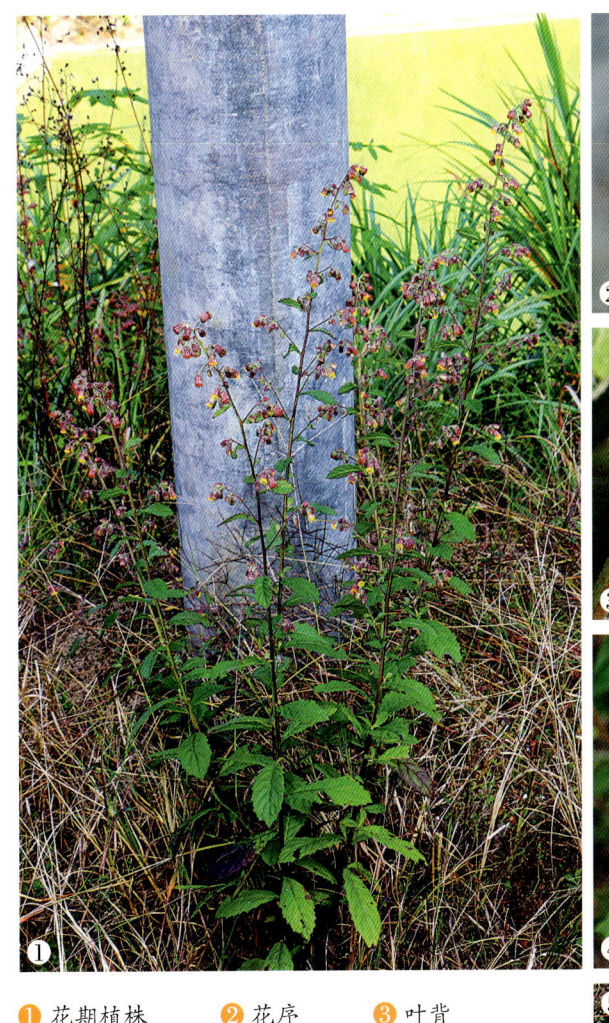
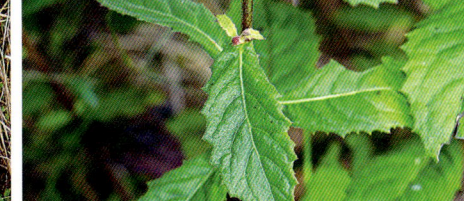
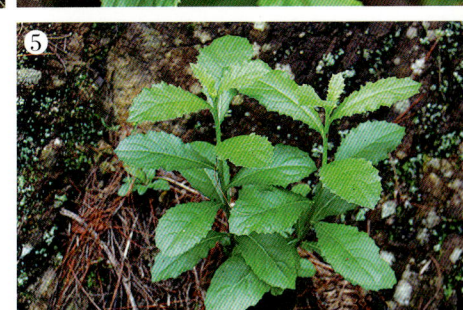

❶ 花期植株　❷ 花序　❸ 叶背
❹ 茎叶　❺ 植株

198 天名精

| 学　名 | *Carpesium abrotanoides* Linn. | 科　名 | 菊科 |
| 畲族名 | 张老花 | 土　名 | 野烟 |

形态特征

多年生粗壮草本。茎圆柱状，上部密被短柔毛，有明显的纵条纹。茎下部叶广椭圆形，被短柔毛，叶上面粗糙，下面密被短柔毛，有细小腺点，边缘具不规整的钝齿，齿端有腺体状胼胝体，茎上部叶长椭圆形。头状花序多数，近无梗，沿枝条一侧着生于叶腋。瘦果顶端有短喙。花果期6～10月。

分布与生境

分布于华东、华南、华中、西南地区及河北、陕西等地。生于海拔2000米以下的路边、荒地、林缘。

药用价值

主治神经性皮炎、白带。中医另用于治疗小儿肺炎、胸胁疼痛、疟疾、痢疾、咽喉肿痛、扁桃体炎、支气管炎；外用治创伤出血、疔疮肿毒、蛇虫咬伤。其种子即为"鹤虱"，治蛔虫病、蛲虫病、绦虫病、虫积腹痛。现代药理研究表明还具有抗肿瘤作用。

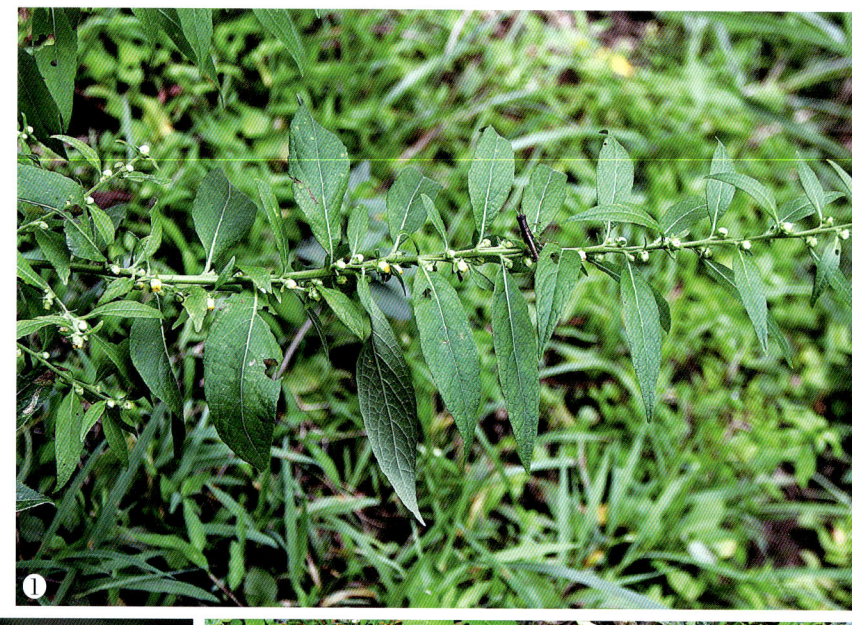
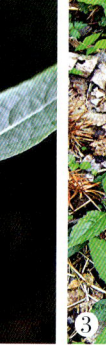
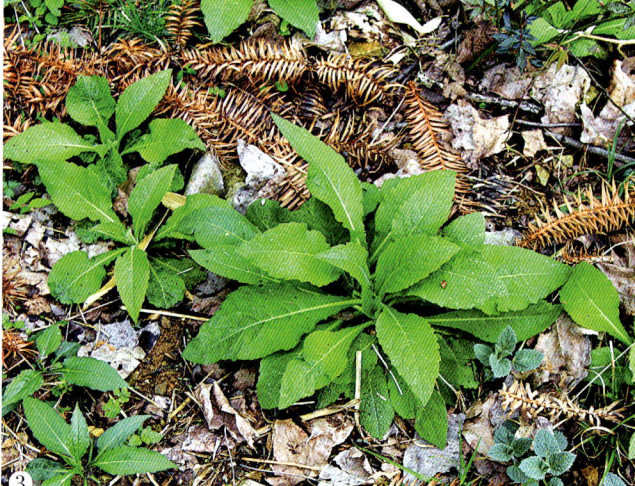

❶ 花枝　　❷ 花序　　❸ 植株

相似种 烟管头草

Carpesium cernuum Linn.

多年生草本。茎下部密被白色长柔毛及卷曲的短柔毛。茎下部叶较大，长椭圆形，上面被稍密的倒伏柔毛，下面被白色长柔毛，沿叶脉较密，在中肋及叶柄上常密集成绒毛状，两面均有腺点，边缘有稍不规整的具胼胝尖的锯齿，中部叶椭圆形至长椭圆形，上部叶渐小，近全缘。头状花序单生茎端及枝端，开花时下垂。瘦果线形，多棱。花果期7～10月。分布于东北、华北、华中、华东、华南、西南地区及陕西、甘肃等地。生于荒地、山坡、沟边。

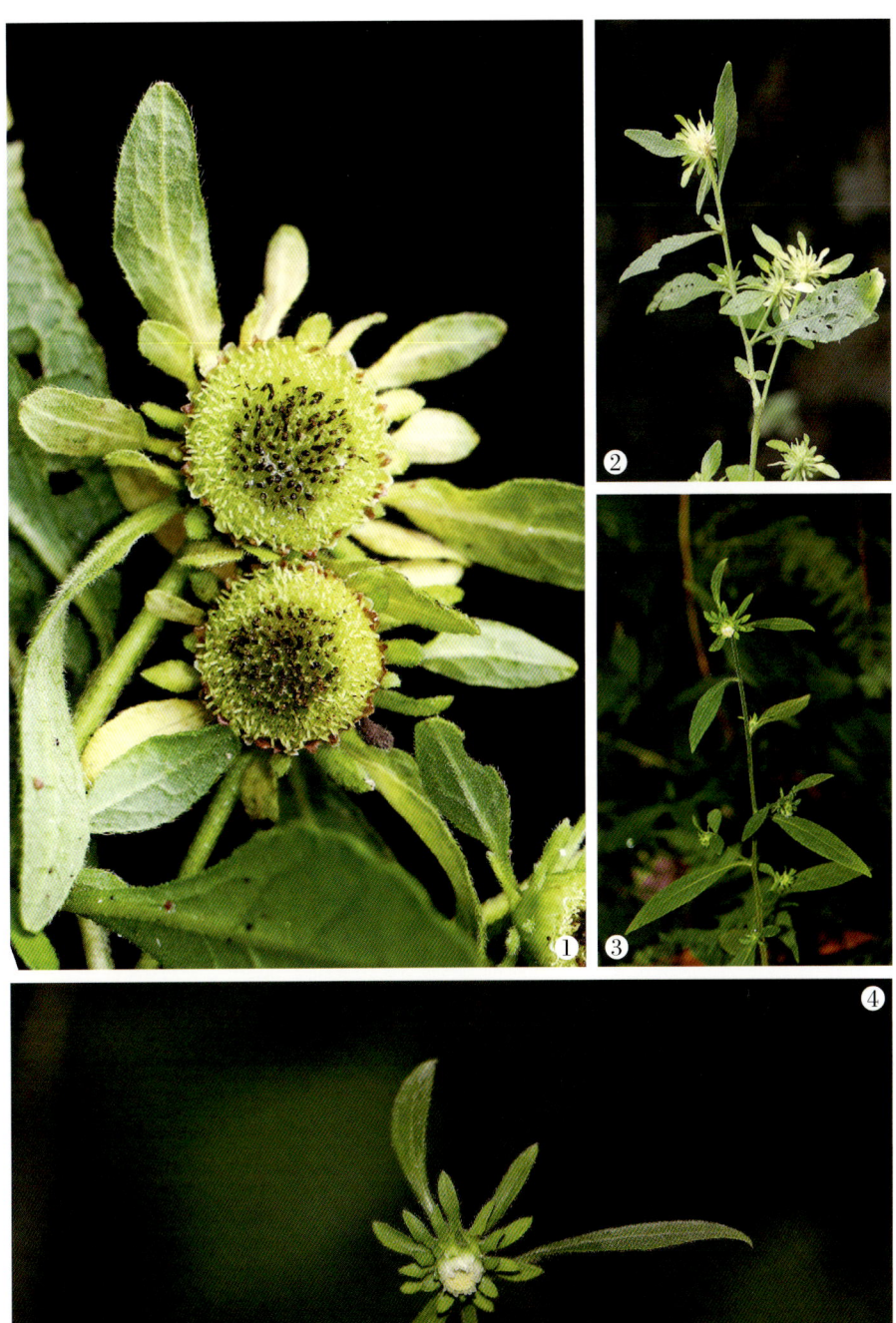

❶ 果序
❷ 总苞
❸ 花期植株
❹ 花序

相似种 金挖耳

Carpesium divaricatum Sieb. et Zucc.

多年生草本。下部叶边缘有粗大的具胼胝尖的牙齿，被具球状膨大基部的柔毛，老时脱落稀疏而留下膨大的基部；叶下面淡绿色，被白色短柔毛并杂以疏长柔毛，沿中肋较密；中部叶长椭圆形，叶柄较短，无翅；上部叶长椭圆形或长圆状披针形，两端渐狭，几无柄。头状花序，雌花狭筒状。瘦果细长圆柱形，顶端具短喙。花果期7～8月。分布于华东、华南、华中、西南和东北地区。生于路旁及山坡灌丛中。

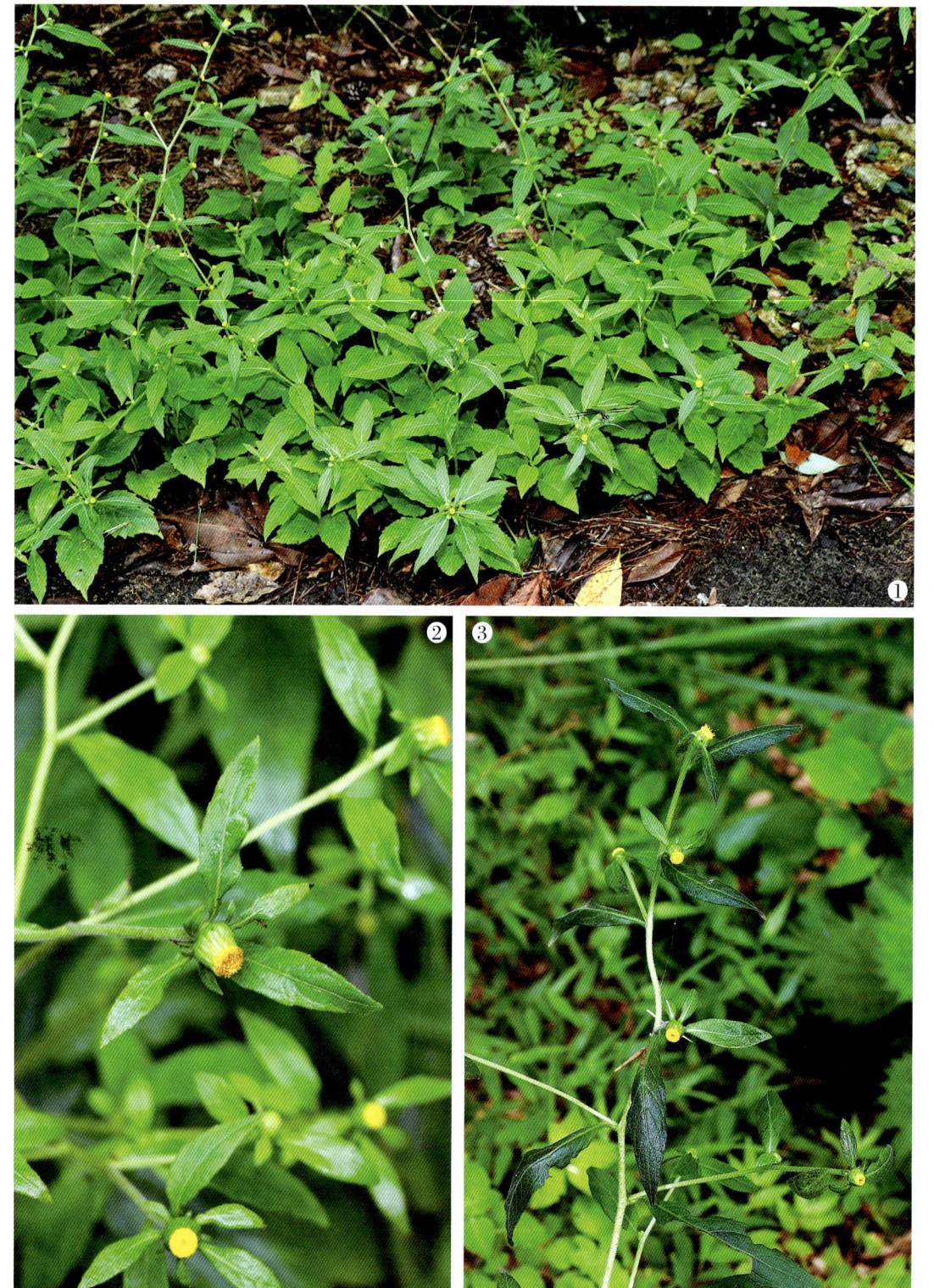

❶ 居群　❷ 花序　❸ 花期植株

199 石胡荽

学 名	*Centipeda minima* (Linn.) A. Br. et Aschers.
科 名	菊科
畲族名	塌地胡椒
土 名	地胡椒

形态特征

一年生小草本。匍匐状茎多分枝，微被蛛丝状毛或无毛。叶互生，楔状倒披针形，无毛或下面微被蛛丝状毛。头状花序小，扁球形，单生于叶腋，花冠细管状，淡绿黄色，顶端2～3微裂；盘花两性，花冠管状，淡紫红色，下部有明显的狭管。瘦果椭圆形，具4棱，棱上有长毛，无冠状冠毛。花果期6～10月。

分布与生境

分布于我国东北、华北、华中、华东、华南、西南地区。生于路旁、荒野阴湿处。

药用价值

主治感冒、鼻渊。中医另用于治疗鼻息肉、头痛、结石、慢性气管炎、结膜炎、湿疮肿毒、咳嗽、哮喘、喉痹、耳聋、目赤、疟疾、中毒、疥癣、风湿痹痛、跌打损伤等症。现代药理研究表明还具有抗肿瘤、抗诱变作用。

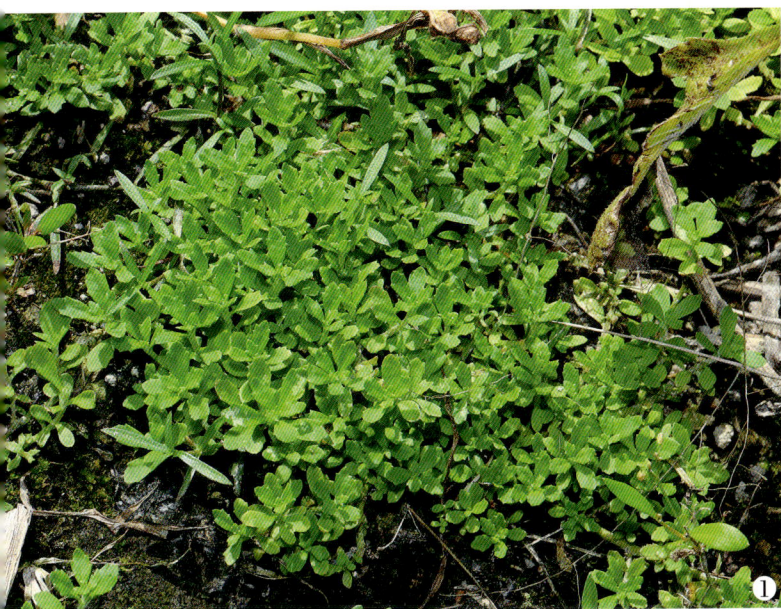
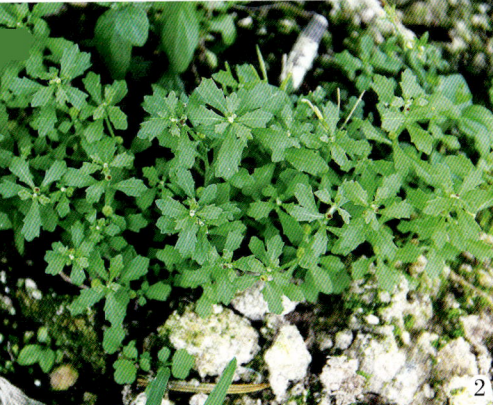
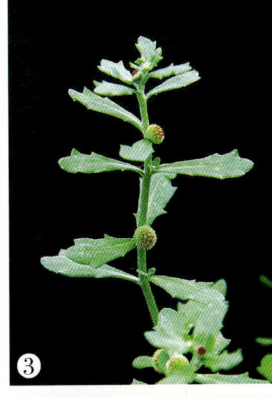
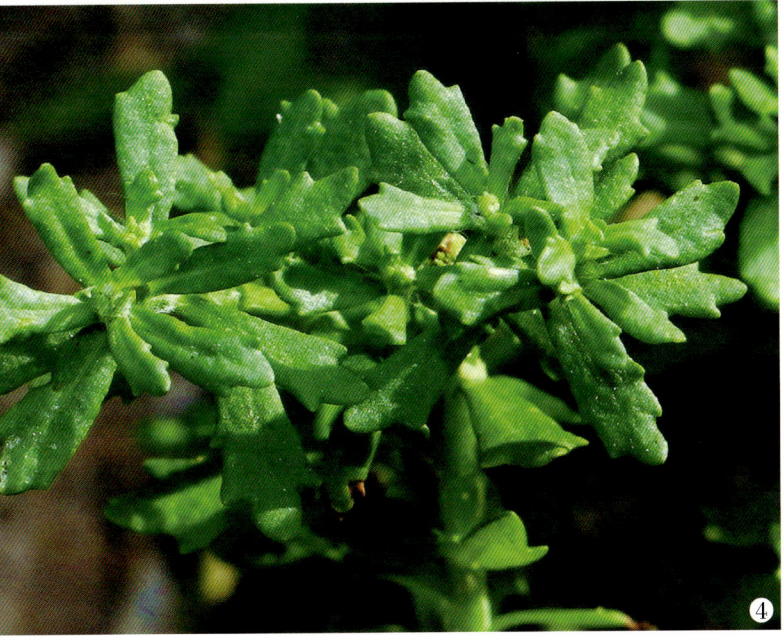

❶ 植株　❷ 花果期植株　❸ 花序　❹ 茎叶

200 蓟

学 名	*Cirsium japonicum* Fisch. ex DC.	科 名	菊科
畲族名	牛节刺	土 名	牛须刺

形态特征

多年生草本。块根呈纺锤状或萝卜状。茎直立，全部茎枝有条棱，被稠密或稀疏的多细胞长节毛。叶片羽状深裂或几全裂，边缘有大小不等小锯齿，齿端有针刺。全部茎叶两面沿脉有稀疏的多细胞长或短节毛或几无毛。头状花序，小花红色或紫色。瘦果扁，偏斜楔状倒披针形，顶端斜截形。花果期4~11月。

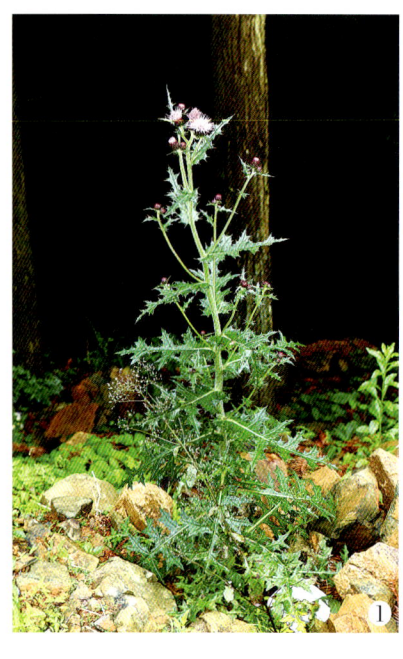 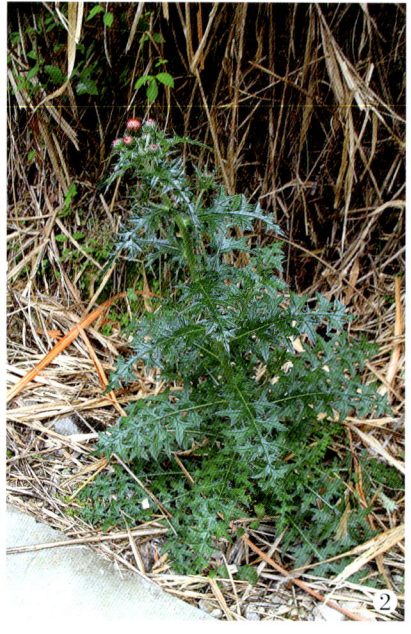 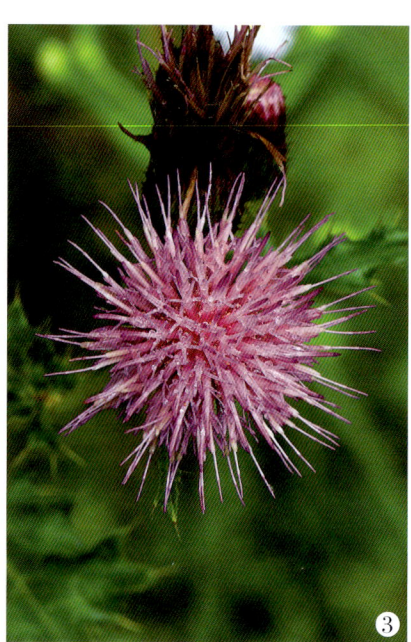

❶❷ 花期植株　❸ 花

分布与生境

分布于河北、山东、陕西、江苏、浙江、江西、湖南、湖北、四川、贵州、云南、广西、广东、福建、台湾等地。生于海拔400~2100米的林缘、灌丛、荒地、溪旁。

药用价值

主治产后腹痛、小儿乳哮。中医另用于治疗衄血、吐血、尿血、便血、崩漏、外伤出血、痈肿疮毒等症，外用治恶疮。现代药理研究表明还具有降血压、抗肿瘤等作用。

相似种 线叶蓟

Cirsium lineare (Thunb.) Sch.–Bip.

多年生草本，根直伸。茎直立，有条棱，全部茎枝被稀疏的蛛丝状毛及多细胞长节毛或无毛至几无毛。下部和中部茎叶长椭圆形、披针形或倒披针形，全部茎叶不分裂。头状花序生于茎枝顶端，多数或少数在茎枝顶端排成稀疏的圆锥状伞房花序，小花紫红色。瘦果倒金字塔状，顶端截形。花果期9～10月。分布于浙江、福建、安徽、江西、四川等地。生于海拔500～1700米的山坡或路旁。

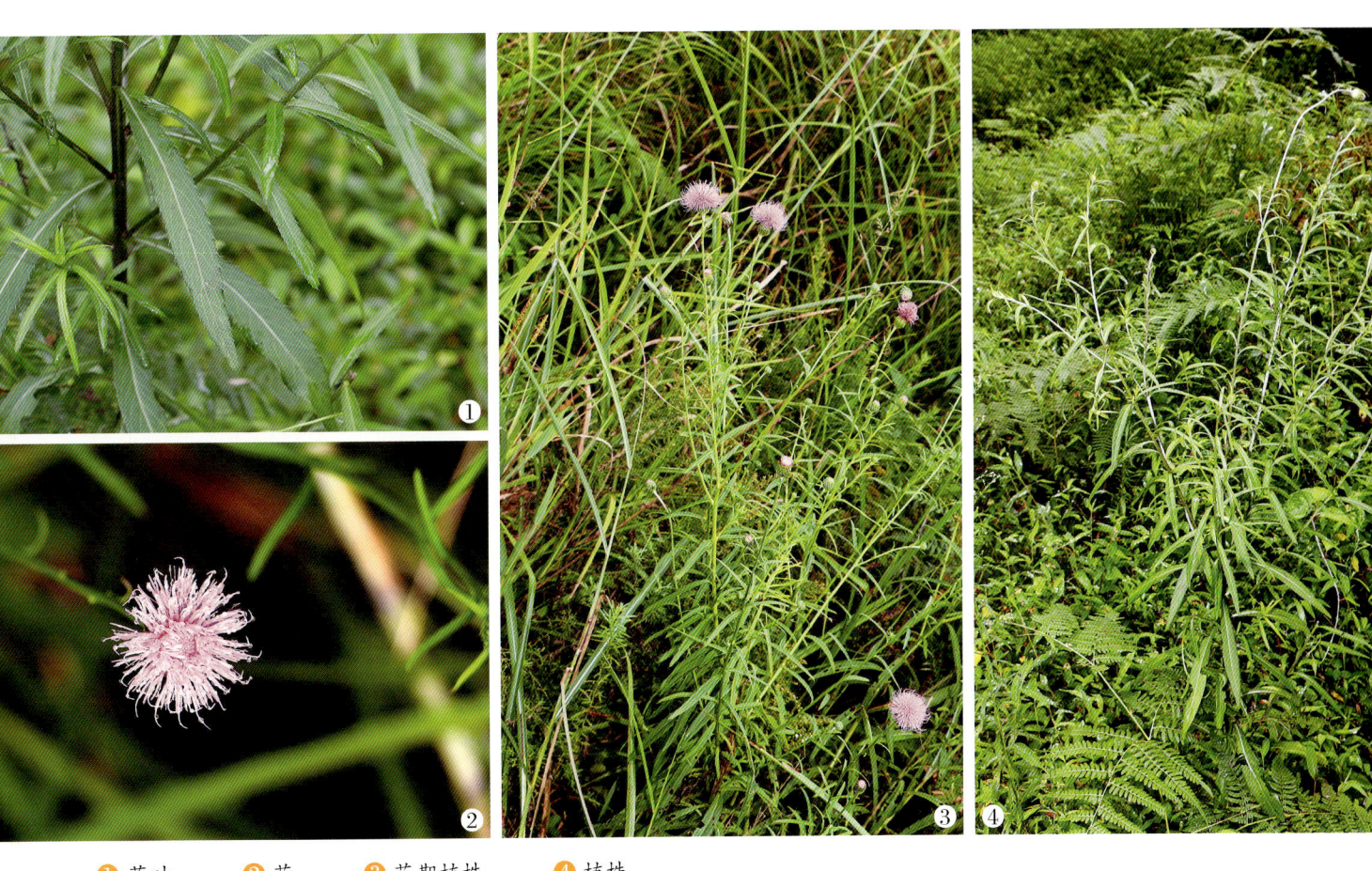

❶ 茎叶　❷ 花　❸ 花期植株　❹ 植株

相似种 华麻花头

Serratula chinensis S. Moore

多年生草本。茎直立，上部分枝。叶缘有锯齿，两面粗糙，被多细胞短节毛及棕黄色小腺点。头状花序少数，单生茎枝顶端，总苞碗状，总苞片6～7层，花冠紫红色。瘦果长椭圆形，深褐色。花果期7～10月。分布于河南、陕西、安徽、湖南、江西、广东、浙江等地。生于海拔350～1150米的山坡草地、林缘、林下、灌丛中。

❶ 花期植株　❷❸ 花　❹ 茎叶
❺ 果期植株

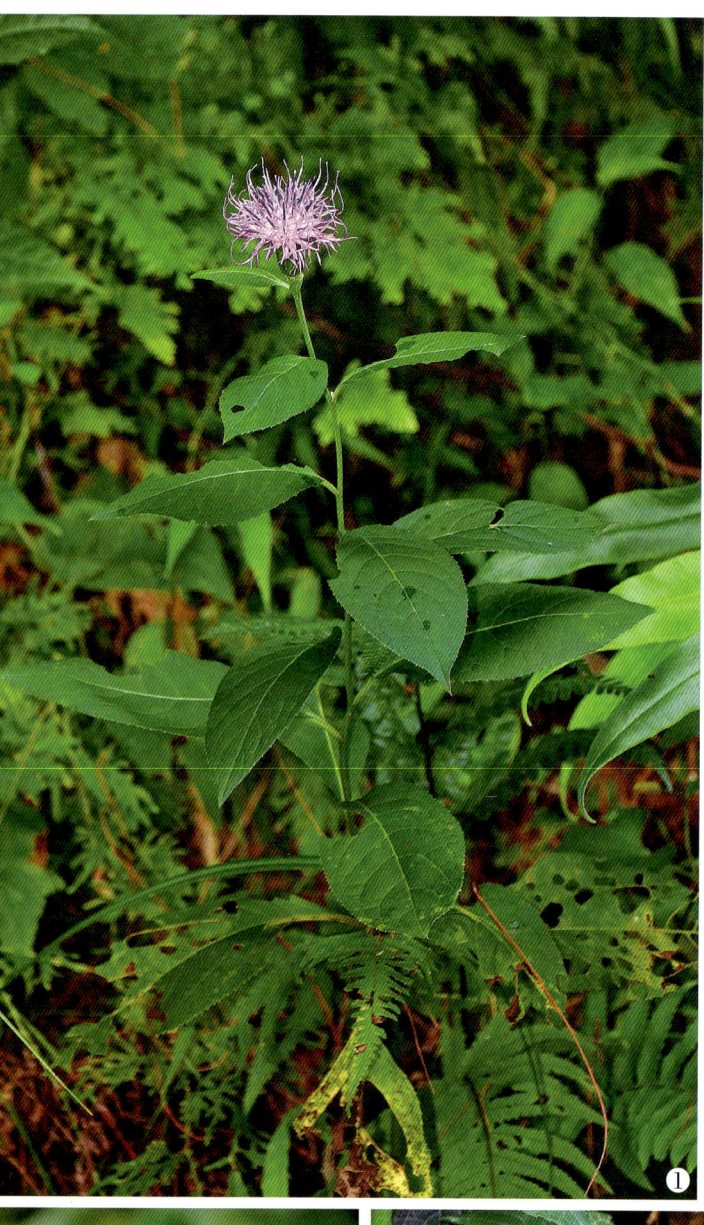
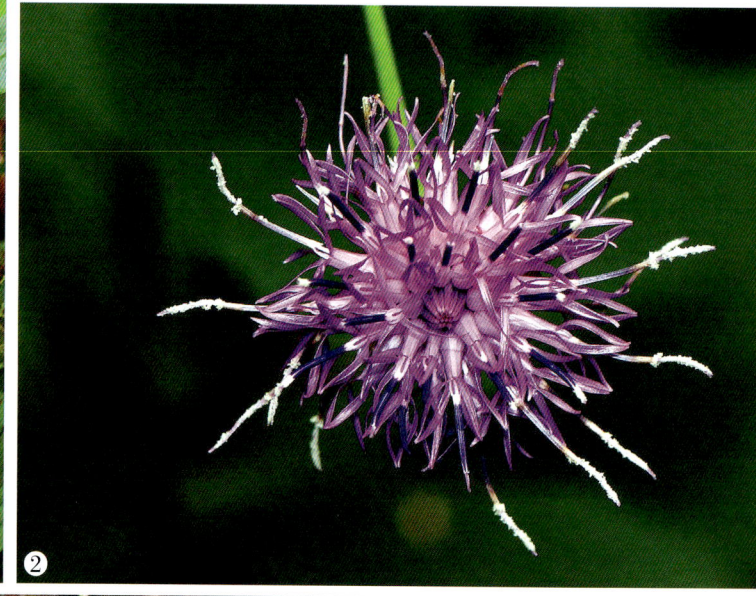
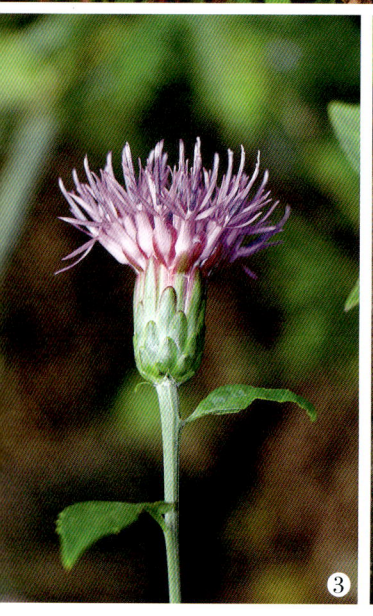
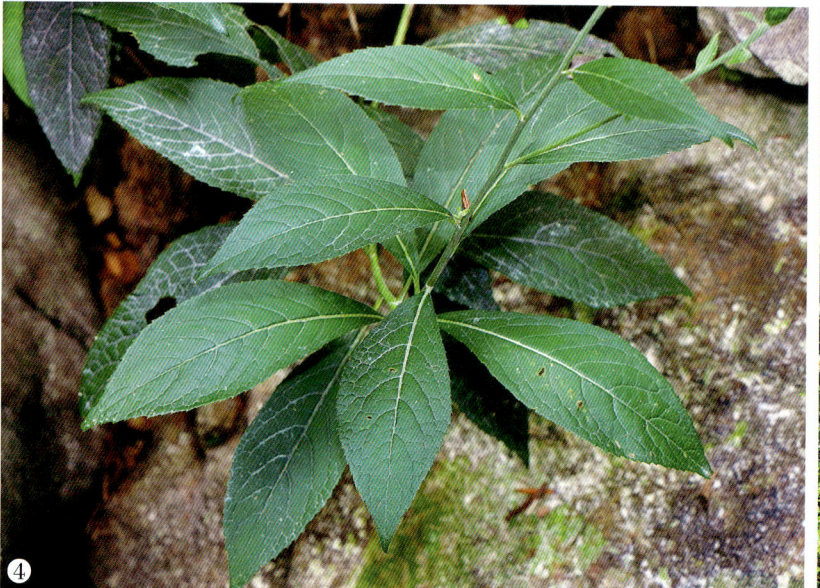
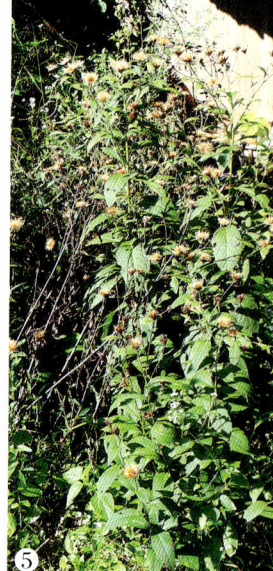

201 刺儿菜

| 学　名 | *Cirsium setosum* (Willd.) MB. | 科　名 | 菊科 |
| 畲族名 | 小叶牛须刺 | 土　名 | 野红花 |

形态特征

多年生草本。茎直立，花序分枝无毛或有薄绒毛。基生叶和中部叶椭圆形，上部叶渐小，叶缘有细密的针刺，针刺紧贴叶缘，全部叶两面同色，两面无毛。头状花序单生茎端，或少数或多数头状花序在茎枝顶端排成伞房花序，小花紫红色或白色。瘦果淡黄色，椭圆形或偏斜椭圆形。花果期5～9月。

分布与生境

除西藏、云南、广东、广西外，分布几遍全国。生于海拔170～2700米的山坡、河旁、荒地、田间。景宁畲族自治县偶见于绿化带。

药用价值

主治带状疱疹、肝炎。中医另用于治疗衄血、吐血、尿血、便血、崩漏下血、外伤出血、痈肿疮毒等。现代药理研究表明还具有抗肿瘤、防治肾炎、抗氧化等作用。

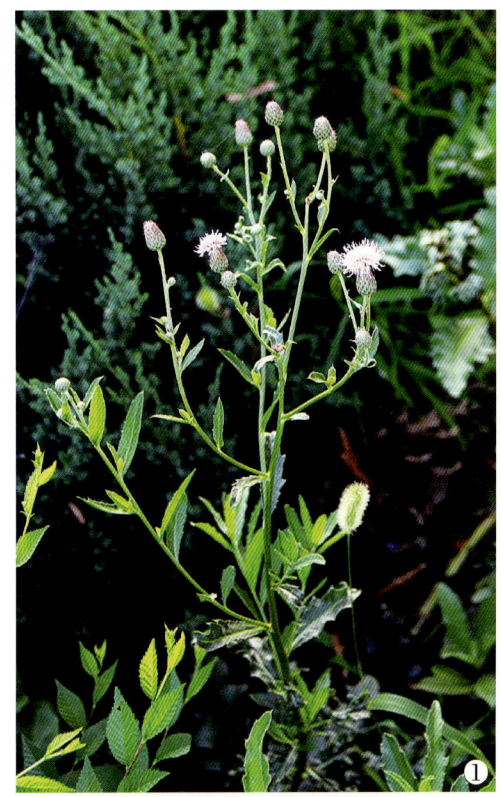
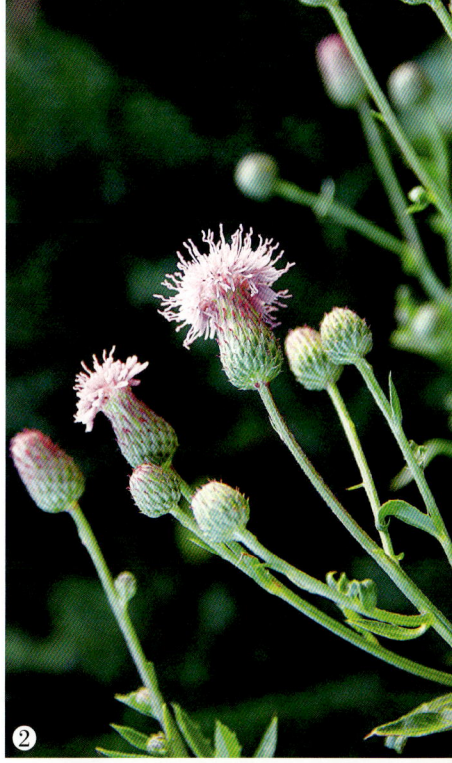
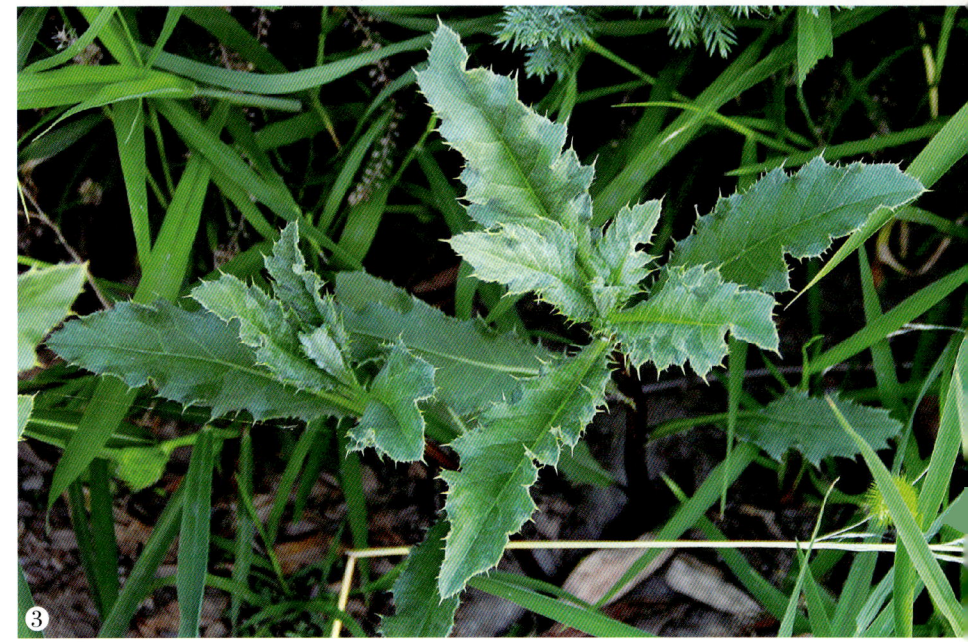

❶ 花期植株　　❷ 花序　　❸ 茎叶

202 野菊

学　名	*Dendranthema indicum* (Linn.) Des Moul.	科　名	菊科
畲族名	艾花	土　名	野菊花

形态特征

多年生草本。匍匐茎直立或铺散，分枝或仅在茎顶有伞房状花序分枝。茎枝被稀疏的毛，上部及花序枝上的毛稍多或较多。基生叶和下部叶花期脱落，中部叶卵形，两面同色或几同色。头状花序多数在茎枝顶端排成疏松的伞房圆锥花序或少数在茎顶排成伞房花序，舌状花黄色。花果期9～11月。

分布与生境

广泛分布于我国东北、华北、华中、华东、华南及西南地区。生于山坡、草地、灌丛、河边及路旁。

药用价值

主治疮疖、妇女月子不思饮食、高血压头晕。中医另用于治疗风热感冒、肺炎、肝炎、痢疾、口疮等。现代药理研究表明还具有抗菌、抗病毒、抗肿瘤、抗氧化等作用。

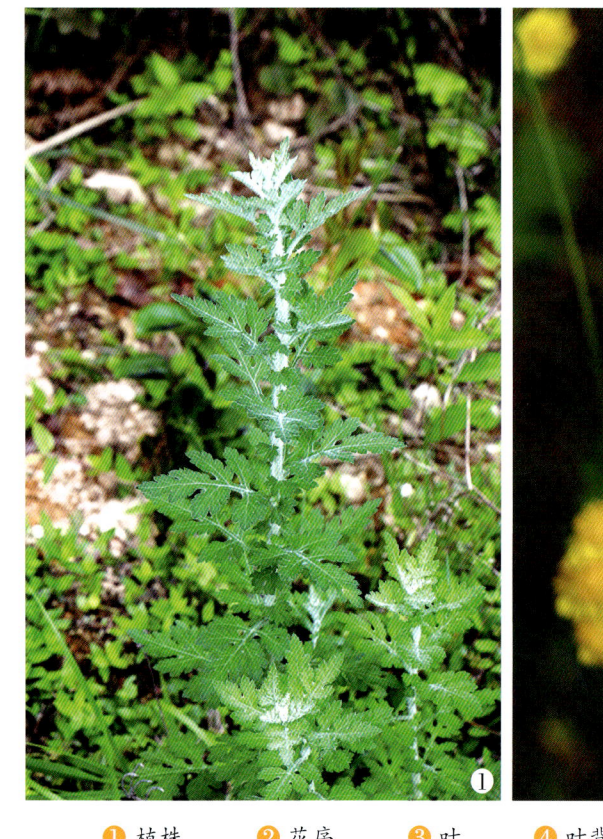
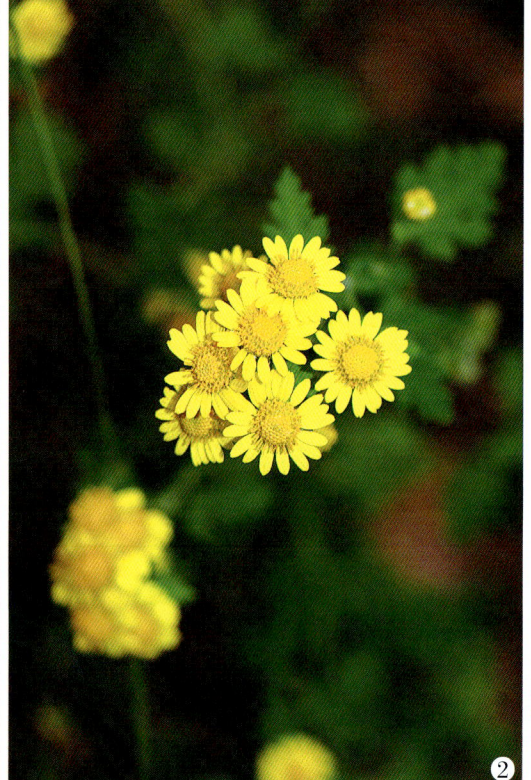
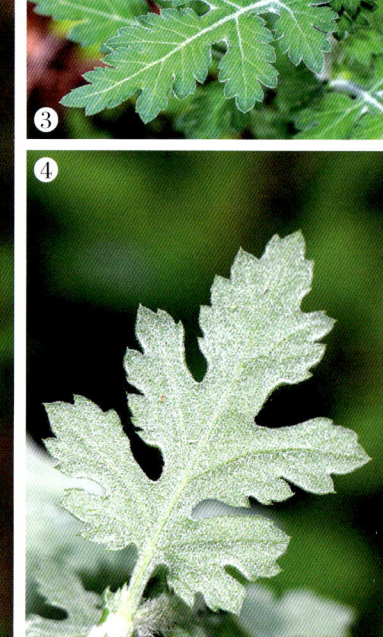

❶ 植株　❷ 花序　❸ 叶　❹ 叶背

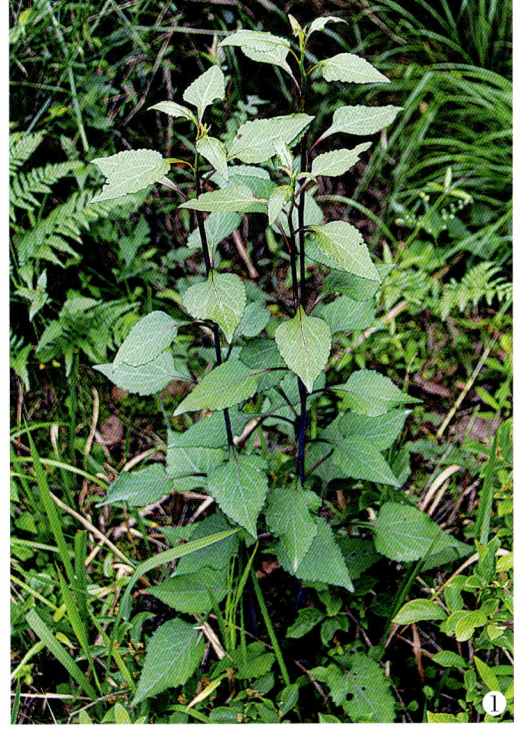
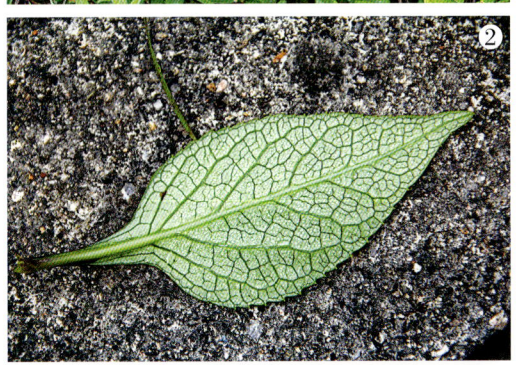
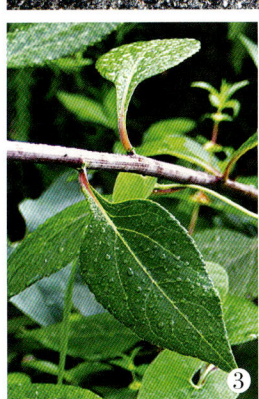
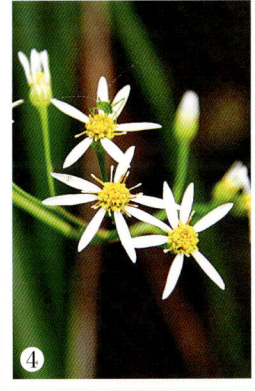
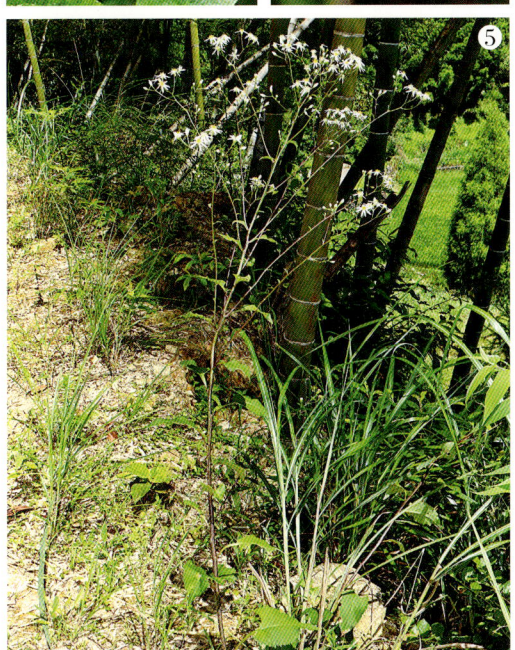

203 东风菜

学　名	*Doellingeria scaber* (Thunb.) Nees
科　名	菊科
畲族名	哈卢弟、哈罗丁
土　名	哈罗丁

形态特征

多年生草本。茎被微毛。基部叶在花期枯萎，叶片心形，边缘具小尖头的齿，顶端尖，基部急狭成被微毛的柄；中部叶较小，卵状三角形，基部圆形或稍截形，有具翅的短柄；上部叶小，矩圆披针形或条形；全部叶两面被微糙毛，下面浅色，网脉明显。总苞半球形，总苞片约3层，覆瓦状排列。舌状花约10个，舌片白色，条状矩圆形，檐部钟状，有线状披针形裂片，管部急狭。瘦果倒卵圆形或椭圆形。花期6～10月，果期8～10月。

分布与生境

广泛分布于我国东北部、北部、中部、东部至南部地区。生于山谷坡地、草地和灌丛中。

药用价值

主治风毒壅热、头痛目眩、肝热眼赤、毒蛇咬伤。

❶ 植株
❷ 叶背
❸ 茎叶
❹ 花
❺ 花期植株

204 地胆草

| 学　名 | *Elephantopus scaber* Linn. | 科　名 | 菊科 |
| 畲族名 | 牛托鼻、牛嘴婆 | 土　名 | 苦地胆、地胆头 |

形态特征

多年生被毛草本。茎直立，常多少二歧分枝。基部叶花期生存，莲座状，匙形或倒披针状匙形，边缘具圆齿状锯齿；茎生叶少数而小，倒披针形或长圆状披针形，向上渐小。头状花序多数，在茎或枝端束生成团球状的复头状花序，基部3个叶状绿色草质苞片，宽卵形或长圆状卵形，具明显突起的脉；总苞片长圆状披针形，顶端渐尖而具刺尖，具脉1条或3条，花淡紫色或粉红色。瘦果长圆状线形，顶端截形，基部缩小，具棱，基部宽扁。花果期7～11月。

分布与生境

分布于浙江、江西、福建、台湾、湖南、广东、广西、贵州、云南等地。生于山坡、路旁、林缘。

药用价值

主治腹胀、咳嗽、疳积、疝气。中医另用于治疗感冒、菌痢、胃肠炎、扁桃体炎、咽喉炎、肾炎水肿、结膜炎、疖肿等症。

❶ 花　　❷ 花期植株　　❸ 植株
❹ 果期植株　　❺ 果序

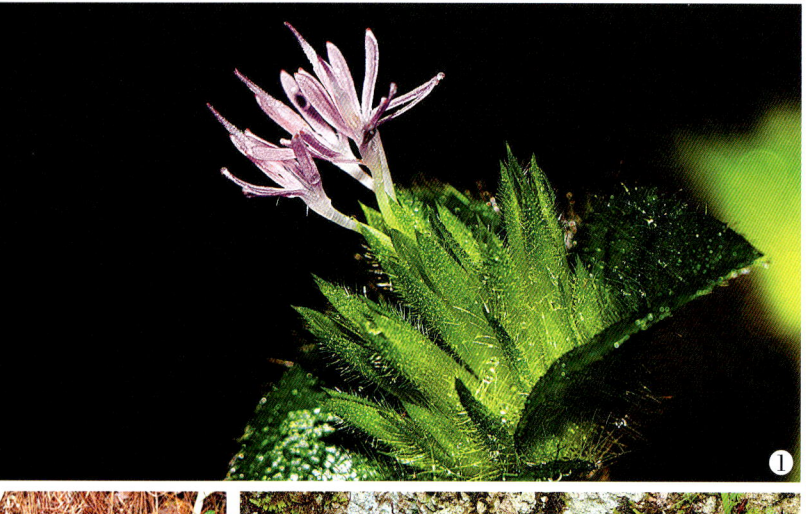
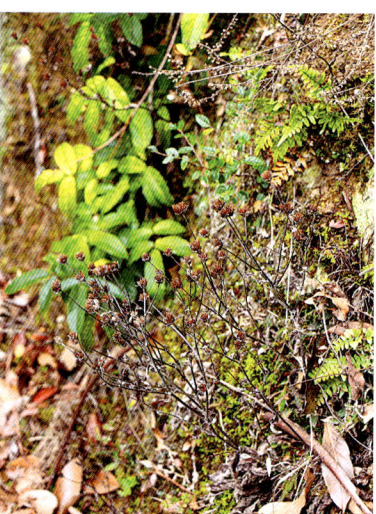
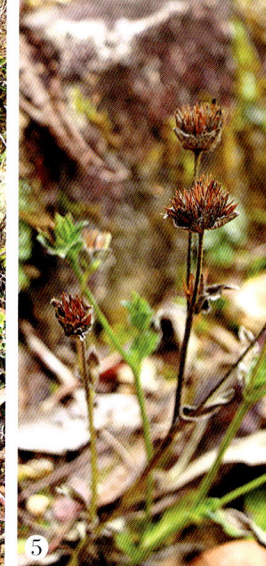
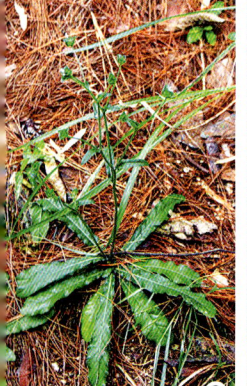
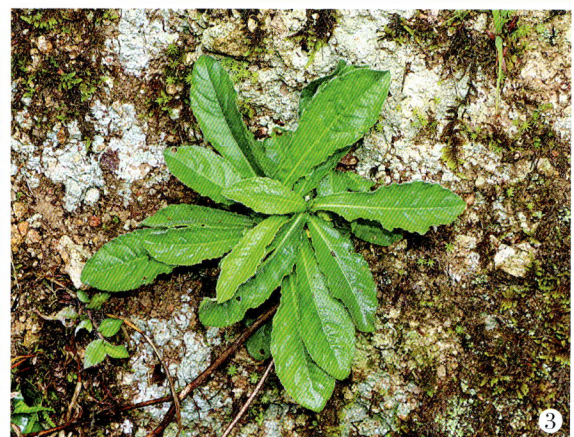

205 佩兰

学 名	*Eupatorium fortunei* Turcz.
科 名	菊科
畲族名	马头翁、白头翁
土 名	泽兰

形态特征

多年生草本。茎直立，绿色或红紫色，枝少，全部茎枝被稀疏的短柔毛，花序分枝及花序梗上的毛较密。中部叶较大，3全裂或3深裂；中裂片较大，上部的叶常不分裂；或全部叶不裂，披针形或长椭圆状披针形或长椭圆形；全部叶两面光滑，羽状脉，边缘有齿；中部以下叶渐小，基部叶花期枯萎。头状花序多数在茎顶及枝端排成复伞房花序。花白色或带微红色，外面无腺点。瘦果黑褐色，长椭圆形，5棱。花果期7~11月。

分布与生境

分布于山东、江苏、浙江、江西、湖北、湖南、云南、四川、贵州、广西、广东、陕西等地。生于山沟、灌丛、路旁。景宁畲族自治县有栽培。

药用价值

主治韧带扭伤、刀伤。中医另用于治疗湿浊中阻、脘痞呕恶、口中甜腻、口臭、多涎、暑湿表证、湿温初起、发热倦怠、胸闷不舒等。

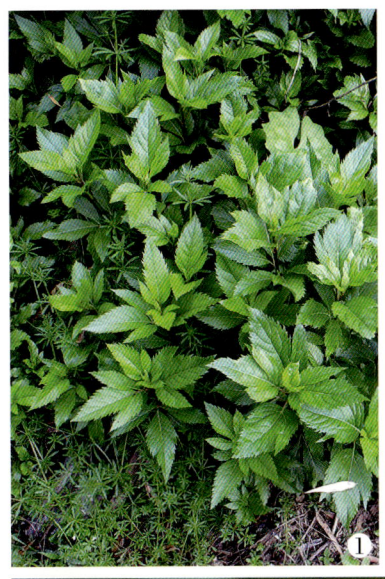
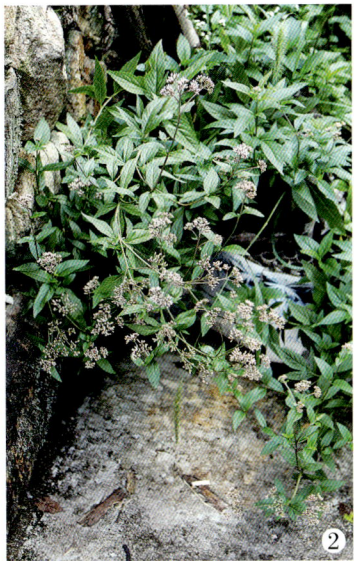
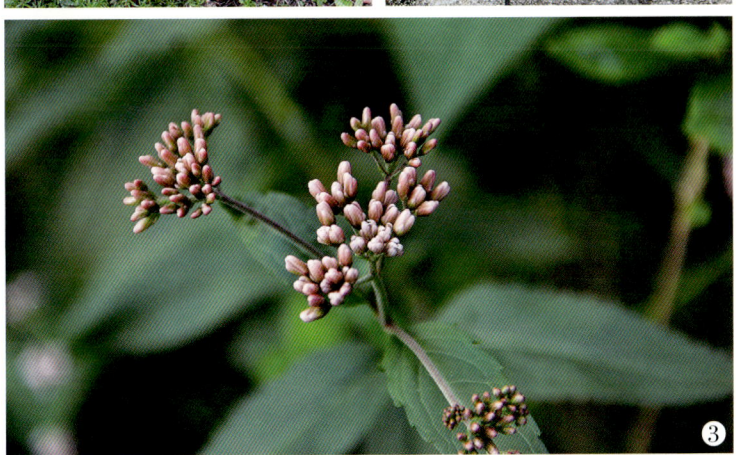
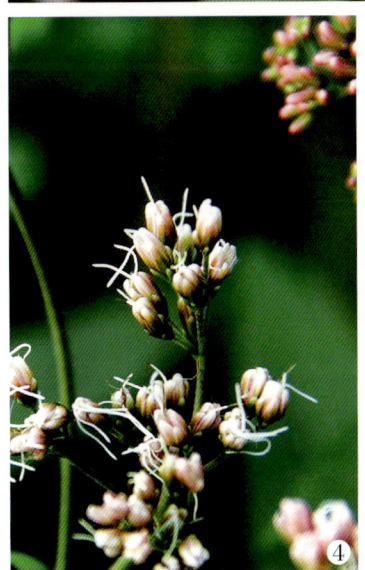
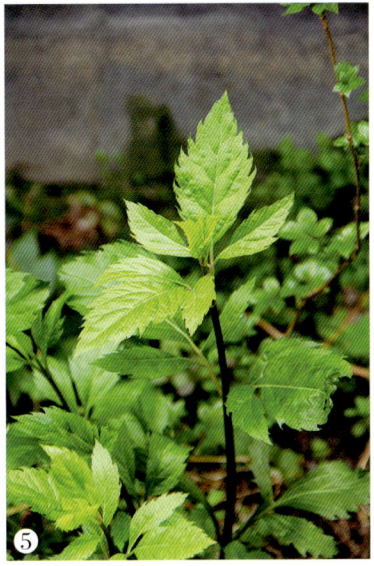

❶ 居群
❷ 花期植株
❸ 花苞
❹ 花序
❺ 茎叶

206 泽兰

学　名	*Eupatorium japonicum* Thunb.	科　名	菊科
畲族名	大发散、千里橘	土　名	花斑竹

形态特征

多年生草本。根茎短。茎直立，不分枝或仅上部有分枝，被白色皱波状短柔毛。叶对生，叶片长椭圆形或披针形，边缘具深浅大小不等的裂齿，两面有毛和腺点或至少下面有腺点，叶脉羽状。伞房状头状花序，总苞钟状，披针形，花白色或带紫色或粉红色。瘦果椭圆形，淡黑褐色，被多数黄色腺点，无毛，冠毛白色。花果期8~10月。

分布与生境

分布于浙江、江苏、安徽、江西、湖南、广东、四川、贵州、云南、山东、河北、山西、陕西、辽宁、吉林、黑龙江等地。生于山坡、林下或灌丛中。

药用价值

主治经闭、痛经、产后瘀血腹痛、全身发痒、身面水肿、跌扑损伤、金疮、痈肿疮脓、伤风。

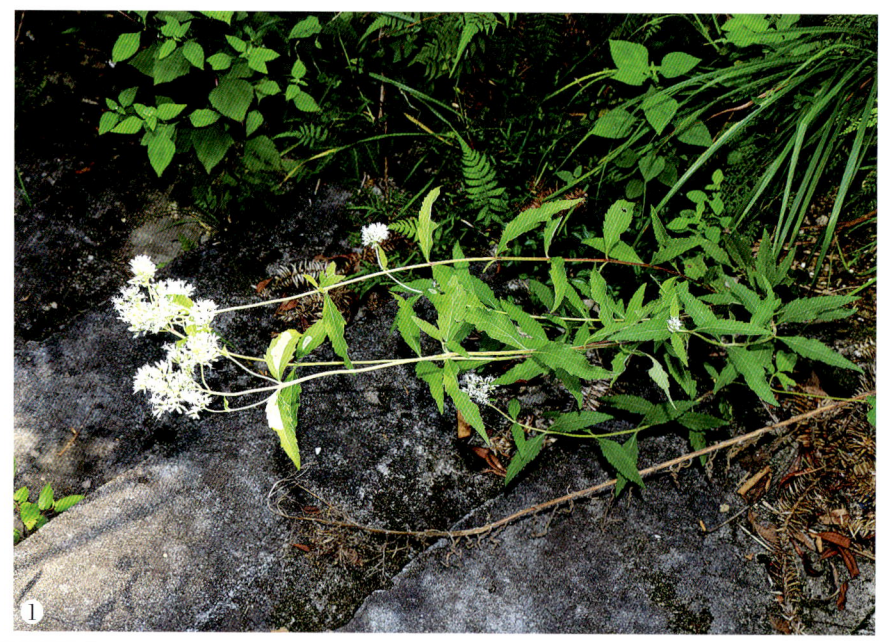
❶ 花期植株

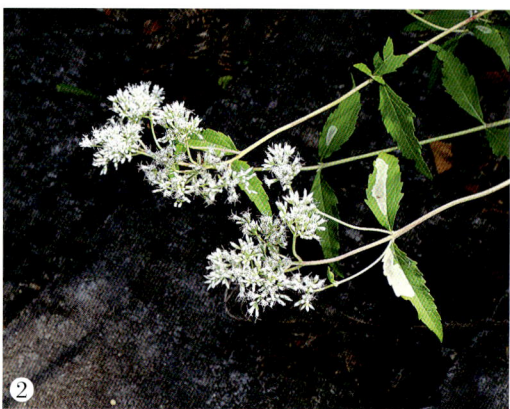
❷ 花序

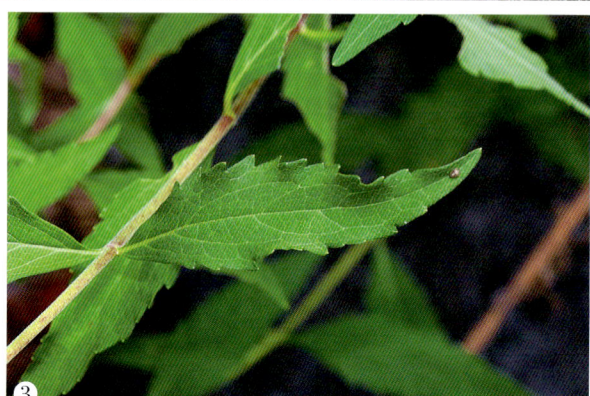
❸ 茎叶

207 毛大丁草

学 名	*Gerbera piloselloides* (Linn.) Cass.	科 名	菊科
畲族名	白花一支香	土 名	一支香

形态特征

多年生被毛草本。叶基生，莲座状，倒卵形、倒卵状长圆形或长圆形，基部渐狭或钝，全缘。头状花序单生于花葶之顶；总苞盘状，开展，长于冠毛而略短于舌状花冠；花托裸露，蜂窝状；外围雌花2层，外层花冠舌状，倒披针形或匙状长圆形，内层雌花花冠管状二唇形，外唇大，顶端具3细齿，内唇短，2深裂；中央两性花多数，冠檐扩大呈二唇状。瘦果纺锤形，具6纵棱。冠毛橙红色或淡褐色，微粗糙，宿存。花果期2～5月、8～12月。

分布与生境

分布于西藏、云南、四川、贵州、广西、广东、湖南、湖北、江西、江苏、浙江、福建等地。生于林缘、草丛、荒地。景宁畲族自治县东坑镇有分布，野生资源几近枯竭。

药用价值

主治风湿水肿。中医另用于治疗感冒、久热不退、产后虚烦及急性结膜炎等。

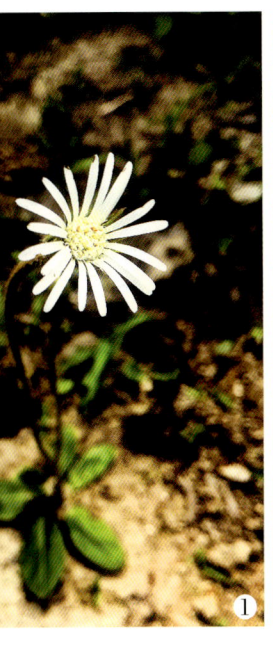
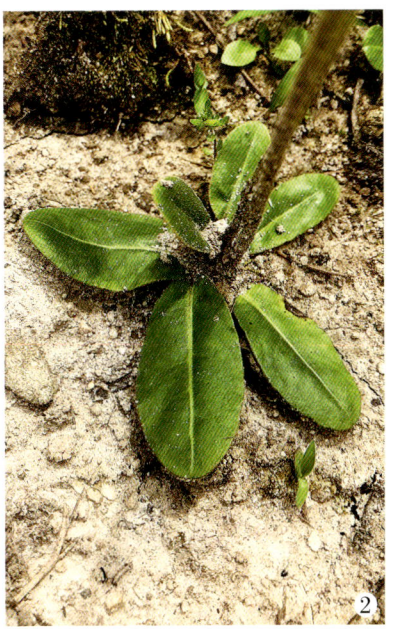
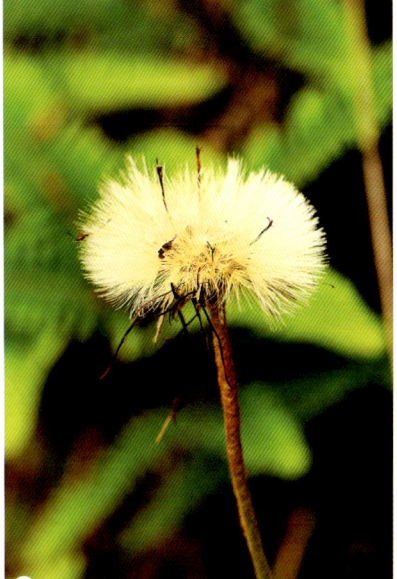
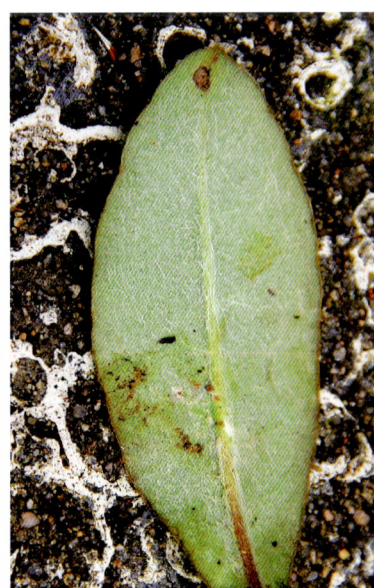

❶ 花期植株　❷ 植株　❸ 果序　❹ 叶背

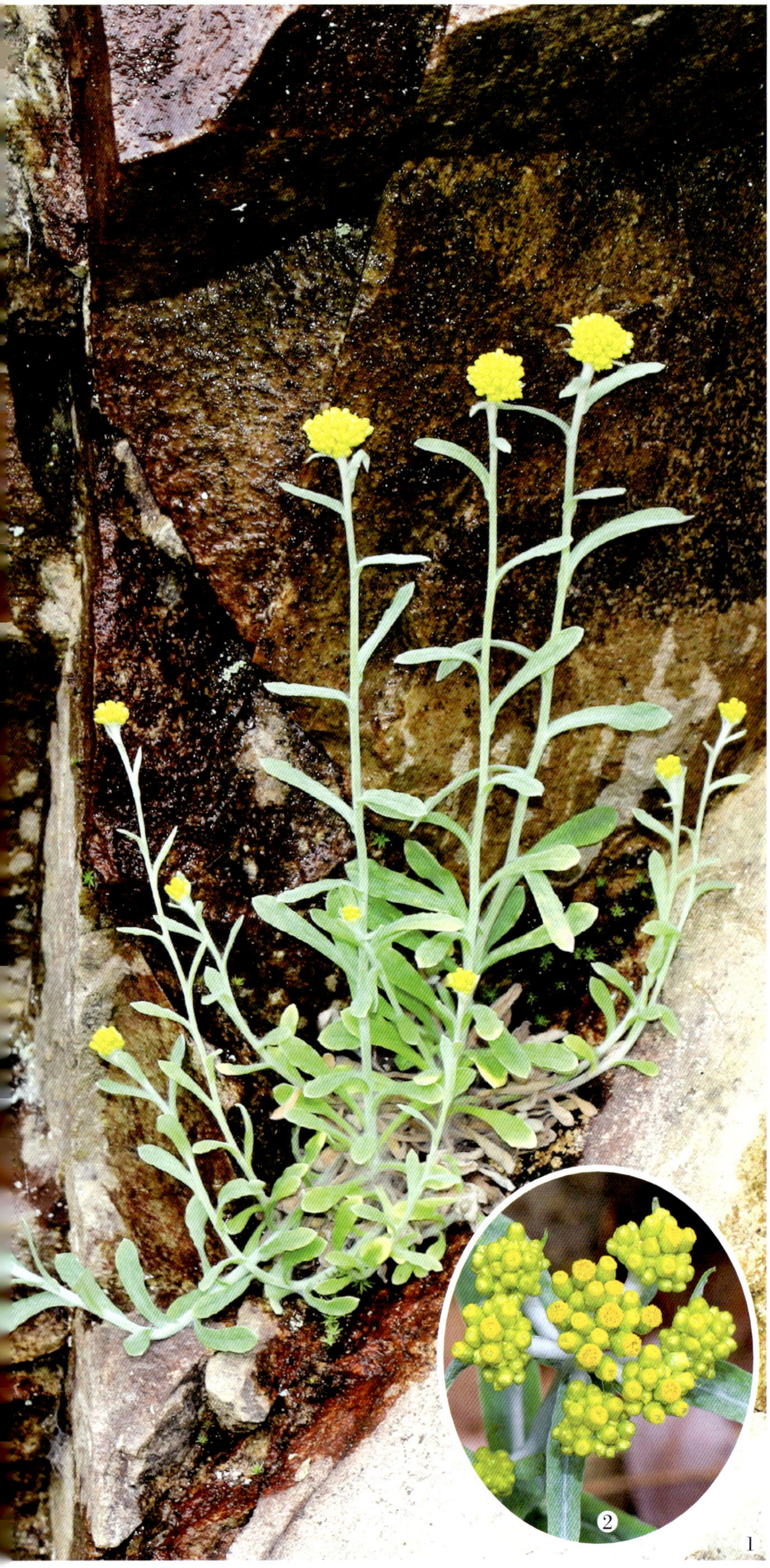

208 鼠麴草

学　名 *Gnaphalium affine* D. Don
科　名 菊科
畲族名 小白蓬、白狗妳
土　名 棉蓬

形态特征

一年生草本。茎上部不分枝，有沟纹，被白色厚绵毛。叶无柄，匙状倒披针形或倒卵状匙形，两面被白色绵毛。头状花序较多或较少数，近无柄，在枝顶密集成伞房花序；花黄色至淡黄色，雌花多数，花冠细管状，花冠顶端扩大，3齿裂，裂片无毛。两性花较少，管状，向上渐扩大，檐部5浅裂，裂片三角状渐尖，无毛。瘦果倒卵形或倒卵状圆柱形，有乳头状突起；冠毛粗糙，污白色，易脱落。花果期1~4月、8~11月。

分布与生境

分布于我国台湾省及华东、华南、华中、华北、西北、西南各地。生于低海拔的草地、坡地、路旁、林缘，尤以稻田最常见。景宁畲族自治县民间采其茎叶制作清明果。

药用价值

主治支气管炎。中医另用于治疗非传染性溃疡、创伤。

❶ 花期植株　❷ 花序

209 细叶鼠麴草

| 学　名 | *Gnaphalium japonicum* Thunb. | 科　名 | 菊科 |
| 畲族名 | 叶下白、白日 | 土　名 | 天青地白 |

形态特征

一年生细弱草本。茎稍直立，不分枝或自基部发出数条匍匐的小枝，密被白色绵毛，基部节间不明显。基生叶在花期宿存，呈莲座状，线状剑形或线状倒披针形，上面绿色，疏被绵毛，下面白色，厚被白色绵毛。头状花序少数，无梗，在枝端密集成球状，作复头状花序式排列；花黄色，雌花多数，花冠丝状，顶端3齿裂。两性花少数，花冠管状，顶部稍扩大，裂片顶端骤然紧缩而具短尖头。瘦果纺锤状圆柱形，密被棒状腺体。冠毛粗糙，白色。花果期1~5月。

分布与生境

分布于长江流域以南各地，北达河南、陕西。生于低海拔的坡地、林缘、草地、路旁。

药用价值

主治白带过多、红眼病。中医另用于治疗结膜炎、角膜白斑、感冒、咳嗽、咽喉肿痛、尿道炎；外用治乳腺炎、痈疖肿毒、毒蛇咬伤。

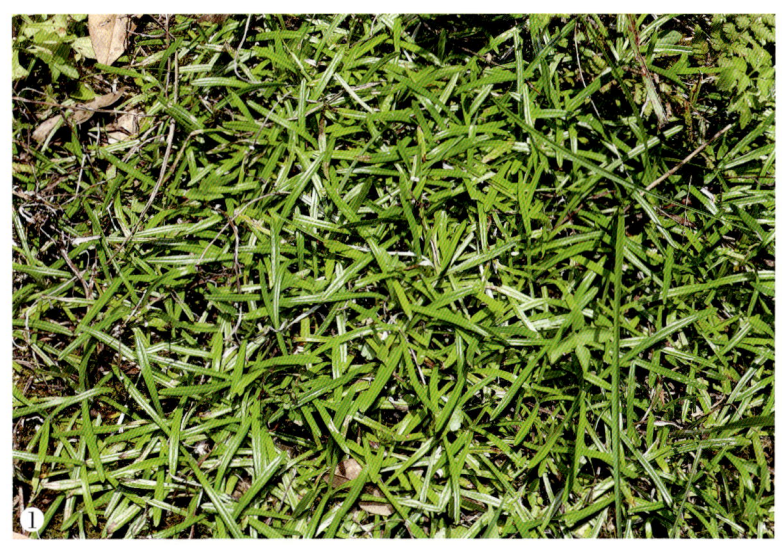
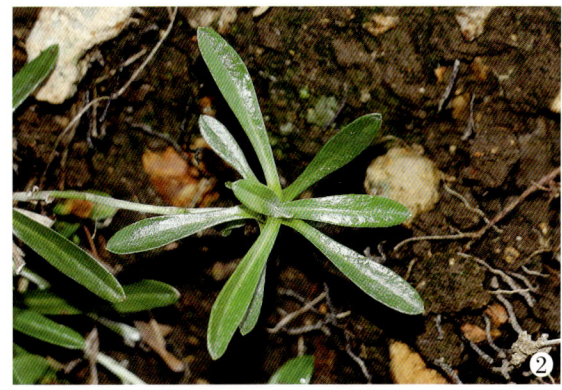
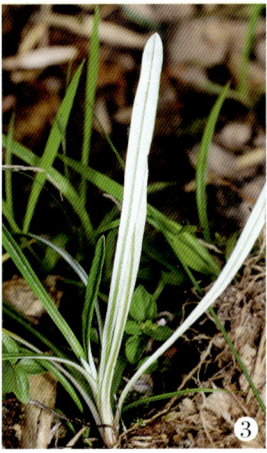
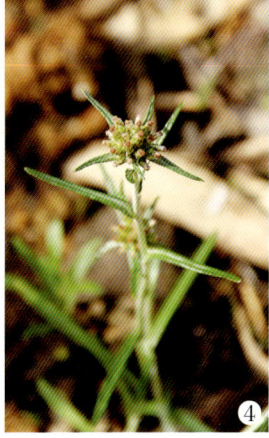

❶ 居群
❷ 植株
❸ 叶背
❹ 花序

210 红凤菜

学　名	*Gynura bicolor* (Roxb. ex Willd.) DC.
科　名	菊科
畲族名	猪比菜
土　名	两色三七草、玉枇杷

形态特征

多年生草本。茎直立，柔软，基部稍木质，上部有伞房状分枝，干时有条棱。叶具柄或近无柄，叶片倒卵形或倒披针形，稀长圆状披针形。头状花序在茎枝端排列成疏伞房状；小花橙黄色至红色，花冠明显伸出总苞；裂片卵状三角形。瘦果圆柱形，淡褐色，具10~15条肋，无毛；冠毛丰富，白色，绢毛状，易脱落。花果期5~10月。

分布与生境

分布于云南、贵州、四川、广西、广东、台湾等地。生于海拔600~1500米的山坡林下或河边。景宁畲族自治县见于栽培。

药用价值

主治腰痛。中医另用于治疗咯血、崩漏、外伤出血、痛经、痢疾、疮疡肿毒、跌打损伤、溃疡久不收敛。

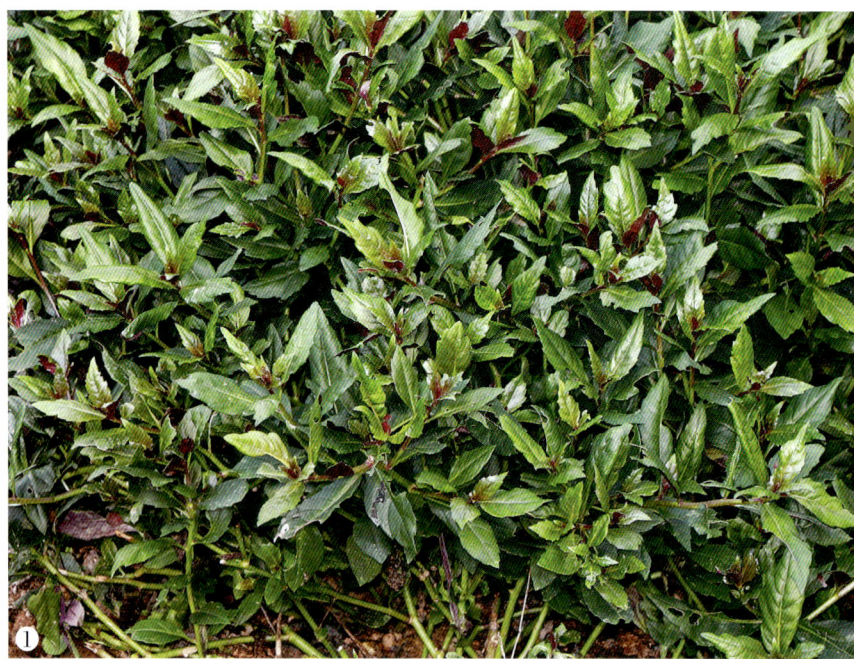

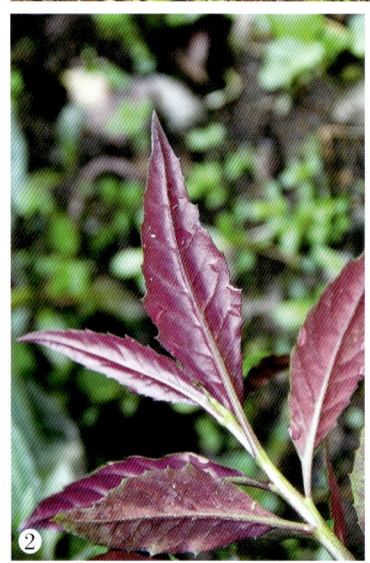

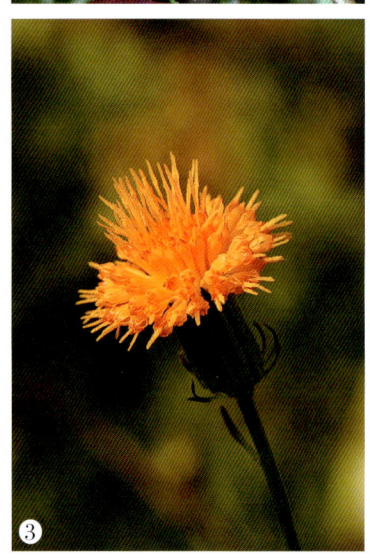

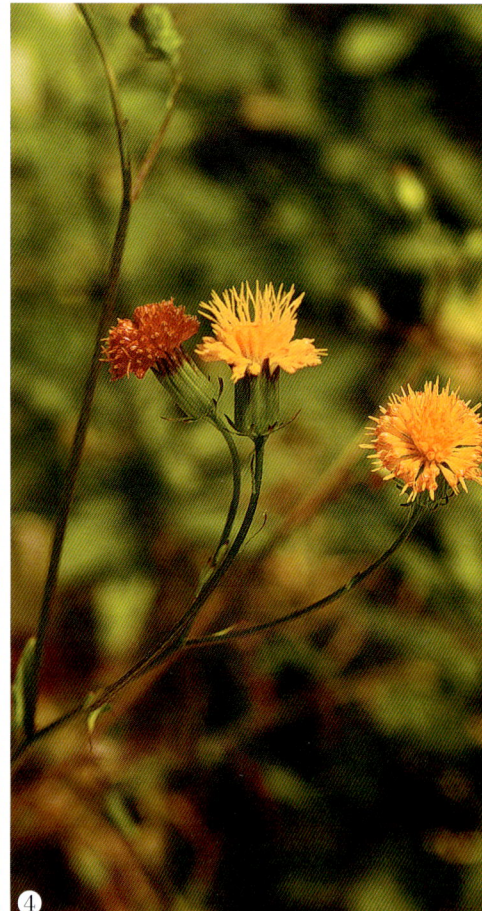

❶ 居群
❷ 叶背
❸ 花
❹ 花序

相似种 白子菜

Gynura divaricata (Linn.) DC.

多年生草本。茎直立或基部多少斜升，木质，干时具条棱，不分枝或有时上部有花序枝。叶质厚，通常集中于下部；叶片卵形、椭圆形或倒披针形，基部楔状狭长或下延成叶柄，近截形或微心形，边缘具粗齿，有时提琴状裂，稀全缘，上面绿色，叶柄基部有卵形或半月形具齿的耳。头状花序在茎枝端排成疏伞房状圆锥花序，常呈叉状分枝；小花橙黄色，有香气，略伸出总苞。瘦果圆柱形，褐色，具10条肋，被微毛；冠毛白色，绢毛状。花果期8~10月。分布于广东、海南、香港、云南等地。生于山坡、草地、田边潮湿处。景宁畲族自治县有栽培。

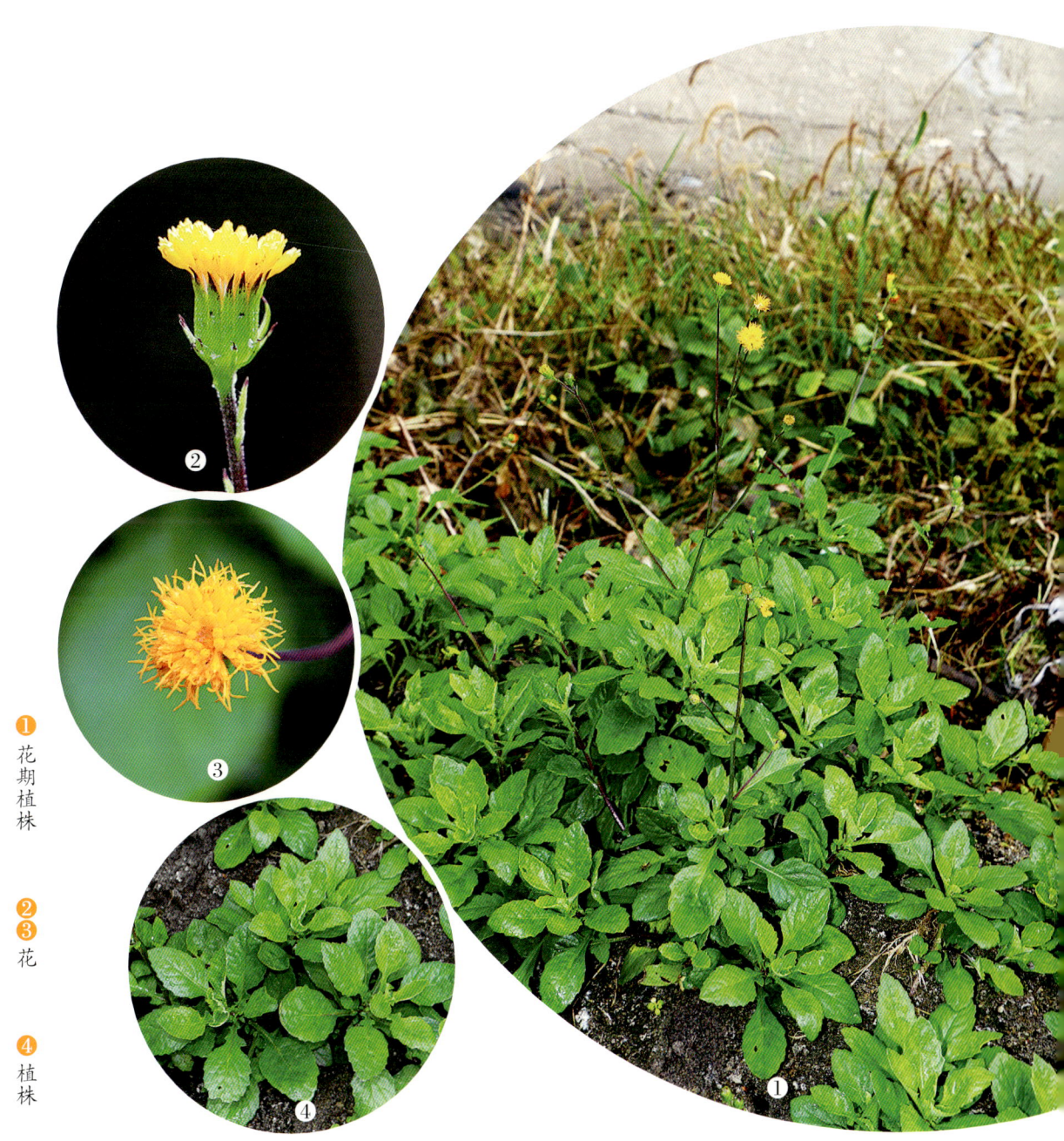

❶ 花期植株
❷❸ 花
❹ 植株

211 菊三七

学　名	*Gynura japonica* (Thunb.) Juel.	科　名	菊科
畲族名	三七	土　名	土三七

形态特征

高大多年生草本。纤维状根茎直立，基部木质，有明显的沟棱，多分枝，小枝斜生。基部和下部叶较小，椭圆形，不分裂至大头羽状，叶柄基部有圆形、具齿或羽状裂的叶耳；中部叶片椭圆形或长圆状椭圆形，羽状深裂；上部叶较小，羽状分裂，渐变成苞叶。头状花序多数，花茎枝端排成伞房状圆锥花序，小花50～100朵，花冠黄色或橙黄色，裂片卵形，顶端尖。瘦果圆柱形，棕褐色，具10条肋，肋间被微毛；冠毛丰富，白色，绢毛状，易脱落。花果期8～10月。

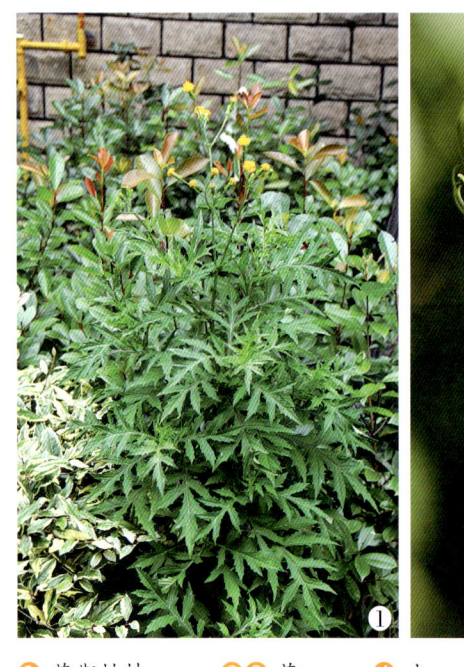
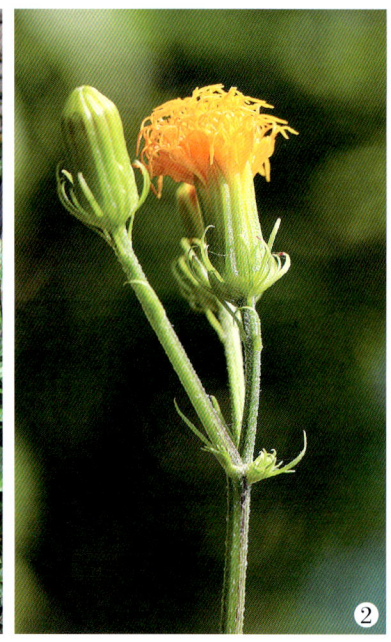
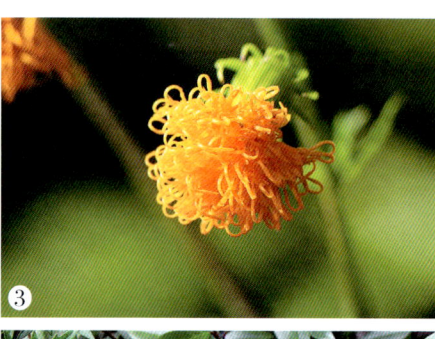
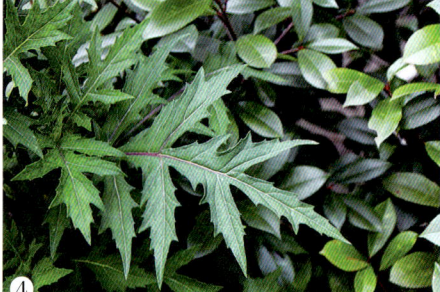

❶ 花期植株　　❷❸ 花　　❹ 叶

分布与生境

分布于四川、云南、贵州、湖北、湖南、陕西、安徽、浙江、江西、福建、台湾、广西等地。生于海拔200～3000米的山谷、山坡、草地、林下、林缘。景宁畲族自治县见于绿化带或村庄附近。

药用价值

主治跌打损伤、无名肿毒。中医另用于止血、清热解毒。

212 苦荬菜

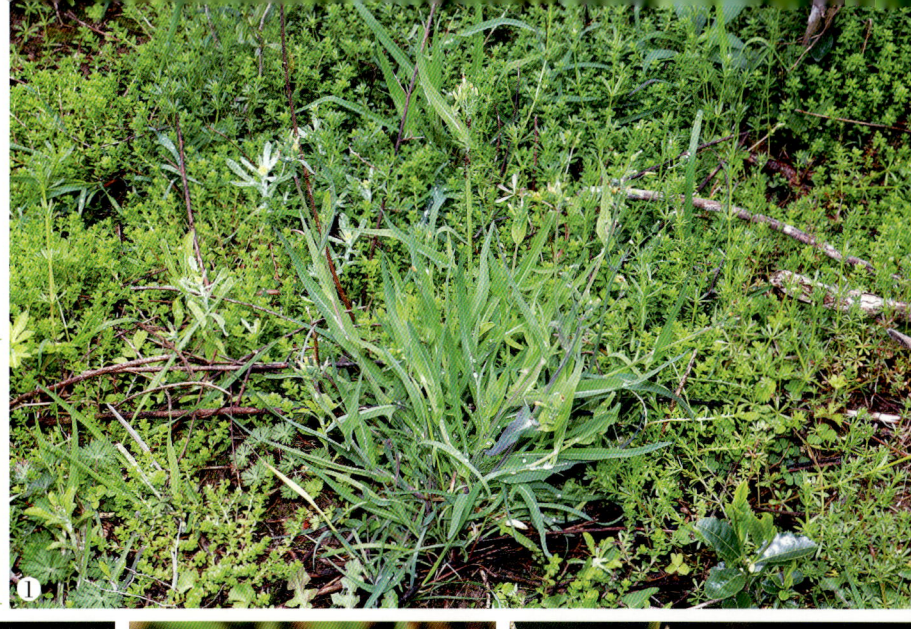

学　　名	*Ixeris polycephala* Cass.
科　　名	菊科
畲 族 名	野苦荬
土　　名	野苦荬

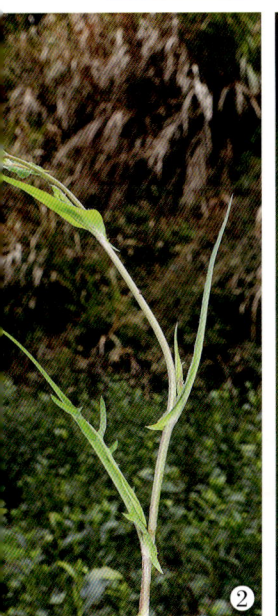 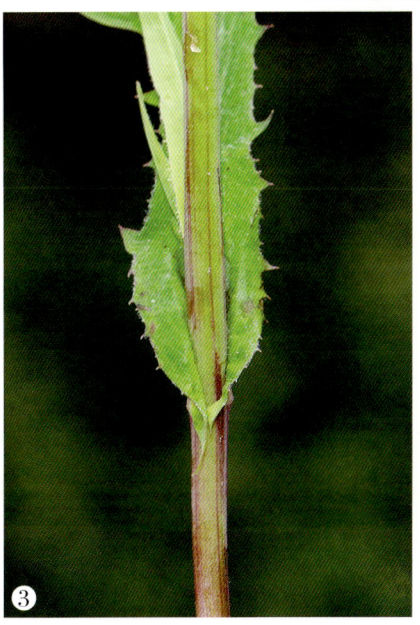 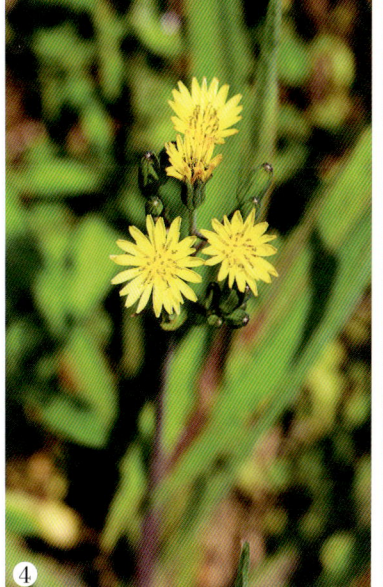 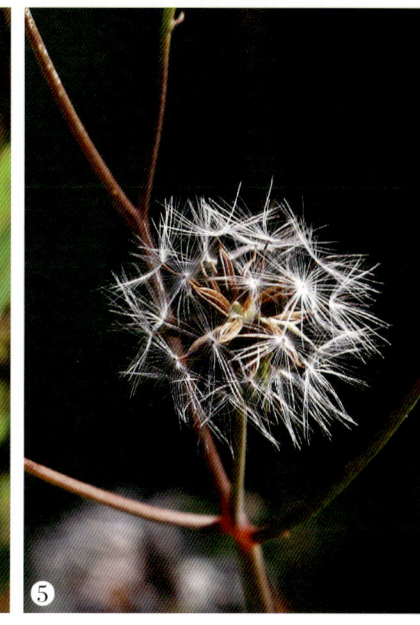

❶ 植株　　❷ 茎叶　　❸ 叶（半抱茎）　　❹ 花序　　❺ 果序

形态特征

　　一年生草本。茎直立，上部伞房花序状分枝，或自基部多分枝或少分枝，分枝弯曲斜升。基生叶花期生存，线形或线状披针形，基部渐狭成长或短柄；中下部茎叶披针形或线形，向上或最上部的叶渐小，与中下部茎叶同形，基部箭头状半抱茎或长椭圆形，基部收窄。头状花序多数，在茎枝顶端排成伞房状花序，花序梗细；舌状小花黄色，极少白色。瘦果扁，褐色，长椭圆形，有10条高起的尖翅肋；冠毛白色，纤细，微糙。花果期3～6月。

分布与生境

　　分布于陕西、江苏、浙江、福建、安徽、台湾、江西、湖南、广东、广西、贵州、四川、云南等地。生于海拔300～2200米的山坡、林缘、灌丛、草地、路旁。

药用价值

　　主治咽喉肿痛、败血崩漏、月经过多。

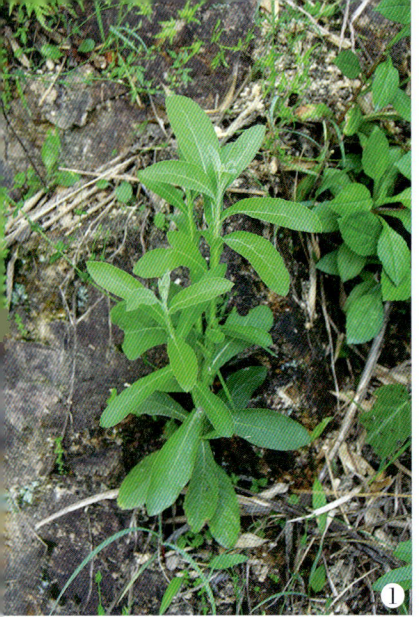
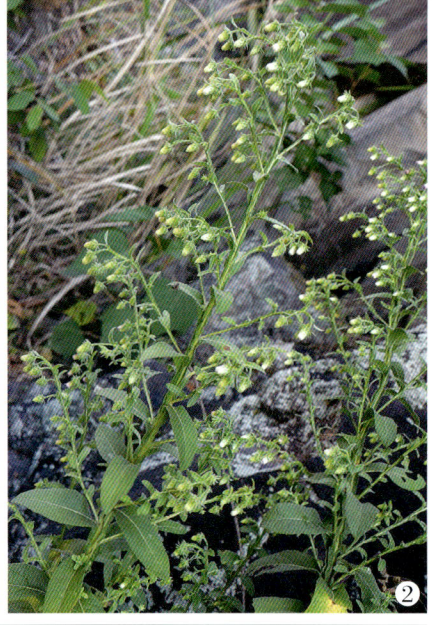

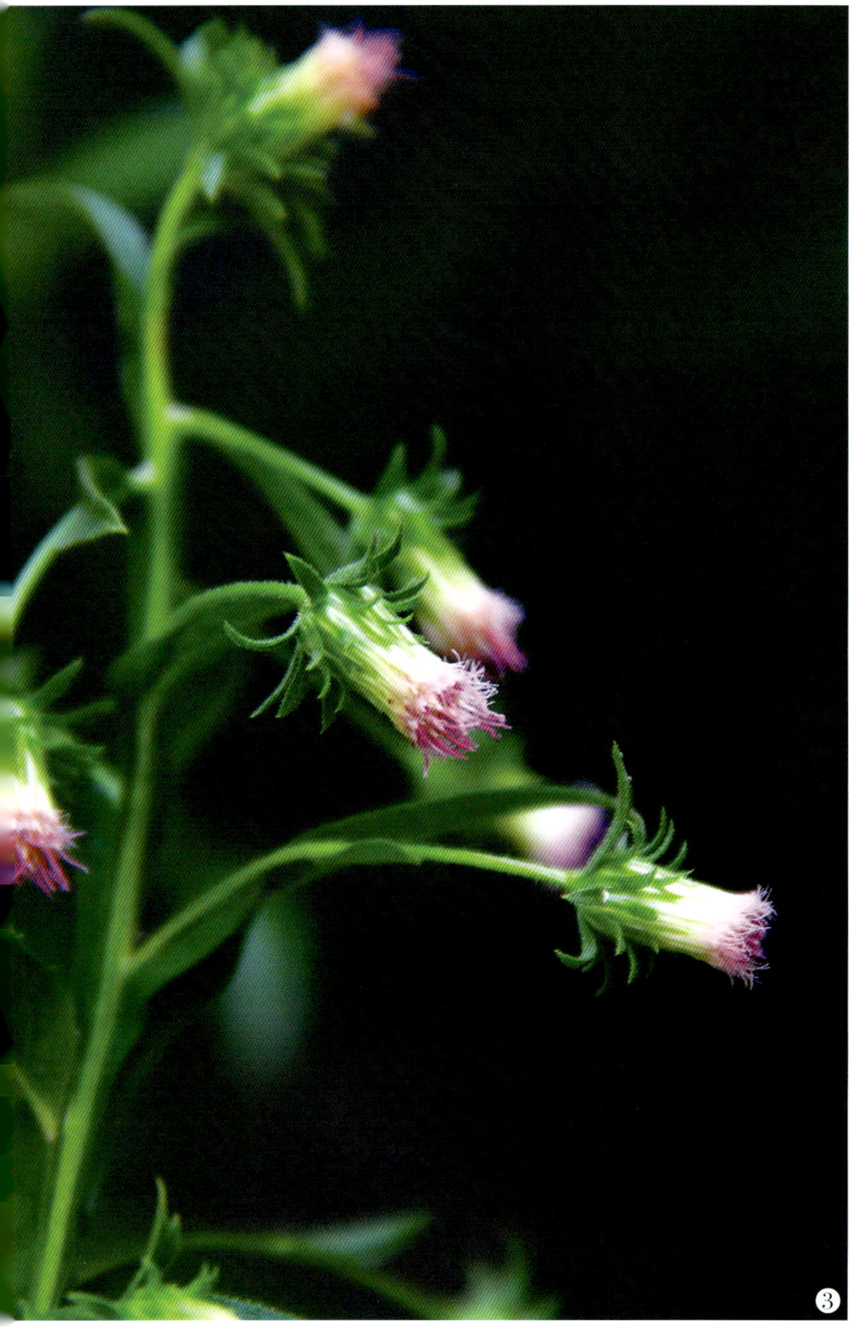

213 六棱菊

学　名	*Laggera alata* (D. Don) Sch. –Bip. ex Oliv.
科　名	菊科
畲族名	百江通
土　名	八面风

形态特征

多年生草本，分枝，有时不分枝或少分枝。茎粗壮，基部木质，上部多分枝，有沟纹，密被淡黄色腺状柔毛。叶长圆形或匙状长圆形，无柄。头状花序多数，下垂，作总状花序式着生于具翅的小枝叶腋内，在茎或枝顶端排成圆柱形或尖塔形的大型总状圆锥花序；雌花多数，花冠丝状；两性花多数，花冠管状，裂片三角状或卵状渐尖，全部花冠淡紫色。瘦果圆柱形，有10棱；冠毛白色，易脱落。花果期10月至翌年2月。

分布与生境

分布于我国东部、东南部至西南部，北至安徽、湖北。生于旷野、路旁、山坡。景宁畲族自治县鹤溪、红星、澄照、梧桐等乡镇（街道）有分布，近年来野生资源急剧萎缩，几近枯竭。

药用价值

主治外感头痛、风湿性关节炎、闭经、腹胀腹痛。中医另用于治疗肾炎水肿；外用治疗痈疖肿毒、跌打损伤、烧烫伤、毒蛇咬伤、皮肤湿疹。

❶ 植株　　❷ 花期植株（顾余兴 摄）　　❸ 花

214 狗舌草

学 名	*Seneci kirilowii* Turcz. ex DC.	科 名	菊科
畲族名	七星明	土 名	铜盆一支香

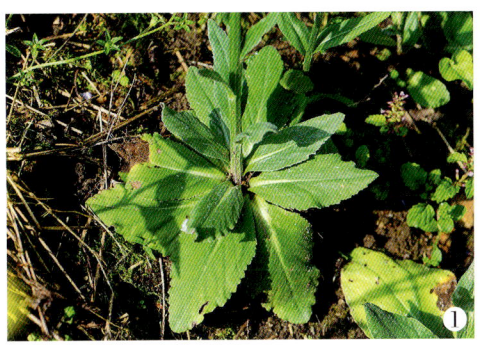
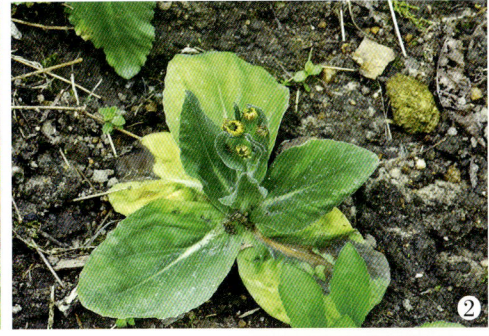
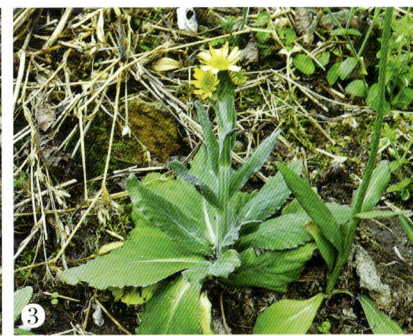

形态特征

多年生被毛草本。根状茎斜升，常覆盖以褐色宿存叶柄，具多数纤维状根。茎单生，近葶状，不分枝。基生叶数个，莲座状，具短柄，长圆形或卵状长圆形，基部楔状至渐狭成具狭至宽翅叶柄；茎生叶少数，向茎上部渐小，下部叶倒披针形或倒披针状长圆形。头状花序排列成伞形状顶生伞房花序。舌状花的舌片黄色，长圆形；管状花多数，花冠黄色，檐部漏斗状。瘦果圆柱形，被密硬毛。冠毛白色。花果期2～8月。

分布与生境

分布于黑龙江、辽宁、吉林、内蒙古、河北、山西、山东、河南、陕西、甘肃、湖北、湖南、四川、贵州、江苏、浙江、安徽、江西、福建、广东、台湾等地。生于海拔250～2000米的草地、山坡或山顶。目前景宁畲族自治县境内尚未发现有该种分布。照片摄于浙江省丽水市莲都区。

药用价值

主治肺脓肿、肾炎水肿、疖肿、疥疮。

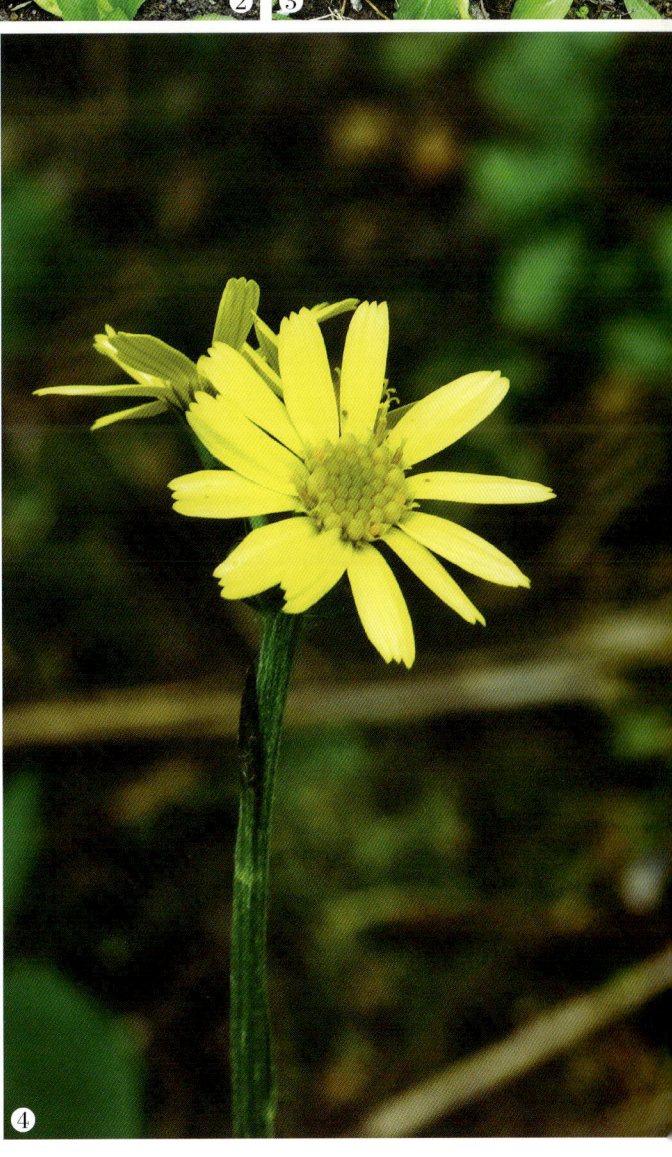

❶ 基生叶
❷❸ 花期植株
❹ 花

215 千里光

学　名	*Senecio scandens* Buch.
科　名	菊科
畲族名	木米头、千里橘
土　名	木莲头、九里明

形态特征

多年生攀缘草本。根状茎木质，粗。茎弯曲，多分枝，老时变木质，皮淡色。叶具柄，叶片卵状披针形至长三角形，顶端渐尖，基部宽楔形、截形、戟形或稀心形，近全缘，具齿；羽状脉，弧形，叶脉明显。头状花序有舌状花，多数排列成顶生复聚伞圆锥花序。瘦果圆柱形，被柔毛，冠毛白色。花果期 8 月至翌年 4 月。

分布与生境

分布于西藏、陕西、湖北、四川、贵州、云南、安徽、浙江、江西、福建、湖南、广东、广西、台湾等地。生于海拔 50～3200 米的林下、灌丛、溪边、路旁。

药用价值

主治伤寒、流行性感冒、大叶性肺炎、腮腺炎、黄疸型肝炎、胆囊炎、急性尿路感染、目赤翳障、痈肿疔毒、丹毒、湿疹、干湿癣疮、毒血症、败血症、滴虫性阴道炎、烧烫伤、急性菌痢、化脓性阑尾炎、急性肠炎、急性扁桃体炎。现代药理研究表明还具有抗菌、抗滴虫、保护肝脏、抗氧化、抑制肿瘤细胞等作用。

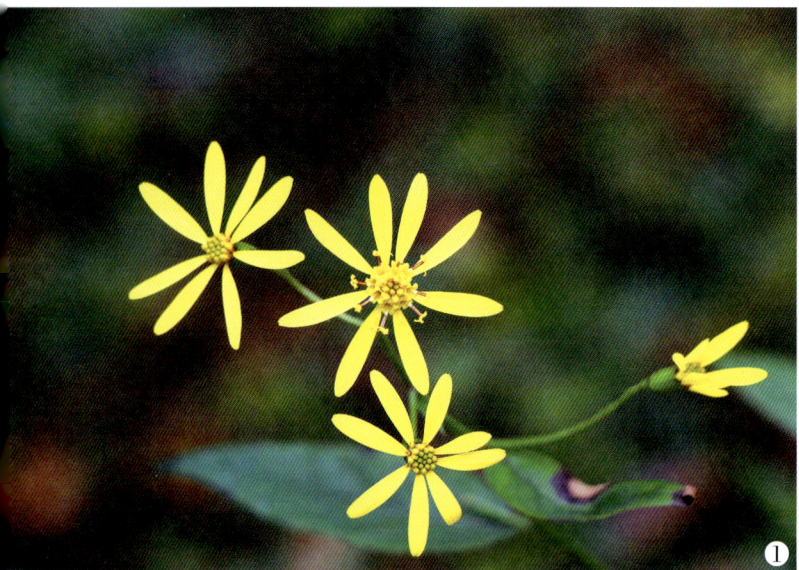
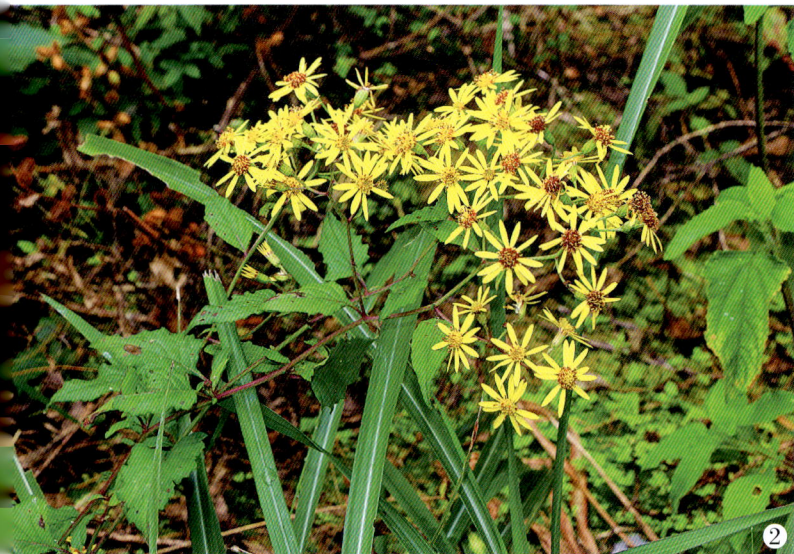
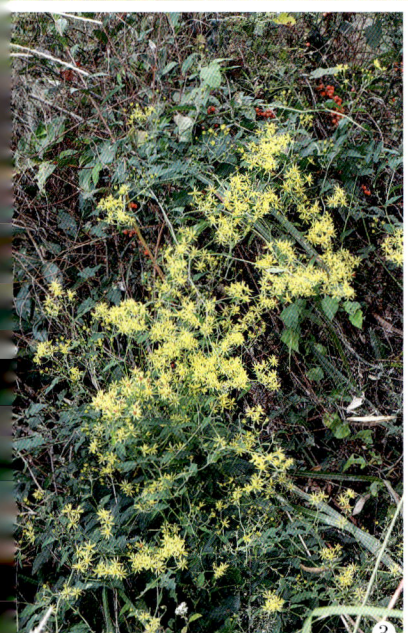
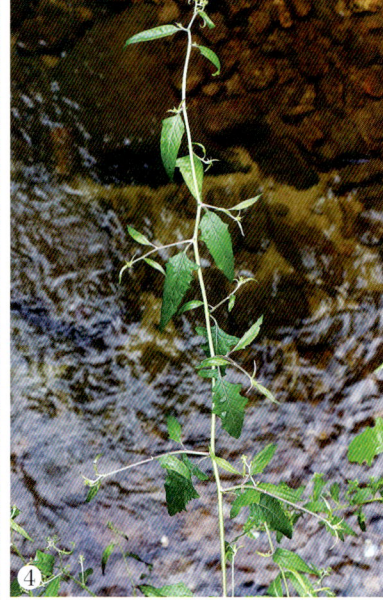

❶ 花　　❷ 花序　　❸ 居群　　❹ 枝叶

216 豨莶

| 学　名 | *Siegesbeckia orientalis* Linn. | 科　名 | 菊科 |
| 畲族名 | 介狗粘 | 土　名 | 拜衣菜 |

形态特征

一年生草本。茎上部的分枝常呈复二歧状。中部叶三角状卵圆形或卵状披针形，基部阔楔形，下延成具翼的柄；上部叶卵状长圆形，边缘浅波状或全缘，近无柄。头状花序多数聚生于枝端，排列成具叶的圆锥花序；花黄色；两性管状花上部钟状，上端有4～5枚卵圆形裂片。瘦果倒卵圆形，有4棱，顶端有灰褐色环状突起。花期4～9月，果期6～11月。

❶❸ 花期植株　花
❷❹ 花序　茎叶

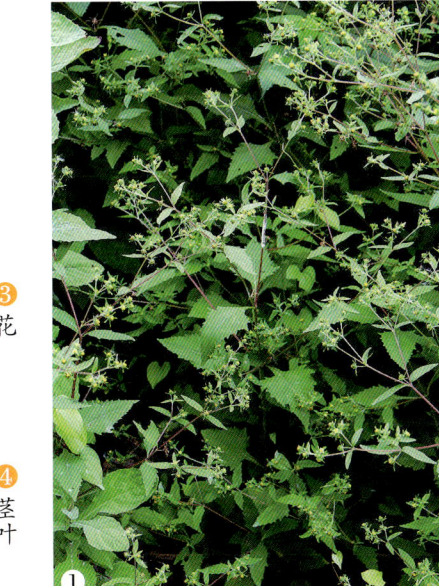
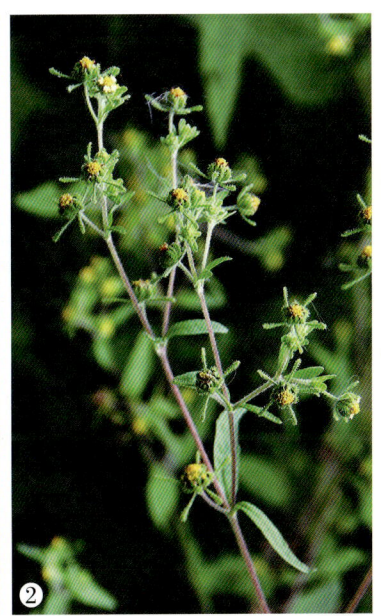
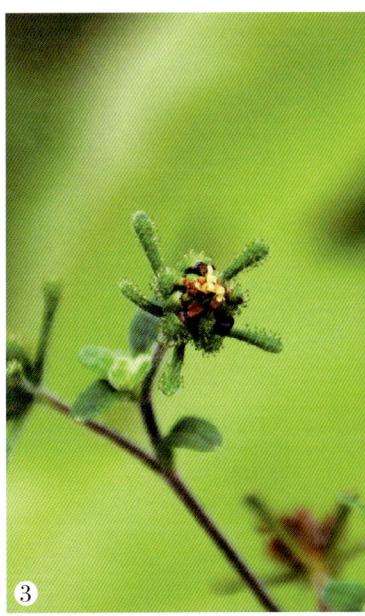
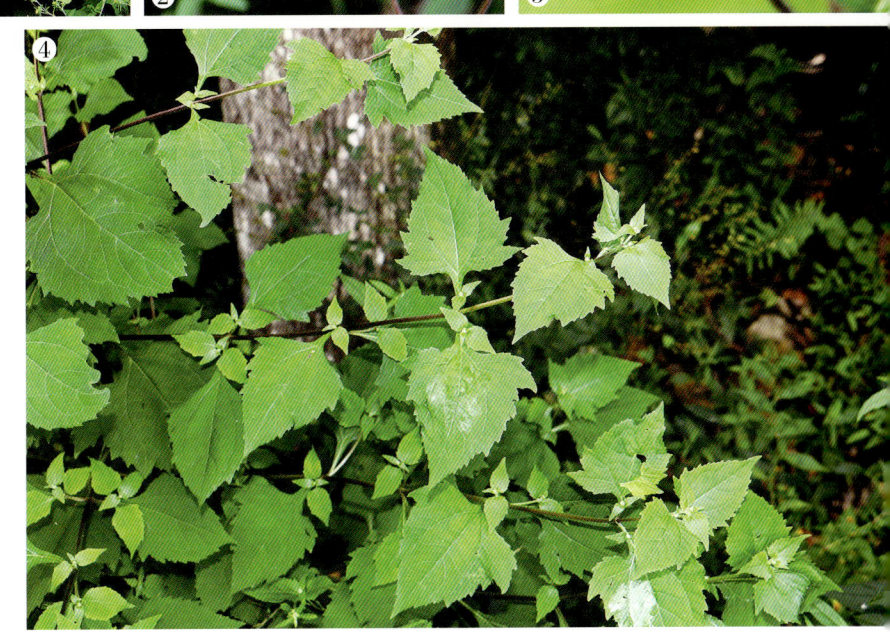

分布与生境

分布于陕西、甘肃、江苏、浙江、安徽、江西、湖南、四川、贵州、福建、广东、海南、台湾、广西、云南等地。生于海拔100～2700米的山野、荒地、灌丛、林缘、林下。

药用价值

主治风湿关节痛、高血压、神经衰弱、急慢性黄疸型肝炎。

217 鸡冠眼子菜

学 名	*Potamogeton cristatus* Rgl. et Maack.	**科 名**	眼子菜科
畲族名	田恶菜	**土 名**	田箸

形态特征

多年生水生草本，通常在开花前全部沉没水中。无明显的根状茎。茎纤细，圆柱形或近圆柱形，基部常匍匐于地面，节处生出多数纤长的须根，具分枝。叶二型，花期前全部为沉水型叶，线形，互生，无柄，近花期或开花时出现浮水叶，通常互生，在花序梗下近对生；叶片椭圆形、矩圆形或矩圆状卵形，稀披针形，革质。休眠芽腋生，明显特化，呈细小的纺锤状。穗状花序顶生，或呈假腋生状。果实斜倒卵形，背部中脊明显呈鸡冠状。花果期5～9月。

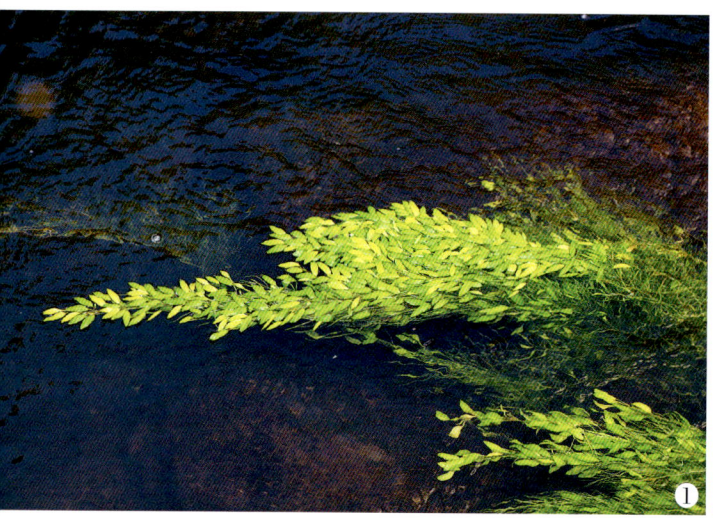
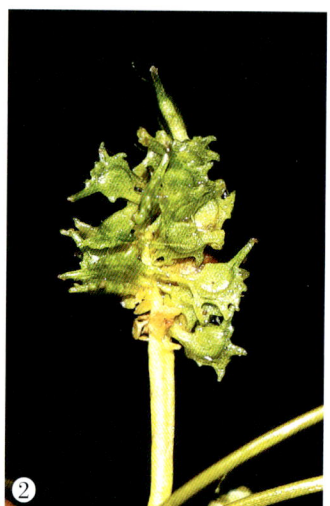
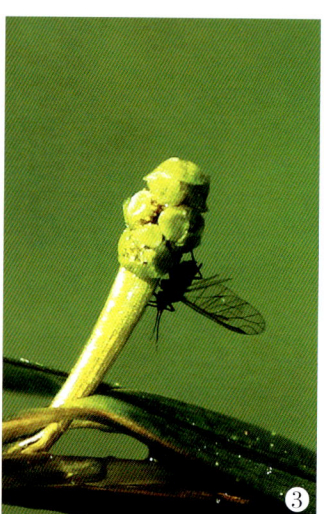
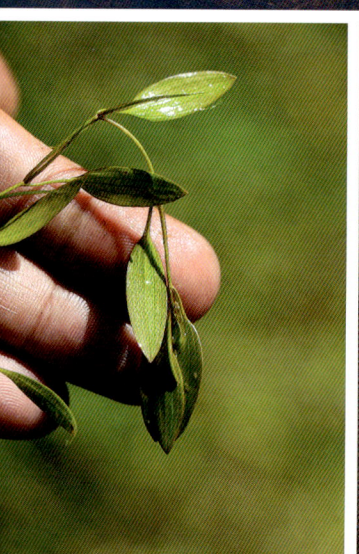
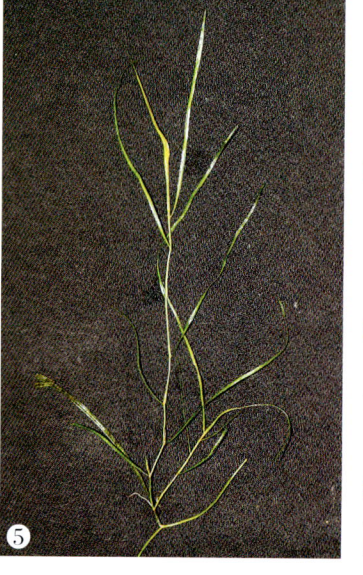

❶ 植株　❷ 果序　❸ 花序　❹ 浮水叶　❺ 沉水叶

分布与生境

分布于东北地区及河北、江苏、浙江、江西、福建、台湾、河南、湖北、湖南、四川等地。生于河沟、池塘、稻田中。景宁畲族自治县东坑等乡镇有分布。

药用价值

主治结膜炎。中医另用于治疗痢疾、黄疸、淋病、带下、血崩、痔血、蛔虫病、疮疡红肿。

218 蜘蛛抱蛋

学　名	*Aspidistra elatior* Blume	科　名	百合科
畲族名	单张白箬	土　名	单张白

形态特征

多年生常绿草本。叶单生，矩圆状披针形、披针形至近椭圆形。花被钟状，外面带紫色或暗紫色，内面下部淡紫色或深紫色，边缘和内侧上部淡绿色，内面具特别肥厚的肉质脊状隆起，紫红色；雄蕊生于花被筒近基部，低于柱头；花丝短，花药椭圆形，子房几不膨大；花柱无关节，柱头盾状膨大，圆形，紫红色。花期5～6月，果期6～8月。

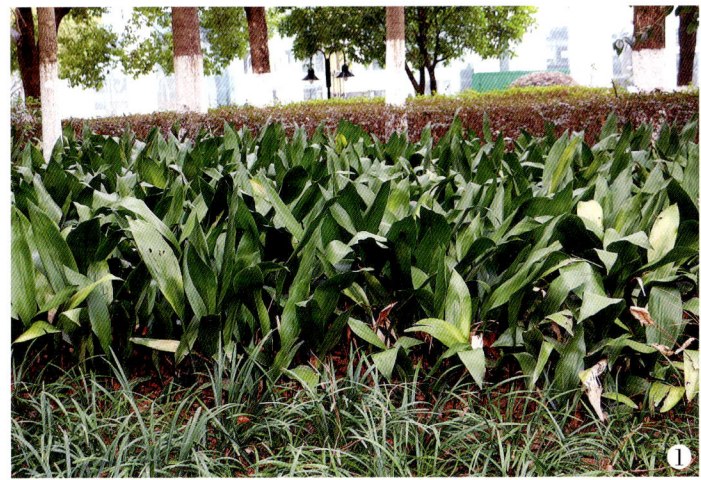
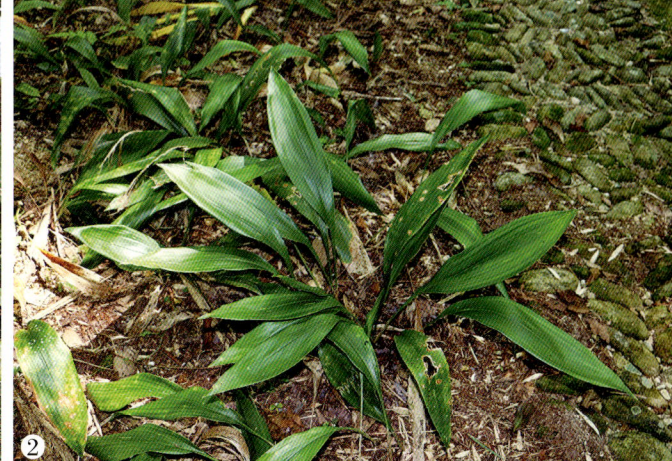
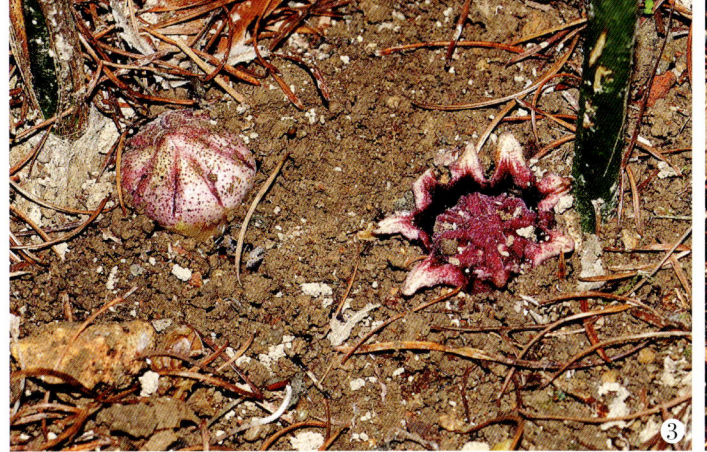
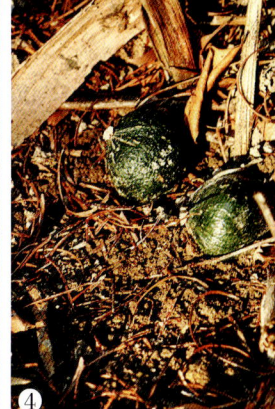

❶ 居群　　❷ 植株　　❸ 花　　❹ 果

分布与生境

我国各地公园多有栽培。景宁畲族自治县也有栽培。

药用价值

主治跌打损伤、发热身痛。中医另用于治疗热咳伤暑、泄泻、砂淋。

219 黄花菜

学　名	*Hemerocallis citrina* Baroni	**科　名**	百合科
畲族名	金银针	**土　名**	金针菜

形态特征

多年生草本。叶7～20枚，长50～130厘米，宽6～25毫米。花葶一般稍长于叶，基部三棱形，上部多少圆柱形，有分枝；苞片披针形，自下向上渐短；花被淡黄色，有时在花蕾时顶端带黑紫色；花被管长3～5厘米，花被裂片长（6～）7～12厘米，内三片宽2～3厘米。蒴果钝三棱状椭圆形，长3～5厘米。种子约20多个，黑色，有棱，从开花到种子成熟需40～60天。花果期5～9月。

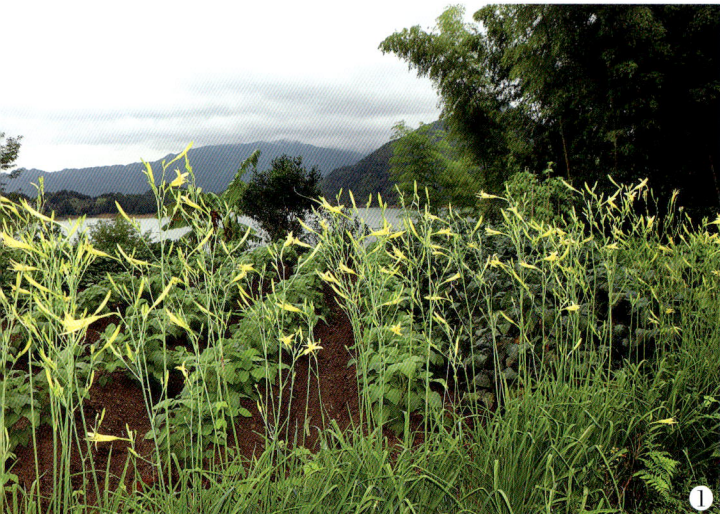
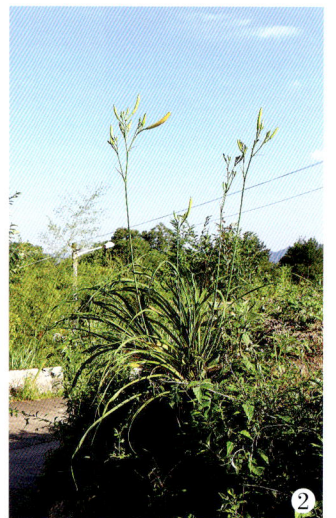
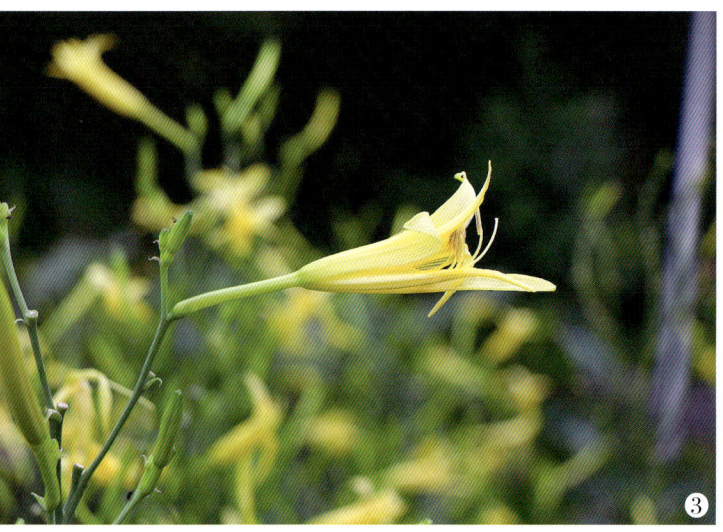
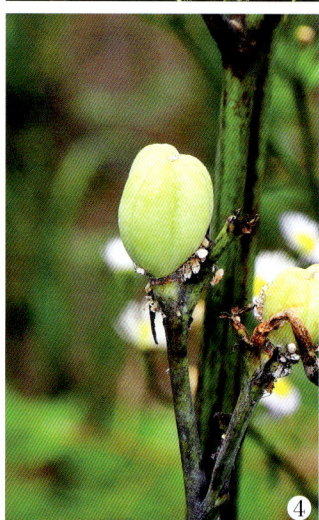

分布与生境

分布于秦岭以南各省区（不包括云南）及河北、山西、山东等地。生于海拔2000米以下的山坡、山谷、荒地或林缘。景宁畲族自治县有栽培。

药用价值

主治扁桃体炎、深部脓肿、毒蛇咬伤。中医另用于治疗头晕、耳鸣、心悸、腰痛、吐血、衄血。

❶ 居群　❷ 花期植株　❸ 花　❹ 蒴果

相似种 萱草

Hemerocallis fulva (Linn.) Linn.

多年生草本。叶一般较宽。花早上开晚上凋谢，无香味，橘红色至橘黄色，内花被裂片下部一般有"∧"形彩斑。蒴果长圆形，具钝3棱。种子黑色，有棱角。花果期5~7月。分布于秦岭以南各地。生于湿地、河边、草地。

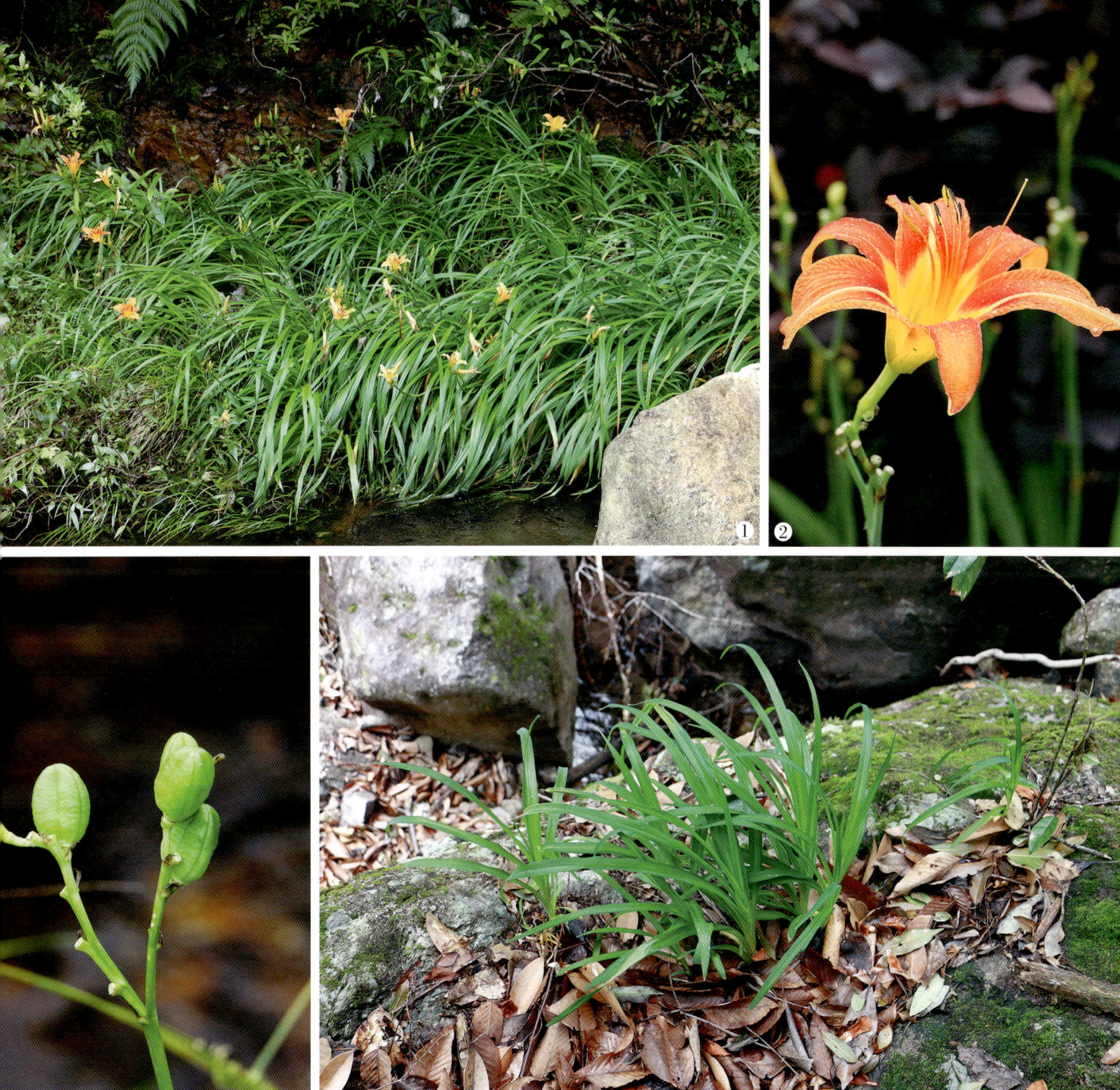

❶ 居群　❷ 花　❸ 果序　❹ 植株

220 野百合

学　名	*Lilium brownie* F.E. Brown ex Miellez.	**科　名**	百合科
畲族名	百合	**土　名**	百合

形态特征

多年生草本。鳞茎球形，鳞片披针形，白色。茎有时有紫色条纹。叶散生，披针形、窄披针形至条形，全缘，两面无毛。花单生或伞形花序，苞片披针形，花喇叭形，乳白色，稍带紫色，向外张开或先端外弯而不卷，内轮花被片的蜜腺两边具小乳头状突起，雄蕊向上弯，花药长椭圆形，子房圆柱形。蒴果矩圆形，有棱，具多数种子。花期5~6月，果期7~9月。

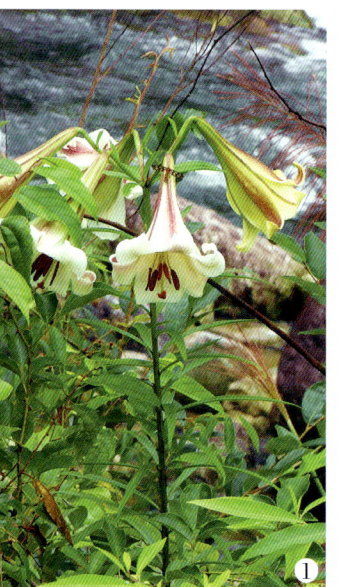

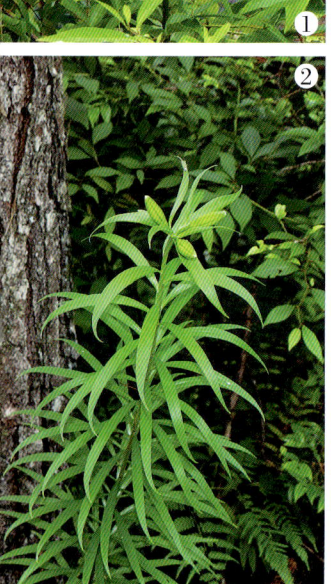

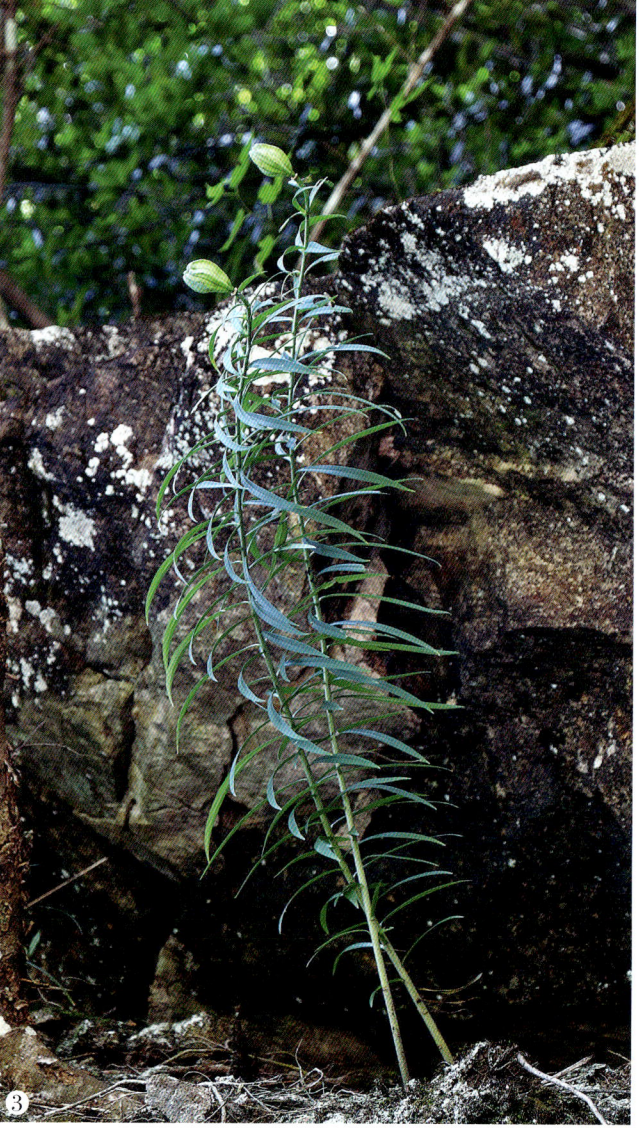

分布与生境

分布于广东、广西、湖南、湖北、江西、安徽、福建、浙江、四川、云南、贵州、陕西、甘肃、河南等地。生于海拔（100~）600~2150米的山坡、林下、路边、溪旁或石缝中。

药用价值

具有润肺止咳、清心安神的功效，用于治疗燥热咳嗽、痨嗽久咳、痰中带血、虚烦惊悸。中医另用于治疗失眠多梦、精神恍惚。现代药理研究表明还具有抗肿瘤、抗抑郁、抗氧化、降血糖、抗疲劳与耐缺氧、免疫调节、抗炎等作用。

❶❷ 花期植株
❸ 果期植株

相似种 百合

Lilium brownie var. *viridulum* Baker

该种与野百合的区别在于叶倒披针形至倒卵形。分布于河北、山西、河南、陕西、湖北、湖南、江西、安徽和浙江。生于海拔300～1000米的山坡草丛中、疏林下、山沟旁。

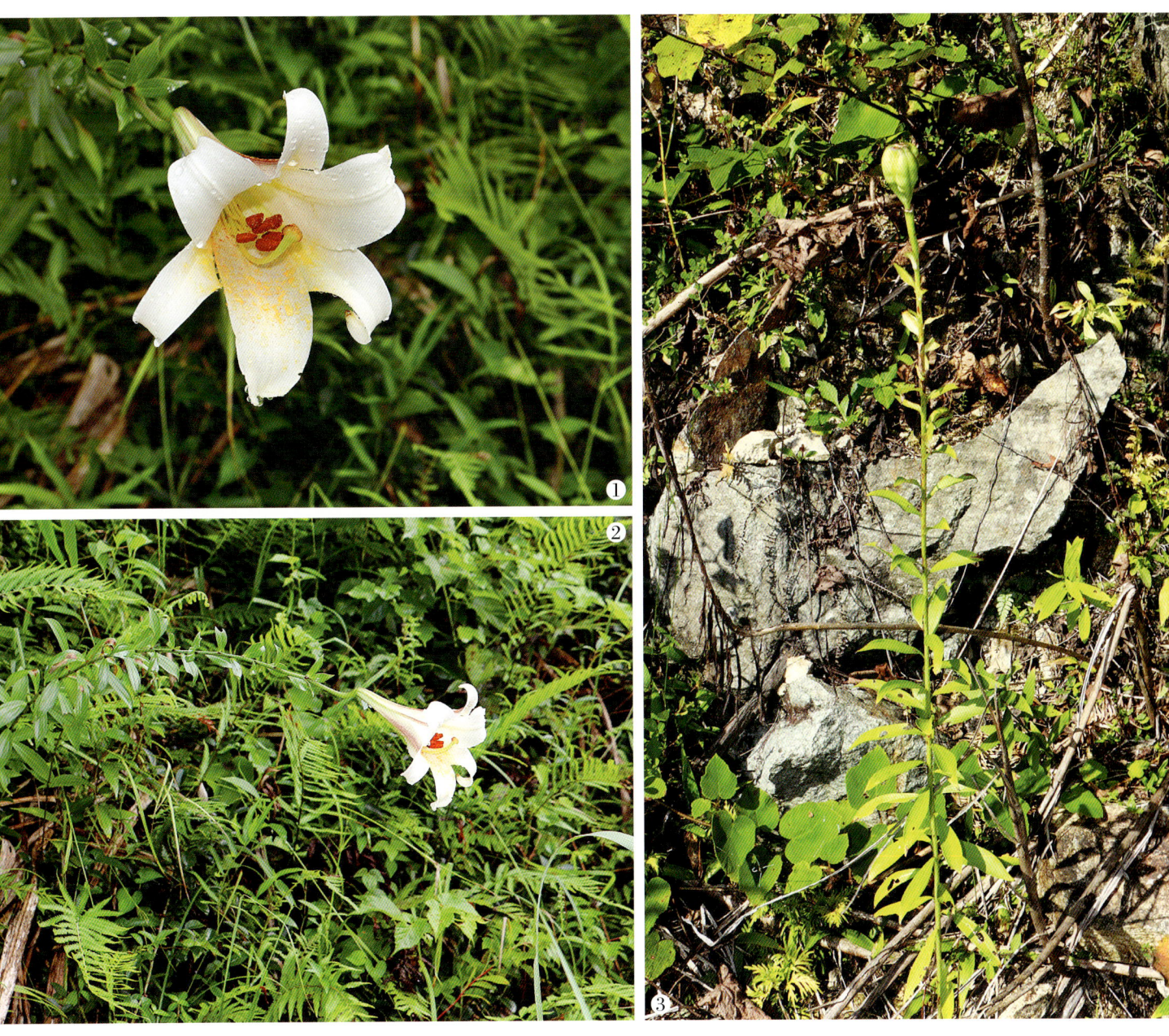

❶ 花　　❷ 花期植株　　❸ 果期植株

相似种 卷丹

Lilium lancifolium Thunb.

多年生草本。茎高 0.8～1.5 米，带紫色条纹，具白色绵毛。叶散生，矩圆状披针形或披针形，上部叶腋有珠芽。花 3～6 朵或更多，下垂；苞片卵状披针形；花被片披针形，反卷，橙红色，有紫黑色斑点，外轮花被片长 6～10 厘米，宽 1～2 厘米，内轮花被片稍宽，蜜腺两边有乳头状突起，尚有流苏状突起；雄蕊四面张开，花丝淡红色，花药矩圆形，子房圆柱形，柱头稍膨大，3 裂。蒴果狭长卵形。花期 7～8 月，果期 9～10 月。分布于江苏、浙江、安徽、江西、湖南、湖北、广西、四川、青海、西藏、甘肃、陕西、山西、河南、河北、山东、吉林等地。生于海拔 400～2500 米的灌丛、林下、草地、水边。

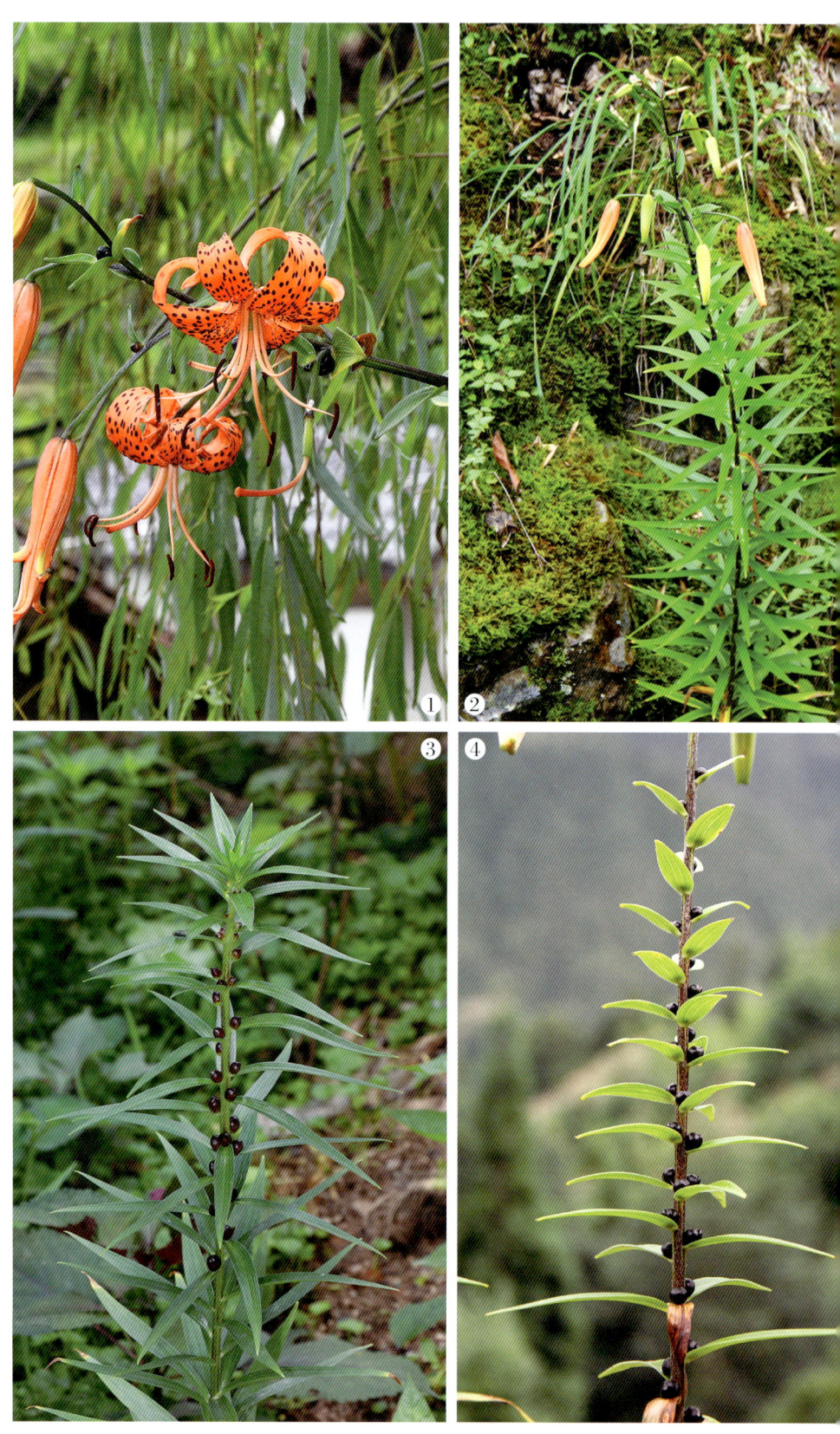

❶ 花序　❷ 花期植株　❸ 植株　❹ 珠芽

221 禾叶山麦冬

学　名	*Liriope graminifolia* (Linn.) Baker
科　名	百合科
畲族名	山麦冬
土　名	大叶麦冬

形态特征

多年生草本。叶长20~50厘米，宽2~3（~4）毫米，先端边缘具细齿，基部常有残存的枯叶或有时撕裂成纤维状。花葶通常稍短于叶，总状花序具许多花，花通常簇生于苞片腋内；苞片卵形，先端具长尖，干膜质；花梗关节位于近顶端，花被片狭矩圆形或矩圆形，先端钝圆，白色或淡紫色；子房近球形，花柱长约2毫米，稍粗，柱头与花柱等宽。种子卵圆形或近球形，初期绿色，成熟时蓝黑色。花期6~8月，果期9~11月。

分布与生境

分布于河北、山西、陕西、甘肃、河南、安徽、湖北、贵州、四川、江苏、浙江、江西、福建、台湾、广东等地。生于海拔50~2300米的山坡、山谷、林下、灌丛。

药用价值

主治热病伤津、心烦口干、咽干、肺热咳嗽、肺结核咯血。

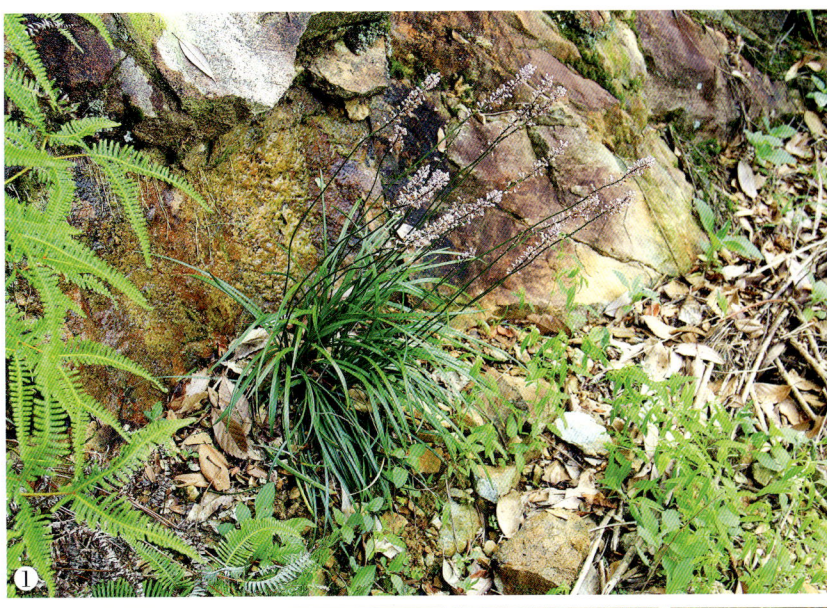
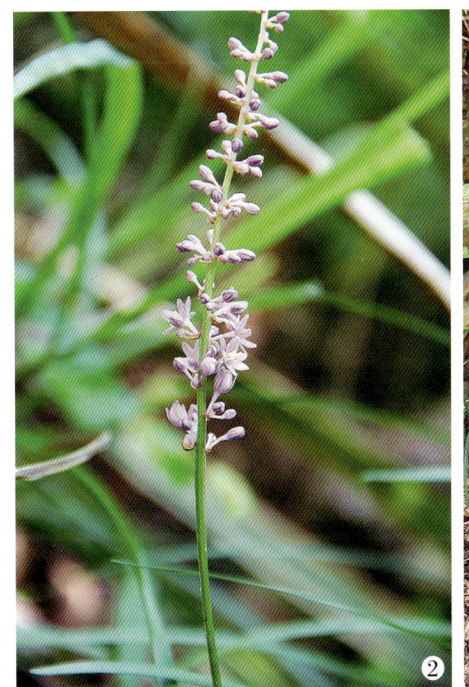
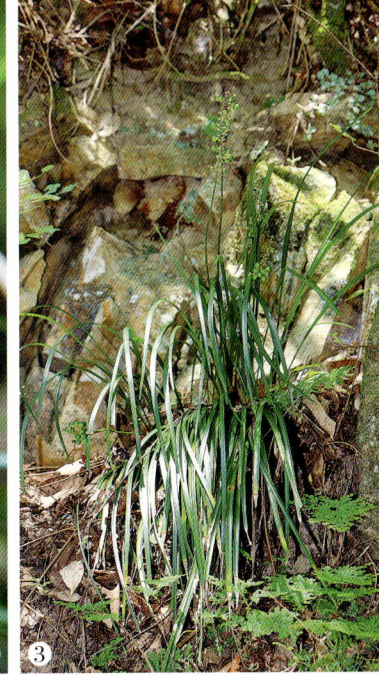
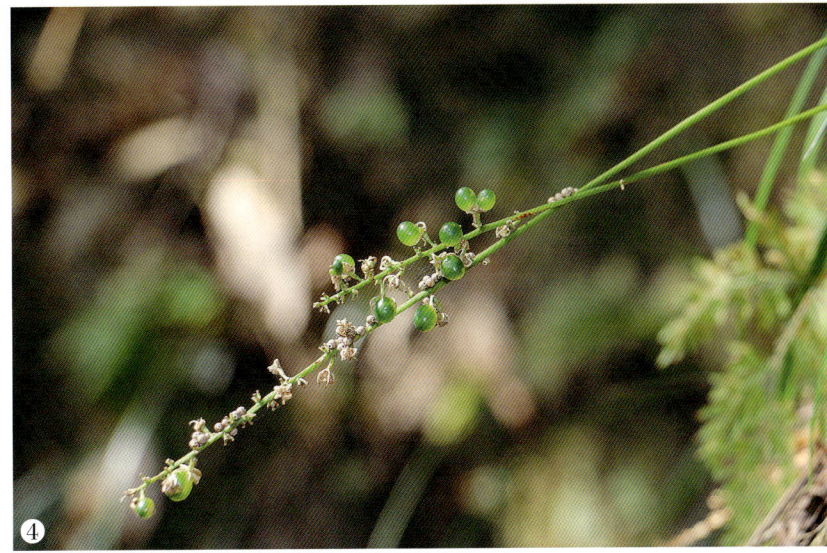

❶ 花期植株　❷ 花序
❸ 果期植株　❹ 果序

222 山麦冬

学　　名	*Liriope spicata* (Thunb.) Lour.
科　　名	百合科
畲族名	山麦冬
土　　名	山麦冬

形态特征

多年丛生草本。叶长 25～60 厘米，宽 4～6（～8）毫米，先端急尖或钝，基部常包以褐色的叶鞘，叶上面深绿色，下面粉绿色，边缘具细锯齿。花葶通常长于或几等长于叶，少数稍短于叶，总状花序具多数花，花通常簇生于苞片腋内；苞片小，披针形，干膜质；花被片矩圆形、矩圆状披针形，先端钝圆，淡紫色或淡蓝色；花药狭矩圆形，子房近球形，花柱稍弯，柱头不明显。种子近球形。花期 5～7 月，果期 8～10 月。

分布与生境

除东北地区及内蒙古、青海、新疆、西藏外，全国其他地区广泛分布和栽培。生于海拔 50～1400 米的山坡、山谷、林下、路旁。

药用价值

主治小儿口渴。中医另用于治疗肺燥干咳、阴虚痨嗽、喉痹咽痛、津伤口渴、内热消渴、心烦失眠、肠燥便秘。现代药理研究表明还具有治疗心律失常的作用。

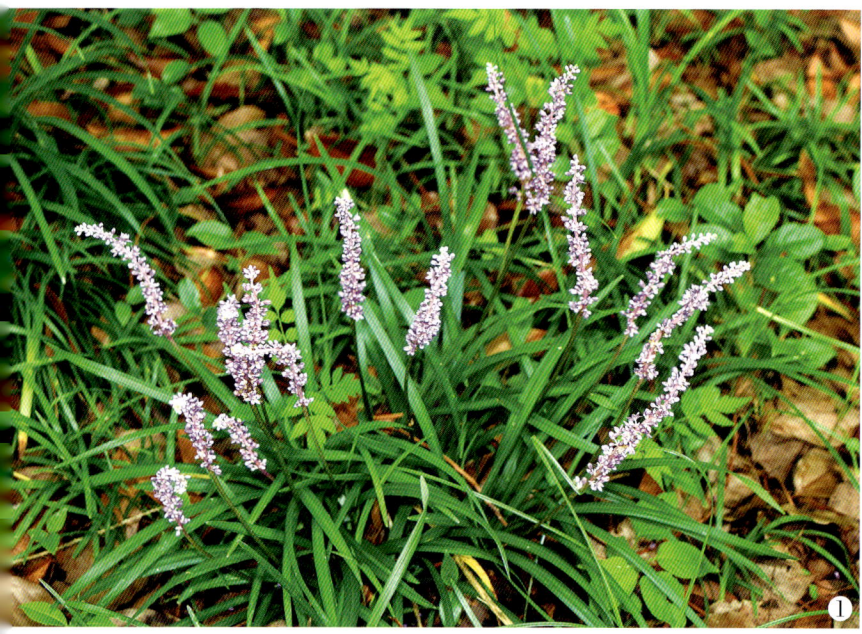
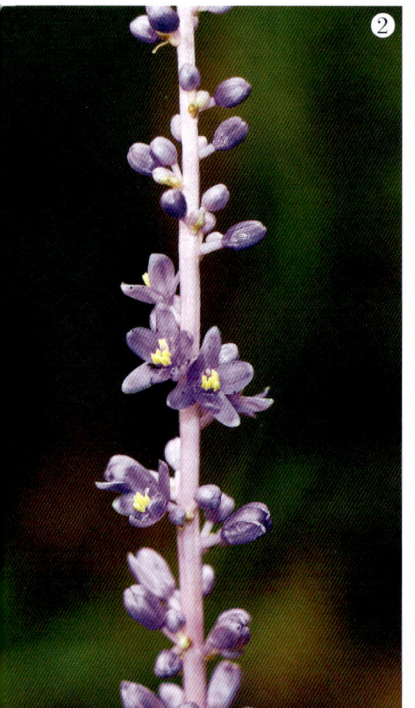
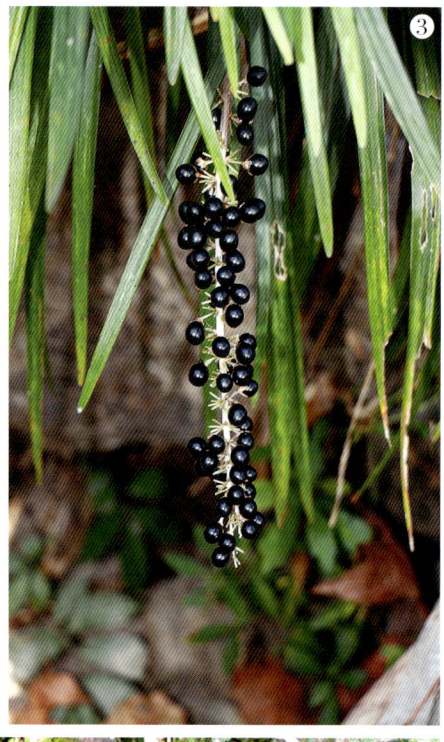
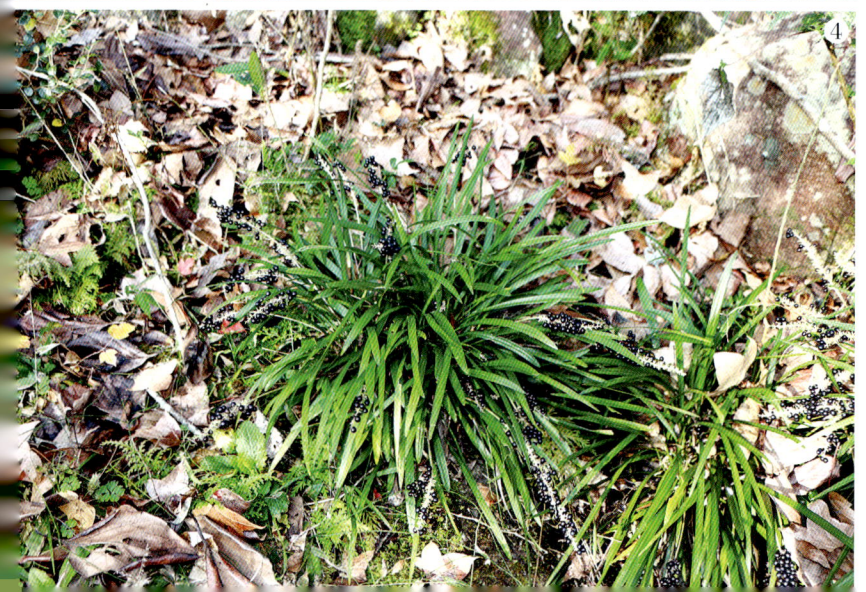

❶ 花期植株　　❷ 花序
❸ 果序　　　　❹ 果期植株

相似种　阔叶山麦冬

Liriope platyphylla Wang et Tang

多年丛生草本。叶密集成丛，革质，长25~65厘米，宽1~3.5厘米，先端急尖或钝，基部渐狭，有明显的横脉，边缘几不粗糙。花葶通常长于叶，总状花序具许多花，花朵簇生于苞片腋内；苞片小，近刚毛状，小苞片卵形，干膜质；花被片矩圆状披针形或近矩圆形，先端钝，紫色或红紫色；花药近矩圆状披针形，子房近球形，柱头3齿裂。种子球形，初期绿色，成熟时变黑紫色。花期7~8月，果期9~11月。分布于广东、广西、福建、江西、浙江、江苏、山东、湖南、湖北、四川、贵州、安徽、河南等地。生于海拔100~1400米的山坡、山谷、林下。

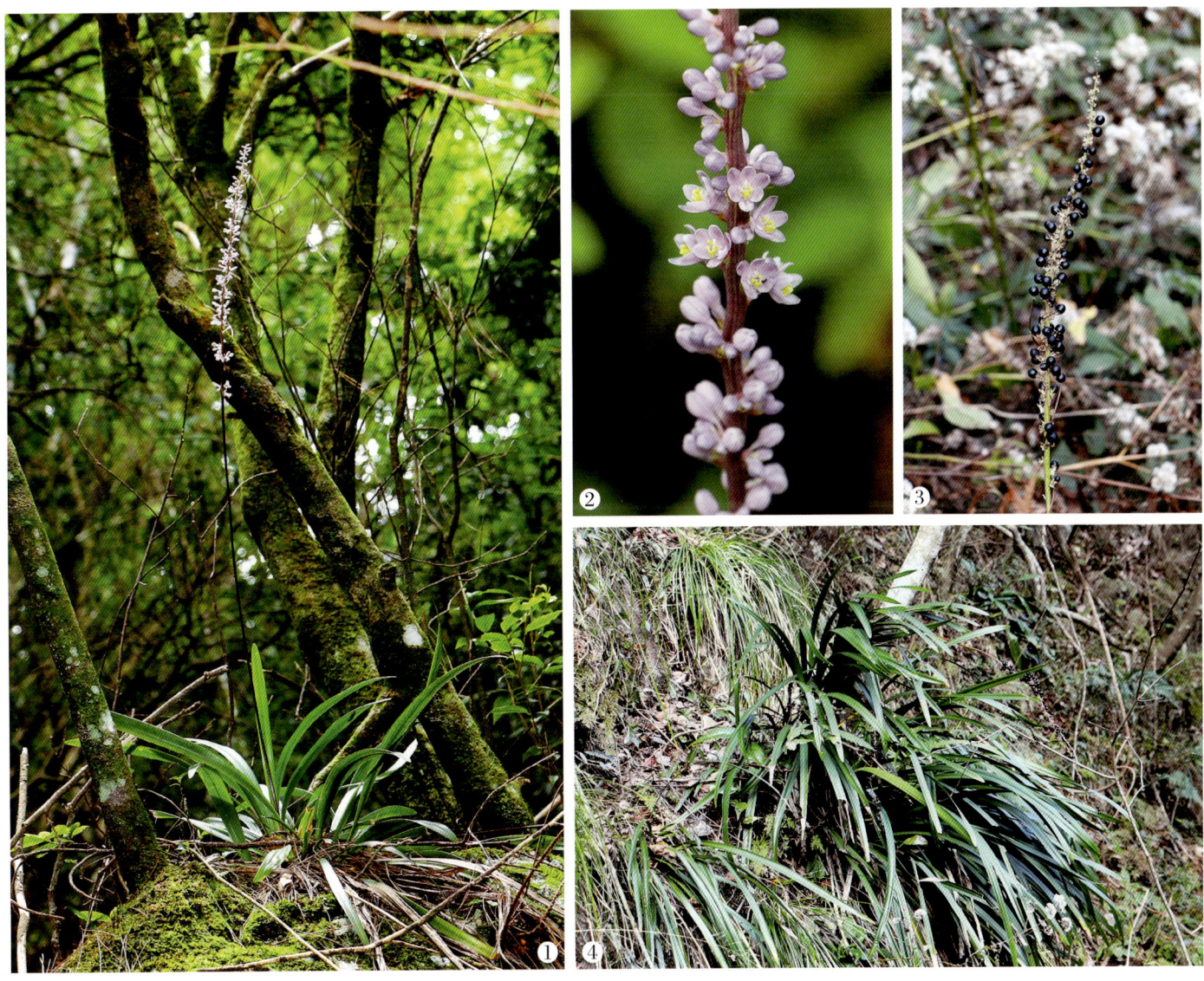

❶ 花期植株　❷ 花序　❸ 果序　❹ 果期植株

223 麦冬

学　名	*Ophiopogon japonicas* (Linn. f.) Ker-Gawl.	科　名	百合科
畲族名	山韭菜	土　名	沿阶草

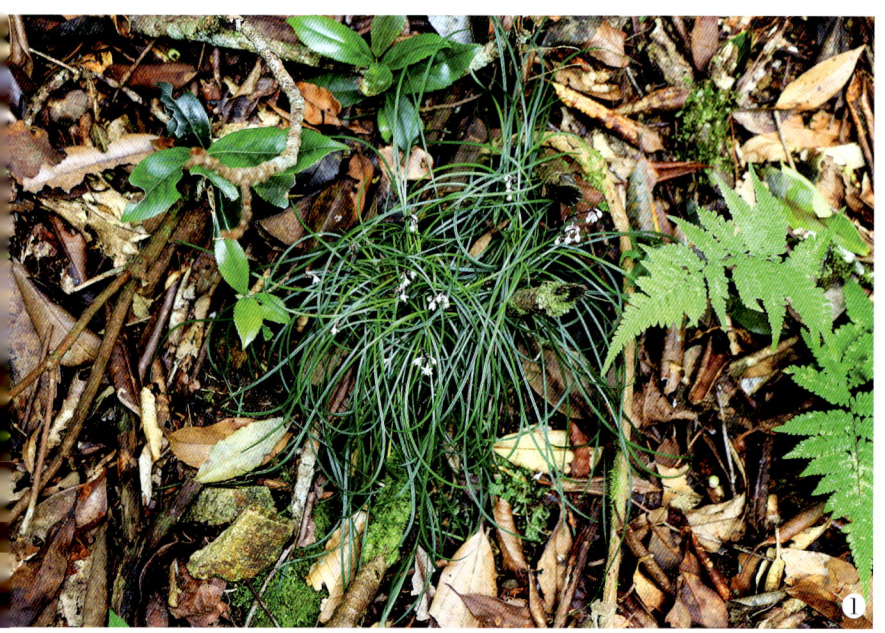

形态特征

多年丛生草本。茎很短，叶基生成丛，禾叶状，长10～50厘米，宽1.5～3.5毫米，边缘具细锯齿。花葶长6～15（～27）厘米，通常比叶短得多，总状花序具几朵至十几朵花，花单生或成对着生于苞片腋内；花被片常稍下垂而不展开，披针形，长约5毫米，白色或淡紫色；花药三角状披针形，长2.5～3毫米，花柱长约4毫米，较粗，宽约1毫米，基部宽阔，向上渐狭。种子球形，直径7～8毫米。花期5～8月，果期8～9月。

分布与生境

分布于广东、广西、福建、台湾、浙江、江苏、江西、湖南、湖北、四川、云南、贵州、安徽、河南、陕西、河北等地。生于海拔2000米以下的山坡、林下或溪边。

药用价值

主治口干咽痛、肺痈。中医另用于治疗阴虚痨嗽、喉痹咽痛、津伤口渴、内热消渴、心烦失眠、肠燥便秘。

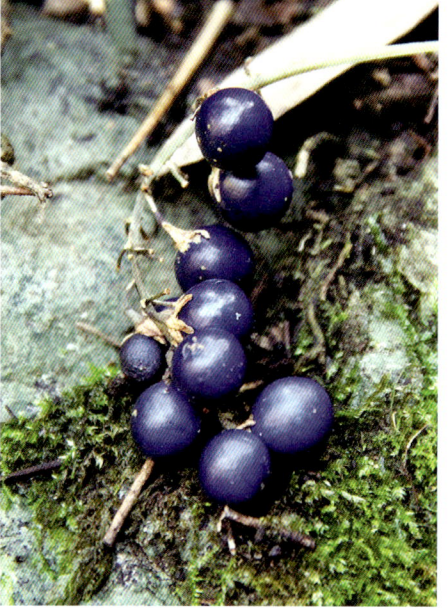

❶ 花期植株　　❷ 果期植株　　❸ 果序

224 菝葜

学　名	*Smilax china* Linn.
科　名	百合科
畲族名	告告刺、白兰刺
土　名	金刚刺

形态特征

攀缘灌木。茎具疏刺。叶薄革质或坚纸质，干后通常红褐色或近古铜色，圆形、卵形或其他形状，下面通常淡绿色，较少苍白色，几乎都有卷须，少有例外，脱落点位于靠近卷须处。伞形花序生于叶尚幼嫩的小枝上，具十几朵或更多的花，常呈球形，花序托稍膨大，近球形，较少稍延长，具小苞片；花绿黄色，内花被片稍狭，雄花中花药比花丝稍宽，常弯曲，雌花与雄花大小相似，有6枚退化雄蕊。浆果成熟时红色，有粉霜。花期2~5月，果期9~11月。

分布与生境

分布于山东、江苏、浙江、福建、台湾、江西、安徽、河南、湖北、四川、云南、贵州、湖南、广西、广东等地。生于海拔2000米以下的山坡、林下、灌丛、路旁。

药用价值

主治中暑（冷痧）。中医另用于解毒散瘀、利湿去浊、祛风除痹，还用于治疗小便淋浊、带下量多、风湿痹痛、疔疮痈肿。

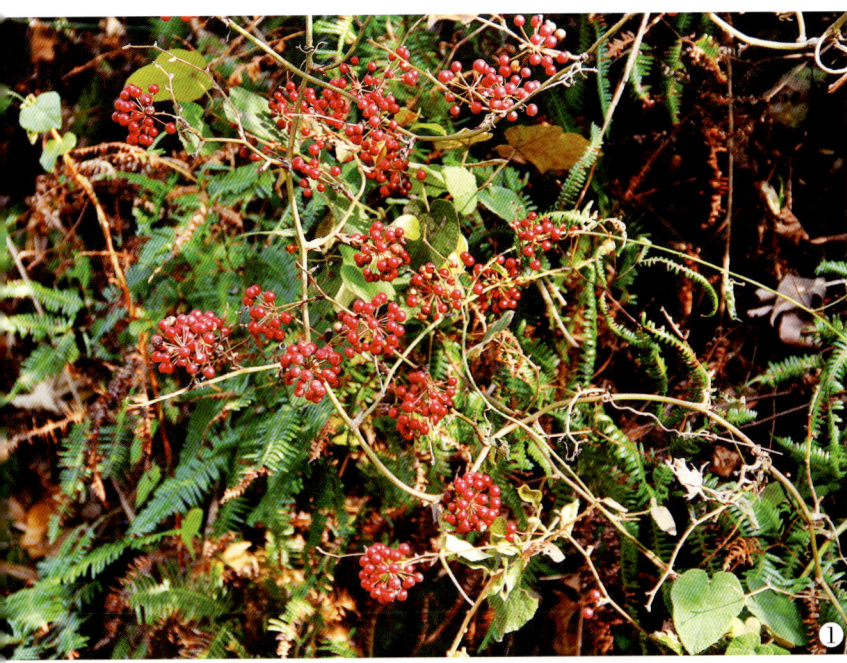
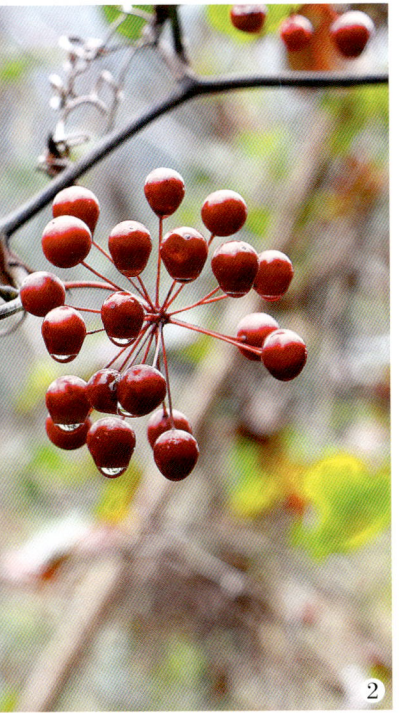
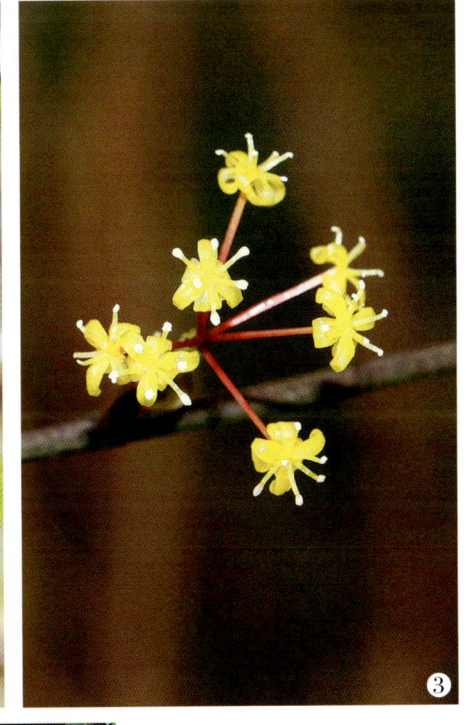
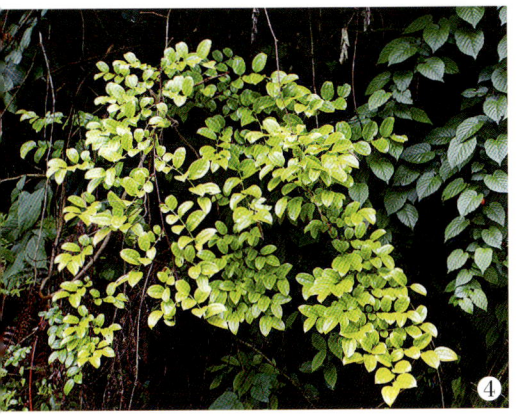

❶ 果期植株　❸ 花序
❷ 果序　❹ 植株

相似种 小果菝葜

Smilax davidiana A. DC.

攀缘灌木。茎具疏刺。叶坚纸质，干后红褐色，通常椭圆形，先端微突或短渐尖，基部楔形或圆形，下面淡绿色；叶柄较短，占全长的 1/2～2/3，具鞘，有细卷须，脱落点位于近卷须上方，鞘耳状，明显比叶柄宽。伞形花序生于叶尚幼嫩的小枝上，具几朵至十余朵花，多少呈半球形；花绿黄色，雄花外花被片长 3.5～4 毫米，宽约 2 毫米，内花被片宽约 1 毫米，花药比花丝宽 2～3 倍，雌花比雄花小，具 3 枚退化雄蕊。浆果成熟时暗红色。花期 3～4 月，果期 10～11 月。分布于江苏、安徽、江西、浙江、福建、广东、广西等地。生于海拔 800 米以下的林下、灌丛、山坡、路边。

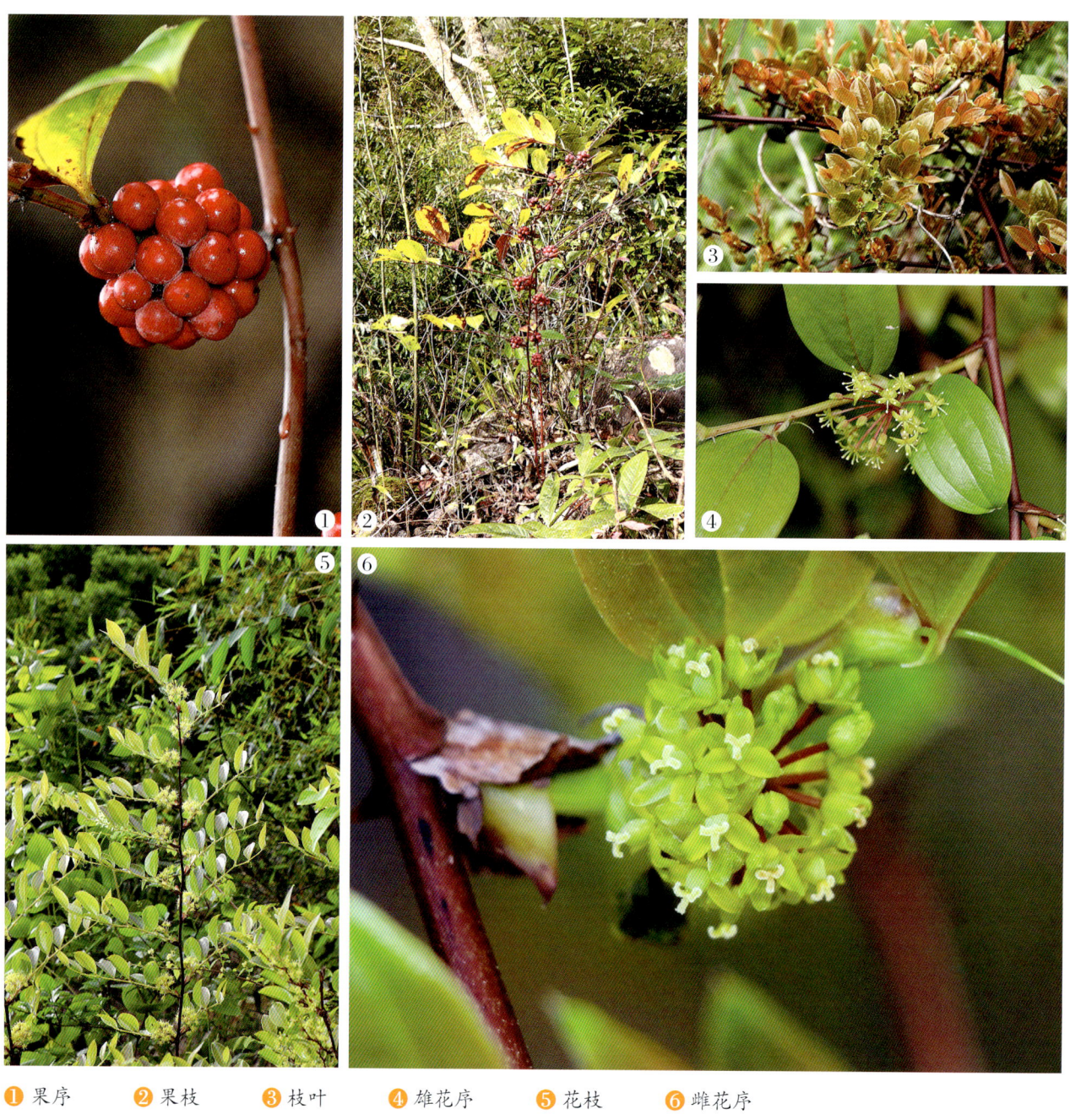

❶ 果序　❷ 果枝　❸ 枝叶　❹ 雄花序　❺ 花枝　❻ 雌花序

225 牛尾菜

学 名	*Smilax riparia* A. DC.	科 名	百合科
畲族名	南代须、占鱼须	土 名	鲵玳须

形态特征

多年生草质藤本。茎长1~2米，中空，有少量髓，干后凹瘪并具槽。叶片较厚，形状变化较大，长7~15厘米，宽2.5~11厘米，下面绿色，无毛，叶柄长7~20毫米，通常在中部以下有卷须。伞形花序总花梗较纤细，长3~5（~10）厘米，小苞片长1~2毫米，在花期一般不落，雌花比雄花略小，不具或具钻形退化雄蕊。浆果直径7~9毫米。花期6~7月，果期10月。

分布与生境

除内蒙古、新疆、西藏、青海、宁夏外，全国大部分地区有分布。生于海拔1600米以下的林下、灌丛、山沟、草丛。

药用价值

主治高血压头痛。中医另用于治疗咳嗽痰多。现代药理研究表明还具有抗炎的作用。

❶ 果枝　❷ 雄花序
❸ 雌花序　❹ 茎叶
❺ 叶背

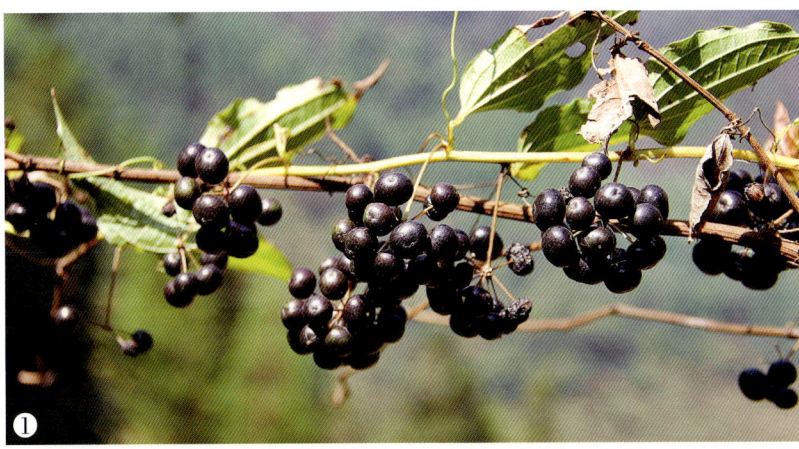
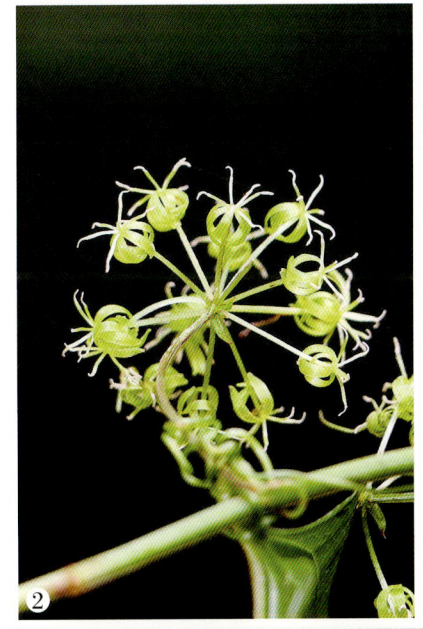
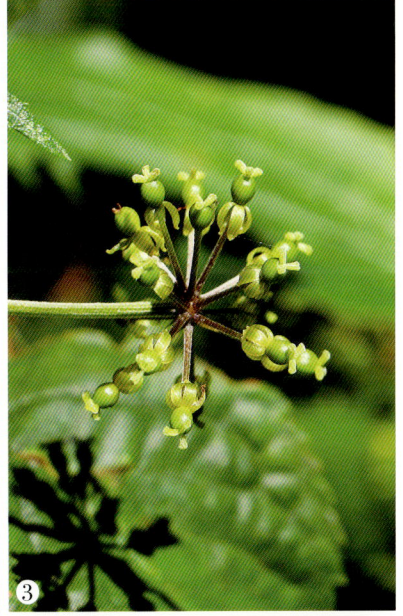
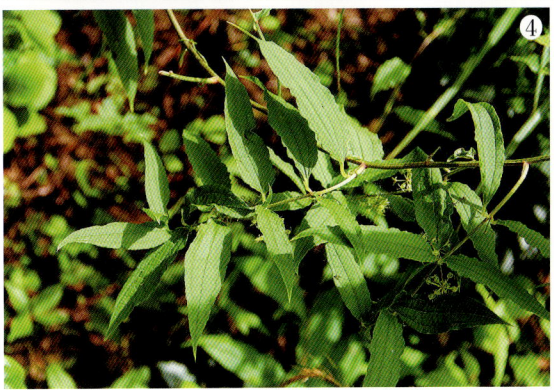
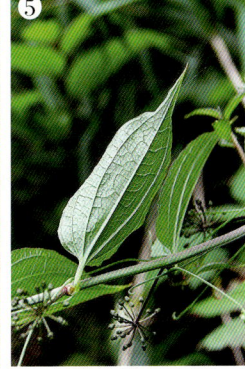

相似种 白背牛尾菜

Smilax nipponica Miq.

一年生（北方）或多年生（南方）草本。直立或稍攀缘，有根状茎。茎中空，有少量髓，干后凹瘪而具槽，无刺。叶卵形至矩圆形，先端渐尖，基部浅心形至近圆形，下面苍白色且通常具粉尘状微柔毛。伞形花序通常有花几十朵，花序托膨大，小苞片极小，早落；花绿黄色或白色，盛开时花被片外折，花被片内外轮相似，雄蕊的花丝明显长于花药，雌花与雄花大小相似，具6枚退化雄蕊。浆果成熟时黑色，有白色粉霜。花期4~5月，果期8~9月。分布于辽宁、山东、河南、安徽、江西、浙江、福建、台湾、广东、湖南、贵州、四川等地。生于海拔200~1400米的山坡、林下、草丛。

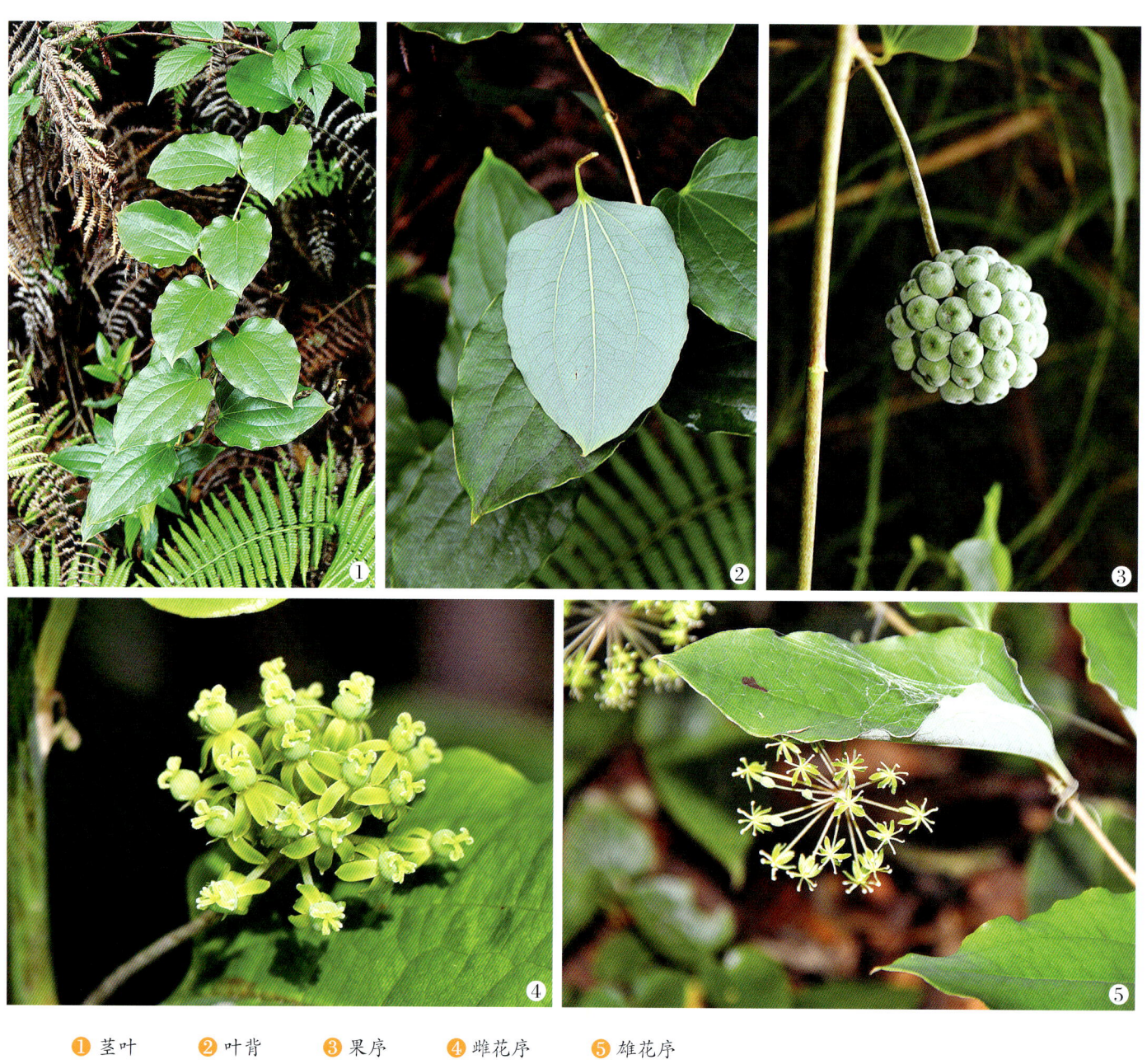

❶ 茎叶　　❷ 叶背　　❸ 果序　　❹ 雌花序　　❺ 雄花序

226 参薯

| 学 名 | *Dioscorea alata* Linn. | 科 名 | 薯蓣科 |
| 畲族名 | 白苕 | 土 名 | 萁 |

形态特征

缠绕草质藤本。茎右旋，无毛，通常有4条狭翅，基部有时有刺。单叶，在茎下部的互生，中部以上的对生；叶片绿色或带紫红色，纸质，卵形至卵圆形；叶柄绿色或带紫红色，叶腋内有大小不等的珠芽。雌雄异株。雄花序为穗状花序，圆锥花序长可达数十厘米，花序轴明显地呈"之"字状曲折，雄花的外轮花被片为宽卵形，内轮为倒卵形，雄蕊6枚。雌花序为穗状花序，1~3个着生于叶腋，雌花的外轮花被片为宽卵形，内轮为倒卵状长圆形，较小而厚；退化雄蕊6枚。蒴果不反折，三棱状扁圆形，有时为三棱状倒心形。种子着生于每室中轴中部，四周有膜质翅。花期11月至翌年1月，果期12月至翌年1月。

分布

浙江、江西、福建、台湾、湖北、湖南、广东、广西、贵州、四川、云南、西藏等地有栽培。景宁畲族自治县有栽培。

药用价值

主治泄泻、虚劳咳嗽、遗精带下、病后虚羸。

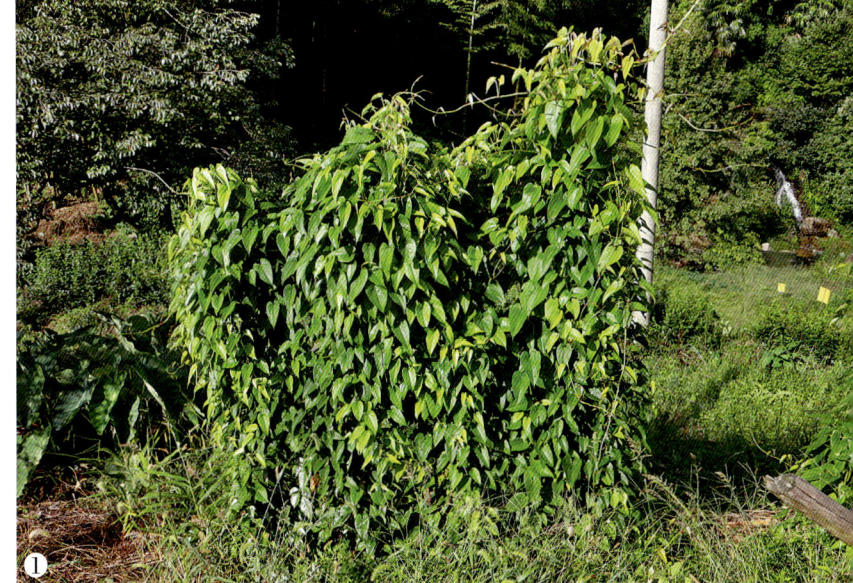
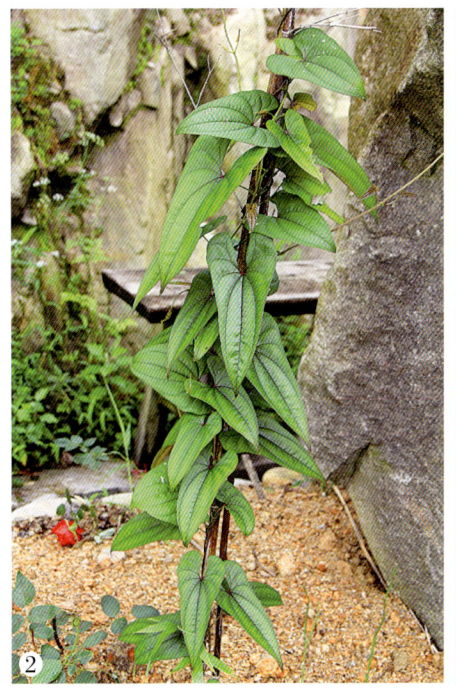
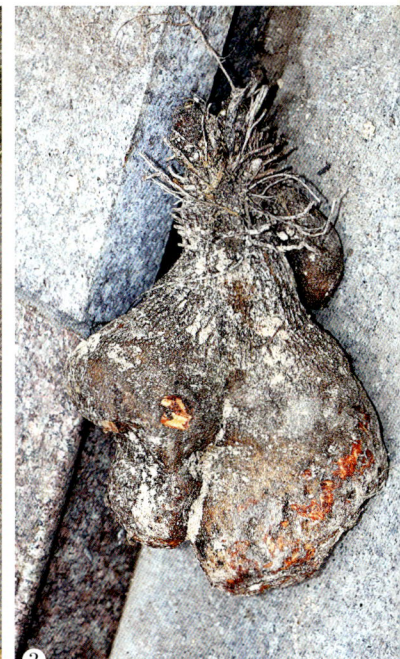

❶ 植株　❷ 茎叶　❸ 块茎

227 黄独

| 学　名 | *Dioscorea bulbifera* Linn. | 科　名 | 薯蓣科 |
| 畲族名 | 黄狗头、假薯 | 土　名 | 铁秤砣 |

形态特征

缠绕草质藤本。茎左旋，浅绿色稍带红紫色，光滑无毛。单叶互生，叶片宽卵状心形或卵状心形，叶腋内有紫棕色的球形或卵圆形珠芽，表面有圆形斑点。雄花序穗状，下垂，常数个丛生于叶腋，雄花单生，密集，花被片披针形，雄蕊6枚，着生于花被基部，花丝与花药近等长；雌花序与雄花序相似，丛生于叶腋。蒴果反折下垂，三棱状长圆形，成熟时草黄色，表面密被紫色小斑点。种子深褐色，扁卵形，向种子基部延伸呈长圆形。花期7～10月，果期8～11月。

分布与生境

分布于河南、安徽、江苏、浙江、江西、福建、台湾、湖北、湖南、广东、广西、陕西、甘肃、四川、贵州、云南、西藏等地。生于河谷、林缘或村庄的房前屋后。

药用价值

主治甲状腺肿大、淋巴结结核、咽喉肿痛、百日咳、跌打损伤。中医另用于治疗吐血、咯血，外用治疮疖。

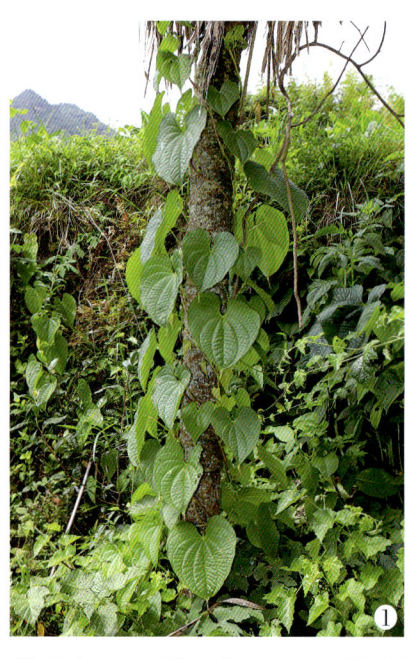
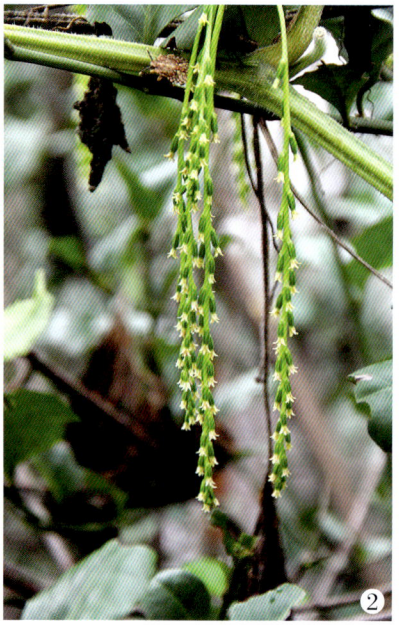
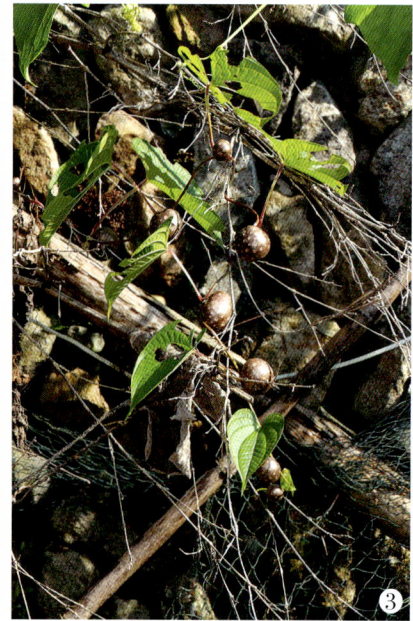

❶ 茎叶　　❷ 雌花序　　❸ 珠芽

228 粉萆薢

| 学　名 | *Dioscorea collettii* Hook. f. var. *hypoglauca* (Palibin) Pei et Ting |
| 科　名 | 薯蓣科 | 畲族名 | 山萆薢 | 土　名 | 野猪薯 |

形态特征

多年生缠绕草本。根状茎横走，多结节，分枝粗短。茎具细纵槽，疏生细毛。单叶互生，叶片稍肉质，长心形、长三角状心形至长三角形，先端渐尖，基部心形至平截，下面灰绿色，多少被白粉。花单性，雌雄异株，雄花序穗状，单生或簇生；雌花序穗状，单生。蒴果三棱状球形，顶端微凹，基部钝圆。种子扁椭圆形，种翅长圆形。花期5～7月，果期7～9月。

分布与生境

分布于安徽、江西、浙江、福建、台湾、湖北、湖南、广东、广西等地。生于海拔50～1400米的林下、林缘。

药用价值

主治白带过多。中医另用于治疗膏淋、白浊、风湿痹痛、关节不利、腰膝疼痛。

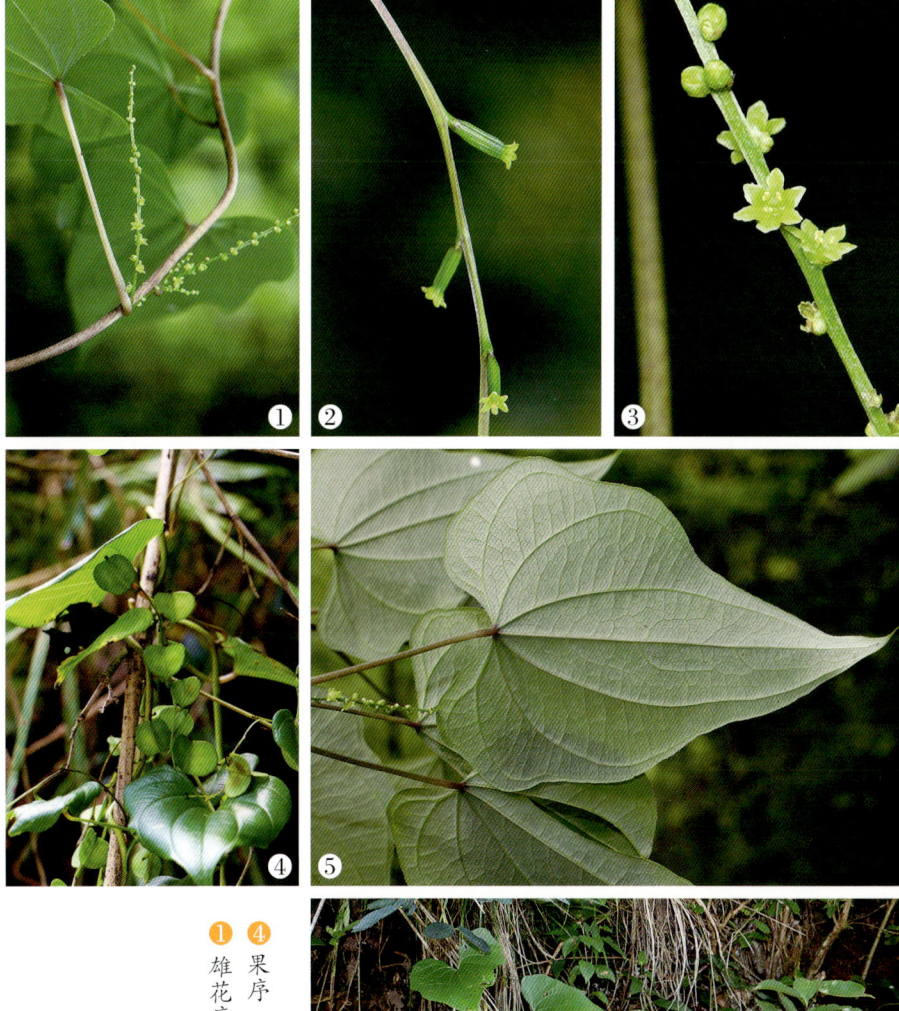

❶ ❹ 雄花序 果序
❷ ❺ 雌花序 叶背
❸ ❻ 雄花 茎叶

229 单苞鸢尾

学　　名	*Iris anguifuga* Y.T. Zhao et X.J. Xue
科　　名	鸢尾科
畲族名	蛇不见
土　　名	蛇不见

形态特征

多年生草本。植株冬季常绿，夏季枯萎。叶条形，顶端渐尖或短渐尖，基部鞘状。花蓝紫色；花被管细，上部略膨大，外花被裂片倒披针形，有褐色的条纹及斑点，顶端微凹，爪部狭而长，内花被裂片狭倒披针形，有蓝褐色的条纹；雄蕊长约 2.5 厘米，花药鲜黄色，较花丝长，花丝扁平，与花药等宽；花柱扁平，呈拱形弯曲，顶端的裂片细长，狭三角形。蒴果三棱状纺锤形，外被稀疏的黄褐色柔毛，顶端有长喙。种子圆球形。花期 3 月末 4 月初，果期 5～7 月。

分布与生境

分布于安徽、湖北、广西、浙江、江西、贵州等地有栽培。生于山坡草地。目前景宁畲族自治县境内尚未发现有该种分布。照片摄于浙江省丽水市莲都区。

药用价值

主治毒蛇咬伤，内服能润肠通便。

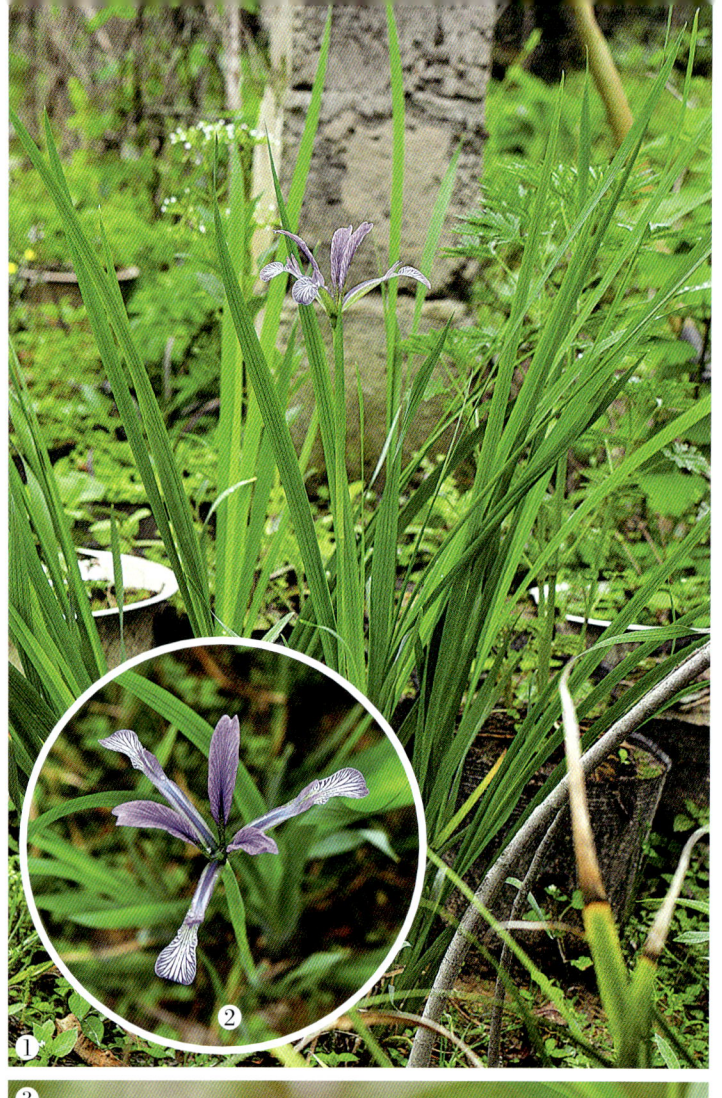
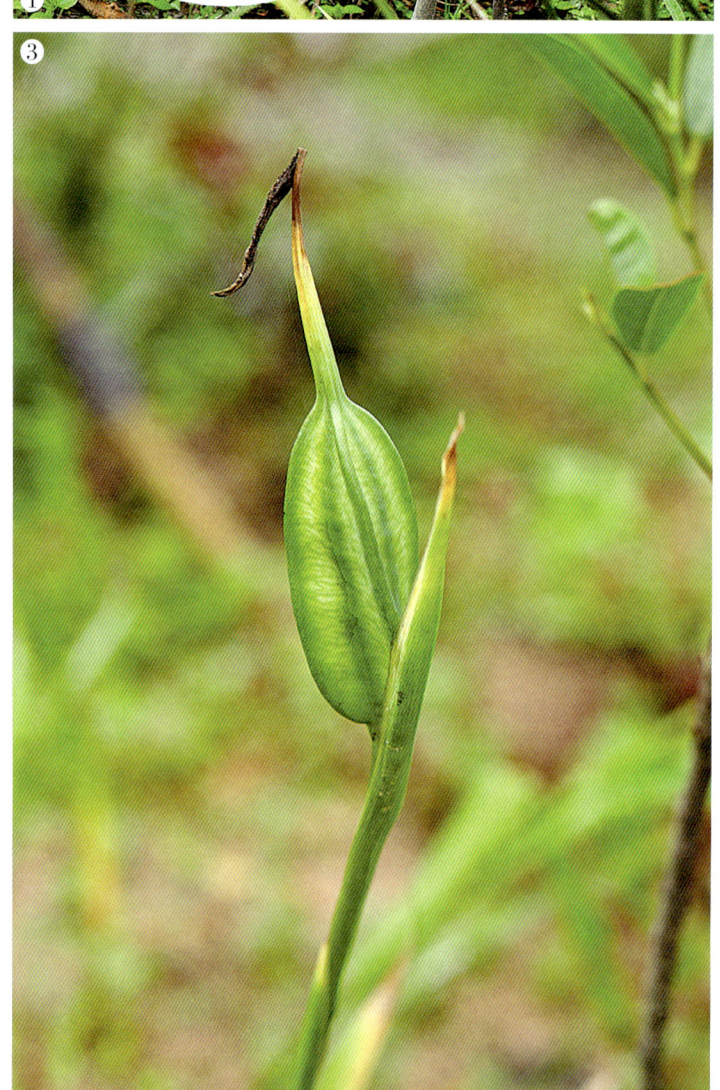

❶ 花期植株　　❷ 花　　❸ 蒴果

相似种 小花鸢尾

Iris speculatrix Hance

多年生草本。根状茎二歧状分枝，斜伸，少分枝。叶略弯曲，暗绿色，有光泽，剑形或条形。花茎光滑，不分枝或偶有侧枝；花蓝紫色或淡蓝色，花被管短而粗，有深紫色的环形斑纹，中脉上有鲜黄色的鸡冠状附属物，附属物表面平坦，似毡绒状；花药白色，较花丝长；花柱分枝扁平，与花被裂片同色，子房纺锤形。蒴果椭圆形，顶端有细长而尖的喙，果梗于花凋谢后弯曲成90°角。种子为多面体，棕褐色，旁附有小翅。花期5月，果期7~8月。分布于安徽、浙江、福建、湖北、湖南、江西、广东、广西、四川、贵州等地。生于山地、路旁、林缘、林下。

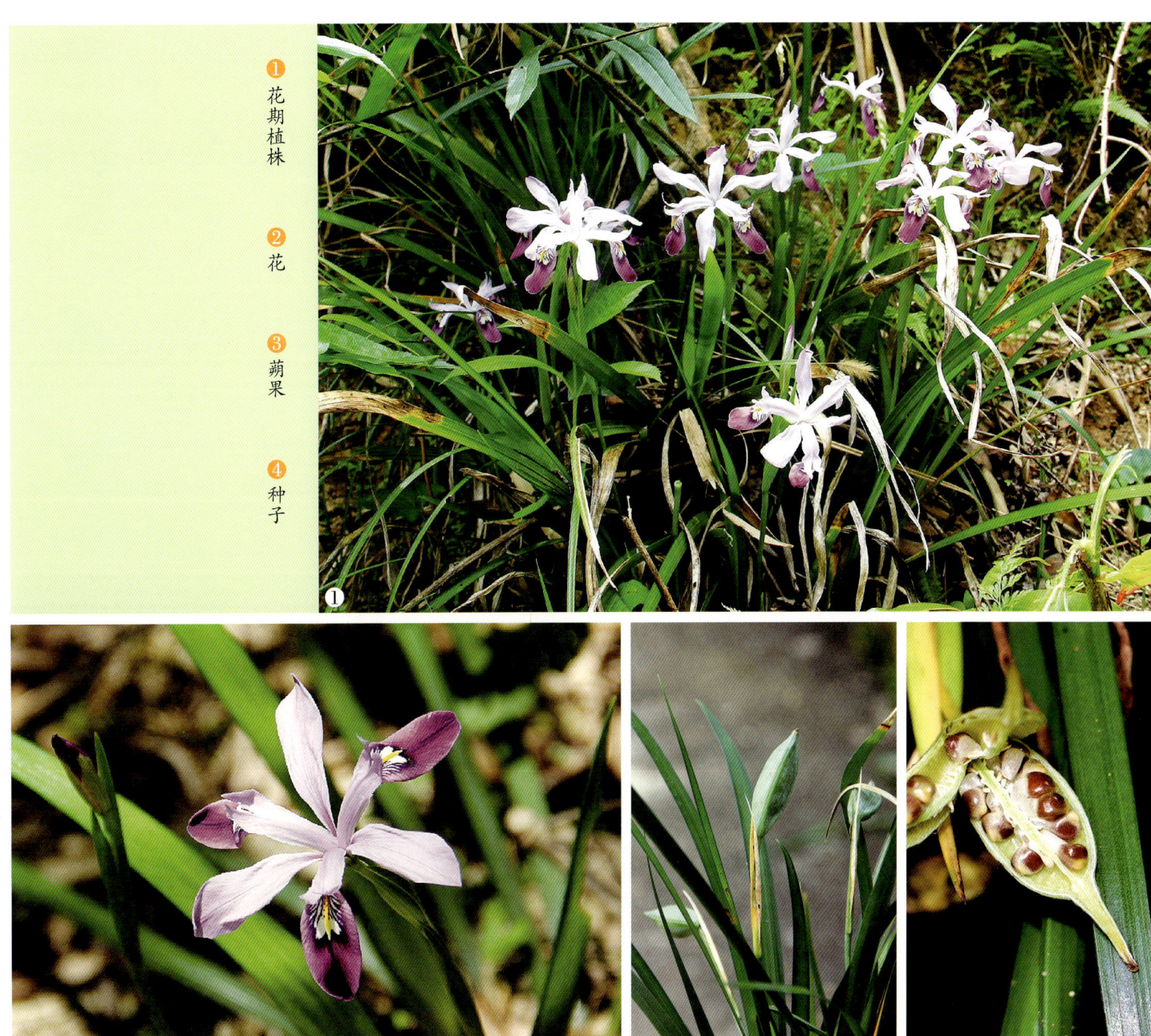

① 花期植株　② 花　③ 蒴果　④ 种子

230 谷精草

学 名	*Eriocaulon buergerianum* Koern.	科 名	谷精草科
畲族名	耳朵刷、满田星	土 名	稻栅

形态特征

多年生草本。叶线形，丛生，半透明。花葶多数，扭转，具4～5棱，花序熟时近球形，禾秆色；总苞片倒卵形至近圆形，禾秆色，下半部较硬，上半部纸质，不反折；总（花）托常有密柔毛，苞片倒卵形至长倒卵形。雄花：花萼佛焰苞状，外侧开裂；花冠裂片3枚，近锥形，几等大，近顶处各有一黑色腺体；雄蕊6枚，花药黑色。雌花：萼合生，外侧开裂，花瓣3枚，离生，扁棒形。种子矩圆状，表面具横格及"T"字形突起。花果期7～12月。

分布与生境

分布于江苏、安徽、浙江、江西、福建、台湾、湖北、湖南、广东、广西、四川、贵州等地。生于稻田、水边。

药用价值

主治风热目眩、头痛齿痛、眼生翳膜。

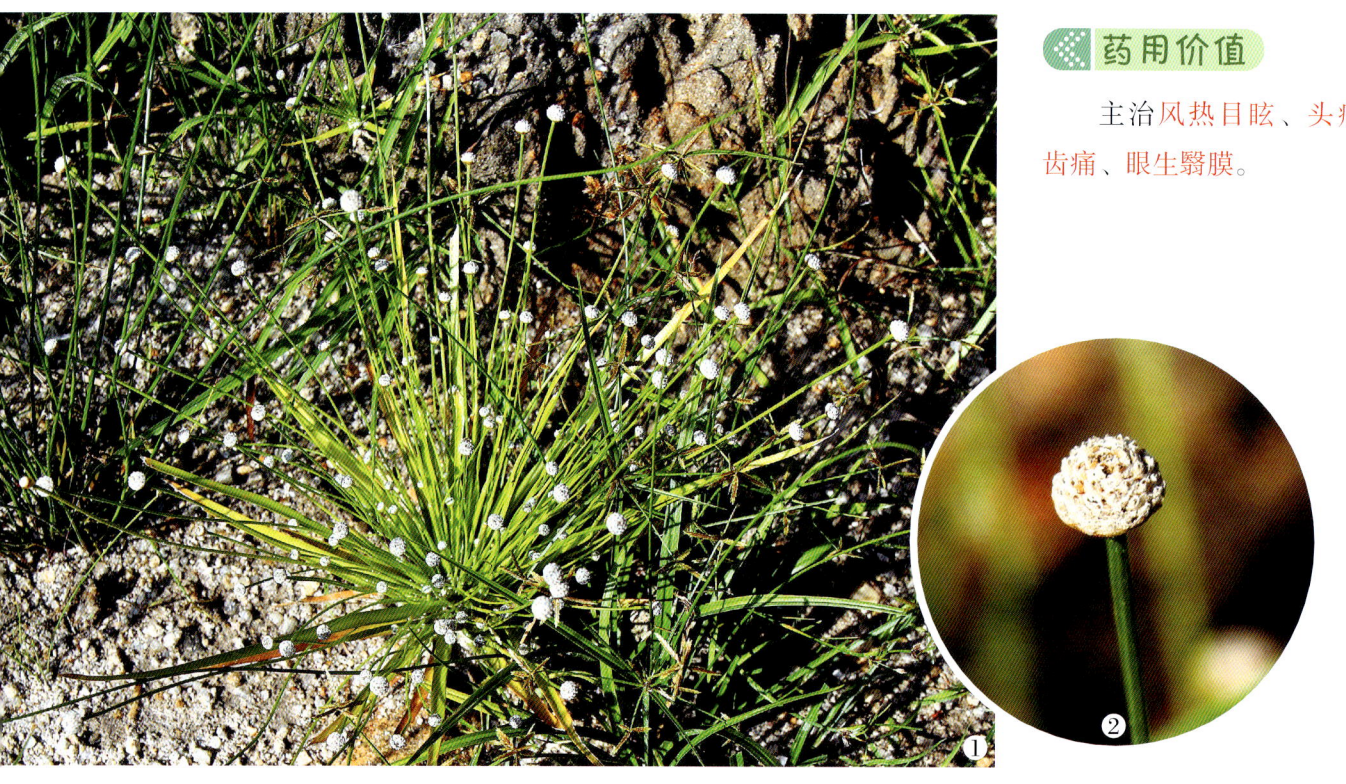

❶ 植株　❷ 果序

231 光稃野燕麦

| 学 名 | *Avena fatua* L. var. *glabrata* Peterm. | 科 名 | 禾本科 |
| 畲族名 | 吊儿麦 | 土 名 | 山麦 |

形态特征

一年生草本。秆直立。叶鞘松弛，光滑或基部者被微毛，叶舌透明膜质；叶片扁平，微粗糙，或上面和边缘疏生柔毛。圆锥花序开展，金字塔形，分枝具棱角；小穗长18~25毫米，含小花2~3朵，其柄弯曲下垂，顶端膨胀，小穗轴密生淡棕色或白色硬毛，其节脆硬易断落；颖草质，几相等，通常具9脉；外稃质地坚硬，光滑无毛。颖果被淡棕色柔毛，腹面具纵沟。花果期4~9月。

分布与生境

分布于我国南北各地。生于海拔4000米以下的山坡、草地、路旁、农田。

药用价值

主治白带过多、盗汗、多尿。

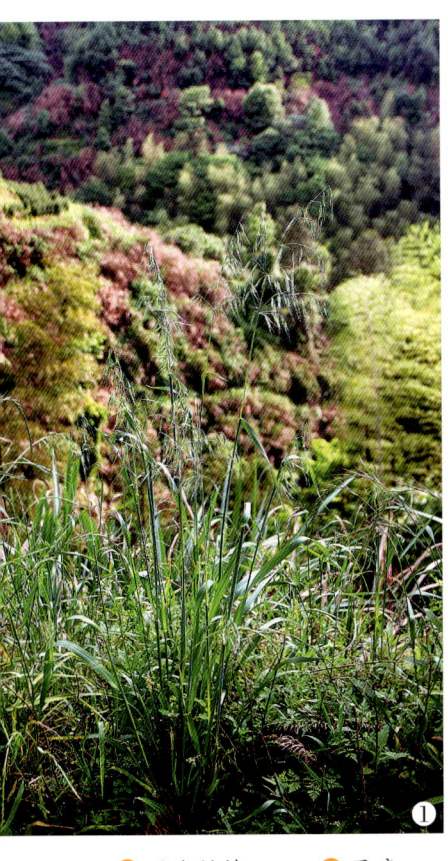
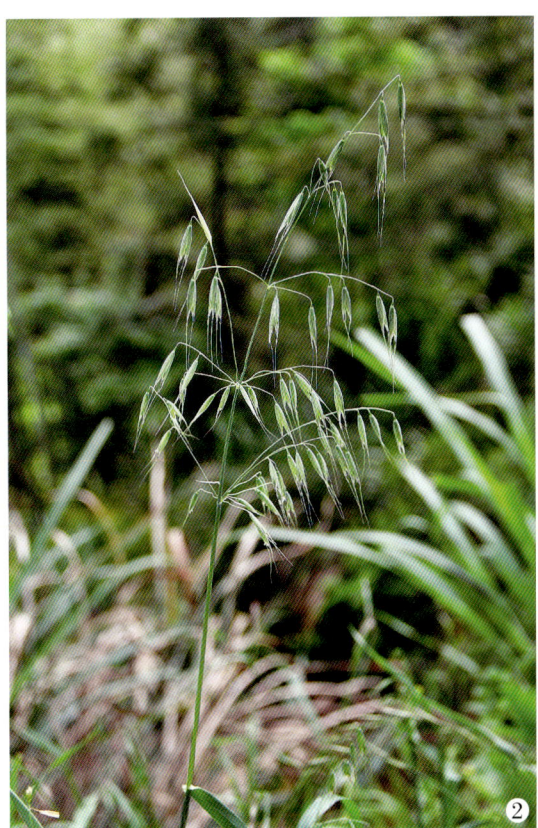
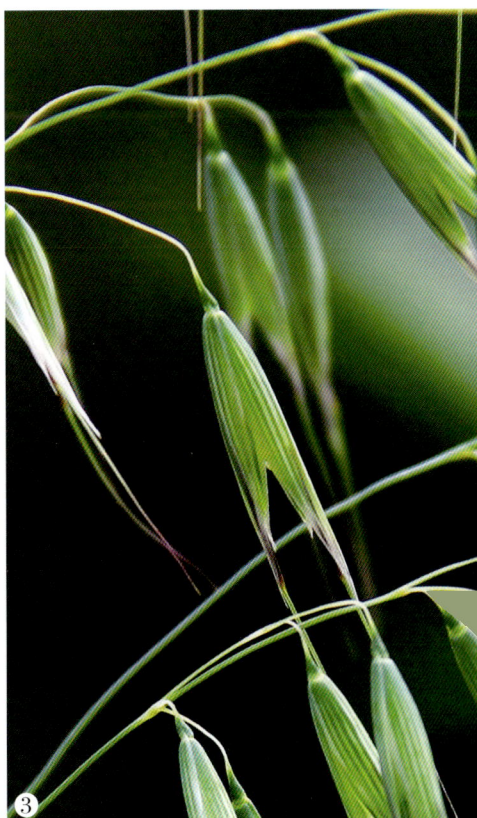

❶ 果期植株　❷ 果序　❸ 小穗

232 雀麦

学　名	*Bromus japonicus* Thunb.	科　名	禾本科
畲族名	脚麦	土　名	雀麦

形态特征

一年生草本。秆直立，叶鞘闭合，被柔毛。叶舌先端近圆形，叶片两面生柔毛。圆锥花序疏展，长20～30厘米，宽5～10厘米，具2～8分枝，向下弯垂；分枝细，长5～10厘米，上部着生1～4枚小穗，小穗黄绿色；颖近等长，脊粗糙，边缘膜质；外稃椭圆形，草质，边缘膜质，芒自先端下部伸出，基部稍扁平，成熟后外弯；内稃长7～8毫米，宽约1毫米，两脊疏生细纤毛；小穗轴短棒状，长约2毫米，花药长1毫米。颖果长7～8毫米。花果期5～7月。

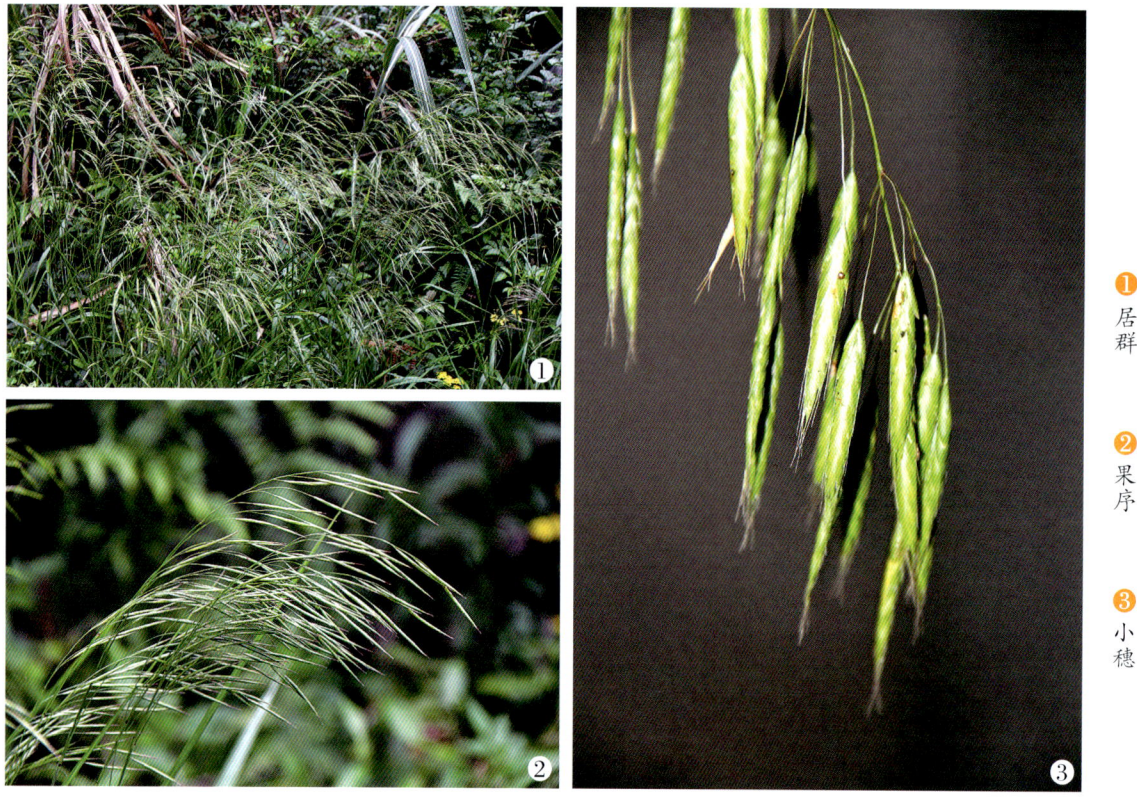

❶ 居群　❷ 果序　❸ 小穗

分布与生境

分布于辽宁、内蒙古、河北、山西、山东、河南、陕西、甘肃、安徽、江苏、浙江、江西、湖南、湖北、新疆、西藏、四川、云南、台湾等地。生于海拔50～3500米的山坡、林缘、荒野、路旁、河滩。

药用价值

主治出虚汗。中医另用于催产。

233 牛筋草

学　　名	*Eleusine indica* (Linn.) Gaertn.
科　　名	禾本科
畲族名	千斤拔、千人拔
土　　名	千斤拔

形态特征

一年生草本。秆丛生，基部倾斜。叶鞘两侧压扁而具脊，松弛，无毛或疏生疣毛；叶舌长约1毫米，叶片平展，线形，无毛或上面被疣基柔毛。穗状花序2～7个指状着生于秆顶，小穗长4～7毫米，宽2～3毫米，含小花3～6朵，颖披针形，具脊，脊粗糙，第一颖长1.5～2毫米，第二颖长2～3毫米；第一外稃长3～4毫米，卵形，膜质，具脊，脊上有狭翼；内稃短于外稃，具2脊，脊上具狭翼。囊果卵形，基部下凹，具明显的波状皱纹。鳞被2枚，折叠，具5脉。花果期6～10月。

分布与生境

分布于我国南北各地。生于荒地、路边。

药用价值

主治呃逆、小儿腹泻。中医另用于治疗流行性乙型脑炎、流行性脑脊髓膜炎、风湿性关节炎、黄疸型肝炎、尿道炎；外用治跌打损伤、外伤出血、狂犬咬伤。

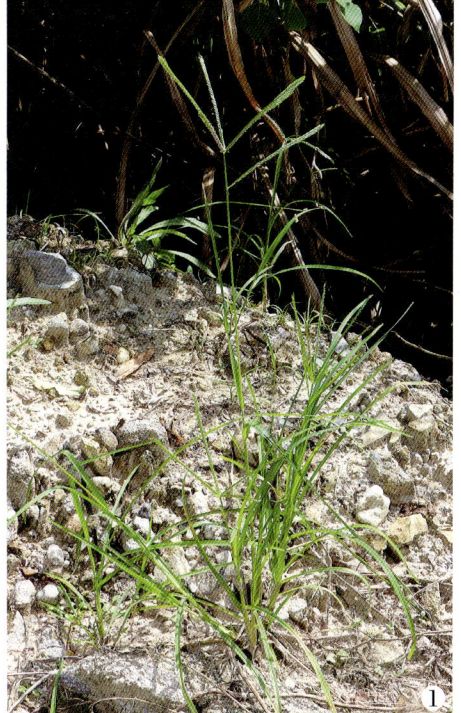

❶ 植株

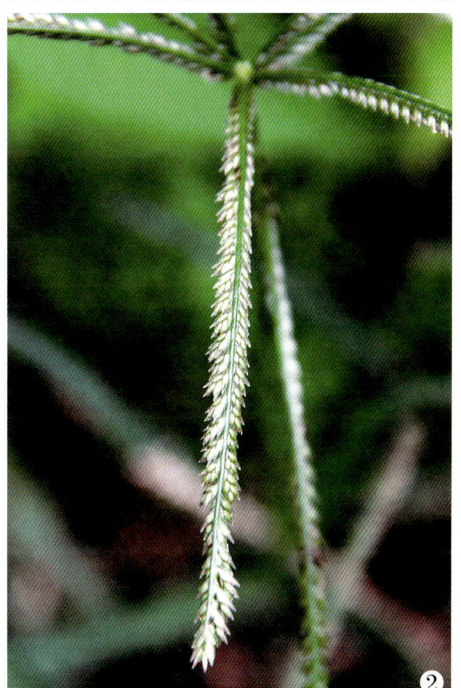

❷ 小穗

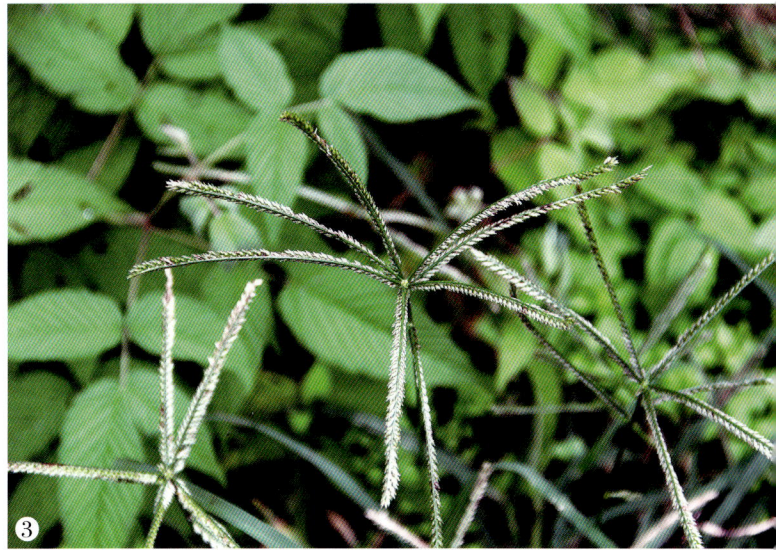

❸ 果序

234 假俭草

学 名	*Eremochloa ophiuroides* (Munro) Hack.	科 名	禾本科
畲族名	马鞭草	土 名	爬根草

形态特征

多年生草本。具强壮的匍匐茎，秆斜升。叶鞘压扁，多密集跨生于秆基，鞘口常有短毛；叶片条形，顶端钝，顶生叶片退化。总状花序顶生，稍弓曲，压扁；无柄小穗长圆形，覆瓦状排列于总状花序轴一侧；第一颖硬纸质，无毛，5～7脉，两侧下部有篦状短刺或几无刺，顶端具宽翅；第二颖舟形，厚膜质，3脉；第一外稃膜质，近等长，第二小花两性，外稃顶端钝；有柄小穗退化或仅存小穗柄，披针形，与总状花序轴贴生。花果期为夏、秋季。

分布与生境

分布于江苏、浙江、安徽、湖北、湖南、福建、台湾、广东、广西、贵州等地。生于草地、河岸、路旁。

药用价值

主治中暑后腹痛。

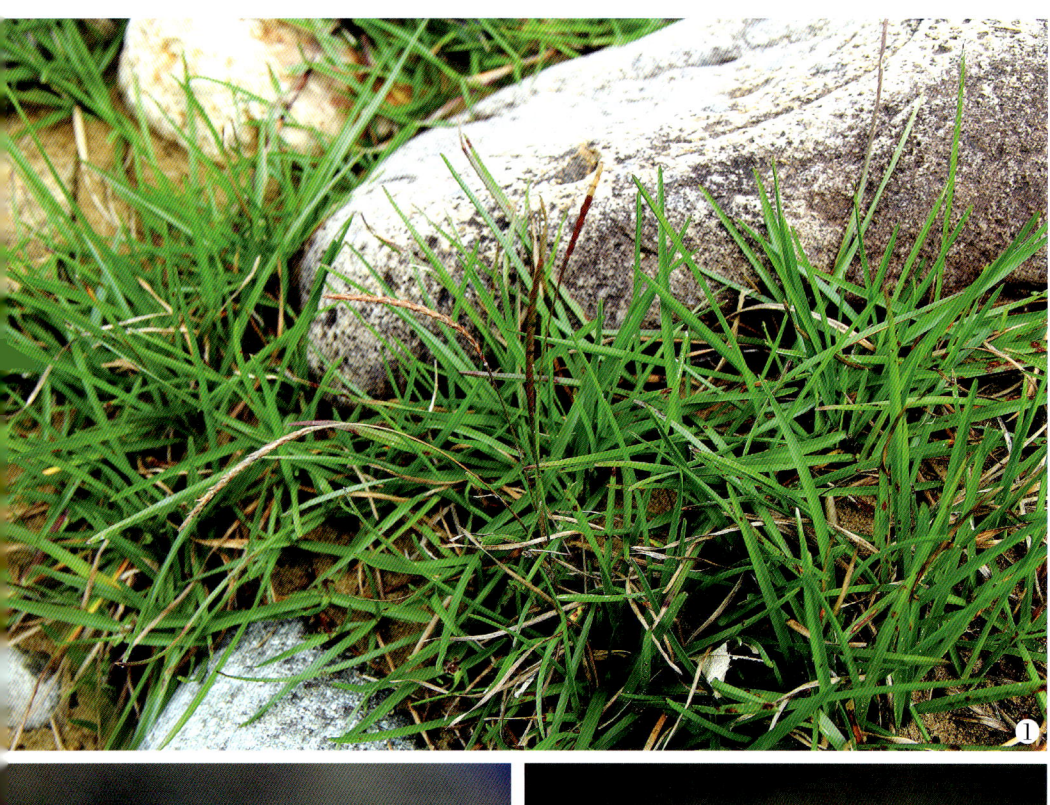

① 果期植株

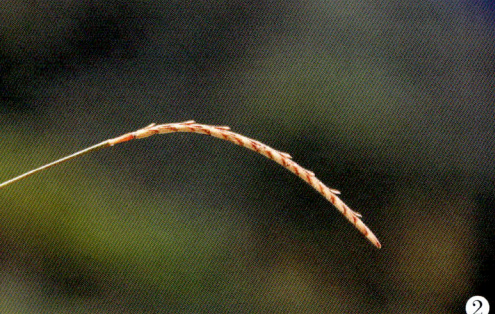
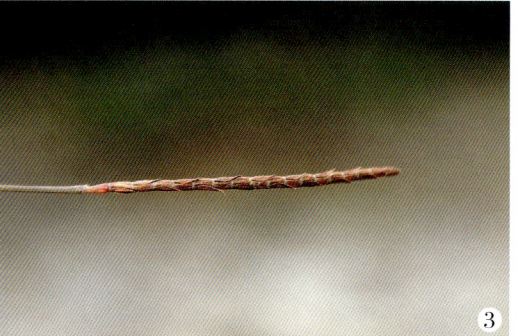

②③ 果序

235 白茅

| 学　名 | *Imperata cylindrica*(Linn.) Beauv. | 科　名 | 禾本科 |
| 畲族名 | 毛筋草根 | 土　名 | 黄茅草根 |

形态特征

多年生草本。具粗壮的长根状茎，秆直立，节无毛。叶鞘聚集于秆基，甚长于其节间；叶舌膜质，紧贴其背部或鞘口，具柔毛，质地较薄；秆生叶片长窄线形，通常内卷，顶端渐尖呈刺状，被有白粉。圆锥花序稠密，基盘具长丝状柔毛，两颖近相等，脉间疏生长丝状毛；第一外稃卵状披针形，长为颖片的2/3，透明膜质，无脉；第二外稃与其内稃近相等，长约为颖之半，卵圆形，顶端具齿裂及纤毛。颖果椭圆形，胚长为颖果之半。花果期4～6月。

分布与生境

分布于我国南北各地。生于低山河岸、荒地、山坡、路边。

药用价值

主治湿热黄疸、水肿尿少、小儿腹泻。中医另用于治疗血热吐血、衄血、尿血。

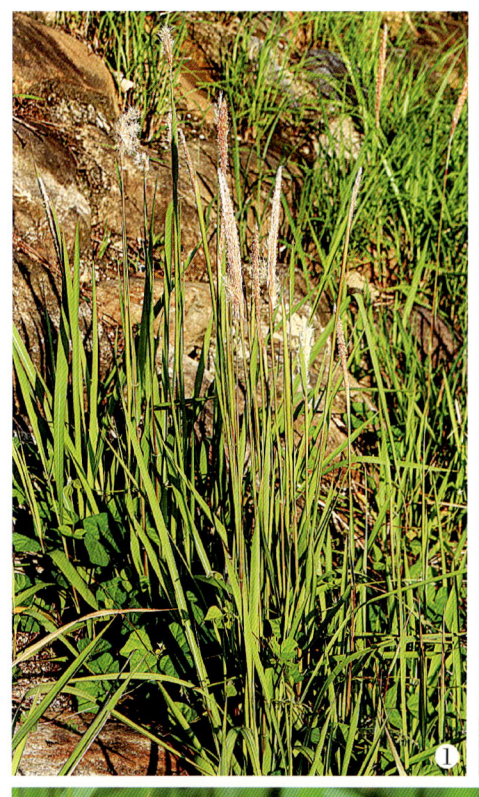
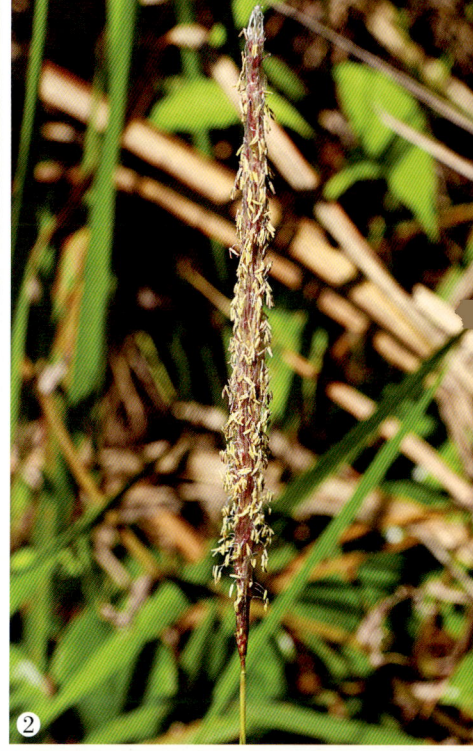
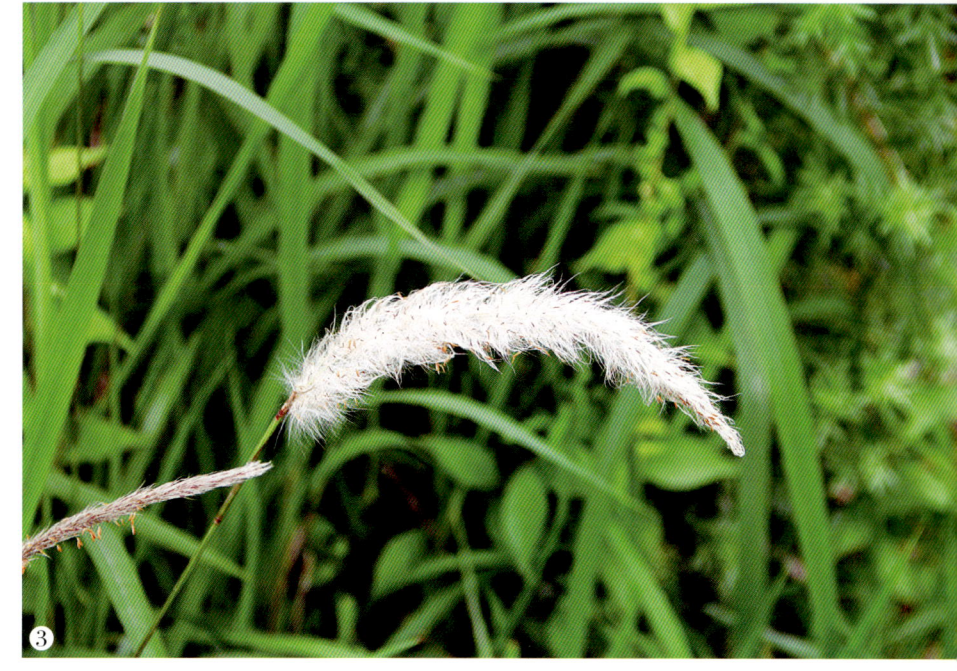

❶ 花果期植株
❷ 花序
❸ 果序

236 淡竹叶

| 学 名 | *Lophatherum gracile* Brongn. | 科 名 | 禾本科 |
| 畲族名 | 竹叶草、淡竹米 | 土 名 | 竹叶麦冬 |

形态特征

多年生草本，具木质根头，须根中部膨大呈纺锤形小块根。叶鞘平滑或外侧边缘具纤毛；叶舌质硬，褐色，背有糙毛；叶片披针形，具横脉，有时被柔毛或疣基小刺毛，基部收窄成柄状。圆锥花序，小穗线状披针形，具极短柄，颖顶端钝，边缘膜质；内稃较短，不育外稃向上渐狭小，互相密集包卷，顶端具短芒。颖果长椭圆形。花果期 6~10 月。

分布与生境

分布于江苏、安徽、浙江、江西、福建、台湾、湖南、广东、广西、四川、云南等地。生于山坡、林地、林缘、路旁荫蔽处。

药用价值

主治蚕豆病。中医另用于治疗热病烦渴、小便短赤涩痛、口舌生疮。

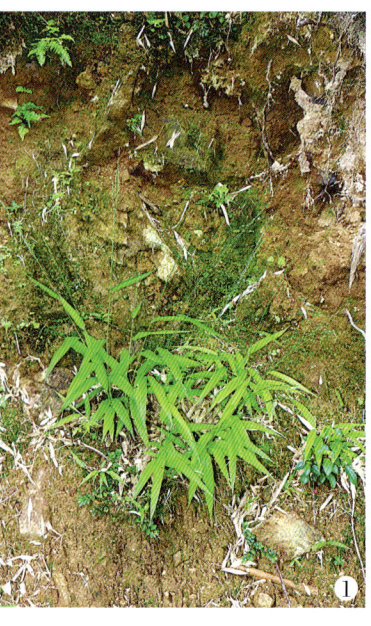
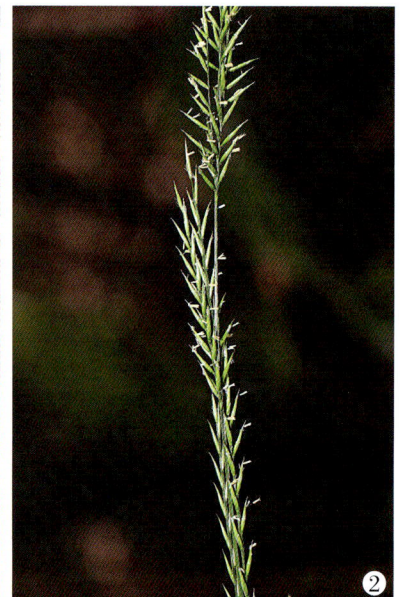
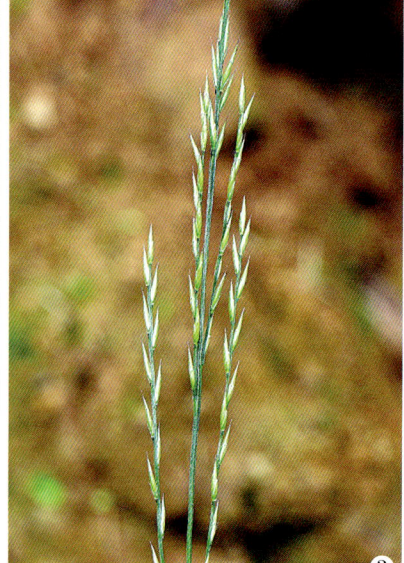
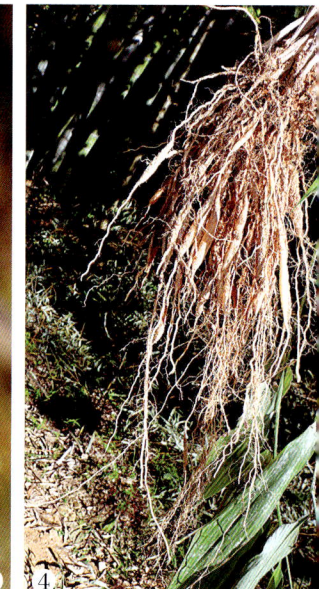

❶ 花果期植株　❷ 花序　❸ 果序　❹ 小块根

237 毛竹

学　名	*Phyllostachys pubescens* Mazel ex H. de Leh.
科　名	禾本科
畲族名	毛竹节
土　名	毛竹

形态特征

高大竹类。秆高达 20 余米，幼秆密被细柔毛及厚白粉，老秆无毛，并由绿色渐变为绿黄色。末级小枝具 2～4 叶，叶耳不明显；叶片较小较薄，披针形。花枝穗状，佛焰苞常偏于一侧，呈整齐的覆瓦状排列；小穗仅有 1 朵小花，小穗轴延伸于最上方小花的内稃之背部，呈针状；外稃长 22～24 毫米，上部及边缘被毛；内稃稍短于其外稃，中部以上生有绒毛，鳞被披针形。颖果长椭圆形，顶端有宿存的花柱基部。笋期 4 月，花期 5～8 月。

分布

分布于自秦岭、汉水流域至长江流域以南各地和台湾省，黄河流域也有多处栽培。

药用价值

畲医以竹节入药，主治暴发性耳聋。民间中医以竹叶和地下根状茎入药，主治烦热口渴、小儿发热、高热不退、疳积。

❶ 植株　　❷ 秆　　❸ 笋

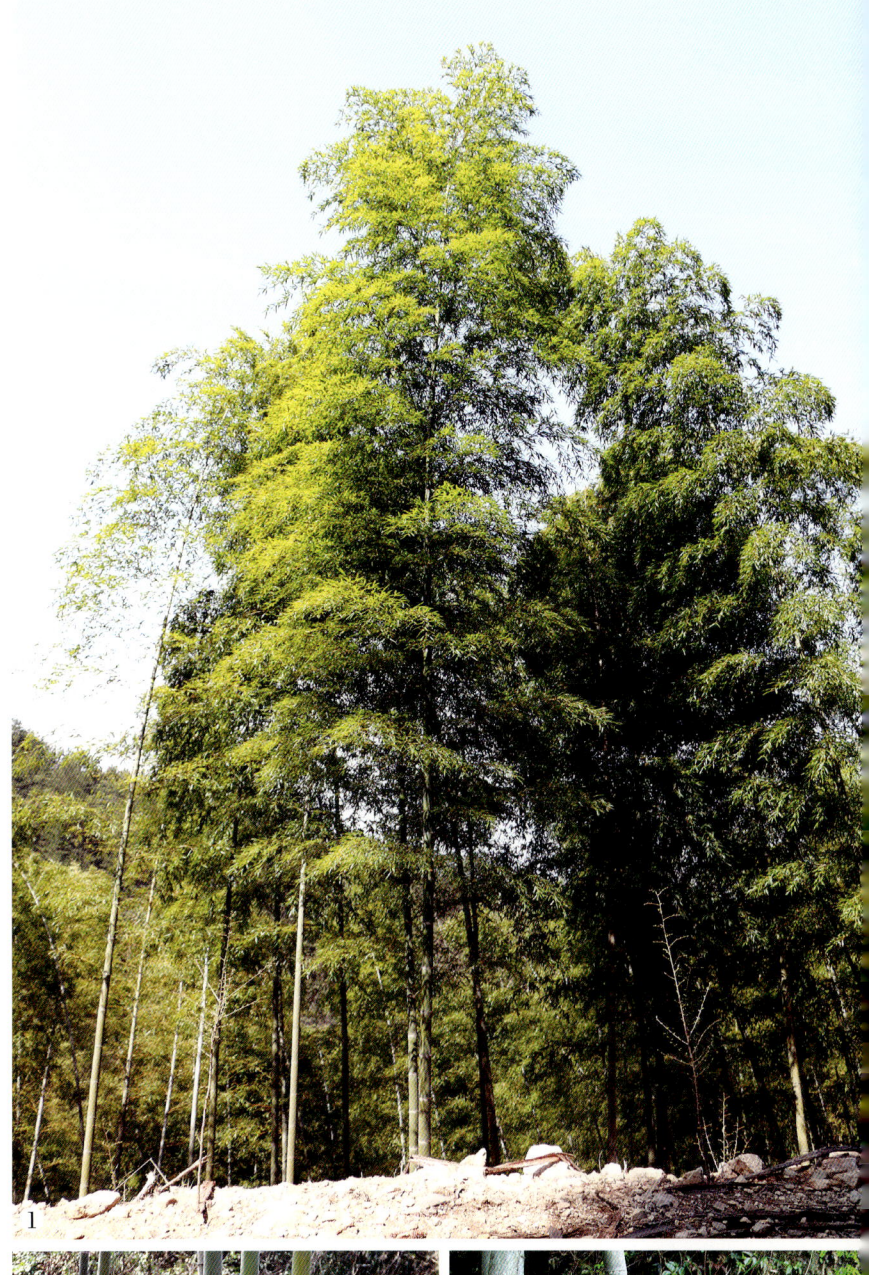
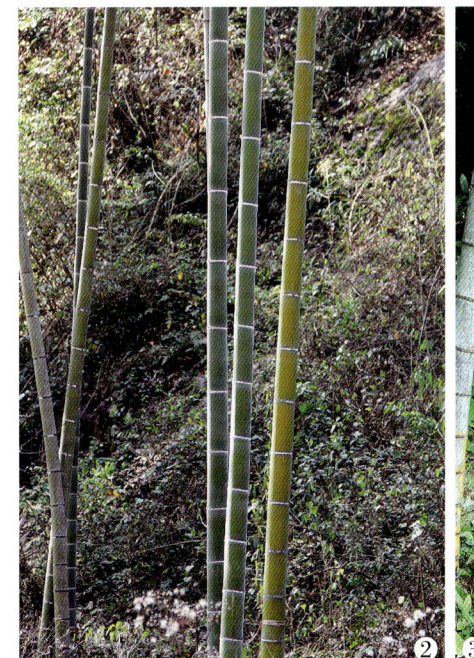
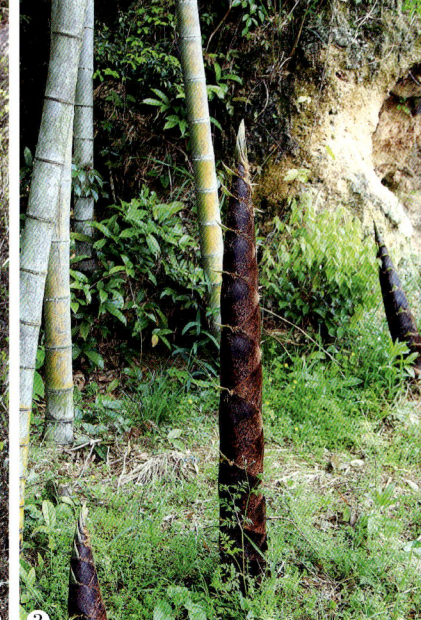

238 苦竹

学　名	*Pleioblastus amarus* (Keng) Keng	科　名	禾本科
畲族名	鸬鹚竹、雨伞竹	土　名	伞柄竹

形态特征

混生型竹类。秆高3～5米，幼秆淡绿色，老后渐转绿黄色，被灰白色粉斑，节间圆筒形，在分枝一侧的下部稍扁平。末级小枝具3～4叶，叶鞘无毛，具细纵肋，无叶耳，叶片椭圆状披针形。总状花序或圆锥花序，具3～6小穗，侧生于主枝或小枝的下部各节，小穗轴节一侧扁平，顶端膨大呈杯状，颖3～5片，向上逐渐变大；外稃卵状披针形，无毛而被有较厚的白粉；内稃通常长于外稃，脊间密被较厚白粉和微毛。笋期6月，花期4～5月。

分布

分布于江苏、安徽、浙江、福建、湖南、湖北、四川、贵州、云南等地。

药用价值

主治烫火伤。

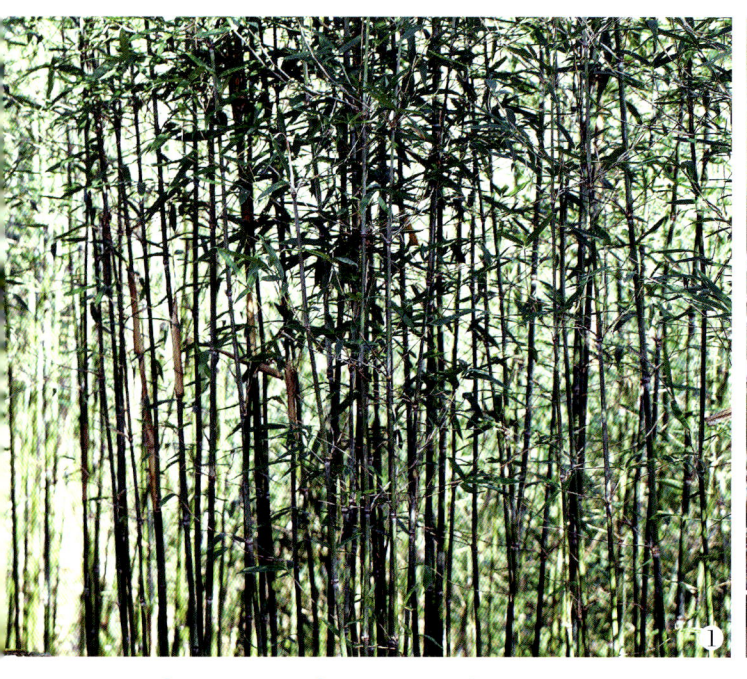
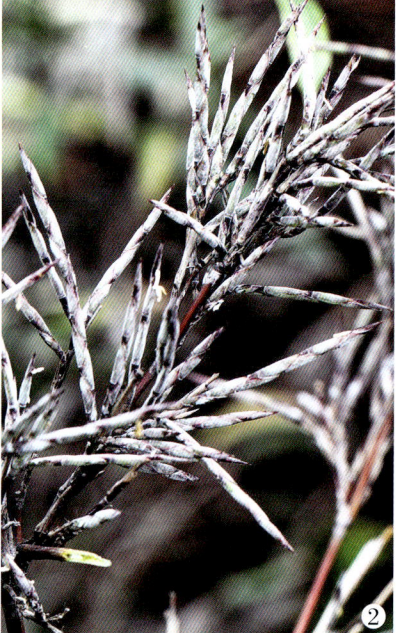
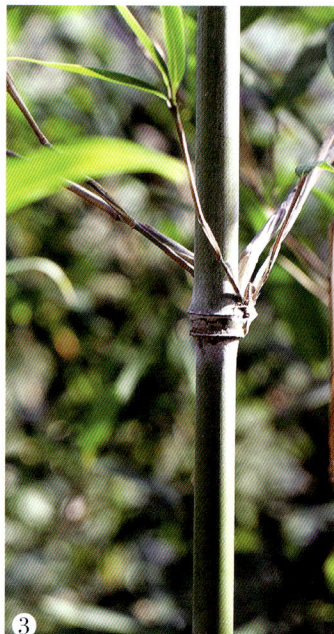

❶ 居群　❷ 花序　❸ 分枝

239 玉蜀黍

学　名	*Zea mays* Linn.
科　名	禾本科
畲族名	包罗须
土　名	包罗花

形态特征

一年生高大草本。秆直立，通常不分枝。基部各节具气生支柱根。叶鞘具横脉，叶舌膜质，叶片扁平宽大，线状披针形，基部圆形呈耳状。顶生雄性圆锥花序大型，雄性小穗孪生，小穗柄一长一短，两颖近等长，膜质，外稃及内稃透明膜质，稍短于颖。雌花序被多数宽大的鞘状苞片所包藏，雌小穗孪生，纵行排列于粗壮之序轴上，外稃及内稃透明膜质，雌蕊具极长而细弱的线形花柱。颖果球形或扁球形，成熟后露出于颖片和稃片之外。花果期秋季。

分布与生境

全国各地均有栽培。

药用价值

主治鼻炎。中医另用于治疗水肿、小便淋漓、黄疸、胆囊炎、胆结石、高血压、糖尿病、乳汁不通。

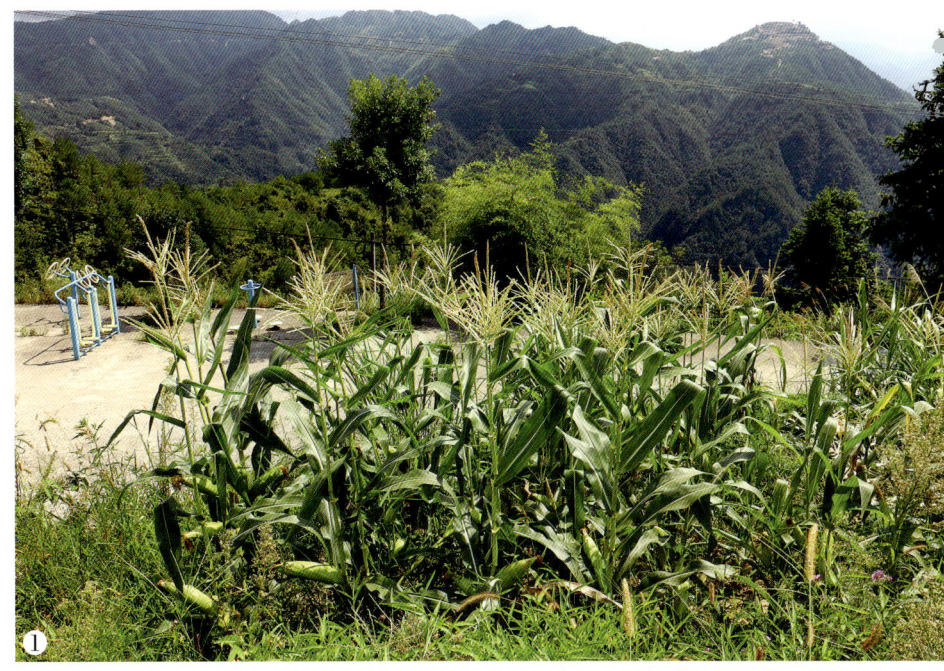
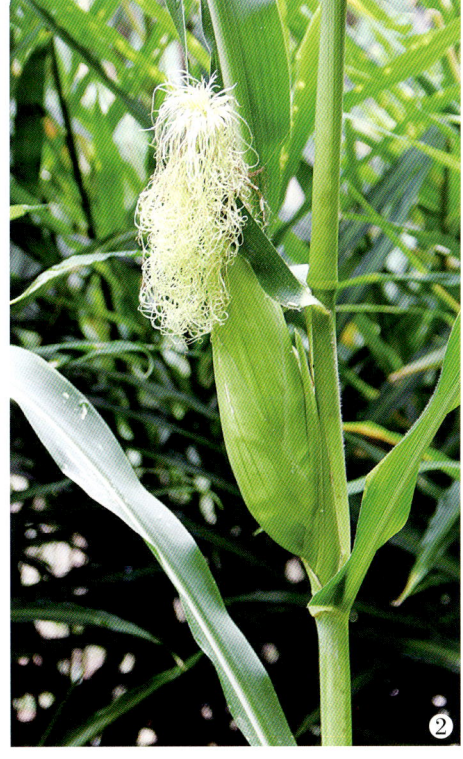
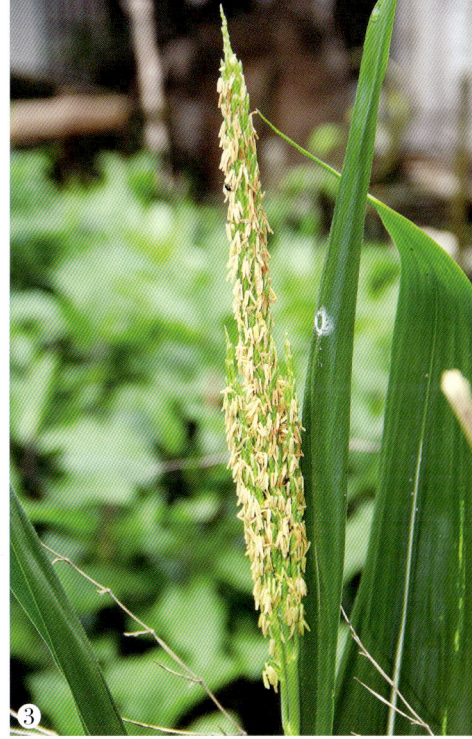

❶ 居群　　❷ 雌花序　　❸ 雄花序

240 菰

学 名	*Zizania latifolia* (Griseb.) Stapf	**科 名**	禾本科
畲族名	茭笋	**土 名**	茭白

形态特征

多年生草本。秆高大直立，高1~2米，具多数节，基部节上生不定根。叶鞘长于其节间，肥厚，有小横脉，叶舌膜质，叶片扁平宽大。圆锥花序长30~50厘米，分枝多数簇生，上升，果期开展；雄小穗两侧压扁，着生于花序下部或分枝之上部；雌小穗圆筒形，着生于花序上部和分枝下方与主轴贴生处；外稃之5脉粗糙，芒长20~30毫米，内稃具3脉。颖果圆柱形，长约12毫米，胚小型，为果体之1/8。花果期9~11月。

分布与生境

分布于黑龙江、吉林、辽宁、内蒙古、河北、甘肃、陕西、四川、湖北、湖南、浙江、江西、福建、广东、台湾等地。水生或沼生，常见于栽培。景宁畲族自治县广泛栽培，望东垟保护区的茭白塘有野生群落分布。

药用价值

主治失声。中医另用于治疗热病烦渴、酒精中毒、二便不利、乳汁不通。

❶ 居群　❷ 秆　❸ 茭瓜　❹ 花序

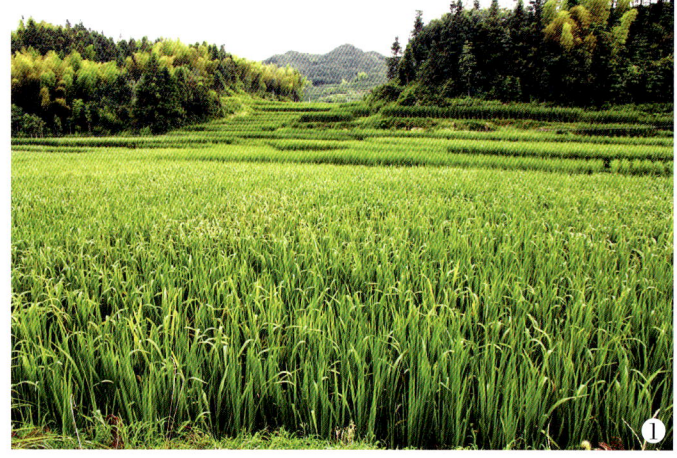
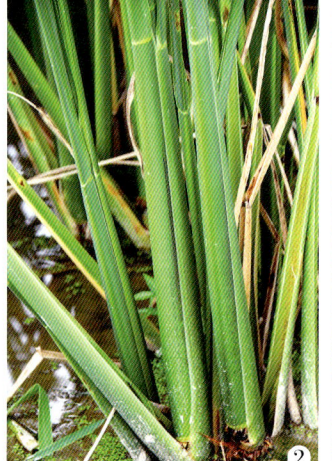
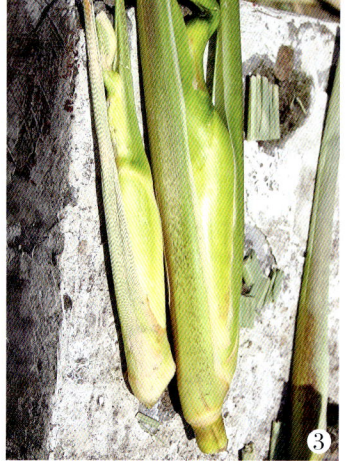
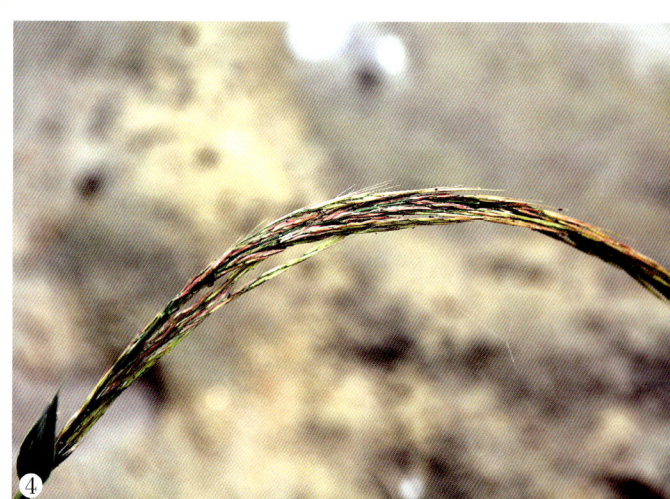

241 水蜈蚣

| 学 名 | *Kyllinga brevifolia* Rottb. | 科 名 | 莎草科 |
| 畲族名 | 细竹草、一粒雪 | 土 名 | 苦香子 |

形态特征

多年生草本。根状茎长而匍匐，具多数节，每一节上长一秆。秆成列地散生，扁三棱形，具4~5个圆筒状叶鞘，最下面2个叶鞘常为干膜质，上面2~3个叶鞘顶端具叶片。叶柔弱，短于或稍长于秆，平张。叶状苞片3枚，极展开，后期常向下反折。穗状花序单个，球形或卵球形，具极多数密生的小穗；小穗长圆状披针形或披针形，下面的龙骨状突起，绿色，具刺，顶端延伸成外弯的短尖。小坚果倒卵状长圆形，扁双凸状，表面具密的细点。花果期5~9月。

分布与生境

分布于西藏、云南、四川、贵州、湖北、湖南、安徽、浙江、江西、福建、广东、广西等地。生于水沟边或草地湿润处。

药用价值

主治疮疡肿毒。中医另用于治疗风寒感冒、寒热头痛、筋骨疼痛、咳嗽、疟疾、黄疸、痢疾、跌打刀伤。现代药理研究表明还具有利尿、镇静的作用。

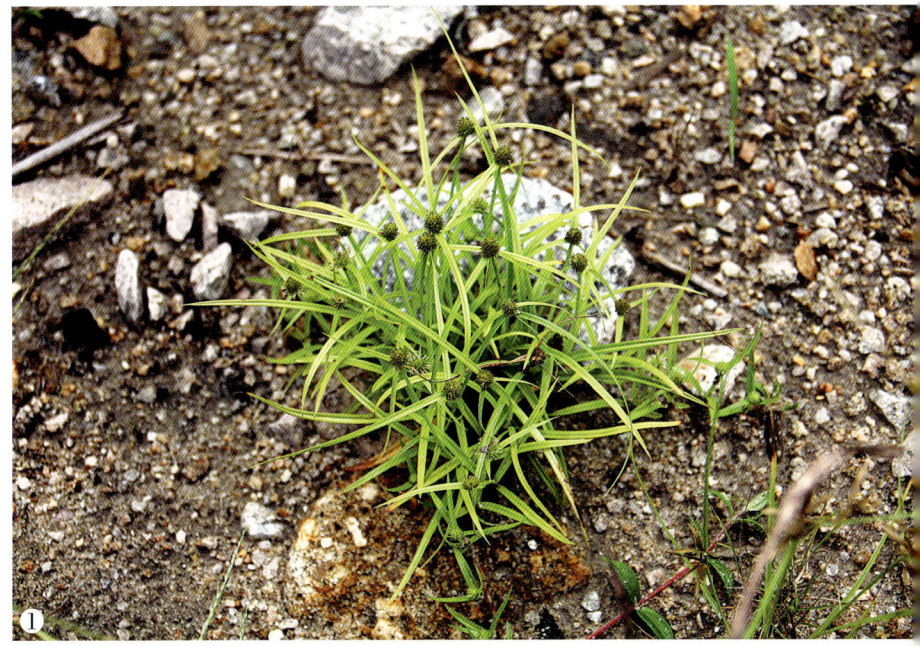
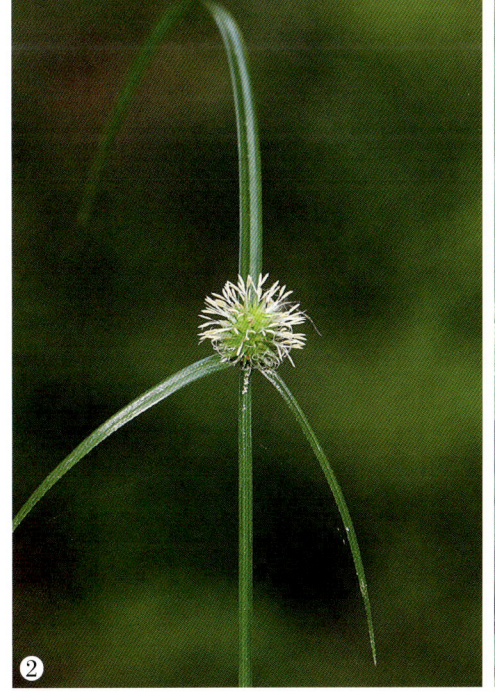
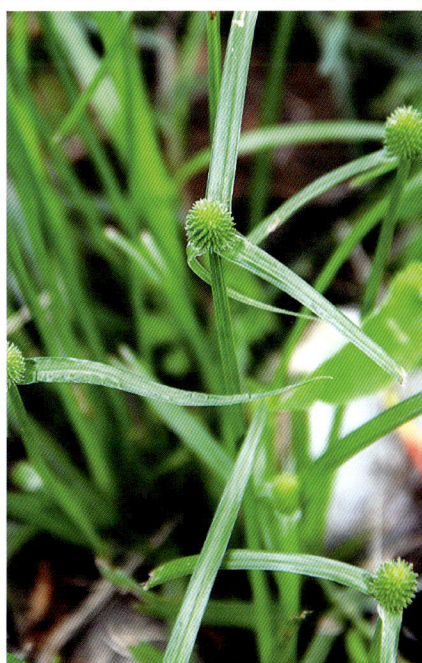

❶ 花果期植株　❷ 花序　❸ 果序

242 天南星

学 名	*Arisaema heterophyllum* Blume	科 名	天南星科
畲族名	老蛇杖、一把伞	土 名	虎掌半夏、山磨芋

形态特征

多年生草本。叶常单一片；叶柄圆柱形，粉绿色，鞘端斜截形；叶片鸟足状分裂，倒披针形、长圆形、线状长圆形，基部楔形。花序柄从叶柄鞘筒内抽出。佛焰苞管部圆柱形，喉部截形，外缘稍外卷，檐部卵形或卵状披针形。肉穗花序两性和雄花序单性。两性花序：下部雌花序，上部雄花序。雌花球形，花柱明显，柱头小，直立于基底胎座上。雄花具柄，白色，顶孔横裂。浆果黄红色、红色，圆柱形，种子黄色，具红色斑点。花期4～5月，果期7～9月。

分布与生境

分布于除西北地区及西藏外的大部分地区。生于海拔2700米以下的林下、灌丛或草地。

药用价值

主治面神经麻痹、半身不遂、小儿惊风、破伤风、癫痫、痈肿、蛇虫咬伤。

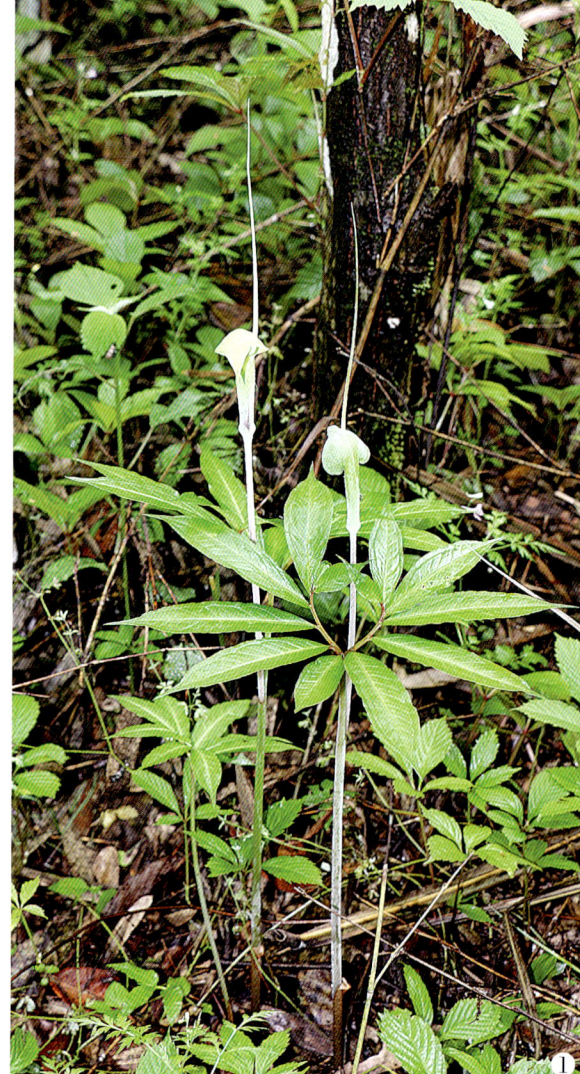

❶ 花期植株

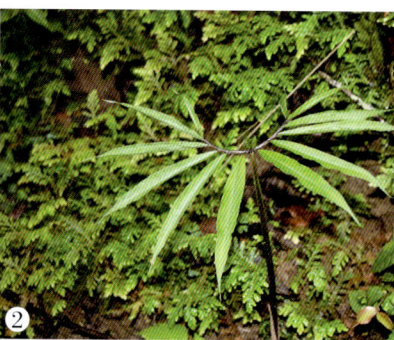

❷ 植株

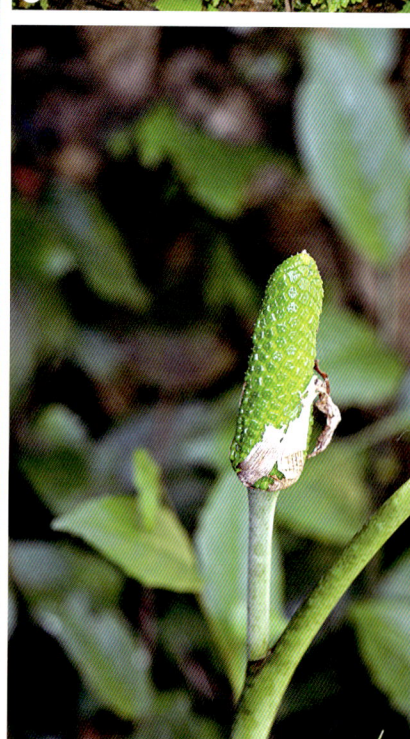

❸ 果序

相似种 一把伞南星

Arisaema erubescens (Wall.) Schott

　　多年生草本。叶 1 枚，极稀 2 枚，中部以下具鞘，鞘部粉绿色，上部绿色，叶片放射状分裂，裂片无定数。花序柄比叶柄短，佛焰苞绿色，喉部边缘截形或稍外卷，檐部通常颜色较深，三角状卵形至长圆状卵形。肉穗花序单性，雄花序的附属器下部光滑或有少数中性花，雌花序上的具多数中性花。雄花具短柄，淡绿色、紫色至暗褐色。雌花子房卵圆形，柱头无柄。果序柄下弯或直立，浆果红色，种子球形，淡褐色。花期 5～7 月，果期 9 月。除内蒙古、黑龙江、吉林、辽宁、山东、江苏、新疆外，我国各地都有分布。生于海拔 3200 米以下的林下、灌丛、草坡、荒地。

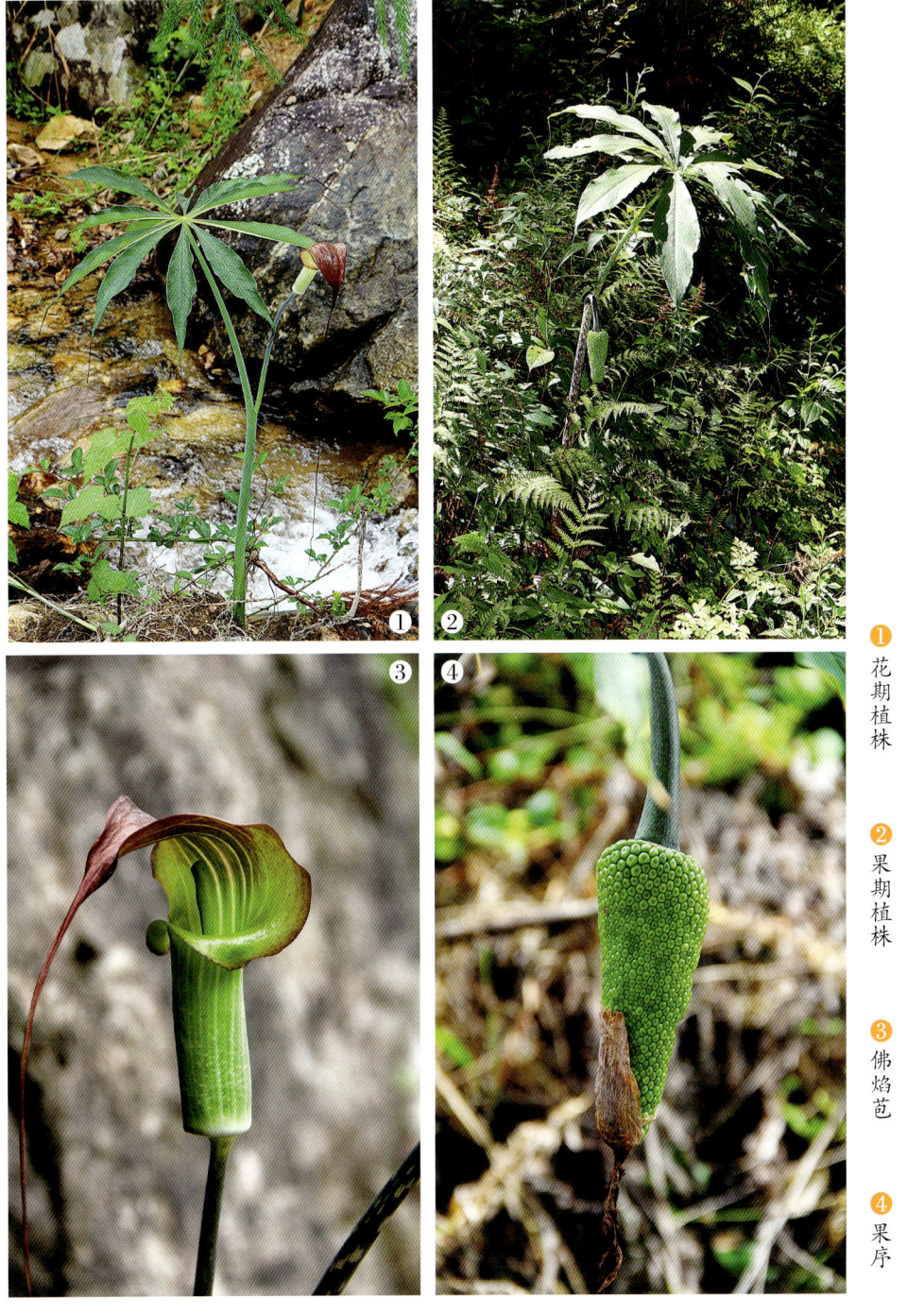

❶ 花期植株
❷ 果期植株
❸ 佛焰苞
❹ 果序

相似种 云台南星

Arisaema du-bois-reymondiae Engl.

多年生草本。叶2枚，叶柄绿色，中部以下具鞘，叶片鸟足状分裂，倒披针形或披针形，下面略呈粉绿色，中裂片具短柄。花序柄短于叶柄，佛焰苞淡白绿色，管部漏斗状，边缘略反卷，檐部长圆形。肉穗花序单性，花较疏，附属器无柄，长圆柱形，略呈棒状。花期4~5月，稀至10月。我国特有，分布于湖南、河南、江西、浙江、安徽、江苏、福建、广东、陕西等地。生于海拔1800米以下的林下、灌丛中。

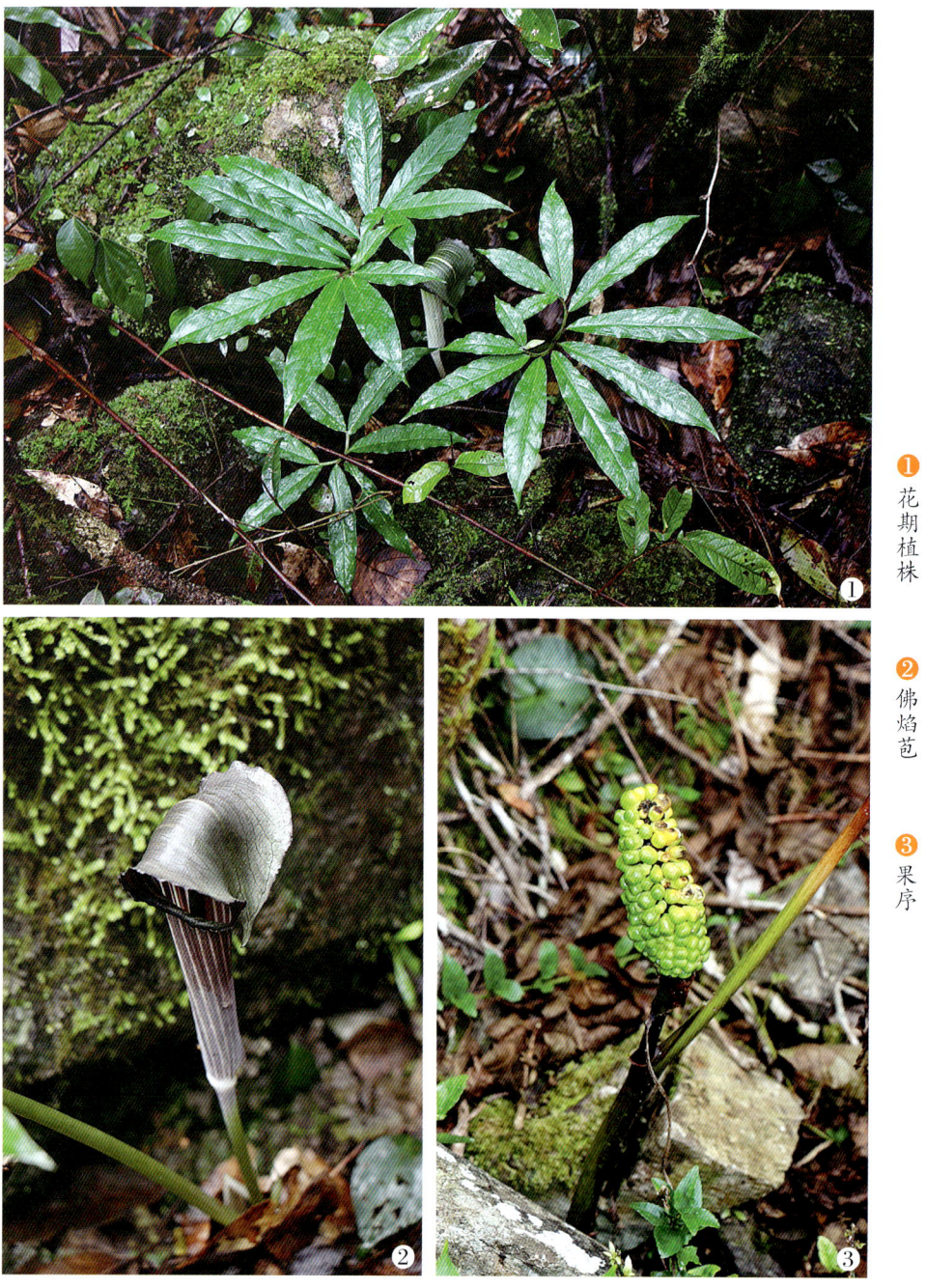

❶ 花期植株
❷ 佛焰苞
❸ 果序

相似种 灯台莲

Arisaema sikokianum Franch. et Sav. var. *serratum* (Makino) Hand.–Mazt

多年生草本。叶2枚，叶柄长，鞘筒上缘几截平，叶片鸟足状5裂，裂片卵形、卵状长圆形或长圆形。花序柄略短于叶柄或几与叶柄等长。佛焰苞淡绿色至暗紫色，具淡紫色条纹，管部漏斗状，喉部边缘近截形，无耳，檐部卵状披针形至长圆披针形。肉穗花序单性，雄花序圆柱形，药室卵形，外向纵裂；雌花序近圆锥形，子房卵圆形，柱头小，圆形。果序圆锥状，浆果黄色，长圆锥状；种子卵圆形，光滑，具柄。花期5月，果8～9月成熟。分布于江苏、安徽、浙江、江西、福建、河南、湖北、湖南、广东、广西、陕西、四川、贵州等地。生于海拔650～1500米的山坡林下或沟谷岩石上。

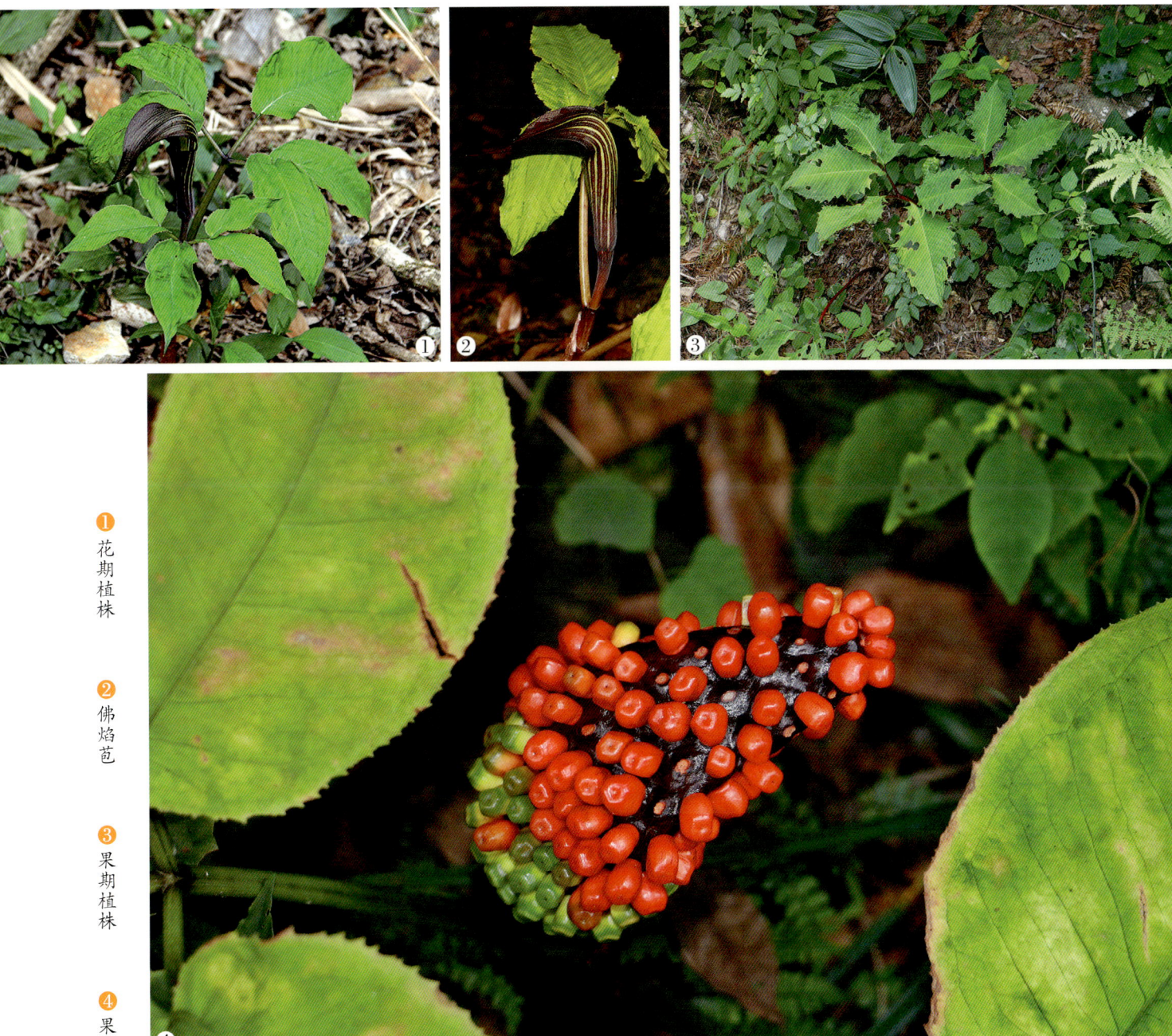

❶ 花期植株　❷ 佛焰苞　❸ 果期植株　❹ 果序

243 姜

| 学 名 | *Zingiber officinale* Rosc. | 科 名 | 姜科 |
| 畲族名 | 生姜 | 土 名 | 生姜 |

形态特征

多年生草本。根茎肥厚，多分支，有芳香及辛辣味。叶片披针形或线状披针形。穗状花序球果状，苞片卵形，淡绿色，或边缘淡黄色，顶端有小尖头；花萼管长约1厘米；花冠黄绿色，管长2～2.5厘米；裂片披针形，长不及2厘米，唇瓣中央裂片长圆状倒卵形，短于花冠裂片，有紫色条纹及淡黄色斑点；侧裂片卵形，长约6毫米；雄蕊暗紫色，花药长约9毫米，药隔附属体钻状，长约7毫米。花期为秋季。

分布与生境

我国中部、东南至西南地区广为栽培。

药用价值

主治风寒感冒、胃寒呕吐、痰饮咳嗽、蛔虫性肠梗阻、水肿。中医另用于治疗肢冷脉微。

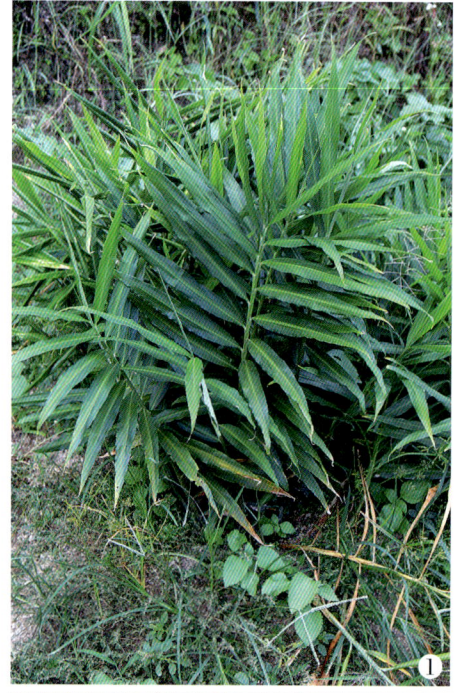
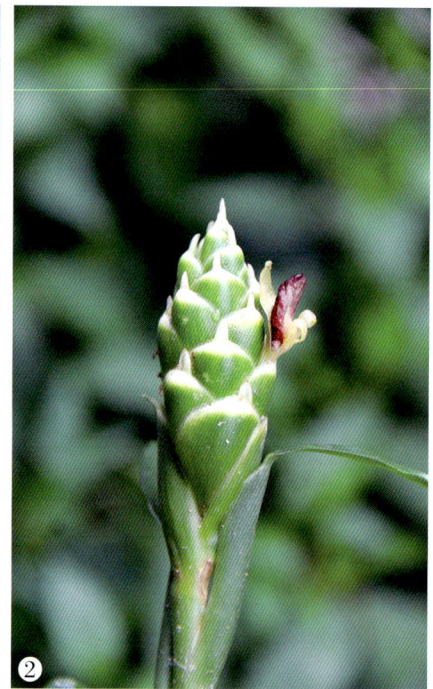
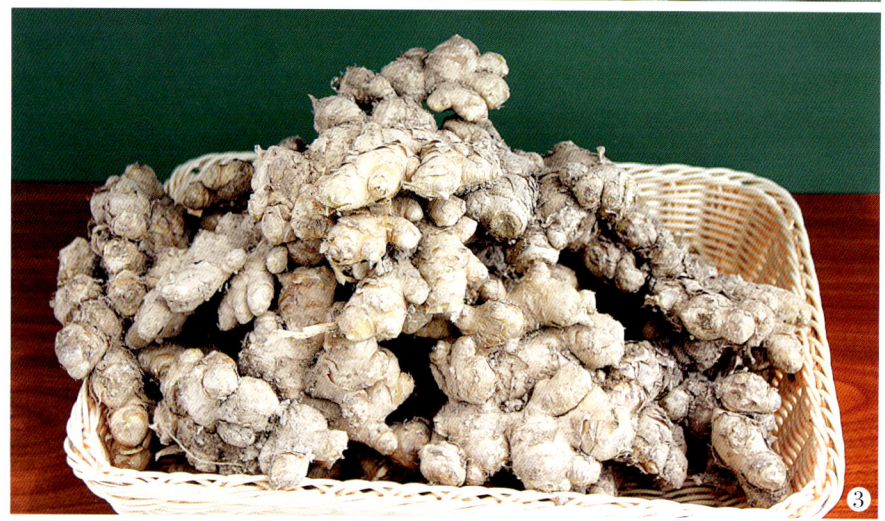

❶ 植株　❷ 花序　❸ 根茎

244 蕉芋

学　名	*Canna edulis* Ker	**科　名**	美人蕉科
畲族名	草包沧	**土　名**	姜芋

形态特征

多年生高大草本。茎粗壮。叶片长圆形或卵状长圆形，上面绿色，下面紫色，叶柄短，叶鞘边缘紫色。总状花序单生或分叉，被蜡质粉霜；花单生或2朵聚生，小苞片卵形，淡紫色；萼片披针形，淡绿而染紫；花冠裂片杏黄而顶端染紫，披针形；外轮退化雄蕊2~3枚，倒披针形，红色，基部杏黄；唇瓣披针形，卷曲，上部红色，基部杏黄；发育雄蕊披针形，杏黄而染红；子房圆球形，绿色，密被小疣状突起；花柱狭带形，杏黄色。花果期9~10月。

分布与生境

我国南部及西南地区有栽培。景宁畲族自治县有栽培。

药用价值

主治风湿。中医另用于治疗痢疾、泄泻、黄疸、痈疮肿毒。

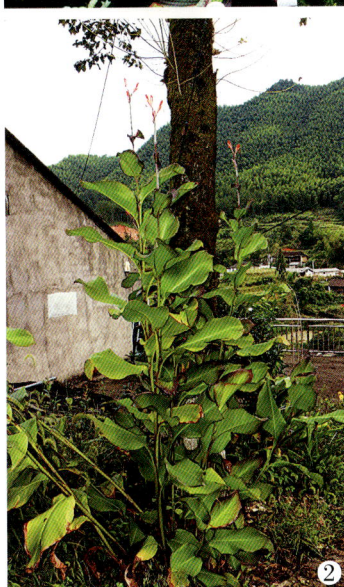
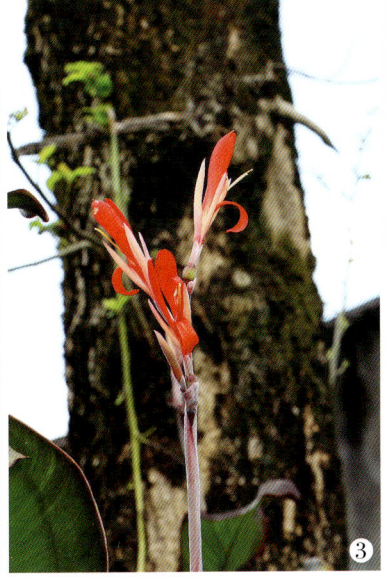
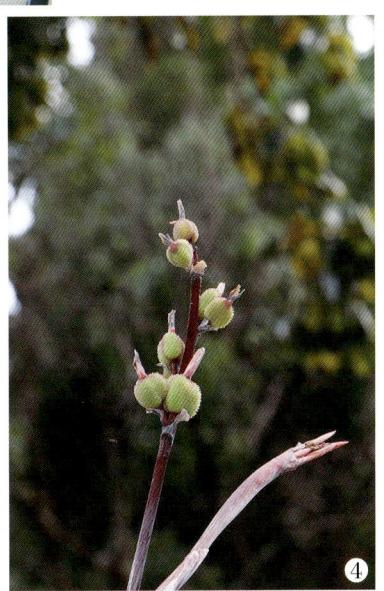

❶ 居群　❷ 花期植株　❸ 花序　❹ 果序

245　美人蕉

学　名	*Canna indica* Linn.
科　名	美人蕉科
畲族名	美人蕉
土　名	美人蕉

形态特征

多年生高大草本。植株全部绿色，叶片卵状长圆形。总状花序疏花，略超出于叶片之上；花红色，单生；苞片卵形，绿色；花冠裂片披针形，绿色或红色；外轮退化雄蕊鲜红色，其中两枚倒披针形，另一枚如存在则特别小；唇瓣披针形，长3厘米，弯曲；发育雄蕊长2.5厘米，花药室长6毫米；花柱扁平，一半和发育雄蕊的花丝连合。蒴果绿色，长卵形，有软刺。花果期3~12月。

分布与生境

原产印度，现我国南北各地均有栽培。景宁畲族自治县有栽培。

药用价值

主治急慢性咽喉炎、咽喉肿痛、扁桃体炎。中医另用于治疗月经不调、带下、黄疸、痢疾、疮疡肿毒。

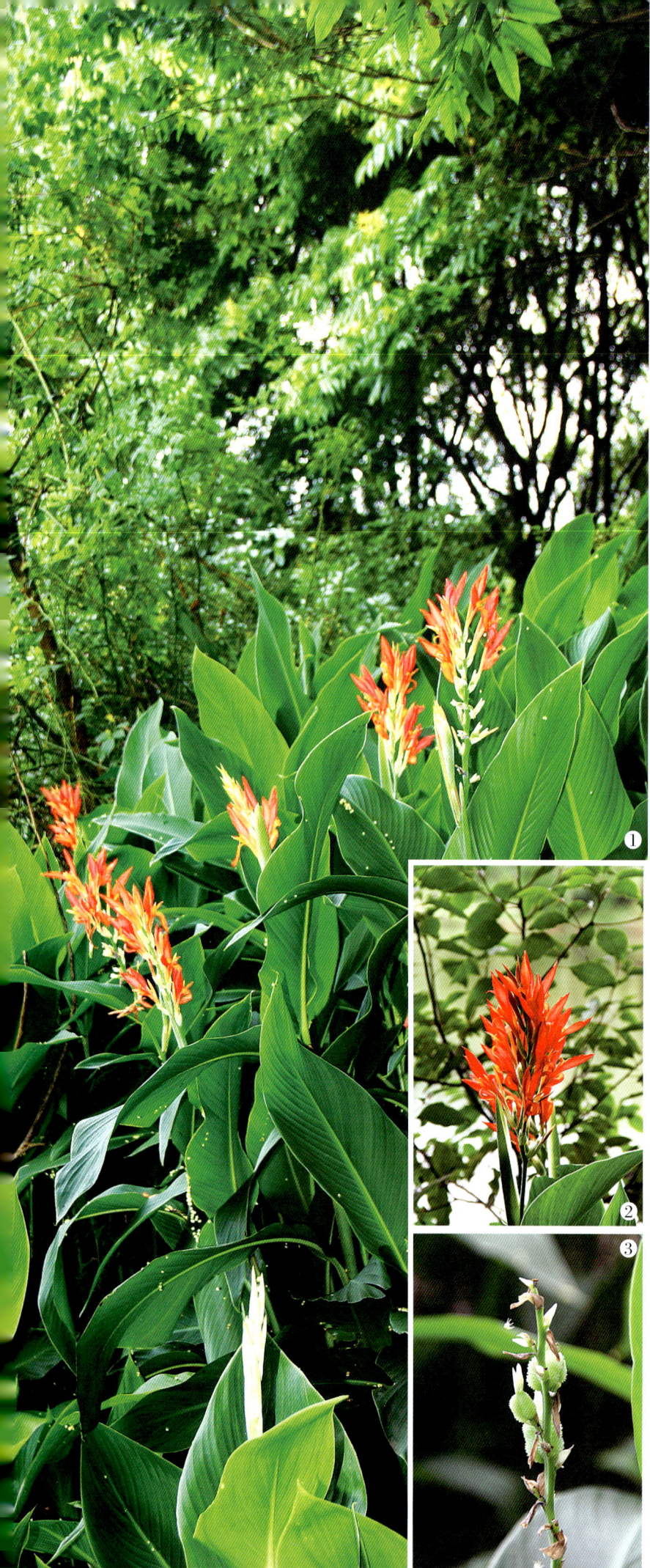

❶ 居群　❷ 花序　❸ 果序

246 细茎石斛

学　名 *Dendrobium moniliforme* (Linn.) Sw.
科　名 兰科　　**畲族名** 铜皮吊兰　　**土　名** 吊兰

形态特征

多年生草本。茎直立，细圆柱形，通常长 10～20 厘米，或更长，粗 3～5 毫米，具多节，干后金黄色或黄色带深灰色。叶数枚，2 列，常互生于茎的中部以上，披针形或长圆形，基部下延为抱茎的鞘。总状花序 2 至数个，生于茎中部以上具叶和落了叶的老茎上；花苞片干膜质，浅白色带褐色斑块，卵形；花梗和子房纤细；花黄绿色、白色或白色带淡紫红色，花瓣通常比萼片稍宽；唇瓣白色、淡黄绿色或绿白色，带淡褐色或紫红色至浅黄色斑块，整体轮廓卵状披针形；唇盘在两侧裂片之间密布短柔毛，近中裂片基部通常具一个紫红色、淡褐色或浅黄色的斑块；蕊柱白色，长约 3 毫米；药帽白色或淡黄色，圆锥形，顶端不裂，有时被细乳突。花果期 3～5 月。

分布与生境

分布于陕西、甘肃、安徽、浙江、江西、福建、台湾、河南、湖南、广东、广西、贵州、四川、云南等地。生于海拔 600～3000 米的阔叶林中树干上或山谷岩壁上。本种野生资源在景宁畲族自治县几近枯竭。

药用价值

主治热病伤津、口干烦渴。

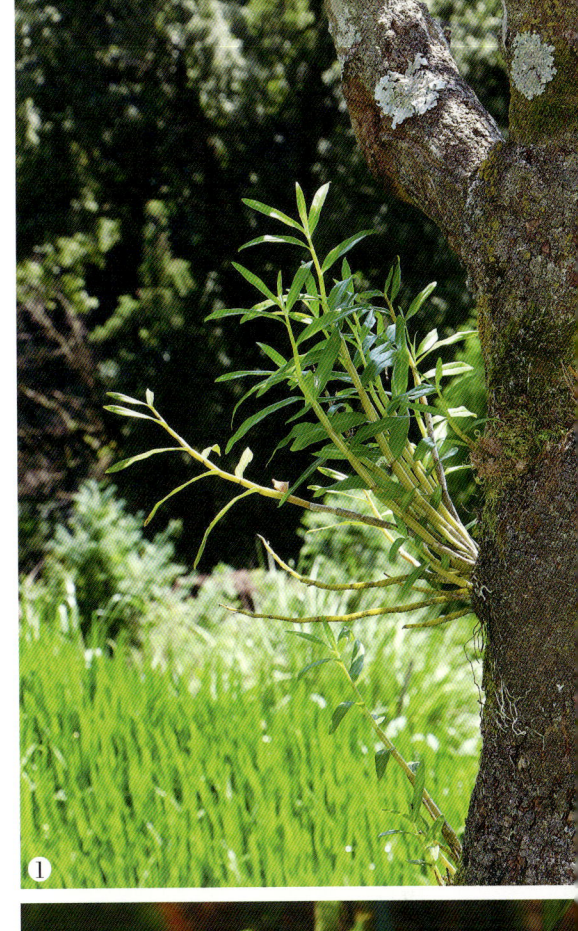
❶ 植株

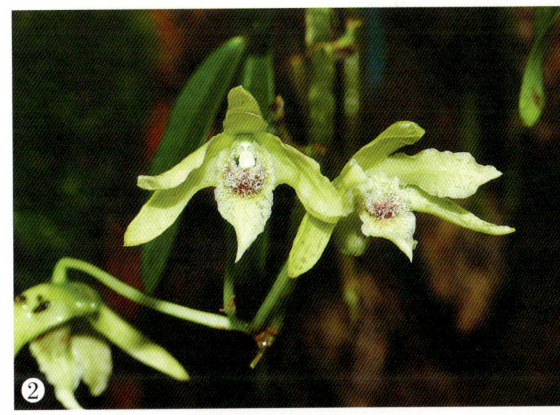
❷ 花

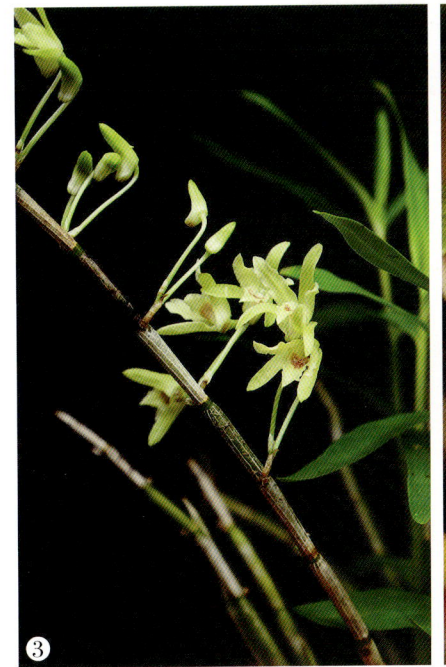
❸ 花序

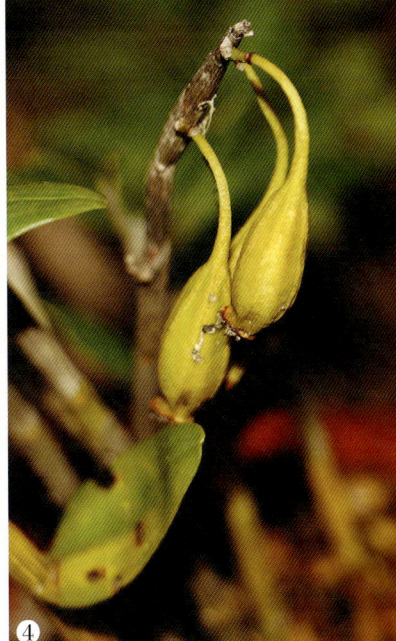
❹ 蒴果

相似种 铁皮石斛

Dendrobium offcinale Kimura et Migo

茎直立，圆柱形，具多节，在中部以上互生3~5枚叶。叶2列，纸质，长圆状披针形，先端钝且多少有钩转，基部下延的鞘抱茎，其边缘和中肋淡紫色，叶鞘具紫斑。总状花序，花序轴弯曲，花苞片干膜质，浅白色，卵形，萼片和花瓣黄绿色，长圆状披针形，唇盘密布细乳突状的毛且具有一个紫红色的斑块。花期3~6月，果期6~10月。分布于安徽、浙江、福建、广西、四川、云南等地。生于海拔1600米的山地半阴湿的岩石上。景宁畲族自治县有栽培。

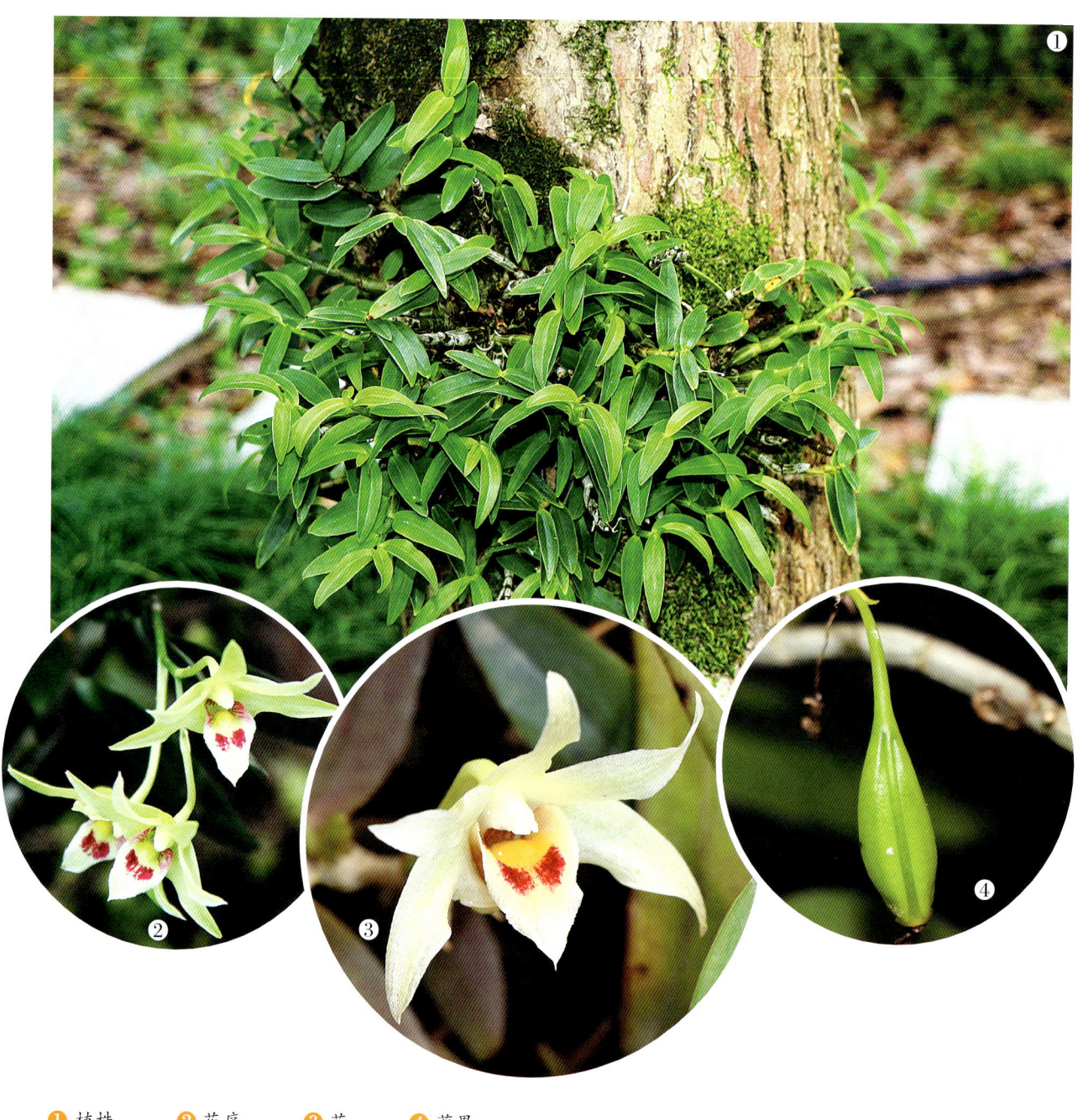

❶ 植株　❷ 花序　❸ 花　❹ 蒴果

247 小花蜻蜓兰

学　　名	*Tulotis ussuriensis* (Reg. et Maack) H. Hara
科　　名	兰科
畲族名	水包罗
土　　名	软秆虎头蕉

形态特征

多年生草本。植株高 20～55 厘米。茎较纤细，直立，基部具 1～2 枚筒状鞘，鞘之上具叶。大叶片匙形或狭长圆形，直立伸展，先端钝或急尖，基部收狭成抱茎的鞘。总状花序，花苞片直立伸展，狭披针形，最下部的稍长于子房；子房细圆柱形，扭转，稍弧曲；花较小，淡黄绿色，花瓣直立，狭长圆状披针形；唇瓣向前伸展，舌状披针形基部两侧各具 1 枚近半圆形、前面截平、先端钝的小侧裂片；距纤细，细圆筒状，下垂，与子房近等长，向末端几乎不增粗。花期 7～8 月，果期 9～10 月。

分布与生境

分布于吉林、河北、陕西、江苏、安徽、浙江、江西、福建、河南、湖北、湖南、广西、四川等地。生于海拔 400～2800 米的山坡、林下、林缘、沟边。

药用价值

主治跌打损伤。中医另用于治疗肾虚、身体虚弱、咳嗽气喘。

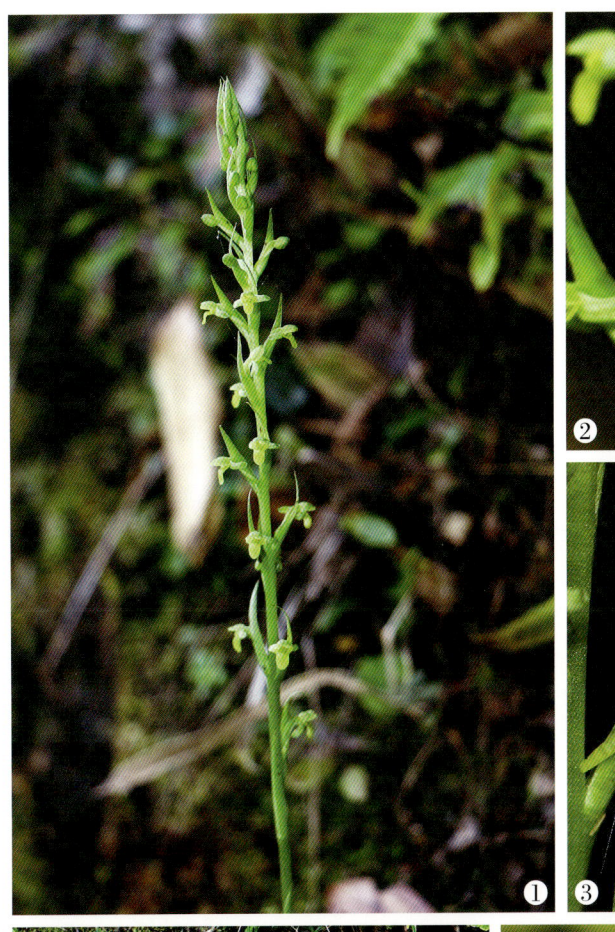
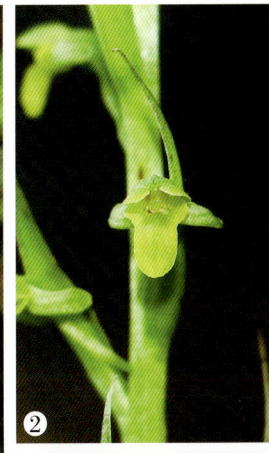
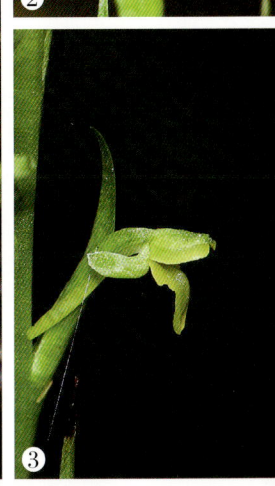
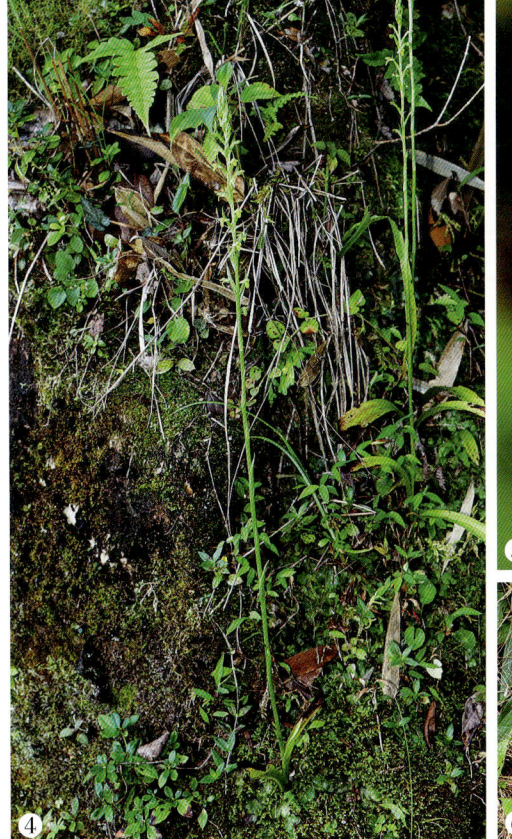

❶ 花序　❷❸ 花　❹ 花期植株　❺ 果序　❻ 植株

相似种 小舌唇兰

Platanthera minor (Miq.) Rchb. f.

块茎椭圆形，肉质。茎粗壮，直立，基部具1～2枚筒状鞘。叶互生，椭圆形、卵状椭圆形或长圆状披针形，先端急尖或圆钝，基部鞘状抱茎。花黄绿色，总状花序，苞片卵状披针形；子房圆柱形，扭转，无毛；中萼片舟状；花瓣直立，斜卵形，唇瓣舌状，肉质。花期5～7月，果期7～11月。分布于江苏、安徽、浙江、江西、福建、台湾、河南、湖北、湖南、广东、香港、海南、广西、四川、贵州、云南等地。生于海拔250～2700米的山坡林下或草地。

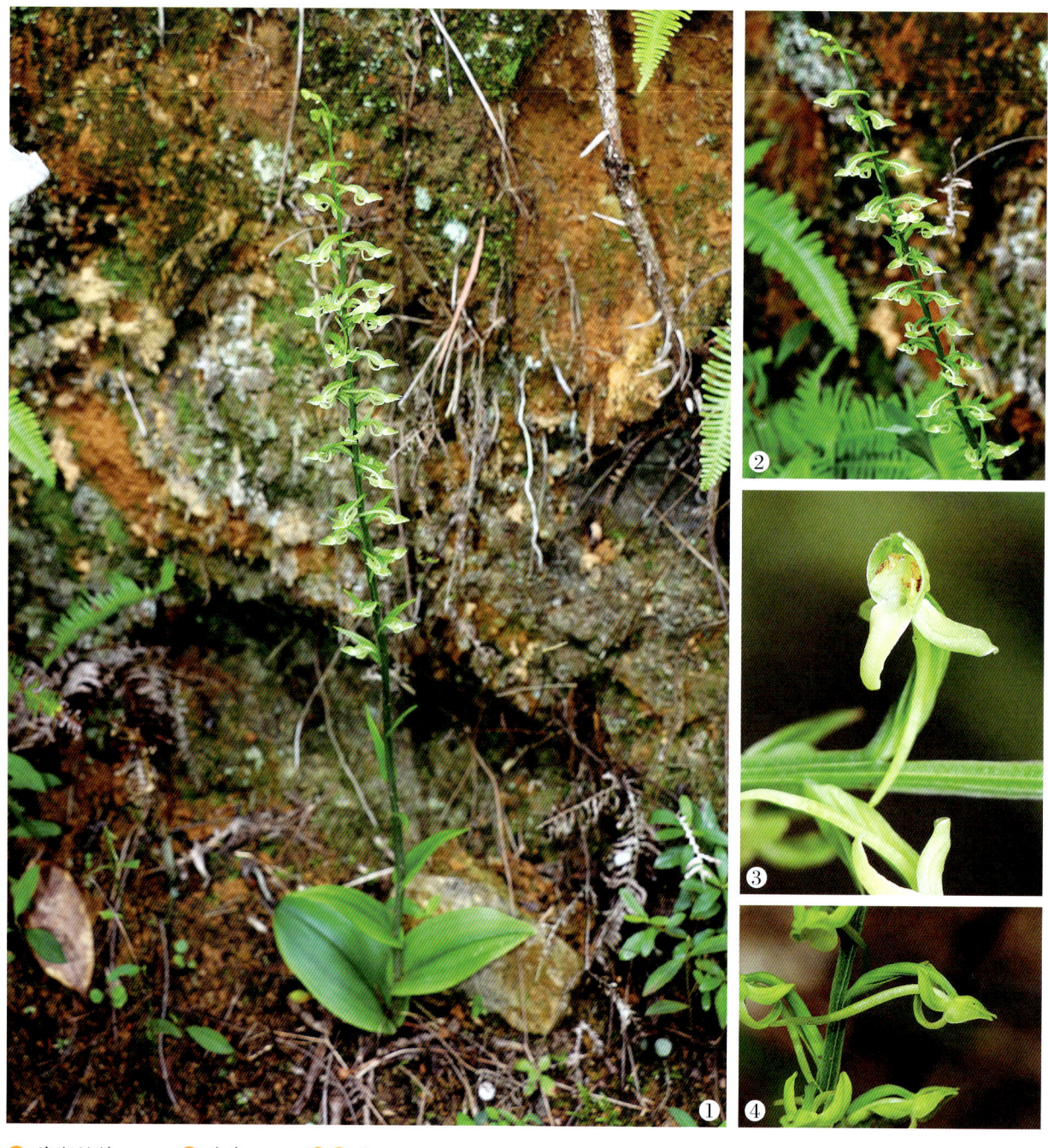

❶ 花期植株　　❷ 花序　　❸❹ 花

参考文献

[1] 中国科学院中国植物志编辑委员会.中国植物志[M].北京:科学出版社,2004.

[2] 国家药典委员会.中华人民共和国药典:一部[S].北京:中国医药科技出版社,2015.

[3] 雷后兴.中国畲族医药学[M].北京:中国中医药出版社,2007.

[4] 王国强.全国中草药汇编[M].北京:人民卫生出版社,2014.

[5] 韦直,何业祺.浙江植物志[M].杭州:浙江科学技术出版社,1993.

[6] 南京中医药大学.中药大辞典[M].上海:上海科学技术出版社,2006.

[7] 陈远志,陈锡林,张方钢.浙江大盘山药用植物志[M].杭州:浙江科学技术出版社,2011.

[8] 焦威,鲁改丽,邵华武,等.暖地大叶藓化学成分的研究[J].天然产物研究与开发,2010,22(2):235-237.

[9] 孟维珈,熊娟,胡金锋.马尾杉属植物石松生物碱和serratane型三萜及其生物活性研究进展[J].中国科技论文,2016,11(12):1321-1329.

[10] 温扬敏.兖州卷柏的研究进展[J].医药导报,2012,31(3):341-343.

[11] 张学艳,杨萍,陈科力,等.江南卷柏的本草考证及化学成分与药理作用研究进展[J].中国药房,2018(14):1992-1998.

[12] 边晶.浅谈卷柏泽兰的通血脉作用[J].基层医学论坛,2016,20(16):2270.

[13] 崔国静,贺蕃,江肖肖.活血通经的卷柏[J].首都食品与医药,2016,23(7):63.

[14] 万定荣,陈璞,聂晶,等.民族药翠云草的本草考证[J].中南民族大学学报(自然科学版),2016,35(4):48-51.

[15] 黄丹娜,莫单丹,周小雷.节节草的研究进展[J].广西中医药,2018(3):78-80.

[16] 刘芹,黎远军,鲁宗成,等.阴地蕨生物学功能的研究进展[J].中国医药导报,2014(23):151-153.

[17] 李全清,姚振生,潘亚琴.浙江凤尾蕨属药用植物资源及其利用[J].江西中医药,2009,40(5):61-63.

[18] 李光燕,宋向文,方士英,等.《神农本草经》石长生考[J].中药材,2015,38(10):2199-2201.

[19] 云雪林,赵能武,赵俊华,等.黔产瘤足蕨科、膜蕨科、裸子蕨科、书带蕨科药用植物的资源研究[J].时珍国医国药,2009,20(7):1742-1743.

[20] 宋伟.贯众的药理作用[J].黑龙江医药,2010,23(3):429-430.

[21] 王小青,李爽,赵涵,等.壮药肾蕨的研究进展[J].承德医学院学报,2017(5):399-401.

[22] 宋向文,王德群,韩邦兴.《神农本草经》石蚕考证[J].中药材,2015,38(2):398-400.

[23] 谢志慧,杜玲玲,李效贤,等.南方红豆杉研究新进展[J].中国药业,2009,18(15):3-5.

[24] 秦爱文,樊国栋,占志勇,等.薜荔的开发前景及研究现状[J].南方林业科学,2016,44(6):54-57.

[25] 马奋刚, 张永萍. 中药葎草药理作用与化学成分的研究进展[J]. 世界最新医学信息文摘, 2017, 17(14):46-48.

[26] 李墨灵, 张晗, 夏庆梅. 桑白皮的化学、药理与药代动力学研究进展[J]. 西部中医药, 2017, 30(2):137-139.

[27] 李平平. 桑枝药用综合研究进展[J]. 农产品加工·学刊, 2013(1):67-69.

[28] 朱琳, 赵金鸽, 范作卿, 等. 桑叶的主要营养成分及其药理作用的研究进展[J]. 北方蚕业, 2017, 38(2):9-15.

[29] 谢小花, 陈静, 安晓婷, 等. 桑葚的化学成分和功效作用研究进展[J]. 吉林工程技术师范学院学报, 2017, 33(9):85-87.

[30] 王熙国, 王虹之. 秦巴草药糯米团研究进展[J]. 中国中医药现代远程教育, 2017, 15(22):147-148.

[31] 朱珠, 马琳, 朱海燕, 等. 民族药珠芽艾麻化学成分研究[J]. 中药材, 2011, 34(2):223-225.

[32] 关玥, 孙长波, 李慧萍, 等. 槲寄生的化学成分及药理作用研究进展[J]. 上海中医药杂志, 2016(5):102-105.

[33] 杨燕军, 陈梅果, 沙聪威. 枫香槲寄生三萜及三萜皂苷类成分研究[J]. 中国中药杂志, 2011, 36(2):162-165.

[34] 张绍云, 宋昆生. 蛇菰属的药用植物资源[J]. 中国中医药信息杂志, 1998(4):29.

[35] 国家中医药管理局《中华本草》编委会. 中华本草 2[M]. 上海:上海科学技术出版社, 1999.

[36] 周雄, 宣利江. 中药羊蹄的化学成分及药理作用研究概况[J]. 特产研究, 2016, 41(3):180-182.

[37] 热比姑丽·伊斯拉木, 斯拉甫·艾白. 土大黄研究进展[J]. 科技导报, 2013, 31(30):67-71.

[38] 文庆, 方磊, 李瑞莲, 等. 土牛膝药材民族特色及研究现状[J]. 中国药业, 2018, (27):1-4.

[39] 林竹霞, 谢晋, 张俊婷, 等. 牛膝"下行"功效考辨[J]. 中药材, 2018, 41(11):2458-2460.

[40] 赵润琴, 张允菲, 冯程, 等. 鸡冠花的化学成分和药理作用研究进展[J]. 中医药信息, 2017(3):129-131.

[41] 迟祥, 郭美丽, 宋慧, 等. 鸡冠花种子的化学成分研究[J]. 吉林农业大学学报, 2010, 32(6):657-660.

[42] 陈维维, 张小莉, 桑晓林. 马齿苋保肝作用的研究进展[J]. 中医临床研究, 2017:142-144.

[43] 敖云龙, 杭盖, 胡斯乐. 蒙药材瞿麦的化学成分及药理作用研究进展[J]. 世界最新医学信息文摘(电子版), 2017:119-120.

[44] 黄元, 董琦, 乔善义. 繁缕属植物的化学成分和药理活性研究进展[J]. 解放军药学学报, 2006, 22(3):210-212.

[45] 赵利琴. 山胡椒属萜类及其生物活性研究进展[J]. 时珍国医国药, 2006, 17(2):171-174.

[46] 李子, 郝近大. 女萎的本草考证[J]. 时珍国医国药, 2009, 20(5):1264-1265.

[47] 赵敏, 聂晶. 试论威灵仙功用[J]. 中国中医基础医学杂志, 2017(1):119-120.

[48] 娜拉. 毛茛化学成分及药理活性研究进展[J]. 亚太传统医药, 2015, 11(10):59-61.

[49] 回连强, 曹春雨, 刘婷, 等. 黔岭淫羊藿总黄酮对抗维甲酸致大鼠骨质疏松作用的研究[J]. 中国实验方剂学杂志, 2014, 20(3):170-174.

[50] 卢启振,张静,王悦云,等.黔产粗毛淫羊藿与黔岭淫羊藿总黄酮对 2 型糖尿病小鼠 IR 相关因子的影响[J].中国实验方剂学杂志,2015,21(3):96-99.

[51] 邓炜,郑民强,张静,等.两种黔产淫羊藿总黄酮对痴呆大鼠记忆影响的研究[J].时珍国医国药,2012,23(3):627-629.

[52] 房凌云.淫羊藿的药理作用及临床应用进展[J].智慧健康,2017,3(21):25-27.

[53] 余天虹,苏薇薇,容丽.十大功劳属植物研究进展[J].贵州师范大学学报(自然科学版),2015,33(3):115-120.

[54] 董雷,杨晓虹,刘银燕,等.十大功劳属植物的药理作用研究进展[J].中国现代药物应用,2007(6):72-75.

[55] 高慧敏,王智民.木通属药用植物研究进展[J].中国中药杂志,2006,31(1):10-14.

[56] 吴永朋,原雅玲,肖娅萍.三叶木通的研究进展[J].陕西林业科技,2013(1):31-34.

[57] 赵秀梅,柯洪琴,于慧斌.大血藤药理作用与临床应用研究进展[J].中医药导报,2014,20(11):41-43.

[58] 张莹莹,李诒光,季巧遇,等.大血藤现代研究进展[J].亚太传统医药,2018,14(11):81-84.

[59] 周景春,徐景攀.清热解毒的三白草[J].首都食品与医药,2016(9):60.

[60] 肖伟,彭冰,彭勇,等.三白草的研究进展[J].中草药,2010,41(12):2111-2115.

[61] 杨春.茶的药用功能简述[J].贵州茶叶,2013,41(4):15-22.

[62] 吕江明,贾薇,李春艳.黄海棠提取物抗炎镇痛效应的研究[J].实用中西医结合临床,2008,8(4):87-89.

[63] 袁保红,杜青平,邓祖军.小连翘内生真菌种群分布及其抗菌性研究[J].广东药学院学报,2007,23(3):307-311.

[64] 段静雨,王健慧,阮金兰.小连翘总提取物及各化学部位体外抗肿瘤活性的研究[J].徐州医学院学报,2007,27(1):28-30.

[65] 聂伟,张永祥,周金黄.金丝桃提取物抗抑郁作用研究与展望[J].中国实验方剂学杂志,2001,7(1):59-61.

[66] 项光亚,杨瑜,阮金兰,等.金丝桃抗脂质过氧化作用研究[J].华中科技大学学报(医学版),2001,30(3):211-213.

[67] 项光亚,杨瑜,阮金兰,等.金丝桃细胞毒作用和抗肿瘤作用研究[J].药学实践杂志,2001,19(1):16-18.

[68] 项光亚,郝巧玲,袁津玮,等.金丝桃清除活性氧作用研究[J].广东药科大学学报,2000,16(4):282-284.

[69] 段静雨,李岩,王健慧,等.DPPH 法测定金丝梅体外抗氧化活性[J].徐州医学院学报,2009,29(9):618-620.

[70] 纵伟,马歌丽,张文叶.芥菜籽中活性成分的研究进展[J].中国食物与营养,2006(6):14-16.

[71] 孟飞,罗霄,巩江,等.费菜药学研究概况[J].辽宁中医药大学学报,2010(8):31-33.

[72] 王云卿,马国需,杨峻山,等.冠盖藤属植物化学成分及药理活性研究进展[J].中医药信息,2017,

34(6):118-121.

[73] 廖圆月,张丽慧,袁铭铭,等.枫香树属植物药理活性及临床应用进展[J].江西中医药大学学报,2016,28(3):99-102.

[74] 张聪子,童巧珍.蛇莓的研究进展[J].中医药导报,2013(4):86-88.

[75] 孙奕,邓雁如,王颖,等.翻白草的化学成分及药理活性研究进展[J].中成药,2016,38(3):639-645.

[76] 乔颖.委陵菜属植物的药理活性研究进展[J].中国当代医药,2009,16(5):107.

[77] 丁凡,刘晨,高昂,等.蛇含药学研究概况[J].安徽农业科学,2011,39(31):19090、19126.

[78] 陈艳明,张忠贤,田育望.硕苞蔷薇提取物RBa-Ⅰ对抗吗啡依赖动物戒断症状的实验研究[J].中药新药与临床药理,2002,13(1):14-16.

[79] 冯星,许东晖,梅雪婷,等.硕苞蔷薇漆黄素对高铁引起大鼠心肌损伤的保护作用[J].中草药,2006(4):571-574.

[80] 冯星,许东晖,梅雪婷,等.硕苞蔷薇儿茶素对铝超载小鼠学习记忆能力的影响[J].中国药科大学学报,2002(4):59-63.

[81] 刘祎.月季花的药理作用研究进展[J].中国处方药,2018,16(1):11-12.

[82] 李开言,黄霞,孙为,等.野蔷薇根醇提物对动脉粥样硬化模型大鼠脂代谢、血钙及内皮功能的影响[J].中医学报,2016,31(6):834-837.

[83] 其买古丽·阿沙木,米丽班·霍加艾合买提,阿吾提·艾买尔,等.野蔷薇果皮多酚的提取与抗氧化和抑菌作用研究[J].华中师范大学学报(自然科学版),2014,48(6):850-856.

[84] 叶招浇,阎澜,李洪娇,等.中药地榆的药理作用及临床应用研究进展[J].药学服务与研究,2015,15(1):47-50.

[85] 王娟,胡倩,刘铃,等.合萌的化学成分及药理作用研究概况[J].中国民族民间医药,2017,26(9):72-74.

[86] 孙志胜,赵永恒,林丽微,等.龙须藤研究进展[J].广东药科大学学报,2015,31(4):554-557.

[87] 李昌勤.云实属植物化学成分及药理作用研究进展[J].中国中药杂志,2016,41(10):1773-1786.

[88] 杜庆波,蔡红.锦鸡儿属植物化学成分及药理活性研究新进展[J].宿州学院学报,2012,27(11):26-28.

[89] 李燕婧,钟正贤,卢文杰.小槐花醇提物药理作用研究[J].云南中医中药杂志,2013,34(5):64-65.

[90] 彭开锋,张鹏,阳苗,等.千斤拔药理作用研究进展[J].中国医院用药评价与分析,2016,16(S1):251.

[91] 梁生林,颜峰光.大叶胡枝子根皮抗炎镇痛活性部位及其机制[J].天然产物研究与开发,2018,30(10):1706-1713.

[92] 张颂,张宗禹,刘桦,等.大叶胡枝子根皮中鞣质对小鼠的抗早孕作用[J].中国药科大学学报,1990(1):57-58.

[93] 李敏.绿豆化学成分及药理作用的研究概况[J].上海中医药杂志,2001,35(5):47-48.

[94] 李中尧,何英姿,邱雪景.酢浆草生物活性的研究进展[J].安徽农业科学,2014(23):7750-7751.

[95] 沈小玲,曾惠芳.山橘的化学成分研究[J].中国药学杂志,2002,37(1):14-17.

[96] 邹戬,王薇,李杰.山橘叶镇咳祛痰平喘作用的实验研究[J].中国药师,2017(2):256-258.

[97] 吴刚,秦民坚,张伟,等.椿叶花椒叶挥发油化学成分的研究[J].中国野生植物资源,2011,30(3):60-63.

[98] 李晓蒙,李贞.竹叶花椒化学成分研究[J].天然产物研究与开发,1996(4):24-27.

[99] 刘亮,杜江,邱明华,等.苗族药花椒簕的化学成分[J].中国实验方剂学杂志,2014,20(20):107-109.

[100] 徐卉,张秀省,穆红梅,等.臭椿开发应用研究进展[J].北方园艺,2014(11):181-183.

[101] 刘继梅,张中伟,姚佳,等.臭椿树枝化学成分研究[J].林产化学与工业,2013,33(4):121-127.

[102] 霍清,王晓旭,郑蕾,等.臭椿叶提取物抗炎作用研究[J].安徽农业科学,2010,38(9):4524.

[103] 李永春,赵美荣,李晓兰,等.臭椿主要活性成分及在生物防治中的应用[J].湖南农业科学,2018(3):118-122.

[104] 谭钦刚,赖春华,张贵杰,等.苦楝化学成分及抗糖尿病活性研究[J].天然产物研究与开发,2014,26(2):162-166.

[105] 吴中兴.苦楝皮的药理作用及临床应用[J].中医杂志,1963(1):29-30.

[106] 谭钦刚,赖春华,张贵杰,等.苦楝中的三萜类和甾体成分及其抗糖尿病活性研究[J].中草药,2014,45(7):913-918.

[107] 徐红伟.瓜子金外用治疗蛇咬伤[J].中国民间疗法,2011,19(2):20.

[108] 吴志瑰,胡生福,温晓峰,等.瓜子金药材基原、化学成分及药理作用研究进展[J].江西中医药大学学报,2016,28(3):110-113.

[109] 陈瑞生,陈相银,贾王俊.活血消肿的瓜子金[J].首都食品与医药,2016,23(19):61.

[110] 夏俊梅,胡中译,海洋,等.地锦草-马齿苋药对的体外抑菌作用研究[J].中国药师,2016,19(10):1843-1846.

[111] 地锦草小验方[J].湖南中医杂志,2014(9):154.

[112] 蔡蒙杰,曹明盼,王杰,等.18种畲药植物的抗氧化能力比较[J].中成药,2013,35(10):2283-2286.

[113] 安惠霞,李治建.地锦草有效部位抗真菌作用及其机制研究[J].中国药理学通报,2010,26(9):1162-1165.

[114] 柏雪莲,宓伟,王志强,等.地锦草体外抑菌作用研究[J].时珍国医国药,2007,18(11):2747.

[115] 张仁侠,张炳盛,孙永庆,等.斑地锦降压作用的初步研究[J].中国医药导报,2009,6(34):114-115.

[116] 刘硕.斑地锦与地锦黄酮类物质抗氧化及抑菌性能的比较研究[D].湖南农业大学,2007.

[117] 张仁侠,张炳盛,孙永庆,等.斑地锦降压作用的初步研究[J].中国医药导报,2009,6(34):114-115.

[118] 陈佩虹.过山枫提取物抗类风湿性关节炎有效部位筛选及药理药效学研究[D].南方医科大学,2010.

[119] 丁宗保. 过山枫有效部位活性研究[D]. 南方医科大学, 2011.

[120] 梁乔芳, 刘华钢, 谭强, 等. 二去水卫矛醇对人脑肿瘤细胞体外抑制作用[J]. 广西科学, 2015(4): 454-456.

[121] 汪远超, 李明炀, 汪豪, 等. 卫矛科木栓烷型三萜类化学成分及药理活性[J]. 现代中药研究与实践, 2015(2):73-79.

[122] 李欢. 枳椇子的解酒有效部位研究[D]. 广东药学院, 2012.

[123] 汪海涛. 枳椇子提取物抗氧化损伤及抗疲劳作用的实验研究[D]. 南方医科大学, 2008.

[124] 嵇扬, 陆红. 枳椇子研究进展[J]. 中草药, 2002, 33(9):102-104.

[125] 王茂三, 龚维桂, 范华芬, 等. 雀梅藤护肝作用研究[J]. 中国现代应用药学, 1985(5):11-14.

[126] 雷科婵, 乔宽, 韦万兴. 雀梅浆果中花青素成分研究[C]. 中国化学会全国有机分析与生物分析学术研讨会论文集. 2013:135.

[127] 张辛华, 李秀芬, 张德顺, 等. 木槿应用研究进展[J]. 北方园艺, 2008(10):74-77.

[128] 谢臻, 陈勇, 唐春丽, 等. 地桃花化学成分研究进展[J]. 广西中医药大学学报, 2011(1):70-71.

[129] 孙艺方, 杜利利, 周乐, 等. 紫花地丁抗菌活性成分研究[J]. 中国中药杂志, 2011, 34(19):87-90.

[130] 文赤夫, 董爱文, 罗庆华, 等. 紫花地丁中芹菜素提取和清除自由基活性研究[J]. 现代食品科技, 2006, 22(1):20-22.

[131] 王玉, 吴中明, 敖弟书. 紫花地丁抗乙型肝炎病毒的实验研究[J]. 中药药理与临床, 2011(5):70-74.

[132] 庄淑萍. 紫花地丁合蒲公英外敷治疗腮腺炎[J]. 中医外治杂志, 2002, 11(4):44.

[133] 姚霞, 罗秀珍, 谢忱. 堇菜属植物化学成分和药理作用研究进展[J]. 医药导报, 2008, 27(7):782-786.

[134] 付义成, 王晓静. 胡颓子属植物化学成分及药理活性研究综述[J]. 药学研究, 2007, 26(4):232-233.

[135] 林萍. 胡颓子对人胃癌细胞增殖抑制的实验研究[J]. 时珍国医国药, 2007, 18(9):2148-2149.

[136] 陆俊, 王珺, 成策, 等. 胡颓子属植物化学成分与药理活性研究进展[J]. 中药材, 2015, 38(4):855-861.

[137] 谷满仓, 李大鹏. 南瓜活性成分降血糖作用药理研究新进展[J]. 医学研究杂志, 2008, 37(5):15-16.

[138] 丁慧, 孙晓敏, 李超杰, 等. 赤楠化学成分及研究概况[J]. 中国民族民间医药, 2001, 27(4):34-36.

[139] 蒋霞, 邹小琴, 王小洁, 等. 朝天罐根抗炎活性部位及作用机制的研究[J]. 广西医科大学学报, 2015, 32(4):547-550.

[140] 王宝庆, 郭鑫磊, 刘莹, 等. 白簕化学成分及其药理活性研究进展[J]. 北方园艺, 2018(13):162-168.

[141] 郑莉萍. 树参化学成分的提取分离及抗氧化活性的研究[D]. 福建中医药大学, 2011.

[142] 王秀梅, 杨丽, 何军伟, 等. 树参属化学成分与生物活性研究进展[J]. 中国实验方剂学杂志, 2015

(24):229-234.

[143] 郑莉萍,王庭芳,熊礼燕,等.树参属植物化学成分及药理活性研究进展[J].药学实践杂志,2011,29(1):4-7.

[144] 徐静兰,胡慧军,张虹,等.通草的化学成分及生物活性的研究进展[J].临床合理用药杂志,2016,9(11):178-181.

[145] 焦维丽,赵兵,高昂,等.鸭儿芹药学研究概况[J].安徽农业科学,2011,39(34):20996-20997.

[146] 黄正明,张志明.水芹注射液抗肝炎的药理研究[J].中国中药杂志,1991,16(5):304-305.

[147] 黄正明,杨新波,曹文斌,等.中药水芹的现代研究与应用[J].解放军药学学报,2001,17(5):266-269.

[148] 薛怡琛,张涵庆.大齿山芹根的化学成分研究[J].中国中药杂志,1992,17(6):354-356.

[149] 徐晓卫,林观样,林崇良.浙江产异叶茴芹叶挥发油化学成分研究[J].中国药业,2012,21(1):3-4.

[150] 钟国华,胡美英.杜鹃花科植物活性成分及作用机制研究进展[J].植物科学学报,2000,18(6):509-514

[151] 李少泓,孙欣.杜鹃属植物的化学成分及药理作用研究进展[J].中华中医药学刊,2010(11):2435-2437

[152] 凌彤,赵兵,姚默,等.乌饭树药学研究新进展[J].安徽农业科学,2013,41(10):4314-4315.

[153] 苏凯迪,姚士,李贺然,等.乌饭树叶提取物的化学成分与抗氧化活性研究[J].中国食品添加剂,2017(7):87-95.

[154] 余清.乌饭树叶中黄酮等有效成分分析及抗肿瘤作用研究[D].福建农林大学,2008.

[155] 魏国华,刘钟栋,许新德,等.乌饭树叶提取物的抗氧化能力探讨[J].食品与发酵工业,2006,32(12):57-59.

[156] 褚纯隽,李显伦,夏龙,等.乌饭树叶的抗补体活性成分研究[J].中草药,2014,45(4):458-465.

[157] 魏国华,许新德,邵斌,等.天然食品防腐剂——乌饭树叶提取物[J].中国食品添加剂,2008(6):143-145.

[158] 郑淑英.乌饭树叶黑色素抗氧化性及其着色能力初步研究[J].宁德师范学院学报(自然科学版),2016,28(2):169-173.

[159] 宋冬雪.朱砂根药理作用研究进展[J].黑龙江医药,2014(4):887-888.

[160] 靳志娟.紫金牛属植物化学成分和药理作用的研究进展[J].实用医技杂志,2008,15(25):3432-3436.

[161] 李军,蔡泓,王君明,等.金钱草化学成分、药理作用及临床应用[J].中国老年学杂志,2017,37(24):6263-6264.

[162] 徐玲飞,孙骏威,林芳.老鸦柿不同部位3种活性物质含量的比较[J].安徽农业科学,2012(7):4087.

[163] 潘立卫,罗泽萍,范明燕.HPLC法同时测定华山矾中8种成分的含量[J].中药材,2017,40(6):1377-1379.

[164] 周桂清,张楠,孙紫薇,等.HPLC法测定徐长卿根和根茎及地上部分丹皮酚的含量[J].人参研

究，2017(6):11-12.

[165] 余舒乐，马林，吴正凤，等.柳叶白前中非 C_{21} 甾体类化学成分[J].中国药科大学学报，2015，46(4):426-430.

[166] 李膺，陈旖湛，丁艺雪，等.黑鳗藤属植物 C_{21} 甾体苷类化学成分及其免疫作用研究进展[J].中国医药指南，2011，09(24):207-211.

[167] 王丹，马瑞丽，张蓉，等.虎刺提取物对 CCl_4 致肝损伤的保护作用[J].中国野生植物资源，2015(6):20-23.

[168] 马瑞丽，李倩倩，徐秀泉，等.虎刺抗氧化和抗菌活性研究[J].中国野生植物资源，2014，33(2):16-19.

[169] 张小慧，刘亚君，刘文文，等.猪殃殃的研究进展[J].江西科技师范大学学报，2016(6):70-75.

[170] 许玉华，甄丹丹，甄汉深.六月雪的研究进展[J].中国民族民间医药，2016，25(22):24-26.

[171] 麦景郁，梁少丽，王悦萍，等.不同品种甘薯茎叶营养品质分析[J].现代农业科技，2018(7):250-252.

[172] 王艳晶，杨义芳，高岱.紫珠属植物的化学成分及生物活性研究进展[J].中草药，2008，39(1):133-138.

[173] 冉坚强，金军，谭承建.雷公山民族地区臭牡丹的分布及实用价值研究[J].安徽农业科学，2016(7):161-162.

[174] 黄莹莹，邵宇.豆腐柴资源利用现状及对策[J].现代农业科技，2016(14):91-92.

[175] 罗国良，汪洋，李华强，等.牡荆子化学成分研究[J].中国现代应用药学，2017，34(6):794-799.

[176] 王勇庆，王智，刘浩，等.湖南金疮小草资源调查研究[J].中国现代中药，2016，18(6):724-729.

[177] 何桂霞，梁晓岚，欧阳文，等.紫背金盘化学成分研究[J].中药材，2013，36(12):1950-1953.

[178] 李敏，苗明三.香薷的化学、药理与临床应用特点分析[J].中医学报，2015，30(203):578-579.

[179] 牛睿，韩宁娟，方欢乐.神仙草活性成分及其功效的研究[J].现代交际，2018，13:254-255.

[180] 任正宇，王小青，李晶.赣产南丹参药材含量测定研究[J].实用中西医结合临床，2016，16(2):83-84.

[181] 袁雪，陈国勋，李文鑫，等.华鼠尾草对体外人胃癌细胞和鼻咽癌细胞抗癌作用的研究[J].肿瘤防治研究，1989，16(1):7-9.

[182] 王军峰，谢文远，陈锋，等.浙江唇形科植物新资料[J].杭州师范大学学报(自然科学版)，2017，16(1):6-8.

[183] 王中彦，张状年.丹参的化学成分及药理作用研究进展[J].中国实用乡村医生杂志，2013(17):26-28.

[184] 李阳，陈旅翼，余晓晖，等.酸碱处理法纯化白花泡桐叶中熊果酸的工艺研究[J].安徽农业科学，2013，41(8):3371-3373.

[185] 李传厚.毛泡桐果化学成分及药理活性研究[D].济南大学，2014.

[186] 汪凤山，刘娟.阴行草化学成分及药理作用研究进展[J].黑龙江医药科学，2008，31(6):61-62.

[187] 党璇，赵兵，高昂，等.腹水草属药学研究概况[J].安徽农业科学，2011，39(32):19801-19802.

[188] 彭立松.异药同名过山龙[J].中国民族民间医药杂志,1999,6(5):281-282.

[189] 杨阳,朱斌.凌霄属植物根、茎、叶化学成分及药理作用的研究进展[J].中国药师,2014,17(3):498-501.

[190] 杜佳朋,张友民,王豫.忍冬属植物的研究进展[J].北方园艺,2005(4):11-13.

[191] 赵媛媛,杨倩茹,郝江波,等.金银花与忍冬藤及叶药理作用差异的研究进展[J].中国中药杂志,2016,41(13):2422-2427.

[192] 汤建华,任雁林,刘克勤,等.天南星药理作用和临床应用研究概况[J].陕西中医,2010,31(4):478-479.

[193] 刘雪梅.生姜的药理作用研究进展[J].中成药,2002,24(7):539-541.

[194] Zhang J, Chen F, Liu F, et al. Study on structural changes of microwave heat-moisture treated resistant Canna edulis Ker starch during digestion in vitro[J]. Food Hydrocolloids, 2010, 24(1):27-34.

[195] 刘红岩,袁毅君.天水植物资源调查及开发利用研究——食用与药用花卉[J].甘肃农业,2003(3):47-49.

[196] 毕志明,王峥涛,徐珞珊.细茎石斛的化学成分[J].植物学报,2004,46(1):124-126.

[197] 方建新.接骨草的开发利用[J].中国林副特产,2007(6):85-87.

[198] 姚元枝,伍贤进,黎晓英,等.接骨草的化学成分与药理活性研究进展[J].中成药,2015,37(12):2726-2732.

[199] 崔文燕,Wenyan C,刘素香,等.黄花败酱草和白花败酱草的化学成分与药理作用研究进展[J].药物评价研究,2016,39(3):482-488.

[200] 王蓉,汤滢溪,尚小雅.兔儿风属植物化学成分和药理活性研究进展[J].中药材,2012,35(7):1171-1175.

[201] 曹晓霞,李翠芹,王喆之.翅茎香青中黄酮物质的提取及其抗氧化活性研究[J].现代生物医学进展,2008,8(4):691-693.

[202] 唐梅,黄婷慧,张丽娟,等.民间药牡蒿质量标准的初步研究[J].中药与临床,2013,4(1):4-6.

[203] 班加骏,刘洋,李程,等.药食兼用植物白苞蒿茎段的组培快繁途径[J].江苏农业科学,2016,44(3):69-71.

[204] 柳建伟,史广亮,王宗胜,等.野艾蒿生物学特性研究[J].安徽农业科学,2018(14):150-153.

[205] 邓湘俊,潘卫松,张婷,等.鬼针草属植物药的药理作用研究进展[J].中国药房,2017,28(13):1860-1864.

[206] 王瑞,童玲,刘彩云,等.鬼针草属植物中多烯炔类成分及其活性研究进展[J].中草药,2018,17:4189-4196.

[207] 王嵩,赵永恒,周毅生,等.艾纳香的研究进展及其研究价值探讨[J].中国现代中药,2014,16(11):953-956.

[208] 汪蕾,田丽,程凡,等.天名精萜类化学成分及其细胞毒活性研究[J].中草药,2018(3):530-535.

[209] 张舒娜,张亚玉.鹅不食草的临床应用及药理研究进展[J].吉林农业,2015(19):76-77.

[210] 赵彧，邱明阳，刘玉婷，等.大蓟化学成分及药理活性研究进展[J].中草药，2017，48(21):4584-4590.

[211] 李丹，吴莲波，吴秉纯.中药小蓟的药理作用研究进展[J].黑龙江中医药，2010(3):46-47.

[212] 吴钉红，杨立伟，苏薇薇.野菊花化学成分及药理研究进展[J].中药材，2004，27(2):142-144.

[213] 刘淑兰.东风菜的药用研究概况[J].中医药信息，2007，24(3):18-20.

[214] 吕文纲，王鹏程.佩兰化学成分、药理作用及临床应用研究进展[J].中国中医药科技，2015，22(3):349-350.

[215] 杨立勇，梁光义，张永萍.毛大丁草化学及药理研究进展[J].贵阳中医学院学报，2011，33(1):71-73.

[216] 唐小江，黄华容，方铁铮，等.毛大丁草根止咳化痰活性成分的研究[J].中国中药杂志，2003，28(5):426.

[217] 张伟，范思洋，吴春珍.鼠麴草化学成分及药理活性研究进展[J].中国医药工业杂志，2016，47(8):1057-1064.

[218] 胡恩，陈坤全，陈清容.治平畲族乡畲族同胞常用于治疗肝炎的中草药简介[J].中国民族民间医药杂志，2006(3):159-160.

[219] 卓敏，吕寒，任冰如，等.红凤菜化学成分研究[J].中草药，2008，39(1):30-32.

[220] 李莹，雨田，龙艳群，等.民族药菊三七的生药学研究[J].时珍国医国药，2010，21(2):418-419.

[221] 刘胜民，谢卫东，孟凡君.苦荬菜属植物化学成分及药理活性研究进展[J].时珍国医国药，2010，21(4):975-977.

[222] 伍义行，李湘萍，周长新，等.六棱菊总黄酮的抗炎作用研究[J].中国药学杂志，2006，41(11):832-835.

[223] 张楠淇，吴迪，陈金鸾，等.狗舌草化学成分及生物活性研究进展[J].特产研究，2014(2):71-74.

[224] 孟凡君，张雪君，谢卫东，等.中草药千里光研究进展[J].东北农业大学学报，2010，41(9):156-160.

[225] 王发辉，冯起校，黄超文.豨莶草药理研究进展[J].辽宁中医药大学学报，2011(10):102-104.

[226] 张克胜.眼子菜属水草的利用[J].中国野生植物资源，1999(3):31-32.

[227] 陈昌祥，周俊.蜘蛛抱蛋根茎中的甾体皂甙[J].植物分类与资源学报，1994，16(4):397-400.

[228] 刘一霏，刘洪章，刘树英，等.萱草属植物化学成分及其药理作用研究[J].黑龙江畜牧兽医，2016(24):154-155.

[229] 王伟.禾叶山麦冬化学成分的研究[D].浙江工商大学，2010.

[230] 高广猷，韩国柱，刘玉华，等.山麦冬抗心律失常作用的实验研究[J].中国药学杂志，1984(12):82.

[231] 袁春丽，孙立，袁胜涛，等.麦冬有效成分的药理活性及作用机制研究进展[J].中国新药杂志，2013(21):2496-2502.

[232] 罗艳琴，马云，宋路瑶，等.菝葜有效成分及其药理作用研究概述[J].中药材，2013，36(3):502-504.

[233] 牛尾菜的化学成分及其生物活性研究[D]. 天津医科大学, 2012.

[234] 梁小娟, 杜伟锋, 张云, 等. 参薯研究进展[J]. 中华中医药学刊, 2011(5):1085-1087.

[235] 张骥鹏, 高旺, 高慧媛. 中药黄独的研究进展[J]. 中国现代中药, 2008, 10(2):34-37.

[236] 陈冲. 草薢的研究进展[J]. 中国中药杂志, 2017, 42(18):3488-3496.

[237] 张敏, 黄苏珍. 鸢尾属种质资源的ISSR分析[J]. 南京农业大学学报, 2008, 31(4):43-48.

[238] 杨文晨, 刘惠, 倪士峰, 等. 谷精草科药学研究概况[J]. 中医药学报, 2009, 37(4):92-93.

[239] 郝峰, 徐柱, 李平, 等. 雀麦属13种植物形态遗传多样性研究[J]. 中国草地学报, 2011, 33(2):17-24.

[240] 胡晓鸥. 紫外-可见分光光度法测定牛筋草总黄酮的含量[J]. 临床医药文献电子杂志, 2017, 4(17):3176-3177.

[241] 白史且, 苟文龙, 张新全, 等. 假俭草种群变异与生态特性的研究[J]. 北京林业大学学报, 2002, 24(4):97-101.

[242] 焦坤, 陈佩东, 和颖颖, 等. 白茅根研究概况[J]. 江苏中医药, 2008, 40(1):91-93.

[243] 殷婕, 邬云霞, 吴启南, 等. 淡竹叶的化学成分研究[J]. 西北药学杂志, 2010, 25(6):413-414.

[244] 竹茹多糖的分离纯化及其抗糖化作用研究[D]. 浙江大学, 2015.

[245] 王红兵, 姚慧, 顾伟峰, 等. 苦竹叶的化学成分研究[J]. 中草药, 2004, 35(7):739-740.

[246] 徐燕, 梁敬钰. 玉米须的化学成分研究[J]. 中草药, 2006, 37(6):831-833.

[247] 李博文, 张兵帅, 邱智东, 等. 玉米须活性研究进展[J]. 中华中医药杂志, 2018, 6:2495-2498.

[248] 王惠梅, 谢小燕, 苏晓娜, 等. 中国菰资源研究现状及应用前景[J]. 植物遗传资源学报, 2018, 19(2):279-288.

[249] Hellion I M, Ibarrola D Y, Villalba D, et al. Acute toxicity and general pharmacological effect on central nervous system of the crude rhizome extract of Kyllinga brevifolia Rottb.[J]. Journal of Ethnopharmacology, 1999, 66(3):271-276.